麻醉失误与防范

Anesthesia Pitfalls and Prevention

第 3 版

主　编	孙增勤　沈七襄
副主编	仲吉英　石双平　宋晓阳
编　者	（以姓氏笔画为序）
	王　红　王　薇　石双平
	石翊飒　仲吉英　孙增勤
	李　恒　沈七襄　宋晓阳
	陈碧芸　张创强　张博智
	周　翔　耿　聪　甄　灼
	黎笔熙
审　定	金士翱　熊利泽

河南科学技术出版社

·郑州·

内容提要

本书详细阐述了麻醉失误的原因及其防范措施,介绍了560个麻醉失误病例,包括麻醉前对病情估计及术前疾病治疗的失误、麻醉期间的失误、急症患者手术麻醉的失误、专科手术麻醉的失误、某些特殊病例手术麻醉的失误、术后麻醉处理中的失误、心肺脑复苏中的失误、疼痛诊疗中的失误、麻醉失误防范措施的探讨等。本书资料翔实、内容实用,从麻醉失误的深刻教训中总结、探讨了有效的防范措施,对麻醉科医师、手术室医护人员和年轻的麻醉从业者具有正反两方面的借鉴和指导作用。

图书在版编目(CIP)数据

麻醉失误与防范/孙增勤,沈七襄主编. —3 版. —郑州:河南科学技术出版社,2020.6(2021.4 重印)

ISBN 978-7-5349-9925-3

Ⅰ.①麻… Ⅱ.①孙… ②沈… Ⅲ.①麻醉－医疗事故－预防 Ⅳ.①R614

中国版本图书馆 CIP 数据核字(2020)第 059693 号

出版发行:河南科学技术出版社

北京名医世纪文化传媒有限公司

地址:北京市丰台区万丰路 316 号万开基地 B 座 1-114　　邮编:100161

电话:010-63863186　010-63863168

策划编辑:杨磊石

文字编辑:张　娟

责任审读:周晓洲

责任校对:龚利霞

封面设计:吴朝洪

版式设计:崔刚工作室

责任印制:苟小红

印　　刷:北京盛通印刷股份有限公司

经　　销:全国新华书店、医学书店、网店

开　　本:787 mm×1092 mm　1/16　印张:28·彩页2面　字数:643千字

版　　次:2020 年 6 月第 3 版　2021 年 4 月第 2 次印刷

定　　价:145.00 元

主编简介

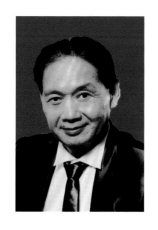

　　孙增勤，男，1940年生，陕西省三原县人，副主任医师。中华医学会会员、中华医学会疼痛学会会员。曾任中华医学会麻醉学会甘肃分会副主任委员，空军麻醉专业委员会副主任委员等。1966年西安交通大学医学院毕业。1967年从事临床医疗。1968年特招入伍，1971年从外科医师改为麻醉科医师。1983—1998年，任解放军第473医院麻醉科主任。2000年至今任佛山市第一人民医院副主任医师。20世纪70年代初筹备和组建空军兰州医院麻醉科。师从国内著名麻醉专家田贵祥、靳冰教授，开展新业务、新技术40余项，使多名危笃患者重获第二次生命。1993年领导所在科室在全院率先达到三甲医院麻醉科标准。1993年8月应邀出席巴黎第七届国际疼痛大会，并做学术报告。1996年出席纽约国际麻醉大会，交流学术论文。1996年5月3日，《健康报》第3版以图片形式，报道了其工作业绩和成就。从事临床麻醉专业近50年，在麻醉基础理论的临床应用、疼痛治疗和复苏抢救等诸多方面，积累了较丰富的经验。主编出版《实用麻醉手册》《实用麻醉技巧》《麻醉失误与防范》《新编麻醉药物实用手册》《微创外科手术与麻醉》《医学整形美容麻醉》《麻醉药物手册》等专著10余部，约600万字。发表学术论文40余篇，荣获国家、军队科学技术进步三等奖8项。

主编简介

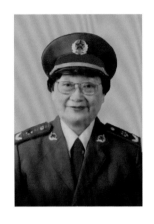

　　沈七襄，女，浙江杭州人，原广州军区武汉总医院麻醉科主任、主任医师、教授、文职1级、技术3级，享受国务院政府特殊津贴。从事麻醉专业60余年、体外循环灌注专业30余年。师从麻醉界前辈天津总医院王源旭教授、北京阜外医院尚德延教授和麻醉科原主任胡小琴教授。基础理论扎实，临床经验丰富，操作技能娴熟，工作认真，教学严谨，60年如一日。擅长心、胸、血管、神经外科和老年人、小儿以及危重病患者的麻醉、监测、救治和体外循环灌注。在国内率先开展用体外循环灌注技术救治非心脏病危重患者。近年来，重点研究癫痫手术麻醉、唤醒麻醉中的通气方式、高危产妇的麻醉，以及马拉松业余运动员比赛中的内环境变化等研究课题。荣获中华医学会麻醉学会授予的"全国麻醉贡献奖"和湖北省麻醉学会授予的"湖北省麻醉杰出贡献奖"。主编麻醉专著5部，参编专著10余部；发表论文60余篇，其中SCI收录1篇。获军队医疗成果二等奖3项、湖北省科技进步二等奖1项、军队科技进步三等奖10余项。荣立三等功3次。国家发明专利1项、实用新型专利5项。

副主编简介

仲吉英,女,医学硕士,主任医师,麻醉科副主任。

中国心胸血管麻醉学会心血管麻醉分会全国常委,中国心胸血管麻醉学会小儿麻醉分会委员,中国心胸血管麻醉学会围术期器官保护麻醉分会委员,佛山市医学会心脏大血管学分会副主任委员。

毕业于佳木斯大学基础医学院病理生理专业。2000年调入佛山市第一人民医院麻醉科,2004年晋升主任医师。1998－2000年,曾在中国医学科学院协和医科大学北京阜外心血管病医院学习心血管麻醉2年。2005年在德国柏林心脏病中心学习心血管麻醉3个月。2017年3月－2018年3月在美国佛罗里达大学医学院麻醉科进修临床麻醉1年。

专长:心脏手术麻醉,器官移植麻醉,急重症手术麻醉,小儿手术麻醉和各种有创监测。

2006年初成功完成佛山市第一例心脏移植手术麻醉,2019年初成功完成多例经皮主动脉瓣置换(TAVR)的麻醉。

石双平,医学硕士,副主任医师,广东省东莞康华医院麻醉科副主任。

现任:广东省医学会麻醉学分会委员,广东省医学会疼痛学分会委员,广东省医师协会麻醉医师分会委员,广东省医学会中西医结合麻醉学分会常务委员,广东省东莞市医学会麻醉学分会副主任委员,广州中医药大学副教授。发表医学论文十余篇,参与编著《实用麻醉手册》《实用麻醉技巧》《麻醉失误与防范》等医学专著,参与多项省市级医疗科研项目。

宋晓阳,男,湖北浠水人,现任解放军中部战区总医院麻醉科主任,中国医师协会麻醉学医师分会委员,中国心胸血管麻醉学会胸科麻醉分会委员,湖北省重症医学会委员,武汉医学会麻醉学分会委员,湖北省生物医学工程学会体外生命支持专委会常委等职。从事临床麻醉及教学、科研工作26年,学术思想活跃,理论基础扎实。在高龄患者麻醉、小儿手术麻醉、复杂心脏病手术麻醉及重症患者救治方面积累了大量的临床经验,主要研究方向为老年患者围手术期器官保护。以第一及通讯作者身份发表论文20余篇,其中SCI收录3篇。以副主编、编委身份编写著作3部。获湖北省科技进步二等奖1项、军队医疗成果二等奖1项,参与省市级基金项目3项。

第3版序

《麻醉失误与防范》一书自1998年出版以来,历时20多年,一直受到国内麻醉医生的好评,被麻醉专家及同行们誉为是"一本好书"!我也对这本书情有独钟,因为对于麻醉学医师而言,临床安全是永恒主题。国内的多位麻醉专家和我都认为:极需要把该书的题目内容作为学术问题进行研讨。在这个思想指导下,曾将本书的内容制作成幻灯片(PPT),在全国各地举办了一些麻醉学习班和专题讲座,使学术研讨取得很好的成果。

医学科学的现实进一步证明:麻醉学科是医院中重要的临床学科之一。感谢建国后的第一代麻醉学家及麻醉界广大同仁,经几代人承前启后的积极努力,特别是1989年我国卫生部12号文件将麻醉科正式命名为临床科室后,我国的麻醉学科已取得长足的进步!麻醉学科的飞速发展,又极大地促进了外科学科及整个医学科学的发展。手术范围不断扩大,已突破许多"禁区"。"只要麻醉医生敢做麻醉,外科医生就敢开刀手术。"通过手术治疗,使医学界的不少疾病得到手术根治,使病人受益匪浅!我国的麻醉学科不仅仅在临床麻醉方面取得了可喜的成果,而且在生命复苏、重症监测治疗与疼痛诊治等学科领域都取得了不少成绩。我国的麻醉死亡率在大城市三甲医院已达到1/(20万~30万)。麻醉学科的发展促进了医院工作的全面建设和发展,提高了临床医疗质量和疾病治愈率,提高了医护服务的满意率(推动舒适医疗),提高了医院工作效率和医院抢救成功率等,成为了保障医疗安全的关键科室。麻醉学科的发展进步,已经改变了医院发展的轨迹,并将继续推动医学科学更快的发展。

麻醉专业是医院里的高风险专业。"手术医生管病,麻醉医生管命",以及麻醉医生是患者生命的"保护神"的美誉,都说明麻醉医生肩上的重担和思想上的压力。麻醉医生要完成一台麻醉所面对的压力是多方面的,如病人的疾病情况、体质情况、药物的毒性、医生的技术水平、抢救能力、医院手术室的设备条件、麻醉的困难性,以及外科手术的困难性等,麻醉医生都需要解决所遇到的各种问题。近年来,我国的外科手术量以每年10%的速度增长,而麻醉医生严重紧缺,手术量的增速,远远超出麻醉医生的增长速度。为了完成迅速增长的手术量,麻醉医生连续作战,疲劳战已成为常态。麻醉医生处在许多"未知数"和巨大压力的环境下,麻醉失误时有发生。然而,对麻醉医生的要求是"安全麻醉零容忍"的理念,即不应有患者因麻醉而受到伤害,这是对麻醉医生工作的最高要求,我们应不懈努力。

经过修订再版的这本书,将会对麻醉失误的防范起引导作用。作者积累了从事麻醉实践的宝贵经验,收集了各种临床类型的麻醉失误病例,结合扎实基础理论知识,参考当前专业文献,加以分类、分析和讨论,从学术上阐述其发生原因,找出教训,提出防范措施。该书是临床麻醉技巧的传授,整合临床经验的传递,是作者辛苦努力的结晶,也是献给麻醉学界的一笔宝贵财富!我们应该对他们为这本书付出的努力致敬!感谢他们对麻醉医生的指导和帮助,以及对我国麻醉界做出的贡献!让我们一起走好从麻醉学到围术期医学的长征路,早日实现从麻醉大国到麻醉强国的历史跨越!

同济大学医学院附属上海第四人民医院院长　熊利泽
空军军医大学西京医院麻醉学教授、博士生导师

2019 年 8 月 10 日于西安

第3版前言

《麻醉失误与防范》一书自1998年出版以来,深受广大专业同仁及广大读者的欢迎和厚爱,被国内多位麻醉界专家评价为"一本好书",已2次再版,多次重印,实现了笔者"为基层麻醉科医师做点好事、实事"的夙愿,实现了笔者写作的初衷,感到十分高兴和欣慰!

麻醉失误与防范的选题,目前已受到国内外麻醉界的广泛关注。本书出版后,曾引起国内外麻醉界学术研讨麻醉失误的轰动效应,且此学术研究盛况经久不衰,一直延续至今。本书不仅对年轻的医师起到教学指导和帮助作用,也为麻醉专家提供了科研资料。近年来,本人先后在全国各地举办麻醉学习班和麻醉专题讲座,将麻醉失误学术交流、研讨办得轰轰烈烈,这也对本书起到了广泛的宣传效果,也成为本书在国内"火"了一把的原因之一吧!书为媒,作者便成了读者的良友,也是广大基层麻醉科医师的知己。一位基层骨科医院的麻醉医师来信说:"孙老师,我特别喜欢您写的书,凡是您写的书,我都购买收藏了,并且认真阅读。"我非常佩服这位后生的好学精神,并与他建立了联系。他在临床工作中一遇到难题,马上会咨询我,我都及时答复,后生非常满意。某三甲医院一位副主任医师,在某次省学术年会上偶遇我,激动的心情难以掩饰。她说:"智慧的孙老师,我终于见到您了,您可谓是我职业的领路人哦,早就渴望能见到您!我是2000年开始学习和从事麻醉工作的,当时我买了2本专业书,都是您主编的。一本是《实用麻醉手册》,另一本是《麻醉失误与防范》,这两本书我认真地读完了每一页,上面还写写画画了好多笔记呢。这两本专业书使我对麻醉专业有了一个全面系统的认识,一直指导着我的麻醉专业工作至今。"这位年轻的、有悟性和有灵性的麻醉科医生的故事说明了这两本书的作用和力量。同样在这次省麻醉学术会上,曾任浙江温州医学院院长的连医生见到我后说:"孙老师,哎呀!当年,我就是捧着您的书成长到今天的!"诸如此类的话,我在国内的现有麻醉专业人才中,不乏听到多次,印证了本书在国内麻醉界中的地位和影响。临床麻醉的"安全与有效"是麻醉科医师追求的最重要目标之一,本书在这方面将会发挥引导作用。本书的宗旨是"从反面教训中得出结论",给人以启示,增强麻醉科医师的防范意识,保障手术病人安全,提高麻醉工作质量,提高麻醉学科的技术水平。

本书问世已21年,随着时代在进步,历史在发展,知识需要更新,内容应与时俱进。本次修订下了大气力,翻新除旧,观点新颖。本书保留上一版10章的框架,但将原432条的失误病例增写至560条,由原57节增写为71节,突出了本书的重点,内容更为先进、全面、实用、贴近临床,力求反映当今麻醉领域的新进展、新水平,为麻醉界同道在实践中提供参考。

第3版由武汉华中科技大学附属同济医院麻醉科教授、博士生导师金士翱主任担任审定工作，还特邀请空军医科大学西京医院麻醉科教授、博士生导师熊利泽主任撰写序言，并和金教授一起共同担任该书的审定工作。新老专家相互结合为本书提供指导，突显了"与时俱进"的思路。

由于作者的水平有限，书中的偏差、错误和遗漏之处，恳请广大读者批评指正，并谨请谅解。

孙增勤

2019 年 8 月 15 日

于广东省佛山市

第1版序

麻醉医师职责在于把好麻醉这个关口,尽最大努力使麻醉期间患者内环境稳定,为手术创造最好的条件,使手术顺利进行并得到最满意的效果,使患者能得到最快的康复。这四个"最"说起来容易做起来难。其中既有麻醉医师学识水平与技能问题,也有设备条件和人力安排(即管理工作)上的困难,更有麻醉医师与手术医师的相互理解、支持和配合。常言说,手术有大小,麻醉无巨细。我曾亲眼看到过应用很少量的局部麻醉药普鲁卡因而引起严重反应,幸经及时抢救,患者转危为安。足见麻醉的复杂性和困难性,值得我们深入学习和探讨。但在临床实际工作中,麻醉工作常常得不到应有的重视,往往忽视了麻醉医师的重要作用。

麻醉失误原因多种多样,千变万化,既涉及患者原有的或拟手术的疾病问题,也涉及麻醉医师学识水平、技术能力、设备条件和人力安排乃至科室间的分工和配合,以及责任心问题。其中只要有一项工作未做好,就有可能出现失误。有时从事多年临床工作的麻醉医师,也难免因某些原因顾此失彼而出现疏漏。

近30年来,麻醉失误问题已受到国内外临床麻醉界的关注,有关这方面的论文和书籍已有不少。其宗旨均是提高认识,减少失误的发生。由孙增勤、沈七襄主编的《麻醉失误与防范》,值得业界予以重视。本书作者从事临床麻醉工作几十年,他们积累了丰富的经验,收集了各种不同类型的麻醉失误病例,加以分类、分析和讨论,并根据经典著作从学术上阐述其发生原因,提出防范措施。该书的出版对临床麻醉工作特别是年轻麻醉医师,堪称为研究麻醉失误问题的一本实用好书,因此愿向同道们推荐。

华中科技大学同济医学院附属同济医院
麻 醉 学 教 授 、 博 士 生 导 师　　金士翱

1997 年 10 月 30 日于武汉

第1版前言

临床麻醉医师被人们誉为"生命的保护神"。麻醉医师不但要保证病人手术时无"皮肉之苦",而且更重要的是保护病人围术期的安全与生命,降低其应激反应,并获得手术后的顺利康复。麻醉医师是围术期负责手术病人生命安全的。麻醉工作确有一定的危险,麻醉医师最怕的是术中病人缺氧,缺氧3~5分钟,病人就会心搏骤停。麻醉医师的工作犹如"踩钢丝",在病人的安全与手术无痛中间"踩"。但是麻醉医师对于麻醉中有时难免出现的、具有普遍意义的麻醉失误问题,无论是技术性的或责任性的失误,都应该采取积极的正视态度,并把它当作学术问题进行研究,研究失误的原因,提高自己的认识,减少以后再次发生。"前车之鉴,后事之师"。作者根据多年的医疗实践中的体会,学习兄弟单位的经验,参考国内外最新有关资料,编写出《麻醉失误与防范》,以供同仁及读者们参考。本书在写法上力求简明扼要、通俗易懂、紧密联系实例,用以指导实践。

全书共分10章。第1章为绪论,阐述麻醉失误的基本概念,使读者对此领域有一基本了解。第2章选录了近年来发生在麻醉前全面评估及麻醉选择方面的失误。第3-9章为本书的主要篇幅,着重叙述在各种临床麻醉和抢救复苏、疼痛治疗等方面所造成的失误及教训。第10章探讨麻醉失误的预防措施和对策。着重从现代麻醉的进展和管理,以及如何加强麻醉医师的严格训练,从而杜绝或减少麻醉失误问题。其中最根本的一条就是加强责任心,养成良好的医德规范,树立全心全意为伤病员服务的思想,热爱专业,对麻醉技术精益求精。在提倡爱岗、敬业精神的同时,还要树立严谨的科学态度,力求减少或避免麻醉失误。实践证明,即使是资格再老、经验丰富的麻醉医师,也不能完全避免发生麻醉失误。正如陈敏章部长给《中国临床误诊误治文集》一书的题词"前人之误是后人宝贵的财富"。从事物的反面教训中得出的结论要比正面经验使人受益更多。因此,本书是一部具有独特风格的麻醉医疗实践大成,可以作为麻醉医师、医务人员及医院管理者的参考用书。目的在于使麻醉科医师及同行看后确能有所启发,对临床麻醉工作有所帮助,从中吸取教训,把教训变成经验,使"前车之覆"成为"后车之鉴",对于指导临床、教学、管理和科研都是颇有益的。

减少失误,减少麻醉事故和提高临床麻醉工作质量,是作者撰写本书的目的。书中收集的失误实例有286条。由于编者水平有限,编写时间仓促,所涉及的失误也不能面面俱到,只是根据实践中的体会及所辑资料编撰出来,故编撰过程中的错误在所难免,恳望同行读者和医院管理者予以批评指正,以使其不断完善和提高。

本书在编写过程中,得到有关领导、专家教授和麻醉同道们的热情关怀、支持和鼓励,并引用了国内外许多研究资料,辑录了中华麻醉学杂志、临床麻醉杂志、国外医学麻醉学与复苏分册和实用麻醉杂志等期刊中一些临床实例,未予一一提及。同济医科大学金士翱教授对本书稿进行审定,并为本书写了序。在此,一并表示诚挚的感谢。

孙增勤

于兰州解放军第四七三医院

1997 年 10 月 1 日

目　录

第1章 绪 论

麻醉失误是临床麻醉中一个极为重要的课题,关系到围术期麻醉的安危,轻则直接影响患者的手术治疗效果,给患者带来痛苦,重则危及患者的生命。麻醉失误是麻醉过程中时有发生的特殊现象,是难免的、普遍存在的和急需解决的问题。我们的任务,就是从防范的角度尽量把麻醉失误降到最低限度,提高麻醉的安全性。据有关资料表明,我国现有医院6万余所,病床总数3000万张,平均25亿多例门诊量及5000万人次的年收治量,在全国500多万名卫生工作队伍中,约80%的医务人员从事临床医疗工作。在大量的医疗工作中,外科手术治疗量也是相当大的。仅2018年,全国总共完成6000万例次外科手术,若没有麻醉科医师施行麻醉,任何高明的外科医师或是高水平的外科技术都是一句空话。由于种种原因,麻醉失误也是外科手术治疗中不能完全避免发生的医疗问题。

第一节 麻醉失误的概念和定义

一、定义

失误(fault)一词在英语词典中解意为缺点、错误、误差、失责或责任过失。在现代汉语词典中是指由于疏忽大意或技术水平不高等而造成的差错。

麻醉失误是指麻醉工作者在围术期或给患者施行麻醉等医疗护理活动中,由于疏忽、经验不足、水平不高或由于其他复杂因素,造成不利于患者身心健康的任何损害或致病,甚至死亡。这是医源性疾病的一部分。据统计,麻醉失误在各医院的发生率很不平衡,并有增高的趋势,其在麻醉死亡中占有较大的比重。因此,对麻醉失误的预防是目前值得业界人士引起重视并进行研究的重要问题。

二、麻醉失误的分类及内容

麻醉学是现代医学领域内新兴的学科之一,随着新技术、新理论、新麻醉药物的不断进步和研究开发,临床监测技术的发展和新设备的不断更新,这为我国麻醉学的进一步提高创造了条件,促使本学科更加迅速地发展和完善。我国麻醉学科的发展已进入到"麻醉与围术期医学"时期,在大型医院,麻醉死亡率已显著下降,为 1∶(200 000～300 000)。但是,我国麻醉学科建设发展极不平衡,还存在一些困难和问题。一是国家卫生部1989-12号文件指示,将麻醉科正式列编为临床科室(这是加快速度发展我国麻醉学科的最有利的时机)的文件已下发30年了,但是仍在欠发达地区和大部分小医院中不能落实,现实离卫生部的要求差得很远,还没有达到临床学科的标准,麻醉相关死亡及其他并发症时有发生。二是麻醉队伍本身结构复杂,学历偏低,知识面较窄,技能受限,素质低下;县级医院中专学历的麻醉人员占73.2%,特别是还有一部分麻醉人员是由工人、护士等改行而来的,他们无论从理论上,还是从技能上均难以完成现代麻醉的要求。三是各级领导对麻醉学科的重要性认识不足,没有把麻醉科的发展和人员配备放到议事日程上来。据一组调查材料指出,县级医院领导对麻醉科持重视态度的仅占8.5%,错误地认为麻醉科只是一个辅助科室或是医技科,因而在人力、物力、财力等方面的投入都很少。因此,临床麻醉工作的条件差、待遇低、风险大;环境和处境十分困惑,在许多方面得不到人们应有的理解和支持,还要承担极其繁重的临床工作。四是鉴于以上原因,有许多麻醉科医师不能安心搞好临床麻醉工作,影响其积极性和创造性的发挥,麻醉队伍缺乏稳定性,绝大多数的中专学历人员就成为临床麻醉的主力军。麻醉工作艰苦、工作量繁重,基础理论知识不扎实,技术低下;不能外出学习,平时无学习时间或学习不够,训练不及时、不严格,不重视术前访视和围术期并发症的防治工作。所以麻醉失误时有发生,这样就影响到麻醉质量的提高。国家卫健委等7部委于2018年8月发布21号文件,拟重点解决我国麻醉人力不足,提高麻醉服务质量,为保障患者安全和质量,以及为促进麻醉学科发展提供了政策保障,为麻醉学科的建设和发展带来了春天。

麻醉失误是指麻醉工作者在围术期施行麻醉过程中所发生的错误和意外,对患者的身心会带来严重并发症、脑损害,甚至死亡。笔者结合临床实践将麻醉失误大致分为10类。

(一)麻醉科医师麻醉技术操作失误或失败

麻醉失败是指由于各种原因所引起的施行麻醉者的操作失误、操作损伤和失败而引起的错误,并有不良结果,如身心健康的损害或疾病,甚至危及生命。

(二)麻醉器械故障或活瓣失灵

麻醉器械故障或活瓣失灵系指麻醉实施中麻醉机的某部分功能失灵,麻醉机开关、通气机械故障,监测仪器开关及其他设施开关失灵所引起的麻醉失误。

(三)麻醉选择不当

麻醉选择不当系指麻醉科医师对麻醉方法选择不当,或对麻醉药物选择不当而引起的麻醉失误,以致引起不良后果。

(四)麻醉用药错误或麻醉药品失去时效

系指麻醉用药过量、错误或麻醉药物失效而引起的失误。

(五)麻醉中气道管理不当

围麻醉期呼吸管理中发生误吸、呼吸抑制、呼吸道梗阻、供氧不足、拔管过早和拔管后呕吐等任何一环节的疏忽而引起的失误甚至事故。

(六)麻醉管理欠妥或失手

系指麻醉工作者在围麻醉期因处理失控和管理不当所引起的麻醉失误。如在硬膜外穿刺操作时,当穿刺针刺入黄韧带时偶然失去控制而失手,造成穿刺针误进入蛛网膜下腔,导致全脊髓麻醉或更严重的后果。当然,即使有经验的麻醉医师也不敢说对于硬膜外穿刺有100%的把握。

(七)监测失误

监测失误系指麻醉科医师在围麻醉期因为监测失误等原因所引起的麻醉失误。

(八)技术不熟练或生疏

技术不熟练或生疏系指麻醉科医师因麻醉技术不熟练、不熟悉器械或设备性能及使用方法、不熟悉患者的病情特点等原因所引起的失误。据资料报道,在国外人为因素发生的麻醉失误的顺序为通气障碍、用药错误、麻醉操作失误、气道管理不当和术后处理欠妥等。

(九)患者的相关因素

(十)其他因素

如麻醉理论与技术的局限。

以上将麻醉失误分成10类,是偏重于麻醉科医师自身的因素来讲的,是对麻醉失误采取正视的态度,这种"敢于揭自己的伤疤""打自己的板子",敢于当作学术问题来研究和探讨的勇气是好的。目的是将麻醉失误汇集成麻醉警篇。以上 10 类失误大部分是由于我国麻醉科医师训练不严格、麻醉理论和技术水平不高所致。我国绝大部分的麻醉科医师是爱岗、敬业的,工作是认真负责的,但由于学习不够、训练不严格,又没有有经验的上级医师指导,加上某些领导对业务不懂,对麻醉专业不够重视,缺少监测设备,麻醉科医师短缺,工作又十分忙碌等原因造成失误。这是麻醉失误的根本原因。麻醉科医师是生命的主宰,其举措关系着患者的安危,这也是麻醉科医师的高度责任心和风险所在。许多失误是可以避免的。

三、麻醉失误的原因

由于麻醉学专科内容异常丰富,牵扯面很广,一般医学本科毕业生在初工作时都难以应付。如上所述,在现阶段,我国各医院的麻醉科医师人员严重不足,工作劳累,麻醉设备欠缺,领导不够重视,在这样的窘况下,绝大多数的麻醉科医师、医士及护士都是在人手少、麻醉工作位点多、设备差的极为困难的条件下,兢兢业业地工作,想把本职的麻醉工作做好,但由于未经过更高层次的学习,又没有有经验的上级医师的指导,每日工作繁忙,下班后筋疲力尽,已无时间去钻研业务,有些错误是难免的。也有个别的医师不够负责任,因而引起失误。

麻醉失误是麻醉过程中的一个不正常的医疗问题,其情况是异常复杂的,所造成麻醉失误的原因是多方面的。其常见原因有:①由于对科学知识的未知;②麻醉方法、手段本身存在的危险性;③麻醉前准备欠妥当等。

(一)麻醉准备欠妥当

麻醉前准备欠妥当,为麻醉失误的常见原因,包括以下方面。

1. 麻醉前误诊或漏诊　麻醉科医师在麻醉前因自身水平能力和判断力所不及的情况下所发生的误诊、漏诊而引起的失误。给患者造成痛苦。

例 1　患者,男性,23 岁。右下腹发作性疼痛 3 年加重 1 周而诊断为慢性阑尾炎急性发作,拟急症在硬膜外麻醉下做阑尾切除术。选 T_{11-12} 穿刺,操作顺利。术中阑尾正常。术后第 3 天右下腹疼痛复发。检查:B 超、腹部 X 线平片未见泌尿系结石,X 线平片见 L_{1-3} 椎体虫蚀样破坏,且右腰大肌、髂腰肌间隙冷脓肿形成。术后抗结核治疗准备,1 个月后做病灶清除。

【教训】　手术前,无论是临床医师还是麻醉科医师,对患者的病史都要进行全面询问,认真仔细查体,对全身状况和重要器官生理功能做出正确评估,加以维持和纠正。麻醉科医师要掌握和了解手术医师的意图,估计手术难易,应用全科医学的知识,做出判断并制订麻醉预案。故要求麻醉科医师要有扎实的临床知识,既要做出决策,又要随时纠正和修改临床医师的失误。所以,麻醉科医师应该首先是一个称职的临床医师,然后才能成为一个合格的麻醉科医师。对于本例,只要医师具备临床知识,有认真负责的工作态度,克服粗疏作风,详细了解病史和仔细查体,硬膜外麻醉术前常规地检查脊柱和确定穿刺部位(患者已有脊椎畸形改变),就有可能发现原发疾病,并能及时纠正临床医师的误诊。若失去了麻醉科医师的最后一道把关,往往会给患者增加痛苦。本例的教训是十分深刻的。

2. 麻醉前对患者重要器官功能估计不足　麻醉前未认真研究患者的病史和未做必要的体检以及辅助检查,即使怀疑或想到某个重要器官可能有功能障碍时,也未做进一步检查。在急症手术时,由于准备时间紧迫或因条件所限,某些必须检查的项目未能进行,有时由于重要器官功能衰竭而引起失误。

3. 麻醉前循环不稳定　有的麻醉科医

师在麻醉前对要施行麻醉的患者的病理改变认识不足,临床实践证明,在术前各项检查不完善中,循环不稳定是引起麻醉死亡的常见原因。据报道,麻醉所致的心搏骤停,约占该项意外的25%;心搏骤停中因循环诱发的因素占50%。麻醉前常见的循环不稳定的原因有以下几种。

(1)血容量不足或严重低血压。

(2)脓毒血症。

(3)严重心功能障碍。

(4)心律失常。

(5)严重低血钾。

(6)麻醉药抑制循环。

(7)术前患者伴有严重的高血压病,未予以纠正。

(8)肾衰竭等,由于各种因素未及时纠正。

4. 麻醉有禁忌证和危险性 术前患者未达到手术和麻醉准入的基本条件,麻醉有禁忌证和危险性。

5. 麻醉前用药不当

(1)药物的不良反应:麻醉前如吗啡、哌替啶等用药不当,引起呼吸抑制,继而抑制心肌。如当肌内注射哌替啶70mg时,患者的通气量下降50%以上,并引起直立性低血压,临床上有导致死亡的报道。

(2)药物相互作用的影响:麻醉前的治疗药物与麻醉前用药、全身麻醉药和麻醉中的辅助用药等相互作用,引起不良反应,甚至产生严重的后果。麻醉前长期用洋地黄类药治疗时容易引起低血钾和洋地黄中毒;β受体阻滞药(普萘洛尔)引起体内儿茶酚胺的减少而产生严重的低血压;单胺氧化酶抑制药(异烟肼)可增强镇痛药、巴比妥类药、麻醉药、肌松药和升压药的作用,可诱发惊厥、昏迷、血压剧烈增高和降低;激素类药引起急性肾衰竭而导致低血压危象或内分泌抑制药可引起痰液黏稠、排痰困难而发生窒息等。凡是治疗用药都有可能产生不良后果。

6. 麻醉器械准备欠周到 也有个别的麻醉科医师麻醉前不准备麻醉设备、监测设备和急救措施也贸然实施麻醉的;也有的麻醉前对麻醉器械准备及必须使用的检测仪器准备欠周到,主要表现在器械性能不佳、未事先查出损坏及失灵部分,或术中使用时出现故障,错中出错等。一旦患者出现呼吸抑制等异常情况时都不能及时抢救。

例2 患儿,男,5.5岁,体重15kg。术前以先天性心脏病、动脉导管未闭,拟在静脉复合全身麻醉下行动脉导管结扎术。入室后BP、HR、SpO_2均正常。以地西泮5mg、芬太尼0.1mg、琥珀胆碱50mg、阿曲库铵(卡肌宁)12.5mg静脉注射,麻醉诱导后行气管内插管。BP 96/54mmHg、HR 110bpm、$SpO_2$99%。持续静脉输注芬太尼维持麻醉,控制呼吸。手术开始后,当用电刀切割皮下时,患者全身抽搐,手术医师误以为麻醉过浅所致,嘱麻醉科医师再加深麻醉,BP、HR、SpO_2仍在正常范围。麻醉科医师即静脉注射芬太尼0.1mg。手术医师再次用电刀切割时,患者再次出现全身抽搐,BP、HR、SpO_2仍在正常范围内。此时嘱巡回护士将电刀输出调小后继续使用电刀,依然出现全身抽搐反应。麻醉科医师分析不是因为麻醉浅的原因所致的疼痛反应,怀疑可能是电刀的问题,即嘱停止使用电刀,而改用手术刀切割。切割时患者无全身抽搐反应,但监护仪报警,HR、BP、SpO_2不显示,手摸颈动脉时无搏动,刀口停止出血,且血液颜色变暗,即判断为因电刀漏电引起患者心搏骤停。手术医师发现患者心脏停搏,即停输麻醉药进行抢救,行胸内心脏按压,静脉注射肾上腺素1mg,约2min后心搏复跳,HR 160bpm,BP 120/70mmHg,静脉注射地塞米松10mg、呋塞米20mg、输注25%甘露醇100ml、碳酸氢钠50ml。患者生命体征平稳后,立即手术。以5%葡萄糖500ml加硝普钠50mg输注控制性降压,将BP降至(70~75)/(30~40)mmHg时,结扎动脉导管。手术历时 115min。术毕带气管内导管送回 ICU 病房。术后恢复良好，未留有后遗症。

【教训】 术后经修理技师对该电刀检测，证实高频电刀负极板连接导线老化而断裂，发生短路，电刀也无判断和报警功能，患者被电击后致心搏骤停。由于抢救措施正确、及时，复苏成功。教训是十分深刻的。

（1）高频电刀性能不佳，未事先查出损坏和失灵部分。

（2）麻醉科医师对用电"意外"还缺乏防范意识，对电击知识缺乏，当用电刀后，患者已出现抽动，仍不能识别，直至患者受电击多达 3 次，致心搏骤停。如在使用高频电刀中，发现有任何可疑现象时，应立即停止使用，经查明原因后，再予以使用，否则不能再继续使用。

（3）加强用电设备的安全教育，严格遵守技术操作规程，加强对电器设备的保养维修，使用前进行检查和测试，无故障后再予以应用，以保证患者安全。

（二）麻醉选择不当

麻醉选择不当主要指麻醉药物和麻醉方法选择不当引起的失误或死亡，这是临床上最常见的、应引起警惕的麻醉失误原因之一。据国内报道，围术期心搏骤停因麻醉药抑制循环、呼吸而导致心搏停止的约占 13%，国外报道的发生率却很高，高达 30% 以上，即 3 例心搏骤停中就有 1 例因麻醉药物过量所致。在老年、血容量不足、脓毒性休克和恶性高血压等特殊患者中，应用硬膜外麻醉的方法难称为安全，即使应用小剂量的局部麻醉药，也可能出现广泛的麻醉平面，使血压明显下降，造成患者出现险情，若处理不及时或处理方法欠妥当即引起死亡。尤其是高位硬膜外阻滞时，当辅助使用镇静、镇痛药后，常因呼吸、循环抑制，导致心搏骤停的报道甚多，已引起麻醉界的重视。

（三）麻醉操作及管理不当或发现问题后处理不够及时

当麻醉人员技术上的不熟悉和经验不足等，而出现麻醉操作、麻醉管理不当或发现问题后处理不及时的，可造成以下后果。

1. **误伤邻近器官和组织** 由于麻醉适应证、麻醉方法或麻醉操作过程的失误，造成健康组织和器官的损伤。

例 3 患者，女性，35 岁，农民。以急性肠梗阻拟在硬膜外麻醉下行剖腹探查术。入手术室时，神志清，合作，四肢活动良好。取 $T_{10\sim11}$ 间隙穿刺，穿刺顺利，头向置管 5cm，置管时患者身体突然移动，回吸无脑脊液后，注入试验剂量 2% 利多卡因 5ml，3min 后，血压测不到，脉搏突然消失，呼吸微弱，意识模糊，挣扎不安，即给予氧气吸入，输注去甲肾上腺素等治疗，抢救约 20min 后，血压、呼吸、意识均恢复正常。手术开始，因小肠坏死而行小肠切除及肠端-端吻合术。术程 3h，仅用试验量 2% 利多卡因 5ml 完成手术。术终患者清醒，但血压要以升压药维护。次日中午患者发现双下肢不能移动，检查自 T_{10} 以下感觉、运动完全消失，呈横断性软瘫。X 线胸腰椎片正侧位显示阴性，经多次腰椎穿刺检查，脑脊液压力、奎氏试验、脑脊液常规检查均无异常，梅毒血清反应阴性，硬膜外碘液造影无异常。经多方治疗，截瘫一直未见好转。10 个月后，因中毒性痢疾而死亡。尸检发现，自硬膜外穿刺部位以上 10cm 脊髓呈细条索状，直径约 1cm。

【教训】 本例患者硬膜外麻醉后并发截瘫，是穿刺操作失误直接损伤脊髓后引起的。教训极为深刻。导致截瘫的原因为硬膜外置入导管时，因导管质地较硬，误入蛛网膜下腔，并刺入脊髓，造成直接损伤。故导管的软硬度必须合适，当穿刺和置管时动作要轻柔，缓慢前进，患者如有异常疼痛或抽动时，应立即停止穿刺或置管，必要时要更换间隙，千万不能强行操作，以免造成严重后果。

2. 麻醉技术操作失误 是由于麻醉技术水平不高引起的硬膜外穿刺置导管误入蛛网膜下腔,进针过深或过偏而误穿伤胸膜和肺脏,气管内插管引起口腔及气管误伤等失误和导管误入食管或一侧支气管而出现的医疗问题。

3. 低氧血症和高碳酸血症 麻醉期间循环和呼吸功能的改变导致低氧血症和高碳酸血症发现不及时,或处理不及时,贻误抢救时机。

4. 呼吸道部分或完全性梗阻 围麻醉期出现的呼吸道部分或完全性梗阻等呼吸系统的意外最多见,且后果严重。

5. 围麻醉期出现的心律失常 不能及时发现或不能正确处理。

6. 低血压和高血压 麻醉期间出现的血压剧烈波动,如低血压和高血压是麻醉中患者生命体征最多见的变化。

7. 围麻醉期出现的心肌梗死和心力衰竭 不能及时发现。

8. 麻醉后苏醒延迟等神经系统并发症

9. 其他 如折断椎麻穿刺针、断管、诱导时吸入异物等。

(四)围术期监测不严密

围术期,特别是术中、术后监测不严密或观察不仔细是造成麻醉失误和麻醉死亡的常见原因之一。其中麻醉期间的低氧血症导致心肌缺氧又占居心搏骤停或严重脑细胞损害而残废的 30%～70%。监测不严的常见原因有以下几种。

1. 缺乏必要的监测设备 现代的各种麻醉监测器材,如供氧失灵报警、氧浓度分析仪、血氧饱和度仪、呼吸末二氧化碳监测仪和心电图等,具有无创、迅速、连续和准确性高的特点,在早期发现患者生理参数的变化,提高麻醉和手术的安全性等方面具有重要意义。但是,许多医院麻醉科缺乏这些必备的监测设备。麻醉科医师如要发现围术期所发生的低氧血症和心搏骤停,全部病例都是靠临床表现和物理诊断作为依据来确诊的,而不是在心电图和血氧饱和度仪等监测下发现的。现在有许多医院的领导对临床麻醉中使用监测仪器的重要性还认识不足,还认识不到对麻醉患者的连续监测,及时发现缺氧和低血压等生命体征的变化,正确处理后就可能保证围术期安全的深远重要意义。

2. 监测仪失灵 监测仪是由电子元件和线路组装的,失灵后容易出现监测不显示或显示的生命体征不准确,因而贻误抢救时机发生失误。所以过分依赖和相信监测仪器也是造成麻醉失误的原因之一。

(五)麻醉管理不当,不能及时发现患者生命体征的变化

有的麻醉科医师施行麻醉中离开工作岗位,或人在岗位上,却没有做到精心细致地观察患者,未能及时发现已变化了的心率、呼吸或血压等生理参数的变化,而一旦突然发现时,已耽误时间而失去抢救时机。这方面的案例也屡有报道。

(六)交接不清

麻醉科医师在替班或代班时不认真交接病情和麻醉注意事项,致使接班医师不能准确掌握患者病情变化和给药剂量,因麻醉药逾量或生命体征变化造成心搏骤停、抢救无效死亡者也屡有报道。这种替班或代班的制度不好,应该摒弃。

(七)查对制度不严而错用麻醉药物

麻醉过程中误注药物,或用错麻醉药也常有报道。常发生在以下 3 种情况。

1. 药品放置混乱误拿误用 这种管理混乱的制度,就给予思想惯于麻醉大意的麻醉科医师、不坚持麻醉制度者增加了发生麻醉失误和事故的机会。

2. 误用错药物 责任心不强,误将非麻醉药品当麻醉药品使用于患者。

3. 不坚持查对制度 用药前不核对药签。想当然用药,造成错误。

（八）药物不良反应

由于不合理用药，或对患者病情的特殊情况不了解等因素而引起药物不良反应。

（九）术后监测或观察不细

因为麻醉科医师或病区护士术后观察不细微，或麻醉科医师不亲自护送全麻或危重患者回病房或术后恢复室，或不向值班人员认真交接清楚手术麻醉情况、注意事项而导致麻醉失误。

1. 对麻醉后并发症未能及时发现而耽误处理 由于对麻醉后并发症未能及时发现，失去处理时机，或麻醉处理及护理不当而引起的医疗问题。

2. 麻醉后感染 在麻醉后发生了感染或交叉感染现象。

3. 身心损害 由于麻醉科医师的言行不慎或不准确地传递了诊断及病情信息，引起患者心理或生理上的损害等。

4. 心理损害 患者本身因手术、麻醉而造成情绪不稳，患者对环境敏感，在医患、护患关系处理不妥时，造成心理损害或精神性疾病。

5. 自身感染 麻醉科医师在为患者服务的医护工作中，不注意自身的防护，造成医源性损害和疾病。如自身感染，常见的有乙型传染性肝炎、肺结核病等，或成为某病原体的携带者；又如接触有害的化学物质，如消毒剂、麻醉性氟醚气体、微波等引起职业性损害、损伤等。应注意对麻醉科和手术室工作人员健康的保护，这是十分重要的问题。

四、临床麻醉失误所引起的医疗问题的概念和定义

临床麻醉工作是一项实践性很强的医疗工作，具有很强的应急性、机动性和风险性。麻醉先驱和老前辈在临床麻醉及其管理方面，已经积累了大量的正反两方面的经验和教训。在麻醉医疗护理工作中，麻醉失误所引起的医疗问题包括以下方面。

（一）麻醉并发症

麻醉并发症是指在麻醉医疗护理工作中，患者发生了可能预料到引起另一种疾病或症状的不良后果，但却难以避免和防范，这种后果与麻醉科医师的失职行为和技术过失并无因果关系，即麻醉科医师无失职行为或技术过失，这种不良后果也还是会发生。一般来说，就目前的医疗护理水平，有些并发症是难以做到防范和避免发生的。临床上常见的麻醉并发症有以下10类。

1. 硬膜外麻醉全脊麻。

2. 椎管内麻醉术后并发椎管内感染并截瘫。

3. 局麻药反应（晕针、虚脱、惊厥、癫痫发作、高血压危象及脑病等）。

4. 局麻术后局部感染或神经损伤。

5. 神经丛阻滞并发血肿、气胸等。

6. 椎管内麻醉常规用药量导致麻醉平面过高、血压下降等。

7. 低温麻醉出现心室颤动、冬眠头部包块、复温烫伤、中心静脉压（CVP）和肺动脉血管损伤。

8. 全麻后恶性高热、持续性高血压、精神异常、肌松药致呼吸停止延长；气管内插管牙齿脱落、鼻腔出血、唇损伤并出血、喉头痉挛、水肿、声带损伤、支气管痉挛、上呼吸道梗阻、窒息、呼吸停止等。

9. 急诊手术麻醉呕吐、反流、误吸、窒息等。

10. 气管插双腔管后手术侧气胸、翻身摆位心室颤动、心搏骤停等。

例4 患者，男性，42岁，农民。十二指肠溃疡病，拟在连续硬膜外麻醉下行胃次全切除手术。于 T_{7-8} 及 T_{8-9} 间隙侧入穿刺，多次穿刺皆失败，最后终于在 T_{6-7} 直入穿刺成功。麻醉效果满意，手术顺利。当术后4d患者起床活动时，自觉憋气，突然呼吸困难，逐渐加重，经X线胸片及穿刺确诊为右侧张力性气胸，经闭式引流，1周后痊愈。

【教训】 硬膜外麻醉合并张力性气胸的并发症临床上较少见。本例患者无肺结核及其他肺部疾患,手术也不在胸部及膈面操作,故与麻醉有关。为硬膜外麻醉操作失误误伤引起的并发症,可能与麻醉中多个间隙、多次侧入穿刺、进针过深、过于偏斜而误伤胸膜和肺脏造成气胸有关。其教训是在硬膜外麻醉中应避免侧入穿刺过深、过偏,以避免误伤胸膜及肺脏而导致气胸。

例5 患者,女性,39岁。全身麻醉,气管内插管施行下颌整容术,麻醉术中处理按常规进行,术后清醒,恢复意识,送回病房。术后2h患者感气促、呼吸困难、压迫感,30min左右患者突然呕吐出大量胃内容物,随即呼吸、心搏停止,经抢救无效死亡。尸检发现肺内充满胃内容物及奶酪块。

【分析】 此病例为麻醉恢复期发生呕吐误吸后导致呼吸、心搏停止,经抢救无效死亡,尸检证实为呕吐物吸入肺内致死。呕吐误吸窒息为全麻后的常见并发症,应引起每位医生的注意。

【教训】 本例之所以发生呕吐误吸,是由于患者手术前未禁食,这从患者术后呕吐出大量胃内容物可被证实。进食后或饱腹下手术和施行麻醉是手术和麻醉的绝对禁忌证,若违犯科学或不执行制度的后果,将存在着极大的危险性,其危险性可从本病例中得知。从本病例中所汲取的血的教训是麻醉前一定要禁食!未禁食是麻醉的一个禁忌证。

例6 患者,女性,22岁。右前臂骨折开放复位术,麻醉采用颈部肌间沟臂丛阻滞,局麻药物为2%利多卡因与0.3%丁卡因25ml,注药后约10min发现呼吸、心搏骤停,经抢救无效死亡。

【分析】 这是一例典型的臂丛神经阻滞麻醉后的严重局麻药中毒反应所致的心搏、呼吸停止的案例。虽然立即实施积极抢救,但经抢救无效而死亡。局麻药中毒是神经阻滞麻醉的第一大常见并发症。当血内利多卡因浓度达19.6mg/L时发生惊厥,>7μg/ml时就会出现心脏抑制。血内丁卡因浓度2.5mg/kg时出现毒性,抑制心肌,发生呼吸、心搏停止。

【教训】 局麻药中毒反应主要是在预防,按照麻醉操作质量标准运作,神经阻滞的操作要细心、谨慎。全面掌握该局麻药的药理性质,了解患者的病理生理状态。严格执行麻醉操作程序,操作常规是反复回抽注射器,在排除注射于血管内后注药,注药时要严密观察和不间断询问患者的反应和感觉。两种以上药物混合使用时要使浓度、用量减少。一旦发现有中毒反应,应立即停止注药,及时给氧治疗,争取时间,抢救生命,必要时采取复苏处理,措施得当,争取抢救成功。预防法为用局部麻醉药要从小量开始,防止逾量。

例7 患者,男性,35岁。发现腰痛、右腿不适4个月,求诊于骨科,体检后诊断为腰椎间盘突出症。麻醉科医师拟行硬膜外注射治疗,采用胸膝卧位,$L_{3～4}$入路;注入药物:泼尼松龙200mg,维生素B_{12} 1000mg,维生素B_6 200mg,加0.25%利多卡因至20ml,注入药物30min后,双下肢麻木无力,住院治疗1年后,未见恢复。

【分析】 本例为硬膜外注药治疗腰痛后引起的并发症,为硬膜外麻醉镇痛后发生率较高的腰骶神经损伤神经并发症,但其后果十分严重。本例已造成患者痛苦,致残。应积极预防,正确判断,谨慎处理。

【教训】 硬膜外镇痛的神经并发症与技术操作有一定关系,提醒麻醉科医师操作要细心、细致和谨慎。严禁进针过快、失手或失控。进针若出现反应时,应停止进针,或将针退出,重新穿刺或置管,以减少对脊神经根的损伤。对已有反应的,术后可按神经根炎进行预防性治疗。在疼痛治疗前,应尊重患者的知情权,将可能出现的并发症如实相告,征得同意,并在治疗协议书上签字。

(二)麻醉意外

麻醉科医师在诊疗护理工作中,由于医疗技术水平有限的原因,导致患者出现难以预料和防范的不良后果者属麻醉意外。也就是说,尽管患者的不良后果是发生在麻醉过程中,但不是医务人员的失职行为直接造成的。麻醉因素本身引起的意外多数是可以避免的。临床上常见的麻醉意外有以下几种。

1. 麻醉药过敏、过敏性休克。

2. 局部麻醉药毒性反应。

3. 血压骤降甚至心搏骤停。

4. 呼吸道阻塞甚至窒息。

5. 麻醉操作时血管神经损伤。

6. 椎管内麻醉时出现过广范围的脊神经阻滞、全脊髓麻醉、术后椎管内的感染并截瘫。

7. 饱腹症患者急诊手术窒息死亡。

8. 低氧血症脑缺血性损害致残、致死。

9. 麻醉药逾量致死(残)。

10. 其他。

例8　患者,女性,52岁。以胆囊多发性结石、慢性胆囊炎,拟在气管内静脉复合全麻下行胆囊摘除术。在 ECG 监测下行麻醉快速诱导气管内插管,因插管困难致喉痉挛,缺氧后心搏骤停。虽经气管造口术人工呼吸供氧,胸外心脏按压,11min 后心搏恢复,但脑组织缺血缺氧时间过久,出现脑水肿,脑缺氧性损害,脑组织坏死,患者呈植物状态。1年零8个月后,死于全身感染、多器官功能衰竭。

【教训】　本例患者体型较胖、颈粗短、会厌位置高,属于气管内插管困难的病例。大量资料证明,大脑缺血缺氧>5min 会造成大脑细胞不可逆性坏死。本例心搏骤停11min后,心肺复苏成功,但由于脑细胞缺氧、二氧化碳蓄积、酸中毒的时间过长,脑血流的自身调节功能丧失,又因为脑血管扩张,脑微循环静水压增高,循环重建后,微血管通透性增加,水分渗出,导致脑水肿,长时间的脑组织

缺氧与脑水肿形成恶性循环。尽管在脑复苏中施行脱水、降温、护脑、镇静和电解质纠正等脑保护性治疗,但未能使脑复苏成功,终因多器官功能衰竭、全身感染消耗而死亡。本例经专家鉴定为严重麻醉意外。

(三)麻醉事故

麻醉事故是指在医疗护理工作中,因为医护人员的医疗护理过失,直接造成患者死亡、残废、组织器官损伤而导致功能障碍的不良后果。麻醉事故是特定的医疗职业事故。构成麻醉事故要有4个基本条件。

1. 麻醉事故必须发生在法定的麻醉工作中,在取得行医资格的麻醉人员履行职责过程中。无行医资格者所发生的事故,不能按麻醉事故处理。但是单位领导应负责任。

2. 必须在麻醉工作中有过失,即麻醉人员有违反规章制度、医疗护理常规等失职行为或技术过失。

3. 必须是给患者造成了比较严重的不良后果,如死亡、残废或损伤组织器官导致功能障碍。若不及这种程度,不能认定为麻醉事故。

4. 麻醉人员的失职行为或技术过失同上述严重后果必须是直接的因果关系。否则,不能认定为麻醉事故。

(四)麻醉医疗差错

麻醉医疗差错系指麻醉工作中,麻醉科医师虽有失职行为和技术过失,但未给患者造成死亡、残废或损伤组织器官而导致功能障碍等不良后果。医疗差错与医疗事故的唯一区别是造成的后果不同,即它所造成的后果是一般性的,给患者造成一定的痛苦,延长了治疗时间或增加了不必要的经济负担,也有的未给患者造成痛苦或很轻的痛苦,还达不到导致患者死亡、残废或损伤组织器官而导致功能障碍等以上不良后果的程度。

(五)麻醉医疗缺陷

麻醉医疗缺陷系指在麻醉医疗护理工作中发生技术、服务和管理等方面的不完善或

过失。麻醉医疗缺陷是麻醉工作质量不高的表现。根据所造成后果的程度,麻醉医疗缺陷分轻度、中度和重度3级。

(六)麻醉医疗纠纷

麻醉医疗纠纷是指在医患双方对麻醉医疗护理的后果及其原因的认定上发生的分歧,患者或家属(单位)提出要追究责任或赔偿损失,称为医疗纠纷。医疗纠纷是必须经过行政的或法律的调解或裁决才可以了结的医患纠葛。麻醉医疗纠纷的原因是相当复杂的,要认真研究,妥善处理,大多数是无医疗护理过失,或虽有医疗护理过失,但与不良后果无直接因果关系,也有的与麻醉科医师确有医疗失职行为或技术过失有关,导致患者发生了不良后果,其中少数已构成麻醉事故。麻醉医疗纠纷多数发生在麻醉工作之后。

第二节　麻醉失误研究的发展史、现状与意义

麻醉的安危是临床麻醉中的重要课题,关系到患者围术期的安全。麻醉失误是麻醉过程中的一种客观存在,正如任何事物一样都有正反两方面因素。即使是医疗服务质量很好的名牌大医院,医术高明、经验丰富的老医师,也不能说不会或终身不发生失误,只能是使麻醉失误尽量不发生。但是,有些责任性的失误是完全可以避免的。故对麻醉失误的研究十分必要。

麻醉失误已受到国内外的关注。麻醉安全一直是麻醉界最关心的问题。

一、麻醉失误研究的发展史

(一)国内

1. 大陆　麻醉失误研究是误诊研究的一部分。据史料记载,我国最早的《误诊学》出自清朝乾隆时代。有一年乾隆皇帝不慎感染上疟疾,由于受当时医疗检验技术和仪器缺乏的限制,御医误诊为感冒,久治不愈,且病情加重,后经数位经验丰富的御医会诊多次,方予以确诊。对症下药后病愈。事后乾隆下旨让各地名医收集整理常见误诊病例,以作"儆戒",于是便有了一部《误诊学》。现代误诊研究在国内已有18年历史,最先是白求恩国际和平医院主办的总结诊疗失误的《临床误诊误治杂志》于1986年创刊;此后是《误诊学》《诊疗失误学》《手术失误学》等多部大型专著相继问世;有近百家医学期刊开办了有关误诊讨论的专栏;有多次全国性误诊学术会议召开。有许多医务人员以科学的态度和方法分析误诊原因,认真探求防范失误的规律。现代麻醉失误的研究也有20多年历史,先是1978年由第二军医大学第一附属医院麻醉科编写、上海科学技术出版社出版的《麻醉问题的处理》一书;1989年由郭灵恩译、金士翱校的英国A. Buxto Hopkin著的《麻醉中的危险与错误》一书出版;1992年中国医药科技出版社出版了《围手术期死亡病例中的失误分析》等也都涉及了麻醉失误问题。之后麻醉失误的研究在国内出现了一个高潮。2005年9月屠伟峰《麻醉相关并发症处理手册》一书由中国医药科技出版社出版;2007年10月宋德富《临床麻醉意外和并发症的预防与处理》由人民卫生出版社出版;2008年6月和10月,马武华等《围麻醉期风险与处理》及冯艺主译的美国《避免麻醉常见错误》均由人民卫生出版社出版;2008年7月江楠等《麻醉急症与意外救治指南》和2012年王士雷等《麻醉危象急救与并发症治疗》等均由人民军医出版社出版;还有不少的论文和书籍,更有各地的麻醉学会,以学习班和麻醉专题讲座的形式,对麻醉失误进行学术研讨,都在积极地研究如何防范和减少麻醉失误。

2. 台湾　台湾对麻醉失误与防范的研究非常重视。其研究方法非常细。如从台湾

成功大学医学院附设医院麻醉部的管理指标阈值（标准）可以得出结论。其具体内容如下。

（1）麻醉前访视执行率＞90％。

（2）麻醉中明显血中缺氧 SaO_2＜90％，开刀术中＜3％。

（3）麻醉中明显高血压（较术前升高＞30％以上）超过 5min＜5％。

（4）麻醉中明显低血压（较术前降低＞30％以上）超过 5min＜5％。

（5）因气管内插管造成牙齿松动或断裂＜2％。

（6）区域麻醉阻滞不全改全身麻醉＜10％。

（7）硬膜外麻醉意外穿透（硬脊膜）＜2.5％。

（8）手术后明显血中缺氧 SaO_2＜90％，恢复室中＜3％。

（9）恢复室再度插管＜2％。

（10）麻醉后恶心呕吐＜6％。

（11）麻醉后低体温（＜35℃）（手术室及恢复室中）＜2％。

（12）滞留恢复室（＜3h）＜3％。

（13）手术后因麻醉因素非计划转送 ICU＜0.5％。

（14）手术后 48h 内死亡（与麻醉并发症有关者）＜0.01％。

（二）国外

1. 欧美　早在 20 世纪 60 年代就充分认识到麻醉失误相关的后果给社会带来的巨大损失。美国医学研究所估计，每年 98 000 例死于医疗失误。4％住院患者经历过 1 次医疗错误。麻醉原因占一定比例。1960 年 Schapira 等报道主要因麻醉的死亡率高达 1：232。Philip 等分析 1024 例术后死亡中，主因麻醉死亡的估计为 1/7692。1961 年 Dripps 等报道麻醉死亡率为 1：852，其中全麻为 1/1536，蛛网膜下腔阻滞为 1：1560，而在 16 000 例美国麻醉医师协会（ASA）1 级

中无一例死亡者。1965 年 Memery 分析麻省私人医院的麻醉死亡率为 1：3068，接着又统计分析报道于 1978 年，麻醉死亡率下降为 1：4537。1985 年 Keenan 和 Boyan 统计美国弗吉尼亚大学附属医院 15 年来 163 240 例次麻醉中，术中发生心搏骤停者 449 例，因麻醉因素 27 例，发生率为 1.7/10 000，死亡 14 例，麻醉死亡率为 0.9/10 000。Turnbull 等分析加拿大温哥华总院 195 232 例麻醉患者，麻醉死亡率为 1/5138。Olsson 和 Hallen 曾对瑞典 Karoliniska 医院 1967 年 7 月至 1984 年 12 月进行总结，麻醉为 250 543 例，心搏骤停患者 170 例，其麻醉死亡率 0.3/10 000。

2. 亚洲　2009 年 10 月在日本横滨举行的第 8 次中日临床麻醉会议上，日本 Toyokugimiya 教授作的麻醉中的错误（*Mishaps in Anesthesia*）特别演讲中，提到麻醉失误在日本已得到高度重视，并进行深入研究。东京顺天堂大学附属医院，累计 67 年麻醉患者 161 049 例，术中心搏骤停患者 73 例，死亡 23 例；其中与麻醉有关的心搏骤停患者 33 例，死亡 7 例。麻醉中心搏骤停发生率 2.05/10 000，麻醉死亡率为 0.43：10 000。2003 年东京大学医学院的 Dr. Kawashima Y. 统计日本国内 1994－1998 年的麻醉与术中心搏骤停发生率：总体心搏骤停发生率为 7.12/10 000。其两大原因为：大量失血占 31.9％，外科操作占 30.2％。麻醉相关心搏骤停发生率为 1/10 000。麻醉之原因为药物过量或选择错误，占 15.3％，严重心律失常占 13.9％。53.2％的心搏骤停是可避免的，是人为失误造成的。22.2％的手术室内死亡与麻醉相关。这些数据为我们如何减少麻醉失误指出了方向。

3. 非洲　1992 年津巴布韦 34 533 例麻醉中，围术期死亡率 1/388，麻醉相关死亡率 1/388（25.77/10 000）。第三世界国家中麻醉死亡率更高些。

二、麻醉失误研究的认识与现状

(一)国内

1. 大陆 目前国内误诊学研究俨然已成为了小气候。近年来许多医学专家们不断地总结工作中医疗护理的失误与教训,从反面阐释、揭示了诊断工作中的新问题、新规律,已受到医学界人士的普遍重视,在国内研究误诊学的学术空气比较浓厚,兴起了一股失误研究热潮。相比之下,作为麻醉专业在学术上对失误的研究还是跟不上国内形势的需要,除几家麻醉学期刊开办了有关专栏外,一是目前还缺乏有关麻醉失误的专著,二是没有麻醉失误研究的专门杂志,三是关于麻醉失误的专门学术研讨会还召开得比较少。尽管在本书和大家见面之后,在全国范围内引起麻醉失误学术研讨的一次轰动效应,出现了一个学习研讨和学习高潮。很急需全体麻醉同仁奋起直追,把麻醉界的失误研究推向一个新的阶段,将这种盛况一直延续下去,应经久不衰地去研究、探讨、防范,因为正视失误要比回避失误有意义得多。只有把麻醉失误研究的理论和实践引向深入,才能预防和减少麻醉失误,不断提高麻醉质量,确保麻醉医疗安全。

2. 台湾 台湾医学会对全地区23家医学中心146所医院进行每年一度麻醉重大并发症暨死亡病例问卷调查。结果显示,2002年48万病例中,麻醉重大并发症发生率为0.06%,死亡率为0.017%。2003年麻醉重大并发症发生率为0.055%,死亡率为0.017%。机械因素:医学中心0,区域医院4.2%,地区医院5.9%,综合总数1.9%;人为因素:医学中心32.6%,区域医院51.3%,地区医院35%,综合总数39.7%。其中,技术性因素:医学中心49.2%,区域医院27.4%,地区医院60.7%,综合总数39.4%;警觉性因素:医学中心28.8%,区域医院61.3%,地区医院16.7%,综合总数44.1%;判断力因素:医学中心22.0%,区域医院11.3%,地区医院16.7%,综合总数16.5%;患者相关因素:医学中心64.1%,区域医院37.0%,地区医院58.8%,综合总数53.6%;疑似恶性高热:医学中心0.9%,区域医院6.8%,地区医院0,综合总数2.4%;其他因素:医学中心3.3%,区域医院7.6%,地区医院0,综合总数4.7%。

(二)国外

1. 欧美 2000年 *Lancet* 杂志刊文"*Medication Errors. Worse Than a Crime*"。其意为:麻醉失误是比犯罪更甚的错误。在努力减少麻醉失误的同时,对麻醉相关医疗法规应充分认识。1992—1994年美国 Lagasse 报道纽约郊区教学医院的37 924例麻醉中,围术期死亡率1/332,麻醉死亡率1:12 641(0.79:10 000)。1995—1999年纽约市区教学医院的146 548例麻醉中,围术期死亡率1:632,麻醉死亡率1:13 322(0.75:10 000)。2002年 Lagasse 在 *Anesthesiology* 发表综述"*Anesthesia Safety:Model or Myth*",对已发表的文献和现有的原始资料进行分析,结果显示,围术期总的死亡率为1:500(ASA 1～5级患者),麻醉相关死亡率仍维持在1/13 000。2001年加拿大研究表明,在101 769例麻醉病例中,麻醉中及术后第1个12h有11例患者发生心搏骤停,发生率1.1/10 000,与麻醉有关死亡率为0.6/10 000。法国围术期术后呼吸抑制(50/82)是麻醉死亡最主要的原因。呼吸抑制发生在OR(手术室内)和 PACU(麻醉后恢复室)死亡率占29%,发生在病房死亡率占70%。198 103例(1978—1982年)麻醉中,有关并发症发生率1/2387,麻醉死亡率1/13 207。澳大利亚调查结果显示麻醉死亡率在20世纪60年代、70年代、80年代、90年代分别为1/5500、1/10 000、1/26 000和1/40 000。麻醉死亡中,20%属于低危患者,应值得特别注意。药物逾量、麻醉前准备不足、麻醉选择错误和救治不力是主要原因。

2. 亚洲　1999 年,日本麻醉学会对被认可的 774 所麻醉医师培训医院(CTH)发了秘密调查表,调查结果显示:其中 60.3％ 医院总共有 793 840 例麻醉,术中心搏骤停发生率 6.53/10 000,直接为麻醉原因的占 12％,其他为 42.9％。术中因患者病因占 22％,外科原因占 21.4％。

三、麻醉失误研究的意义

面对医学发展的现实,对于手术的质量要求越来越高、数量越来越多,手术的难度和范围越来越大,患者的疾病是发展的而不会休息的事实,面对 21 世纪生命科学世纪的到来,对严重影响医疗质量的麻醉失误问题进行研究,这是医学发展和麻醉发展的必然。麻醉失误现象目前在临床上是较为普遍的,它既可以发生在条件简陋、技术低下的基层医院麻醉科(组),又可以发生在设备优良、技术高超的大医院麻醉科;年轻医师因为缺乏麻醉工作经验而失误,有丰富经验的高年资麻醉科医师又因为拘泥于经验或者是太相信自己而失误;疑难危重患者的麻醉除因其病情的复杂性外,还因有其特殊性和个性而失误,平诊手术麻醉又可因为思想轻视或是这种那种原因而失误。这些都说明麻醉失误是有其固有规律的,这些规律的揭示是不可能单靠行政管理、思想教育和落实麻醉工作制度能完全解决的,应该有学术上的专门研究和探索。尽管麻醉失误现象是客观的,然而无论是麻醉科医师还是要手术的病人最怕的是麻醉失误。一旦患者发生意外或不幸,麻醉科医师从心理上、精神上所受的压力是可想而知的,即使不是责任性事故,心底里的内疚是难以形容的,给患者带来的损失是难以弥补的。因为麻醉失误的危害是给患者带来不良后果和不幸,轻则增加患者痛苦,重则使患者死亡。后果涉及患者及其家属,麻醉医师在心理上产生痛苦、自责、悔恨,对患者很惭愧,在同行中要接受审视和疑惑的目光。"前人的失误是后人的宝贵财富"。《麻醉失误与防范》这本书,是通过科学地研究麻醉失误的病例,从中吸取教训和找出规律,以作警戒,达到提高麻醉质量,最大限度地减少麻醉失误为目的。同时将麻醉失误的理论研究引向深入,企盼对临床麻醉的安全有指导作用。

第三节　麻醉失误理论探讨

要以科学的态度和方法去分析麻醉失误的原因。认真探求防范失误的规律。笔者在本章第一节对产生麻醉失误的原因进行了分析,并对有关麻醉失误的基础理论进行探讨。包括麻醉药毒性等。

一、麻醉药的毒性

麻醉药的毒性有神经毒(惊厥)、肝肾毒性等,分别叙述如下。

(一)局麻药的毒性

局麻药的不良反应若不能及时诊断和处理,势必造成严重后果。局麻药的不良反应,仅 2％ 是过敏性反应,98％ 是因用药过量,血管内注射或局麻药的过速吸收所致的毒性反应,包括外周神经毒性、心脏毒性和中枢神经毒性。有人报道丁哌卡因(布比卡因)的全身毒性反应约占 0.13％。

1. 影响局麻药毒性反应的因素　毒性表现主要取决于局麻药的剂量、吸收、分布、转化和排泄间的平衡失调。导致毒性反应并非单一的原因,涉及各个药物的理化性质、药物疗效、当时机体的内在环境等。

(1)药物特性和给药部位:局麻药的毒性多与其药效相平衡。即当利多卡因、甲哌卡因、丙胺卡因的相对药效为 1 小时,丁卡因、布比卡因为 4 小时,那么后两者的毒性也要比前三者为强。利多卡因具有扩张血管的特性,因此其吸收速度要比丙胺卡因的快。给药部位不同,也影响吸收的速度,局部血管丰富时则吸收快,如行气管内表面麻醉时的药物吸收、分布速度几乎与静脉注射相等,势必增加其毒性。肋间神经阻滞、臂丛神经阻滞、宫颈旁和阴部神经阻滞后的药物吸收,要比硬膜外腔为快,且使血内药物浓度达到更高的水平。骶管内给药,仅及硬膜外腔给药血内药物浓度水平的1/2。注射部位涉及血内吸收的速度,是与该药的组织结合力、血管摄取和肝清除能力密切相关的。实验证明,布比卡因行腹膜腔内注射,其毒性仅增加30%~40%,而利多卡因、氯普鲁卡因却增加300%~400%;布比卡因皮下注射时的毒性比氯普鲁卡因大13倍,而氯普鲁卡因皮下注射仅比腹腔内注射大4.5倍。说明与组织结合力强的长效局麻药布比卡因,行血管外注射时,其毒性要比组织结合力差、短效的局麻药相对小。在局麻药内加入肾上腺素,可延缓局麻药的吸收而降低其血内水平,但有报道指出,当同时全身性应用肾上腺素时,则增加局麻药的毒性。若将低pH的局麻药直接注入椎管内,可出现严重的并发症,故可用预先配制好的含有肾上腺素的局麻药。

(2)局麻药的油/水分配系数:此系数即指局麻药有脂溶性,与局麻药的药效直接相关。普鲁卡因的油/水分配系数<1,抑制离体神经传导的效力最小。布比卡因、丁卡因和依替卡因(Etidocaine)的分配系数为30~140,因其脂溶性大,其药性比普鲁卡因大20倍左右,高脂溶性的局麻药,易穿透神经膜而发生阻滞作用。局麻药在体内脂、水相间的分配是决定于它的离子化程度,例如依替卡因的脂溶性大于利多卡因、布比卡因,由于脂肪组织对它的吸收与贮存,故在血内浓度和毒性相对较低;但药物迅速进入血内,不能迅速分配至脂性组织时,其毒性突然升高。

(3)pH与药物的pKa:pKa为药物的解离常数(dissociation constant),当pH=pKa时,局麻药的阳离子与无电荷碱基处于相等的平衡状态,如pKa=[H$^+$][负电荷碱基]/[带电荷的阳离子],转换为对数pKa=pH-[碱基]/[阳离子],因log[阳离子]/[碱基]=pKa-pH,在碱性条件下,pKa-pH<0,则出现更多可利用的碱基和沉淀发生;在酸性条件下,pKa-pH>0,则有更多的可溶性带电荷的阳离子出现。局麻药的pKa值均高于生理性pH。机体的酸性平衡失调将明显影响到局麻药的毒性,一旦出现局麻药逾量或全身中毒时,可以应用碱性药物或过度通气,以便药物向脂肪组织贮存和从血液及组织内移出阳离子。

(4)与蛋白结合:局麻药要与血浆蛋白、红细胞蛋白相结合,只有游离或非结合的药物才能弥散,并具有药理活性,不同局麻药的蛋白结合力不同,布比卡因和依替卡因的蛋白结合力最高,分别为95.6%和92%(pH 7.4,血内浓度2.0μg/ml),二者在血内游离部分要比利多卡因为少(pH 7.4,蛋白结合率64.3%)。当血内存在其他药物时,势必要与局麻药竞争对蛋白质的结合,出现意外的血内高浓度局麻药,甚至出现毒性。新生儿血内胆红质浓度为3mg/100ml时,将降低其对血浆蛋白结合的50%,故局麻药对新生儿毒性要比成人为高。苯妥英钠、哌替啶等药物均与局麻药竞争结合血浆蛋白,故可加重局麻药的毒性,低血蛋白症患者对局麻药的耐受性,远比正常人低。

(5)代谢:酯类局麻药普鲁卡因可以迅速被血清胆碱酯酶水解,酰胺类局麻药利多卡因是经肝脏进行代谢的,代谢速度慢一些,因此普鲁卡因全身性毒性要低一些,即使发生中毒,时间也短一些。

(6)血内毒性浓度:动脉血内药物浓度与毒性作用密切相关,由于外周的摄取和再分配,毒性与静脉血内浓度的相关性比较差。局麻药动脉血内浓度毒性值分别为:卡波卡因 5～6mg/L，剂量 5mg/kg，惊厥量 20.5mg/L；利多卡因 5～8mg/L，19.6mg/L 时发生惊厥，剂量应在 6～7mg/kg 或＞55g/(kg·min)；布比卡因＞4mg/L 惊厥；丁卡因剂量 2.5mg/kg；普鲁卡因 13mg/L，剂量 18～20mg/kg；氯普鲁卡因 23mg/kg。

（7）其他因素：一是肾衰竭，存在尿毒症、贫血及酸中毒、低蛋白血症等，以上均可促使出现延缓毒性作用。二是贫血患者可使循环出现高动力状态，心排血量增高，使局麻药作用时间缩短。三是酸性平衡对局麻药的毒性有影响。不论代谢性或呼吸性酸碱失衡，只要脑内 pH 下降，则毒性增大，如果 CO_2 含量增高则毒性反应更加剧。四是两种局麻药混合应用，相互作用可引起神经毒性，应避免混合应用。

2. 毒性作用　局麻药的毒性作用分接触性毒性、心血管系统毒性、神经毒性、对胎儿的毒性、细胞毒性和代谢毒性。

（1）接触性毒性：当创伤性注射、高浓度药物、延缓吸收及其他机械性因素存在时，可出现组织损害。

（2）心血管系统毒性：过量的局麻药先使心血管系统表现为低血压，它的出现并非直接血管扩张，而是对心肌的抑制。所有局麻药有对心脏房内、房室结、室内传导和心肌收缩均呈与剂量相关的抑制，其心脏抑制程度是与药效相关的。丁卡因对神经抑制性强，对心脏传导和收缩也有相似程度的抑制。利多卡因血内浓度达到 1～5μg/ml 时有治疗心律失常的作用，但＞7μg/ml 时就会出现心脏抑制。肺血管阻力是随着局麻药的剂量增大而增加的，在心排血量下降之前发生，这可能是导致左心室收缩力下降的原因，在布比卡因和依替卡因更显著。心脏毒性表现为进行性低血压，窦性心动过缓而最终心脏停搏，心搏停止前不出现心律失常。心脏毒性多发生在神经毒性反应之后，惊厥时 CO_2 产生和耗氧量增加，加上心内传导和心缩力的抑制，

造成心血管衰竭。利多卡因的神经毒性剂量与心脏毒性剂量之差异，要比布比卡因和依替卡因大 2.5 倍。布比卡因引起的心搏停止较难复苏，可能与复苏时的药物浓度、低氧血症、高碳酸血症和乳酸血症的存在有关，这些因素均促进血管虚脱的发生。

（3）神经毒性：局麻药通过稳定生物膜的部分作用，迅速透过血-脑屏障，出现较多的中枢神经的毒性作用。在非中毒剂量时有抗惊厥作用，降低或消除化学刺激引起的惊厥。但高剂量时，它可以兴奋通路的拮抗性没有受到拮抗而引起惊厥，当血中浓度再高时，则所有的通路均处于抑制状态。

（4）对胎儿的毒性：局麻药通过胎盘屏障对胎儿产生毒性。胎儿、新生儿对局麻药的毒性反应与血中浓度有关，其中枢神经性表现为震颤、抽搐和惊厥，其他表现如心动过缓、发绀、窒息、呼吸暂停，甚至对吸氧、正压通气无反应。

（5）细胞毒性：在临床用药浓度下，普鲁卡因、氯普鲁卡因、利多卡因可以产生呼吸道上皮细胞可逆性纤毛运动抑制，而无永久性损害。丁卡因和布比卡因则可以导致不可逆性的纤毛停止和细胞损害。在相同浓度下布比卡因可导致不可逆性损害，而普鲁卡因、利多卡因、氯普鲁卡因则无。局麻药对人体线粒体有抑制作用。

（6）代谢毒性：在临床用药浓度下，其代谢毒性不明显。

3. 局麻药毒性反应的临床表现　其表现分为轻度、中度、重度 3 种。

（1）轻度反应：有口干，且有金属味，耳鸣、眩晕、头痛、头晕、恶心、兴奋、视听障碍、恶心呕吐，但能领会周围情况。出现心动过速、高血压、心慌和频细震颤。

（2）中度反应：患者呈现抑制状态，表现为神经错乱、语无伦次、入睡、知觉消失、肌肉颤动。惊厥干扰了正常通气功能，出现低氧血症、高碳酸血症和发绀；血压、心率升高到

一定时间后,继而血压下降,心血管抑制。

(3)严重反应:中枢神经系统全面迅速抑制,昏迷,随之呼吸停止、心搏停止。

4. 对局麻药中毒的预防和治疗 其预防不在于手术前用药,而在于细心、谨慎地操作,避免将局麻药注射于血管内。注射过程中、后严密观察和不间断询问患者的感觉,一旦发现中毒反应及时治疗,包括吸氧、用硫喷妥钠等控制惊厥、升压、复苏等。

(二)氯胺酮的神经毒性

氯胺酮的前身为苯环己哌啶,有致幻、致惊倾向,苏醒时发生率高,临床已禁用。氯胺酮常引起梦幻、过度兴奋和精神运动性增强等。成人用药 2mg/kg 后 21% 出现谵妄,17% 有噩梦,有报道成人静脉注射 300mg 氯胺酮导致精神病的报道。有报道儿童注入 3mg/kg 做眼科检查时发生长时间的精神症状,包括惊恐、狂躁、智力减退等,甚至 10 个月以后仍未完全恢复。氯胺酮诱发惊厥在癫痫患者和正常人都可发生。

(三)丙泮尼地(普尔安,Propanidid)和安泰酮(Althesin)的神经毒性

常用于麻醉诱导、作用时间较短的静脉麻醉药丙泮尼地有时引起兴奋、僵硬或不能控制的体动,用 3~4mg/kg 时发生率 10%,用 14mg/kg 则增加 70%。丙泮尼地 5~7mg/kg 在癫痫患者也能诱发大发作,正常人用后偶尔引起惊厥。安泰酮静脉注射 50mg/kg 时,约 20% 患者出现兴奋,快速注药或药量增至 100mg/kg 时,则兴奋的发生率为 50%,注入正常的剂量时也能诱发癫痫发作。

(四)巴比妥盐的神经毒性

巴比妥盐是催眠药类,因为其第 5 位碳上的两个氢原子被取代则为催眠药。巴比妥盐又是惊厥药类,因其取代基因超过 5 个碳则转为惊厥药。N 原子烷基化后麻醉性能增强,兴奋性也增强。如果 2 个 N 原子均被取代,则转变为惊厥药,美索比妥(戊炔巴比妥)的 N 原子上有甲基时,作用比硫喷妥钠强,但兴奋的发生率也高,当注入 1.6mg/kg 时发生率为 30%;当大于 2.6mg/kg 时则上升到 75%。注射戊炔巴比妥往往遇到惊厥,现将异构体除去,惊厥减少。硫喷妥钠无兴奋性副作用,对中枢神经无毒性作用。

(五)吸入性麻醉药的毒性

体外试验提示全麻药有可能对中枢神经有直接毒性作用,所有挥发性麻醉药都能解离大脑代谢和脑血流之间的正常关系,且与剂量相关,即脑氧耗量降低而脑血流量却有增高趋势。麻醉时大脑需高张力的氧,若用一般临床常用浓度大脑功能变化不大,若麻醉药浓度过大,则出现大脑代谢性毒性作用,且与保持充足的供氧无关,吸入性麻醉药对缺血缺氧的脑组织没有保护作用。吸入性麻醉药的毒性作用分别为以下几种。

1. 代谢产物的毒性 吸入性麻醉药的体内降解产物有些是有毒的。氟烷降解的溴化物量大,有的可高达 $0.65 \sim 2.25 mmol/L$,可引起头痛、运动失调、昏睡和弥漫性脑电变化。

2. 惊厥问题 乙醚或氟烷均可引起惊厥。氟醚比较容易引起惊厥,当浓度达到 3.5%,并有碳酸过低($PaCO_2 < 20 mmHg$)时,则自行出现或由听觉诱发癫痫大发作,氟醚诱发癫痫的代谢表现与戊四氮(卡地阿唑)引起的癫痫不易区别。

3. 慢性毒性反应 麻醉科及手术室人员长时间处在痕量麻醉药物的污染空气之下,导致畸胎、流产、肝病或癌症的发病率增长,因对中枢神经的影响,造成行为的改变,有人指出这应归咎于亚麻醉浓度的药理作用而非毒性。

(六)硝普钠的毒性

硝普钠是一种作用于血管平滑肌,扩张血管的药物,具有药效强、降压快、自身抗药性不显著、易于控制、停药后血压回升迅速等特点,是目前广泛用于麻醉中降压和治疗心

力衰竭后负荷降低的药物,但是,该药有一定的毒性,现分述如下。

1. **硝普钠的毒性机制** 主要是其体内代谢产物——氰化物,易引起氰化物中毒甚至致死。现知1个分子的硝普钠可具有5个氰酸基,当完整的硝普钠离子进入红细胞中与血红蛋白接触时,不需通过酶的作用,形成1个分子氰血红蛋白并释放4个氰化物,这些氰化物通过肝和肾的硫酰转移酶(rhodanese)作用,转化成无毒的氰酸盐而解毒。一般治疗量的硝普钠,在体内并不释出足够引起中毒的氰化物。但逾量时,血浆和红细胞中氰化物浓度上升,阻滞细胞色素氧化酶而抑制组织氧化过程,引起组织中的氰化物中毒。检测血液乳酸盐浓度和碱的丢失,对监测可能发生的毒性反应很有价值。一般认为有效量与中毒量的比为10:1,血中氰化物最低致死浓度为 0.34mg/100ml,血浆氰化物最低致死浓度为 $27\mu g/dl$,若时间延长则值可更低,血中氰化物平均浓度在给硝普钠后 $45\sim48min$ 达高峰,当硝普钠逾量中毒往往于给药后 45min 才出现征象。氰化物浓度上升时,可能出现"杏仁"臭味,有的出现恶心呕吐,逾量较多时则迅速出现肌肉痉挛和抽搐。

2. **使用硝普钠的禁忌证**

(1)甲状腺功能减退:硝普钠具有抗甲状腺作用。

(2)维生素缺乏:特别是维生素 B_{12} 缺乏,使硫氰酸酶系中的辅因子不能中和氰化物。

(3)肝脏疾病:肝脏疾病妨碍氰化物解毒过程。

(4)贫血:氰化物抑制红细胞中的碳酸酐酶,阻碍 O_2 和 CO_2 的输送。

(5)肾功能不全:因不能排出硫氰酸盐而迅速蓄积。酸碱失调患者禁用硝普钠。

(6)低温:低温患者也应禁用硝普钠,血容量不足患者也应禁用。

3. **硝普钠中毒的预防和治疗** 为了预防和避免发生硝普钠中毒,一是要严格控制用药量,根据血压降低情况调整用药,临用前稀释成 0.01% 溶液输注,输注时应取 50 滴为 1ml 的特殊滴管,输速为 $0.5\sim0.15\mu g/(kg \cdot min)$,心率增快有限。以 1mg/kg 为宜,极量<$3\sim3.5mg/kg$。二是应避光保存。三是稀释液超过 3h 应废弃。四是将羟钴胺解毒药和硝普钠合用,在输注硝普钠的同时,将羟钴胺 100mg 溶于 100ml 5% 葡萄糖液中注入,12.5mg/30min,两种药同时开始,同时终止。羟钴胺能与氰化物结合成氰钴胺而迅速从尿中排出,是降低血内氰化物的一种有效的安全措施。五是在输注硝普钠的同时用维生素 B_{12},即维生素 B_{12} 2.5g 中和硝普钠的氰化物 100mg。或用亚甲蓝和亚硝酸盐也同样有效,但报道有副作用。

(七)麻醉药物超敏反应

据报道,麻醉下发生严重药物反应而致死的患者数约占麻醉意外的 4.3%。麻醉常用药物,如巴比妥类、肌肉松弛药和局麻药等,有的会引起涉及免疫机制的超敏反应,有的直接激发炎症细胞介质的释放,有的药物也有双重诱发机制。

1. **药物超敏反应的条件** 发生药物超敏反应须具有3个重要条件。

(1)药物与抗体的相互作用。

(2)释放有药理活性的介质。

(3)机体对介质产生应答。

2. **药物超敏反应的易发因素** 超敏反应的易发因素包括以下几种。

(1)遗传因素:主要是指特异性反应,如 IgE 和补体系统的异常。

(2)机体的免疫病理状态:因其循环内存在的免疫复合物,如慢性感染、全身性红斑狼疮、风湿性关节炎等,有可能"预激"补体系统而出现对药物的易感性。

(3)多次与特定药物接触。

(4)综合上述的诸因素。

3. 药物超敏反应的作用机制　此反应的发生与患者多曾有接触过相同或相似的药物制剂后,使机体产生 IgE 免疫球蛋白有关的病史。当抗体与肥大细胞或碱性粒细胞的受体结合后,再次受相应药物(抗原)的刺激,可迅速发生超敏反应。

4. 药物反应的非免疫机制　目前认为,类过敏反应并无免疫系统的参与,即使首次应用的药物也可发生临床类过敏反应。麻醉药物在敏感的机体内可使其他碱基分子(如组胺)从碱性粒细胞和肥大细胞之内外移,如此释放的介质可直接诱发类过敏反应,发生反应的严重程度与屡次接触药物及药物的激发介质的释放量相关。给药剂量与速率将影响此反应的严重程度。

5. 超敏反应的临床表现　超敏反应的临床表现可因不同的药物而异,主要表现在呼吸系统,出现呼吸急促、胸闷、喉肿、咳嗽、喘息、肺顺应性下降、肺水肿、呼吸窘迫等;尤其应警惕心血管系统出现眩晕、胸骨后不适、低血压、心动过速、心律失常、肺高压症等;皮肤有瘙痒、潮红、风团等;胃肠道系统出现腹痛、恶心呕吐、血性腹泻等;泌尿系统有尿频、尿失禁等。除临床诊断外,多采用即时与 6 周后检查证实。

6. 易引起超敏反应的麻醉药　麻醉期间易引起超敏或类似超敏反应的药物有以下药物。

(1)阿片类:直接诱发肥大或碱性粒细胞释放组胺,而引起类过敏反应。吗啡静脉内给药引起静脉红线、血管扩张乃至直立性低血压,其诱发肥大细胞的诱发部位来自于皮肤,不合成前列腺素 D_2(PGD$_2$)与白三烯 C_4(LTC$_4$),而吗啡引起反应者少见。哌替啶用药后可出现荨麻疹、支气管痉挛和低血压,可致超敏反应。芬太尼、舒芬太尼用药时出现低血压、支气管痉挛,也有超敏反应的报道。据报道其严重反应的发生率约为 0.76%。叔丁啡(Buprenorphine)诱发来自肺的肥大

细胞,且能从该细胞新合成 PGD$_2$ 与 LTC$_4$。

(2)巴比妥类:硫喷妥钠和美索比妥类均出现超敏反应和类过敏反应,其总发生率为 1/3 万,有报道静脉注射硫喷妥钠后,发生致命性超敏反应,哮喘患者前 6 次用药未发生不良反应,恰在第 7 次用药时发生严重过敏反应,并经实验室检查所证实。若在第 7 次前预用氨茶碱不能有效防止它所引起的支气管痉挛。

(3)局麻药:引起超敏反应的发生率,小于局麻药不良反应的 1%,临床最多见此反应仍属血内局麻药浓度过高,或意外血管内注射,或所加用的肾上腺素含量过高而出现临床反应。发生超敏反应以酯类局麻药为多见,因其代谢产物中 PABA(对氨苯甲酸)为高抗原复合物,局麻药溶液内的防腐剂——对羟苯甲酸甲酯的结构与 PABA 相似,有抗毒性。

(4)肌松药:可致超敏或类过敏反应。在麻醉用药中发生超敏反应者肌肉松弛药占 70%。其中琥珀胆碱占 50%,其次是维库溴铵、阿曲库铵。琥珀胆碱也引起超敏反应。巴比妥类与琥珀胆碱间有交叉超敏反应。

(5)异丙酚:已有超敏反应的报道,发生率 1/(4.5 万~6 万)。临床表现为支气管痉挛与皮疹,与激发肥大细胞释放组胺有关。对阿曲库铵有反应的患者不应使用异丙酚。在高浓度时,还可激发特异性患者的碱性粒细胞释放组胺,故要将异丙酚稀释后静脉内注射,不失为一种预防措施。

(6)安泰酮和丙泮尼地:安泰酮超敏反应发生率约为 1/390,丙泮尼地为 1/540,且死亡率较高,这与两药的溶剂——佛尔乳化剂(cremophor EL)有关。

(7)氯胺酮:用药后皮肤可呈潮红或红斑,用药后可出现低血压和支气管痉挛。是否诱发超敏反应,仍待证实。

(8)乳胶制品:包括手套、气管内导管、面罩、导尿管等乳胶制品。它引起的超敏反应

发生率占麻醉超敏反应发生率的12%。

(9)造影剂:造影剂引起的反应,也是麻醉科医师常遇到的问题。特异性反应则与剂量无关,表现为荨麻疹、神经性水肿、支气管痉挛、低血压或休克。

7. 预防和治疗 了解患者过敏史,对超敏患者应该慎用,不用β受体阻滞药。恰当选用术前用药,以抑制和减轻反应的发生。发生超敏反应的处理:一是停药,二是确定免疫病理的机制,三是抑制或缓解性治疗,四是用药后严密观察。给药10min发生血压骤降或心动过速,应视为药物反应。有支气管痉挛或皮疹者可确认诊断。应停药、吸氧、静脉注射肾上腺素、补充血容量、静脉注射抗组胺药、监测24h等。

二、氧的毒性

麻醉患者和ICU患者都用氧治疗,以满足临床治疗和患者的需要。但要认识到在有些情况下氧是有毒性的。长时间、高浓度氧吸入时,全身各个系统均可发生中毒反应,严重时将导致实验动物死亡。

(一)氧毒性的形式

氧毒性有两种形式。一是影响中枢神经系统,可发生癫痫发作,此种形式的中毒仅见于高压氧条件下。另一是影响肺,长时间暴露在高浓度氧吸入下的肺,一般的结局是肺泡毛细血管遭到破坏,液体即从肺毛细血管渗出到肺泡和间质。此种表现类似肺水肿,或为肺血管内低压肺水肿,或与ARDS相似。若患者得以存活,则肺病变愈合亦有细胞增生。氧毒性的第二期为增殖期,若未用高浓度的氧或患者能耐受则发生肺的正常愈合。否则有细胞,特别是成纤维细胞的增生,还可有胶原分泌发生肺纤维化。

(二)氧毒性的因素

决定氧毒性的因素主要有吸入气氧张力(压力)、动脉血氧中的张力(压力)和吸氧时间。研究证实肺泡吸入氧的张力对肺的氧毒性的发生和发展起决定性作用。氧治疗时,吸氧采取间断吸入,避免长时间吸氧。预防氧毒性。

(三)氧中毒

氧中毒的主要部位是肺,常见于长时间不合理使用呼吸器。氧中毒时,支气管的纤毛运动可受到明显抑制,破坏肺泡毛细血管膜,出现渗出反应,有白细胞增高,多核白细胞释放出有毒的氧基,包括过氧化物离子,多核白细胞还含有蛋白溶酶,若释放出来可损伤肺。释放花生四烯酸代谢产物(arachidonic acid metabolites)也可损伤肺。肺活量明显降低,这可能与急性化学性支气管炎、肺不张、反射性机制等有关。后期肺泡Ⅱ型细胞增生而有细胞的反应,导致肺纤维化。

(四)氧对肺损伤的预防

麻醉中及危重患者必然用氧治疗,以防患者出现低氧血症,但必须考虑到氧毒性和氧中毒的潜在危险。具体应注意以下事项。

1. 吸纯氧限制时间 当吸入100%氧<24h时,可无明显危险性。

2. 限制吸氧浓度 一般吸氧浓度不超过40%,当吸入40%的氧气时可无明显危险性。若氧浓度必须高于40%时,则争取在最短时间内用尽可能低的氧浓度,若能用较高的呼气末正压通气(PEEP),则氧浓度必须降低。

3. 维持动脉最低氧分压 维持机体可接受的动脉氧分压(PaO_2)可低至$50\sim60mmHg$。

三、吸入和静脉注射全麻药对主要器官生理的干扰

所有全麻药在正常用量范围内对生理都有干扰,下面仅叙述对循环、呼吸和消化系统的干扰。

(一)循环系统

所有吸入全麻药都可抑制心肌,抑制程度顺序为氟烷＞安氟醚＞异氟醚。N_2O不

抑制心肌,使心率加快。安氟醚、异氟醚都使心率加快,氟烷使心率减慢,易引起心律失常,如室性期前收缩。所有挥发性全麻药都使心肌氧耗减少,这是由于血压下降所为。全麻下心肌氧耗量减少,对冠心病患者处理有利。血压下降与全麻深度有关,氟烷使心排血量下降;安氟醚不仅使心排血量减少,体循环血管阻力也下降;异氟醚的血压下降与体循环血管阻力明显减小有关。若N_2O与挥发性吸入全麻药合用,血压下降程度减小。吸入全麻药在深麻醉时,使脑血流增多,N_2O与其他吸入全麻药合用的浅麻醉时,同样可使脑血流增加。一般浓度和一般情况下,氟烷、安氟醚和异氟醚对肺循环的影响小,N_2O能引起血管轻度收缩,在小儿和肺高压的患者更明显。静脉全麻药多数对循环均有不同程度的抑制作用,如硫喷妥钠、咪达唑仑和异丙酚等,其抑制程度与剂量有关,随着剂量加大,则循环抑制加重。同时,对循环抑制程度与病情、年龄、手术有密切关系。如硫喷妥钠常用量为$4\sim6mg/kg$。但对老年患者、心功能不全、血容量不足及低血压者,即使用量降至$1\sim2mg/kg$,仍可出现循环抑制。局麻药如布比卡因,对循环系统也有显著的抑制作用。局麻药过量、误入血管或吸收太快,均可导致循环抑制。

(二)呼吸系统

吸入全麻药使CO_2反应减弱,引起通气不足。当吸入氟烷和氧$1h$后,功能残气量下降50%,而肺泡内氧分压与动脉氧分压差(PaO_2)上升。吸入全麻药释放内源性支气管扩张物质,或抑制内源性支气管收缩物质,作用于支气管平滑肌,使支气管扩张。静脉全麻药,如硫喷妥钠、咪唑安定等均能抑制呼吸,其抑制程度与剂量、注射速度有关。许多麻醉性镇痛药如吗啡、哌替啶、芬太尼等均能显著抑制呼吸,芬太尼还可引起呼吸肌强直,使通气不足或缺氧。局麻药对呼吸的抑制,主要是局麻药的毒性作用,引起全身骨骼肌

抽搐,呼吸肌和膈肌抽搐的结果导致通气不足、低氧血症和CO_2潴留等。

(三)对肝脏的毒性作用

氟烷对肝脏有损害作用,安氟醚麻醉后发生肝炎,严重肝功能损害的主要原因是缺氧。异氟醚也有发生肝炎的报道,许多专家分析吸入全麻药后导致肝细胞损坏的原因有以下几种。

1. 缺氧、缺血。
2. 手术创伤。
3. 感染。
4. 药物作用等。

四、人工气腹对机体生理的影响

腹腔镜手术已在临床上广泛应用,为了使手术野显露清晰,便于操作,必须在腹腔内充入大量CO_2气体,制造人工气腹,后者是腹腔镜手术的重要环节之一,是顺利手术的关键。但是人工气腹对患者的生理功能会产生负性影响。手术时CO_2气腹及体位改变等带来的生理影响,给麻醉管理增加了困难。

(一)人工气腹的概念及有关问题

1. 腹腔间隔室综合征(abdominal compartment syndrome,ACS) 腹腔镜手术是依靠CO_2气腹导致ACS,CO_2气体将腹壁及脏器压向四周,使手术操作空间相对变大,手术野暴露清晰,便于操作。但气腹的高腹压对患者各脏器生理功能会产生不良影响及内脏的损伤,甚至致死。

2. 人工气腹的气源 腹腔镜手术人工气腹的气源虽然有O_2、N_2O、He和CO_2等。但O_2的弥散性能差,易保存在腹腔内,可使腹腔扩张良好,术野显露清楚,但限制了电灼器的使用。N_2O弥散性能强,但易引起肠管充气而扩张,影响手术操作,且N_2O吸收后还能引起弥散性缺氧。He的理化性质稳定,吸收少,且不影响体内的内环境,若误入血管易形成气体栓塞。CO_2是临床使用最

广、更为合适的气源,其优点是不助燃、不影响电刀或激光的使用。

3. 人工气腹的压力 患者腹部完全松弛时,气腹的压力应为 0mmHg。正常腹腔压力(指示器内指针读数)应在 10mmHg 以下充气,当腹腔压力在上腹部手术达 10～14mmHg 时,在下腹部手术达 20～40mmHg 时,气腹机就会自动停止充气。腹腔内压力增高会产生张力性气腹,对机体生理产生负性影响。

(二)气腹对机体生理的影响

气腹的高腹压对心血管、呼吸、内分泌系统和肾功能等都会产生影响。

1. 对心血管系统的影响 气腹对心血管系统血流动力学的影响包括 SVR(体循环阻力,后负荷)、静脉回流(前负荷)和心肌功能 3 个方面。其临床表现是这三方面作用的综合结果。

(1)SVR:随着腹压的增高,SVR 成比例地增高。SVR 的上升,组织器官灌注减少的初期,血压可无明显下降。

(2)静脉血回流下降:腹内压＜10mmHg 时,可促进静脉回流,增加心排血量,血压升高;当腹内压＞20mmHg 时,下腔静脉受压,使血流回流受阻,心排血量下降,中心静脉压(CVP)增高。

(3)心肌功能:SVR 的增高可进一步影响左心室功能和心排血量。麻醉时间歇正压通气(IPPV)可使胸内压上升,回心血量会进一步下降,若 PEEP 时更是如此。有心肌缺血、心肌梗死、充血性心力衰竭的危险。

(4)心律失常:因腹腔内注入 CO_2 气体,使腹膜膨胀、刺激腹膜牵张感受器,产生心律失常、房室分离,甚至发生心跳停搏,在呼吸性酸中毒、缺氧、高 CO_2 血症时更易发生。

(5)血压下降:腹腔内的持续正压经膈肌传至胸腔,使胸腔内可产生 10～15mmHg 的正压,减少回心血量。如上所说,CVP 升高,肺内分流增加,心排血量下降,通气血流比例失调,心肺负荷加重,血压下降。

2. 对呼吸系统的影响 气腹使膈肌上移,肺通气功能受到影响,肺容量减少,肺顺应性降低,主要表现为以下几种。

(1)高 CO_2 血症和缺氧:气腹使气道压上升,气道阻力增加,肺泡无效腔增大,肺内气体分布不均,通气血流比例失调,产生高 CO_2 血症和缺氧。

(2)反流误吸:高腹压使胃内容物反流,导致吸入性肺炎,增加了术中、术后肺不张等肺部并发症的危险。

(3)气压伤:膈肌上移还可促使导管移位或滑入一侧主支气管,意外地造成单肺通气。气管内压力增高可加重 IPPV 对心血管系统的不良影响,使气压伤的危险性增加。

3. 对内分泌系统的影响 气腹时血管加压素、血浆肾素、白细胞介素-6、可的松和儿茶酚胺水平升高,其临床效应待研究评价。

4. 气腹对肾功能的影响 当气腹压力＜20mmHg 时对肾功能影响不大,当压力＞20mmHg 时,肾血管阻力增加,肾小球滤过压差降低,同时心排血量也下降。两者综合作用是使肾血流减少和肾小球滤过率下降,损害肾功能和减少尿量。

(三)高 CO_2 血症对机体的影响

1. 高 CO_2 血症的原因 CO_2 的高溶解性,CO_2 溶解、吸收对机体产生影响,其原因有以下几种。

(1)吸收入血:CO_2 的溶解度高,易经腹壁血管及腹膜吸收,人工气腹的高腹压可促进其高弥散性吸收,使 $PaCO_2$ 升高、酸中毒及高碳酸血症。

(2)手术时间:手术时间越长,CO_2 的吸收则越重。

(3)麻醉药的中枢性呼吸抑制:清醒患者可以通过增加呼吸频率和每分钟通气量来排出 CO_2,全麻状态下则应相应调整人工呼吸的呼吸参数。

(4)分钟通气量下降:CO_2 气腹使分钟

通气量下降及呼吸无效腔量明显相对增大。

2. 高 CO_2 血症的危害　高 CO_2 血症的危害性很大，有以下表现。

(1)直接抑制心肌：对血流动力学产生影响。

(2)增加交感活动：高 CO_2 血症可刺激中枢神经系统，增加交感活性，间接增加儿茶酚胺的释放，同时直接抑制心肌等共同作用影响血流动力学，导致心动过速、心律失常、心排血量增加，外周阻力降低。

(3)增加心肌氧耗：导致心肌缺血缺氧。

(四)气腹并发症对机体的影响

1. CO_2 气体栓塞　静脉气体栓塞为气腹的严重并发症，十分危险，但罕见。CO_2 气体栓塞的发生率为 0.13%～5.9%。

(1)原因：气腹针误入血管或 CO_2 气腹通过开放的静脉创面等进入血循环。

(2)后果：气体栓塞的后果取决于 CO_2 进入血液的速率、数量有关。若 CO_2 进入血液量不多时，可无任何临床症状。若高速、大量 CO_2 气体栓塞则可诱发肺血管收缩、支气管痉挛、肺水肿、低血压、心律不齐或心力衰竭，严重者可致患者死亡。早期诊断和处理 CO_2 气体栓塞特别重要。术中一旦有突然血压下降、心律不齐、听诊心前区有隆隆样杂音，尤其伴有术中大量出血时，应考虑到发生气体栓塞的可能性。连续监测心音、血压和呼气终末 CO_2 分压($P_{ET}CO_2$)有助于早期诊断，心前区多普勒观察也为十分灵敏的监测手段。

2. 皮下气肿　发生率为 2.7%。局部捻发音可助诊断。

(1)原因：气腹针误刺入皮下组织，套管针部分脱出或拔出腹腔，或套管针周围漏气，或腹压过高时，引起 CO_2 逸出腹腔，进入组织及间隙等为皮下气肿的主要原因。

(2)后果：进入皮下组织的 CO_2 可迅速吸收，产生或加重高 CO_2 血症和酸血症。一旦出现皮下气肿，应注意观察患者的呼吸情况，并检查是否存在气胸。

3. 气胸及纵隔气肿　其发生机制目前不十分清楚。可发生在注入 CO_2 数分钟至数小时。

(1)原因：可能与手术操作膈肌和胸膜、先天性膈肌缺损、胸膜主动脉裂孔、食管裂孔、腔静脉孔、膈膜韧带附着点撕裂处进入有关。

(2)后果：压迫内脏器官，引起呼吸困难。腹腔镜手术中若出现下列情况则应考虑气胸的可能：一是气道压力增加或肺顺应性降低，通气困难；二是原因不明的氧饱和度降低，或血流动力学变化。若出现纵隔气肿时，患者不能脱离麻醉机呼吸，否则血氧分压下降。

4. 肩部疼痛　为 CO_2 到达横膈下后出现的症状。

(1)原因：CO_2 人工气腹高腹压刺激膈神经的终末细支网。神经末梢受刺激后，冲动传至颈 3、4、5 颈段，牵涉性疼痛经颈皮神经及前、中、后三支锁骨上神经传到肩胛锁骨上的皮区。患者感到右肩较左肩疼痛稍重，是因为人的左侧半面膈肌在饭后胃内容物增加时，受到习惯性影响之故。

(2)后果：患者感到痛苦，甚至延迟到手术后数天。麻醉科医师应预防肩痛的发生。

5. 其他并发症　气腹的其他并发症有脐疝、阴囊气肿、阴道外翻、内脏刺伤和局部血肿等。

五、单肺通气对生理的影响

胸腔镜手术为了扩大视野、方便手术操作，常采用单肺通气。单肺通气还有防止患侧肺的分泌物、脓液、血液及组织块流向健侧肺的好处。在单肺通气时可能导致缺氧和 CO_2 潴留。单肺通气为胸腔镜手术创造了良好的手术条件，但它是以增加患者肺泡动脉氧压差为代价的。肺泡动脉氧压差增加势必导致动脉血氧分压下降，严重时可导致全身低氧血症。这对麻醉科医师提出了新的挑战,必须努力研究胸腔镜手术和麻醉中患者的病理生理改变,做出相应的监测和麻醉处理,促进心胸微创手术及麻醉质量的不断提高。

(一)双腔支气管导管麻醉术

1. 双腔支气管导管　胸腔镜或胸腔镜辅助微创胸心外科手术则需要患者患侧肺塌陷,以扩大视野,方便手术操作,故成人选择双腔插管,小儿可选用单侧支气管插管,采用单肺通气麻醉方法。双腔支气管导管(double lumen tube,DLT)的特点如下。

(1)左、右总支气管分别通气:是胸腔镜或胸腔镜辅助微创胸心手术分隔双肺行单肺通气、达到术侧胸腔肺塌陷的主要方法,实施单肺通气麻醉,减少了患侧肺的膨胀和纵隔摆动,为外科手术操作提供了较好的条件。

(2)行单肺麻醉通气:通过健侧的DLT吸入麻醉气体,而术侧肺塌陷,即术侧肺不通气。

(3)病侧肺与健侧肺通气分开:两肺采用分开通气,可以控制病侧肺感染性分泌物,防止患侧肺不致污染对侧(健侧)肺,使健侧肺不致因分泌物、脓液、血流、组织块和病原菌播散而发生急性呼吸道梗阻,是保持健侧呼吸道通畅最有效的方法。

双腔支气管导管法是当前最可靠、最实用的方法。

2. 双腔支气管导管的类型及规格　目前常用的DLT有3种类型。

(1)Carlen管:为左侧DLT。

(2)White管:为右侧DLT。其规格均为35F、37F、39F。

(3)Robertshaw管:为无小钩的左右侧DLT,其规格有35F、37F、39F、41F共4种,仅适用于成年人。应用前选择估计号数的DLT 1~2根,检查导管的气囊是否漏气,应用时将左侧白色透明管装好管芯,弯曲至所需的曲度。

(二)单肺通气对机体生理的影响

1. 低氧血症　单肺通气麻醉时,术侧肺内仍有血流而无通气,形成肺内分流所致,若肺功能异常或操作不当、DLT位置不到位等,患者发生显著的低氧血症。

(1)原因:①主因。肺内分流和通气不足。正常时肺内分流量仅为心排血量的2%,若增加时可使动脉氧分压降低,甚至出现低氧血症。单肺通气麻醉时,下肺因受纵隔和体重的压迫,通气不如上肺,而血流分布又较上肺多,肺内分流增加。②术侧肺分流增加。血流经过术侧的肺泡,未得到气体交换,即进入动脉血液内,进入左心房。③健侧肺的气体交换减少。因健肺的病变、支气管导管受阻或位置不正确等,出现低氧血症。

(2)预防:①吸纯氧。单肺通气时应吸纯氧,仍要观察动脉血氧分压。②增加呼吸频率及潮气量。单肺通气的潮气量应接近双肺通气时,保证分钟通气量。一般达到8~10ml/kg。③术侧肺持续吸入氧气。能有效降低肺内分流。④尽早结扎肺动脉。开胸一旦结扎肺动脉,动脉氧分压即可上升。⑤PEEP。单肺通气时,采用PEEP可预防低氧血症。

(3)合理应用单肺通气:合理地使用单肺通气,可减少严重低氧血症。①尽量缩短单肺通气的时间。②发生低氧血症时,暂停单肺通气,行双肺通气,调整吸入氧浓度及呼吸频率等,如行肺叶切除时,应及早夹住肺动脉。

2. 缺氧性肺血管收缩　单肺通气时术侧肺不通气而局部缺氧,可导致局部肺血管收缩。

(1)原因:缺氧性肺血管收缩(hypoxic pulmonary vasoconstriction,HPV)是一种保护性机制,可减少缺氧区的分流。同时,健侧肺用高浓度氧通气使健侧肺血管扩张,促进了塌陷肺的HPV,减少分流。产生HPV的原因不清楚。可能与肺泡缺氧时所产生的血管活性物质,如儿茶酚胺、组胺、血管紧张素、前列腺素(PG)、5-羟色胺等有关。

(2)抑制 HPV 的因素:凡抑制 HPV 的因素均可加重机体缺氧。如吸入麻醉药、肺血管内压力增高的疾病(二尖瓣狭窄)、血容量过负荷、肺血管血栓形成等。异氟烷对 HPV 影响小,静脉麻醉药,如芬太尼、氟哌利多、哌替啶等对机体 HPV 无明显影响。

六、围术期应激反应

应激(stress)是指人体对外界应激源的反应,也就是机体受到强烈刺激而发生的交感神经兴奋和丘脑下部垂体前叶-肾上腺皮质功能增强为主要特点的一种非特异性防御反应。当患者麻醉和手术时,各种心理因素和创伤刺激作为应激源,使患者处于应激状态,引起机体强烈的应激反应,称为围术期应激反应。应激反应的出现初期不会给患者身体带来影响,甚至有时还可从中受益。但这种应激状态长期未得到缓解时,应激反应就对患者身心产生不良影响,超限度的应激反应会给患者身心健康带来极大危害。

(一)围术期应激反应的原因

麻醉科医师每天都在处理围术期应激反应,引起围术期应激反应的原因如下。

1. 术前患者的恐惧和焦虑。

2. 麻醉本身与手术操作。

3. 气管内插管操作、低温术及麻醉处理不当。

4. 麻醉药物浓度过低、麻醉过浅或未能消除患者的意识等。

(二)围术期应激反应的血浆主要指标

在术中各种创伤刺激因子持续作用下,其刺激强度不断改变,机体应激反应的程度也不断引起变化。

1. 神经体液生理功能的改变 在大手术中,损伤组织局部时可释放无机离子(主要是 K^+、H^+)、5-HT、组胺、前列腺素、花生四烯酸、缓激肽和 P 物质等,使局部痛觉过敏,严重影响和改变了机体生理功能。尤其是巨噬细胞和淋巴细胞衍生的白细胞介素(IL)和肿瘤坏死因子(TNF)等,可激活丘脑-垂体-肾上腺(HPA)轴,作用于中枢神经系统和神经系统的其他水平,影响应激反应。

2. 儿茶酚胺和 cAMP 的变化 手术刺激使组织损伤引起外周交感神经末梢释放儿茶酚胺(CA)、环磷腺苷(cAMP),手术应激时血浆中 CA 及 cAMP 含量升高,其上升的程度与手术刺激强度呈正相关。cAMP 的含量与 CA 活性水平呈正相关($r=0.84$)。

3. ACTH、皮质醇和 β-EP 手术刺激促使垂体前叶释放阿片促皮素(proopiocortin),后者再分解为促肾上腺皮质激素(ACTH)和 β-脂肪释放激素(β-TPH)两大系列产物。ACTH 能刺激肾上腺皮质合成和释放糖皮质激素,促进肾上腺髓质合成和分泌 CA。手术创伤条件下,肾上腺皮质-垂体轴负反馈机制遭到破坏,术中血浆中的 ACTH 和皮质醇含量显著升高,升高程度随手术刺激强度增加而增加。皮质醇在血中含量的测定已作为判断围术期应激反应程度的重要指标。β-TPH 可进一步分解为 β-内啡肽(β-EP)等产物,故术中 β-EP 也升高。手术应激中 β-EP 可能对镇痛、抗伤害感受和糖代谢有重要作用。

(三)应激反应的个体差别大

(四)降低和控制围术期应激反应的措施

通过改善麻醉技术,调节麻醉药的剂量和应用合成特异的应激反应抑制药等,可作为控制和处理围术期应激反应的措施。

1. 术前安抚患者。

2. 加强麻醉监测,维持足够的麻醉深度,防止麻醉偏浅。

3. 大手术中全麻与硬膜外麻醉合用。

4. 切皮前加深麻醉(超前镇痛)。

5. 术中适当使用辅助地西泮类药物。

七、复杂病因、病情及疾病的特性

麻醉失误的发生率与病情及疾病的特殊性有关,要注意学会对患者特殊差异性的识别和把握,不被假象迷惑。年龄本身就是一种危险因素。

(一)小儿

据报道,12 岁以下小儿的麻醉心搏骤停发生率要比 12 岁以上患者高 3～10 倍。1 岁以下婴儿的死亡率明显高于年长儿。1 岁以下婴儿心搏骤停的发生率最高,占 0.014%,复苏率低,存活率仅占 16%。小儿的并发症常见于急诊手术、饱食及 ASAⅢ、ASAⅣ、ASAⅤ 的患者,主要系呼吸系统因素所致,尤其见于麻醉维持中,具体有:①误吸;②喉痉挛;③支气管痉挛;④插管过深误入支气管;⑤呼吸机失灵;⑥氟烷及局麻药等麻醉药过量;⑦补液过量等。

(二)老年

术中死亡者常见于老年患者。有报道术中死亡率占 0.7%,其死亡原因与心血管疾病、高血压、通气储备减退以及肝、肾疾病有关。

(三)妇产科患者

产妇死亡率也较高,据美国报道占 1.53/万左右。死亡原因与麻醉、脑血管意外、栓塞等原因有关。具体麻醉原因如下。

1. 心搏骤停。
2. 气管内插管。
3. 误吸。
4. 脑缺氧。
5. 局麻药的并发症。
6. 气管内导管误入食管。
7. 麻醉药过量。

(四)冠心病

术后心肌梗死是围术期死亡率较高的一个因素,尤其在近期 6 个月内有梗死者,术后的心肌梗死可能与下列因素有关。

1. 术后生理状态。

2. 组织修复引起的显著分解代谢。

3. 凝血机制的激活。

4. 贫血引起携氧能力的减弱,心脏做功增加。

5. 疼痛和不适引起的儿茶酚胺异常增加。

6. 花生四烯酸(arachidonic acid)使血管收缩物质血栓素(thromboxane)过多增加,并致血小板黏性增加。

7. 手术创伤,包括止血操作、组织广泛电凝、输注冰冻血浆、血小板、EACA(氨基己酸)等,均可导致血栓形成机会增多而造成并发症。

8. 心肌梗死、非心脏手术后心肌梗死的发生率:若术前有心肌梗死,再梗死率为 5%;术前梗死<3 个月,再梗死率为 15%～30%,术前心肌梗死史 3～6 个月,则再梗死的发生率为 10%～15%;术前有心肌梗死史,进行大血管、胸腔以及上腹部手术的,再梗死发生率均超过其他手术。有报道认为已接受冠状动脉旁路移植术的非心脏手术,手术危险性减少。

(五)手术因素

常见的是大量失血和严重创伤及重要脏器损伤;术后并发症,如感染、水和电解质严重紊乱、酸中毒、心力衰竭、通气功能不全、低氧血症等。

八、麻醉失误时麻醉科医师心理及医疗行为分析探索

麻醉失误的根源在哪里呢? 与麻醉科医师的认知心理与医疗行为有一定的关系。可归纳为以下几方面。

(一)认知不足

据统计,全国麻醉科医师拥有大学本科学历者约占 20%,亦即 80% 的麻醉科医师过去未经过系统学习,一般基础理论知识的水平不那么高深,再加上许多医院的领导对麻醉的认识也不深,给予麻醉支持(人力、财力

等方面的支持)显然是不够的。因此,因认识水平不足而发生麻醉失误者占 42%,临床思维片面、僵化、反常、混乱等引起误诊、造成失误的也占有相当一部分。主要表现如下。

1. 诊断时只想到常见病情,而忽视了少见病情。

2. 只看到局部情况,忽视全身情况。

3. 只看到表面情况,看不到本质。

4. 每当所施行的麻醉效果欠佳时,没有及时检查原因和反思,而一味加深麻醉。

5. 当患者合并两个以上的系统疾病时,没有发现或是明知有麻醉禁忌证而强行施行麻醉,引起不良后果。

6. 当麻醉过程中出现意外情况时,对麻醉中出现的险情判断错误,或没有进行深刻的探究,或没有进行应有的紧急处理。

7. 过分依赖辅助检查(如 B 超、CT 等),而不结合临床灵活处理患者。

例 1 患者,男性,59 岁。1 年来反复发作颈后痛,多于剧烈活动或情绪激动时诱发,每次持续 10min 左右自行缓解,或经局部按摩后缓解。颈椎 X 线片示颈椎增生,一直按颈椎病治疗。因不易缓解,没有想到发作的时间短暂,未经治疗可自行缓解的老年颈痛者,可能为不典型的心绞痛,致误诊达 1 年之久,疼痛治疗前才确诊为心绞痛。

例 2 患者,女性,58 岁。食管癌诊断 1 年后出现右腰骶部剧烈疼痛,医师没有考虑到癌转移的可能,而误诊为增生性脊柱炎。

【教训】 分析以上两例失误的原因,一是与麻醉科医师平时缺少临床思维及训练有关,如果注意加强知识面的学习,就会减少这种失误;二是如果每位医师都能把诊治过的每个病例都当成一次重要的实践,过细地工作,对于各个细节都能认真对待,就能少犯认知不足的错误。

(二)麻醉前失误忽视必要的辅助检查

辅助检查诊断是医师诊断疾病的重要工具,因麻醉前忽视必要的辅助检查而发生麻醉失误的现象较多,应根据病情及时进行必要的检查。

例 3 患者,女性,22 岁。以活动后心悸、气短,伴发热、关节疼痛等,到数家医院就诊,均以"风心病"诊断而治疗。经检查超声心动图后确诊为"右心室肿瘤",被手术医师误诊两年余,当确诊时,手术治疗机会已错过,尽管也勉强进行了手术治疗,但是,患者手术后死亡。

【教训】 本例是由于手术医师的误诊而失去手术治疗机会的,尽管勉强进行了手术,但效果不好。如果外科医师早能想到检查超声心动图,如果上级医师或麻醉科医师也能够早提建议,或提醒做这项检查,这场悲剧是可以避免的。这是手术医师应负的责任。

例 4 患者,女性,26 岁。因卵巢癌拟在硬膜外麻醉下行子宫全切扩大根治术。无慢性病史,发病后 1 个月消瘦明显,腹部逐渐膨隆,似妊娠 6 个月大小子宫。不能平卧。入院经 B 超检查确诊为卵巢癌,腹水。查心电图、肝功能、血常规均正常。入手术室后,因患者不能平卧,改为全麻。静脉注射 2.5% 硫喷妥钠 15ml、琥珀胆碱 80mg,快速诱导,经口气管内插管,控制呼吸。输注 2% 普鲁卡因复合液维持麻醉。当术者准备消毒皮肤时,发现患者口唇及指端发绀、心率快、血压下降,立即进行抢救,输注麻黄碱 15mg,又因考虑是否气管内导管误入食管,经验证导管确在气管内,立即行高流量吸氧、人工控制呼吸,但病情不见好转,又静脉注射多巴胺 10mg 后血压并未回升。此时发现胸-肺顺应性差。查阅病历时无胸透检查报告单,听诊心音低、遥远。两肺呼吸音弱,尤以右肺更著,几乎听不清,而干、湿啰音均存在。考虑是循环衰竭导致急性肺水肿。立即控制液体量、利尿、接高频呼吸机,仍未见明显好转。急请呼吸科及心内科医师会诊,怀疑癌胸腔内转移,大量胸腔积液致肺萎陷,使肺交换量极度下降,进一步导致呼吸循环衰竭。经胸腔穿刺抽出胸腔积液 400ml 后患者症状明显改善，10min 后发绀消失，脉搏平稳有力，血压回升。听诊两肺呼吸音清晰，30min 后病情稳定，患者苏醒后拔出气管内插管，送回病房。

【教训】　本例胸腔积液经检验有大量癌细胞，确诊为胸膜转移癌。此病情麻醉科医师均未了解，造成麻醉失败，给患者造成不应有的痛苦和损失。本例术前无胸透检查，连术前常规听诊都未进行，所以这是一个极低级错误的教训。作为麻醉科医师，麻醉前必须详细了解病情病史，认真检查患者，还须做某些补充检查，并对某些病情进行优化处理，使其提高对麻醉的耐受性，才能正确地选择麻醉，保证患者的安全。

（三）麻醉前失误体格检查不全面

据统计，病史询问不清而发生麻醉失误的占 21%。这主要是手术医师的责任与错误，也与麻醉科医师的基本功较差和责任心不强有关。

例 5　患儿，男，4 岁。以"上感"合并"阑尾炎"住院。经治医师忽视了上呼吸道感染可诱发急性阑尾炎的可能性。阑尾炎被误诊 7d 后才被上级医师查房发现，其阑尾已穿孔。

【教训】　本例完全是因手术医师询问病史不认真，腹部查体马虎、不严格而误漏诊。为手术和麻醉增加了危险性，为患者增加了痛苦。

例 6　患儿，男，5 岁。以创伤性休克合并脑外伤、闭合性气胸、左股骨骨折等多发性复合伤急诊入院。患儿深昏迷，拟在全麻下行开颅探查、重度颅脑挫裂伤减压术。当气管内插管、正压呼吸后，患儿血压即由 85/34mmHg 降至 30/0mmHg，持续不升。手术医师术前体格检查不全面，缺乏胸部 X 线摄片的辅助检查，遗漏左侧闭合性气胸的诊断。术前麻醉科医师访视患儿时，体检也不认真，没有进行双肺听诊，经上级医师检查才发现，立即在左胸第 2 肋间穿刺抽气，但为时已晚，经抢救无效死亡。

【教训】　本例由于手术医师将左侧闭合性气胸诊断遗漏，麻醉科医师麻醉时进行气管内插管、正压呼吸，使张力性气胸加重了休克，患儿当即死亡。如果麻醉科医师术前访视或入室后能及时行肺部听诊，术前就补充了左侧闭合性气胸的诊断，及时先进行胸腔闭式引流，也可能其后果会好一些。

（四）麻醉科医师麻醉前忽视重要的阳性体征及辅助检查的阳性结果而失误

据统计，麻醉科医师不能把阳性体征结果与患者的症状联系起来思考而误诊的占 13.8%。

例 7　患者，男，47 岁。因急性重症胆管炎伴中毒性休克拟在硬膜外阻滞下行急症剖腹探查术。血钾 2.8mmol/L。术中吸氧、输液、纠酸等处理后，血压维持在 120/72mmHg，HR94 次/分。当切开胆总管时见脓性胆汁涌出，出现窦性心动过缓、频发室性期前收缩、继发心室扑动、心室颤动、心搏停止，立即行胸外心脏按压，气管内插管，人工呼吸。心内注射肾上腺素、异丙肾上腺素、阿托品各 1 支，ECG 提示心室颤动，200W·s 胸外除颤无效，即开胸行胸内心脏按压和心内注射肾上腺素 1mg，ECG 示心室扑动，静脉注射利多卡因 100mg 无效，即行胸内 20 瓦秒电击除颤，转为窦性心律。心脏停搏 4min 左右，CPR（心肺复苏）同时头部冰袋降温，应用呋塞米、甘露醇、碳酸氢钠和地塞米松等，术后 9h 神志清楚，但术后 15h 死于感染性休克和多脏器功能衰竭。

【教训】　本例急症手术患者合并中毒性休克、低血钾，当手术操作进行到切开胆总管引流脓液时，出现窦性心动过速、血压下降等，在监测严密下心搏停止。经及时诊断、抢救，争取了心肺脑复苏的时间，于 9h 后完全苏醒。本例的复苏成功可以说明，积极的开胸心脏按压和及时的胸内电击除颤是某些病例心肺复苏中应采取的重要措施。但对于本例如此危重的休克患者，若选用气管内插管全麻，就有避免意外的可能。因为硬膜外麻醉引起循环呼吸变化较大、迷走神经张力相对亢进等,手术刺激引起胆心反射可并发心搏骤停,而全麻则引起的胆心反射轻一些。应引以为戒。

(五)责任心不强

以上是从技术角度来寻找医师误诊的原因。其实所有误诊均涉及个别麻醉科医师的责任心问题,如果一位麻醉科医师对患者具有高度的责任心,他在接诊手术患者时,就会全面认真地思考病情,经反复推敲之后再行处理,这样误诊及失误的机会就会降到最低限度。

第四节　与麻醉失误有关的主要不良后果

一、麻醉后感染

(一)概念

患者在麻醉后引起的感染,简称麻醉后感染。麻醉后感染习惯上是指临床上有临床表现的感染,如泌尿道、呼吸道、伤口、皮肤及胃肠道等部位感染,麻醉后感染是院内感染的一种。住院前所获得的感染,住院后方发病者不能作为麻醉后感染。

(二)麻醉后感染的诊断标准

麻醉后感染客观标准简述如下。

1. **泌尿道感染**　泌尿道感染客观诊断指标如下。

(1)患者原尿液培养阴性,现在微生物≥100 000/ml。

(2)患者原有泌尿道感染,后又培养出另一微生物,且≥100 000/ml。

(3)原无临床症状,现在出现泌尿道症状,且白细胞(WBC)≥10/HP。

2. **深部呼吸道感染**　深部呼吸道感染诊断客观指标如下。

(1)有临床症状,如发热、啰音、脓性痰,未做痰培养或X线胸片。

(2)有肺炎症状,痰培养阳性,X胸片有阳性表现。

(3)患者发热及阳性X线胸片,无法用其他理由解释。

(4)肺炎未愈或有进展,痰中找到新致病原。

3. **伤口感染**　伤口感染诊断客观指标如下。

(1)外科伤口有脓性分泌物,细菌培养不一定呈阳性。

(2)外科伤口有蜂窝织炎。

(3)经探查或经X线技术诊断为深部感染。

4. **皮肤感染(烧伤、剥脱性皮炎等)**　皮肤感染诊断客观指标如下。

(1)脓性排出物。

(2)无明显原因的发热。

(3)持续发热或脓性分泌物,分离出新的微生物。

5. **胃肠道感染**　胃肠道感染诊断客观指标如下。

(1)腹泻或胃肠炎。

(2)粪便中不一定分离出已知病原。

6. **菌血症**　菌血症诊断客观指标为:任何阳性血培养,不是由于污染和入院时不存在的病情。

(三)麻醉后感染的原因

1. **交叉感染**　交叉感染是在麻醉期间从他人处获得的微生物感染。此种感染可由患者传染给患者,或携带病原体的家属传染给患者,也可由患者传染给医护人员,或由医护人员传染给患者或其他人员。

2. **环境感染**　指接触已被污染过的物品而获得的微生物感染,如消毒不严格的喉镜、导管、牙垫等。

3. **内源性感染**　指来自患者自身的感染。患者本身是病原体的携带者,长期使用抗生素、免疫抑制药或激素等使全身抵抗力降低而引起感染。

(四)麻醉后感染的环节

1. 感染源　经空气、医务人员的手指、手术器械等。

2. 易感人群　如恶性肿瘤、免疫缺陷症、尿毒症及肝硬化等。

3. 传播途径　如麻醉器械、麻醉操作、导尿、手术操作、气管内插管、气管造口术、输血输液,以及使用受污染的器械等。

二、麻醉死亡率

探讨麻醉死亡率历年来受到科学工作者们的重视。近年来,随着医学的发展和麻醉技术的提高,麻醉死亡率已经比以前有明显下降,但在医疗事故中麻醉死亡仍占很突出的位置。日本一家资料(1966—1975 年)表明,在医疗事故致死的 442 例中,麻醉致死 180 例,占 40.7%。日本法医学会报道的药物休克或异常反应致死的 289 例中,有 104 例为麻醉药物所造成。麻醉死亡率由于种种原因和条件的限制,其统计是比较困难的。早于 1944 年 Gilespie 已注意分清麻醉与其他原因的死亡,其麻醉死亡率为 0.1%。1955 年 Ehrenhaft 等报道 10 年中 71 000 例次麻醉中,心搏骤停 25 例,发生率 0.035%。1954 年 Beecher 和 Toddd 在 599 例及 548 例麻醉中,麻醉死亡率为 1/2680。Doeonette 和 Orth 报道 63 105 例麻醉中,因麻醉引起死亡者 26 例,其死亡率为 1/2427。目前世界的麻醉死亡率在西方发达国家已降至<1/(20 万~30 万)。这是当前临床麻醉质量的先进水平,堪称整个医学界的典范。国内一组(1955—1978 年)收集资料中,因麻醉、手术或其他原因的死亡率 0.04%(159/405 604),不包括患者原来一般情况危急,通过麻醉及手术而未能抢救者在内。日本一组(1966—1975 年)资料报道的麻醉死亡率一般为 0.01%~0.08%;1982 年 Lunn 和

Mushin 收集英国 100 多万麻醉手术病例,麻醉死亡率 0.01%。1975 年 Hoviviander 分析了芬兰 34 万麻醉病例的死亡率为 0.02%(1/5059)。Turnbull 等分析温哥华 195 232 例麻醉患者死亡率为 1/15 138。美国 1985 年为 0.9/万。1987 年英国为 1/1.87 万。法国(1978—1982 年)为 1/1.3 万。澳大利亚(1960—1984 年)麻醉死亡率明显下降,为原来的 1/5。沈阳医大 20 世纪 80 年代总结 24 年 82 406 例麻醉,术中心搏骤停 52 例(0.6%),颅脑、心胸和腹部手术占 73%。国内 1992 年任洪智等报道(1977—1986 年)协和医院 10 年中,麻醉手术期间发生心搏骤停者 31 例,发生率为 1/957。其中与手术有关 4 例,与麻醉有关 27 例,麻醉死亡率为 1/1413。1991 年谢荣曾在全国统计了 130 万例硬膜外麻醉的并发症,局麻药中毒 0.76%,呼吸抑制 0.54%,全脊麻 0.0135%,发生全脊麻死亡率为 7.4%。1992 年杭燕南分析上海 11 所医院(1984—1988 年)5 年中手术麻醉期间心搏骤停者 38 例,发生率为 1/(3000~4000),复苏成功率为 55%,死亡 15 例,死亡率为 0.01%~0.015%,比一般文献报道略高。国内另一组(1990—1997 年)的资料显示,麻醉死亡率为 1/31 634。近有阶段时间内麻醉总体死亡率<1/5 万的报道。近有不少报道,国内的大型医院麻醉死亡率已显著下降,为 1/(20 万~30 万),已达到世界发达国家水平,已处于世界领先地位。其进步归功于科技的进步、监测技术、质量好的麻醉药物和麻醉机的先进等。

(一)麻醉死亡的标准

上海市胸科医院评定麻醉死亡的标准如下。

1. 死亡发生在麻醉诱导期或与麻醉给药有明显关联者。

2. 因麻醉因素引起的意外者,经抢救意识未恢复清醒者。

3. 患者苏醒后,术后发生死亡原因与麻

醉有明显的关系者。

(二)麻醉死亡的原因

造成麻醉死亡的原因很多，常常并不是单纯麻醉药引起，多与手术创伤和刺激，病人原发疾病等引起的应激反应有关。麻醉死亡发生在诱导期占 9%～10%，维持期 56%～61.6%，或苏醒后的 19.4%～33.3%，但多发生在病情危重及手术前准备不足的情况下。

1. 与麻醉有关　Edwards 等对 1000 例死亡病人进行分析，其中由于麻醉药物、给药方法或麻醉技术所致 463 例，其中怀疑与麻醉有关者 113 例，占 25%。Marx 分析其全部死亡病例，因麻醉所致占 4%。国内资料分析(1955－1978 年)占 10.07%，例如手术前准备不足，选择麻醉方法不合适，药物过量，通气不足，吸入氧气浓度过低，对危重患者处理不当以及复苏不及时等。

2. 与手术和麻醉两种因素有关　Edwards 分析的 463 例病例中，死因与手术和麻醉两种因素有关者 13 例，占 3%。Marx 分析全部死亡病例 10%由手术所致。

3. 与局麻药有关　若杉报道的 180 例麻醉致死的病例中，因局麻药过敏、中毒及脊椎麻醉意外引起的占 46.7%(84/180)，其中脊椎麻醉占 22.8%(41/180)。

4. 与全麻意外有关　若杉报道的 180 例麻醉致死患者中，因全麻意外致死的有 78 例，占 43.3%，其中巴比妥类静脉麻醉引起的有 34 例，占全部病例的 18.9%。

5. 死于气管插管的并发症　Harrison 分析 35 例麻醉死亡病例，9 例死于气管内插管的并发症，10 例是由肌肉松弛药所致。

6. 与麻醉时间长短等有关　麻醉时间长，心血管及颅脑手术等手术种类的死亡率均较高。

7. 与麻醉科医师的素质和临床经验有关　初学麻醉者，临床经验不足，技术不熟练，不能全面地掌握患者的全身状态，麻醉处理上容易出问题，麻醉事故多。

8. 与医疗器械有关　医疗器械的不断革新促进了麻醉学科的发展，如不能熟练掌握或应用错误，也增加了麻醉的危险性。Wylie 分析 29 例因麻醉器械失灵造成死亡或身残的患者的原因为：各种原因所致的供氧中断 17 例，器械接头脱落 5 例，器械使用不当 3 例，CO_2 潴留和误吸氧化亚氮各 2 例。Cooper 认为麻醉器械故障的主要根源是：监测 24%，呼吸回路 20%，呼吸道 18%，以及麻醉机发生故障 12%，包括回路系统、接头脱开、气源错误、供氧不足、喉镜失灵及输液胶管脱落等，现分述如下。

(1)麻醉机：麻醉机故障通常有以下几种。

1)回路系统。当长时间手术时，由于水蒸气凝结水分积聚在螺纹管中，使呼吸活瓣活动失灵，容易发生衔接管、螺纹管脱落，在头面部手术、俯卧位手术时尤应注意。钠石灰是否装有新的，不能及时发现钠石灰的消耗情况，钠石灰的质量等也得注意。注意回路系统各部件连接件是否漏气，排气活瓣活动情况等。

麻醉机故障致心搏骤停。

例 1　患者，女，38 岁。因重症胰腺炎、胆囊结石并胆囊炎急诊入院，经治疗病情一直不稳定。行 B 超检查提示"腹水"，急行剖腹探查。全麻快速诱导，顺利插入 8.0mm 气管导管，听诊两肺呼吸音对称，BP、HR 和 SpO_2 无改变，遂改为机控呼吸。因折叠呼吸囊塌陷，行快速充氧，突然，患者出现颈部肿胀，同时气管导管从口中脱出，心电图呈一条直线。立即面罩加压给氧，胸外心脏按压，静脉注射肾上腺素 1mg。约 1min 后心跳恢复。经对症处理，患者生命体征稳定后，送入 ICU 治疗 5d，病情好转出院。后查系呼吸机回路管道错接所致。

【分析】　本例系呼吸机送气螺纹管与风箱上的呼吸囊(贮气囊)接口误接，而呼吸囊螺纹管误接到风箱上的呼吸机螺纹管接口上,导致快速充氧时管道中的大流量氧气直接经气管导管涌入肺内,而病人呼出的气体未能由呼气活瓣排出,肺内压力急骤增高致患者颈部皮下气肿和气管导管脱出。

【教训】 本例因麻醉机故障、麻醉前(时)医师未仔细检查,致使患者处于危险状态。麻醉前应仔细检查麻醉机的各项功能处于工作完好状态,确保万无一失是每个麻醉科医师的职责。

例2 患者,男,65岁。因胆石症、胆系感染在全麻下行"胆囊切除术+胆总管探查术"。全麻快速诱导,顺利插入8.5mm气管导管。听诊两肺呼吸音清晰、对称,HR、BP平稳。SpO_2 99%。术中突然发现患者心率进行性减慢,SpO_2 进行性下降,且病人唇色由红而紫。给予阿托品0.5mg无反应,数秒钟后心电图呈一条直线。立即手控呼吸、胸外心脏按压,静脉注射肾上腺素1mg。手控呼吸时发现钠石灰罐密封圈破损漏气,立即更换。患者心搏在1min后恢复,继行手术。术毕患者清醒,拔除气管导管后返回病房。

【分析】 本例系钠石灰罐的密封圈在使用中破损、漏气,其报警装置也失灵,致使实施麻醉科医师一时没有发现,终因通气不足、缺氧而导致患者心搏停止。

【教训】 麻醉机作为麻醉时的唯一的重要器械,对保障患者术中生命安全起着不可估量的作用。麻醉前,要求麻醉科医师积极做好麻醉机装置的准备工作、认真检查各部件的功能,避免遗漏和失灵。

2)氧流量计、呼吸机及其呼吸回路管道系统。尽管流量计的外表式样不同,玻管刻度要清晰。分高、低流量两种,旋钮开启时,不同的浮动标记上下灵活,否则会影响流量计的准确性。呼吸机的动力部分有气动和电动两类;手术室中多以气动为主,较安全,采用空气压缩泵可避免气动中断和事故。采用电源动力时,以防插头脱落和电源断绝等发

生。麻醉时用定容性呼吸机较多,潮气量、频率和呼吸比值等呼吸功能基本指标,无论是空载或用于患者,或长时间使用,均应保持稳定,否则影响通气效果。若用定压型呼吸机时,呼吸道有分泌物积聚,或管道发生阻塞、扭曲,都会使气道压力骤升,影响通气量和 CO_2 的排出。若麻醉机上的快速氧气开关失灵,在手法呼吸时,将影响呼吸囊快速充气,尤其在麻醉诱导中,可造成供氧不足。

麻醉前准备中若未能查出麻醉机活瓣失灵时,险些出现严重后果。

例3 患者,男,52岁,68kg。直肠癌,在全麻下行直肠癌根治术。一般情况尚好,无特殊异常,麻醉诱导以2.5%硫喷妥钠15ml、芬太尼0.2mg、维库溴铵8mg静脉推注。气管内插管,控制呼吸时发现腹部膨起,立即将插入气管导管拔出,面罩控制呼吸次数后,再次插管,声门暴露清楚,插管顺利。但加压呼吸后腹部又出现明显膨胀,再次拔除气管导管。更换插管后,控制呼吸时仍然发现上述膨胀情况。当时分析认为:气管导管插入气管内是绝对没有怀疑的,为什么控制呼吸时就会出现腹部膨胀?经查找是麻醉机原因,发现吸气活瓣只开不关,控制呼吸时就只进气不出气,致使肺过度膨胀,使膈肌下移而出现腹部膨隆,更换另一台麻醉机后,一切正常。

【分析】 本例为麻醉机活瓣失灵而产生的麻醉险情,分析本例存在以下失误。①麻醉机使用后清洁处理不彻底。这部麻醉机之前曾用于胸部挫伤患者,胸部挫伤使该患者呼吸道血性分泌物甚多,致使麻醉机的螺纹管和呼气活瓣内均有血性分泌物污染。术毕清理时,由于呼吸活瓣不能被拆开而未能清理,活瓣就被血液粘住。麻醉机活瓣失灵。②本例最大的失误是气管内插管后没有按制度及时检查气管导管的位置,且本例先后三次插管都未行肺部听诊,本来导管已在气管内,也误为导管不在气管内,甚至怀疑病人的

气管有外伤或有气管食管瘘等。按制度规定,气管内插管后,立即用听诊器胸部听诊,以确定导管的位置是否在气管内,但本例曾反复行三次气管内插管,每次插管后都未行听诊。③术前准备欠完善,麻醉科医师在麻醉前准备中,对麻醉机未能查出活瓣失灵,插管后就出现控制呼吸只进气不出气的严重后果,致使肺过度膨胀,其致肺破裂的危险性极大。本例在麻醉使用中才发现活瓣异常情况,起码说明麻醉前未进行细致检查,准备不完善。

【教训】 本例找到了麻醉机活瓣失灵的原因,因发现及时,不致产生严重后果,其教训有:①麻醉后清洁处理麻醉机要彻底全面,要保证麻醉呼吸机活瓣的功能,以便随时使用。②气管内插管操作要规范,气管内插管后用听诊等方法确定气管导管的位置。③麻醉前要认真检查麻醉机,使其处于完整功能状态。

3)蒸发器:各种吸入全麻药最好使用专用的蒸发器,由于吸入全麻药的理化性质强度不一样,若用不合适的蒸发器,容易发生麻醉深度过深或不足。蒸发器若在回路内,麻醉药受呼吸气流的影响,麻醉容易加深;若在回路外则不然。

(2)气源:麻醉中采用的气体有氧、二氧化碳和氧化亚氮,另外手术室所需氮气、空气等。我国生产的氧气贮存筒为淡蓝色,氧化亚氮为灰色,若在贮气筒外遮上布套子,就不能识别气体的标记,一旦搞错后果很严重。现代手术室具备中心供氧的设备,麻醉机上应具备小贮气筒,以防氧源中断。若贮气筒不按各项操作规程使用,就容易发生爆炸事故。

(3)喉镜、气管导管和吸引器:喉镜电池不足,电珠松动,镜片大小选择不当等,都会影响声门的显露而造成气管插内管困难。气管导管口径、套囊规格不齐,导管质量不佳,套囊漏气,气管导管内有异物,如血块、痰液

等,都可造成通气不足,或气道阻力增加,导致 CO_2 潴留,套囊通气后偏向一侧,充气过多,胀大的气囊可堵塞气管导管开口,吸气时因人工呼吸压力较大,气体可吹入肺部,呼气时气体排出不畅,也可引起 CO_2 潴留。插管后,因导管质量差,或因体位不当,导管内分泌物积聚,或有血块堵塞,都可发生缺氧和 CO_2 潴留。全麻时必须准备吸引器,并有足够的吸力,但压力也不宜过大。

(4)监测仪器和除颤器等故障:麻醉中应用各种仪器日益增多,各种电子设备因质量、使用不当、保管、维修等许多因素影响,致使仪器失灵造成失误。

1)受外来因素的干扰:监测仪受交流电、换能器位置移动和连接导线及电极等移动后干扰。术中监测仪受高频电刀,电凝的干扰;当压力换能器、SpO_2 探头等变动位置时,连接患者的电极移动都会使基线漂移或消失。

2)监测仪器质量低劣:即使是进口名牌产品也可能质量不佳,出现故障或监测数据不准确造成失误。

3)仪器使用不当:使用仪器前未详细阅读使用说明,仪器无人保管或使用完仪器和探头保管不当,常发生换能器损坏,电线损坏,接口脱开等故障。

9. 与病情有关 国内资料估计因各种休克(出血性或感染性休克等)而死亡者占 39%(62/159),其他如呼吸道梗阻而死亡者占 18.9%,呼吸抑制、衰竭而死亡者占 15.7%,其他与输液反应及循环骤停等有关。Marx 分析全部死亡病例中 83% 由术前本身疾病引起,3% 由术后处理不当引起。

(三)与麻醉死亡率有关的因素分析

除以上麻醉死亡的原因外,还有许多与死亡率有关的因素。

1. 与年龄的关系 麻醉中及麻醉后早期死亡与年龄有明显关系。年龄越小或越大,死亡率越高。1975 年,Smith 计算不同年龄组的死亡率:10—19 岁为 0.9%,1—10

岁为 1.0%，<1 岁的婴儿占 5.3%，>60 岁的为 1.8%。婴幼儿麻醉手术中死亡较高的原因是由于器官发育不成熟及合并先天性畸形，老年患者死亡率较高的原因是器官功能低下及合并循环、呼吸系统疾病。

2. 与 ASA(美国麻醉医师协会)级数的关系　为了预测麻醉手术的危险性，早在 1961 年，美国学者 Dripps 在术前对麻醉患者按 ASA 分级标准进行分类，在临床上是有一定价值的，并在全世界范围内广泛采用，成为麻醉学临床工作及科研工作的有力工具。Hoviviander 报道因麻醉死亡的患者中，术前 ASA 分级在 4~5 级者占 88.1%，术前分级在 4~5 级者，当需要进行第 2 次、第 3 次手术时，死亡率几乎达 100%。一般认为，麻醉死亡率随着患者的手术次数增多及 ASA 级数的增加而明显增加，呈正相关。急症手术的死亡率比择期手术的死亡率高达 13 倍以上。Keenan 和 Boyan 调查麻醉死亡发现急诊手术时比择期手术心搏骤停者高约 6 倍，而 <12 岁心搏骤停发生率高约 3 倍。原因如下。

(1)急症患者病情比较危重。

(2)术前准备往往不够充分。

(3)各项检查及处理不够完善等。由于急症患者的多种原因所限，原发疾病是致死的主要原因。

(四)麻醉死亡的预防

麻醉死亡虽然不能完全避免，但多数是可以预防的。我们要从中吸取经验教训，找出预防方法。预防的关键在于麻醉期间的仔细观察和恰当的管理。具体措施详见第 10 章。

(孙增勤)

第2章 麻醉前对病情估计及术前疾病治疗的失误

麻醉科医师对患者病情的正确估计和全面评估，与术中、术后并发症的发生率有直接关系。详细询问病史，阅读病历和各项检查结果，认真地进行身体检查，在考虑一般情况的同时，还要考虑到患者的特殊性。否则，将造成不良后果。

第一节 麻醉前全面评估不足的失误

手术麻醉前负责麻醉的医师通过深入病室，访视患者，了解病情、手术意图、手术人选及对患者合并的疾病、术前准备的情况等，进行充分的术前估计，选择适当的麻醉方法、麻醉药物及麻醉前用药，以防止麻醉中发生意外，确保麻醉与手术中安全，这是对麻醉科医师的一般要求。但是，在临床工作中，对麻醉前患者评估及术前疾病治疗中往往仍然要出现一些失误，甚至导致恶果，造成工作中的被动。现分别举例叙述。

一、麻醉前诊断的错误

诊断的错误，即误诊，包括完全漏诊和完全误诊。麻醉前漏误诊断，系指因各种原因引起的诊断错误、不完全、遗漏了同时存在的其他疾病，造成了不良后果。

(一)术前未诊断出椎管内肿瘤或血管瘤引起硬膜外阻滞后截瘫

在施行硬膜外神经阻滞后发生截瘫的病例中，一组麻醉报告中占 6/万，占椎管内手术的 0.2%。

例 1 患者，男性，61 岁。双下肢疼痛，并逐渐加重 1 年，腰椎 CT 检查，诊断"$L_{4\sim5}$椎间盘脱出"。于硬膜外阻滞下 $L_{4\sim5}$ 椎间盘摘除术，术后双下肢无力，4d 后瘫痪。第二次手术，$L_{1\sim5}$ 椎管内探查未见异常。术后胸段 CT 检查，发现 $T_{9\sim12}$ 椎管内肿瘤。

例 2 患者，女性，45 岁。因双下肢疼痛、麻木 1 年半，椎管内造影见 L_5 处有一条状阴影，于硬膜外神经阻滞下拟行探查术。于 $L_{1\sim2}$ 椎间隙行硬膜外穿刺，有落空感即停止进针，但是，穿刺针内回血明显。改换 $L_{2\sim3}$ 椎间隙穿刺，针内仍回血明显，停止麻醉及手术，病人感觉双下肢无力，皮肤痛觉减退，两天后，双下肢全瘫。数周后于全麻下行椎管内探查术，术中见 $L_{1\sim2}$ 间隙处硬膜外腔有粗大动脉两条，局部硬膜菲薄，硬膜外腔消失，从脊髓圆锥向下直达 L_4 椎体约有 7cm 长、直径 2cm 之肿块，硬膜下腔均为肿瘤组织所占据。术后病理诊断：椎管内血管畸形并巨大室管膜瘤。

【教训】 硬膜外神经阻滞麻醉后发生截瘫的原因有硬膜外血肿、脊髓损伤、椎管内感染及化学药物损伤等。而腰椎间盘突出并脊神经肿瘤、椎管内血管畸形并巨大室管膜瘤引起硬膜外阻滞麻醉后截瘫尚属少见，容易被人们忽视。这两例的失误在于，虽然在术前做腰段 CT 或椎管内造影，均发现 L_4 以下有病变。但第一例未做胸段 CT 检查。第二例当腰椎造影发现有条状阴影时,也应进一步进行 CT 或磁共振检查,尽量做到明确诊断。因穿刺部位术前未发现异常,但实际上因肿瘤压迫,使硬膜菲薄并紧贴黄韧带,穿刺针穿过黄韧带时,硬膜一并穿过,针尖达瘤体,瘤体内形成血肿或通过硬膜外导管注药后腔内压力增高,两者均压迫脊神经,引起截瘫。此二例的教训如下。

(1)麻醉科医师在麻醉前常规访视患者时,要详细询问病史并注重查体,椎管内各种病变均有特定的症状及体征,除一般常见病外,还应想到或注意到是否还有并发椎管内肿瘤的可能。临床诊断为"椎管内病变"和"椎管狭窄"是广义的诊断。麻醉前应尽力明确诊断,除外穿刺部位有肿瘤或血管畸形等器质性改变。脊椎或椎管内肿瘤,应列为硬膜外阻滞麻醉的禁忌证,因为术前很难准确确定肿瘤的范围。

(2)腰椎 CT 检查或椎管内造影易发现腰椎管内病变。对症状体征均不典型的患者,或不只是检查腰椎,也应做胸段 CT 检查,可防止漏诊胸段椎管内病变。

(3)硬膜外穿刺时,如未出现穿刺针通过黄韧带时的落空感时,或出现穿刺针内回血明显、置管困难或引起较剧烈的疼痛(注药时引起腰痛或下肢痛)时,应警惕是否穿刺针穿到了肿瘤部位。

(4)硬膜外阻滞后发生截瘫,应尽早在全麻下行脊髓手术探查,明确麻醉后截瘫的原因。

例 3　高危待产妇。入住某医院产科。入院诊断为足月妊娠,多胎(双胞胎)、胎位异常、前置胎盘、待产。医院产科为其施行剖宫产术。新生儿剖出时出现"新生儿胎粪吸入综合征",本应积极抢救处理,立即清除新生儿口咽部、鼻腔等部位误吸物,或紧急施行气管内插管,保持气道通畅,人工通气即可得救。但主刀产科医师均误诊为"双胞胎输血

综合征",也没有立即输血。约 1h 后急送新生儿科治疗。剖出近 2h 后,在新生儿科才行气管内插管,导致呼吸衰竭,延误了抢救治疗时机。出生约 5h,经抢救无效死亡。新生儿同胞姐姐也未采取任何有效保护措施,也造成重症,留院治疗 20 天的严重后果。

【教训】　①误诊。产科医师、麻醉科医师水平不高。对新生儿窒息的疾病认识不清、误诊,故不能对新生儿窒息采取有效的抢救措施,误治。误诊误治,耽误了抢救时机,导致呼吸衰竭死亡。尸检报告结果为:肺羊水吸入,肺不张。②术前病情评估不力和术前准备不足。本例术前未执行医疗常规的规定:高危产妇、胎位异常、前置胎盘、急诊手术应有新生儿科科主任或高年资住院医师参与;但是手术前未通知新生儿科医生到手术室监产,导致新生儿剖出时未得到确诊和及时有效的抢救复苏。院方术前评估此孕妇不是高度危险,却错估为"中度危险",这一失误说明专业水平有待提高。③诊断错误,造成救治不及时,造成了新生儿死亡的不良后果。

(二)术前漏诊脑血栓致麻醉后持续昏迷

脑血管疾病患者手术麻醉后意识恢复延迟者少见,尤其是持续性昏迷死亡更属罕见。文献报道脑血栓麻醉中发生率 0.004%。在脑血管意外中,脑血栓发病率较高,多发生于 50 岁以上有动脉粥样硬化或高血压患者,发病前 1~2d 常有头痛、眩晕、肢体麻木等症状。如果在麻醉前不注意收集、询问病史,易造成麻醉前、中的漏诊失误。

例 4　患者,男性,66 岁。患高血压动脉硬化近 30 年,入院前 10h 平路行走时跌倒,撞及硬物致右下腹壁及右阴囊血肿。入院时,意识清,轻度烦躁,BP 127/90mmHg,HR 88 次/分,R 20 次/分,查:右阴囊明显肿胀,呈紫黑色,约 10cm×10cm×16cm,即在局麻下清除出陈旧性血液及凝血块约 1200ml。又因精索睾丸挫伤严重,拟行睾丸

切除术。当时因患者疼痛难忍,血压一度下降至90/22mmHg,经术者与麻醉科医师研究决定协助静脉注射氯胺酮60mg,25min后追加40mg,麻醉效果满意,顺利完成手术。术毕患者被呼唤指令已可睁眼。术后输血400ml,适当补液,血压逐渐升至180/120mmHg,但患者持续昏迷、神志不清、躁动、尿失禁、颈强三横指,双侧巴宾斯基征阳性。术后48h腰椎穿刺时脑脊液压力无异常,且肉眼所见及化验室检查未见异常,虽经积极抢救治疗,未见改善,术后10d送上级医院CT检查,显示双侧顶叶多发脑血栓,术后13d死亡。

【教训】 本例患者高血压动脉硬化史长达30年,近有平路行走跌倒,提示当时已处在脑血栓发病初期。手术麻醉促使脑血栓病变加重,伴有脑干网状结构供血不足,致术后持续昏迷。本例失误之处在于:术前疏忽脑血栓的诊断;严重高血压和动脉粥样硬化禁用或不宜用氯胺酮,虽然本例患者术后持续昏迷与氯胺酮麻醉无关,但用药原则不对;休克患者用氯胺酮麻醉效果满意,但对合并有高血压、动脉硬化患者应慎重。本例的教训是凡术前有高血压病史、动脉硬化史的急症患者,尤其是创伤后,除积极处理局部伤情外,还要仔细检查,向患者及其家属追问病史,以免引起误诊、漏诊而失误。

(三)刀刺伤所致急性心脏压塞手术前麻醉估计的失误

心脏创伤后可因大量出血,使心包内液压高度增加,急剧发生心脏压塞、心脏严重受压,阻碍心室的舒张和充盈,心肌缺血、缺氧,常可导致心搏停止,这类患者麻醉有较大的困难和危险,麻醉前往往估计不足。

例5 患者,男性,19岁。入院前0.5h被人刺伤左前胸壁,当时晕倒在地。查体:急性痛苦病容,烦躁不安,面色苍白,口唇发绀,四肢湿冷。颈静脉怒张,呼吸急促,血压测不出,动脉触摸不清,心尖搏动消失,心脏向两

侧扩大,相对浊音界消失,心音听不清,在左锁骨中线第4肋间胸骨旁1.5cm处可见一2cm长横行裂伤,有鲜血外涌。心电图提示:心动过速,HR130bpm。X线胸透:心影明显扩大,心脏搏动不显,拟在全麻下行剖胸探查及心包腔减压术。术前准备:输入全血800ml,输液2300ml,血压由0mmHg逐渐回升至80/60mmHg。麻醉经过:入室后面罩吸氧,肌内注射哌替啶50mg,氟哌利多5mg,静脉注射东莨菪碱0.3mg,锁骨下静脉穿刺置外套管,测CVP 20cmH$_2$O。芬太尼0.5mg输注加地西泮10mg,琥珀胆碱100mg静脉注射,快速插管,在插管后至切开心包减压前,BP 100～120/80～100mmHg,HR 100～120次/分,CVP 20～24cmH$_2$O。维持麻醉芬太尼0.4mg,箭毒40mg,根据患者情况反应,分次静脉注射,术中麻醉平稳。开胸后见心包前有大量积血块,约400ml,心包张力极高,心搏微弱,清除心包周围血肿后剪开心包,吸出积血约100ml,解除压迫后心搏有力,血压上升至130～140/80～90mmHg,HR 90～100次/分,CVP下降至10～11cmH$_2$O,右室前壁有一2cm长刀伤口,上覆盖凝血块,准备补修时,突然大量血液喷出,约600ml,用心包垫片缝合止血,手术历时2.5h,共输血600ml,输液1200ml,手术结束时,患者清醒,呼吸循环稳定,拔出气管导管,术后恢复顺利,痊愈出院。

【教训】 外伤性心包腔内积血和压力高度增加所致的心包受压综合征,常可危及患者生命。患者血流动力学改变取决于出血量与速度,出血量多,或出血量虽少,但血液聚集之后均可迅速引起急性心脏压塞。急剧发生的心包压塞表现为静脉压上升,动脉压下降,心率增速,心音遥远,脉搏细微,心排血量减少而引起休克等表现。本例为一典型的急性心包填塞病例,受伤后2h测不出血压,动脉脉搏触摸不清,呈严重低心

排性休克状态,应尽早手术治疗,心包穿刺抽血仅作为解除急性压塞和确诊的措施之一。本例的失误及经验如下:①经检查确认心包内压没有进行性升高,所以在术前先输血补液,增加静脉回流量,提高心排血量,使循环状况得以改善,但是增加了手术麻醉的危险性,因为心包内张力极高,心搏极微弱。术中参考 CVP 监测在切开心包前适当扩容,保证了切开心包减压后和右室伤口突然大量喷血时,血压的上升和循环的稳定。②患者因心包腔内压力骤升,影响心包顺应性和心肌功能,可严重地妨碍心室的舒张和充盈。此例对各种全麻药物的循环抑制作用尤其突出,应避免任何深麻醉。用药须谨慎,地西泮对心血管抑制轻微,并且有健忘及冠状动脉扩张作用,增加冠状动脉血流是麻醉诱导的良好辅助用药。以芬太尼作为主要用药,最突出的优点是能保证心血管功能的稳定,也是应用于心脏手术的重要依据。但要注意用药剂量和给药速度。故本例采用适量芬太尼辅以肌肉松弛药,术中控制呼吸,麻醉效果满意。

本例失误的教训是对于及时掌握和处理病情变化还存在不足,应常规做 CVP 测定和 ECG 监测,有助于明确诊断。

(四)硬膜外阻滞术前漏诊癔病

麻醉手术中癔病发作必会直接影响手术进行,甚至发生危险,影响麻醉科医师的安全管理。因而,术前应仔细追问病史,如有癔病史则应积极认真对待。首先是解除患者精神忧虑,增强信心,减少不安情绪。由于癔病发作与健康状况不佳与精神因素关系密切,故除了安慰患者外,对疼痛等不适症状应加以重视和处理,对症治疗。麻醉时应尽量使周围环境安静,因为忙乱、紧张、嘈杂的环境必然造成患者心理紊乱。

例 6 患者,女性,24 岁,学生。因急性阑尾炎拟在硬膜外麻醉下行阑尾切除术。患者入室后在行静脉穿刺、量血压,翻身摆体位时均能配合,问其是否腹痛,答:"很痛"。BP110/80mmHg。在 $T_{12} \sim L_1$ 硬膜外穿刺置管顺利,给 1:4(1% 丁卡因液:2% 利多卡因液)混合液 5ml,翻身后 BP110/70mmHg。继给同浓度药液 8ml,铺巾后钳夹手术野,问其是否疼痛,见患者双眼紧闭,面无表情,呼之不应,量 BP110/70mmHg,HR86 次/分,呼吸较深,规律,双侧瞳孔大小正常,凝视前方,对光反应存在,注射针头刺其手指、手腕无反应,刺人中穴有睫毛颤动,肢体有抵抗,考虑可能癔病发作,故给哌-异合剂 2ml,令其深睡,手术顺利,切除阑尾,但血性腹水较多,术后发现患者术中来月经,考虑血性腹水为盆腔充血、渗出引起。术毕 BP100/60mmHg,1.5h 后清醒,清醒后意识、运动均无异常。

【教训】 癔病是神经官能症中的一种,由精神因素诱发,在月经前及健康状况不良等情况下多容易发作。本患者的同学诉其术前思想负担重,术后追问确认既往有癔病病史。麻醉前患者意识清楚,定向力完全。第一次诱导给药后翻身也能配合。发病后主要表现为昏睡状态,肌张力增强及肢体感觉缺如,因而考虑以意识障碍为主的癔病发作。由于癔病患者因患外科疾病而行麻醉、手术及本身疾病的影响下都可诱发癔病发作,至于麻醉药本身与癔病的关系还不清楚,氯胺酮是脑代谢促进药及脑血管扩张药,对中枢神经系统有刺激作用,麻醉后可产生不良反应,有的很类似癔病。本例的失误之处是因急诊手术,病史采集不细,麻醉前未了解到有癔病病史,于术后追问到曾有癔病病史。一旦癔病发作,须及时与癫痫大发作、脑器质性损害及精神分裂症相鉴别。积极进行暗示治疗,对与本病例相类似的患者,如昏睡较深,无法进行暗示治疗及进行安慰时,可针刺人中、合谷穴,给药物如哌-异合剂等,令其深睡,醒后症状可消失。

二、麻醉前评估的失误

(一)术前对术中大出血评估不足造成被动

例7 患者,女性,65 岁。曾于 3 年前出现右大腿中段肿胀,诊断为右股骨中段骨巨细胞瘤,已行股骨中下段切除、人工半膝关节置换术。在 2003 年 4 月复诊又出现右大腿中段肿胀、右下肢无力,以右股骨骨巨细胞瘤术后复发的诊断入院,并拟在硬膜外阻滞+气管内全麻下行全股骨置换术,包括股骨头和膝关节。患者既往高血压 5 年,一直服药治疗。入院时血压 165/95mmHg。体检一般状态尚可,各项化验检查值均在正常范围,心电图为窦性心律,左室高电压。术前 30min 肌内注射苯巴比妥(鲁米那)0.1g、阿托品 0.5mg。入手术室后先行硬膜外穿刺置管,后行颈内静脉穿刺,置入中心静脉导管和桡动脉穿刺测压,连接监测 ECG 和 SpO_2,依次静脉注射异丙酚 4ml、芬太尼 0.1mg、仙林 6mg,进行全麻诱导。为减低心血管反应,插管前追加异丙酚 4ml。气管内插管后,输注血安定 500ml 加抑肽酶 2 支。手术开始后的 30min,患者的循环尚稳定,血压维持在 150~105/85~45mmHg。45min 后在分离股骨肿瘤周围组织时创面大量出血,血压迅速下降,最低时 50/35mmHg,快速输注血安定 1000ml、RBC 400ml,并多次静脉注射去氧肾上腺素,每次 0.1~0.3mg,血压维持在 80/45mmHg 左右。此时纱布及吸引器失血量大约 2000ml。立即再开放一条上肢静脉通路,两条输液通道加压快速输注血安定 1000ml、RBC 800ml,血压仍未得到稳定,继续多次应用去氧肾上腺素提升血压,也仅维持血压在 80~60/50~35mmHg。切除股骨肿瘤后创面经纱布填塞暂时出血减少。但当修整创面时仍在不断渗血,估计此阶段失血量达 3500ml。再取 RBC 800ml,新鲜冰冻血浆 2000ml,加温后加压快速输注。同时给予

地塞米松 10mg、葡萄糖酸钙 2g,以及血安定 500ml 加抑肽酶 2 支。之后血压维持在 90/60mmhg。手术结束前输入血小板 1U。在输入最后 400ml 库存 RBC 前测 Hct 为 0.15。最后统计术中出血总量 7550ml,输液量总量 10 500ml,其中 RBC 2000ml,新鲜冰冻血浆 2000ml,血小板 1U,血定安 5000ml,乳酸林格液 1000ml,0.9% 氯化钠 500ml。术毕血压 120/70mmHg 左右,自主呼吸好,但未醒,带管送 ICU 病房。

【分析】 本例患者的特点是既往患有高血压,所患外科疾病是恶性的,并且是复发性的第二次手术。虽然全身状况尚好,但手术复杂,肿瘤复发周围组织增生、充血范围较大,手术中创面广泛渗血、大出血性休克、急性血容量丢失等因素致血压下降,术中进行预扩容,予以输血,补充血容量,并应用苯肾上腺素等心血管活性药物辅助维持血压在正常生理参数以上。

【教训】 本例麻醉前评估不足。对于本例术中有大出血或出血量较多,对此术前虽已作了估计,但倘若麻醉前行控制性降压的麻醉方法,或麻醉选择自身血回输,术前血液稀释等措施可能将对患者更有利。

(二)手术前对老年患者的麻醉耐受性和病情估计不足造成险境

例8 患者,男性,69 岁,体重约 65kg。因反复脐周胀痛两个半月,加重 1d 来诊。腹部 X 线片及腹部 CT 检查为小肠梗阻,以小肠机械性梗阻入院,拟于 2003 年 9 月 10 日气管内全麻+硬膜外阻滞下剖腹探查手术。既往史:1 年前行膀胱镜下膀胱癌切除术,两个月前行前列腺电切术。否认高血压、糖尿病、肝炎、结核等病史。入院检查:BP 140/85mmHg,HR 75 次/分。尿常规:尿蛋白(+);ECG:窦性心率;HR:95 次/分。术前评估:ASA 分级 II 级,11 点钟入手术室,BP 130/72mmHg,HR 73bpm,SpO_2 95%。开放静脉后,在 $T_{11~12}$ 做硬膜外穿刺置管,并

给予 0.75％罗哌卡因 10ml,5min 后测试未见明显阻滞平面,异丙酚 80mg,芬太尼 0.1mg,仙林 6mg 静脉全麻诱导,血压 105/65mmHg,顺利完成气管内插管。血压逐渐下降至 64/44mmHg,静脉注射多巴胺 2mg,快速输注血安定 500ml,血压 80/50mmHg,但心率降至 54 次/分。静脉注射阿托品 0.25mg,心率回升到 80bmp。手术开始后血压仍偏低,80/40mmHg 左右。行颈外静脉穿刺置管,快速输注血安定。1h 内已输 1000ml,血压仍降到 60/40mmHg。在 500ml 生理盐水中加入多巴胺 20mg、间羟胺 20mg 静脉输注,血压回升至 130/80mmHg 后减慢输注速度,维持血压在 100 ~ 120/60 ~ 80mmHg。后 1h 内又输入血安定 1000ml,共输入液体 2250ml,血压仍不稳定,又下降到 70/40mmHg,加快多巴胺与间羟胺的输注速度和输注液体的速度,给予新鲜冰冻血浆、血安定及红细胞悬液,给予 NaHCO$_3$ 125ml 及参附注射液 50ml,血压维持在 90 ~ 120/55 ~ 70mmHg 至手术结束。手术历时 3.5h,为升结肠癌并肠梗阻,行右半结肠切除和肠道减压术。术毕患者苏醒,15min 后拔除气管导管,送返病房时血压为 105/59mmHg,麻醉时间 4.5h。共用芬太尼 0.1mg,异丙酚 200mg,仙林 10mg,异氟醚约 20ml,硬膜外 0.75％罗哌卡因 10ml。术中补液总量 4500ml,其中红细胞 200ml,新鲜冰冻血浆 600ml,血安定 2000ml,晶体液 1500ml。血管活性药物:多巴胺 40mg,间羟胺 36mg。

【分析】　本例为老年患者,身体状况尚好,ASA 为 Ⅱ级;1 年前曾有膀胱镜下膀胱癌切除术病史,两个月前行前列腺电切术史。今又为肠道癌肿,合并肠梗阻等疾病;在硬膜外阻滞复合气管内插管全麻下行结肠癌切除术。硬膜外用长效局麻药罗哌卡因,且一次注入 0.75％ 10ml;术中发生较顽固的低血压,进行了积极的扩容治疗。所进行的扩容

和心血管活性药物治疗是纠正低血压的有效方法。

【教训】　①术前评估存在不足:本例为 69 岁的老年人,老年人的生理病理改变,对麻醉的耐受性较差,这是第一点术前评估不足。二是对本例老年患者的术前病情估计的特殊性认识不足,本例为恶性肿瘤,反复脐周疼痛两个半月,术前已诊断为小肠梗阻(手术证实为升结肠癌并梗阻),脱水,水、电解质和酸碱平衡失调,加重了老年患者术前已伴有的血容量不足,故麻醉诱导后就出现了循环功能抑制,血压不稳定。②麻醉选择存在问题:老年患者的麻醉选择原则是对机体影响小、麻醉镇痛效果好、麻醉用药量小又便于调节的麻醉药和方法。本例选择了硬膜外阻滞与气管内插管全麻的方法,本应达到老年患者麻醉选择的原则,但未能达到。一是过于复杂、不简便;二是用了长效的、浓度较高的罗哌卡因,不便于调节控制的麻醉药。③麻醉处理存在不足:硬膜外麻醉和气管内插管全麻联合应用在此类手术是一个好方法,特别是对于高危、老年患者的腹部外科手术麻醉,可以将麻醉中对患者不利因素降到最低限度,以发挥两种麻醉的优势,达到更完善的麻醉效果;但本例未能达到预期的效果,起码说明未能运用好。静脉麻醉诱导用药、硬膜外用药量对本患者来说均较偏大,致使全麻诱导插管后血压骤降。本例的血压下降的原因是综合性的,但硬膜外注入 0.75％罗哌卡因 10ml 为血压下降的主要原因,也为一失误。

(三)手术过大超出了患者的承受能力终未能度过术后关

例 9　患者,男性,67 岁。因右侧肢体乏力 15 个月,加重并左侧肢体乏力 1 周,于 2003 年 6 月 20 日入院。患者曾于 2002 年 3 月 8 日因右侧肢体乏力、言语欠流利并头晕,入住本院针灸科治疗。当时 MR 示双侧基底节、放射冠及右侧桥脑腔隙样脑梗死。经

活血化瘀治疗好转，能独立行走，生活自理。2003年6月13日晨起床后，患者觉右侧肢体乏力加重，并有左侧肢体乏力，语言不利。服用华佗再造丸、全天麻胶囊及圣通平等无改善。来院就诊时血压175/93mmHg，以脑缺血卒中、脑梗死急性期收入院。平素性情急躁，嗜酒，否认高血压和冠心病病史。入院时T 36.6℃，P 93次/分，R 20次/分，BP 150/80mmHg。神志清，不完全性运动失语，记忆力、计算力、定向力、理解力大致正常。左鼻唇沟浅，伸舌左偏，右侧咽反射减弱，颈不硬，左、右上下肢肌力4级，全身感觉正常。入院诊断为脑梗死急性期，脑梗死后遗症、高血压2级（极高危组）、2型糖尿病。入院后动态血压：145～180/85～100mmHg。MR示左侧丘脑、基底节梗死，脑萎缩。血常规：Hct 0.366，Hb 118g，PLT 372。血生化：ALT 631，AST 294，血糖12.9。颈椎片示颈椎生理弯曲度变直，C_5、C_6椎体前缘骨质增生变尖，椎间隙变窄，韧带钙化。B超示胆囊结石。ECG示窦性心律，频发房性期前收缩，部分成对发作，短阵房性心动过速，肢体导联低电压，T波改变，Q-T间期延长。颈椎MR示颈椎生理曲度变直，$C_{3\sim7}$椎体骨质增生，$C_{5\sim6}$、$C_{6\sim7}$椎间隙明显变窄，$C_{3\sim4}$、$C_{4\sim5}$、$C_{5\sim6}$椎间盘突出，硬膜囊受压，其中$C_{5\sim6}$椎间盘突出最明显，相应颈髓受压变细，所见颈髓信号均匀，椎管内未见占位病变。经颅多普勒示双侧大脑中、前血管变窄，基底动脉血流异常增快（血管变窄），脑动脉硬化。最后诊断为脑梗死急性期，脑梗死后遗症，高血压病2级（极高危组），肝功能损害，脊髓型颈椎病。全麻下拟行前路C_4、C_5椎板切除、$C_{3\sim4}$、$C_{4\sim5}$、$C_{5\sim6}$椎间盘切除、钛笼支撑椎体融合术，左髂骨取骨椎间植骨，前路自锁钢板固定术。术前给予辛伐他汀、硝苯地平、丹参注射液、参麦液、美托洛尔、氨氯地平、葡醛内酯、联苯双酯治疗等。入室后，BP 160/85mmHg，HR 62

次/分，窦性心律，SpO_2 95%。行右股静脉穿刺置管开放后静脉注射异丙酚80mg，芬太尼0.1mg，阿曲库铵25mg行全麻诱导，并继续以15ml/h的速度泵注异丙酚。3min后，BP 100/45mmHg，HR 58次/分，SpO_2 100%，顺利插入气管导管，以1.5%异氟醚吸入维持麻醉。插管后血压逐渐降低至95/30mmHg，HR 50次/分，停止输注异丙酚，静脉注射阿托品0.5mg，心率无明显改变，血压降至60/25mmHg，立即静脉注射多巴胺3mg，心率渐升至60次/分，血压上升到190/95mmHg。5min后，心率再度降至50次/分，血压维持在140/80mmHg。再给阿托品0.5mg无反应。血压也下降至收缩压65mmHg，再给多巴胺3mg，心率升至80次/分，而收缩压升至200mmHg。数分钟后，心率再次降至52次/分，收缩压维持在130mmHg左右。以0.1μg/(kg·min)的速度输注异丙肾上腺素；约30s，心率增至140次/分，并出现心律不齐，ECG显示为心房颤动。停止输注异丙肾上腺素，静脉注射艾司洛尔5mg，心率稍降，再给予10mg，心率降至110次/分左右，收缩压130mmHg左右。其后心房颤动维持心室率80～125bpm，收缩压100～150mmHg。术中继续以异丙酚15ml/h速度持续输注和间断静脉注射芬太尼每次50μg。手术历时4h，输入血安定1500ml，乳酸林格液1000ml，出血约600ml，尿量800ml。术毕清醒，血压180/95mmHg，心率125bpm，拔管后送返病房。术后头2日患者自觉全身疲乏，呼吸有紧迫感，咳嗽无力，鼻管吸氧SpO_2为92%左右。第3日突然发生心搏骤停，经抢救后心脏复苏，但因脑缺氧一直未苏醒。

【分析】 本例为老年患者，有高血压、冠心病、脑梗死病史，今又以脑卒中、脑梗死急诊入院手术，术中出现低血压、低血氧症、心动过缓等，麻醉手术过程中心血管反应及处理复杂，尽管经过积极处理后有惊无险，也完成了手术并安全回到病房,但最终未能渡过术后关。从中可吸取的经验教训较多。

【教训】　①手术适应证具有,但勉强。对于这样病情复杂、体弱多种病并存的高龄患者,手术做得太大,老人承受不了长达 4h 的八大手术(前路 C_4、C_5 椎板切除、$C_{3\sim4}$、$C_{4\sim5}$、$C_{5\sim6}$ 椎间盘切除、钛笼支撑椎体融合术、左髂骨取骨椎间植骨术、前路自锁钢板骨内固定和如此长时间麻醉的严重的打击,以致术中出现严重呼吸、心血管抑制等,病情惊险,虽经积极抢救,但一时难以修复,不可能转危为安,术后 3d 死亡。②术前评估不充分,特别是对患者的全身一般情况及心血管功能检查评估不准确。高龄患者对麻醉和手术创伤的耐受能力降低,麻醉方法和手术时机的选择应以保障老年患者麻醉与手术的安全为前提,这是需要每一位麻醉科医师认真思考的。③本例在所选择的麻醉方法及术中处理中存在着问题。如在全麻快速诱导用药较重,表现在全麻气管内插管后就出现明显的血压下降。在低血压给予多巴胺治疗时,采用静脉输注法,才是最合理有效的。本例在维护循环稳定方面存在不足,血压一降低,就立即静脉注射多巴胺,首次就注射 3mg,致使血压由 60/25mmHg 骤升高至 190/95mmHg,这是静脉注射多巴胺维持循环功能的问题及处理的弊端,血压忽高忽低会给高龄患者机体带来极大的影响。④术后对患者的监护思想上认识不足、治疗不足。本例患者病情重、病情复杂、年龄大、手术大、手术时间长,麻醉中又出现了呼吸循环功能的不稳定,术后就应该送 ICU 继续监护治疗;但本例患者术毕一清醒就送回病房,这是一个失误。也是手术后监护治疗存在的问题。

第二节　心血管系统疾病手术麻醉估计的失误

心血管患者是特殊的手术麻醉患者,更应从思想上重视,搞清诊断,积极进行术前准备,除进行一般患者的准备外,还要进行特殊准备,以确保手术和麻醉的安全。由于麻醉药、手术操作及 CO_2 蓄积等因素的影响,手术中心血管功能常发生变化。原有心血管功能不佳的患者,对麻醉方法和药物的耐受力较小,尤其是冠心病患者,更应特别提高警惕,对术前患者心脏功能进行估计,对心力衰竭患者非急症应禁忌手术麻醉,凡是心肌梗死发作的患者非急症 6 个月内不宜手术。应用洋地黄药物时注意低血钾和洋地黄中毒,术前应备 ECG 持续监测、强心药物、心电击除颤器。减少手术麻醉的失误,增加麻醉安全性。作为一个现代的麻醉科医师应更多地了解相关学科专业知识,提高对病理生理学的理论水平及对心血管系统疾病的诊断水平,减少麻醉前评估不足的失误。

一、心血管系统疾病诊断的失误

心血管系统疾病一般情况下不易发生失误,有时可因疏忽而造成工作上的失误。术前要加强责任心,落实危重、特殊患者的麻醉会诊制度、麻醉讨论制度,明确诊断,术前估计就可达到预防无谓的失误作用,防患于未然。

(一)未诊断出腹膜后副神经节瘤(para-ganglioma)

如果术前诊断失误,一旦是副神经节瘤就会造成工作的被动,甚至引起不良后果。

例 1　患者,女性,66 岁。因左上腹无痛性包块 3 年,逐渐增大 3 个月来院就诊。入院 BP 120/68mmHg,HR 94 次/分,全身情况好,肺、肝、肾功能正常。心电图电轴左偏,心尖区可闻及过早搏动。血生化正常,血糖 5.6mmol/L。B 超提示左上腹占位性病变,上消化道钡剂检查为胃以外占位性病变。左上腹可触及约 13cm×7cm 大小不规则包块，质硬，活动度小，无压痛，无囊性感。被诊为腹膜后肿瘤，拟在硬膜外麻醉下行剖腹探查术。麻醉前 BP 160/92mmHg，HR 104 次/分，R 18 次/分。选 $T_{7\sim8}$ 间隙硬膜外穿刺，建立静脉通道后注入 1.6% 利多卡因液（含 1:20 万肾上腺素）5ml。辅助给地西泮 10mg 肌内注射，麻醉效果满意。术中探查包块时血压突然升至 200/120mmHg，HR 106 次/分，立即鼻导管吸氧，心电未发现明显异常，15min 后血压缓慢降至 180～160/120～110mmHg，手术继续进行，再次剥离肿瘤时血压又急剧升高达到 200/120mmHg，HR 110 次/分，又辅助哌替啶异丙嗪合剂半量肌内注射。高血压持续 30min，15min 后血压下降至 160/120mmHg，当肿瘤基底部切除过半之时，血压始渐降至 120/80mmHg，手术历时 5h。术中输血 300ml，补液 2000ml。术毕血压 120/80mmHg，HR 104 次/分，送回病房。回病房后 15min 患者突然神志消失，BP 60/0mmHg，脉搏摸不清，立即气管内插管，胸外心脏按压，人工呼吸，气管内和静脉内各注射肾上腺素 1mg、阿托品 1mg，给予碱性液纠酸、激素、升压药等处理。5min 后心跳恢复，BP 80/68mmHg，经头部重点降温等处理，呼吸才逐渐恢复。经过 8h 抢救，患者神志恢复。之后，心电图诊断并发急性心肌梗死。术后 13d 抢救无效死亡。术后病理诊断为腹膜后副神经节瘤。

【教训】 本例的经验教训是术前诊断不明，查体不仔细，思想和各项准备不足，术中控制高血压危象的措施不力，以致事后抢救无效死亡。若能按照肾上腺嗜铬细胞瘤手术的麻醉处理进行准备，或许能获得手术成功。腹膜后副神经节瘤是位于腹主动脉旁的一种低度恶性肿瘤，属于化学感受器瘤，称为非嗜铬性副神经节瘤，十分罕见。此瘤大多数无功能表现，少数有

分泌儿茶酚胺的功能，可大量释放肾上腺素和去甲肾上腺素，引起类似嗜铬细胞瘤的危象，本例就是如此。

（二）术前未诊断出以低血压为特征的嗜铬细胞瘤

如果术前误、漏诊嗜铬细胞瘤，就与患者的安危，以及麻醉期中可能发生的意外和合并症密切有关。

例 2 患者，男性，68 岁，体重 48kg。以"时常性出现阵发性剧烈头痛、心悸、出汗 15 年，眩晕半年"入院。检查：BP 39.9/13mmHg，HR 68 次/分，心、肺无明显异常，右季肋部可扪及鸡卵大小肿块。Hb 130g/L，WBC $6×10^9$/L，BUN 12.8mmol/L，血糖 9.7mmol/L，尿糖（＋＋），尿中 3-甲基-4 羟基扁桃酸在正常范围（非发作期）。ECG 示窦性心律，偶发室性期前收缩，左心室高电压，心肌劳损。B 超提示右肾上腺有占位性病变。住院期间患者以低血压状态为主要临床表现，当体位改变，大、小便或情绪波动时，易骤然出现血压剧升，达 259～219/180～120mmHg，2～3min 后，血压未经处理降至 60～40/30～0mmHg。发作时剧烈头痛、心悸、恶心、恐惧感、颜面潮红、周身大汗，临床诊断为右肾上腺嗜铬细胞瘤。拟在全麻下行右肾上腺探查及右肾上腺嗜铬细胞瘤切除术。术前准备重点纠正低血压，包括积极输血补液，扩充血容量，平均每日输晶体液 2500ml，胶体液 500ml，同时适量输入新鲜血、冰冻干血浆及氨基酸，以纠正脱水及血容量不足，改善营养状况；用去甲肾上腺素和多巴胺持续输注维持血压在适当水平（未使用 α 和 β 受体阻滞药），经 10d 准备后，休克状况得以改善，精神转佳，尿量增多。术前 1h 肌内注射哌替啶 50mg、异丙嗪 25mg、东莨菪碱 0.3mg，入室呈嗜睡状态，BP 100/60mmHg，HR 120bpm，以地西泮 25mg、泮库溴铵 6mg 静脉推注行全麻诱导，1% 普鲁卡因持续输注，安氟醚持续吸入维持麻醉。

术中行 ECG、CVP 连续监测。在探查右肾上腺和分离结扎右肾上腺静脉时，血压波动剧烈，随时调节去甲肾上腺素或苄胺唑啉溶液的滴数。当右肾上腺及肿瘤切除后，血压剧降到 60～40/20～0mmHg，立即加快输血、补液和去甲肾上腺素滴速。4min 后血压回升到 90/60mmHg，HR 130 次/分，给毛花苷 C 0.4mg 静注，手术历时 2.5h。术后血压仍偏低，多巴胺维持达 2 周，而后逐渐撤药，术后 3 周出院。

【分析】　本例除在发作时有短暂高血压综合征外，都以低血压为临床表现。此型是临床上甚为罕见的嗜铬细胞瘤，究其原因，可能与下述因素有关。①病史长达 15 年，瘤细胞有出血、坏死，儿茶酚胺分泌释放减少。②长期处于慢性脱水及营养不良状态，导致血容量不足，有效循环血量显著减少。③患者心功能低下。此型与典型嗜铬细胞瘤无论在术前常规准备，还是在麻醉管理等方面都不尽相同，病情更为复杂、凶险，处理十分棘手。本例无明显的麻醉失误之处，没有教训可吸取，其成功的经验为：一是加强术前准备，积极扩充血容量，纠正低血压，注意改善营养状态，尽量纠正和治疗各脏器功能异常等措施正确，效果良好，为手术治疗的成功打下良好基础。二是术中"逾量"输血补液是本例麻醉成功的关键。因患者能分泌大量儿茶酚胺，使微血管强烈收缩，组织缺氧，血管通透性增加，血浆水分大量外渗，血容量减少，扩容治疗十分重要，一般应逾量输血 400～800ml，输液量应根据尿量、CVP、BP 等指标补足。本例手术失血约 300ml，总尿量 1600ml，但输血补液总量达 5500ml，其中输全血 1100ml。

二、心血管系统患者手术麻醉前评估的失误

心脏病患者手术死亡率显著高于无心脏病者，有心力衰竭史的患者麻醉和手术期间，以及术后再发心力衰竭的机会为无心力衰竭史者的 2 倍，手术危险性大。麻醉前评估麻醉和手术危险性不仅取决于心脏病本身的性质、程度和心功能状态，而且还取决于非心脏病变对循环动力的影响、手术创伤的大小、麻醉者和手术者的技术水平，术中、术后的监测条件，以及对出现各种异常情况的及时判断和自理能力。心功能欠佳的患者进行非心脏手术，其危险性在相当程度上可大于心脏手术。麻醉和手术可进一步改变心脏功能和血流动力学，加重心血管功能的负担；所有麻醉药与辅助用药均会抑制而改变心血管功能。

（一）心脏病患者非心脏手术麻醉前评估、准备和手术麻醉选择的失误

心脏病患者非心脏手术麻醉前的准备，要求麻醉科医师必须掌握心脏病变的基本病理生理，有关心脏和循环的代偿情况，具备充分评估病情，及时处理各种危象以及术中监测、术后管理的能力。心脏病患者除心脏外的能否承担手术，主要取决于心脏病的严重程度和患者的心脏代偿功能，全面了解患者其他情况、受累情况及必须手术治疗的疾病等。病史、体格检查、实验室检查和各项特殊检查应该完全。采用多因素分析法，可用数值表示的估计方法。通过适当的术前准备病情达到改善后，就可减少麻醉和手术的危险性。重症心脏病麻醉手术危险性大，应慎重对待，术中、术后死亡病例中有 2/3 属于此类。术中、术后应连续监测，留置导尿监测及 CVP 监测，备好各种抢救药物及设备仪器，保证畅通的静脉通道，就可防止发生一些失误。

例 3　患者，女性，50 岁，内科医师。以阴道血性分泌物 2 个月，病理诊断为子宫内膜癌入院，拟在硬膜外麻醉下行子宫癌根治术。既往有 27 年的风湿病病史。曾有心力衰竭 3 次，住院治疗数次，心房颤动连续 7 年，轻度活动心慌、气短，心功能 2～3 级，心力衰竭Ⅱ度。X 线胸片、心电图（ECG）、心音

图（PEG）均诊断为二尖瓣狭窄并关闭不全、三尖瓣狭窄伴关闭不全、主动脉瓣狭窄伴关闭不全、中度肺动脉高压、心房颤动。病理检查阴道分泌物确诊为子宫内膜癌。入院后经内科术前准备 25d。术前 30min 肌内注射东莨菪碱 0.3mg，地西泮 10mg，吗啡 10mg。入室 BP 115/80mmHg，HR 100 次/分，R 20 次/分，选 $T_{12} \sim L_1$ 硬膜外穿刺成功后向上置管 5cm，ECG 示异位心律、心房颤动。手术开始后患者面部发紫，经面罩下加压吸氧，辅助呼吸及静脉注射毛花苷 C 0.2mg、酚妥拉明 5mg 后，发绀未改善。暂停手术，静脉注射羟丁酸钠 2.5g、地西泮 10mg、琥珀胆碱 100mg 后快速诱导插管，麻醉维持用羟丁酸钠 2.5g、芬太尼 0.2mg、泮库溴铵 2mg 静脉注射。气管内插管并控制呼吸后，发绀和缺氧立即改善，口唇红润，继续手术。当分离膀胱与子宫黏膜间隙时，ECG 示心室颤动，当即停止手术，进行抢救。静脉注射 2% 利多卡因 5ml，5min 后心搏骤停，即行心肺复苏，胸外心脏按压。气管内注入肾上腺素 2mg、阿托品 0.5mg、利多卡因 100mg 加 0.9% 氯化钠 10ml。5min 后 ECG 示心室颤动，即胸外电除颤一次恢复窦性心律，5min 后心搏再次骤停，再次胸外心脏按压，气管内注入上述药物，10min 后心搏恢复，ECG 仍显示心室颤动，再次电击除颤转复为窦性心律，但仍持续不到 2min 又停搏，重复上述复苏措施，出现心室颤动后经胸外电击除颤，复转为窦性节律后不久又心搏停止（先后心搏停跳共 4 次），胸外电击除颤 6 次，才复跳并稳定。经输注 25% 葡萄糖溶液 100ml、氢化可的松 200mg、毛花苷 C 0.2mg、呋塞米 20mg、能量合剂、地塞米松、冰袋头部降温等保护脑细胞措施。持续观察血压、脉搏及心率，75min 后平稳，继续完成手术。135min 手术结束后，带气管导管送 ICU 监护治疗，呼吸机控制呼吸。自心搏复苏后，ECG 示窦性节律，无心房颤动等节律不齐，8h 后患者清醒，拔除气

管内导管，恢复顺利，未留并发症和后遗症，术后 10d 拆线，41d 后康复出院。至今 5 年仍健在。

【教训】 本病例为风湿性心脏病合并心力衰竭并发子宫内膜癌。患者有 27 年的风湿性心脏病病史，有心力衰竭史 3 次和多次住院治疗史，有 3 个瓣膜联合损害，心房颤动已持续 7 年，心功能 2～3 级，心力衰竭 Ⅱ 度，为特重型风心病。术前评估手术危险性很大，预计术中会出现心室颤动、心搏骤停。手术中出现意外的结果证实术前的预见，在复苏中反复出现心室颤动和心搏骤停，经长时间的坚持抢救，不放弃一线希望，终于复苏成功。本例病情重，本地多家大医院都认为心脏病严重、代偿功能差，承担不了手术风险。经计分法和心功能分级分析，大致累计分均为 14 分左右，经术前充分准备、病情获得改善，患者情况有所好转，麻醉和手术的安全性有所提高，争取时间根治癌症仍是患者极需要的。术前对病情的严重程度要做到心中有数，充分估计术中的危险，预计手术中可能出现的并发症意外，并针对性地做到了应付意外的各种准备，如急救药及除颤器等。心搏骤停后，在复苏中坚持人工呼吸不间断，胸外心脏按压不间断，根据指征气管内注药和电除颤不间断，充分发挥了人和仪器的作用，心电监测仪和电除颤器不仅为抢救赢得了时间，而且体现了仪器在抢救中的重要作用。本例的失误之处，就是麻醉选择用硬膜外麻醉，从意外抢救后果上看不如选择气管内插管全麻安全。全麻具有保证呼吸道的通畅及充分供氧的特点，虽然有肺淤血、肺水肿及肺高压等危险，但是仍然能保证氧在肺泡内的弥散，避免了心肌缺氧。硬膜外麻醉就难以达到避免心肌缺氧、保持心肌氧供需之间平衡的效果。目前认为，麻醉选择以硬膜外麻醉复合气管内插管全麻为好。硬膜外麻醉既可提供手术全程的有效止痛，又可减少全麻药的用量，气管内插管全麻既便于呼吸管理，

又提供足够的氧量,避免单一硬膜外麻醉所致的血流动力学波动过大和减少局麻药的用量,两者互补,使麻醉安全、平稳、效果好、术后清醒快。术毕仍可留置硬膜外管于术后镇痛。本例为风湿性心脏病患者 27 年病史合并心房纤颤 7 年、曾有心力衰竭住院 3 次,住院治疗 N 次,心功能 2～3 级、心力衰竭二级、三个瓣膜联合损害,合并子宫内膜癌 2 个月。在当地多家大医院求医,都因病情重而拒之门外。我院能肩扛重担,科学应对,为患者切除癌瘤,并针对事先预计到的术中并发症意外做到认真抢救准备。在意外发生后有条不紊积极抢救,做到抢救的"三个不间断",坚持绝不放弃一线抢救成功的希望。经过 75 分钟的抢救,终于将这例先后心搏停跳 4 次、胸外电击除颤 6 次的顽固心搏骤停患者抢救成功,并顺利完成手术。41 天出院。成活 5 年以上,无并发症。被当地有关专家称赞为"一个奇迹"。并被当地群众和医疗界传播为一段佳话,被广泛传播着。

(二)心内直视手术前患者心功能差,未做好心肌保护,术中发生顽固性心室颤动

在临床麻醉工作中发现,对于病史长、心功能低下、左心室高度肥厚的主动脉瓣狭窄,严重主动脉瓣关闭不全,多支病变的冠心病及心肌供血阻断时间长而未做好心肌保护者,这类患者是顽固性心房颤动的易感人群,如有疏忽或心肌保护失误,到手术结束时,心脏不复跳或出现顽固性心室颤动,在麻醉中常常遇到。未做好心肌保护就会迫使心脏"第二次停跳""第三次停跳",造成手术治疗的被动。

例 4 患者,男性,46 岁。体重 58kg。美国纽约心脏病协会(New York Heart Association,NYHA)Ⅲ 级。以风湿性瓣膜病二尖瓣闭式扩张术 10 年后再次二尖瓣狭窄合并关闭不全、肺动脉高压、左心室肥厚、心房颤动等,在低温体外循环下行二尖瓣置换术。患者一般情况较差,心功能 3 级。在大剂量芬太尼麻醉下,转机前血流动力学平稳,血气及电解质正常。体外循环开机后,阻断升主动脉根部,用冷全钾晶体停搏液经主动脉根部灌注 600ml,心电图呈直线。转机 60min,阻断循环时间 26min。开放主动脉后,室颤活跃,用 20 瓦秒 3 次电击除颤无效后,静脉注射利多卡因 100mg 2 次,并改为 30 瓦秒 4 次、40 瓦秒 2 次、50 瓦秒 2 次电击除颤均无效。同时心脏呈痉挛性收缩状态,决定再次阻断升主动脉并灌注冷全钾晶体停搏液 500ml,5min 后开放升主动脉,心脏自动复跳,并呈窦性心律。经辅助循环 20min 后,应用小剂量多巴胺[3～5μg/(kg・min)]支持循环,病情稳定后安返 ICU。

例 5 患者,男性,33 岁。体重 47kg。NYHA Ⅲ 级。以风湿性心脏瓣膜病 23 年、二尖瓣狭窄合并关闭不全、重度肺动脉高压、心室颤动在低温体外循环下行二尖瓣、主动脉瓣置换术与三尖瓣成形术。患者一般情况较差,心功能 3 级。大剂量芬太尼麻醉,麻醉诱导及转机前血流动力学平稳,血气、电解质正常。转机后阻断升主动脉根部,用冷血全钾停搏液经主动脉根部灌注 500ml,30min 后又经左冠状动脉口灌注 500ml,右冠状动脉口灌注 500ml,心电图呈直线,但偶有电活动。转机 90min,阻断循环时间 37min,直肠温度复温至 32℃,鼻温复温至 34℃时,开放升主动脉,心室颤动非常活跃,用 30 瓦秒 4 次电击除颤无效后,应用利多卡因 100mg 3 次,并改为 40 瓦秒 3 次、50 瓦秒 3 次电击除颤均无效。此时立即决定再次阻断升主动脉,并灌注冷全钾停搏液 500ml,3min 后开放升主动脉,心搏立即复跳,并呈窦性心律。经辅助循环 25min,应用小剂量多巴酚丁胺及硝普钠支持循环,顺利停机。停机后患者血流动力学稳定,血气及电解质正常,关胸后患者安返 ICU。

【教训】 心脏手术后心搏不复跳的原因有很多,如心肌保护不佳、瓣膜置换错误、腱索卡瓣、高血压患者要求较高的灌注压、除颤时电极板太小及大出血等。以上两例中这些原因并不存在，而心肌保护也不是主要原因，其主要原因是与术前患者的心功能差、对心肌缺血后再灌注损伤比较敏感有关。开放升主动脉、恢复心肌血供后出现顽固性室颤，应首先考虑到再灌注损伤的发生原因。应该果断地再灌注全钾停搏液。施行心脏的"第二次停跳"，使心室颤动的心脏再次得到"休整"，并利用这一短暂时间，用现有的能量促进腺嘌呤核糖核苷酸（AMP）转变为三磷酸腺苷（ATP），改善生化和结构异常，以取得好的临床结果。其教训是：对这类患者全钾停搏液应 20～30min 灌注一次，并在开放升主动脉前再灌注一次冷停搏液，以"冲洗"缺血区心肌的代谢产物，减轻心肌酸中毒，使心肌的电机械处于停止期。促使 AMP 转变成 ATP，从而恢复心肌的能量供应。可防止再灌注损伤。

第三节　呼吸系统疾病手术麻醉评估的失误

术前对呼吸系统疾病手术麻醉估计常发生失误，引起严重后果。呼吸系统疾病的失误一般应包括呼吸系统疾病的患者施行非呼吸系统手术和呼吸系统手术两大种类的失误。现分述如下。

一、呼吸系统患者行呼吸系统手术麻醉评估的失误

无论是气管、支气管手术还是肺部手术，术前对病情的估计不足而容易发生失误。

（一）气管及支气管肿块切除术术前评估不足的失误

随着医学科学和麻醉学的不断发展，近年来气管及支气管手术越来越多，术前估计不足，就会引起比较严重的失误，甚至致患者心搏骤停而死亡。

例1　患者，男性，58岁。以声门下气管左侧肿块拟在全麻下施行气管内肿块切除术。患者呼吸困难，不能平卧。纤维支气管镜见：会厌舌面左侧有多个 0.5cm×0.8cm 大小结节，声门下左侧 4cm 处 0.8cm×1cm 肿块，蒂长约 0.1cm×0.4cm，随呼吸上下浮动。术前 30min 肌内注射哌替啶 50mg、东莨菪碱 0.3mg。入室后冬眠合剂 1 号、羟丁酸钠、2.5%硫喷妥钠及 1%普鲁卡因输注静脉复合麻醉，未行气管内插管，面罩下给氧保持自主呼吸。当切开气管取肿块时，肿块移动，完全堵塞气管，患者血压、脉搏测不到，严重发绀。当将患者肿块取出时，患者早已心搏、呼吸停止。经气管内插管给氧、控制及人工呼吸、心肺复苏 20min 后，心搏、呼吸恢复，血气及酸碱检查为 PaO_2 51.75mmHg、$PaCO_2$ 81mmHg、pH 7.1。心率慢而弱，血压偏低，全身抽搐，约 10min 后血压再次测不到，心搏骤停。经心内注射肾上腺素、胸腔内心脏按压等处理后心肌仍无力，终于抢救无效死亡。

【教训】　本例术前因为手术医师和麻醉科医师对病情估计不足，误认为静脉复合全麻下保持自主呼吸，可以避免由气管内肿块的出血或脱落造成窒息的意外；恰恰相反，肿块堵塞气管而窒息。如果术前能行气管造口术，加强术中呼吸管理，就可避免肿块堵塞气道，也不会引起如此恶果。

例2　患者，男性，39岁。以右支气管腺瘤拟在静脉复合麻醉下行右支气管肿块切除术。气憋 1 年，咳嗽 6 个月；纤维支气管镜见：右中叶支气管开口处有息肉样肿块。单腔气管内插管，静吸复合麻醉。当开胸探查手术进行到游离右肺中下叶时，气道阻力突然增大，左肺通气堵塞，经调整导管位置，吸除气管内分泌物后仍无改善。3min 后，HR

140～160bpm，BP 50/0mmHg，发绀。术者预感到有瘤栓脱落的可能，立即行纤维支气管镜检查，见瘤栓脱落到左主支气管，当取出脱落的肿块时，患者心搏骤停。经心肺复苏、肿块取出等处理后，左肺通气功能改善，但因缺氧时间较长、昏迷、四肢抽搐，术后经抢救无效死亡。

【教训】　本例右支气管腺瘤手术在切除术中瘤栓脱落，进入左支气管内，未能及时取出而造成窒息缺氧，导致呼吸、心搏骤停，经抢救无效而死亡。此例失误之处为：此与手术操作探查挤压右侧患肺有关。此例麻醉前应选择双腔支气管插管为妥，不宜选用单腔气管内插管，否则就会发生术中将右肺肿瘤挤压，使脱落瘤体进入并堵住左主支气管造成死亡。应引以深刻教训为戒。

（二）肺部肿瘤切除术术前评估不足的失误

肺部手术是常见的胸外科手术，因而在术前估计中容易发生估计不足而失误。

例 3　患者，男性，53 岁。以右下肺鳞癌拟在全麻下行右肺下叶切除术。麻醉快速诱导后，顺利插入 ID（内径）8.5mm 气管导管，持续输注 1% 普鲁卡因复合液维持麻醉。当切除右肺中、下叶及缝合闭塞支气管残端时，气道阻力骤然增加明显，潮气量仅 100ml，遂改手法控制通气，气道压力达 40cmH$_2$O，正常 <20cmH$_2$O，潮气量 350ml。与此同时，右上肺叶呈过度膨胀，纵隔明显向左侧移位，SpO$_2$ 由 100% 突然降至 13%，严重发绀，心率显著增快，ECG 波幅很低，继之心搏骤停。即刻行胸内心脏按压，静脉注射肾上腺素，心搏恢复。气管内吸引时仅仅吸出少量血性液体和坏死组织。考虑为肿瘤组织脱落滑入并堵塞左主支气管，即改取平卧位，左侧剖胸，见左肺萎陷，术者将瘤体渐渐挤入右主支气管，左肺顿时复张，气管导管插入左主支气管行单肺通气，SpO$_2$ 迅速回升至 100%，唇色红润，ECG 也恢复正常，重新敞开右支气管

残端取出瘤体。术毕保留导管送 ICU 监测治疗，循环呼吸基本稳定。

【教训】　本例是因瘤体组织脱落后堵塞健侧主支气管发生窒息、缺氧致心搏骤停。本例的主要失误是术前估计欠妥当，应选用双腔支气管插管，就可防止肺肿瘤组织脱落后堵塞健侧主支气管，阻塞气道致心搏骤停。

二、麻醉中才诊断出麻醉前漏诊的胸内伤

胸内伤患者入院时，伤情重且复杂，多伴有创伤性休克或失血性休克、酗酒和昏迷等。急诊观察的时间短暂，往往因遗漏病史而造成漏诊和误诊。而且，胸内伤在麻醉后可出现一些特征性表现，即使麻醉前特征性不突出者，经过麻醉、控制呼吸及抗休克治疗后，特征性会更加明显地表现出来。因此，麻醉科医师在麻醉前应提高警惕，全面估计病情，密切注意有无胸内伤。资料报道首次明确诊断的胸内闭合伤者仅占 6%，30% 为在手术台上首次发现。确诊仍非常困难。由于缺乏局部快速诊断手段，临床表现程度又不一样，少量血气胸（<200ml）、心包纵隔出血等常被低血压和休克所掩盖，以致易误诊漏诊。麻醉控制呼吸和抗休克治疗会进行性加重气胸、出血和心包填塞，甚至危及患者生命。如果麻醉科医师简单认为休克是出血和酸中毒所引起，缺氧是呼吸管理不当，闭式引流出血量不多，胸腔内就无大量积血，只做普通处理，就会因漏诊而产生致命的失误。

例 4　患者，男性，23 岁。因胸腹部多处钝器、刀刺伤致肠外漏，双侧开放性气胸，右胸壁反常呼吸，腹腔内出血合并失血性休克，拟在全麻下行右胸闭式引流、剖腹探查、脾切除术。术前 X 线片示右第 5～7 肋骨多处骨折，双侧胸腔少量积气，腹腔穿刺有积血。入室 BP 75/45mmHg，R 40 次/分，HR 135 次/分，呼吸浅快，神情淡漠。诱导用地西泮 10mg，芬太尼 0.3mg、琥珀胆碱 100mg 静

脉注射后气管内插管,呼吸机控制呼吸,双肺呼吸音基本正常。2%普鲁卡因复合液输注维持麻醉。右胸第5肋间腋中线闭式引流出约300ml鲜血,少量积气。约45min内输右旋糖酐700ml,全血600ml,血压持续下降至45/34mmHg,心率降至90次/分,ECG Ⅱ、V导S-T下降。停止输注普鲁卡因,静脉注射麻黄碱30mg不敏感,PaO_2、$PaCO_2$和pH近正常。开腹后见腹膜后髂外静脉破裂,腹腔积血600ml。钳夹止血后修补血管,20min内输全血400ml,葡萄糖酸钙2g,5% $NaHCO_3$ 200ml,血压仍不升,心率进一步下降至79~80bpm。右胸腔引流出血500ml/h。右肺呼吸比较弱,而表浅静脉压力偏高,疑右胸有活动性出血,引流不畅,心包损伤积血。静脉注射阿托品0.3mg,麻黄碱20mg后请胸外科急会诊。迅速开胸后见肋间有动脉活跃出血,右胸积血800ml,心包切开小刀口,右心室非穿透伤,心包积血为20ml,缝合心脏心包,结扎右肋间血管,15min内输全血300ml、中分子右旋糖酐300ml,血压迅速上升至92/53mmHg,心率120次/分。继续补液,生命体征渐趋稳定,术毕40min清醒。

【教训】 本例患者是典型的失血性休克,经补液输血并无效果,血压持续下降,心率减慢,已是心脏缺血、缺氧代偿不全的表现,继之便会心搏骤停。且重症休克系失血、心脏压塞及纵隔移位综合作用所引起,仰卧位腋中线引流不能充分反映胸腔内出血程度。麻醉后加重了伤情的发展,为准确判断病情提供了条件,使患者得以救治,转危为安。教训是麻醉科医师在处理多发伤中应提高警惕,许多危象是由麻醉不当所致,原因是麻醉前病情漏诊或误诊。只要能正确判断和正确处理,可迅速挽救患者生命。术中出现以下情况应高度怀疑胸内伤的可能。①严重休克与已知出血量不相符,低血压与外周充盈血管矛盾。若有CVP监测就更有尽早正确判断价值。②按失血性休克抢救效果不佳,或反使病情恶化。③换气功能不全,且进行性加重。④开始正常的两肺呼吸音转为不对称,或呼吸道阻力加大时。

三、麻醉前未诊断出气道受压险遭不测

颈部或纵隔肿瘤常使气道受压。导致麻醉呼吸道管理的困难,严重时危及患者的生命。麻醉前对气道的评估应包括喉、声门、气管的检查。X线片可粗略判断颈段气道情况,CT检查是诊断的可靠手段。对于这类患者,麻醉科医师应切实负责,保证患者安全。否则危险性很大,会引起不良后果。

例5 患者,女性,57岁。以甲状腺中叶5cm×5cm×5cm腺瘤拟在颈丛阻滞麻醉下摘除。X线颈部侧位片示气管受压,狭窄部0.7cm。颈丛麻醉后,当将患者头部置于甲状腺手术体位后,因头后仰加重了肿瘤对气管的压迫,致完全性梗阻并发肺水肿。肺水肿复苏后改期手术,在气管内插管全麻下完成手术。

【教训】 凡是进行颈部或纵隔肿瘤一类患者麻醉时,要有切实可行的气道通畅保障手段,应首选气管内插管全麻。本例的失误之处,即在术前已确定诊断出气管受压和狭窄之后,仍然选用颈丛阻滞麻醉,这不能不造成气道的完全梗阻,并发肺水肿。教训极为深刻:凡是气道受压患者麻醉方法的选择,应首先气管内插管全麻,诱导方法也要依气道狭窄性质和程度选择,术后拔管应严格掌握适应证。

第四节　血液系统疾病手术麻醉评估的失误

血液系统疾病包括血液病患者并发外科疾病而需要外科手术的治疗者,用外科手术治疗的血液病患者,手术中容易发生血液并发症等,其中最大的危险性在于出血。此类患者麻醉有一定的特点:①患者对麻醉及麻醉药耐受性很差,贫血患者携氧能力降低,故在缺氧时看不出发绀,影响麻醉期间对缺氧的观察;②麻醉操作创伤后容易出血,发生血肿并发症的机会较多;③病情严重者,长期卧床,用激素或放疗者,全身情况衰竭,心脏代偿功能差,抵抗力弱,极易发生感染。麻醉前要充分估计病情,针对不同血液病做对症治疗、病因治疗和全身支持疗法,以减少麻醉手术的危险性。在麻醉方法选择上,有凝血障碍者,不宜选局麻、神经阻滞,若选椎管内麻醉应持慎重态度,即使选择,操作应减少损伤,要预防硬膜外血肿或感染并发症的发生。若全麻时,气管内插管动作要轻柔,防止气管黏膜损伤后严重出血或导致误吸、窒息等严重后果。在麻醉药的选择上,氟哌利多、吩噻嗪类、芬太尼等不宜应用,以免增加渗血。麻醉管理应加强,加强对异常出血的处理,应输新鲜血,或以成分输血最好,及时应用激素等,以增强麻醉的耐受性和安全性。特别是小儿血液病,要防治窒息。术后要注意无菌隔离和出血倾向的观察,而预防重点是在手术麻醉前,防止手术麻醉估计的失误。

麻醉选择首先应考虑患者的安全。麻醉的危险性和手术中出现意外的机会是相等的,麻醉出问题的机会也是较多的,往往是对病情估计不足,因而也就造成麻醉选择的失误。

一、血小板减少患者错选硬膜外麻醉致截瘫

硬膜外麻醉后并发截瘫,是因为对血小板严重缺乏的患者,错误选用硬膜外麻醉的结果。

例1　患者,男性,50岁。诊断为肝硬化腹水、脾功能亢进,行脾切除手术。术前急性上消化道出血,化验结果:Hb80g/L,WBC$2.1×10^9$/L,PC(血小板)$20.5×10^9$/L,选择硬膜外麻醉,穿刺部位为 $T_{9\sim10}$ 间隙,由于刺破蛛网膜改全麻完成手术。术后26h双下肢感觉运动消失,大、小便失禁。经会诊确诊为硬膜外血肿,但遗憾的是没有行血肿清除术证实。

【教训】　血小板严重缺乏或减少的患者,选用硬膜外麻醉是错误的,一旦诊断为硬膜外腔血肿,应立即行血肿清除手术,如果单靠自行恢复,血肿吸收完是不可能的。硬膜外麻醉手术后应重点观察硬膜外血肿的表现,一旦诊断明确,应立即争取时间采取椎管内探查术,血肿清除术,不得有丝毫耽误时间和犹豫之想法。

二、白血病患者手术麻醉选择评估的失误

白血病患者手术的麻醉,因其有出血倾向,如果错选硬膜外麻醉时,有可能发生硬膜外腔血肿,导致下肢进行性麻痹。

例2　患者,男性,30岁。因发热、乏力,四肢关节痛及间断鼻衄,以急性粒细胞白血病入院。化验:PC$53×10^9$/L,Hb 126g/L,WBC $4.0×10^9$/L,早幼粒 0.01,中幼粒0.02,晚幼粒 0.02,干状、分叶 0.72,淋巴0.02。血涂片可见少数幼稚粒细胞,PC散在少见,BT(出血时间)4min,CT(凝血时间)1min,骨髓穿刺血涂片可见少数早、中、晚幼稚粒细胞,PC极少见,经抗炎、止血、激素及阿糖腺苷等治疗2个疗程后病情缓解。于入院后第 67 天中午 12 时突然出现腹胀痛。查体:腹膨隆,无肠型及蠕动波,全腹均有压痛、

反跳痛,肌卫(肌防卫反射,+),肝浊音界缩小,肠鸣音减弱。腹部透视:腹腔大量积气,左膈下半月状游离氧体;化验:PC 61×10^9/L,Hb 122g/L,WBC 5.6×10^9/L,中性粒细胞 0.63,BT、CT 各 30s。ECG 示心肌供血不足,心动过速,左心室高电压。诊断:空腹脏器穿孔,腹膜炎,拟在硬膜外麻醉下行急诊剖腹探查术。麻醉前用药,地西泮 10mg,东莨菪碱 0.3mg,患者于 22 时 30 分入手术室,BP 130/90mmHg,HR 120bpm,R 40bpm。于 $T_{9\sim10}$ 穿刺置管顺利,未见出血。开放静脉后,在注入试验剂量时发现导管被血液阻塞。即从原点重新穿刺,针尖达硬膜外腔时有少量血液流出,注入肾上腺素盐水 2 次各 5ml,稀释血液充分引流,置管后又注入 5ml,翻身后注入 0.5%丁哌卡因(布比卡因)5ml 试验量,5min 后测无麻醉平面,连续观察 30min,麻醉绝对平面 $T_{2\sim4}$,23 时 15 分决定改为全麻,先行局麻开始手术,同时输注羟丁酸钠 5g、芬太尼 0.05mg、地西泮 10mg、1%丁卡因咽喉表面麻醉,患者入睡后静脉注射氯胺酮 50mg,气管内插管,以 0.1%琥珀胆碱输注,静脉注射芬太尼、地西泮维持麻醉,控制呼吸,于 1 时 58 分手术结束。术中病情稳定,BP150～130/100mmHg,HR 90～84 次/分,术后 15min 拔管,呼吸无异常,拔管后发现呼吸道分泌物呈粉红色,查体:呼吸无困难和发绀,听诊两肺呼吸音清晰。输血输液 2000ml,排外肺水肿,护送回病房。术后 6h 随访患者已清醒、安静,主诉伤口痛,两下肢不能活动。查体:脐以下感觉、痛觉及各生理反射消失,肌力 0 级,腹部刀口大量渗血,生命指征基本正常。初步印象硬膜外腔血肿,压迫脊髓导致截瘫。即请有关科室会诊:认为白血病出血、渗血,再做椎管内探查及减压手术创伤大,有一定危险性,给予保守治疗,即输新鲜血液、止血及抗感染等为主的支持疗法。患者手术后 21d

死于全身脏器衰竭。

【教训】 此例患者死亡,其教训如下。①对白血病手术的麻醉选择尚无成熟经验,白血病出血主要原因是血小板的量及质的异常,尤其与血小板的数量密切有关,也与其他因素有关。本例术前经过治疗化验检查基本无异常,全身无出血表现,故选择硬膜外麻醉。因全麻气管内插管会有黏膜下损伤出血、渗血等可引起呼吸道梗阻的危险性。本例在气管内导管拔出后即有黏膜下血性渗出。②本例的最大失误是对白血病出血的患者选择硬膜外麻醉,选用后在硬膜外麻醉术后并发截瘫。本例白血病患者手术的麻醉应以全麻为宜。如果在全麻气管内插管操作时能做到轻柔、勿用暴力、导管选择不宜过粗、插管不宜过深、呼吸囊充气压力不宜过大等,就可以预防损伤或压迫呼吸道黏膜而引起出血或形成黏膜下血肿的发生,甚至发生呼吸道梗阻。一旦发生呼吸道梗阻时行气管造口术要留有余地。③硬膜外麻醉后因血肿、脓肿、肿瘤等因素导致截瘫的报道国内屡见。硬膜外血肿,应争取在 6h 内施行椎管内减压术,多数患者可以恢复。即在 24h 内手术神经后遗症尚有恢复可能,若超过 72h 往往遗留永久性截瘫性神经后遗症。本例因术后出血、渗血较严重,而失去椎管内探查手术治疗截瘫的有利时机,是不应该的、十分遗憾的。白血病患者手术麻醉于术前输入一定量新鲜血或血小板可能对纠正其术后出血因素有益。对减少或避免发生麻醉并发症有一定预防意义,若一旦发生瘫痪症状也会给椎管内减压手术提供有利条件。少数白血病患者病例也尚有硬膜外腔出血引起自发性截瘫的可能,有必要引起麻醉者注意,但与本例无直接关系。白血病患者手术者十分少见,麻醉也尚无经验,读者在今后的工作中可能会遇到类似病例的麻醉,应引以为戒。

第五节　麻醉前用药的失误

任何一种麻醉方法都必须有麻醉前用药。任何麻醉前用药都应按时给予。麻醉前用药包括狭义的麻醉前用药和广义的麻醉前用药。前者是预先给患者使用一些药物,减轻患者精神负担和提高麻醉效果。后者是预先给患者使用的所有药物,无非是为了手术顺利、麻醉效果完善及保证患者的安全,包括的范围更广泛,如止血药、抗生素及特殊患者的准备用药等。要根据患者具体病情适当掌握用量。

一、肌内误注 4％硫喷妥钠

麻醉前用药的失误最常见的是将浓度搞错。

例 1　患儿,男,18 个月,体重 11kg。右腹股沟斜疝,在基础加局麻下行择期疝修补术。入室后 BP 80/60mmHg,HR 105 次/分,R 25 次/分。基础麻醉拟肌内注射 2.5％硫喷妥钠(0.8ml × 11)＝ 220mg(20mg/kg),氯胺酮 30mg 肌内注射后患者迅速入睡。检查发现硫喷妥钠为每安瓿 1g 而非 0.5g,即开放静脉,鼻导管给氧,密切监测血压、心率和呼吸,每 2 分钟 1 次,并准备气管内插管用具和抢救药品,经 20min 观察,BP 最低为 65/40mmHg,HR 90 次/分,R 20 次/分,潮气量尚可,口唇及末梢红润,遂决定继续手术。手术历时 1h 20min,BP 75/60mmHg,送回病房监护至苏醒。术后 9d 痊愈出院。

【教训】　本例的教训是麻醉科医师在配制 2.5％硫喷妥钠之溶液时,未予查对,误将 1g/支的安瓿误当作 0.5g/支,按常规稀释至 20ml,以致其浓度用量均增加 1 倍。纯属工作粗疏,没有执行"三查七对"所致。所幸小儿中毒反应不十分严重,经严密观察和正确处理,未酿成严重后果,但教训极其深刻,应引以为戒。

二、术前病人药物治疗的失误

因病情需要除对一般患者进行准备外,还要对特殊患者进行特殊准备,以确保麻醉和手术的安全。对于高血压患者,轻度的对麻醉和手术有一定的危险性,但严重的高血压患者麻醉和手术的危险性却极大,一般主张在麻醉前进行一段内科降压治疗,待血压稳定后再行手术。糖尿病患者、急性感染和高热的患者、激素治疗的患者、有严重心律失常和心力衰竭的患者等,术前都要全面估计,可以明显降低围术期死亡率。但是,在临床工作中往往由于主观和客观的原因,或不够注意,引起一些失误。

(一)糖尿病患者术前血糖高,术中心搏骤停

糖尿病患者目前发病率高达 2.5％～3.0％,手术患者中有许多是合并糖尿病的患者,且有 5％～10％的糖尿病患者须施行紧急手术。只要术前充分地进行全面估计病情,术前 5～10d 将血糖纠正到接近正常水平,麻醉中进行必要的监测和治疗,紧急手术患者一边术中控制血糖,一边进行手术,是可以安全度过围手术期的。但是,临床中往往因为疏忽招致不应有的后果。

例 2　患者,女性,77 岁。因急性胆囊炎,感染中毒性休克,拟在硬膜外麻醉下行胆囊切除术。术前尿糖(＋＋),血糖 12mmol/L,不正常 ECG,慢性冠状血管供血不足。未用降血糖药物,BP105/68mmHg,HR 120 次/分。术中输注 0.9％生理盐水 500ml,5％葡萄糖 500ml 加胰岛素 8U。硬膜外麻醉起效后血压降至 83/23mmHg,静脉注射麻黄碱 15mg,血压回升至 113/79mmHg,7min 后血压再次降到 79/60mmHg。再次静脉注射麻黄碱 15mg,血

压回升不明显。血压听不清,心搏及呼吸停止,立即复苏,气管内插管,胸外心脏按压,静脉注射肾上腺素 1mg,5%碳酸氢钠 100ml,约 3min 心搏恢复,BP 180/100mmHg,HR 100 次/分,自主呼吸恢复,不规则,潮气量不足。手术继续进行,切除胆囊,输注 20%甘露醇 250ml 后自主呼吸频率和潮气量基本正常,术毕未清醒,带气管导管回病房,术后 20h 死亡。

【教训】 本例患者发生心搏骤停的时间不是在游离胆囊床、胆囊颈和探查胆总管的时候,故不是由胆心反射引起的。其本例的失误为以下原因。①术前血糖高达 12mmol/L(正常 3~6mmol/L),忽视了药物治疗。②术中还补了糖,就会使血糖进一步增高。虽然术中也应用了胰岛素,但剂量不足。糖尿病患者临床实践证明,术前血糖正常的患者,术中输入 5%葡萄糖氯化钠 500ml 后再测血糖,一般在 7.05~16.5mmol/L,平均值为 11.23mmol/L。此例患者术前已有高糖血症,加之手术的应激反应,抑制胰岛素分泌及促胰高血糖素的释放,肝糖原分解,血糖进一步增高,同时外周糖利用率降低。此时输入葡萄糖更加重高糖血症的程度,机体利用糖障碍往往造成代谢性酸中毒,pH<7.1 时心肌收缩力明显减弱,循环系统对儿茶酚胺的反应性下降,容易造成心搏骤停。文献报道指出,心搏骤停后中枢神经系统恢复差者与患者的高血糖水平有关。此例患者心肺复苏后未清醒死亡,可能与此有关。本例的教训是:术前对没有症状的糖尿病患者也必须充分治疗,选择适当的手术时机,术中监测血糖也不容忽视,而且根据患者的病情决定术中胰岛素用量,按胰岛素单位与葡萄糖 2.5~6g 之比酌情给药,从而防止高糖血症对人体组织细胞造成的损害。用胰岛素时注意补钾。

(二)重症肌无力术中心搏骤停

重症肌无力是一种自身免疫性疾病,产生作用于神经肌肉终板的乙酰胆碱能受体的抗体,这些抗体可以减少活性受体的数量、阻断功能性受体、加速受体降解或补体介导性分解。目前临床治疗主要应用胆碱酯酶抑制药、激素、免疫抑制药、血浆交换和胸腺切除等。抗胆碱酯酶药可以增强迷走神经反应,对手术前后是否应当维持或停用抗胆碱酯酶药治疗仍存有争议,术前通常肌内注射阿托品 0.5mg,以保证适当的阿托品化。

例 3 患者,男性,25 岁,体重 71kg。血型为 O 型。发现四肢肌力软弱伴眼睑下垂半年余,近 1 个月吞咽困难,诊断为重症肌无力Ⅲ-B 型(Ossermann 分型),拟在全麻下行胸腺切除术。入院后服用溴吡斯的明 60mg,4/d,2d;90mg,4/d,15d。术前 1 周曾行血浆交换治疗 3 次,病情控制尚满意。患病以来,曾在外院应用溴吡斯的明、地塞米松、泼尼松,但未用环磷酰胺、硫唑嘌呤等免疫抑制药。术日晨,未停服溴吡斯的明。术前用药为地西泮 10mg 肌内注射。入室时,BP 130/70mmHg,HR 68 次/分。静脉注射芬太尼 50μg、氟哌啶醇 1mg 后,BP 120/60mmHg,HR 65 次/分。诱导插管用药为硫喷妥钠 350mg、阿曲库铵 25mg。吸入 1%安氟醚和 70%氧化亚氮维持麻醉。切皮前安氟醚浓度增至 1.5%,静脉追加芬太尼 50μg,SpO₂ 维持在 90%,BP 100/55mmHg,而 HR 从 75 次/分逐渐减至 45 次/分,劈开胸骨时,发现 ECG、SpO₂ 在数秒钟内形成直线,立即心脏按压和静脉注射阿托品 0.5mg,2~5s 后,ECG、SpO₂ 波形恢复,SpO₂ 为 99%,HR 104 次/分,BP140/80mmHg,此后维持 BP 110/60mmHg,HR 但稳定于 55~65 次/分,未作任何处理。术后回 ICU。继续服用溴吡斯的明 90mg,4/d,阿托品 0.3mg,4/d,恢复良好。

【教训】 本例服用较大剂量的溴吡斯的明至术晨,又未阿托品化,术中心率偏慢,提示迷走张力增高;芬太尼和安氟醚有抑制心率的作用,在心率明显抑制时,加之劈胸骨的剧烈刺激导致心搏骤停。从其发生过程来看,迷走张力增高是主要原因。如果术前或心率明显抑制时,及时阿托品化,则可避免患者术中严重的心血管抑制。

第六节　麻醉方法选择的失误

近年来我国临床麻醉发展较快,众多的先进麻醉设备和新药物的引进,使麻醉临床的设备技术条件有了进一步的改善,为做好临床麻醉工作提供了条件。在临床麻醉中,麻醉方法和药物的选择十分重要,既要达到便于手术操作,为手术创造必要的条件,满足手术的需要,也要达到在患者舒适、镇痛良好的前提下,还要看麻醉科医师的技术水平、手术室的设备、药品条件,才能保证患者的安全,减少麻醉意外和并发症。但是,从多年在临床麻醉工作的实践和见闻中,经常有一些在麻醉方法选择上的失误,不但增加患者的痛苦,甚至危及患者的生命。临床麻醉主要存在以下方面问题:①硬膜外麻醉,适应证过宽,不论部位(除颅脑及胸腔手术外)、病情、年龄等,几乎无一例外地首选硬膜外麻醉;硬膜外麻醉效果在某些手术不完善时,就使用辅助药来弥补,当硬膜外麻醉的辅助用药种类偏多、剂量偏大时,就导致患者呼吸循环抑制,深睡不醒和呼吸道欠通畅,需要口咽气道保障通气或面罩辅助通气,维持呼吸循环稳定较困难;甚至用辅助药后,患者躁动,不能配合,影响手术进行,甚至导致心搏呼吸停止;硬膜外麻醉呼吸抑制主要是使通气量减少,SpO_2 降低,VT 也下降,分钟通气量也下降,下腹部手术选用硬膜外麻醉,即使是使用临床常规量的辅助药,对呼吸管理也不能忽视,除吸氧外,还要改善通气;硬膜外麻醉对内脏无镇痛作用,不能解决腹腔手术的牵拉反应,不宜辅用氯胺酮,硬膜外麻醉关腹时肌肉紧张不宜应用琥珀胆碱等。②全身麻醉、静脉麻醉时必须保持气道通畅,进行有效通气;气管内插管的应激反应导致心率增快、血压升高,应预防气管内插管反应;普鲁卡因静脉麻醉镇痛效能较弱,还可发生不良反应和具有细胞毒性等,改用其他全身麻醉药较好,全麻结束时强调早醒会带来某些问题。本节就有关失误问题分述如下。

一、选择硬膜外麻醉不当引起失误

硬膜外麻醉是我国常用的麻醉方法之一,尤其是在中小医院,由于经验丰富,操作熟练,适应证较宽,占麻醉的 40%～80%,这主要与全麻设备、药品缺乏和专业训练有关。所以,其选择方法的失误也是最多的。由于在一些特殊患者也应用硬膜外麻醉,甚至在中毒性休克患者、危重衰弱、严重电解质紊乱、脱水和凝血机制紊乱的患者中也应用硬膜外麻醉,难免发生一些本可以避免的并发症,如硬膜外血肿、截瘫、严重低血压、心动过缓、呼吸抑制,甚至呼吸、心搏停止。这虽然有多方面的原因,但选用硬膜外麻醉不当可能是主要的原因。

(一)长期卧床患者错选硬膜外麻醉致麻醉期间严重低血压

由于术前准备不充分,造成硬膜外麻醉选择上的错误,麻醉失误对患者产生损害性影响。

例 1　患者,男性,58 岁,体重 76kg。因右股骨颈骨折,股骨头坏死,活动受限制 1 年,卧床半年余,拟在硬膜外麻醉下行人工股骨头置换术。术前 BP 120/77mmHg,R 18 次/分,ECG 示 ST-T 改变,心肌缺血。术前禁食水,肌内注射苯巴比妥钠 0.1g。入室后左侧卧位于 $L_{3\sim4}$ 间隙穿刺,头向 3.0cm,置管顺利,注入 1.5%利多卡因 5ml,以 5%葡萄糖静脉补液。5min 后 BP 70/45mmHg,

静注麻黄碱 15mg 后 BP 回升至 92/68mmHg。硬膜外腔追注 1.5% 利多卡因 10ml,BP 降至 60/40mmHg,再次静脉注射麻黄碱 30mg,BP 回升不明显,追注麻黄碱 15mg 静脉注射,同时静脉改输血代并加快输注速度。5min 后患者出现心慌、胸闷、头晕、恶心呕吐症状,BP 70/45mmHg,减慢输液速度,面罩吸氧。另开一静脉通道,将多巴胺 40mg 加入 0.9% 氯化钠 200ml 内 180 滴/分输注,BP 升至 100/68mmHg,测试麻醉平面 T_{11},手术开始。手术时间 180min,当 150min 时硬膜外注入 0.75% 布比卡因 5ml。术中 BP、HR 基本平稳,出血约 400ml,输注 5% 葡萄糖 100ml,0.9% 氯化钠 200ml,血代 500ml。当术终停止输注多巴胺回病房后,BP 再次降至 70/45mmHg,将多巴胺 20mg 加入 0.9% 氯化钠 100ml,以 30 滴/分输注,BP 升至 106/69mmHg。同时输血代 500ml,全血 200ml,2h 后停止输注多巴胺,测 BP 110/75mmHg,稳定,无不良后果。

【教训】 此患者因脱水而致血容量不足,长期卧床,身体虚弱,代谢功能及全身各脏器功能均降低,循环功能欠佳,血管张力及心血管的代偿调节功能很差;术前准备不充分,没有加强营养、补充血容量;硬膜外麻醉又使麻醉区的外周血管扩张,必然导致严重低血压。本例术中出现胸闷、心慌等症状,与严重低血压引起冠状动脉缺血有关;也与输液速度过快、心脏负担过重有关,输液速度减慢后症状明显改善。对于伴有心脏病的老年患者,严重低血压和缺氧直接影响冠状动脉缺血,手术麻醉期间一旦出现严重低血压,要迅速采取措施提升血压,同时吸氧。此例应吸取的教训如下:①术前应做好充分准备,加强营养,进行力所能及的功能锻炼,一定要补足血容量。②在麻醉选择上宜用对心血管功能影响小的全身麻醉,平稳诱导下行气管内插管,控制通气,这样既可防止术中缺氧,又可根据患者血压、脉搏调整麻醉深度,不致出现严重低血压。

(二)休克患者选硬膜外麻醉不当导致心搏骤停

休克患者是硬膜外麻醉的禁忌证,因为硬膜外麻醉对血流动力学影响大,可加重休克,引起麻醉中不安全。

例 2 患者,男性,64 岁。因胃穿孔 24h 并感染性休克,拟在硬膜外麻醉下行胃穿孔修补术。在完成穿刺操作后注入 2% 利多卡因 3ml 试验剂量,改为平卧时心搏骤停,立即复苏,约 2min 复苏成功,纠正血压,维持循环的稳定,输血输液下完成手术。

【教训】 本例为感染性休克,老年患者,血容量不足,对血压波动的循环代偿功能很差。这类患者的麻醉选择尽量选用对血流动力学影响小、对循环抑制小,又能满足手术要求的麻醉方法。也就是在选择麻醉方法时要以避免加重休克为原则。由于硬膜外麻醉对血流动力学影响大,而且休克患者对麻醉的耐受力减小,本例仅仅注入 3ml 局麻药,当侧卧改成平卧时,即导致心搏骤停。故此例选用硬膜外麻醉是一个明显的失误,应引以为戒。

(三)选高位硬膜外阻滞不当导致呼吸心搏骤停

连续硬膜外神经阻滞应用于颈部、上肢、胸壁手术麻醉效果肯定,且可避免全麻及气管内插管的痛苦,术后患者清醒,便于护理。但是当高位硬膜外(颈、上胸部 $C_2 \sim T_6$)阻滞时,严重影响膈肌及肋间肌的运动,使肺活量、潮气量、每分钟通气量明显减少,加之术中辅助镇痛药物对呼吸功能的抑制作用,严重时导致呼吸心搏骤停。

例 3 患者,女性,38 岁。因双侧结节性甲状腺肿拟在连续硬膜外阻滞下行双侧甲状腺次全切除术。查体一般情况好,心、肺正常,肝脾不大,神经系统及各项辅助检查均正常,X 线提示右上纵隔密度增高。B 型超声示左侧甲状腺 77mm×55mm,右侧甲状腺

39mm × 24mm。术前肌内注射阿托品 0.5mg，苯巴比妥钠 100mg；入手术室 BP 110/80mmHg、HR 84 次/分、R 20 次/分。麻醉取左侧卧位，于 $C_{6\sim7}$ 椎间隙硬膜外穿刺，穿刺及置管均顺利。患者平卧后经导管注入 0.5％布比卡因 5ml，观察 5min 后无脊麻症状和不适，10min 后注入 0.5％布比卡因 8ml，相继静脉给哌-异合剂 2ml，注试验量 20min 后开始手术。切皮时自诉疼痛，0.5％普鲁卡因局部浸润，切开皮肤，见血色暗紫，立即面罩吸氧，测 BP 为 0，紧急静脉注射麻黄碱 30mg，同时呼吸、心搏停止，立即胸外心脏按压，心内注射"三联针"，气管内插管正压呼吸，气管内肾上腺素 1mg 注入。约 2min 后心跳恢复，BP 达 180/110mmHg，HR 154 次/分，ECG 示心肌缺血、心房颤动，后来做 ECG 正常。6min 后自主呼吸恢复，全身抽搐伴烦躁，手术停做。缝合切口。经头部降温、脱水、解痉、纠酸等治疗，1 周后病情稳定，脑功能恢复好，未遗留后遗症。两周后痊愈出院。

【教训】 本例心搏骤停病例虽然经积极抢救复苏成功，患者恢复满意，但教训是极为深刻的，主要教训为：①本例选用硬膜外麻醉是一个失误。患者因双侧结节性甲状腺肿、双侧瘤体较大，对气道已有压迫；同时 X 线提示胸骨后也有结节性甲状腺肿，高位硬膜外阻滞后，也阻滞膈神经和肋间神经，引起呼吸肌麻痹，呼吸运动受限，加上瘤体肿块失去支撑力后，重力压迫呼吸道后造成窒息，发生急性缺氧性呼吸、心搏骤停。如果能选用静脉或静吸复合全麻，气管内插管，就会避免发生心搏呼吸停止的机会。②本例从首次给硬膜外腔注入局部麻醉药至静脉给哌-异合剂 2ml，相距时间在 10min 之内，局麻药和镇痛、镇静药物都会综合产生抑制呼吸作用，在呼吸循环均遭受严重抑制的情况下未能及时发现和有效处理，导致血压急骤下降，呼吸心搏骤停。所以对呼吸有抑制影响的镇痛药如

哌替啶、芬太尼等应慎用，以小量为宜。③高位（颈、上胸部）硬膜外阻滞时，因为患者的呼吸运动受抑制，潮气量减少，要在使用辅助药时加强监测，严密观察呼吸变化，必要时给予面罩间歇正压辅助呼吸，来改善通气效果等处理，以对抗低血氧症。④颈部硬膜外阻滞所用局麻药的浓度应偏低，因为药液越浓、用量越大，则阻滞范围也越广，呼吸循环功能受抑制就越明显；布比卡因用于颈部硬膜外阻滞的浓度，应控制在 0.25％～0.35％较为妥当。本例所用布比卡因的浓度为 0.5％，显然是偏大的。⑤知识更新很有必要。"三联针"已废弃，目前复苏的进展是选用大剂量的肾上腺素 1～3mg 或 5mg 静脉或气管内（用 0.9％氯化钠 10ml 稀释）注射，以提高心肌应激性，增强心肌张力，增加冠状动脉血流量和氧的供应，以纠正缺氧，有助于复苏成功。必要时选心内注射等途径都有相同的效果。

（四）高血压心脏病患者手术选硬膜外麻醉不当致呼吸心搏骤停

麻醉的选择有一条原则，就是要在麻醉期间尽量保持患者呼吸循环生理功能稳定的前提下来选择麻醉。严重高血压、循环功能不全者是硬膜外麻醉的禁忌证。

例 4　患者，女性，60 岁。以右股骨中段骨折，在硬膜外麻醉下行钢板内固定术。术前曾有高血压、心脏病（心室肥厚、心肌缺血）。在摆麻醉体位侧卧时，因患肢疼痛及体位改变，血压从 130/90mmHg 突然下降至 67.5/37.5mmHg。立即改平卧位，迅速输液，同时给升压药，待血压回升 98/68mmHg，心率、脉搏恢复正常后，仍在硬膜外麻醉小剂量、分次注药下施行手术，同时密切观察血压、给氧、心电监护。当手术进行到股骨断端复位、牵拉患肢时血压下降到"0"，呼吸心搏随之停止，立即行气管内插管，进行复苏，胸外心脏按压，静脉及气管内反复多次给肾上腺素或"二联针"，经 30min 抢救无效死亡。

【教训】 本例为 60 岁的女性,年老,有高血压、心脏病(心室肥厚、心肌缺血),心功能差,对血压波动的代偿能力差。患者右股骨中段骨折,损伤较重,又为卧床不能活动患者,合并有脱水、血容量不足等病理变化。如发生血压波动较大时,血压骤降后就难以回升,低血压又进一步加重了心肌缺血。本例的失误主要有:①麻醉前准备不充分,术前缺少对心脏评估和心脏内科的会诊。②对此类患者翻身摆体位(麻醉体位或手术体位)时,动作要缓慢,以免发生对血流动力学产生影响。③两次麻醉选择错误。首次选硬膜外麻醉,当摆麻醉侧卧位时,因患肢疼痛和体位改变等原因使血压剧降时,虽然经积极处理使血压回升,但也证明患者的情况及循环功能是不佳的。第一次麻醉选择是错误的。当血压等生命体征恢复后,决定继续手术时就不应再选硬膜外麻醉,但麻醉科医师还认识不到选择硬膜外麻醉是禁忌的,故又错误地第二次选用硬膜外麻醉继续进行手术,不能不招致悲惨结局。④麻醉和手术加重了心血管功能的负担,当手术刺激诱发冠心病急性心肌梗死(AMI)之后,又因缺乏相关知识而发现延迟,处理也无可能,终致死亡。血的教训:麻醉者的业务素质和技术水平要提高,硬膜外麻醉等麻醉方法一定要严格按适应证原则选择,万万不能疏忽,以减少高血压、AMI等危重患者麻醉和手术的危险性,提高安全性。

(五)肝包虫手术患者错选硬膜外麻醉导致心搏骤停

体腔内包虫病手术,存在着包虫液外溢到体腔内发生过敏反应严重,可导致循环骤停的问题,麻醉选择以气管内插管全麻比较安全。但在临床中,往往错选硬膜外麻醉,造成许多失误。

例 5 患者,男性,60 岁。以肝包虫诊断,拟在硬膜外麻醉下行肝包虫内囊摘除术,麻醉效果满意。在肝顶部有 15cm×15cm 巨大包囊虫。行包囊穿刺时有囊液外溢到腹腔内,数分钟后患者出现面色苍白、大汗、血压下降,继而心搏停止。立即静脉注射肾上腺素 1mg,气管内插管控制呼吸,胸外心脏按压,经 2~3min 心搏恢复,随即呼吸恢复。决定继续进行手术,完成手术后恢复顺利,痊愈出院。

例 6 患者,女性,18 岁。以肝包虫拟在硬膜外麻醉下行肝包虫内囊摘除术,麻醉效果满意。属肝内型包虫,穿刺包囊时有囊液外溢,随即患者出现面色苍白、大汗、血压下降、心搏骤停。立即经静脉注射肾上腺素 1mg,气管内插管,控制呼吸,胸外心脏按压,3min 心搏恢复。全身出现潮红,血压再次下降,经扩容、给予缩血管药后维持血循环稳定,30min 后自主呼吸恢复,手术顺利成,痊愈出院。

例 7 患者,男性,49 岁。以肝包虫诊断拟在硬膜外麻醉下行肝包虫内囊摘除术,$T_{8\sim9}$ 间隙穿刺,向头侧置管,注入 1.5% 利多卡因和 0.2% 丁卡因混合液 14ml 后,患者血压、脉搏、呼吸正常,平面达 T_4。15min 开始手术,肝包虫内囊顺利摘除,在吸引抽出肝实质内包虫液时,患者突然面色苍白,胸颈部出现小红色丘疹,随即呼吸心搏停止。立即气管内插管,控制呼吸,静脉注射肾上腺素 1mg、麻黄碱 50mg、氟美松 20mg、阿托品 0.5mg,头部放置冰帽降温。2min 后患者呼吸、心搏恢复,胸、颈部大片红色丘疹渐渐消退,BP 75/45mmHg,HR 60 次/分,静注碳酸氢钠 50ml、肾上腺素 1mg、麻黄碱 20mg,5min 患者 BP 105/60mmHg,多巴胺 40mg、间羟胺 20mg,加入生理盐水 200ml 输注,20min 后 BP 135/87mmHg,HR 100 次/分,继续完成手术,安返病房,痊愈出院。

【教训】 以上 3 例均为包虫液外溢外腔内出现严重过敏致循环骤停,是手术过程中囊液外溢所致,虽经升压、扩容及控制呼吸等处置后,复苏成功,但教训十分深刻。为了保证术中安全,肝包虫内囊摘除术的麻醉仍以选择气管内插管全麻为宜。

(六)腰椎间盘患者手术选硬膜外麻醉手术后瘫痪

例8　患者,女性,42 岁。以腰痛 6 年加重 1 年入住某三甲医院骨科。已在硬膜外麻醉下做腰椎间盘手术。手术顺利。术后恢复期发现双小腿丧失知觉,不能站立,更不能行走,大、小便失禁。手术医师称:"经治疗 3 个月内可恢复。"但 3 个月过去了,患者仍不能行走。术后 10d 邀请当地专家会诊认为:"是手术错位后严重伤害脊神经造成的。"见恢复无期无望,患者选择出院,要求医院经济赔偿。院方采取种种方法拖延,近一年半未果,患者遂将院方告上法庭,此案正在审理中。

【教训】①本例麻醉选择仍以选择全麻为最好。尽管本例医疗失误与麻醉科医师无关,但凡是腰椎手术以全麻为妙!一旦术后患者瘫痪避免查找麻醉的原因,以减少麻醉科医师的心理压力。笔者曾不止一次遇到类似的寻找麻醉科医师问题和麻烦,只要此类手术选全麻,就可完全避免不必要的麻烦。②本例为术中损伤脊神经根所引起。只要手术操作损伤了神经根,其恢复过程是相当缓慢的,能恢复下地行走的病例很少,大多造成终身瘫痪。而且腰椎间盘手术的神经并发症的发生率不低,故手术选择应慎重,麻醉科医师应变得更聪明些!

二、全身麻醉选择不当的失误

全身麻醉选择的失误也屡有报道。

(一)精神创伤重的患者选用氯胺酮静脉复合麻醉后致精神病发作

氯胺酮是一种非巴比妥类"离解性"速效静脉全麻药,在我国各地临床麻醉中广泛使用,特别是在基层医院应用得更广泛。其具有用法简单,镇痛完全,既可单独使用,又能复合应用,作用迅速、安全、苏醒快等特点,适应战伤麻醉的需要。但是在应用过程中发生

不少并发症,主要原因是没有掌握好禁忌证。例如,对严重高血压、高眼压、高颅内压、精神病等患者也错误应用,难免发生一些并发症,甚至危及生命。

例9　患者,男性,50 岁,农民。因患骶髂关节结核择期在全麻下行病灶清除术。术前常规苯巴比妥(鲁米那)0.1g、阿托品0.5mg 肌内注射,BP125/80mmHg,HR 90次/分,R20 次/分。采用硫喷妥钠、琥珀胆碱快速诱导插管。以普鲁卡因、哌替啶、氯胺酮全静脉复合麻醉维持。手术历时 2h,共用普鲁卡因 4g,哌替啶 200mg,氯胺酮 200mg,术中麻醉平稳,BP 125/80mmHg,HR 90次/分、R20 次/分。术后 40min 呼吸能睁眼,拔管送回病房。20min 后苏醒,继之出现大小便失禁、谵妄、躁动不安等症状。肌内注射地西泮 10mg,1 次/2h 无效。肌内注射复方氯丙嗪 25mg 之后入睡。间隔 4h 上述症状再次出现,又肌内注射复方氯丙嗪 25mg。术后第 1 天,多为嗜睡状态。呼之能应,不能准确回答问题,对发生的事情没有记忆。给予哌甲酯(利他林)静注后症状有所好转,能坐并能进少量食物。愁眉深锁,表情抑郁,对周围事情不闻不问,悲观,语言单调,面无表情,无情感反应,术后 20d 内每日给 ATP40U、辅酶 A 100U、维生素及抗结核治疗。以上症状一直未见好转。随访 4 个月精神症状无好转。

【教训】氯胺酮是一种脑代谢促进药或脑血管扩张药,对大脑的刺激作用可能是麻醉后出现幻觉化梦幻的药理基础。有人认为氯胺酮可能是一种致幻药或似精神病药,可引起记忆的倒叙以及歪曲人们的正常感觉,使理智产生超常态的变化,并认为精神创伤较重者对氯胺酮的药理作用尤为易感。本例患者术前因病情重,家庭经济困难,心情不畅,年龄大,体质差,尽管麻醉后平稳苏醒,患者否认有精神病既往史及家族史,但麻醉后精神性损害亦未能幸免,因此,其教训是对中

枢神经系统不健全及精神创伤较重和年老者,应用氯胺酮时要格外谨慎。

(二)选用全麻未行气管内插管呼吸抑制而死亡

全身麻醉时,必须保持气道通畅,进行有效通气才是最安全的。应用全身麻醉而不行气管内插管,在烧伤整形等不需要肌肉松弛的手术中较多见,即使放入口咽通气道也未能保证通气无梗阻,加上麻醉药对呼吸的抑制,发生通气不足和 CO_2 蓄积,甚至呼吸停止死亡。总之,全麻后不进行气管内插管是不安全的。

例 10 患儿,男,20d,体重 2kg。术前心、肺正常,T37.8℃、HR 150 次/分、R 35 次/分,中度脱水,表情淡漠。以肠梗阻急诊入院,术前肌内注射苯巴比妥钠 0.02g,阿托品 0.1mg,输注 5%$NaHCO_3$ 30ml。将羟丁酸钠 200mg,稀释至 10ml,缓慢静脉注射,手术开始 5min,呼吸抑制,约 30s 后自行恢复。15min 因患儿躁动,再次缓慢静脉注射释后的羟丁酸钠 150mg,随即呼吸抑制,经面罩给氧人工呼吸,肌内注射洛贝林 1.5mg,无效,终因严重缺氧心脏停搏,肌内注射肾上腺素 0.1mg 无效死亡。

【教训】 患儿 20d,为新生儿。新生儿是一个发育尚未完善的机体,解剖学和生理学方面与成人甚至年长儿相比有明显的差异。新生儿的大脑发育尚不完善,呼吸调节机制尚未成熟,呼吸道阻力容易增加,新生儿潮气量小,为 6～7ml/kg。静脉麻醉药羟丁酸钠虽然对新生儿是一种良好麻醉药,但有一定的副作用,对呼吸系统表现为呼吸道分泌物增多,黏膜的敏感性降低,黑-伯反射受到抑制,因而辅助呼吸较易适应。羟丁酸钠使呼吸频率减慢,但潮气量增大。在用量较大或静脉注射速度过快时,可发生明显的呼吸抑制。麻醉中应注意防治呼吸抑制。羟丁酸钠的用量按 80～100mg/kg。本例的失误之处是:①全麻没有插气管内导管,不知羟丁

酸钠有呼吸抑制的副作用,用药后就应该做辅助呼吸,当呼吸抑制症状明显时,才行面罩下人工呼吸,已为时太晚。②术中没有监测。③在新生儿,羟丁酸钠的用量不能同成人,更不能同年长儿,应按 25～50mg/kg 计算比较合适。100mg/kg 用量显然偏大,用量较大就易发生严重的呼吸抑制,给药后呼吸抑制症状的出现也说明用量大了。④呼吸管理要加强。全麻要行气管内插管,特别是在新生儿。⑤辅助呼吸不能减少。全麻时要保留自主呼吸,也要及时施行辅助呼吸。因为所有全麻药对呼吸功能都有抑制作用,以避免术中缺氧和 CO_2 蓄积。⑥试探用药量。麻醉用药量要个体化,具体患者具体对待,新生儿用量要小,也可在应用中试探性给药,以免用药量过大。

三、麻醉操作的失误

麻醉操作中出现的失误主要是责任性的,大部分是可以避免的。

气管内插管套囊过度充气导致气管裂开

气管内插管是临床麻醉中全身麻醉的重要组成部分,是麻醉科医师必备的最基本的操作技术。气管内插管后,要注意每一个细节,如套囊的注气时间和数量。套囊充气数量以恰不漏气为度,切忌注气过多。

例 11 患者,男性,51 岁。因患右上肺癌于全麻下行右肺上叶切除术。快速诱导后因声门显露困难,反复插管不成功,加用地西泮 10mg、羟丁酸钠 5g,换用较细的 32 号单腔气管导管后插管成功,但向套囊内注气后有漏气感。仍先后多次注气、导管周围填塞及开大气流量等措施。当手术操作进行到处理完毕上肺叶支气管时,突然胸腔内发出一声爆炸声,手术野出现白色烟雾,随之右中下肺叶已塌陷。术者用手去扪及气管,自锁骨水平以上 1～2cm 处直至右主支气管根部纵行裂开,气管裂口长约 10cm,可裸眼见到气管导管及其破裂的套囊。因不能及时改善通

气,患者 SpO_2 迅速降至 60%,ECG 示心率徐缓(40 次/分),瞳孔散大,BP 测不到。紧急行左主支气管造口,自手术野向左主支气管内插管,并将原气管内导管向下送入右主支气管,使导管前尖端超过裂开处,分别各接一台麻醉机,行双侧肺正压通气,因血液滞留气道,SpO_2 仅升至 80%。血气分析:pH 7.20、$PaCO_2$ 58mmHg、PaO_2 66mmHg、HCO_3^- 22.9nmol/L。经吸出气管内血性分泌物后,并给予纠酸、激素、头部冰敷降温、脱水、抗感染等综合处理、SpO_2 升至 94%。遂将气管裂口修补完整,将右主支气管内导管退至隆突上 2～3cm,并拔除左主支气管内插管。继续将右上肺叶切除,做气管造口术后拔除气管内导管。术毕患者清醒,SpO_2 上升至 98%。术后患者一度出现心动过速,低氧血症,肺部啰音,2d 后稳定。对症处理后痊愈出院。

【教训】　本例主要的教训是改用小号导管后,虽然已经给套囊充气,仍不能使气道完全密封好,误以为套囊在插管时擦破,再经反复充气,套囊压力过高,在牵拉右肺手术操作时牵拉而使套囊破裂,造成气管炸伤。因裂口大,一时难以修复,造成病情惊险。经积极抢救,患者转危为安,但应引以为戒。

(孙增勤)

第 3 章　麻醉期间的失误

在麻醉期间出现失误是在整个围术期中发生率最高的。表现在麻醉药物、操作失误、麻醉器械故障、输血输液、术中监测、麻醉管理不当和处理不够及时等方面,现分述如下。

第一节　麻醉期间药物的失误

麻醉期间用药错误常常会给患者带来难以忍受的痛苦,直接威胁患者生命。据有关资料统计分析,错用药后患者出现呼吸循环抑制者占 82%,呼吸循环骤停者占 17.8%,复苏成功率 92.8%,死亡率 7.2%,但复苏成功者未出现神经系统后遗症者。麻醉期间的失误包括局麻药的失误、椎管内用错药、静脉及肌内用错药等所致的意外。麻醉期间的失误原因分析:有误认为已备抽药注射器和安瓿、不同药物安瓿混放、药物超量、药品与标签不符等。均与麻醉科医师工作不谨慎有关,也与患者一般情况、病情轻重有关。必须采取有效的防范措施,杜绝或减少麻醉期间用药错误的发生。

一、局麻药的失误

在麻醉期间药物的失误中,局麻药的失误所占的比例最大,几近 50%。

(一)利多卡因局麻时发生中毒致呼吸心搏停止

利多卡因为酰胺类局麻药,其盐酸溶液性能稳定,高压消毒不分解不变质,麻醉效能不减弱。麻醉作用快,弥散作用广,穿透能力强。麻醉作用开始时间比普鲁卡因快 2 倍,局部浸润麻醉时,其麻醉强度比普鲁卡因强 2.3 倍。局麻时常用 0.25%~0.5%溶液,如

果在麻醉工作中不注意这些有关的知识和原则,就会引起一些失误。

例 1　患者,女性,14 岁。拟在局部麻醉下行扁桃体摘除。当采用 2%利多卡因共 18ml 作局部浸润时,约 15min 后,患者出现颜面苍白、意识恍惚、脉搏细弱。立即予以平卧,肌内注射肾上腺素 1mg、地塞米松(氟美松)4mg,静脉注射 25%葡萄糖 50ml,当注入约 5ml 时,突然全身抽搐、末梢发绀、呼吸停止、心音听不清。经吸氧、紧急气管内插管、人工呼吸、静脉注射地西泮 10mg、地塞米松 8mg 和输液等处理,约 2min 后心搏、自主呼吸恢复,1h 后神志逐渐恢复正常。

例 2　患者,男性,21 岁。拟在局麻下行阑尾切除术。以 2%利多卡因局部浸润,于 30min 内共注入 30ml 时,发现患者颜面苍白、全身冷汗、意识丧失、脉细弱、抽搐,随即呼吸、心搏停止,经吸氧、气管内插管、人工呼吸、胸外心脏按压、肌内注射地西泮、静脉注射维生素 C 3g、地塞米松 10mg 及输液等处理下,约 1.5min 后自主呼吸、心搏恢复,昏睡 3h 后清醒。

【教训】　利多卡因具有作用起效快、弥散广和穿透性强等特点。用作局部浸润麻醉时的浓度应以 0.25%~0.5%为宜,且单次用量一次应为 7mg/kg,即成人 2h 内用量不

超过 400mg 为原则。当利多卡因浓度达 0.5％时,其毒性反应的发生率几乎与普鲁卡因相等,但当浓度高于 0.5％时,高浓度比低浓度扩散吸收快,其毒性反应发生率明显增高,并随药物的浓度增高而上升。此二例均采用 2％溶液,不但浓度过高,而且用量超过 7mg/kg 的剂量标准,故发生了严重的毒性反应,导致心搏、呼吸停止。所幸抢救及时,复苏成功,患者转危为安,但教训颇深刻。①对麻醉药物的知识匮乏,想当然用药,必然招致意外发生。要加强基础医学理论学习和掌握广泛的临床药理学知识。②熟悉常规:熟悉常用药的浓度、剂量,按照 2％利多卡因一次量<400mg,或<4.5mg/kg。否则毒性反应易发生。

例3 患者,女性,58 岁。到某口腔医院拔牙,拟行局部麻醉。当一针将利多卡因注射完毕后,医生离开,患者说了声"喉咙麻"后,再不清醒,呼之不应,测血压高压为 280mmHg。求助抢救 120 到后,患者已死亡。牙科医生说是麻药过敏反应。

【分析】 这例牙科医师拟行局麻下拔牙,当注射局麻药利多卡因后死亡的案例。在临床诊治中,类似的案例很多,应引起警惕。

【教训】 从本例吸取以下教训:①注射局麻药前要了解患者是否为过敏体质。若过去史中有麻醉药物过敏史,要予以注意。事先做好过敏反应的救治准备工作。②局麻药注射前先要监测血压。尤其是老年人,大多并存有高血压老年病。若测量时血压高应暂停手术。本例为老年人,事发后监测血压为 280mmHg,说明并存有高血压病,受注射局麻药刺激后,血压突然增高为高血压危象,危及生命。③2％利多卡因与 0.5％利多卡因的作用效价是同等的。为了安全,一定要用低浓度。用前用注射用水稀释至 0.5％浓度。高浓度时从血液吸收也快,易发生局药中毒反应,很不安全。

例4 患儿,男,3 岁。以先天性脊柱侧后突畸形分两次手术矫治。首次手术在全身麻醉下进行,患儿很好。时隔 50 天后,拟行第 2 次手术,选择了局麻。因局麻药量较大致术后患儿一直昏迷不醒,虽有卧床一年多手脚不停抖动,但对外界没有反应,成植物人状态。局麻药不良反应造成严重后果。

【教训】 ①本例为二次手术时麻醉选择的错误,若 2 次手术选用全身麻醉,就不会造成这么严重的后果。②本例为局麻药量严重超量导致患儿局麻药中毒,出现局麻药最严重的毒性反应,临床表现为:中枢神经系统全面迅速抑制、昏迷;更严重时呼吸、心搏停止。但本例只停留在昏迷阶段,但不可能清醒过来。③本例用药过量的原因为:a. 小儿,本来对用药量耐力有限,按千克体重用药要严格。b. 手术大,脊柱畸形矫治为大手术,尽管为 2 次手术,可能比首次创伤要小一些,但创伤的面积大,手术的范围广,若身为成人的话,局麻药也可能要超量。

(二)误输入大剂量普鲁卡因致中毒

在麻醉过程中,局麻药误注入血管内或误输大剂量局麻药入体内比较常见。普鲁卡因主要用于局部浸润,浓度为 0.5％～1％的溶液,神经阻滞用 1.5％～2％溶液,一次用药量以 2％溶液 1g 为限。静脉麻醉用 1％～2％溶液,一次用药量为第 1h 时 1～3g;以后 1～2g/h 或更少。术中一定要测定滴数与毫升之关系,根据患者反应(BP、P、R)和手术的需要,及时调整滴数,麻醉变浅时可使用辅助药来加强麻醉作用。而不可一味增加滴入速率加深麻醉,以免发生中毒反应。普鲁卡因应用中的失误比较常见。

例5 患者,女性,55 岁。以胆石症、胆囊炎拟在硬膜外麻醉下行胆囊切除术。阻滞范围 $T_{4\sim12}$,静脉输注 10％葡萄糖 500ml,手术开始时 BP 156/75mmHg、HR 120 次/分,患者四肢不自主颤动,面部"表情兴奋",误认为患者恐惧所致,以哌-异合剂 2ml 静脉输注后安静。5min 后患者出现肢体抽动,面部肌肉抽搐,呼吸不应,呼吸停止,BP 38/0mmHg,立即面罩紧闭加压给氧,静脉输注多巴胺 20mg。此时巡回护士方才发现误将 2%普鲁卡因当 10%葡萄糖输给患者(两种标签相似)150ml(3g)。立即停输,并静脉注射 2.5%硫喷妥钠 5ml、静输氢化可的松 100mg。5min 后抽搐停止,BP 回升至 156/75mmHg,HR 105 次/分,呼吸恢复,但仍浅而弱,继续辅助呼吸给氧,以普萘洛尔 5mg 加到 10%葡萄糖 100ml 内输注,10min 后 HR 降至 90 次/分,BP 98/60mmHg,各项生命体征正常后,手术继续进行。术后随访无异常。

【教训】 本例的主要教训是没有严格执行查对制度,静脉输注液体和麻醉药之间的标签的区别不明显。应引以为戒。

(三)误用丁卡因中毒

在临床麻醉中,将 1%丁卡因误为 1%普鲁卡因,造成患者局麻药中毒的报道较多。主要原因是制度不严格,麻醉药品管理混乱,工作缺乏责任心。

例 6 患者,女性,44 岁。因左肩部脂肪瘤选用局部浸润麻醉下行左肩部脂肪瘤摘除术。术者误用 1%丁卡因 15ml 为 1%普鲁卡因做局部浸润麻醉。注射完毕 10min 后,患者出现阵发性全身抽搐、惊厥。麻醉科医师立即开放静脉,注射硫喷妥钠 250mg,同时面罩下加压吸氧,地塞米松 10mg 静脉注射。10min 后抽搐、惊厥停止,呼吸微弱,继续控制呼吸,输注 10%葡萄糖 500ml,25min 呼吸恢复正常,将患者送回病房,无任何后遗症。

【教训】 本例中毒反应纯属工作粗心、查对制度不严所造成的。由于麻醉科医师及时处理得当,抢救及时,未发生心搏骤停和神经系统并发症。本例在制度管理上还存在着纰漏,需要予以纠正。其一,落实手术时的个人职责,术者用局麻药应由手术室护士提供,不要由术者自己拿取;其二,1%丁卡因应与

普鲁卡因有明显的不同标识。现在一些大医院将 1%丁卡因加入少许亚甲蓝,使 1%丁卡因成为蓝颜色,这就是"丁卡因"的标志。这样,就可能减少、或杜绝将 1%丁卡因误为 1%普鲁卡因的错误。

(四)布比卡因引起过敏反应和毒性反应

麻醉中用药的种类较多,发生变态反应的比率也较高。药物的变态反应有两种,一种是抗原、抗体反应(过敏反应),另一种是由组胺释放所致的过敏样反应,还可以由补体激活引起过敏样反应。实际上临床所发生的过敏反应与几种机制都有关系。但临床表现和治疗原则是一致的。布比卡因的心脏毒性较明显。

例 7 患者,女性,19 岁,体重 45kg。一般情况良好,心、肺无异常,无药物过敏史,普鲁卡因皮试阴性。以慢性阑尾炎急性发作拟在连续硬膜外腔神经阻滞下行阑尾切除术。麻醉前用药,地西泮 10mg 肌内注射,入室后,BP 86/60mmHg,HR 60 次/分,R 18 次/分。即给予麻黄碱 30mg 肌内注射。取左侧卧位,于 $T_{11\sim12}$ 间隙穿刺,硬膜外穿刺成功后,向头端置管 4cm,抽吸无血液、无脑脊液,注入试验剂量 2%利多卡因 2ml,观察 10min 无异常,再注入 0.75%布比卡因 12ml(2mg/kg)。术中无不良反应,血压、脉搏、呼吸正常,麻醉效果满意,手术历时 20min。在搬运患者回病房时,发现患者面部、颈部出现显著的红色斑片状过敏区,同时胸闷、失语、意识清楚。处理:面罩给氧,异丙嗪 25mg 肌内注射,观察 20min 后,送回病房。回病房后,血压、脉搏、呼吸正常,给予 10%葡萄糖 500ml 加维生素 C 500mg 静脉输注。20min 后,失语和斑片状过敏区消失。当天下午麻醉后随访,患者自诉全身发痒,无其他不适反应。

【教训】 布比卡因为酰胺类局麻药,神经穿透能力稍差,因而使感觉神经麻醉极好,且持续时间长,而使运动神经麻痹较差。局

麻药引起的变态反应并不多见,变态反应在局麻药引起的不良反应中只占 1% 以下,主要多见于酯类局麻药中的普鲁卡因,酰胺类的局麻药发生变态反应极为少见,布比卡因就更少见。应用前不做皮肤过敏试验,但过敏反应曾有报道。难以用抗原抗体反应来解释。在临床麻醉中,布比卡因一次最大用药量为 200mg,若加入适量肾上腺素也不应超过 250mg。虽然普鲁卡因已做过皮试阴性,但它属于酯类局麻药,不能代表布比卡因酰胺类局麻药不发生过敏反应,在麻醉中应高度警惕。麻醉前常规给巴比妥类药和地西泮类药,可以预防。用给氧、输液、肌内注射异丙嗪,用地塞米松治疗布比卡因过敏反应效果良好,还可以用氢化可的松、苯海拉明等药物治疗。本病例采用异丙嗪、10% 葡萄糖液和维生素 C 输注治疗,效果满意。

例 8 患者,男性,19 岁。发现甲状腺腺瘤 2 年,拟在颈丛麻醉下行左侧甲状腺次全切。选 0.5% 布比卡因 75mg(0.75% 布比卡因 2 支)行左侧颈丛麻醉。针刺入后无回抽血液,将局麻药注入。注药后 2min 患者烦躁不安,呼吸困难。立即面罩吸氧,5min 后患者呼吸浅快,意识不清,颜面、口唇和指甲发绀。立即行气管内插管,见有大量粉红色泡沫样液体从气管导管飞溅出来。即诊断为布比卡因颈丛麻醉诱发急性肺水肿。BP 50/20mmHg,两肺满布湿啰音,HR 182 次/分,心音弱。地塞米松 15mg,静脉注射,西地兰 0.2mg、氨茶碱 0.25g,静脉注射,呋塞米 40mg 静脉注射。30min 后泡沫痰从气管内涌出停止,尿量 500ml,肺部湿啰音减少。HR156 次/分,BP 90/60mmHg。2h 后患者清醒,肺部啰音阴性,BP110/80mmHg,HR120bpm,拔管,送回病房。

【教训】 ①布比卡因用量<150mg/次,本次仅用 75mg,因颈部血管丰富,注射后吸收快,致使单位时间内血浆药物浓度过高,而引起毒性反应或穿刺针误入血管致毒性反应。药物迅速进入血内,不能迅速分配至脂肪组织,其毒性突然升高而出现中度毒性反应。②出现了中枢神经全面抑制,严重缺氧,外周血管强烈收缩,使回心血量增加和肺血流量增多,肺毛细血管压增高,形成肺水肿。救治成功。③颈丛操作应反复回抽 4 次,不能只回抽 1 次。有淡红色血液时应放弃。重新穿刺,注药后密切注意病人的反应。

(五)硬膜外麻醉引起意识消失

临床麻醉中,硬膜外麻醉引起意识消失比较常见。这是局麻药应用后出现毒性反应的表现。局麻药的毒性反应占局麻药不良反应的 98%。系指单位时间内血液中局麻药的浓度超过体内所能处理的速度和耐受力,而导致中毒反应的发生。发生中毒反应的原因:①局麻药绝对过量,即 1 次局麻药用量超过最大剂量的值;②局麻药入血,即血管损伤吸收过快或直接误注入血管内等,都是局麻药中毒反应的重要原因。毒性反应的表现如为轻度反应时是中枢神经系统兴奋,如不安、头痛、视物模糊、惊厥等;严重反应时中枢神经系统抑制,由皮质发展至延髓,表现为嗜睡、痛觉消失、无反应和意识丧失;更为严重的是心血管系统衰竭,普鲁卡因直接对周围血管作用,表现为明显的血管扩张作用,严重低血压,可导致心搏骤停。

例 9 患者,男性,56 岁。拟在连续硬膜外麻醉下行左斜疝修补术。术前患者心肺正常,BP 100/68mmHg,术前未用药。在 $L_{1\sim2}$ 椎间隙穿刺,顺利头向置管 3.5cm,平卧后注入 2% 普鲁卡因 5ml 后,患者自诉耳鸣,视物不清,接着意识消失,呼之不应,呼吸急促,轻度发绀,心率稍快,为 104 次/分,律齐,血压下降,为 68/50mmHg,即行面罩给氧,扩容,麻黄碱 15mg 静脉注射等对症处理。15min 后患者意识恢复,言语欠清,仍感胸闷气短,给氧 25min,患者完全清楚。测试无麻醉平面,停做手术。拔除硬膜外导管后,冲洗时发现导管内有凝血条。两个月后在腰麻下完成手术。

【教训】 本例硬膜外阻滞在注入 2%普鲁卡因 5ml 后引起意识消失等征象,是硬膜外导管直接进入硬膜外腔损伤血管的结果,局麻药迅速进入血液循环发生的局麻药中毒反应。停止给药,通过给氧、静脉输液扩容、麻黄碱升压等治疗,控制了中毒反应,因处理及时,患者短时间内完全清醒。其失误之处在于注药前没有回吸。应引以为戒的是当硬膜外麻醉穿刺或置管后注药时,要反复回吸,无血液及脑脊液回流时方可注药,以防全脊髓麻醉和局麻药入血引起中毒反应。

二、硬膜外阻滞时误将其他药作为局麻药注入

硬膜外阻滞时错将其他药物误以为局麻药注入硬膜外腔屡有报道。椎管内用错药最多,几乎占麻醉期间用错药的 80%,所涉及的药物有乙醚、75%酒精、硫喷妥钠、50%葡萄糖、羟丁酸钠、氟哌利多、5%碳酸氢钠、10%氯化钾、氯胺酮和肠线液等。发现后,用生理盐水进行硬膜外腔冲洗、吸氧、镇静及对症处理等。蛛网膜下腔误注青霉素 G 钾盐后,因发现较迟,经抢救无效患者死亡。枸橼酸粉剂误注入后,经快速诱导气管内插管,生理盐水蛛网膜下腔冲洗及对症处理,患者未留下后遗症。凡是椎管内用药前只要做到两人以上核对,不马虎,更不凭主观印象,用错药是可以避免的。

(一)硬膜外阻滞注入 5%碳酸氢钠

例 10 患者,女性,29 岁。拟在硬膜外麻醉下做卵巢肿瘤摘除术。穿刺置管后注入"碱化利多卡因"5ml 试验量。2min 后患者诉腰痛、背及下肢针刺样疼痛,核对用药,才发现误将 5%碳酸氢钠注入硬膜外腔,立即用生理盐水 20ml 冲洗硬膜外腔。1min 后疼痛减轻,10min 后疼痛基本消失,30min 后改用未碱化的利多卡因阻滞下完成手术。术后 2d 仍有轻微腰背痛,经肌内注射维生素 B_{12},

每日 2 次,共 3d 治疗后疼痛消失。随访 2年,无后遗症。

例 11 患者,女性,24 岁。拟在硬膜外阻滞下行剖宫产术,注入"碱化利多卡因"5ml 后,产生腰背及下肢疼痛,并有呼吸困难,经吸氧后改善,又注入该药 8ml,疼痛明显加重。此时核对用药,才发现误注 5%碳酸氢钠,立即用生理盐水做硬膜外腔冲洗 2次,症状改善,50min 后改用 1.5%利多卡因阻滞下完成手术。术后经维生素 B_{12} 治疗,无后遗症。

【教训】 以上二例均将 5%碳酸氢钠溶液误认为利多卡因注入硬膜外腔,注入后患者立即出现症状,给患者增加了痛苦。经硬膜外腔冲洗、吸氧、镇静及对症处理后,疼痛程度好转,未遗留后遗症。其教训是在取药、用注射器抽药及注药时坚持执行查对制度,误用药是完全可以避免的。

(二)硬膜外阻滞误注入肠线液致多器官衰竭

例 12 患者,男性,27 岁,体重 65kg。因上消化道穿孔拟在硬膜外阻滞下行剖腹探查手术,用普鲁卡因局麻后硬膜外穿刺置管顺利,确证无误后,注入"2%利多卡因"2ml时,患者突感胸闷憋气、呼吸困难、口唇发绀、烦躁,立即拔出硬膜外导管,发现导管异常软化,无张力,导管前端 1.0cm 延长到 2.0cm,似丝状。即行面罩吸氧,BP 为 154/90mmHg,HR 130 次/分,R 40 次/分。经验证明局麻药为肠线液后,积极进行保心、利尿、纠酸、补液,应用激素、氨茶碱及吸氧等治疗。4h 后出现肉眼血尿,尿中有絮状物,尿常规检查示 RBC(+++)、WBC(++)、蛋白(++),血清转氨酶 56U,黄疸指数 12U,尿素氮 3.9mmol/L,ECG 示窦性心动过速、多导联 ST-T 改变,血 K^+ 5.2mmol/L,尿量 760ml。24h 尿量 1200ml,血尿减轻。复查尿常规示 RBC(+++)、WBC(+),血尿素氮 9.6mmol/L,转氨酶 43U,黄疸指数 16U,

ECG 大致正常,以 $T_{7\sim8}$ 穿刺点为中心,约 20cm 直径范围内有红肿热痛,无明显波动感。病理反射阴性,继续全身支持对症治疗,住院半个月痊愈出院。

【教训】　肠线液主要成分为二甲苯,有剧毒,对组织穿透能力强,不仅对组织有直接损害作用,尤其对心血管、呼吸系统、肝脏及肾脏毒性作用明显。本例经积极有效的对症治疗才转危为安。主要教训是因未严格执行用药查对制度和药品管理规则,而使患者遭受痛苦,应引以为戒,防止类似问题发生。

三、静脉麻醉药的失误

静脉麻醉药发生失误的机会也是比较多见的,应提高警惕。静脉用药错误主要涉及麻醉超量、张冠李戴和不该用、不能用而用了的错误等。药物超量大多是误将高浓度或毒性大的麻醉药当作低浓度、毒性小的麻醉药。麻醉药超量注入或注入毒性大的药物时,导致麻醉过深、呼吸循环抑制与中毒反应。如将 5% 氯胺酮误为 1% 浓度,还是按 2.0mg/kg 计算用药量的话,必将引起中毒后呼吸循环的抑制;将 2% 利多卡因 20ml 误当 1% 浓度给小儿行臂丛神经阻滞引起惊厥;误将丁卡因为普鲁卡因或利多卡因,静脉输注必然引起急性中毒,致呼吸循环严重抑制和心搏、呼吸骤停;用了禁忌的药,就会导致心搏骤停等。

(一)颈丛阻滞麻醉辅助异丙酚致心搏骤停

例 13　患者,女性,54 岁。诊为左甲状腺腺瘤,手术时颈丛阻滞用药为 0.5% 利多卡因 + 0.25% 布比卡因 16ml,15min 内完成。因病人较紧张麻醉前先静脉注射哌-异合剂 1/2,然后麻醉。手术开始用异丙酚 1mg/kg 首量,2mg/(kg·h)维持,6~7min,HR 突然减慢至 45 次/分,BP 90/60mmHg,用麻黄碱、阿托品等处理,其后 BP 波动,最后心搏骤停,即行心肺复苏等处理,终止手术,送入 ICU 治疗。

【分析】　本病例为中年妇女在颈丛神经阻滞下行甲状腺手术,手术开始后静脉注射异丙酚,因出现循环不稳、抑制,最终心搏骤停,立即心肺复苏,手术延期,送 ICU 继续监护治疗。

【教训】　①颈丛阻滞所用利多卡因和布比卡因混合液较合理,但用量相对偏大,超出正常剂量,有可能引起中毒。②鉴于布比卡因所具有的心脏毒性,神经阻滞麻醉局麻药尽量不将布比卡因作为首选药。若要选用时,应计算好用量,以防过量。③辅助异丙酚等药物应慎重。本例麻醉前即用哌-异合剂 1/2 静脉注射辅助麻醉,以解除患者紧张情绪;麻醉又以异丙酚 1mg/kg 作为首量 2mg/(kg·h)维持,易引起循环抑制,增加了麻醉的不安全因素。

(二)全麻中应用肌松药过量致严重残余作用

例 14　患者,男性,51 岁。体重 47kg。ASA Ⅱ～Ⅲ级。因肝硬化,胆囊、肝内外胆管结石,在气管内全麻下行胆囊、左肝外叶部分切除,胆肠吻合术。静脉注射 2.5% 硫喷妥钠 5ml、γ-羟基丁酸钠 2.5g、芬太尼 0.1mg、泮库溴铵 4mg 全麻诱导。吸入氧化亚氮、异氟醚,间断静注泮库溴铵与芬太尼全麻维持。术中牵拉肝脏、胆囊时,时有自主呼吸出现,追加泮库溴铵每次 2mg,共 5 次。手术历时 2h 50min,包括全麻诱导共给予芬太尼 0.3mg,泮库溴铵 14mg。手术结束后 1h 30min 内分别静脉注射阿托品 1.0mg、1.0mg、0.5mg;新斯的明 2.0mg、2.0mg、1.0mg;多沙普仑 50mg、50mg;纳洛酮 0.4mg。患者自主呼吸 12～16bpm,但潮气量 50～100ml,吸纯氧 $SpO_2$88%～90%。此时用肌松监测仪监测尺神经-拇内收肌反应,TOF 为零。保留气管导管送入 ICU,行呼吸机人工通气。手术结束后 21h,TOF 监测 TR 方恢复至 0.75～0.80。

【分析】 此例患者泮库溴铵的用药时机与用量存在问题，全麻中将患者是否存在或出现自主呼吸作为加大或追加肌肉松弛药的指标，容易使此类药物用量过大，尤其在肝、肾功能不全者。全麻后出现严重的肌肉松弛药残余作用。本例新斯的明的给药时机是在肌肉松弛药最大作用时间，不但不能起拮抗肌肉松弛药的作用，相反有可能强化其阻滞效能或延长时效。新斯的明的应用剂量小可使肌肉松弛药残余作用拮抗不完全或出现"再箭毒化"，尤其是使用长效肌肉松弛药后或在年老体弱、恶病质、肝肾功能不全、休克等特殊情况下。正确把握应用新斯的明的时机很重要。

【教训】 以是否存在或出现自主呼吸作为加大或追加肌肉松弛药的指标显然不合适。目前临床麻醉中肌松监测仪的普及率不高，肌松程度主要依赖临床经验与肌肉松弛药作用时效予以估测。以其临床作用时间、药物追加时机、判断阻滞后恢复程度等综合参考，可更合理地使用肌肉松弛药，减少并发症。若无肌松监测仪或神经刺激器，临床上多以肌肉松弛药的作用时间，或用以下方面观察手术结束时有无肌松药残余作用，如呛咳、吞咽反射活跃程度；是否存在反常呼吸、气管拖拽、睁眼能力；抬头、举手及抬腿力度与持续时间等，作为肌肉松弛药残余作用及新斯的明拮抗时机的两类判断依据。一旦临床判断存在肌肉松弛药的残余作用，新斯的明与阿托品的用量分别为0.04mg/kg、0.02mg/kg，谓之"标准剂量"。将此标准剂量提高为0.05mg/kg与0.025mg/kg，注意纠正两种不正确的新斯的明应用方法：①不按体重来计算新斯的明与阿托品的用量，而是采用估计法给予1mg或2mg；②惧怕新斯的明用量过大，先用小剂量，如成人给予1mg，观察一定时间后再次给药，甚至第三次给药，人为发挥新斯的明类药物的不良作用。

(三)麻醉药用量过大导致麻醉过深呼吸循环严重抑制

例15 患者，女性，92岁。于术前6h突发意识丧失急诊入院，既往史不详。入院CT扫描示右侧大脑出血约146ml，部分出血破入侧脑室。辅助检查Hb 97g/L，K^+ 3.2mmol/L，血糖9.4mmol/L。诊断为颅内血管破裂出血、血肿形成，拟行开颅探查、血肿清除术。入室时患者处于深昏迷状态，一般情况较差，营养不良。HR 80次/分，BP 221/92mmHg，SpO_2 98%，R20次/分。立即行右颈内静脉插管和桡动脉穿刺测压，5min后在动脉压监测下行麻醉诱导，分4次静脉注射异丙酚共60mg，3次注入芬太尼共0.1mg，氟哌利多1mg和阿曲库铵25mg，待BP降至152/80mmHg时顺利行气管插管，设定TV 350ml，R10次/分。气管内插管后血压继续下降至90/45mmHg左右，多次给予间羟胺（阿拉明）和去氧肾上腺素提升血压，每次静脉注射0.1mg，BP回升至100～110/50～60mmHg。手术开始后持续应用多巴胺支持循环，以10～30μg/(kg·min)持续输注，维持血压90～110/50～60mmHg，HR在70～100次/分，CVP5～12mmHg。手术历时5h，共输注液体3750ml，其中晶体液1000ml、血安定1500ml、甘露醇250ml、RBC悬液1000ml，尿量2250ml，术中失血约800ml。术中麻醉维持未再用药。术毕患者仍呈深昏迷，自主呼吸恢复，达17～20次/分，TV250ml，带管送返脑外科病房。术后诊断：脑血管畸形脑出血。

【分析】 本例高龄患者病情实属危重，突发性深昏迷，急诊手术，伴有贫血、低钾和高血糖等，病情复杂，经CT检查及开颅探查手术证实为脑血管畸形脑出血，出血量约146ml，麻醉中出现低血压。以补胶体液扩容、多巴胺等输注支持循环，维持血压等措施是正确的。

【教训】 本例麻醉后患者血压波动，所

采用的麻醉处理中的不足、作为教训吸取的是患者年迈、病情危重，伴贫血、低钾和高血糖等复杂病情，对麻醉药的耐受性是很差的，从事后回顾来看，仅用了一次诱导药就完成了长达5h的手术，术中麻醉维持再未用药，且导致手术中严重的顽固性低血压，说明其诱导用药量偏大。

（四）严重胸腹挤压伤并脊髓损伤静注琥珀胆碱后心搏骤停

琥珀胆碱静脉注射后引起高血钾症并导致心搏骤停这一问题已引起麻醉界的普遍注意。琥珀胆碱是一种去极化类肌肉松弛药，当引起去极化作用时，可使血钾由肌纤维内向细胞外转移，琥珀胆碱一般可使血清钾升高0.2～0.5mmol/L，对正常人无妨碍。当患者有广泛挫裂挤压伤时，挤压部位组织坏死，引起挤压综合征时，血清钾升高，再应用琥珀胆碱静脉注射后血清钾继续升高，以致引起严重高血钾，导致严重心律失常或心搏骤停。临床麻醉中，经常有应用琥珀胆碱药物失误的实例和现象。为防止这一严重麻醉并发症的发生，应予以注意。

例16 患者，男性，25岁。以右胸腹腰部被砸伤并第1腰椎压缩性粉碎性骨折伴截瘫、广泛性挫裂伤、挤压伤、内脏破裂出血、右胸肋骨骨折3h行剖腹探查，手术止血术。入室BP80/48mmHg，HR128次/分，R24～30次/分。面罩吸氧，加快输血输液，在氯胺酮静脉复合麻醉下行探查术。取右上腹直肌切口，入腹后见右上腹腔有少量血性液，右侧横膈破裂，整个肝脏进入胸腔，其余腹腔脏器未见异常。即关腹行剖右胸腔探查。因病情危重及呼吸管理需要行气管内插管，用2%利多卡因1ml环甲膜穿刺，1%利多卡因10ml两侧喉上神经阻滞顺利插管。麻醉维持用1%普鲁卡因200ml加氯胺酮200mg，冬眠Ⅰ号3ml输注。切除第6肋骨进入胸腔，胸腔内吸出鲜血2000ml，整个肝脏上移入胸腔，横膈自右后外向内前裂伤为30cm，肝膈

面挫伤。即行肝复位，大网膜小肠复位，胸腔内容物已回纳后行膈肌修补。患者一般情况尚可，BP 90/22mmHg，HR85次/分，R24～26次/分，因麻醉较浅难以修补膈肌，即静脉缓慢注入琥珀胆碱50mg后，约2min出现心搏骤停，立即行人工呼吸及胸内心包外按压，静脉注射10%葡萄糖酸钙10ml加5%葡萄糖20ml，地塞米松10mg，约5min心搏恢复，而后自主呼吸恢复。BP 120/70mmHg，HR 90次/分，R 23次/分。继续膈肌修补及胸腔闭式引流，手术时间3h 25min。术毕BP120/70mmHg，HR 90次/分，R 23次/分，患者安返病房，2h后清醒即拔管，术后查血钾3.8mmol/L。

【教训】 本例患者在术中将膈疝内容物回纳情况下心搏骤停的原因，主要是由于患者脊髓外伤性截瘫，并严重膈肌创伤及广泛性挫裂伤挤压伤，广泛的组织坏死引起挤压综合征后，血清钾升高，又发生用琥珀胆碱的用药失误，使血清钾进一步升高，用琥珀胆碱后血清钾增高立即抑制心肌所致。另外，脊髓或神经损伤，使肌纤维失去神经支配后，肌纤维膜对琥珀胆碱敏感区扩大，肌纤维膜的钾钠通道失常，也引起血清钾增高。综合以上原因，引起患者心搏骤停的教训：脊髓损伤或神经损伤、广泛挫裂伤挤压伤的患者应禁忌使用琥珀胆碱。除此而外，琥珀胆碱静脉注射后引起严重高血钾症发生心搏骤停的还有烧伤、破伤风、肾衰竭、严重腹腔感染及其他神经肌肉疾患。上述情况下应禁忌用琥珀胆碱，而改用非去极化型肌肉松弛药。

（五）强烈内脏牵拉反应与阿托品应用不当有关

椎管内阻滞麻醉内脏牵拉反应引起的心率减慢及血压下降，一般选用阿托品。此药在增快心率前有一短暂的减慢期，用药量≤0.5mg更为显著。对内脏牵拉反应强烈，心率减慢突出，尤其老年患者，警惕阿托品剂量应用不当，其慢相期引起的心血管不良反应，

如短暂性加重窦性心动过缓,甚至存在心搏骤停的危险。

例 17 患者,男性,67 岁。体重 62kg,ASA Ⅱ～Ⅲ 级。在硬膜外腔阻滞下行胆囊切除、胆肠吻合术。硬膜外腔注入 2% 利多卡因 20ml 与 0.75% 布比卡因 5ml 混合液 10ml,约 15min,阻滞平面为 T_4～L_1,BP 下降至 67/32mmHg,HR 62～76 次/分。静脉注射麻黄碱 15mg 后,BP 与 HR 维持范围分别为 101～122/56～64mmHg 与 68～91 次/分。当手术进行至探查胆囊时,心率骤减慢至 40 次/分,BP 下降为 62/34mmHg,静脉注射阿托品 0.5mg 后心率继续减慢,HR 监测仪屏幕仅有 1～2 个心电综合波,血压测不出,静脉注射肾上腺素 0.2mg,血压、心率分别升高、增快,血压达 178/121mmHg 与心率 56 次/分,而后较快地恢复至正常范围,手术继续进行。

【分析】 此例病人可选择的处理方法为:首次即加大阿托品用量至 0.15mg/kg,以消除其减慢期影响;或麻黄碱与阿托品联合应用,两药均减量,且先选用前者;或多巴胺与间羟胺(阿拉明)联合用药。

(六)琥珀胆碱引起血钾增高致心搏骤停

例 18 患者,男性,21 岁,体重 70kg。因高压电击伤头部致头皮缺损 8cm×6cm 大小,3 周后在全麻下行转移皮瓣缺损修补术,术前查血钾 4.2mmol/L。入室后常规监测血压、心电、SpO_2,依次静脉注射 γ-羟丁酸钠 2.5g、芬太尼 0.1mg、氟哌利多 5mg、硫喷妥钠 0.2g、琥珀胆碱 100mg 麻醉诱导,面罩吸氧,顺利气管内插管,机械通气。插管后即刻 ECG 显示心室颤动,经多次除颤无效,心搏骤停,立即行复苏术,效果不佳,急采血化验血钾 6.9mmol/L。经全力抢救无效死亡。

【分析】 琥珀胆碱为去极化肌肉松弛药。在去极化引起肌颤时可使血钾从肌细胞内向细胞外转移,一般可使血钾升高 0.2～0.5mmol/L。这在正常血钾的患者,不致引

起严重后果。

【教训】 本例为已存在高血钾的患者,血钾的进一步升高导致心搏骤停。对高钾血症患者,麻醉科医师应足够警惕琥珀胆碱引起的心搏骤停,选择其他较安全药物。

(七)琥珀胆碱引起严重心律失常

例 19 患者,男性,65 岁,体重 60kg。在气管内插管全身麻醉下行食管癌根治术。患者一般情况可,术前血常规、心电图、胸透基本正常。依次静脉注射芬太尼 0.2mg、2.5% 硫喷妥钠 10ml、琥珀胆碱 100mg 麻醉诱导,因遇气管插管困难,10min 后再次静脉注射硫喷妥钠 125mg、琥珀胆碱 50mg,患者心率由 60 次/分骤降至 30 次/分,由于未备阿托品,助手急忙跑回准备室取药时,患者突然心搏骤停。急忙行胸外心脏按压,应用心脏复苏药,抢救成功。

【分析】 本例应用琥珀胆碱后引起的严重窦性心动过缓,由于处理不及时导致心搏骤停。琥珀胆碱在兴奋神经肌肉接头后膜产生肌肉松弛作用的同时,也可以兴奋自主神经系统的胆碱受体而引起多种心律失常,包括窦性、结性或室性心律失常,兴奋窦房结毒蕈碱样受体产生心动过缓。在首次输注琥珀胆碱 5min 左右,再次输注琥珀胆碱,易发生窦性心动过缓、结性心律失常,甚至心搏骤停,这可能是琥珀胆碱分解后产生的胆碱和琥珀单胆碱等代谢产物对心脏的直接作用结果。

【教训】 麻醉前应做好各方面的准备,急救药物不能不备。

(八)双氢埃托啡致呼吸抑制死亡

双氢埃托啡(DHE、DHMQQ)镇痛作用比吗啡强 1 万倍,比哌替啶强 5000 倍,起效快,作用迅速,毒性及副作用比吗啡小,可舌下含服。但是,其呼吸抑制作用较显著,比吗啡重,不可忽视。对于其呼吸抑制作用这一点,往往引起一些失误。另外,该药成瘾性强,目前临床镇痛、麻醉和药物依赖戒断治疗

已很少应用。

例 20　患者,男性,70 岁,体重 40kg。咽喉癌根治术后 5 年,咽喉癌复发拟行二次手术,术后咽瘘,唾液、空气及食物从瘘管口溢出。拟颈丛阻滞下行咽瘘修补术。数月来患者依靠鼻饲营养,一般情况较差,呈脱水貌,恶病质。BP 120/68mmHg,HR 88 次/分,律不齐,R24 次/分。唾液随呼吸动作而从瘘口溢出。ECG 示房性期前收缩,伴房室交界性期前收缩。X 线胸透示慢性老年性支气管炎并肺气肿。K^+ 2.7mmol/L、Na^+ 125mmol/L。术前 30min 肌内注射鲁米那 0.1g、阿托品 0.5mg。颈丛神经阻滞,在 C_4 浅丛各注入 1% 利多卡因 5ml（含 1:20 万肾上腺素）,因阻滞不全,效果不好而先后各给 DHE 20μg 舌下含服,15min 后手术开始,切皮后发现患者呼吸频率减慢,渐至呼吸困难。BP 180/120mmHg,继之测不出,SpO_2 从 97% 下降至 43%。台上术者行心脏胸外按压,气管内插管,因喉部已有二次手术史,解剖位置变异,气管内插管十分困难,终于在呼气末 CO_2 监测仪协助下方完成气管插管,控制呼吸,静脉注射肾上腺素 1mg,BP140/80mmHg,HR 120 次/分,持续数分钟后血压测不出,心率减慢,ECG 示完全性房室传导阻滞,静脉注射异丙肾上腺素 1mg,1mg 输注;出现心室颤动时静脉注射利多卡因 100mg,无效后输注 10% 葡萄糖酸钙 10ml（1g）,静脉注射肾上腺素 1mg,经 1h 抢救无效而死亡。

【教训】　本例患者选颈浅丛阻滞麻醉拟行咽瘘修补术,由于患者体质差,仅在双侧 C_4 各注入 1% 利多卡因 5ml（2.5mg/kg）,故阻滞不全,而辅助 DHE 20μg 二次舌下含服,用药 15min 后出现呼吸抑制。该患者为晚期癌症,体重 40kg,呈恶病质,有水、电解质紊乱,合并有慢性老年性支气管炎、肺气肿,身体几乎无代偿功能,应用 DHE 后发生呼吸抑制,引起严重的后果,虽经积极抢救仍

无济于事。其教训是对于这类高龄衰竭患者的麻醉方法应选择全麻效果好,呼吸管理较方便。给这类患者神经阻滞的辅助用药,也不宜应用对呼吸有显著抑制作用的 DHE。

四、吸入麻醉药的失误

由于麻醉者的工作粗心、疏漏,将吸入麻醉药或吸入氧气弄错,发生失误,可以致人死亡。

(一)麻醉中给患者误吸氮气致死亡

氧是人类生命中不可缺少的气体。现有的麻醉方法和药物等都会对呼吸有不等程度的抑制,麻醉过程中患者也绝对不能缺氧,所以施行麻醉离不开氧。然而在临床麻醉中偶有把氮气等医用气体误当作氧气给患者吸入,导致患者死亡,国内已有几起报道,发生这样的失误主要还是责任心的问题。

例 21　患者,男性,52 岁。以胃癌拟在全麻下行胸腹联合切口全胃切除术。BP 100/68mmHg,HR 80 次/分,R 20 次/分。麻醉诱导为地西泮 20mg、芬太尼 0.2mg、2.5% 硫喷妥钠 10ml、琥珀胆碱 100mg,同时面罩下吸"氧"。15min 后气管内顺利插管,控制呼吸。患者自诱导开始至气管内插管血压下降,脉搏减弱、发绀,经静脉输注多巴胺、肾上腺素、阿托品、间羟胺、5% 碳酸氢钠等血压未回升,ECG 示 QRS 波群增宽,P 波消失,呈结性心率 20～30 次/分,继续给升压药,1h 后心搏骤停,抢救 1h 45min 无效死亡。后寻找原因,才发现麻醉机使用的氧气为氮气,患者系误吸氮气而死亡。

【教训】　本例为麻醉时误吸氮气致患者死亡。此乃工作粗疏所致死人命,教训十分深刻。为防止类似事故再发,一是有关领导、管理部门和麻醉科医师负起责任,防止粗疏作风;二是手术室内氧气瓶不应再用无菌布罩子盖住,而应将气瓶擦拭消毒液消毒后再放入手术间,或麻醉准备间;三是建议按照国际标准组织(ISO)规定的气瓶标记颜色来管

理,以便于识别,颜色不同,接口规格也应不相同,以杜绝医用气体的混用,保证氧的安全使用。

(二)中心供氧故障

临床麻醉中是离不开氧气的,一般医院麻醉科麻醉中多用高压气瓶和低压气瓶,随着医学的发展,当今的医院病房和手术室,均采取中心供氧气源的方式,这是医院走上现代化的又一标志,但是中心供氧故障多,容易导致术中缺氧。

例22 患者,男性,31岁。拟在全麻下行巨大甲状腺癌切除术。麻醉前$SpO_2$98%,插管后接循环紧闭麻醉机,氧流量0.5L/min,由医院中心供氧。静吸复合麻醉维持,未用肌肉松弛药,保留自主呼吸。手术10min后见患者面色逐渐发绀,术野出血为暗红色,SpO_2由98%降至60%。加大氧流量作辅助呼吸,缺氧未见好转。撤除麻醉机供氧,直接呼吸空气2min后,患者面色渐转红润,血色由暗红转为鲜红,SpO_2升至96%。20min后因麻醉转浅,又接麻醉机供氧及吸入安氟醚,10min后又出现上述缺氧症状,再次停止麻醉机供氧改呼吸空气后又好转。

【教训】 本例很明显的是当吸氧或辅助呼吸时,患者缺氧严重,当脱离麻醉机呼吸空气后,患者面色转红润。很显然是氧气的问题。术后前往中心供氧处调查,该中心供氧的氧气是用制氧机把空气中的氧氮分离后,将氧气送入中心管道。当时制氧机已出现故障,将分离出的氮气或氧浓度极低的气体送入管道而发生的。多亏麻醉科医师观察细微,处理及时,未发生更加严重的后果。将制氧机排除故障后,未再发生类似上述情况。此例给我们的教训为:麻醉科医师必须了解其氧气来源,不但在制氧机处测定氧浓度,还应在麻醉机上配备测氧仪或氧浓度监测仪,以测定管道终端氧浓度,加强术中监测,以确保患者术中安全。

第二节　各种麻醉方法的失误

麻醉方法的失误也是常见的,主要包括麻醉方法选择的失误、麻醉药物选择的失误、辅助用药的失误、麻醉操作的失误、麻醉仪器失灵等。

一、区域神经阻滞麻醉的失误

神经阻滞麻醉属于部位麻醉的一种,具有对患者安全、对机体影响最轻、危害最小的特点,是患者保持清醒状态下施行的麻醉;哪个部位的手术就阻滞哪个部位的神经、神经干、神经丛等;效果可靠。神经阻滞的临床应用机会较多,所以发生失误的机会也较多。

(一)臂丛阻滞麻醉出现全脊麻

例1 患者,男性,27岁。体重65kg,ASA Ⅰ级。在臂丛神经阻滞麻醉下行右手腕瘢痕切除、游离植皮术。于右前中斜角肌间沟注入2%盐酸利多卡因与布比卡因等量混合液20ml,注药约25min后,病人主诉胸闷、呼吸困难;测血压为38/?,静脉注射肾上腺素1mg,面罩加压给氧,HR 38～40次/分,$SpO_2$88%。辅助呼吸。给药后血压骤升至226/128mmHg,心率达176bpm,SpO_2无明显上升(88%～90%),口腔内有混合均匀的粉红色泡沫痰,两肺均闻及湿啰音。经给予毛花苷C(西地兰)、呋塞米、艾司洛尔、酚妥拉明、糖皮质激素等药治疗,急性左心衰竭、肺水肿症状缓解。测阻滞平面极为广泛,为$C_{1\sim2}\sim S_{1\sim2}$。

【分析】 从测定本例的麻醉平面达到$C_{1\sim2}$至$S_{1\sim2}$,得知呼吸循环抑制的原因是全脊麻所致。由于及时抢救,化险为夷,保住了生命。其教训极为深刻。救治中出现了急性左心衰竭、肺水肿等并发症,也经及时处理而缓解。

【教训】　①只要麻醉操作规程正确,全脊髓麻醉是可以预防的。臂丛神经阻滞麻醉操作时一定要边注射麻醉药边回抽,边注药边询问患者的感觉。注药后仔细观察患者的反应。本例由于观察仔细,发现症状后就及时准确处理,争取了时间,在患者还未发生心搏停止就抢救起来,所以易成功。②肾上腺素用药剂量不当。在本例出现全脊髓麻醉的紧急情况下,可单次静脉注射肾上腺素,但临床上往往首先应用0.5mg,本例选用肾上腺素1mg。因上述情况不同于诊断明确的心搏骤停,该剂量导致了严重的高血压、急性左心衰竭、肺水肿、脑血管意外等而危及生命,尤其是对原有心血管器质性病变者,发生率更高。

(二)臂丛阻滞辅助用药造成患者呼吸抑制致循环骤停

麻醉和手术期间发生呼吸、心搏骤停是最为严重的并发症,目前尽管严重并发症的发生率有所减少,但其后遗症及死亡率并没有发生多大变化。非全麻手术的患者,由于辅助药物对呼吸中枢的抑制作用,在供氧和通气不足的条件下,易发生呼吸衰竭需警惕。

例2　患者,男性,19岁。体重47kg。农民。外伤18d后住院以左肱骨解剖颈骨折拟在左颈丛、臂丛麻醉下行内固定术。麻前药阿托品0.5mg、地西泮10mg肌内注射。入室BP 130/80mmHg,HR 100次/分。选左颈丛(C_3、C_4)二点加左臂丛(肌沟法)注入1.2%利多卡因15ml加0.12%丁卡因10ml,一般情况好,用针尖刺痛法测试麻醉平面、效果时不痛。但当切皮时呼痛,辅助地西泮7.5mg、芬太尼0.1mg、氯胺酮100mg静脉注射后入睡,手术继续进行。术中辅助氯胺酮25mg静脉注射,3次共计75mg,DHMQQ 10μg静脉注射。因外伤已18d,畸形愈合,将远端骨折段游离后又难以固定住,

手术时间较长(2h 25min),手术困难,术中出血量较多(30块大纱布,出血量1000～1500ml),术中输液进入体内700ml,间断吸氧,血压逐渐下降,由120/80mmHg降至手术结束时的80/60mmHg,当再次测量血压时已测不到。当即静脉注射麻黄碱30mg,施行气管内插管,听心音无,心搏、呼吸停止,即行胸外心脏按压,肾上腺素分别静脉注射、气管内和心内注射各1mg。5min后心搏恢复。静脉切开,输注5%碳酸氢钠250ml,头部降温,持续心电、体温监护。地塞米松5mg静脉注射,输注甘露醇250ml,分两次共输500ml。抢救时在左第三肋间胸骨旁2cm心内注射3次回抽无血液,又因人工呼吸、心内注射时误伤左胸膜合并气胸,胸腔抽气650ml,术后24h尿5100ml,输液体4500ml。静脉注射尼可刹米(可拉明)0.375mg。输注细胞色素C 15mg、辅酶A 50U和ATP 20U。心搏复苏4h后呼吸恢复,但很表浅,静注洛贝林3mg。经静脉注射尼可刹米(可拉明)0.25g、利尿、补钾、抗感染、镇静、脑细胞营养药、呼吸兴奋药等对症处理,血压维持在140～90/100～60mmHg,HR 120～70次/分,T 30～33℃,10h后T 33～36℃,然而呼吸一直未能恢复。在手术室抢救、治疗、观察24h后生命体征平稳;送回病房继续监测治疗。72h未清醒,因脑死亡抢救无效而死亡。

【教训】　本例在臂丛麻醉下施行左肱骨解剖颈陈旧性骨折内固定术时,因麻醉效果不好而辅助氯胺酮和DHMQQ等镇痛药,引起呼吸抑制致心搏呼吸骤停,经抢救无效而死亡。本例有以下失误处:①麻醉前缺乏充分的准备,对疾病评估不足。一是本例术前准备工作不足,检查不细,没有施行胸透检查,术中抢救时才发现是右位心脏,气胸解除后心脏位置仍在右侧。导致按一般常规在左胸部进行紧急抢救心内注射穿刺,注射部位反复三次注射无回血,造成刺伤左胸膜引起

左侧气胸的恶果。二是术前准备时没有备血,当出血多、血压下降时,输液又是小针头(没有按输血准备),不能快速补液和输血。三是臂丛麻醉操作完成后没有听诊两肺呼吸音是否一致、对称。②麻醉效果不满意,辅助氨胺酮和 DHMQQ 效果满意,但对使用辅助药后所引起的呼吸抑制、缺氧,观察不细,有疏忽现象。麻醉中没有吸氧,更没有行面罩下辅助呼吸,这是麻醉管理的失误。麻醉中的观察、呼吸管理很重要,特别是用辅助药后应加强呼吸管理。如果本例改成全麻后气管内插管,安全性大,有利于抢救,也不会发生如此恶果。③加强麻醉中监测,细致观察,发现有潜在危险后要及时处理。本例一没有输血、没有加速输液;二没有持续吸氧,未对抗辅助药的引起的呼吸中枢抑制作用;三没有监测仪器,有病情变化也不能及时发现。④脑复苏效果不好的原因,一是体温过高,冬眠和降温疗法应将体温保持在 $32 \sim 34{}^\circ\text{C}$,或是 $32{}^\circ\text{C}$ 以下最好,不能复温达 $35 \sim 36{}^\circ\text{C}$;二是镇静药用量不足,未能控制住抽搐,使抽搐反复出现,加重了脑缺氧、脑水肿、脑肿胀。以上两种原因而使病情恶化、脑功能迟迟不能恢复。再者,在脑复苏用药上也缺乏经验,该用的药不敢用,用上的药也不敢足量用,还需要不断深入地加强学习,总结经验教训。以上也是应吸取的极其深刻的经验教训。

(三)麻醉操作失误而导致气胸

围手术麻醉期导致气胸而被误诊,从而病情发展为张力性气胸,或是气胸早期不易发现,一旦病情发展为张力性气胸,患者可出现严重缺氧和呼吸困难,甚至危及生命,值得引起麻醉科医师的足够注意。凡是在麻醉过程及术中(后)患者出现张力性气胸时,多与手术或麻醉操作失误有关。麻醉操作失误,引起气胸多见于锁骨上臂丛神经阻滞、肋间神经及椎旁神经阻滞的操作,手术操作失误引起气胸的多见于乳腺癌根治术、肾或肾上腺切除术及肝癌上腹部等手术时的操作,以

及颈内静脉穿刺操作失误引起的血气胸等。

例 3 患儿,男,7 岁。在臂丛阻滞麻醉下行左桡骨骨折复位术。患儿因恐惧和疼痛哭闹,在行麻醉操作时更是剧烈挣扎,迫使麻醉操作经反复多次穿刺后方完成操作。术毕无异常情况气胸未能被当时发现,回家后当天晚上患儿呼吸困难到急诊室就诊,发现左肺压缩 50%,气管移位,即行胸腔穿刺抽气,住院观察 1 周,痊愈出院。

【教训】 本例施行臂丛麻醉操作失误导致气胸并发症发生,肺受压萎缩,肺通气/血流灌注比例失衡,患者出现严重呼吸困难,大量未氧合的血液掺杂于动脉内,出现急性呼吸衰竭,纵隔被推向健侧,气管移位,影响静脉回流,心脏移位使心排血量下降,危及患者生命。其教训是:臂丛阻滞应按操作常规进行,操作中当患者偶觉胸痛或出现轻咳时,均应警惕发生张力性气胸的可能。小儿患者不配合时,要在基础麻醉下,使患者安静后进行臂丛阻滞。术后常规行肺部听诊;加强术后随访观察,当考虑张力性气胸可能时,仔细听诊双侧肺呼吸音,X 线片进一步确诊。一旦确诊,应做胸腔穿刺抽气或胸腔闭式引流治疗,以预防感染。为保证患者安全,应住院观察治疗。

二、椎管内麻醉的失误

椎管内麻醉在临床麻醉中占的比例很大,故麻醉的失误发生率也较高,主要包括为麻醉平面控制失误、神经损伤、麻醉选择、术前准备不足、用药错误、辅助用药和管理上的疏忽等。

(一)硬膜外麻醉平面过宽过广致呼吸循环抑制

例 4 患者,男性,31 岁。体重 64kg,ASA Ⅰ级。诊断腰背部巨大脂肪瘤(20cm×25cm),拟行脂肪瘤切除术。未用术前药。右侧卧位,$T_{11\sim12}$ 棘突间隙直入法行硬膜外腔穿刺,黄韧带突破感明显,注射器回

抽无脑脊液,向头端置入导管4cm。平卧位经导管注入2%利多卡因2ml,5min后未见腰麻征象,呼吸、血压、脉率平稳。经导管间隔5min分两次各注入2%利多卡因5ml,末次注药后5min,测定躯体无痛区域为:右侧T_4~L_2,左侧T_3~L_3。血压114/76mmHg,脉率74次/分,呼吸15次/分,5min后呼之不应,脉搏细弱,血压测量不到,呼吸动作微弱。

【分析】 本例为年轻患者,在硬膜外麻醉下行巨大脂肪瘤切除术,硬膜外注药后表现麻醉平面过宽过广(右侧T_4~L_2,左侧T_3~L_3),导致5min后出现呼吸循环抑制,为硬膜外常见的严重并发症,但应引起麻醉科医师的警惕和注意。

【教训】 本例为硬膜外麻醉的严重麻醉并发症。麻醉科医师将本着高度负责的精神,严肃认真地进行各项操作,提高对临床麻醉中意外事件和并发症的防范意识。本例系硬膜外阻滞后所出现的类似全脊髓麻醉的表现,导致循环、呼吸抑制、昏迷。这与麻醉操作不当和麻醉管理不善有一定的关系。硬膜外操作应谨慎,给药应按规定要求进行,麻醉后应常规吸氧治疗,出现意外情况应及时准确处理,保证安全。

(二)硬膜外阻滞术后下肢抽搐及足底触觉敏感

硬膜外阻滞穿刺操作时不慎,术后患者往往出现下肢某个部位抽搐及同侧足底触觉疼痛、极度敏感等症状,这是硬膜外阻滞后神经并发症的常见临床表现。神经并发症是穿刺及置管时机械性损伤脊神经根的后根,是穿刺针的针尖或导管头所造成的挫伤或刺伤,在离心性交感神经纤维和伤害感受性向心性神经纤维之间发生电接触,伤害感受器和交感神经纤维的刺激,产生异常兴奋现象。临床表现为"痛"症状,感到剧烈的疼痛,伴随现象是"脑脊液冲击症",即咳嗽、打喷嚏或用力憋气时疼痛加重或麻木加重。根痛及感觉

缺失仅限于1~2根脊神经支配的皮区,以损伤后3d内最重,以后逐渐减轻,2周内多缓解或消失,采取对症处理,预后效果好。神经根损伤时有"触电"或抽动感觉,可以做到预防。

例5 患者,女性,24岁。在硬膜外麻醉下行剖腹产术。T_{12}~L_1间隙直入法穿刺,缓慢进针6cm有落空感的同时,患者突感左下肢触电感,负压试验良好,回吸无脑脊液,将针斜面置于头侧偏右侧45°后置管进入0.5cm时,患者又有左下肢触电感,遂即退针另取$L_{1~2}$间隙穿刺,置管顺利,注入局麻药后效果满意,完成手术。术后45min,患者诉左大腿外侧疼痛伴痉挛性抽搐,同时左足底涌泉穴以上至趾缝间以下,触觉极为敏感,轻触即有触电样感觉。地西泮10mg,肌内注射,抽搐略有缓解,6h后哌替啶50mg肌内注射。上述症状无明显改善。B族维生素、肌苷每日3次,口服。24h后,抽搐有所缓解,左足底仍触觉敏感,经针灸、局部理疗1周后,左下肢疼痛及痉挛性抽搐消失,左足底触觉敏感明显减退。19d出院,1周后随访无异常。

【教训】 本例为典型的神经根损伤的病例。其失误处为当硬膜外穿刺已有明显"触电"感时,再不应强行进针和置管,操作者虽然已将针斜面置于向头端偏右侧后置管,但置管仅达0.5cm时,又出现"触电感",才被迫停止进针。其教训为:①椎管内麻醉神经并发症要以预防为主,穿刺方向要选择在椎间隙正中,穿刺和置管勿使强力,以免穿刺时手法失控,针入硬膜外腔时动作要轻巧温柔,防止过猛、力量过大。②当穿刺操作中患者诉说某侧下肢有触电感或有不自主的抽动时,应回退针或导管,另选取椎间隙重新穿刺。③麻醉前要注意患者的心理和情绪,做好心理治疗工作。④凡是在硬膜外穿刺中出现下肢电击样痛时,术后应保留硬膜外导管备用,带回病房,如出现灼痛,可立即向硬膜

外腔注入低浓度的局麻药镇痛,阻断交感神经节前纤维后,灼痛可立即消失。

(三)截瘫

神经并发症或截瘫是硬膜外麻醉的严重并发症。发生率为:暂时性轻瘫 0.1%,永久性截瘫为 0.02%。致病原因有脊髓缺血、脊髓病变、硬膜外血肿、损伤、肿瘤等,其中多由麻醉科医师的失误引起。

1. **脊髓缺血** 1958 年由 Davies 首先报道 1 例硬膜外麻醉后并发脊髓前动脉综合征,此后陆续有不少例报道。脊髓前动脉综合征是因脊髓前动脉的血流障碍引起其供应区缺血,导致脊髓的前、侧角缺血性坏死及空洞形成所致。临床表现为以运动障碍为主的神经症状,伴有痛、温觉丧失。但触觉及位置觉存在。脊髓前动脉为一根终末动脉,供应脊髓截面 2/3 的区域,供应范围大而血流相对较少,易遭缺血性损害。此征的诱发因素有以下几种。

(1)血管原有病变致管腔狭窄,血流不畅。

(2)患者本身的疾病,如休克时低血压时间过久。

(3)局麻药中加入肾上腺素浓度过高,引起强烈而持久的血管痉挛。

(4)麻醉期间较长时间的低血压状态。发生此征有些也与麻醉失误有关。

例 6 患者,男性,28 岁,矿工。因腰背部被电工撞伤 4h,以 L_1 骨折、脱位合并脊髓不完全损伤及广泛性软组织挫伤入院。BP 120/80mmHg,HR 82 次/分,R 24 次/分,心、肺、肝、肾功能无异常,双下肢活动自如,肌力 Ⅳ~Ⅴ级,L_1 以下感觉减退,以右侧为著。右侧膝腱反射存在,跟腱反射未引出,左侧腱反射无明显异常。既往体健,无急、慢性病史及药敏史。入院后行急症切开复位、内固定术。入室血压、脉搏、呼吸正常,取右侧卧位,$T_{10～11}$ 间隙穿刺足向置管 4cm。平卧位注入 2% 利多卡因 5ml,观察 5min 后无脊

麻体征后,继注入 1:40 万肾上腺素的 0.5% 布比卡因 10ml,阻滞平面为 T_8~L_3,改为俯卧位。手术中直视下见硬膜完好无损,整复脱位后,以钢丝从椎板下固定脊柱胸腰段。麻醉效果好,手术顺利。术中约 30min 血压低于 110mmHg,其中 5min 降至 95mmHg,余均在 120~131/80~90mmHg 之间。术后患者回病房时 BP 130/90mmHg,HR 78 次/分,R 18 次/分。局麻药作用消失后,患者双下肢运动明显减弱,肌力 Ⅱ 级,以左侧为主,右趾稍能活动,左趾却不能动,T_{10} 以下痛温觉消失,触觉存在,二便正常。术后第 3 天行腰椎穿刺,检查克氏试验通畅,脑脊液正常,X 线示 $L_{1～2}$ 解剖复位。给高压氧治疗,每日 1 次,连续 10d,维生素 B_1、维生素 B_{12} 每日治疗,给患者加强功能锻炼。此后其下肢运动障碍及感觉障碍逐渐恢复。术后 75d 出院,左下肢肌力 Ⅳ 级,右下肢 Ⅴ 级,双下肢感觉存在。出院后 72d 复查时,双下肢肌力均达 Ⅴ 级。

【教训】 本例在麻醉前,双下肢肌力近于正常,无运动功能障碍,L_1 以下感觉逐减。麻醉后双下肢肌力明显减退。T_{10} 以下痛温觉消失,触觉存在,为较典型的脊髓前动脉综合征表现。Davies 等报道此征的缘由为麻醉期中的低血压。本例麻醉期间未出现低血压,手术因素也可排除,本例的失误之处为:①创伤后血中儿茶酚胺浓度立即上升,且要持续数天之久,加之脊髓损伤使脊髓血管处于应激收缩状态,脊髓前动脉已处于收缩敏感状态。②局麻药中所加的肾上腺素起作用后,使脊髓前动脉产生持续性痉挛,导致血供障碍,而出现脊髓前动脉综合征的表现。本例的教训是对脊柱手术,尤其是脊髓损伤患者,拟行硬膜外麻醉时,局麻药中不宜加肾上腺素。

2. **硬膜外麻醉后引起一过性失音和四肢瘫痪** 据专家指出,腰麻或硬膜外阻滞时发生长时间神经后遗症罕见。因为麻醉药作

用消失后,约占 0.1% 的一过性截瘫即可恢复。硬膜外麻醉过程中,出现一过性失音和四肢瘫痪更为罕见。

例 7 患者,女性,81 岁。55kg,身高 150cm。入院前 2h 摔倒致左股骨颈骨折入院。营养良好,不脱水,定向正常,健谈,BP 163/88mmHg,HR 88 次/分,律齐,心尖部有收缩期杂音,肺部清晰,神经系统正常。心电图报告陈旧性下壁心肌梗死,左心室肥厚,T 波倒置。有缺血性心脏病病史 10 年,一直服用地高辛、呋塞米、异山梨酯等。6 年前发生下壁心肌梗死,2 年前因老伴去世曾有短暂神志模糊。麻醉诱导时心电监测,面罩下吸氧,血压 165/97mmHg,HR 90 次/分,$L_{1\sim2}$ 穿刺硬膜外置管,先注入 2ml 0.5% 布比卡因(不加肾上腺素),4min 后再注入 0.5% 布比卡因 8ml,患者仍侧卧,7~8min 后出现恶心,BP 119/80mmHg,HR 60 次/分,患者无呼吸困难,但不能讲话。仰卧后静脉注射麻黄碱及阿托品后仍不能讲话。双唇、舌、口腔均有动作,理解语言的能力也正常。意识清楚,脑神经检查也正常。但发现双上肢弛缓性麻痹,不能运动,双下肢也麻痹,这可能是硬膜外麻醉的作用,因不能说话,麻醉平面不能测出,但针刺脑神经支配区有反应。没有发现因麻醉平面过高而影响膈神经的膈肌(神经)抑制而呼吸抑制的证据。3~5min 后血压和脉搏恢复,注射布比卡因 25min 后,发音也恢复,同时双上肢也能运动。手术 45min 结束,麻醉消退后无神经功能障碍。其原因很可能是由于椎底循环发生一过性缺血,从而导致四肢瘫痪和声带麻痹,而缺血是继发血压下降的结果。本例的教训是:四肢瘫痪持续时间很短,是因低血压引起椎底血管一过性缺血所致。低血压是硬膜外阻滞的常见并发症,对老年人麻醉时应注意预防长时间低血压的问题。

3. 硬膜外血肿 硬膜外血肿形成后压迫神经根、干或脊髓而截瘫。硬膜外血肿致

截瘫是麻醉中的严重并发症。有时在穿刺操作中,从穿刺针或导管往外流出血液,其原因一是刺入血管,二是血管破裂。穿刺出血率为 2%~6%。严重的形成硬膜外血肿,由于压迫出现神经并发症者,其发生率仅为 0.0013%~0.006%。但在硬膜外麻醉并发截瘫的原因中占首位。有些形成血肿是由于麻醉科医师的失误引起的。

(1)肝硬化患者有凝血障碍时手术选用硬膜外麻醉引起截瘫

例 8 患者,男性,31 岁。以急性化脓性胆管炎行急症胆道探查取石术。4 年前曾行胆囊切除术。查体:肝肋缘下 3cm,质中等硬度,压痛。血小板 70×10^9/L,BT 1min,CT 4min。肝功能:总胆红素 $320\mu mol$/L,直接胆红素 $205\mu mol$/L,总蛋白 44g/L。B 超提示肝大、肝硬化、胆总管结石、肝内外胆管扩张。术前治疗未补充维生素 K。麻醉前肌内注射苯巴比妥钠 0.1g,阿托品 0.5mg,入室取 $T_{8\sim9}$ 间隙做硬膜外穿刺,当穿刺针进入硬膜外腔后退出针芯时,即发现较多鲜血流出。换 $T_{9\sim10}$ 间隙再行穿刺,仍有较多鲜血流出。放弃硬膜外阻滞。此时患者诉背部疼痛,改成气管内插管全麻完成手术。术中渗血广泛,止血困难。术毕患者未清醒送回病房,术后当天伤口渗血达 200ml。术后第 2 天,发现患者双下肢活动受限,大小便失禁。查 T_{10} 平面以下感觉缺失,双下肢肌力为 0 度。腱反射消失,病理反射(一)。诊断为硬膜外血肿伴截瘫。于术后 40h 在全麻下行椎板切除减压术及血肿清除术。见硬脊膜间隙中有 $6cm\times3cm$ 陈旧性血肿,由于压迫使硬脊膜搏动已消失,清除血肿后搏动恢复,双下肢恢复部分知觉,感觉障碍平面由 T_{10} 下降至 $L_{1\sim2}$。

【教训】 本例的失误在于:①麻醉选择失误,该患者合并有肝硬化、肝功能异常,总胆红素、直接胆红素均显著增高,总蛋白明显低于正常,存在有凝血障碍,不应选择硬膜外

麻醉。②当 $T_{8\sim9}$ 穿刺已有明显出血时，就更进一步证明不能选用硬膜外麻醉，不应在 $T_{9\sim10}$ 再次穿刺。这样就可减少 1 次硬膜外腔穿刺损伤的机会。③本例术前准备不足，术前未补充维生素 K，见麻醉穿刺有明显出血后，术中也未追加维生素 K 等止血药。④麻醉科医师当天晚上没有到病房巡视患者，特别对硬膜外穿刺时有出血的患者，术后应严密观察，重点观察下肢活动情况，及时发现可能出现的脊髓受压征象，尽量早期行手术或椎板探查，清除血肿或椎板减压，以减轻血肿对脊髓的持续性压迫，保证患者的顺利康复。本例术后第 1 天发现下肢活动受限，术后 40h 进行椎板减压术。还算幸运，术后恢复还较如意。一般在 12h 以内行椎板减压和血肿清除者均恢复满意。其教训是肝硬化、凝血障碍等患者不宜选硬膜外麻醉。对危重急症患者也应尽量充分地做好术前准备。

（2）血小板减少患者选用硬膜外麻醉致硬膜外血肿而截瘫

例 9 患者，男性，50 岁。诊断为肝硬化、腹水、脾功能亢进，拟在硬膜外麻醉下行脾切除术。术前急性上消化道出血，Hb80g/L，WBC 2.1×10^9/L，BPC 20.5×10^9/L。选 $T_{9\sim10}$ 椎间隙穿刺，由于刺破蛛网膜改全麻完成手术。术后 26h 双下肢感觉运动消失，大、小便失禁，确诊为硬膜外血肿，未进行手术探查和血肿消除，未能自行恢复。

【教训】 本例病人血小板严重缺少，仅 20.5×10^9/L（正常值为 100×10^9/L～300×10^9/L）。选用硬膜外麻醉是错误的。

（3）促凝血倾向病人合并用肝素硬膜外-腰麻联合麻醉并发硬膜下血肿

例 10 患者，女性，54 岁。因怀疑股动脉栓塞入院诊治，6 个月前因结肠癌行切除术后接着化疗和放疗至入院前 2 周结束。有高血压史，但无出血倾向史。入院时 BP 141/81mmHg，HR 80 次/分，体重 72kg，右膝以下发凉、苍白、无脉、触摸无知觉，右膝和右踝肌群肌力按医学研究委员会量表计分为 0/5，Hb 110g/L，血小板计数 119×10^9/L，凝血酶原时间（PT）14s，活化部分凝血活酶时间（APTT）22s，血钾 2.16mmol/L。心电图显示室性二联律。输注 KCl 30mmol/L。入室行股动脉栓子取出术，选用联合硬膜外-腰麻联合麻醉，经 $L_{3\sim4}$ 正中穿刺按阻力消失注入硬膜外间隙。注气无阻力，用 26 号针经硬膜外针孔穿入，流出清澈脑脊液，注 0.5% 重比重丁哌卡因 2.6ml。置入硬膜外导管 4.5cm，5min 麻醉平面达 T_{10}。50min 后输注肝素 5000U，从右股动脉取出一肉状非癌栓子和血凝块。腰麻开始 90min，经硬膜外导管注入 0.5% 丁哌卡因 6ml，60min 手术顺利结束，并静脉输注肝素 750U/h，收缩压 111～130mmHg。术后未做硬膜外镇痛，4h 后患者出现背痛，右膝以下针刺无痛感，右膝右踝反射消失，除踇屈伸肌力为 3/5 以外，所有肌群肌力均为 0/5。左腿正常，腰部无肿胀，硬膜外穿刺点无触痛，翌晨（术后 12h）复查仍背痛，APTT＞78s，PT 13s。停用肝素神经体征未改变，左髋屈肌肌力 0/5，因排不出尿，插入导尿管导出尿 600ml。经核磁共振检查（术后 20h），显示硬膜外血肿自 T_{10} 至 L_5 水平，邻近蛛网膜下腔区域明显狭窄，并于 $L_{1\sim2}$ 和 $L_{2\sim3}$ 马尾神经明显压迫，未做任何处置。几天后，神经症状完全消失。术后 8d 患者需再次取出股动脉栓子，纠正低血钾并行肝素治疗，在全麻下完成手术，无并发症，超声心动图、主动脉以及髂部超声检查，Holter 监测均未见异常。血液学检查表明有不明原因的促凝血倾向（procoagulant tendency）。

【教训】 本例联合硬膜外-腰麻联合麻醉后并发硬膜外血肿可能与操作技术和用肝素有关，但确切原因仍不清楚。腰穿或硬膜外操作仔细无创伤，即使用临床剂量的肝素也不致并发硬膜下血肿，一旦有怀疑则用核磁共振检查可确诊，及早纠正凝血异常，出现轻瘫在8h以内做减压手术，预后往往较好。本例在严密观察下，未做手术处置，恢复满意。

4. 硬膜外麻醉时穿刺针直接误伤脊髓

(1)硬膜外阻滞穿刺时不慎或失手刺入脊髓致瘫：这是硬膜外麻醉时严重的神经并发症之一，是人们最"畏惧"的。要尽量杜绝此类并发症的发生。

例11 患者，女性，18岁。既往无神经系统疾患，拟在硬膜外麻醉下行阑尾切除术。穿刺间隙 $T_{11\sim12}$，当18号硬膜外穿刺针刺入3.5cm深时，患者感到腰背剧痛，双下肢触电感、麻木而尖叫起来。由于针尖进入硬膜外腔的指征不明显，操作者以为针尖未至硬膜外腔而继续进针，直刺入至骨质。后从穿刺针滴出 $1\sim2ml$ 的淡红色液体，又以为是注入试探硬膜外腔压力之被血液混染的生理盐水。后因硬膜外穿刺针位置不明确，而改为全麻完成手术。全麻清醒后即发现双下肢麻木、软瘫、痛觉过敏、排尿障碍，而需留置导尿管。肌力左0级、右Ⅰ级，双足下垂，双膝、跟腱反射消失，巴宾斯基征阴性。颈软。治疗药物用激素、维生素 B_1、维生素 B_{12}、辅酶A、ATP、维生素 B_6、维生素C等，10d后排尿功能恢复，双下肢肌力增加 $Ⅰ\simⅡ$ 级，巴宾斯基征转为阳性，腱反射恢复。治疗1个月后能自己行走。1年后肌力左Ⅲ级、右Ⅳ级，双下肢有不同程度的肌萎缩、麻木感消失。

【教训】 本例有很明显的失误是穿刺操作时患者已有腰背剧痛，双下肢触电感、麻木而尖叫的刺伤脊髓的症状，麻醉操作者当时没有觉察到已刺入脊髓，不但不停止进针而刺入，还将18号穿刺针继续刺入至骨质。实际上针尖已穿通脊髓并已顶至椎管的前壁，无疑进一步加重了脊髓的损害。术后患者表现为软瘫、腱反射消失、病理反射不出现、截瘫、损害平面以下感觉消失，同时出现尿潴留等，提示脊髓有横断性损伤。但经有效治疗，

症状和体征有所好转。其教训是极其深刻的。为避免进针过深而直接伤及脊髓的意外，一是在硬膜外操作常规中，特别强调缓慢进针，仔细体会穿刺针径路组织各层次的感觉，以确定针尖的位置，特别重视要体会操作时阻力消失感和负压，或小气泡负压搏动等征象，严禁穿刺速度过快，或操作时失手，或穿刺失控；二是若能在损伤脊髓征象出现后，即警觉到已刺伤脊髓而直接退针观察，或重新穿刺，也或许损害程度有所减轻；三是在临床麻醉工作中，或带新学徒过程中加强从事进入硬膜外腔的学习研究，如有人已设计了各种反映针尖穿过黄韧带瞬间压力变化的设备，达到穿刺操作时步步慎重，时刻小心，以杜绝类似情况的发生。

(2)无意中损伤脊髓发生截瘫：本例在麻醉操作中，硬膜外操作是按正规操作的，没有明显的失慎或失手，患者也没有感到剧痛，也无一过性意识障碍，但在不知不觉中脊髓出现损伤，术后发生截瘫。

例12 患者，女性，43岁。以子宫肌瘤拟在硬膜外麻醉下行子宫切除术。患者曾因四肢麻木、头痛、肌肉痛、右半身麻木、颈椎病、颈强直等多次住院治疗。入院 Hb 120g/L。家属(其丈夫)坚决同意手术治疗，积极配合麻醉。BP 110/75mmHg，HR 78次/分，R 20次/分。在 $T_{12}\sim L_1$ 和 $L_{3\sim4}$ 两点穿刺成功后分别向头、足各置管3cm。手术卧位后，向上、下管分别各注入2%利多卡因3ml(2%利多卡因20ml中加入麻黄碱7滴)，观察5min无脊髓麻醉征象后，从头向管注入以上配好的2%利多卡因9ml。开始手术，效果满意，生命体征平稳，手术时间2h 20min，术中输液2000ml，送回病房。麻醉科医师于术后2h 45min巡视患者，双下肢活动正常。但在术后48h出现截瘫。腰椎穿刺检查脑脊液正常。脊髓造影、CT和MR(核磁共振)检查，提示脊髓损伤($T_{12}\sim L_1$ 水平脊髓局部增粗，周边不规则，范围2cm，脊髓被

膜不规则性增厚,横断面示脊髓周边、腹侧多为低信号,MR 不支持肿瘤、血管畸形)。术后在神经内科进行脱水、激素疗法等 2 个月不见好转后,进行手术探查,证实与硬膜外穿刺针损伤有关,患者至今仍瘫痪在床,曾多次辗转多家医院诊治治疗,仍未见明显结果。

【教训】 手术证实本例的截瘫与麻醉穿刺损伤脊髓有关,教训十分深刻:①术前诊断、术前有关疾病要诊断清楚。本例术前曾多次住院治疗,因为什么病住院,不十分清楚。②硬膜外阻滞的操作中,应特别强调轻柔缓慢进针和仔细地体会各层组织的感觉,以确定针尖的位置。特别强调阻力消失感和负压试验等征象。避免进针过深而伤及脊髓的意外。③类似患者选用气管内插管全麻,不会引起如此恶果。

5. 癌骨转移致硬膜外阻滞后截瘫　在硬膜外麻醉的神经并发症或截瘫中,其中还有一个原因就是并发脊髓肿瘤(原发性或转移性)等压迫所引起。也称为与硬膜外阻滞无关的偶合疾病,手术前没有任何神经症状或症状很轻,未引起注意的。硬膜外麻醉后出现明显的神经症状或截瘫,在未确诊时,常常被认为是硬膜外阻滞的并发症,其中较多见者是椎管内肿瘤。发生这种失误情况,也与术前漏诊失误有关。

例 13 患者,女性,47 岁。左肾癌拟在硬膜外麻醉下行左肾切除术。选 $T_{10\sim11}$ 间隙直入穿刺法操作并置管顺利,回吸无血和液体回流。注入 1％利多卡因与 0.15％丁卡因混合液 18ml,麻醉平面 $T_5\sim L_2$,麻醉效果满意,手术顺利。术后第 3 天发现 T_{10} 脊神经以下完全性截瘫。椎管造影示 $T_{10\sim11}$ 椎弓根消失破坏,$T_{10\sim11}$ 完全梗阻。当晚急诊行椎管探查减压术,术中见右侧 T_{10} 椎板缺损,此处被包块组织填塞,呈烂鱼状,表面易出血、易碎。取标本送病理检查为恶性肿瘤,骨组织腺癌转移。术后截瘫平面逐渐上升,第 2 天 T_8,第 5 天 T_7,第 10 天 T_6。术后 10d 拆线,第 50 天左肱骨病理性骨折,第 87 天衰竭死亡。

【教训】 通过椎管造影、手术探查 $T_{10\sim11}$ 有包块填塞、梗阻,病理检查系恶性肿瘤,本例为典型的肾癌骨组织转移至术后截瘫。本例的失误之处是术前辅助检查不够全面而漏诊,硬膜外麻醉后患者迅速截瘫。其教训是,凡是癌症患者麻醉前的全面辅助检查是十分重要的、麻醉的选择都有重要意义。术前注意病史询问,只要留心这类患者是有其特点的。最后确诊仍须 X 线、椎管造影及椎体 CT 或磁共振检查,以避免上述被动情况发生。

(四)硬膜外麻醉中的管理失误

心搏骤停是手术和麻醉中一种最严重的循环系统并发症,是麻醉中最禁忌的,近年来发生率虽然有所减少,但后遗症及死亡率并没有多大改变。椎管内麻醉期间的心搏骤停与麻醉有关的各种原因中以缺氧为最常见。麻醉期间心搏骤停的原因有麻醉过深(包括脊髓麻醉平面过高、全脊麻等)、缺氧和 CO_2 蓄积、血流动力学的急剧改变(包括大出血等引起的血压骤降、各种原因导致的血压突然剧升)、心脏本身的严重疾病、过敏、严重电解质(如高血钾)紊乱、手术操作刺激心脏、心脏压塞(包括肺栓塞)等 8 种。可导致心肌功能降低或心排血量下降过低,或心冠状动脉灌注严重不足,或心律严重失常,均可致心搏骤停,应引起麻醉科医师的高度警惕。

1. 硬膜外麻醉辅助哌替啶异丙嗪呼吸循环抑制

例 14 患者,女性,48 岁。体重 40kg,ASA Ⅱ级。诊断为左乳腺癌,拟行左乳腺癌根治术。术前 3min 肌内注射苯巴比妥钠 0.1g 和阿托品 0.5mg。$T_{3\sim4}$ 棘突间隙侧入法行硬膜外腔穿刺,向头端置入导管 4cm,平卧位经导管注入 1％利多卡因 2ml,5min 后未见腰麻征象,呼吸、血压、心率平稳。经导管间隔 5min 分两次各注入 1.5％利多卡因

4ml,末次注药后 8min,测定躯体无痛区域为:右侧 $C_4 \sim T_8$,左侧 $C_4 \sim T_9$。常规无菌消毒、铺单,距末次硬膜外腔注药 20min 时手术开始。手术创口镇痛满意,血压维持在 120/70mmHg 左右,HR 94 次/分,R 26 次/分。因患者呈多语性兴奋状态,静脉注射地西泮 10mg 后安静入睡。术中血压逐渐升高,心率增快,距末次硬膜外腔注药 1h 时血压 156/104mmHg,HR 108 次/分,经硬膜外导管注入 1.5% 利多卡因 5ml,10min 后血压升至 164/112mmHg,HR 116 次/分,疑似镇痛欠完善,应激反应所致。静脉注射哌替啶 50mg 和异丙嗪 25mg,5min 后血压降到 74/52mmHg,HR 96 次/分,加快静脉输液和静脉注射麻黄碱 30mg 后,血压无回升迹象,手术创口出血和渗血减少且明显发绀。

【分析】　本例为中年女性患者在硬膜外麻醉下行左乳腺癌根治术,因精神兴奋静脉注射地西泮后入睡,之后出现循环功能的兴奋(血压增高、心率增快),经硬膜外加药后循环兴奋依然,辅助静脉注射哌替啶和异丙嗪后出现呼吸、循环的抑制,加快输液和静脉注射麻黄碱后无效。

【教训】　本例为麻醉期间的麻醉管理不当。其失误为:①辅助用药用得太晚。硬膜外麻醉辅助镇痛镇静药物很有必要,以完善麻醉,降低应激反应,使患者充分镇静。注意用药要及时,避免多种用药作用高峰期太集中,而加重对呼吸和循环的抑制。②硬膜外追加局麻药时间不能过迟,以保持麻醉效果平稳性。

2. 忽略体位对硬膜外麻醉平面的影响致心搏骤停　硬膜外麻醉中,体位对麻醉平面有明显的影响。但是在临床麻醉管理中,特别是要将麻醉过的患者从甲处搬到乙处去手术,这是极其危险的,也往往造成许多失误。

例 15　患者,男性,88 岁。以股骨粗隆间骨折,拟在硬膜外麻醉下行切开复位克氏钢针内固定术。取 $L_{2 \sim 3}$ 间隙穿刺置入导管,硬膜外腔注入 0.5% 利多卡因与 0.15% 丁卡因混合液 8ml,麻醉平面达 T_8,观察 0.5h 后各项生命体征平稳。在头低脚高位下,历时 8min 运至放射科时,见患者口唇发绀,神志消失,呼吸停止,确定心搏骤停。CPR 后 3min 心搏呼吸相继恢复,10min 后睁眼,15min 后不能耐管,呛咳而拔管,改行鼻咽管给氧,手术顺利进行。

【教训】　本例的主要失误在于没有考虑到硬膜外麻醉平面的扩延与体位变化也有一定的关系。该例患者被麻醉后多次变更体位,又由二楼抬至一楼,抬运时头向下,以至于局麻药随重力向头端扩延而造成高平面麻醉。本例说明硬膜外麻醉平面的扩延,与硬膜外体位的变化有密切关系,应引为教训。

3. 硬膜外麻醉局麻药误入蛛网膜下腔发生全脊髓麻醉致心搏骤停　全脊麻是硬膜外麻醉中最严重的并发症,应力争避免。发生刺破蛛网膜有两种情况,一是穿刺时直接损伤,二是置管时导管损伤误入。前者可直观发觉,及时纠正和密切观察。后者为盲目的,是难以控制和预料的。

例 16　患者,男性,28 岁。因胃穿孔拟在硬膜外麻醉下行胃穿孔修补术。硬膜外穿刺成功后,先注入 5ml 局麻药后向头侧置管 3cm。患者神志清楚,但麻醉平面不清楚,又经导管注入 10ml 局麻药。切皮时术野无出血,发觉患者心搏已停止。立即气管内插管和人工呼吸,经横膈切口胸内按压心脏,以及采取其他抢救措施。约 10min 后心搏复跳,30min 后自主呼吸恢复。手术完毕拔除气管导管时出现咳嗽、躁动和吞咽反射。但因脑复苏欠佳,仍处于昏迷状态。本例是局麻药误入蛛网膜下腔,产生全脊髓麻醉,造成心搏、呼吸停止。

【教训】　本例是导管置入时误入蛛网膜下腔,经导管注入局麻药后发生全脊髓麻醉,导致心搏、呼吸停止。经抢救复苏后,呼吸、心搏恢复,脑复苏措施欠妥,故仍处于昏迷状态。其教训是:①预防发生。对于穿刺针引起的意外损伤是完全可以避免的。置管中的损伤也是可以避免和预防的。当穿刺针已进入硬膜外腔后,经穿刺针先注入气体或局麻药液试验剂量或先行单次硬膜外腔注入药量,以撑开充满各种组织(硬膜、血管丛、神经、脂肪和结缔组织等)的硬膜外潜在腔隙后再置管,是一种较安全的保护蛛网膜方法。②密切观察。自硬膜外腔注药开始即有意识地与患者交谈,若一旦发现患者意识消失(问话不答),即开始抢救,用面罩供氧,必要时气管内插管、人工呼吸和加快输液。此例未能及时发现心搏骤停,而是当发现切口无出血时才发觉心搏骤停。必然延误复苏时机。③复苏措施及时正确。本例做到了抢救争分夺秒,措施及时正确,故心搏呼吸复苏成功。但是脑复苏是十分重要的,也是后期复苏的重点。没有脑复苏,心肺复苏也是没有用的。此例就是脑复苏稍欠妥,使患者仍处在昏迷中。CPR 成功后,针对脑复苏尽早落实三方面的措施:a.尽早而持久的头部降温、脱水、激素应用等,降低脑细胞耗氧量,控制脑水肿。b.维持循环稳定用多巴胺等维持有效循环和血压,防止肾衰竭、DIC 和 ARDS。c.支持呼吸。机械通气,避免动脉低氧血症。以上是脑复苏成功的前提,对提高脑复苏至关重要。

4. 硬膜外麻醉发生颅内蛛网膜下腔积气

例 17 患者,女性,70 岁。拟硬膜外麻醉下行左髋骨骨折内固定取出术。取左侧卧位,于 $L_{2\sim3}$ 用 18 号硬膜外针穿刺。出现落空感行注气试验无阻力,但放置导管时有阻力,调整穿刺针方向后置管仍未成功,多次气泡压缩试验呈阳性。将穿刺针推进少许见脑脊液流出,随即将穿刺针退至无脑脊液流出位置,再次置管仍不成功。此时患者诉右下肢胀痛,即将穿刺针退出,改平卧位。患者诉

右上肢、下肢疼痛、头胀痛。BP 150/90mmHg,HR 92 次/分,暂停手术送回病房观察。回病房后患者仍诉头痛,且头部活动后加剧。检查右上肢、肩关节活动受限,右下肢肌力Ⅱ级。急查头颅 CT,报告为"蛛网膜下腔气体影,颅内蛛网膜下腔积气"。处理:去枕平卧位,维生素 B_1 100mg、维生素 B_{12} 500μg,肌内注射 1 次,口服罗痛定等对症治疗。第 2 天症状缓解,右侧肩背痛减轻,右手握力稍差,15d 后,复查 CT 提示:颅内气体基本消失,20d 后出院。

【分析】 本例为硬膜外穿刺后致颅内蛛网膜下腔积气。来源显然是硬膜外穿刺时,反复多次气泡外溢试验,致注气量较多(约 20ml),当穿破蛛网膜时,硬膜外腔内气体进入蛛网膜下腔后随脊髓腔上行运动,形成颅内积气。

【教训】 为避免此类并发症的发生,在行硬膜外穿刺中,应尽量减少气泡外溢试验时的注入气量。术后一旦发生头痛、肢体痛时应及时行头颅 CT 检查,早明确诊断,及时治疗,同时应尽量避免和预防其他并发症的发生。

5. 肌间沟臂丛阻滞发生全脊麻致心搏停止 Winnie 在 1970 年从第 6 颈椎相对应肌间沟入路进行臂丛神经阻滞以来,由于其成功率高、效果好、阻滞范围广、并发症少,已成为上肢手术的常用麻醉方法。但是,若不注意,仍可带来较严重的并发症,如局麻药注入蛛网膜下腔发生全脊髓麻醉等。

例 18 患者,女性,17 岁。因右手绞扎伤在臂丛麻醉下拟行急症腕关节离断术。患者平素身体健康,神志清楚,BP 100/60mmHg,HR 100 次/分,R 20 次/分。术前肌内注射苯巴比妥钠 0.1g,阿托品 0.5mg,常规消毒,用 6½ 号针头(4.3cm 长)刺入肌间沟,入皮下后向内、后、下方向推进,未得异感。将针拔出,在穿刺点下 1cm 左右,行第 2 次试穿,亦未获异感。将针又拔出。在两穿

刺点之间进针,针头方向偏内,患者出现麻木感。固定针头,反复抽吸未见血液和脑脊液,注入局麻药 12ml(含 1:20 万肾上腺素)。当注入 5ml 时问患者有何感觉,回答说"患侧发胀"。3min 后血压、脉搏无改变,注入第 2 个 5ml,患者回答"发热、发麻"。又经 3min 后血压、脉搏无改变。当第 3 个 5ml 注入 2ml 时,患者诉"出不来气",说话无力,立即拔出针头,患者神志消失,瞳孔散大,心搏、呼吸停止,立即行气管内插管,100% 氧人工呼吸,静脉注射麻黄碱、甘露醇输注等,心搏、呼吸即恢复,注局麻药 2h 后,神志清醒,自主呼吸平稳,拔除气管内导管,此时针尖刺皮肤测定痛觉,仍遗留 $C_2 \sim T_8$ 范围的痛觉缺乏。

【教训】 本例无惊厥,有区域麻醉的表现,排除局麻药误入血管急性中毒的可能性。为局麻药误入蛛网膜下腔后产生全脊麻并导致心搏骤停的严重后果,经及时抢救、措施准确等,心搏、呼吸恢复,复苏成功,未遗留神经并发症,但教训是深刻的,其教训为:①与穿刺操作时穿刺针方向准确有关:穿刺针尖方向太偏向内侧,进针的深度是针头、针身全部刺入为 4cm 或更长,若保持针尖方向指向尾部,即易诱发异感,进针深度 3cm,使误入蛛网膜下腔的危险性减少。②与穿刺操作不熟练有关:麻醉操作者为经验不多的新手,前后穿刺 3 次之后才出现"麻木感"。若能固定好针头,不致移动而刺入蛛网膜下腔。③过于信赖此法的安全性:肌间沟阻滞麻醉并不安全。若对侧也出现异感时,要严密观察。虽然操作时回抽无血液、无脑脊液,但在操作中及后,更应加倍警惕。

6. 硬膜外麻醉辅助芬太尼造成呼吸抑制致循环骤停 硬膜外麻醉是我国临床应用最多的主要麻醉方法之一,但又是一种效果不完善的麻醉方法。临床效果完善者仅占 90.45%,约 7.86% 作用不够充分,约 1.69% 效果不佳,必须改其他麻醉方能完成手术。传统的增效措施是及早给予辅助用药。但是

在应用辅助药中若不严格、注意,手术中会出现许多失误。

例 19 患者,男性,34 岁。以多囊肾拟在硬膜外麻醉下行择期多囊肾顶端切除减压术。术前肌内注射苯巴比妥钠 0.1g,阿托品 0.5mg。选 $T_{10\sim11}$ 穿刺置管顺利,注入 1% 利多卡因 5ml,观察 5min 后无脊髓麻醉征象,又注入 1.5% 利多卡因和 0.25% 丁卡因复合液 13ml,静脉输注芬太尼 0.1mg 辅助加深麻醉,随后麻醉科医师因事暂离开手术室,当手术进行到 20min 时,台上医师发现伤口血色变暗,切口出血缓慢停止,麻醉科医师查心搏、呼吸停止,急行气管内插管,胸内心脏按压,药物复苏,8min 后心搏恢复,15min 自主呼吸恢复,患者抽搐,四肢肌张力增强,给硫喷妥钠后得以控制,冰袋头部降温,病情逐渐稳定,但意识始终未恢复,时已两年。

【教训】 硬膜外麻醉效果不佳时,可以辅助镇痛药,但凡是镇痛药对呼吸有抑制作用,特别是芬太尼类是目前常用的强效镇痛药之一,但其中枢性呼吸抑制作用比较明显,故一般多用于气管内插管、控制呼吸的全麻手术中,作为硬膜外麻醉的辅助药较少应用,主要原因还是芬太尼的呼吸抑制作用严重的问题。本例的失误之处就恰恰在这一点上,辅助芬太尼加深麻醉后没有采取吸氧,更没有辅助呼吸等措施对抗,引起呼吸抑制导致循环骤停,这是其一。其二,麻醉科医师离开麻醉岗位(麻醉科医师因其他事离开手术室),没有及时发现呼吸变化,而是由台上医师发现刀口血色变暗、出血缓慢停止之时,麻醉科医师才发现心搏骤停,脑缺氧时间过久,耽误了抢救时机,脑缺氧时间过久,造成大脑不可逆缺氧性损害,甚至脑死亡,使患者意识始终恢复不了,麻醉科医师负有一定的责任。教训有两条:一是硬膜外麻醉用辅助药时一定要给氧,辅助呼吸;二是麻醉科医师任何时候不能离开岗位。若有其他急事必须离开

时，必须交由其他麻醉科医师代其管理，且要认真做好病情交接班。

7. 高位硬膜外阻滞中辅助哌替啶过敏致心搏呼吸骤停 哌替啶过敏者罕见，硬膜外阻滞行乳腺癌根治术中辅助哌替啶出现过敏反应，致呼吸、心搏骤停。应引起麻醉科医师的警惕。

例20 患者，女性，45岁，48kg。右乳腺癌根治术，取$T_{4\sim5}$进行硬膜外穿刺，向头侧顺利置管4cm，试验量1.6%利多卡因4ml（内含1:20万肾上腺素），查无脊髓麻醉现象，再分次注2%利多卡因与0.3%丁卡因等量混合液10ml，10min后测麻醉平面$T_{2\sim7}$，血压、脉搏、呼吸平稳，分离皮瓣时诉疼痛，静脉缓慢输注哌替啶40mg，5min左右，发现口唇发绀、意识消失、呼吸停止、血压急降为零，颈动脉搏动摸不到，立刻抢救，面罩给氧加压呼吸，因气道阻力大，即改行气管内插管，控制呼吸，胸外心脏挤压，心内注入肾上腺素1mg，输注麻黄碱25mg，4～5min后，心搏恢复，HR 120次/分，BP 200/100mmHg，手术继续进行，15min后，自主呼吸恢复，仍辅助呼吸，静脉相继给予地塞米松20mg、5%碳酸氢钠100ml等，查瞳孔等圆等大，对光反射灵敏，生命体征平稳，而意识未恢复，用头部降温、脱水等各种脑复苏措施治疗，留手术室观察救治2d，仅听觉意识未恢复，后转病房治疗，此后昏迷日渐转浅，昏迷9d后清醒，恢复良好，无后遗症出院。

【教训】 本例为一例高位硬膜外麻醉中发生呼吸、心搏骤停，经及时抢救复苏成功，无后遗症，分析考虑是哌替啶的变态反应所致，这是因为：①切皮前的15min诱导时间内，分次注入硬膜外腔局麻药量14ml，用药量不大，注速不快，麻醉平面在$T_{2\sim7}$扩散不广泛，用药后血压、脉搏、呼吸均平稳，而在输注哌-异合剂后，出现发绀、血压急降为零，呼吸、心搏骤停。行面罩加压给氧时，气道阻力大，是支气管痉挛引起。②事后，做了利多卡

因、丁卡因、异丙嗪、哌替啶皮肤试验，除哌替啶显示过敏反应阳性外，余药均无。又经多次不同批号3种深度的哌替啶皮试均呈阳性反应，以原液试之，局部速起红色皮疹，面积约3.5cm×6.5cm，且凸出皮面2～3mm，并有全身轻度瘙痒感，约3h后消退；以0.5%液皮试，6～9min见局部红色皮丘，凸出皮面1.5～2mm，面积约4.2cm×3.0cm，有伪足，局部有轻度痒感，约2h消退；以0.1%液皮试，也见局部起苍白带红色皮丘凸起，高出皮面1～1.5mm，略有伪足，约1h 40min消退尽。据此，诊断考虑其为对哌替啶过敏。关于纯哌替啶粉剂溶液皮试、应激反应重试、血清转移（PK）试验、血浆IgE（免疫球蛋白E）抗体浓度和C_3、C_4测定以及放射免疫法测定血浆组胺浓度等，均待进一步测试之。③该患者有多种药物过敏的特异反应病史，属过敏性体质，追问病史，该患者对土霉素、四环素、退热药、索米痛片等均有过严重过敏史，其表现为服后全身起风疹，奇痒数天。应用吡硫醇（脑复新）曾出现全身皮疹，停用后次日消退，服索米痛片1片，则出现全身荨麻疹瘙痒的临床表现。根据该患者有多种药物过敏史，用哌替啶后出现发绀、支气管痉挛、血压急降等过敏症状，以及多次不同批号3种浓度皮试显阳性反应，考虑其麻醉中呼吸、心搏骤停为哌替啶过敏所致。本例的失误之处是对于这种多种药物过敏的过敏性体质患者术前没有询问出来，如果术前知其为多种药物过敏的患者时，就可以不用哌-异合剂或提前做好预防工作，不致引起呼吸、心搏骤停的严重险情和造成在麻醉管理上的被动，应引以为戒。

8. 高位硬膜外阻滞辅助氯胺酮后呼吸心搏骤停 在硬膜外阻滞麻醉中，辅助氯胺酮后发生呼吸、心搏骤停，已见不少报道，应引起足够重视。

例21 患者，男性，21岁。在高位硬膜外麻醉下拟行双侧甲状腺肿（为多发性，滤泡

状囊肿)甲状腺次全切除术。术前检查三大常规、肝功能均正常,胸透无异常。心电图提示:窦性心律,不完全性右束支传导阻滞。甲状腺功能检查:T_3 1ng/ml,T_4 8μg/100ml,正常范围。I 吸收率 3h 为 86%,24h 为 103%,超过正常值。测 T_4 抑制试验 3h,24h 抑制率均大于 50%,不支持甲状腺功能亢进。硬膜外穿刺取 C_7～T_1 间隙,穿刺顺利,置管 3cm,1% 利多卡因(1∶2∶1 麻醉药配方,即 2% 利多卡因 10ml,1% 丁卡因 5ml,5% 葡萄糖氯化钠 5ml)内加 1∶20 万肾上腺素少许。患者精神紧张,加上手术体位,头部后仰不适应,患者不予配合。试验量 3ml,首次诱导量 9ml,麻醉平面 C_3～T_2。给予辅助用药哌-异合剂 1/2 量静脉输注,患者安静(但没有入睡)。手术开始进行顺利,术中按 1h 追加药 3ml,因患者紧张不入睡,又给予哌-异合剂 1/4 量。手术进行 1h 时,因甲状腺囊肿巨大,呈葡萄状,分离困难,当分离结扎甲状腺上动脉时,患者有气管压迫感,距上次追加麻药时间已 40min,在血压、脉搏正常的情况下,又追加 3ml 局麻药。静脉输注地西泮 10mg,约 5min 后患者又因手术刺激而不予配合,故给予静脉输注氯胺酮 50mg,患者心搏加快,随后血压骤降,脉搏触不到,手术野出血颜色变黑,患者发绀,呼吸、心搏停止。立即胸外心脏按压,紧急气管内插管,人工呼吸,静脉注射肾上腺素 1mg,约 1min 后心搏恢复。静脉注射 5% $NaHCO_3$ 100ml、地塞米松 5mg、可拉明 0.25g 后约 20min 自主呼吸恢复。心电图监护提示:完全性右束支传导阻滞。后改为静脉复合麻醉下完成手术,手术历时 5h 5min,输液体 2750ml,输血 400ml。术毕患者即清醒,呼之能睁眼,不能耐管。拔管后,血压、脉搏、呼吸平稳。但患者躁动,导尿 350ml,又分别给予地西泮 10mg、哌-异合剂 2ml,待入睡后送回病房。患者返回病房后处于蒙眬状态,间有谵妄躁动,BP 110～100/60～70mmHg,HR 110～120 次/分,呼吸平稳,20 次/分,体温 37℃。瞳孔稍小,对光反射存在,两侧对称,双肺呼吸音清晰,心律齐,各瓣膜区未闻及杂音。留置导尿管,尿液 800ml,考虑患者躁动可能与脑组织缺氧、轻度脑水肿等因素有关,鲁米那 0.1g,哌-异合剂半量及冬眠 1 号 1/3 量肌内注射,50% 葡萄糖 100ml＋地塞米松 5mg 静脉注射,患者安静入睡,术后 5h 患者完全清醒。

【教训】　本例患者呼吸、心搏停止后复苏及时,复苏效果满意,但本例处理中具有失误及教训,分析如下:①氯胺酮对呼吸的抑制作用,一般认为是较轻的,但如用量过大或与其他抑制呼吸的药物同时应用时,或应用于椎管内麻醉时易显示出对呼吸心血管的抑制作用。临床上多有应用氯胺酮发生一过性呼吸抑制的文献报道。本病例从麻醉开始至心搏骤停时间为 2h,为术中多种辅助药物合用及硬膜外麻醉对呼吸抑制的综合顶峰作用结果。②氯胺酮导致呼吸循环骤停已见报道。本例辅助用药量大,且品种杂。如辅助哌替啶 75mg,异丙嗪 37.5mg,地西泮 10mg。加上高位硬膜外麻醉时对呼吸运动的抑制作用,潮气量减少,患者必须依靠增加呼吸频率来代偿,以维持必要的通气量。在应用对呼吸有抑制作用的镇痛药后,呼吸功能减弱,加上高位硬膜外麻醉下的呼吸循环抑制,使血压下降,心搏骤停。故对有呼吸抑制的辅助用药如哌替啶、芬太尼要慎用,且以少量为宜。③麻醉选择不妥:针对本例巨大甲状腺手术的本身已构成对患者气道、呼吸的严重威胁,对于本例手术难度大、精神紧张的患者,给一定量的辅助用药后仍不予配合者,可以考虑及早改用全身麻醉,以策安全,不会因过多使用辅助药物而导致呼吸、心搏停止的不良后果。④麻醉中没有及时进行吸氧等处理:高位硬膜外麻醉过程中,给氧吸入,可以升高动脉血氧分压,代偿轻度通气功能不全。避免低

氧血症和 CO_2 蓄积。并备好一切急救用品，一旦发生呼吸抑制或暂停，能及时面罩加压给氧或人工呼吸。

9. 硬膜外阻滞下胆系手术胆心反射致心搏骤停 胆系围手术期普遍存在着胆系反射，其发生率比较高，严重时，甚至导致心搏骤停。因为在胆囊、胆道部位迷走神经分布密集，且有膈神经分支参与，因此在手术操作游离胆囊床、胆囊颈和探查胆总管时，可发生"胆心反射"和"迷走神经反射"。广大外科和麻醉科医师已普遍认识到此问题，都非常注意这一问题，并加强采取预防性措施，以避免发生心搏骤停的不幸事件。但至今仍屡有发生，就是因为麻醉手术工作中还有失误的时候。

例22 患者，男性，65 岁。以急性化脓性胆管炎伴中毒性休克，拟在硬膜外麻醉下施行剖腹探查、胆囊摘除术、胆总管探查术。入室 BP 90/60mmHg，HR 110 次/分，硬膜外阻滞用 1% 利多卡因和 0.25% 丁卡因混合液 5ml，阻滞平面高至 T_5，血压降至 60/45mmHg，面罩给氧，静脉注射麻黄碱 30mg，血压回升至 90/60mmHg。当手术进腹后，术者手术剥离胆囊时发现心搏骤停，立即施行气管内插管，心肺复苏，10min 后心搏复跳。但之后血压难以维持，自主呼吸和神志始终未能恢复，经继续 2d 的抢救，治疗无效死亡。

【教训】 本例胆心反射，心搏骤停，复苏未成功，其失误之处为：①本例系急性化脓性胆管炎，已有显著的感染性中毒性休克的表现，最好先输液补充血容量、抗休克、改善病情后再选适当时机选用全身麻醉实施手术治疗，其后果可能要好一些。手术时机、硬膜外麻醉的选择和处理都欠慎重。②当手术进腹后没有采取任何预防措施，如肠系膜根部及胆囊周围黏膜等部位的局部封闭、加用哌替啶及阿托品，或芬氟合剂等药物加深麻醉预防。应引为教训。

10. 硬膜外麻醉施行腹腔镜手术中心搏骤停

例23 患者，女性，35 岁。体重 52kg，ASA Ⅰ级。诊断右侧卵巢囊肿，拟用腹腔镜行卵巢囊肿切除术。术前 30min 肌内注射苯巴比妥钠 0.1g 和阿托品 0.5mg。$L_{1\sim2}$ 棘突间隙直入法行硬膜外腔穿刺，向头端置入导管 4cm。平卧位后经导管注入 2% 利多卡因 2ml，5min 后未见腰椎麻醉征象，呼吸、血压、心率平稳。经导管间隔 5min 分两次各注入 2% 利多卡因 4ml，末次注药后 10min，测定躯体无痛区域为：右侧 $T_7 \sim L_4$，左侧 $T_8 \sim L_2$。常规无菌消毒和铺单后，向腹腔内注入 CO_2 行人工气腹，压力 12mmHg。将患者头低脚高位置呈 30° 后开始手术。手术开始后 5min（距末次硬膜外腔注药 40min），患者自诉"呼吸费力"，血压稍增高，124/82mmHg，脉率稍增快，92 次/分。给予鼻管吸氧，流量 2L/min，静脉注射咪唑安定 10mg。15min 后术野颜色暗淡。监测仪自动测量血压 52/34mmHg，但 ECG Ⅱ 导联显示呈一条直线，检查心电导联线和电极无脱落。耳前动脉不能触及，心前区未闻及心搏音。

【分析】 腹腔镜下同时完成卵巢良性肿块的诊断和治疗已成为妇科微创手术的重要组成部分。本例在硬膜外麻醉下行妇科腹腔镜手术中出现心搏骤停意外，分析认为腹腔镜的 CO_2 人工气腹可引起机体的生理紊乱，气腹对呼吸功能的影响是主要原因。也与麻醉管理不当有关。

【教训】 ①麻醉选择硬膜外麻醉没有错。笔者所经历过的妇产科腹腔镜手术的麻醉，95% 以上的患者采用硬膜外麻醉，都取得良好效果。②应用连续硬膜外麻醉实施妇产科腹腔镜手术若不熟练。就不能完全了解腹腔镜手术的人工气腹及腹腔镜手术的操作特点，以及手术特殊体位对患者生理功能会产生多么大的负性影响。腹腔镜手术的潜在危险性就增加,并发症就会有增高趋势,危险性就增多,故腹腔镜手术对麻醉也提出新的要求和挑战。对麻醉科医师的技术及经验要求是很高的,麻醉科医师必须累积实践经验,积极防治腹腔镜手术麻醉期间的并发症,加强麻醉管理,注意呼吸支持,常规持续吸氧。必要时选用适宜的辅助用药以完善麻醉:因气腹及头低臀高位的手术体位影响,使病人非常得不适,术中、尤其是充气时,应给予强效镇痛、镇静药,如静脉注射哌替啶 $1\sim2mg/kg$、氟哌利多 $0.05\sim0.1mg/kg$、咪唑安定 $0.05\sim0.1mg/kg$,必要时静脉注射氯胺酮 $1\sim2mg/kg$ 或肌内注射氯胺酮 100mg、微泵持续静脉注射异丙酚 $4\sim6mg/(kg\cdot h)$ 等。围术期连续监测 BP、HR、$P_{ET}CO_2$、SpO_2 和 ECG 等。当有大出血或伤害性刺激引起交感神经反射等原因导致低血压时,应及时处置,维持血流动力学的稳定。及时发现和处理气腹所致的并发症,注意 CO_2 气腹所引起的病理生理改变及并发症,必要时予以准确处理。

(五)硬膜外麻醉并发脑溢血

当硬膜外麻醉中并发脑溢血后,术后就会出现神志不清楚,口角歪斜,一侧肢体偏瘫,呼吸就会加深,病理反射呈阳性等表现。麻醉中出现脑血管意外是围麻醉期最严重的并发症,尽管其发生率不高,但应予以重视和确诊。多发生在老年人、动脉硬化及高血压患者、糖尿病患者、麻醉和手术期间血压不平稳、忽高忽低及有脑血管意外病史的患者,这类患者的血管硬、脆,因麻醉或手术中血压波动幅度大,致使脑血管破裂出血。在血小板减少性紫癜、凝血障碍患者、脑血管畸形或脑动脉瘤病易感人群,也易发生脑出血。一旦发生,腰穿多为血性脑脊液。这是麻醉中最严重的意外事件之一,应当避免发生。

例24　患者,男性,62岁。既往有冠心病、高血压动脉硬化,BP 170/100mmHg,以急性化脓性阑尾炎之诊断,拟在硬膜外麻醉

下行阑尾切除术、腹腔引流术。硬膜外穿刺困难,勉强置管,阻滞效果差,切皮时患者剧痛、呻吟、激动、烦躁,BP 190/120mmHg,在局麻加强化下完成手术,术后即出现神志不清、口角歪斜、左侧肢体偏瘫,病理反射阳性,诊断为"脑出血"。

【教训】　本例的主要失误是因这位老年患者有冠心病、高血压、动脉硬化,对血压波动的代偿能力很差,而恰恰在术中血压波动较大,导致发生脑血管痉挛、脑血栓,形成脑栓塞和脑动脉破裂出血,出现左侧肢体偏瘫等脑血管意外的症状。本例高血压波动的原因是阑尾炎疼痛刺激,手术时的精神紧张,硬膜外麻醉效果不好、失败等,手术疼痛的刺激、烦躁等因素,引起体内儿茶酚胺的升高,使血压波动较大,已高达 190/112mmHg,这是导致脑血管意外的主要原因。本例主要从3个方面吸取深刻教训:①麻醉前评估和准备严重失误。本例为一高危急重手术患者,除有急性化脓性阑尾炎的诊断外,还并存多种老年病。手术前 BP 170/100mmHg,说明并存高血压。急诊手术前应先采取降压措施,再施行麻醉,术中就会安全好多,起码术中的血压不会波动这么巨大。对老年、冠心病、高血压、动脉硬化一类患者的麻醉选择,无论采用哪种麻醉方法都要在诱导期维持血压的平稳,避免刺激,减少激动,一旦硬膜外麻醉失败时应早改麻醉。②麻醉选择不合理。本例不应选硬膜外麻醉。因为这是一位高危急症病人,选用全麻可以保证病人术中安全,有利于术中一旦发生意外时的抢救。这是一例老年病人,老年病人手术选择硬膜外麻醉时,常遇到穿刺困难、穿刺不成功、麻醉效果不完全的情况,易造成麻醉失败、麻醉不安全、被动的境地。麻醉前及术中施行监测,若血压波动过大时,要合理选用抗高血压药物,如压宁定等将血压控制在一定生理范围内。但是,本例术中血压已升高到 190/112mmHg,但未见紧急降低、抢救的措施和

记录。③麻醉科医师的责任之一，就是要保证术中的安全，要尽量避免麻醉期处理的失误和消除术中的一切不安全因素。同时，要提高麻醉技术水平，提高麻醉效果和医疗质量，保证麻醉中呼吸、循环的稳定。

（六）硬膜外麻醉致喉痉挛

喉痉挛是麻醉中常见的严重的呼吸系统的并发症，一旦发生即造成上呼吸道的急性阻塞，紧急缺氧，情况紧迫，并有危及患者生命的严重后果，必须立即抢救。喉痉挛一般在全麻中常见，但在区域麻醉或硬膜外麻醉中少见，主要是要做到预防。凡是发生急性喉痉挛时，应仔细检查原因。回顾起来，麻醉管理中或多或少地都存在着一定的失误。

例25 患者，男性，58岁，体重60kg。以会阴部外伤致尿道狭窄1年余，拟在硬膜外麻醉下取截石位行尿道狭窄激光切除术。术前查ECG，窦性心律，钾、钠、氯、钙正常，既往无哮喘史。术前30min肌注地西泮10mg，阿托品0.5mg。硬膜麻醉穿刺顺利，注药后15min手术开始，测平面上界为T_{12}，行膀胱穿刺造瘘时，患者有痛感，故予静脉注射氯胺酮30mg辅助。约5min后，用尿道探子做尿道扩张并置入膀胱镜时，患者突然出现牙关紧闭，呼吸困难，伴有吸气性喘鸣，"三凹征"明显。听诊两肺呼吸音减弱，未闻及哮喘音及干、湿啰音。立即停止手术，拔出膀胱镜，面罩吸氧。SpO_2在80%左右，口唇出现发绀。迅速托起下颌，面罩加压辅助呼吸，约1min后，发绀消失，SpO_2上升到99%，呼吸逐渐平稳，患者清醒，嘱患者张口，咽喉部未见明显分泌物，继续吸氧，观察15min无不良反应后继续手术，术毕呼吸、血压、脉搏平稳，送回病房。

【教训】 本例的失误主要表现在：①麻醉效果不满意，硬膜外阻滞平面略低，辅助氯胺酮量不足，分离全麻偏浅，从而更增加了喉反射的敏感性，氯胺酮本身能使气道反射过度活跃，特别是增强咽喉部反射亢进敏感性。

氯胺酮诱发喉痉挛，特别在阈下值时，本例辅助氯胺酮30mg静脉注射，剂量偏小所致。②尿道狭窄做尿道扩张时，强烈创伤的刺激使迷走神经增加张力，从而诱发喉痉挛发生。本例由于抢救及时，未发生严重后果，其教训是麻醉掌控平面一定要满足手术的要求，对于直肠和尿道等迷走神经分布丰富的部位手术，术中加用辅助药量要足，避免浅麻醉，尽量少用或不用能使喉头应激性增高的药物，如氯胺酮、硫喷妥钠等，手术操作须轻柔，避免强烈刺激而诱发喉痉挛。

（七）硬膜外麻醉导管拔出困难或折断

手术结束后硬膜外导管拔出困难临床上经常遇到的，但断管少见。主要是做好预防。若导管变质较脆，塑料老化或有折痕应弃用，用新管，以加强预防，临床麻醉中往往有一些因导管而失误。

例26 患者，男性，61岁。因急性阑尾炎行阑尾切除术，于$T_{12}\sim L_1$间隙硬膜外腔穿刺成功后，置入导管2cm时受阻，即将导管缓慢拔除，拔出导管见尖端2cm处折断（缺如）。当即病历讨论处理意见如下：因条件受限，暂不处理，密切观察神经系统症状，改为蛛网膜下腔阻滞麻醉完成手术。术后痊愈出院。随访2年未发现神经系统并发症和局部并发症。

【教训】 硬膜外穿刺成功后，置入导管已经超过穿刺针斜（马蹄）面，如果置管深度达不到手术麻醉平面要求时，应将穿刺针与导管一起同时拔出。本例的失误就是只将已置入2cm的导管拔除，引起断管留在体内的案例。一旦发生导管断入硬膜外腔或组织内，一般情况下不宜立即手术取出，应严密观察，随访观察有无神经刺激症状、有无局部感染、化脓等体征、全身炎症反应等，而决定是否手术取出。当无神经症状、无炎症时可不处理。当遇到手术结束导管拔出困难时，应让病人恢复至穿刺时的体位，常常能拔出。或者也不要急于拔出，可等一段时间再试拔；

仍有困难时,也不要过于勉强硬拔,可再等一段时间,只要有耐心,肯定是能拔出的。如实在拔不出来时,可带管回病房,24h 后再去拔就可以拔除;如强行拔出,可能将导管断留在体内。

例 27 患者,女性,27 岁。以妊娠高血压、早破水、宫缩无力、胎儿宫内窒息,拟在连续硬膜外麻醉下行剖宫产术,取 $L_{2\sim3}$ 间隙穿刺,当置管 12cm 时有阻力,随即向外退管,拔出后检查导管前段缺 2cm 留在组织内,未做任何处理。后改用局麻顺利完成手术,术后 10d 痊愈出院,随访至今无不良后果。

【教训】 本例断管是由于麻醉科医师平时不够细心,不按操作规程去做,是造成本例导管折断的主要原因,所吸取的严重教训是麻醉科医师必须严格遵守操作常规,当导管进入 10cm 以上时,说明导管前端已超过穿刺针的斜面,遇到阻力时不可随意只将导管拔出,要与穿刺针一齐拔出,以避免今后再次发生类似的事件。否则导管进入硬膜外腔部分就有可能被割断,导管一旦被割断,不管断管端有多长,严密观察,不予处理。一般不会发生不良影响。

(八)腰桥调升太高致呼吸暂停

肾脏手术等需要调升手术床腰桥,调升腰桥致呼吸暂停较为罕见,但不注意时也可发生。

例 28 患者,男性,41 岁,农民。因左肾积水拟在硬膜外阻滞下行左肾切除术。术前 BP 127/80mmHg,HR 100 次/分,R 20 次/分,体重 62kg,心、肺无异常。术前 30min 常规肌内注射阿托品 0.5mg、苯巴比妥钠 0.1g。在右侧卧位下,取 $T_{10\sim11}$ 做硬膜外穿刺,置管顺利。注射试验量 2% 利多卡因 4ml,再注射 2% 利多卡因 8ml。调升腰桥后,手术开始。10min 后,患者出现气促、恶心呕吐、面色苍白,并主诉不适,BP 80/60mmHg。当时考虑到可能是麻醉平面过宽,回心血管减少等原因,立即快速输液,鼻

管给氧,输注麻黄碱 30mg、哌替啶 50mg 和异丙嗪 25mg。20min 时,患者出现严重的呼吸困难,口唇发绀,BP 60/30mmHg,HR 130 次/分,手术停止。再次静脉注射麻黄碱 30mg,50% 葡萄糖＋维生素 C 1.0g,快速输血 450ml,30min 时患者出现呼吸暂停。在准备行人工呼吸时,方才怀疑是否腰桥对患者呼吸有影响,便立即下调腰桥,患者很快好转。BP 127/83mmHg,HR 100 次/分,唇色转红润,呼吸慢慢恢复正常,手术继续进行,历时 2h 手术完毕。术后情况良好,半个月后出院。

【教训】 肾脏手术调升腰桥要注意适度,以不影响患者的呼吸动度。此患者腰桥调升达 16cm(腰桥升至最高程度),还将手术床两头下调 10cm,致使患者侧弯过度而压迫下胸部和膈肌,并影响下腹静脉的回流,肺的通气量和回心血量的减少都已超过了患者的耐受限度,而致呼吸停止意外,足以引为教训。硬膜外麻醉下发生任何意外,首先应考虑阻滞平面是否太高,尤其是呼吸困难时为然。本例未讲清当时的阻滞平面高度是为不足之处。若是平面过宽对循环和呼吸都有不利影响,再加腰桥过高必将起到火上加油的作用。本例在调低腰桥后,情况即好转,则说明腰桥过高在造成危象中起了关键性作用,足以引为教训。

(九)误输注硝普钠为 5% 葡萄糖盐水致长期低血压

例 29 患者,女性,45 岁。体重 60kg。因膀胱乳头状瘤拟在硬膜外阻滞下行膀胱再造术。拟用硝普钠行控制性降压减少术中出血。入院血压 120/79mmHg,P 80 次/分,一般状态良好,心、肺无异常。麻醉前先开放静脉,于 $L_{2\sim3}$ 间隙硬膜外腔穿刺置管后,分次注入 2% 利多卡因和 0.75% 布比卡因混合液共 20ml,5min 后阻滞平面 $T_{10}\sim L_5$,20min 后血压轻度下降,加快输液。40min 后血压突然测不出,立即面罩吸氧,静脉注射麻黄碱

30mg,血压不升。继之肾上腺素 0.2mg 静脉注射,血压升至 109/80mmHg,HR 140 次/分。以后又给甲氧胺 5mg 静脉注射,维持血压。经查找血压突然下降的原因时,方才知将 0.01% 硝普钠 500ml 被当作糖盐水在 30min 内全部误输入体内。立即将 1% 亚甲蓝 100mg 加入 500ml 糖盐水中输注。100min 后患者兴奋、多语,静脉注射哌替啶、氟哌利多合剂 1/2 量,患者逐渐安静。手术开始,在术中及术后的几小时内,患者血压多次下降,单次用升压药效果不显,用多巴胺后血压甚至测不出,须持续输注去甲肾上腺素维持。8h 后血压趋于稳定,在 100～110/70～80mmHg 水平。9h 15min 后停用升压药,观察 40min BP 无大变化,呼吸正常,口唇、肢端无发绀,送回病房后 BP 仍低,除给氧外,继用升压药 7d。术后 16d 痊愈出院。

【教训】 本例误将 0.01% 硝普钠 500ml 被错误当作糖盐水在 30min 内输入体内,相当于 $27.8\mu g/(kg \cdot min)$,大大超过了单位时间内机体的解毒能力,患者主要表现为长时间持续性低血压。本例抢救以提升血压、加速氰化物转变为无毒或低毒物质为主,纯氧吸入等支持疗法终获成功。本例为医源性意外,虽经抢救成功,但教训深刻,用药或输液时没有认真查对,值得汲取。

(十)硬膜外导管引起全脊髓麻醉的处理

硬膜外麻醉置入硬膜外导管时意外刺破硬脊膜导致全脊髓麻醉,通过及时抽吸出部分 CSF 而减轻其合并症的症状,从而加快局麻药作用的消退。

例 30 患者,女性,28 岁。剖宫产术。于左侧卧位 $L_{3～4}$ 椎间行连硬穿刺置入导管,抽吸无血液及 CSF,注入试验量 2% 利多卡因 3ml,未出现意外征象。追加注入局麻药 7ml(内加芬太尼 $10\mu g/ml$)后 4～5min,患者双下肢完全麻痹,血压由 120/80mmHg 迅速降至 71/50mmHg,再次回抽能容易地吸出清亮的液体。立即在 40s 内吸出 CSF20ml,

头抬高、左移子宫,静脉注射麻黄碱 5mg,面罩吸氧,血压稳定在 110/71mmHg。患者始终意识清醒,呼吸稳定,胎心率正常。针刺无痛平面达 $C_{3～4}$,两上肢沉重感,但活动尚正常。手术开始 30min 后娩出一正常男婴。麻醉后 3.75h,麻醉作用完全消退,术后恢复顺利。

例 31 患者,女性,68 岁。全髋置换术,$L_{3～4}$ 间隙连硬穿刺置管,抽吸无血和 CSF,注入 2% 利多卡因 3ml,3min 后无脊髓麻醉征象。追加注入同样局麻药 17ml 后 11min,血压由 150/80mmHg 降至 90/42mmHg,经导管吸出清亮的液体。立即抽吸出 CSF 30ml,加快输液,静脉注射麻黄碱,血压稳定在 120/71mmHg。18min 时患者双手不能活动,平面上界 $C_{5～6}$。手术开始后 66min,患者感切口痛,追加 2% 利多卡因 2ml 完成手术,术后恢复顺利。抽出的 CSF 立即送检,测定其中利多卡因及芬太尼含量。化验证明所得液体为 CSF,CSF 30ml 中含利多卡因 156mg,占用药量的 39%。

【教训】 此 2 例显然是由于置入导管穿破硬脊膜意外进入了蛛网膜下腔。注入较大量的利多卡因局麻药,因及时抽吸均未发生严重的并发症症状。虽然感觉阻滞平面已达 $C_{3～6}$,但因经导管抽出 CSF 30ml 后 CSF 中的局麻浓度已明显减低,患者的呼吸及循环功能均得以满意维持。化验检查也证明及时地抽吸 CSF 可以吸出大剂量局麻药。此二例患者的处理实践表明,当硬膜外麻醉导管意外穿破硬脊膜进入蛛网膜下腔时,尽早抽出部分 CSF,能减轻全脊髓麻醉的合并症状,有利于局麻药毒性作用的消退。

三、全身麻醉的失误

全身麻醉是主要的临床麻醉方法之一,气管内插管后,可以充分供氧,便于呼吸管理,对血流动力学干扰轻微,有利于心功能的维护。但是,发生在全麻时的问题相对也比较多,现就对全麻的失误结合实例来简要叙述。

(一)将静脉复合液当作静脉液体误输给患者致心搏骤停

麻醉工作是很严肃的科学工作,与人的生命息息相关。因而麻醉管理工作要有条不紊,忙而不乱。要依靠制度来管理,加强责任心。但往往还有许多因责任心不强的失误之处,轻则给患者增加痛苦,重者致循环骤停而致患者死亡。

例32 患者,男性,50岁。高处坠落致胸腹闭合性损伤,呼吸困难,意识模糊,BP 53/30mmHg,脉搏弱而快,腹腔穿刺有不凝固新鲜血液。经输血补液血压回升至75/45mmHg。选择静脉复合麻醉,急诊行剖腹探查及手术止血术。诱导平稳,但气管内插管困难,以面罩给氧后继续第2次插管,时间长达5min,血压连续下降,在忙于给患者升压处理过程中,误将静脉麻醉复合液视为静脉液体输入200ml,血压进一步下降37.5/0mmHg,脉搏摸不清,心搏停止,即心肺复苏。气管内注入肾上腺素2mg,胸外心脏按压,肾上腺素静脉注射,复苏成功,血压回升至75/60mmHg。手术开始,40min后,再次出现心搏骤停,经抢救无效死亡。

【教训】 本例为多发复合伤、内出血性合并创伤性休克,全麻诱导后气管内插管困难,插管操作时间较长,诱导时插管刺激引起血压下降,此时最大的失误是忙于升压时,将静脉麻醉复合液视为液体输入200ml,使血压几乎降至"0",致循环骤停。经抢救无效而死亡。其深刻教训为:①要加强工作责任心,坚持医疗护理工作制度,坚持治疗前三查七对。查对药名、剂量、配制日期、用法、给药途径等,在输注时要经二人查对,核对准确无误后才可使用。②加强麻醉药物的管理。麻醉药物或临时配好的静脉麻醉复合液,一是要有明显的标志(如贴一胶布或用钢笔在瓶签上写清楚或挂专用标签);二是将配好的麻醉

复合液放置在固定位置,麻醉药品和护理治疗药品分别放置,防止与护士的静脉输液相混淆,并可防止因其他医护人员积极参加抢救、"帮倒忙"而发生事故。

(二)因麻醉操作中失误而发生急性肺水肿

全身麻醉中容易发生急性肺水肿等严重并发症,这多与麻醉操作有关。

1. 单腔支气管麻醉下发生患侧肺水肿

在临床麻醉过程中,急性肺水肿是不经常见到的麻醉中的严重危急并发症,其发病机制是肺毛细血管压严重升高、毛细血管外处于相对高的负压状态的晚期效应。围麻醉期肺水肿的原因很多,最常见于胸外科、心血管外科、高腹压等手术期间,且在麻醉诱导期、维持期和术后都可能发生,要提高警惕,做好预防工作。

例33 患者,男性,50岁。以左肺尖后段占位性病变,拟在全麻下行左侧开胸探查术。左肺呼吸音弱,ECG左室高电压,Hb 120g/L,血浆蛋白70g/L,白蛋白90g/L,血肌酐106μmol/L,尿隐血(+++),尿蛋白2500mg/L。诱导后插入F39 Carlen导管失败,改用自制的F32右侧单腔支气管导管,通气及隔离试验良好。取右侧卧位,在右侧单肺纯氧控制通气下手术。插管后到进胸时间2h。麻醉维持为1%普鲁卡因和0.08%琥珀胆碱复合液持续输注,间断静脉推注2.5%硫喷妥钠及吸入少量安氟醚。手术开始前 HR 90~140次/分,血压90/60mmHg。进胸腔时,BP 92/68mmHg,一度降至86/60mmHg,维持在100/68mmHg以上,HR 102次/分。进胸腔后见肺萎缩,探查时见肺表面有大量浆液性渗出,肺组织呈烟紫色,扪及厚实感。预防性置入左支气管内的塑料吸痰管内溢出和吸出大量粉红色泡沫痰。右肺通气良好,未闻及干、湿啰音。静脉注射地塞米松10mg、东莨菪碱0.6mg、氨茶碱0.25g、20%甘露醇250ml,输注15%

人血白蛋白 100mg,注意加强右肺通气,切除左肺上叶后见左下叶组织转为粉红色,肺表面渗出及粉红色痰明显减少。关胸前左下肺膨胀良好。术后诊断为左肾透明细胞癌左肺转移。4d 后在硬膜外麻醉下行左肾根治切除术。

【教训】 本例患者患侧单侧肺水肿实为罕见,分析其原因,一是患肺组织的弹性回缩造成的胸腔负压,以及肺泡表面张力作用所致的肺泡回位力相反作用,使肺间质静水压下降有关。二是插入 Carlen 管失败,插入健侧单腔支气管导管后,使患侧肺长时间处于膨胀而无通气状态,缺氧使肺血管通透性增加,为肺血管内液体外渗创造了条件。其经验教训是:①单肺通气时间尽量缩短,单腔支气管导管尽量少用,选用 Carlen 导管比较好,可以缩短单肺通气时间。②尽量缩短患侧肺无通气状态,缩短缺氧时间,降低肺血管通透性,都可预防肺水肿的发生。

2. 阿托品致急性心力衰竭肺水肿

例 34 患儿,男性,3 岁,体重 14kg。以患 β-地中海贫血合并巨脾症,拟在气管内全麻下行脾切除术。术前一般情况较差,BP 90/60mmHg,HR 140 次/分,R 40 次/分,头大凸颧,双睑水肿,肝大肋下 4cm,脾大肋下 20cm,血象呈小细胞低色素性贫血,Hb 75g/L,并有靶性红细胞。麻醉前肌内注射东莨菪碱 0.1mg、哌替啶 15mg、异丙嗪 7.5mg。入室后肌内注射氯胺酮 70mg,静脉注射地西泮 3mg、羟丁酸钠 1.0g,气管内插管后在 SpO_2 监测下手术。当分离皮下时脉搏突然减慢至 30 次/分,静脉注射阿托品 0.25mg 约 2min 后发现气管内有大量粉红色泡沫样痰液。立即行气管吸引,纯氧吸入并中止手术。此时 BP 140/100mmHg,HR 60~170 次/分,口唇发绀,两肺布满湿啰音,SpO_2 由 98% 降至 85%,治疗中除反复气管内吸引与吸氧交替进行外,先后静脉注射毛花苷 C 0.2mg、氯茶碱 80mg、地塞米松

5mg、呋塞米 10mg、普萘洛尔 1.0mg。输注硝普钠控制血压在 100/70mmHg 左右,并吸入 50% 的酒精。1h 后症状基本消失,拔除气管内插管,停止吸氧,观察 10min 无缺氧征象,SpO_2 维持正常送回病房。1 周后仍在全麻下完成手术。

【教训】 重症 β-地中海贫血的主要并发症为脾脏进行性增大,巨大的脾脏使横膈上移必然对心、肺造成一定的影响,为急性心力衰竭提供了病理基础。阿托品对迷走神经的强烈抑制使心率明显加快。本例在心肌储备能力低下的情况下,阿托品无疑是诱发心力衰竭的直接因素,左心衰竭后肺毛细血管静水压增高,以致出现肺水肿。主要是麻醉前应做好预防工作。

3. 气管内插管困难呼吸道梗阻并发急性肺水肿 在麻醉诱导期气管内插管困难、呼吸道梗阻等情况下容易并发急性肺水肿。

例 35 患者,男性,39 岁,体重 51kg。因食管癌拟在全麻下施行食管癌切除术。术前查心、肺功能正常,麻醉前 30min 肌内注射苯巴比妥钠 0.1g 和阿托品 0.5mg。麻醉诱导静脉注射羟丁酸钠 2.5g,2.5% 硫喷妥钠 20ml 和琥珀胆碱 100mg,插双腔气管导管失败后改用单腔气管导管,又误插入食管,重新再行气管内插管才成功,历时约 30min,插管期间自主呼吸恢复,吸气极费力,面罩加压给氧阻力极大,压胸人工呼吸也未能纠正缺氧,直至气管内插管后行人工呼吸后发绀才改善。术中以 2% 普鲁卡因复合液维持麻醉,辅以氟哌利多和芬太尼。用定容型呼吸机(Narkomed 2A 麻醉机)进行通气,潮气量 500ml,每分钟通气量 7.5L。呼吸道通畅,气道压 15cmH$_2$O,分泌物少。麻醉平稳,手术历时 3.75h,输液 1500ml,输血 600ml。关胸停呼吸机后 10min,气道分泌物多,静脉注射阿托品 0.5mg 无效,出现粉红色泡沫痰,胸部 X 线显示双肺支气管有大量痰液,经用消泡剂、呋塞米、毛花苷 C、地塞米松和加压呼

吸等治疗,病情改善,平稳后送回病房。

例 36 患者,男性,63 岁,体重 52kg。拟在全麻下施行食管癌切除术。心肺功能正常,快速诱导,气管内插管困难,第 4 次才插管成功,历时 25min,插管期间患者自主呼吸恢复,吸气困难,且有喉鸣音,严重发绀,手术历时 4.5h,输液 1700ml,输血 120ml。停呼吸机后 20min 出现肺水肿症状。

例 37 患者,女性,61 岁。拟在全麻下施行食管癌切除术。快速诱导,声门显露不佳,气管内插管困难,历时 30min,有严重发绀,手术历时 4.15h,输液 1800ml,输血 900ml。术后 3h 发生肺水肿。

例 38 患者,男性,54 岁,体重 61kg。在全麻下施行食管癌切除术。快速诱导,患者颈粗短,口小张不大,显露声门极困难。经口和鼻腔气管内插管数次均失败,历时 1.5h。严重呼吸道梗阻和发绀,紧急施行气管切开术。6.5h 输液 3000ml,输血 900ml。术后 2d 发生肺水肿。

【教训】 以上 4 例的失误之处是气管内插管困难致呼吸道梗阻并发急性肺水肿,文献上也有类似的病例报道。文献报道的病例有儿童,也有成人。有的病例发生在呼吸道梗阻期间,有的则在呼吸道梗阻解除、全身状况改善之后,而病情却迅速恶化,出现肺水肿的症状。此 4 例均发生在成人,且均为开胸食管癌切除术。肺水肿发生在手术结束时 2 例、术后 2 例。有典型肺水肿症状,胸部 X 线呈肺水肿表现。术中麻醉平稳,输血输液未逾量。呼吸道梗阻缓解后发生肺水肿的机制尚不清楚,认为呼吸道梗阻所产生的机械应力作用于肺脏和胸内负压过高,可损伤肺泡和肺毛细血管,使其通透性发生病理性改变。呼吸道梗阻吸气时所产生的经肺负压,使经肺平均压进一步降低,致使液体自肺毛细血管漏出至肺间质和肺泡。肺淋巴管功能受损伤,不能排出间质中过多的液体。以上病例都有明显呼吸道梗阻,吸气极度困难,用

力吸气所造成的气道压急剧波动,可产生类似机械应力的作用,损伤肺泡和毛细血管。缺氧和介质,如组胺、5-羟色胺、激肽等的释放,也可引起肺毛细血管通透性增加。以上病例麻醉中均用呼吸机施行正压通气,故静脉回心血量减少,前负荷降低,肺内压增高,自毛细血管渗出的流体减少。因而,麻醉中肺水肿表现不明显。停呼吸机后静脉回心血量增加,肺毛细血管压上升,液体自毛细血管渗出至肺间质和肺泡,发生肺水肿。此型肺水肿较易于控制,除用利尿药、强心药、激素等治疗外,连续正压呼吸支持极为重要,它可减少回心血量,降低前负荷,有助于水肿液自肺泡转移至间质,从而控制肺水肿。

4. 气管内插管困难致心搏、呼吸骤停

例 39 患者,男性,66 岁。体重 82kg,身高 162cm。诊断睡眠鼾症和睡眠呼吸暂停综合征,于全麻下拟行软腭成形术。患者全口活动性义齿,张口度 4.8cm,甲颏间隙 5.2cm,Mallampatis 试验Ⅳ级(最大张口时不能窥见悬雍垂、咽门弓和会厌)。血压 164/92mmHg,HR 76 次/分,ECG 窦性心律,S-T 段水平压低 1mm。术前 30min 肌内注射咪唑安定 4mg 和阿托品 0.5mg。面罩吸氧去氮 2min 后,SpO_2 稳定在 100%。静脉注射咪唑安定 12mg,芬太尼 0.3mg,维库溴铵 8mg 后 3min,自主呼吸消失,下颌疏松,拟行气管内插管。常规麻醉咽喉镜暴露咽喉区,不能窥见声门和会厌(Cormark Ⅳ级),反复调整头颈部位置和镜片置入深度均无效。试插两次导管均进入食管。因 SpO_2 降到 88%,停止插管操作,徒手面罩正压通气。3min 后 SpO_2 恢复到 100%。重新试图暴露声门,仍未成功,反复试插均告失败,血压升到 185/112mmHg,HR 118 次/分,SpO_2 降到 80%,停止插管操作,徒手面罩正压通气。待 SpO_2 回升到 98% 以上,静脉注射芬太尼 0.1mg 后,再次反复暴露咽喉区试图明视插管,均告失败。此时 HR 42 次/分,

SpO_2 65%,明显发绀,面罩正压通气压力达到 $35cmH_2O$ 时,胸部无明显起伏。

【分析】 本例属于Ⅳ级喉镜显露困难(声门和会厌均不能显露)的病例,经训练有素的麻醉科医师试插4次以上均未获成功而失败,并在进行气管内插管过程中心搏、呼吸骤停。

【教训】 ①气道评估术前准备不足。本例并存有高血压,入室后 BP 164/92mmHg,应先静脉注射降压药,血压降至正常后再行诱导,安全。本例有肥胖(体重82kg)、全口活动性义齿、张口度仅 4.8cm、甲颏间隙 5.2cm、Ⅳ级喉镜显示困难者,均为气管插管困难的常见因素,气管导管误入食管的危险性达50%,此例患者占万分之一。术前访视时应做好充分准备,包括思想、设备、药品和人员等。麻醉中出现紧急情况时,立即采取相应救治措施,以确保患者生命安全。②不能强行采取一种插管方式,本例已确认为气管内插管困难病例,并在试插三次无效时,应放弃经口明视插管操作,不应再试插第4次,应换经鼻盲探插管、清醒镇静麻醉经口明视用光导芯引导插管或经口纤维支气管镜(FOB)引导插管等方法,以达到完成插管、保护患者生命的目的。③放弃手术为上策,若没有别的方法,而经口明视试插三次失败时,可将手术延期为上策。

(三)与手术麻醉技术操作有关的意外和失误

手术麻醉中往往发生一些意想不到的意外和失误,只要过细地工作,开扩思路,一些失误是可以避免的。

1. 术中电刀致胃爆炸 麻醉手术中引起爆炸的因素很多,术中使用电刀也可引起胃爆炸。实属罕见。

例40 患者,男性,51岁。以上消化道出血5d并失血性休克而施行急症手术。术前留置胃管作胃肠减压,并肌内注射东莨菪碱和地西泮为麻醉前用药,静脉注射硫喷妥钠、琥珀胆碱快速诱导气管内插管,以芬太尼、安氟醚、泮库溴铵静吸复合维持麻醉。术中经探查确诊为肝硬化、上消化道出血,拟行脾切除和胃底血管断流术。术中见胃高度膨胀以气体为主,因胃肠减压效果不佳,遂以电刀在胃前壁切一小口减压,当切开胃黏膜时,突然一声巨响,胃被炸裂开,内容物四溅,查看胃壁裂口长15cm,边缘及胃黏膜均无烧伤,其他脏器也无损伤。胃内有陈旧性血凝块,胃底贲门部有一 3cm×5cm×4cm 血块,胃肠减压管内有凝血块阻塞。

【教训】 本例"胃爆炸"系电刀在胃壁黏膜切小口时所引起,如此情况的确在临床上少见。查所用麻醉药物均非易燃易爆品,氧亦仅能助燃,并不能自燃爆炸。电刀局部温度虽较高,但无易燃气体存在,故都难以解释爆炸的真实起因。本例爆炸原因,估计为胃内积气压力较高,经由小切口外泻压差过大,加之电刀温度高,故而引爆。胃内积气可能来源于:①术前吞入气体;②胃内陈旧性积血发酵产生气体;③麻醉诱导时面罩加压供氧,压力过大将气体压入胃内。胃管减压效果不佳的原因除本身被凝血块阻塞外,又因贲门部凝血块形成单向活瓣,而致面罩加压气体部分进入胃内,而不能经食管反流。该例手术在入腹腔后即见胃高度胀满,以电刀切开胃壁黏膜探查实属不妥,若以手术刀先在胃壁切一小口或以粗注射针头穿刺胃腔等方法先行排气减压,即可避免此次爆炸危险发生。应引以为教训。

2. 术后呛咳使肺癌肿块破裂致张力性气胸而死亡

例41 患者,男性,52岁。因右肺中心型肺癌伴脑转移拟在静脉复合全麻下行脑肿瘤切除术。术中 HR 100～125 次/分,BP 130～105/83～60mmHg,手术时间 3h,术中输液 1300ml,输血 400ml 与估计失血量相近,尿量 300ml。脱离麻醉机观察 15min,呼吸平稳,双肺呼吸音同术前,SpO_2 维持

97%～98%,因患者未清醒,带管送病房监护室(SICU)。血压、心率及呼吸均平稳,30min后患者呛咳,随即呼吸困难,出现发绀,于是行间歇正压通气(IPPV),继之改用喷射呼吸机控制呼吸,不久即发现颈部皮下气肿、气管向左侧移位,随后呼吸、心搏骤停,经抢救无效死亡。

【教训】　本例致死的原因是由于呛咳引起肺癌肿块破裂,穿破支气管,形成张力性气胸和纵隔移位。加之 IPPV 给氧,使气体进入纵隔,导致严重的呼吸循环障碍,最终导致呼吸、心搏骤停,与文献报道皮下气肿和张力性气胸几乎同时发生相一致。本例的教训是,在发现皮下气肿后未考虑到张力性气胸,未予双肺听诊、胸腔穿刺或引流减压,反而施行 IPPV,致病情加重而死亡。

(四)围麻醉期呼吸管理的失误

全身麻醉时患者意识暂时消失,可以消除患者的恐惧心理,麻醉效果确切,气管内插管后呼吸道通畅,增加了手术的安全性,使呼吸管理更加方便。但对于麻醉管理技术要求更为严格,麻醉呼吸管理技术的失误包括以下方面。

1. 高频通气导致低氧血症发生循环衰竭

例 42　患者,男性,62 岁。体重 54kg,身高 165cm,ASA Ⅱ 级。诊断声带息肉,拟在支撑喉镜下行息肉摘除术。术前 30min 肌内注射咪唑安定 3.5mg 和阿托品 0.5mg。静脉注射异丙酚 100mg,芬太尼 0.2mg 和维库溴铵 4mg 诱导,明视经声门插入内径 3mm 的聚氯乙烯喷射引导管,引导管在门齿处的刻度标志为 35cm。行高频喷射控制呼吸,驱动压 1.0MPa,频率 60 次/分。通气开始时 BP 116/74mmHg,PR 80 次/分,SpO_2 99%。1min 后 SpO_2 逐渐下降,2min 时 SpO_2 90%。停止高频通气,拔除喷射引导管,改插 Fr 36 气管导管,充胀套囊,连接麻醉机,用纯氧行徒手正压通气,VT 500ml,

RR 16 次/分,SpO_2 继续降到 84%,明显发绀,气道吸气峰压 30cmH_2O。胸部听诊右肺呼吸音低弱,BP 62/40mmHg,PR 118 次/分,SpO_2 79%。

【分析】　本例系麻醉期间选择了高频通气方式,术中高频通气导致了缺氧。当停止高频通气、拔除喷射引导管,改为气管内插管后,行徒手正压通气,仍然不能纠正低氧血症。呼吸听诊检查右肺呼吸音低,最终影响到循环发生衰竭,危及患者安全。

【教训】　严重低氧血症是麻醉死亡的常见原因,应及时发现、准确处理,有效地治疗。本例发现低氧血症及时,处理和治疗效果不好,从中应吸取以下教训:①选择全麻高频通气方式本身是不安全的。高频通气是全麻的一种通气方式,但存在的最大隐患是麻醉中缺氧,故近年来临床应用很少。②通气不足。本例为老年患者,肺顺应性差,虽然已改气管内插管,手控正压通气,低氧血症仍然得不到纠正,为机械通气不当,应将潮气量增大至 550～600ml,可能较好。③呼吸道梗阻。本例发绀缺氧的同时,气道阻力大,右肺呼吸音低,一是气管导管插入左侧。二是右肺有病变,是否缺氧原因,应准确判断。

2. 麻醉呼吸管理及处理不当致死亡

麻醉中的呼吸管理是十分重要的,因为任何一种麻醉方法和全麻药都对呼吸产生抑制作用,一定要处理得当。麻醉中要严密观察呼吸,保持呼吸道通畅,避免术中缺氧和 CO_2 蓄积,否则容易导致呼吸、心搏骤停而死亡。

例 43　患儿,女,7 岁。于气管内插管、静脉复合麻醉下拟行颅骨凹陷性骨折复位术。术中辅助羟丁酸钠 1.25g、2.5% 硫喷妥钠 5ml,在自主呼吸下开放吸氧。术终包扎头部时发现患儿唇色发绀,继而呼吸停止,经抢救无效死亡。

例 44　患儿,男,3 岁。以经鼻气管内插管全麻下拟行腭裂修补术。术中保持自主呼吸开放吸氧,手术进行 1h 时突然发现患儿呼吸、心搏停止。因鼻导管给氧有阻力改口腔插管后阻力消失，抢救 25min 心搏恢复、因呼吸不恢复，于术后 14h 死亡。

例 45　患儿，男，4d。先天性无肛门拟在分离麻醉下行肛门成形术。未做气管内插管，因关腹困难，给管箭毒 0.5mg 稀释后静注，胃内容物反流于口腔，误吸而死亡。

例 46　患者，男性，27 岁。以严重头面部复合伤拟在全麻下行清创缝合术。入室后给氯胺酮 75mg、地西泮 7.5mg 静脉注射，未做气管内插管，3min 后发现呼吸停止，心音不清，经多方抢救无效死亡。

【教训】　小儿麻醉期间发生循环骤停意外较成人多见，其中死亡原因之一是麻醉处理不当。例 43 和例 44 在麻醉时虽行气管内插管，但术中一直未行辅助呼吸，静脉麻醉药在不同程度上对呼吸有抑制作用，致使术中长时间慢性缺氧，在抢救例 44 中，经鼻气管内插管给氧已有阻力，改口腔插管阻力消失，说明缺氧相当严重，导致呼吸、心搏骤停。经抢救呼吸迟迟不能恢复，终于死亡。在小儿麻醉中，应加强麻醉期间的监测。小儿应用全麻药后，应严密观察呼吸变化，必要时进行辅助呼吸。例 45，新生儿在未行气管内插管下，使用肌肉松弛药药量又偏大，致使误吸死亡。其教训是新生儿应禁忌和慎用肌肉松弛药，特别是在不插管的情况下使用肌肉松弛药更是违犯原则的。例 46，头面部严重外伤本身就有呼吸道不全梗阻，又未行气管内插管，静脉注射全麻后使呼吸道完全梗阻，致呼吸、心搏骤停。4 例的教训都是十分深刻的，可作为广大麻醉工作者的鉴戒。已行气管内插管而不接麻醉机作辅助呼吸，不插管和不作辅助呼吸就用肌肉松弛药，呼吸道无保障的条件下应用全身麻醉等操作都是违反麻醉安全原则的。

3. 麻醉过浅致严重支气管痉挛引起死亡　气管内插管时必须加深麻醉，所用全麻药要效果确实可靠。全麻较浅时要及时发现，立即加深。维持适宜的麻醉深度。否则，忽浅忽深不安全，易发生意外。

例 47　患者，男性，39 岁。以右肺包虫病拟在双腔管插管普鲁卡因复合麻醉下行肺包虫内囊摘除术。患者曾 3 次行腹腔内包虫手术，严重消瘦，似恶病质。当手术分离肺与胸膜粘连时，突然呼吸道阻力增大到无法换气，当时分析到双腔管是否扭曲或血块及包虫内囊阻塞，经改变头及颈部位置无效，立即拔除双腔管，更换单腔管后呼吸道阻力有所减轻，检查双腔管无阻塞。故考虑为支气管痉挛，立即输注氨茶碱，2min 后，突然心搏停止，即进行复苏，抢救 30min 无效死亡。

【教训】　此例选择双腔支气管导管（DLT）插管，左、右总支气管分别通气，通过 DLT 吸入麻醉气体，主要目的是将病侧肺与健侧肺分开，以防止分泌物和病原菌播散或发生急性呼吸道梗阻的危险。但是 DLT 的技术要求较高，导管插入部位深，且要求双腔管小舌骑跨于隆突上，左、右侧支气管导管分别进入支气管，麻醉的深度要加深。本例的失误在于因麻醉过浅，双腔管对声门、隆突刺激又较重，诱发严重支气管痉挛，又未能确诊，处理不当，致患者死亡。其教训是麻醉管理技术水平要提高。

4. 麻醉机未安放置钠石灰罐致 CO_2 蓄积而心搏骤停　全身麻醉的通气方式有开放法、半开放法或半紧闭法、紧闭法等。循环紧闭法为目前临床上常用的方法，应用紧闭法时通过钠石灰的作用，将排出的 CO_2 吸收，而且至少有两个钠石灰罐，交替使用，以保证 CO_2 吸收剂的效果。否则患者会出现 CO_2 蓄积症状，发生缺氧性损害，导致心搏骤停的发生。

例 48　患者，男性，24 岁。以急性重症胆管炎伴中毒性休克拟在气管内插管静脉复合全麻下行急症剖腹探查手术。静脉注射芬太尼、地西泮、琥珀胆碱快速诱导，麻醉维持输注 1% 普鲁卡因、0.06% 琥珀胆碱复合液，血压逐渐升高,于气管内插管后 25min 血压达 146/80mmHg,脉搏增至 132 次/分,面部潮红,发现麻醉机上未放置钠石灰罐,纠正后行过度通气,血压降至 70/50mmHg,当切开胆总管刮取右肝管内泥沙样结石时,突然心动过缓,继而心搏骤停,经协力复苏后心搏恢复,停搏约 1min,待循环稳定,继续完成手术。

【教训】　本例急症手术患者合并中毒性休克,因麻醉机上未安放置钠石灰罐造成 CO_2 蓄积,诱发心搏骤停,应引以为戒。

5. 插入导管致肺癌溃破引起呼吸道梗阻致死亡

例 49　患者,男性,37 岁,体重 57kg。以右上肺叶肺癌并阻塞性肺不张行右肺叶切除。术前 3 周纤维支气管镜检证实诊断,见左支气管通畅。术前查体听诊右肺呼吸音不清,左下肺呼吸减弱。术前 30min 吗啡 6mg、东莨菪碱 0.3mg 肌内注射。麻醉前 R 24 次/分,BP 98/83mmHg,P 100 次/分,右侧锁骨下静脉穿刺,测定中心静脉压,同时心电图监测。静脉注射 2.5% 硫喷妥钠 10ml、芬太尼 0.4mg、琥珀胆碱 100mg 快速诱导,插入 F39# 卡仑导管,双侧套囊充气,两肺隔离。吸入 2.5% 安氟醚并做机械通气,当搬动患者至左侧卧位时出现剧烈呛咳,气道压上升,超过 $30cmH_2O$。静脉注射泮库溴铵 3mg、2.5% 硫喷妥钠 5ml 后气道压未降低,患者发绀。考虑为改变体位后气管内导管位置发生改变所致肺癌溃破,经排空双侧套囊,变换导管位置,仍然无效。立即置患者于平卧位,听双肺呼吸音均不清,气道压超过 $60cmH_2O$,口唇发绀严重。拔除双腔导管,拟换单腔导管,但反复三次插管失败,改为紧急气管造口术。从导管吸出血凝块及小量组织样物,通气仍无明显改善,BP 131/82mmHg,HR 120 次/分,气道压进一步高,静脉注射呋塞米 20mg、氨茶碱 250mg、地塞米松 20mg 均无效。血气分析显示严重

低氧血症和高 CO_2 血症,做纤维支气管镜检,发现右主支气管已为癌肿组织完全阻塞,左主支气管梗阻至仅剩一裂隙,内有血性液体,纤维支气管镜无法通过。证实肺门区肺癌已向左主支气管溃破,麻醉后 6h 因窒息死亡。

【教训】　本例的主要失误有:①诊断失误。3 周前的纤维支气管镜检不能代替术前 1~2d 诊断。若术前 1~2d 再次施行纤维支气管镜检查,发现左肺支气管已被癌组织浸润,就不致如此陷入被动狼狈状态。②麻醉过浅。诱导后麻醉深度太浅,致使患者剧烈呛咳,呼吸道压力持续上升,使癌肿破裂。摆位前再未加深麻醉,安氟醚麻醉仍过浅,就急于翻身,造成不良后果。③用药失误。麻醉诱导中用硫喷妥钠、琥珀胆碱两药,作用时间短,且硫喷妥钠有促痉挛作用,琥珀胆碱又不能松弛平滑肌。

本例所吸取的教训也是极其深刻的。主要是:①麻醉科医师麻醉前检查患者要仔细、认真,要抓住要害问题。如 3 周前纤维支气管镜检证实右肺癌,左支气管通畅。术前 1~2d 一定要有新的检查结果,才能知道现在左支气管病情怎么样。这一点是千万不能马虎的。当然,手术医师应负主要责任。②麻醉要维持达到一定的深度后才能翻身摆位,加深麻醉的方法有注射静脉麻醉药,或吸入安氟醚等吸入麻醉药,或用利多卡因等局麻药对气管内进行充分表麻后再予翻身,就不会出现呛咳现象。麻醉就可能处于平安状态。③对于晚期癌肿患者,一定要从严格选择手术适应证,如果患者早有左肺支气管受癌浸润之诊断,肯定要放弃手术治疗方法的。

6. 双腔支气管导管管理不善致低氧血症

例 50　患者,男性,45 岁。体重 51kg,身高 165cm。ASA Ⅱ级。诊断右下肺癌,在全麻下拟行右下肺叶切除术。X 线后前位胸片锁骨胸骨端水平气管内径测量值 17mm。

术前 30min 肌内注射咪唑安定 3.0mg 和阿托品 0.5mg。异丙酚 100mg、芬太尼 0.2mg、罗库溴铵 50mg 静脉注射诱导，明视插入 Fr 39Malinckrodt 左双腔支气管导管，置入深度 30.5cm。听诊法检查双肺隔离效果良好。左侧卧位后用纤维支气管镜确认管端位置正确。用 IPPV 维持通气，VT 380ml，R 15 次/分，Ppeak（气道峰压）13cmH$_2$O，Cdyn（肺动态顺应性）42ml/cmH$_2$O，P$_{ET}$CO$_2$（呼气末二氧化碳分压）39mmHg，SpO$_2$ 99%。吸入 N$_2$O：O$_2$＝1：1 和地氟醚维持麻醉，每小时静脉注射罗库溴铵 15mg 维持肌肉松弛。MAP（平均动脉压）、HR、ECG 均平稳。30min 后行左侧单肺通气，肺隔离效果良好。单肺通气情况稳定。术者拟行右中下肺叶切除术。当手术分离肺门区域时，Ppeak 突然明显升高，达 25cmH$_2$O，Cdyn 降低到 10mg/cmH$_2$O，压力-容量环严重变形。手术结束时距末次给予肌肉松弛药 60min（共追加 3 次）。MAP、HR、ECG 稳定，自主呼吸，R 22 次/分，VT 325ml，呼吸空气 5min SpO$_2$＞96%。呼吸有反应，拔除气管导管后送往麻醉后恢复室。给予 2L/min 氧鼻管吸入。10min 后患者意识尚未完全清晰，呈迷蒙状躁动，MAP 增高，R、HR 增快，SpO$_2$ 92%。肌内注射哌替啶 75mg 后 5min 躁动停止，但呼吸渐微弱，SpO$_2$ 83%。

【分析】 本例诊断为右下肺癌行右下肺叶切除术，插入双腔导管，单肺通气，隔离双肺，避免肺癌组织碎块及分泌物、血液污染对侧健肺，保证健肺通气。麻醉中双肺隔离良好，麻醉尚平稳，手术顺利，但对单肺通气管理不足，术中一度出现气道压力升高、低氧血症等，经及时处理，立即纠正。但术后麻醉恢复期出现呼吸循环不稳、缺氧（SpO$_2$ 83%）是处理上的严重失误。

【教训】 ①单肺要避免低氧血症，这是单肺管理的重点。分离肺门时，麻醉要加深。

当出现低氧血症时，应立即告知术者，恢复双肺通气，纠正缺氧后再行单肺通气。②掌握好拔除气管导管的时机，当本例患者呼唤有反应时，就拔除导管，送往麻醉后恢复室，尽管给予 2L/min 氧鼻管吸入，但仍发生缺氧。若不急于拔管，先送往麻醉后恢复室，待患者完全清醒后，即经呼吸机支持呼吸一段时间，再予以拔除导管，就不会发生低氧血症、不会出现呼吸或循环功能不稳。

7. 滥用琥珀胆碱引起呼吸抑制

例 51 患者，女性，62 岁，体重 60kg。因宫颈癌在连续硬膜外麻醉下行子宫广泛切除加盆腔淋巴结清扫术。术前肌内注射苯巴比妥钠和阿托品，选择 L$_{1\sim2}$ 椎间隙穿刺置管，采用 0.25% 丁卡因和 1% 利多卡因复合液，分次共注入 25ml，阻滞范围 T$_6$～S$_1$。手术开始静脉给哌替啶 70mg 和异丙嗪 30mg 辅助麻醉。10min 后因肌肉松弛不满意，加用含琥珀胆碱的复合液（5% 葡萄糖 250ml＋琥珀胆碱 200mg，氯胺酮 300mg 和羟丁酸钠 1.5g）持续静脉输注，麻醉效果满意，手术进行顺利。当手术准备关腹时，发现呼吸骤停，此时复合液已经输注完，随即以面罩纯氧控制呼吸。5min 后自主呼吸恢复，继续完成手术。术中共输液 3000ml，输全血 400ml。术毕患者神志清醒后安返病房。

【分析】 合理应用肌肉松弛药可完善全麻作用，提高麻醉的安全性。本例硬膜外阻滞不全，经用多种辅助药物仍不能满足手术要求时，本应改气管内插管全身麻醉，反而在没有辅助呼吸的情况下直接输注含琥珀胆碱的复合液，发生呼吸抑制是必然的，终于导致呼吸骤停，幸亏及时发现，随即面罩下人工呼吸，避免了缺氧性心搏停止的严重后果。

【教训】 应用肌肉松弛药时必须保障辅助呼吸。任何一种肌肉松弛药均有呼吸肌麻痹和外周性呼吸抑制作用，滥用或误用肌肉松弛药则可导致严重后果。在临床上常有因硬膜外阻滞不全，肌肉松弛效果不满意时借助于小剂量琥珀胆碱关腹的做法,但必须要给予催眠药和可靠的辅助呼吸。

(五)气管导管管理的失误

在麻醉中发生在气管导管方面的意外及并发症的失误是比较多的。麻醉科医师看家本领就是控制气道,在临床麻醉中,必须始终保持患者的气道通畅。全麻时,不但必须要气管内插管,而且要保持导管管道通畅,才能充分供氧和通气,进行有效的气体交换。否则,若气道不通畅数分钟,就可导致急性缺氧,引起心搏骤停、大脑损害,甚至死亡。术前要做好充分的准备工作,加强术中的管理和对意外的紧急处理能力,保证气道通畅,掌握安全的拔管时间,对患者的生命负责。但是,在临床麻醉中,由于气管内导管的失误,发生缺氧和 CO_2 潴留较常见,必须引起警惕,加强对气管内导管的管理,预防失误的发生,并做好紧急处理的准备,保证患者安全。

1. **导管急性堵塞** 气管内导管口径、套囊规格不一,导管质量不好,气囊漏气,导管内有异物,如血块、痰液等都可引起通气不足,或气道阻力增加,引起 CO_2 潴留。

例52 患儿,女,2岁,体重10kg。因先天性室间隔缺损在低温体外循环下行直视修补术。术前检查呼吸道通畅,两肺呼吸音清。诱导后经口插入无套囊有侧孔的4号气管导管,深约12cm。控制呼吸,呼吸12次/分,潮气量为 $90\sim100ml$,气道压力<20cmH$_2$O,吸入氧浓度 $60\%\sim70\%$。10min后气道压力增至 $30\sim40$cmH$_2$O,呼吸音粗糙,患儿颜面潮红,血压从 120/70mmHg 下降至 94/45mmHg,心率110次/分上升至130次/分,$PaCO_2$ 上升至105mmHg,未查明原因便迅速进入体外循环,转流期间 $PaCO_2$ 降至49mmHg。心脏复搏后气道压便升至 $40\sim50$cmH$_2$O,当时诊断仍未明确,未下决心换导管,用 PEEP(15cmH$_2$O)企图改善通气,增大氧浓度至80%,静脉注射5%碳酸氢钠10ml,未见好转,$PaCO_2$ 又高达142.5mmHg。

试行吸痰。吸痰管伸至管端处受阻,且见胸廓活动幅度极小,最后紧急换管后,气道阻力和血气很快恢复正常。检查原导管发现管端内有一花生米大小、颜色呈黑色稍硬的痰块完全堵塞前孔,侧孔仅留有针眼大小的气孔难以起大作用。

【教训】 本例插管后仅10min导管却发生了急性痰块阻塞的险情,这可能与术前曾应用东莨菪碱、体温上升,加上麻醉机无湿化装置,痰液易干涸而堵塞导管有关。通气严重障碍表现在气道压显著上升、颜面潮红、$PaCO_2$ 的增高,因缺乏经验,病情突变,诊断不清,致使延误处理。本例在诊断和处理上的经验教训是:①PEEP是解决低氧血症的方法,而不能解决通气障碍和高碳酸血症,不仅不利于 CO_2 的排出,反而有将痰块吹向深部支气管的危险。②应用碳酸氢钠不仅无助于改善通气,还会使 $PaCO_2$ 更高,加重病情。③凡遇气道梗阻应首先用吸痰管"侦察"梗阻部位和原因,一旦明确导管梗阻,就应紧急换管。

2. **棉球脱落致呼吸道急性梗阻** 全身麻醉气管内插管后,呼吸管理十分重要,术前要做好各项准备工作。保护好气管通畅,否则在气管内可吸入异物,发生呼吸道梗阻的失误。

例53 患者,男性,4岁,体重14kg。以腭裂拟在气管内全麻下行腭裂修补术。麻醉诱导插管顺利,插入直径4.5cm气管导管,在消毒皮肤铺巾时,口腔科医师不慎将消毒液滴入气管导管内,因未准备好细的吸痰管,急用棉签伸入导管内擦拭,擦拭后因棉花遇消毒液膨胀,脱落至导管外口6cm处,并随呼吸动度向内侧滑动,导致呼吸道急性梗阻。病儿呼吸困难,SpO_2 降至60%。急将气管导管从梗阻以上剪断,梗阻消除,SpO_2 升为100%。

【教训】 本例因气管导管内吸入异物,造成人为的呼吸道梗阻,发现及时,处理得当,其失误和经验教训是:①对于全麻的气管内插管,特别是在小儿口腔内手术时,其呼吸的管理十分重要,术前应做好各项准备工作,包括消毒后的无菌导管、吸痰管、管径相当的吸引导管、吸引器等。②麻醉中密切观察呼吸及 SpO_2 的变化。③注意保持气管导管外口,不要把异物吸入导管内。

3. 气管导管误入食管缺氧致循环骤停死亡　麻醉科医师未能正确地识别导管误入食管,最常见的一种情况是在插管过程中发生的,未看清楚声门而导管误入食管,或者导管虽进入气管,但在固定时移位。另一种较少见的情况是导管在麻醉期间移位,是因安置体位及搬动患者引起的,即滑入食管(见后实例)。气管内导管误入食管时有发生,只要及时识别、纠正,并无严重后果。当未及时识别时,若保留患者自发呼吸,也不致引起严重后果。但若使用肌肉松弛药后,可导致严重后果,若不能及时发现可致命。对于危重休克患者,当使用肌肉松弛药时导管误入食管后,虽然及时发现,也予以纠正,但也可致命。导管误入食管的失误,在40多年前就被认为是麻醉死亡的一个主要原因。但这个问题至今还未减少。

例54　患者,男性,46岁。高空坠落伤,神志不清,呼吸困难,BP 45/30mmHg,胸腔穿刺有新鲜血液,左侧有多发肋骨骨折、血气胸,局麻下行左胸腔闭式引流,引出血液180ml。拟在全麻下行剖腹探查、抢救性止血手术。给输血补液,2.5%硫喷妥钠加琥珀胆碱快速诱导气管内插管,听诊双肺无呼吸音,查导管已误入食管,当再次插管时,心搏停止,即进行复苏,胸外心脏按压,肾上腺素静脉注射,控制呼吸,给氧,15min后呼吸心搏恢复。BP 85～90/75～90mmHg,HR 130次/分。静脉复合麻醉下完成肠系膜修补止血手术,腹腔出血约500ml,术后6h死亡。

【教训】　本例为严重的多发性复合伤合并创伤性休克,有颅脑外伤被误漏诊,但术前

没有进行详细X线、CT等检查,就仓促施行麻醉。患者病情重,呼吸困难,血压低,有严重的创伤性休克,已有严重缺氧和 CO_2 蓄积。对于此类患者,麻醉诱导要宁浅勿深,不适宜用硫喷妥钠快速诱导。麻醉科医师的插管操作技术不熟练,在慢性缺氧的基础上,又加上气管内插管时呼吸停止后的急性缺氧损害的打击,导致心搏骤停。虽经抢救复苏,且已施行肠系膜修补止血手术,但术后6h死亡。本例失误之处较多。①术前检查和准备不充分:有重要遗漏,一是没有建立通畅的呼吸道;二是缺少早期重点初步检查结果,如摄颅骨片、CT等检查必检项目。②诱导误用硫喷妥钠:硫喷妥钠对呼吸循环系统的抑制作用很强,加重休克和缺氧。③检查、验证导管的位置不够:插管操作不熟练,而误入食管。最根本的教训是提高麻醉科医师的业务素质,提高麻醉处理和管理能力。应引为教训。

4. 气管导管滑入食管引起心搏骤停　有些患者虽已行气管内插管,但是由于插入过浅,在固定导管前后,或因摆放体位、搬运患者、或因手术操作牵拉胃和食管过剧,或因患者的颈部过度后伸,前倾过屈等原因使导管脱出气管外,而随之滑入食管,如不能及时发现,就会引起脑严重缺氧性损害的后果,甚至死亡。

例55　患者,男性,56岁。拟在硬膜外麻醉下行剖腹探查、胃次全切除术。因麻醉效果不好中途改全麻,静脉推注地西泮7mg、氯胺酮50mg、丁卡因喷雾咽喉部表麻后,插入气管内导管。此时患者呛咳,即给琥珀胆碱40mg静注,控制呼吸,听诊呼吸音清晰存在。证实导管在气管内。0.1%氯胺酮和0.05%琥珀胆碱混合液静脉输注,控制呼吸维持麻醉,BP 120/80mmHg。插管后15min,当手术操作游离胃小弯时,发现胃随控制呼吸逐渐膨大,测血压为0,颈动脉无搏动,心音消失,胸廓也不随控制呼吸而有动

度,发现导管已滑入食管,拔出导管,重新插入气管内,加压给氧控制呼吸,同时静脉推注三联针及胸外心脏按压,约 1min 后心搏复跳,经补碱、强心等复苏措施,血压回升并稳定,30min 后自主呼吸恢复,37d 痊愈出院。

【教训】　本例由于导管插入气管内不够深,且固定不牢,全麻所用附件的重力作用把导管及牙垫一并拉出气管外,在重新固定导管时误入食管而发生此不幸事件。气管内导管必须妥善固定牢靠,避免导管过深或过浅(一般 3.5～5cm),当引以为教训。同时在复苏中,还存在着使用"三联针"及"补碱"等落后的复苏观念和措施,急需更新。所幸患者经及时抢救,复苏成功,但其教训也是极为深刻的。

5. 插管失败导致紧急做气管造口术

气管内插管困难或失败在临床上是常见的,遇到插管困难的病例如何处理,各家成熟的经验教训较多,紧急气管造口术不是最佳选择,一般不应采取。在患者严重缺氧发绀、危及生命时,应立即采取紧急措施,如经环甲膜处向气管内插入粗针进行喷射通气、喉罩通气等。遇到插管困难时,若有条件时应选择纤维支气管镜或以逆行引导插管技术为宜。但困难气管内插管往往存在有失误。

例 56　患者,男性,55 岁。因右下叶肺癌在全麻下行右下肺叶切除术。患者体型瘦长,下颌稍短小。面罩给氧后静脉注射地西泮 20mg、2.5% 硫喷妥钠 10ml 及泮库溴铵 4mg。喉镜明视下用 39 号双腔管及 36 号导管气管内插管均未成功,改用 16 号静脉穿刺针做环甲膜处气管内穿刺,拟以硬膜外导管逆行导引插管。回拉硬膜外导管时使其断入气管内约 20cm,立即拟用纤维支气管镜探查取出,并经侧孔供氧,镜下只见喉头充血水肿明显,未见断入的硬膜处导管。此时患者颜面、口唇发绀,立即行紧急气管造口术(2min 内完成),于声门下夹出已扭曲成团的硬膜外导管断端,经气管造口供氧等处理,患者颜

面、口唇转红润,经 3h 继续完成手术。

【教训】　凡是术前估计插管困难者可以采取慢诱导或清醒插管的方法,保留自主呼吸,不会因为应用肌肉松弛药呼吸停止,造成缺氧的被动。患者有下颌短小喉结高,但术前估计不足,诱导所用肌肉松弛药作用时间较长,自主呼吸迟迟不能恢复。经多次反复插管的刺激致喉头水肿,但用纤维支气管镜探查阻塞气道,经侧孔供氧效果不显著,导致缺氧发绀。经环甲膜气管穿刺逆行引导插管时,硬膜外导管在气管内不向上运行而扭曲成团,可能与针口方向不对及气管内温度较高使导管软化有关。紧张忙乱中,回抽硬膜外导管时造成导管断入气管内的严重后果,应引以为戒。其教训是:术前已知为困难气道的患者,操作时应避免粗暴动作和多次反复插管,以免引起喉头、声门损伤和水肿,造成急性上呼吸道阻塞。必要时在患者自主呼吸恢复或苏醒(清醒)后再妥善处理,或在保留自主呼吸状态下选用各种方式的插管术,或改期手术。本例因插管操作中缺氧发绀,危及患者生命,而立即施行气管造口术病人得救。但这不是唯一恰当的办法,给患者又增加了一次痛苦。

6. 后鼻道肿瘤剥离脱落致声门口堵塞

后鼻道手术或是口腔内手术,容易发生剥离组织或肿瘤脱落堵住声门口发生呼吸道梗阻的险情。

例 57　患者,女性,53 岁,藏族牧民。全麻经口腔气管内插管行左后鼻道肿瘤切除术。术中顺利,麻醉平稳,经 2h 12min 结束手术。患者吞咽反射恢复,作充分口咽及气管内吸引后拔除插管,见患者吸气时呼吸困难,胸骨上窝凹陷。放口咽通气管或托起下颌、口罩加压给氧 10min,呼吸困难仍未改变且发绀越明显,立即用喉镜显露声门(准备重新插管),见声门口有一血性物(1.5cm×2cm×1.7cm 为剥离脱落瘤体组织)立即取出,呼吸随即改变,再吸氧,输注 5% NaH-

CO_3 100ml 后，安返病房，术后 18d 痊愈出院。

【教训】 手术在仰卧侧头位行左后鼻道剥离瘤体时，一块瘤体组织脱落掉入咽腔，拔管前吸引及吞咽反射动作使脱落瘤体到声门口，拔除气管导管后即堵塞声门，仰卧托起下颌使喉头抬高，即能呼吸出部分气体，所幸及时用喉镜显露声门，取出瘤体而化险为夷。故凡是后鼻道手术者完成瘤体切除后应全面细致检查口咽腔部位，或麻醉科医师拔管后用喉镜检查口咽腔部位，以策安全，应引以为教训。

7. 肺癌术中癌块脱落导致肺不张 肺的手术，特别是肺癌术中所剥离的组织和肿瘤碎块脱落，堵塞大呼吸道（左或右支气管）容易发生呼吸道梗阻或肺不张等险情。

例 58 患者，女性，56 岁。因肺癌行左下肺叶切除术。静脉快速诱导，插 F34 号单腔气管导管，行静吸复合麻醉及全程机械通气。剖胸后见左肺下叶完全萎陷，上叶膨胀良好。于切下左肺下叶、缝完左下支气管残端后，发现原膨胀良好的左肺上叶逐渐萎瘪，终至完全不张。考虑存在痰块或组织碎块急性阻塞左上支气管，经反复吸引无效，左上肺仍然不张，且 SpO_2 逐渐下降。后经纤维支气管镜证实，左上支气管内有癌块阻塞，随即用取物钳夹取，此时 SpO_2 显著下降至 90% 以下，遂在与控制呼吸交替进行下，将癌碎块夹取至总支气管，此时见左上肺叶逐渐膨胀，但由于癌碎块较大且脆，只能被移至隆突部而无法再取出，用吸痰管吸引，也不能奏效。最后采用外径与 F34 号导管内径相近的无侧孔胶管，在严密 SpO_2 监测下，插入 F34 号导管内，在不超过 15s 内吸出癌碎块，将其展开后面积在 $1cm^2$ 以上，此后通气明显改善。术后试行脱离呼吸机，SpO_2 见进一步降至 76%，经继续维持呼吸管理约 1h 后方始完全脱离呼吸机，术后恢复尚好。

【教训】 本例术中遗留脱落癌瘤碎块致呼吸道阻塞，左肺上叶不张，缺氧，病情很惊险，经手术医师和麻醉科医师紧密配合抢救成功。应引为教训。

8. 围术期气管导管被割裂 因颌面外科手术操作失误致使出现严重的麻醉危险。上、下颌畸形行整颌外科矫正术，明显存在着独特的麻醉问题。在上颌骨截骨术围术期中，气管导管有可能被割裂的危险。

例 59 患者，女性，35 岁。因双侧上颌向前异常突出而行上、下颌前部截骨矫正术，用利多卡因行气管内表面麻醉后，静脉注射硫喷妥钠和琥珀胆碱麻醉诱导，直视下顺利地经鼻插入气管导管。麻醉维持用氧化亚氮、氧，并分次注射芬太尼和溴化泮库溴铵。手术开始后 1h 30min，发现呼吸机折叠风箱突然萎陷，好似呼吸回路松脱，但系统检查未发现任何机械故障，手法通气也无效果，只有增大气流量以保持有效通气量。同时外科医师发现手术野的血中有气泡，显然气来自鼻咽部。接着麻醉科医师进行气管内吸引时，吸出少量鲜红色血液。术者将上颌骨离断，便看到气管导管的一部分严重损伤破裂。考虑到手术还需较长时间，且有血液被吸入气管内的危险。仍用 100% 氧气给患者通气，口咽部吸引后，套囊放气，拔出被损裂的导管时有一定困难，重新插入新的气管内导管。手术结束时，从气管内导管吸出中等量的血块。胸部听诊两肺有散在的粗糙性啰音，几小时后自行消失，胸部 X 线检查显示无浸润或肺不张。当日晚顺利拔管。

【教训】 在手术中麻醉科医师要时刻保证呼吸道通畅，因为本例气管内导管接近截骨的手术部位，手术操作很容易伤及导管。口腔外科文献上已有类似的报道。本例经鼻气管导管或套囊管被割伤后，血液和分泌物被吸入导管内，而手术刚开始，尚在早期。故需再更换新的气管导管。当拔除导管时较困难是由于导管几乎被完全切断，加上套囊管在钻孔时也被切断，两断端熔合使套囊管不能放出气体所致。由于血液、分泌物、异物或碎骨片等也从管破损处被吸入，大大增加了呼吸道梗阻、肺不张及肺炎的可能。为了减少这种误吸的危险，将患者立即置于中等度的屈氏位（30°），这样纠正了重力的影响，避免血液和分泌物继续进入气管内导管。其教训是在颌面外科手术中，对呼吸道通畅的保护和维持是外科医师和麻醉科医师共同的责任。口腔外科医师在手术操作中，必须时刻注意其器械所在的位置，尽量不要伤及导管。当气道阻塞时，麻醉科医师必须立即决定重建一个令人满意的呼吸道。如果漏口较小，或是手术将要结束时，单用填塞法堵塞气管导管周围的漏口，保证通畅的呼吸道是合适的。如导管的损伤部位看不到，可能在鼻咽深部，即使有可能堵塞也存在管理上的困难。另外，上腭已游离"浮动"，手术不能马上结束，在此情况下再插管也很困难，如经鼻腔再次插管有困难时，可改经口腔内插管。如经口腔插管也不能插入时，必须考虑其他紧急措施。如经环甲膜穿刺穿入大孔号套管针或气管造口术，吸入100%的氧气，以保证呼吸道通畅和患者生命安全。

9. 麻醉操作中气管套囊的失误　气管套囊发生失误后，会造成麻醉中的危险。

（1）套囊充气致气管导管受压引起 CO_2 蓄积：气管套囊极易发生堵塞气管导管端口，造成呼吸道梗阻。

例60　患儿，女，8岁，体重18kg。右眼外伤后5d，全麻下行右前房穿刺冲洗术，术前各项检查正常。BP 116/71mmHg，HR 108次/分，以阿曲库铵 0.8mg/kg、地西泮 0.2mg/kg、2.5%硫喷妥钠 5mg/kg、芬太尼 5mg/kg诱导后顺利置入气管导管（CURI-TY，高压套囊），听诊双肺呼吸音清，对称，注3ml空气入气管套囊，手控呼吸，术中 SpO_2 维持100%。90min术毕，BP 154/90mmHg，觉气道阻力大，听诊双肺呼吸音弱，对称。行气管内吸引，吸引管（直径3mm，1mm）进入气

管约于套囊处不能通过。患儿呼吸困难，随呼吸运动导管口无明显气流，呼吸囊无胀缩动度，并发现患儿左侧瞳孔散大，对光反射消失，仍处较深麻醉状态。喉镜显露证实导管位于气管内，经抽出套囊内气体，患儿呼吸渐恢复平顺，导管口气流明显，即测 $P_{ET}CO_2$ 为70mmHg，进行过度换气，25min后测 $P_{ET}CO_2$ 恢复正常，患儿左侧瞳孔缩小，对光反射恢复、清醒，拔出气管内导管。见拔出的气管内导管无阻塞物、无折痕，套囊无移位、无破损。但与备用导管比较明显软化。术后患儿恢复好。

【教训】　本例术毕出现麻醉较深、瞳孔散大为 CO_2 蓄积所致，引起 CO_2 蓄积的原因是由于套囊充气压迫使导管管腔变狭，呼气困难。麻醉诱导后，气管壁张力下降，导致套囊注气较多，随着麻醉减浅，气管壁张力恢复，压迫充气的套囊，套囊内压力升高，压迫导管，引起导管管腔变狭。而气管导管随体温而软化，降低了对压力的承受力。同样导管套囊内注 3ml 气体产生的压力为120mmHg，置入直径 1.1cm 的胶管内压力为225mmHg，导管于套囊处明显受压，若为软化的导管受压更明显，可致内径减少2/3，直径 4mm、2mm 的吸引管不能通过。因此向套囊内注气时应从少量（1ml）开始，边注气边试验，直至既不漏气而气道压又在正常范围内；其次施行麻醉的医师在发现气道阻力增大时，因 SpO_2 好而未引起充分重视和对气管受压所致 CO_2 蓄积未及时处理。单纯依赖 SpO_2 监测是片面的，对 CO_2 的监测应该引起麻醉科医师们的充分重视。

（2）气管导管套囊过度注气致气管破裂：气管内插管成功后，证实导管在气管内并牢固地固定后，套囊充气，密封气道，以防止控制呼吸时漏气，也防止分泌物被吸入气管内，但套囊注气过度造成气管破裂极为罕见。

例61　患者，女性，65岁。以中段食管癌行开胸探查术。患者发育正常，营养欠佳，

体重 42kg,血、尿常规化验均正常,心、肺功能无异常。在快速诱导下插入 32 号国产导管,操作顺利,用胶布固定后,套囊内注气 4ml,以紧闭循环法用安氟醚维持麻醉。但需加大氧流量才能维持满意的麻醉深度。因开胸后套囊未密封,气管内仍有漏气,虽多次于套囊内充气,肺仍然膨胀不全。当手术进行到探查肿瘤时发现气管膜部有 6cm 纵向裂痕和鼓出的气管内导管套囊(此时手术还尚未进行气管与食管的分离)。即用纱布压迫气管裂痕,进行气管裂痕缝合修复手术后,继续进行中段食管癌切除术。术后 20d 痊愈出院。

【教训】 本例气管内插管操作顺利,插管和拔除管芯时不会将气管损伤。手术操作刚进行肿瘤探查,还未进行食管与气管粘连分离,故气管裂伤也非手术操作失误。气管破裂的原因及应从中吸取的教训为:①部分国产套囊质量差,弹性不均,套囊自一侧隆起,以致气管密封不好,致使麻醉科医师做出套囊已破裂的错误判断,并多次注气,使套囊内产生高压,致气管破裂。②患者年龄较大,营养极度不佳,消瘦明显,体重仅 42kg,气管组织比较薄弱,弹性差,套囊大量注气(14ml)后所产生的压力将气管撑破。应引为教训。

10. 气管内插管所致的失误性损伤

(1)气管内插管全麻致纵隔气肿:气管内插管是全麻的基本操作之一,气管内插管全麻时,由于喉镜、气管导管等麻醉器械的机械损伤气管壁而致纵隔气肿的情况甚为罕见。这种对气管造成的损伤与麻醉科医师的经验、技术水平和操作能力有一定关系。

例 62 患儿,男,5 岁。因误吞贰分硬币一枚,拟在全麻下行食管异物取出术。术前患儿体检无异常,常规麻醉前准备。入室后氯胺酮 75mg 肌内注射,羟丁酸钠 0.1g 静脉注射,置入喉镜显露声门,用 1% 丁卡因喷喉表面麻醉,置入直径 2mm 塑料导管,接喷射

呼吸机,压力 1.0kg/cm² ,术者顺利取出异物,术后 1.5h 患儿首先出现双眼睑肿胀,随之面、颊、胸和腹部肿胀,扪及明显捻发音。确诊为纵隔气肿。行纵隔引流术后,以上部位皮下气肿逐渐消失,患儿呼吸平稳。

【教训】 本例为气管内插管操作中喉镜进入口腔时太深太猛,将咽部黏膜误伤挑破或插入质地较硬的接喷射呼吸机的细塑料管时将咽部黏膜刺破。因咽后壁黏膜下层经颈深部肌膜腔与纵隔相通,使用的氧气由咽喉黏膜损伤通道处进入纵隔致纵隔气肿。纵隔气肿严重时可压迫心脏和大血管,引起进行性循环、呼吸功能障碍。其教训是在气管内插管时动作要轻柔,此例当引以为教训。凡气管内插管及拔管后出现不好解释的颈部皮下气肿或呼吸困难时,应诊断为纵隔气肿的发生。

(2)气管内插管致气管壁损伤应用高频通气引起气胸:气管内插管造成气管壁的损伤引起纵隔和皮下气肿已有报道。高频通气时呼吸道内压较低,认为不会产生气压伤,但操作不当也可造成气管壁气压伤引起气胸。

例 63 患儿,男,13 个月,体重 7kg。因误吸花生米 11d,呼吸短促、双肺痰鸣明显、心慌等症状,在全麻下做急症气管内异物取出术。HR 140 次/分,T 38.5℃,X 线片示左侧阻塞性肺气肿,右侧阻塞性肺炎,右侧气管异物。当置入气管镜后,从其侧孔高频供氧,f 60 次/分,驱动压 0.1~0.2kPa。术中反复镜检左、右支气管均无异物发现,手术 1h 30min。术中因麻醉浅,患儿多次呛咳,拔出气管镜后,呼吸困难,心率增快,SpO₂ 降至 84%~87%,即气管内插管,作高频辅助通气,又摄 X 线片,提示皮下及纵隔气肿,患儿清醒后送回病房。SpO₂ 在 92%~94%,术后 30h 又摄 X 线片,提示右侧气胸,肺被压缩 30%,行右胸腔闭式引流,10d 后纵隔及皮下气肿消失,40d 后再次手术于左支气管内取出异物。

【教训】 本例病儿因气管壁的损伤而引起皮下、纵隔气肿及气胸。其原因是由于多次进行支气管内镜检查,术中多次呛咳,造成气管壁的机械损伤。气体经损伤部位通道进入周围组织,引起间质气肿和纵隔气肿,前纵隔的气体沿气管和食管周围间隙形成颈、胸部皮下气肿,严重的肺间质气肿可造成肺膜破裂,引起气胸。本例是迟发性气胸,术后有纵隔及皮下气肿,术后30h才发现有一侧气胸,一旦发生皮下气肿或气胸形成,及时抢救治疗。要吸取教训。

(3)气管内插管引起食管损伤:气管内插管损伤食管的报道十分罕见。

例64 患者,女性,60岁。过敏体质,以"上感"合并气管炎住院治疗。输注吉他霉素(白霉素)时呼吸困难,浅昏迷,立即气管内插管。插管困难,二次插管成功。患者呼吸困难缓解,意识逐渐清醒,150min后拔管。拔管后诉咽喉疼痛,进食时见颈部增粗,并扩散到颜面部,自觉心慌气短,颈与颜面部有捻发音,X线证实为皮下气肿。气管造口术中发现肌层有食物和脓性分泌物,食管上段有0.5cm×0.5cm的孔洞,经此孔向胃内插入胃管,可吸出胃内容物,10d死于肺部感染。

【教训】 本例食管损伤发生在气管内插管及拔出导管后,即是由气管内插管引起的食管损伤,当然也与气管炎症有关,应引起深刻教训。

(4)气管内插管致环杓关节脱位

例65 患者,男性,45岁。因右肾结石、右肝海绵状血管瘤入院。在单腔气管插管、静脉吸入复合全麻下行右肾探查术、肝右动脉结扎术。麻醉中选用美国产直径9mm的塑料气管导管,气管内插管顺利,插管后患者取平卧右侧头位。麻醉时间4h。患者清醒后诉咽喉疼痛,声音嘶哑,饮水呛咳。1周后间接喉镜示软腭、舌腭弓片状假膜形成,右侧杓状软骨向前下方移位突出,右声带固定于正中线位;发音时后部见有一不等腰三角形裂隙。诊断为右环杓关节脱位,右声带固定。用抗生素、地塞米松雾化吸入治疗。同时,用手法复位行杓状软骨拨动,即在1%地卡因梨状窝及喉部表面麻醉下,用喉钳(前端裹敷料)向后向内轻拨杓状软骨4~5次,发音好转后即可。术后1个月发音良好。间接喉镜检查见右声带及杓状软骨活动度增加,发音时声带及皱裂呈双侧对称的等腰三角形。

【分析】 本例术前无咽喉部不适症状,非胸部手术、不易损伤喉返神经,发生环杓关节脱位的原因是:①检查见右喉部有损伤征象,故认为环杓关节脱位与插管时的机械损伤有直接关系;②为右侧环杓关节脱位,与气管内插管麻醉后患者头转向右侧位,压力集中于右侧环杓关节有关;③新进口的塑料麻醉导管弹性较大,刺激患者麻醉清醒前剧咳、吞咽动作致使杓状软骨损伤脱位;④麻醉时间过长使环杓关节长时间受压迫;⑤插管不熟练,颈部过度后仰,也可能是造成环杓关节脱位的原因。本例一旦确诊为环杓关节脱位,立即行杓状软骨拨动复位术。若在水肿明显的情况下可先行保守治疗,水肿改善后即予复位,复位时间越早越好,以防脱位的关系组织粘连。复位后辅以抗生素、皮质类固醇雾化吸入或理疗等治疗,效果良好,一般1个月左右可以恢复。

(5)气管内插管致下颌关节脱位

例66 患者,男性,62岁。因颅内肿瘤,在全麻下行颅内病灶切除术。面罩给氧后静脉注射地西泮10mg、2.5%硫喷妥钠20ml及琥珀胆碱100mg,待肌肉松弛后顺利行气管内插管。在固定气管导管时发现患者呈张口状而不能闭合,下颌明显向前,双侧耳屏前有凹陷。诊断为下颌关节脱位。当即行手法复位,术后随访无复发。

例67 患者,男性,67岁。胃癌拟在全麻下行胃癌根治术。患者下颌较小,颈稍短,拟在硫喷妥钠、琥珀胆碱快速诱导下行气管插管,当放入中号弯型喉镜时,声门暴露欠佳,ID 8.5mm 气管导管不能插入,改换 ID 7.5mm 导管方插入。固定导管时发现呈张口状而不能闭合,下颌明显向前,双侧耳屏前有凹陷。诊断为下颌关节脱位。当即行手法复位,术后随访无复发。

【分析】 例 66 系因初学插管者,插管使用喉镜方法不当,用力过大造成。例 67 则因插管困难,试图用力上提喉镜来显露声门造成。追问上述两例患者术前均无下颌关节脱位病史,发生这种情况系插管方法要领不当,用力过猛,加之老年人关节囊较松弛,又在充分肌肉松弛情况下而造成。

【教训】 全麻气管内插管过程中,气管内插管要掌握要领,动作应轻柔,忌施暴力,减低气管插管副损伤和应激反应的发生率。值得一提的是,对老年人插管用力不宜过大。一旦造成下颌关节脱位,应及时复位,在全麻肌肉松弛下对患者的下颌关节复位是较容易成功的。

(6)气管损伤患者全麻插管中气管的导管误入胸腔

例 68 患者,女性,27 岁,体重 50kg。因颈部自行刀伤后 1h 急诊入院,拟在气管内插管全麻下行外伤性主气管破裂清创缝合术。入室时一般情况尚可,颈正中线环状软骨水平下皮肤可见一长约 1cm 的不规则伤口,无活动性出血,无气体溢出,颈肩部及胸部皮肤软组织无肿胀,少许捻发音。双肺呼吸音清,右侧呼吸音稍低,胸部平片提示右肺压缩 20%,未做胸腔闭式引流。入室后监测 HR 82 次/分、SpO_2 98%、NBP(平均动脉压)110/60mmHg。全麻诱导为东莨菪碱 0.3mg、芬太尼 0.1mg、咪唑安定 2mg 静脉注射,同时口咽部 2%利多卡因喷雾表面麻醉,清晰显露声门,插入 ID 7.5 气管导管至距门齿 23cm 刻度,并给气管套囊充气。此时患者剧烈呛咳,伤口及气管导管内有血液涌出,且不易吸尽,接麻醉机后手控辅助呼吸,听诊双肺呼吸音低,粗糙湿啰音明显,尤

以右肺为甚。SpO_2 迅速下降至 85%～90%,考虑气管导管的前端可能位于气管刀伤裂口处,遂将导管继续插入至距门齿 28cm 刻度。

患者剧烈挣扎躁动,外观似有自主呼吸动作,但吸气时胸廓无动度,听诊时双肺无呼吸音。剧烈挣扎时 SpO_2 指套脱落,睑结膜色泽灰暗。将 SpO_2 指套重新固定后提示 30%左右,HR 为 160 次/分。用力挤压呼吸皮囊数次感觉阻力很大,缺氧症状无好转。退管至刻度 23cm 处,但 SpO_2 仍示 30%左右,HR 逐渐下降至 90 次/分。当即拔出气管导管,用手术刀片迅速扩大原伤口,触及总主气管已经破裂,并可经伤裂口插入两指到气管内,经此伤口插入 ID 7.0 气管导管,接麻醉机继续辅助呼吸纯氧,患者 SpO_2 逐渐上升至 85%左右,听诊左肺呼吸音较低,右肺呼吸音未闻及。怀疑其右侧气胸加重,用 21G 针经右锁骨中线第 5 肋间垂直刺入后回抽得气体,经右腋中线第 3 肋间置入胸腔闭式引流管,可见大量气体及少许血液涌出。随即患者 SpO_2 迅速上升至 100%。术中可见第 2～6 气管软骨环前壁纵形破裂,且切口向下直达胸膜顶与右侧胸腔相通。探查无食管及大血管神经损伤,行气管修补并经鼻更换气管导管后结束手术。术后第 4 天拔管,第 12 天痊愈出院。

【分析】 本例险情发生的主要原因是麻醉前对伤病情严重程度估计不足,右侧气胸也未做闭式引流。后追问病史方知患者自残伤时右手持刀自前上向后下方刺入,外表伤口较小,而第 2～6 气管软骨环全都伤及破裂,切口向下直达胸膜顶与右侧胸腔相通,导致气胸压缩右肺 20%。而气管插管至 23cm 时导管尖端可能已经部分穿出气管伤裂口外,导致呼吸道完全梗阻,加之挤压呼吸囊时大量气体涌入胸腔使气胸急剧加重。

【教训】 麻醉前评估应明确损伤程度、范围和部位。麻醉前详细了解病史并尽可能

完善各项检查。如有条件最好先行纤维支气管镜检查，以明了损伤部位和严重程度，已经确诊发生气胸则应先施行闭式引流。在插管时如果患者发生严重梗阻窒息，则应以最快的速度恢复呼吸道通畅。

第三节　麻醉期间的麻醉管理相关失误

麻醉期间容易发生的失误，有些是可以预见的，有的是不可预知的。

一、经尿道前列腺电切术中发生严重肺水肿、心搏骤停致死

经尿道前列腺电切术也可发生严重的肺水肿。

例 1　患者，男性，43 岁。尿频、尿急、尿痛 3 年，夜尿 2 个月余入院。入院时 HR 100 次/分，R 20 次/分，BP 120/80mmHg，心、肺未见异常。实验室检查无异常，经系列检查后确诊为前列腺炎、前列腺增生症。在硬膜外麻醉下行经尿道前列腺电切术。术前 30min 肌内注射鲁米那 0.1mg、阿托品 0.5mg。入室 HR 120 次/分，BP 139/91mmHg，R 20 次/分，麻醉穿刺顺利，首次量共用 1.6% 利多卡因 10ml，麻醉平面 $T_{10} \sim L_1$，阻滞完全。术中每隔 45min 追加 1.6% 利多卡因 5ml 维持麻醉。患者高度紧张、不安，分次静脉注射哌-异合剂 2ml、地西泮 10mg 后安静入睡。手术开始后血压降至 100/80mmHg，术中血压波动在 90/60mmHg，HR 100～80 次/分，R 20 次/分，术者因看不清术野退出电切刀时，冲洗血水喷向术者全身及周围。继之患者剧烈恶心数次，呼吸深长费力，去枕平卧无明显改善，90min 内共有深红色冲洗液 30 000ml，补液 1000ml（全血 500ml，5% 葡萄糖 300ml，0.9% 氯化钠 200ml）。患者四肢湿冷，睑结膜、甲床苍白，先从一侧鼻孔内间断流出少量粉红色痰液。5min 后双侧鼻孔及口腔内涌出红色泡沫痰，昏迷，口唇、甲床发绀。听诊双肺满布粗糙的湿啰音，重度呼吸困难，有吸气性"三凹征"，呼吸 20 次/分。立即吸入 95% 酒精蒸气，面罩加压给氧，输注氢化可的松，静脉注射 50% 葡萄糖溶液及呋塞米，加压输血，40min 后呼吸停止，当即气管内插管，人工呼吸。50min 后心搏骤停，手术操作立即停止，行胸外按压、人工呼吸、静脉注射复苏药等。胸外按压 30min 无效后，即开胸行胸内心脏按压。开胸后见心脏充盈不足，处于舒张状态。经积极抢救 1h 无效死亡。术中共用 5% 葡萄糖溶液冲洗膀胱 4 万 ml，冲洗液瓶液体呈深红色。抢救中共输液 3500ml（全血 1700ml，50% 葡萄糖液 100ml，10% 葡萄糖液 700ml，5% 葡萄糖 300ml，0.9% 氯化钠 700ml）。手术 2h 40min。

【教训】　本例发生严重肺水肿的原因一是失血性休克。出血是前列腺手术最常见的并发症。施行前列腺电切术时，因膀胱灌流量很大，其出血被冲淡，故其出血量难以估计。据文献报道，通过对 10 例经尿道前列腺电切术患者冲洗液中血色素含量的测定，发现其出血量平均达 2000ml 左右。出血量与手术时间呈正比，且与切除技术有关，当操作技术不熟练时，术中靠电凝止血也困难，出血量即增多。经尿道行膀胱手术时，出血可使视野不清，更无法看清出血点。须不断将冲洗液冲入膀胱，以保持视野清晰，寻找和看清出血点，进行电凝止血。这样反复多次止血，出血量就很大。本例术中共倒出深红色冲洗液 4 万余毫升。从手术开始 15min 后至呼吸循环骤停的 2h 内，血压波动在 100/70mmHg ～ 90/60mmHg，比术前 139/91mmHg，收缩压下降 40mmHg，舒张压下降 21mmHg，脉压缩小至 20mmHg 以下，这

是休克的症状。术中仅在 30min 内从吸引瓶内倒出深红色血水 3 万余毫升,当需要胸内心脏按压切开胸腔时,见到心脏已处在极度舒张期状态,心脏塌陷,充盈不足,血容量极度不足。出血量 2000ml 以上。出血性休克,休克肺是严重肺水肿、呼吸、循环骤停的最主要原因。二是水中毒。膀胱内大量的灌洗液经前列腺包膜静脉窦和创面毛细血管吸收后,血液被稀释,发生水中毒。出现稀释性低钠血症和溶血等现象。预防水中毒的措施是定时排空膀胱,灌注压避免过高,手术时间不宜超过 60～90min,避开静脉窦等。水中毒时 CVP、收缩压和舒张压同时升高,清醒状态下烦躁不安、虚弱、意识丧失、昏迷等。发生肺水肿时,有明显的呼吸困难、气急、发绀等。本例的失误和教训为:①由于术前 3 天用了降压药,使体内儿茶酚胺储藏减少,血管收缩作用减慢。高血压患者心血管调节功能差,未出现血压升高。当手术进行到 100min 时,患者已处于昏迷、肺水肿状态。②手术操作时间超过 60min,肺水肿出现前的 100min 内,已用 5% 葡萄糖冲洗液 3 万余毫升,而静脉内仅输 0.9% 氯化钠 400ml。本病例已并发水中毒(TUR 综合征、低钠综合征),是导致呼吸循环衰竭的原因之一。③经尿道前列腺电切术在英、美、德国发展已很普遍,日本、苏联亦在 20 世纪 70 年代相继开展。国内从 1981 年起各地陆续开展,但开展时间短、病例少、经验缺乏,对其并发症更是认识不足,对术中病情变化处理不够及时,以致发生严重肺水肿,经抢救无效死亡,应引以为戒。④治疗和抢救中的失误,本例的治疗和抢救很不得力,缺乏实践经验,还表现在已经出现典型肺水肿后,还在加压输血,这时应尽量限制静脉输液量。已经出现心搏、呼吸骤停后,但手术没有停止,还继续进行 10min 后才停止,这些都是错误的。

二、麻醉机回气螺纹管起火

例 2 患者,男性,49 岁。因左颞部脑膜瘤行肿瘤切除术。应用美国优胜 210 麻醉机下行静吸复合麻醉。手术进行到 1h 30min,麻醉机回气螺纹管中段突然起火燃烧,数秒钟内迅速烧至两端,麻醉科医师迅速将火扑灭,并立即关闭麻醉机和氧源,更换简易呼吸器控制呼吸。随即更换麻醉机,检查患者呼吸道是否通畅,双肺呼吸音正常,各项生命体征稳定。

【分析】 ①电刀负极板放置错误:护士错将电刀负极板放置在手术床与床垫之间,不但没起到作用,反而使患者与手术床之间形成电位差(该电刀为老式电刀,负极板放置错误仍能工作,没有报警装置)。②橡胶螺纹管与手术床边接触摩擦生电:麻醉呼吸机工作时螺纹管不断伸缩,与手术床边金属部件持续摩擦,加之与患者连接的螺纹管与手术床之间存在着电位差,因而极易产生电火花,从而引燃管内充满氧气的橡胶螺纹管。③手术室内空气干燥:因当时为冬季,室内用暖气取暖,空气湿度仅为 27%。干燥环境下物体之间摩擦更易产生静电火花。④橡胶螺纹管漏气:事故之后检查残余螺纹管发现因使用过久有多处小裂纹,工作状态下可有少量氧气外溢,起到了助燃的作用。

【教训】 必须加强设备管理和规范化使用。当今手术室内仪器设备愈来愈多,为了确保患者和医务人员的安全,该事件中所幸只是回气螺纹管起火,没有烧伤患者气道,否则后果将不堪设想。

三、腹腔镜气腹致全身广泛皮下气肿并气胸 $P_{ET}CO_2$ 极度升高

例 3 患者,男性,42 岁。因胆石症在全麻下行腹腔镜胆囊切除、胆总管探查取石、胆肠吻合术。静脉快速诱导下经口明视插入 ID 8.5 气管导管,吸入安氟醚,哌库溴铵间

断静脉注射维持肌肉松弛麻醉维持。机械通气 V_T 12ml/kg，R 12 次/分，I∶E＝1∶2。应用 Storz 公司 20L 全自动气腹机，以 8L/min 流量向腹腔内注入 CO_2，压力维持在 10～16mmHg，气腹时间 180min。连续监测 BP、HR、SpO_2、$P_{ET}CO_2$ 和气道压（Paw）。初期 $P_{ET}CO_2$ 波动在 34～40mmHg，SpO_2 99％，Paw 18cmH_2O。气腹 55min 时，$P_{ET}CO_2$ 升到 50mmHg，增大分钟通气量，$P_{ET}CO_2$ 仍继续升高；86min 时高达 71mmHg，Paw 28cmH_2O。发现患者两则面颊隆起，且颈部、胸腹壁及双下肢广泛皮下气肿，右肺呼吸音明显减弱。BP 138/87mmHg、HR 130 次/分、T 36.8℃，腹腔镜检查膈肌完好。立即改行手控过度通气，并行腹部排气，暂停手术 10min，$P_{ET}CO_2$ 降至 49mmHg。再行气腹继续手术，$P_{ET}CO_2$ 再次升高，至术毕 $P_{ET}CO_2$ 仍持续在 50mmHg 左右。其间 SpO_2 始终在 99％，并于 116min 时，抽取动脉血气 PaO_2 194.8mmHg、$PaCO_2$ 80.8mmHg，pH 7.124。术毕在人工机械通气下 $P_{ET}CO_2$ 逐渐下降，过渡到自主呼吸，$P_{ET}CO_2$ 在 36～39mmHg 之间，动脉血气 PaO_2 97.2mmHg、$PaCO_2$ 53.8mmHg、pH 7.236。床边 X 线片显示广泛皮下气肿，右侧气胸，右肺压缩，气管内导管位置正常，行胸腔闭式引流术。完全清醒后，拔除气管内导管，安返病房。术后随访，皮下气肿 24h 后消失，7d 后痊愈出院。

【分析】 文献报道腹腔镜气腹手术皮下气肿的发生率为 2.7％，偶可合并一侧或双侧气胸，但像本例这样大面积皮下气肿且合并膈肌完好下的气胸，未见报道。腹腔内气体如何通过完好的膈肌进入胸腔的机制不清楚，Banyai 认为气体沿横膈的主动脉或食管裂孔进入纵隔，然后穿破入胸膜腔内的形成气胸。因而当发生皮下气肿时，应警惕是否同时伴有气胸的发生。CO_2 气腹后可经腹膜吸收入血，导致 $PaCO_2$ 上升，其升高幅度

和速度各家报道不一，但多数认为 CO_2 造成的 $PaCO_2$ 升高不是一个严重的问题，只要 CO_2 注入部位准确，避免腹压过高，无须特殊处理。况且气管内控制通气，通气量未减少，不存在 CO_2 体内蓄积。但当发生皮下气肿时，特别是本例全身广泛皮下气肿并气胸后，高弥散性的 CO_2 经组织吸收进入血液循环，则可导致严重酸碱失衡。急性高碳酸血症时 $PaCO_2$ 每上升 1mmHg，贮量可增加 2ml/kg，pH 亦将随之明显下降，从而对机体发生广泛的影响。

【教训】 一旦发生大面积皮下气肿并 $P_{ET}CO_2$ 高度升高，宜尽快结束手术或放弃腹腔镜气腹改行开腹手术以保证安全。高碳酸血症、皮下气肿与术者的水平能力高低有关。高碳酸血症（$PaCO_2$＞52mmHg）与气腹压力过高等有关，CO_2 气腹可使动脉血 CO_2 升高，呼吸道管理是一个重要问题，麻醉可采用吸入或静吸复合，通过调整每分通气量，即可维持 $PaCO_2$ 在正常范围，可对抗 CO_2 气腹导致的并发症。连续的呼末 CO_2 浓度监测，本例表明 $P_{ET}CO_2$ 的改变与动脉血气分析结果相符，而 $P_{ET}CO_2$ 具有连续性监测的优点，尤其适用于心、肺功能正常的腹腔镜手术患者，可准确、及时地反映血中 CO_2 及 $PaCO_2$ 量情况。皮下气肿主要由于操作者不熟练与气腹针未穿破腹膜而充气至皮下、术中气腹压压力过高、穿刺套管脱出 CO_2 漏至皮下等有关，处理时应将气体从切口处挤出。对于本例胸腹颈颜面严重皮下气肿者，应用注射针头网状穿刺放气效果较好。

四、高频通气并发纵隔气肿致心搏骤停

高频通气是一种新型通气技术和方法，可作为常规通气，但更多用在喉手术、总气管断离或左、右支气管断离等手术，进行左或右或双肺通气。高频通气技术频率为 60～600 次/分，潮气量 50～250ml，1982 年

EL-BaZ 报道了单肺高频通气技术。但是仍有血液倒灌健侧肺,致气道阻塞,CO_2 排除不好(蓄积 CO_2)和气压伤的危险。要注意预防其失误。

例 4 患者,男性,38 岁,体重 76kg。以右侧声带息肉拟在全麻下行右侧声带息肉摘除术。各主要脏器及生化检查均正常,术前肌内注射阿托品 0.5mg、鲁米那 0.1g,入室 BP 135/90mmHg,HR 52 次/分,R 18 次/分,建立静脉通路后静脉注射哌替啶 66mg、异丙嗪 33mg、氟哌利多 3.3mg、地西泮 10mg。入睡后在局麻下用硬膜外穿刺针行环甲膜穿刺,成功后确认无误将针体向气管内置入 1cm。用止血钳将针体于皮肤部位钳紧,将针体连止血钳用胶布固定于颈部和胸前,接通高频通气机通气,频率 200 次/分。监测心电和 SpO_2。用 1% 普鲁卡因 200ml 加氯胺酮 200mg 输注维持麻醉。输注琥珀胆碱 50mg 后手术开始,因患者较胖、颈短、声门较高、显露术野不理想,追加 50mg 琥珀胆碱后术野显露仍不理想。ECG 正常,SpO_2 99%,BP 135/90mmHg,HR 86 次/分。当手术进行到 55min 时,ECG 振幅变低,面罩加压给氧,随之呼吸心搏停止,ECG 为直线。立即气管内插管,人工呼吸,胸外心脏按压,静脉注射肾上腺素 1mg 加异丙肾上腺素 1mg,心搏、呼吸恢复,心搏停跳约 6min,心率为室速 182 次/分,BP 262.5/225mmHg,R 22 次/分,SpO_2 92%,最低值 68%。查见颈、胸至剑突上皮下气肿,怀疑为纵隔气肿所致,迅速经 X 线胸片得以证实,示纵隔中有较多气体,输注 5% 碳酸氢钠 250ml,25% 甘露醇 250ml,1h 后又重复一次,毛花苷 C 0.4mg 静脉注射,30min 后血压渐降至 135/90mmHg,HR 108 次/分,角膜反射、瞳孔对光反射较弱,吞咽、提睾反射恢复,其他病理反射未引出,出现三次躁动,分别各给地西泮 10mg 静脉注射予以控制。行气管造口术,在手术室持续观察治疗 4h

20min,生命体征稳定,转回耳鼻喉监护病房。回病区 3h 后,患者完全清醒,未出现反复,住院 25d,未留有后遗症,手术未施行故出院。

【教训】 本例造成心搏骤停的主要原因是环甲膜穿刺针来回摆动后损伤气管前壁黏膜及部分脱出气管外,使高压的高频通气的大流量氧气,沿黏膜下和皮下的疏松组织扩散,短时间内造成皮下及纵隔气肿和缺氧,形成对心脏的机械压迫和缺氧性损害,心肌收缩无力导致停搏。另外患者为迷走神经兴奋型,心率较慢,高压气体压力对迷走神经的刺激,与心搏骤停也有关。直接的经验教训是:以环甲膜穿刺高频通气的患者,麻醉科医师操作时要掌握针尖的位置,勿进针太深、太浅,以防损伤气管后壁或针头脱出。术中密切观察,发现后应停手术,排除原因。

五、麻醉恢复期及 ICU 的失误

麻醉科医师要加强对患者手术后麻醉恢复期的管理。这是手术治疗的一个重要环节。可以大大减少死亡率和降低早期并发症发病率。ICU 对满足现代医学的需要,对提高治愈率和降低病死率有重要意义。麻醉恢复期的要点为:一是加强患者的呼吸管理,预防苏醒期呕吐和误吸,充分给氧;二是注意术后循环功能的紊乱,经常注意观察皮肤颜色,末梢循环情况,注意术后有无继发性出血;三是早期有效的术后镇痛,保持输注液体畅通;四是密切观察神经系统及精神状态的变化;五是患者清醒后的心理治疗,以及早期活动(病情允许时)以防肺部并发症的发生。日常工作第一是监测,二是治疗,三是预防并发症。但是仍有许多失误问题值得注意预防。

(一)心内直视手术后气体栓塞致死亡

心内直视手术后的患者可发生气体栓塞等,其中包括脑血管气体栓塞,冠状血管气体栓塞,一般的发生顺序是先冠状血管后脑血管气体栓塞等。无论是脑血管气体栓塞,还是冠状血管气体栓塞,若抢救失败即会致残或死亡。

例 5　患儿,男,4 岁。所施手术为 ASD 修补。麻醉方法选择全身麻醉、体外循环。临床表现术后顽固性低心排,未醒,抽搐,心、肾衰竭。气体栓塞部位在冠状血管。采取的处理措施为心脏按压,机器辅助循环,术后镇静、脱水、头部冰帽降温等。经抢救失败死亡。

【教训】　本病例气体栓塞的原因系冠状动脉灌注装置不当,加压进气和灌注管漏出水针头,均取 20 号 4cm 粗短针头,插入瓶塞后两针尖在灌注液内相距太近(取悬吊式),致使部分加压气泡随即进入灌注管至冠状动脉内。本例的经验教训正因为气体栓塞是造成病人死亡或致残的原因之一,所以必须引起麻醉科医师和手术医师的高度重视。预防措施:①改进冠状动脉灌注装置,取塑料袋式灌注液,一旦排净灌注系统的气体即使其与外界隔离,可杜绝灌入气体。如无袋式灌注液,采用瓶式加压时取 20 号 18cm 长的进气针头,插入灌注液瓶使其前端露出液面,出水针头取 20 号 4cm 长的,行灌注时严密观察液面。②房间隔修补术要特别注意吸引器的使用,务必使血液平面不低于修补部位;用足量肌肉松弛药,防止阻断循环期间自主呼吸的恢复。在缝合最后一针打结时,适当膨肺于血液平面下进行,要确保左心系无气体存在。③排气要彻底。体外循环患者心内手术操作结束时,应充分反复排气,有主动脉瓣关闭不全者,在确保左心排净气后,予以拔去排气针头,以免心脏复苏后舒张时经此吸入气体。④其他,如开放主动脉时将患者头摇低15°;压迫双侧颈总动脉;复温时水温与血温差不大于10℃。

对正发生的气体栓塞应采取积极抢救措施,当脑血管气体栓塞时,应用镇静止惊药、脱水利尿药、激素类药、头部降温等措施,有条件者应尽早行高压氧舱治疗。冠状血管气体栓塞时,采用将灌注压升至 75～90mmHg 以上,可见冠状动脉内串珠样气体被冲向远端,心脏复苏时按顺序进行。

(二)深静脉穿刺的失误

麻醉科医生在危重患者麻醉时,在深静脉穿刺这一技术操作中发生的问题最多,下面是穿刺操作时的失误,最严重的并发症。

1. 颈内静脉穿刺误伤颈总动脉致纵隔血肿继发右侧血气胸

例 6　患者,男性,39 岁。因发作性胸闷、心悸 10 年,加重 4 个月入院。行心内电生理检查,以锁骨上三角中点为穿刺点行颈内静脉穿刺,拟放置冠状静脉窦电极。术中误穿动脉,局部压迫 5min 后未见异常而继续操作。约 30min 后患者诉胸闷、胸痛,血压由 135/82mmHg 降至 115/67mmHg。胸部透视见纵隔影较胸片所示有明显增宽,考虑为纵隔血肿形成,遂停止操作,给予加快补液,静脉注入巴曲酶和酚磺乙胺等处理,观察 30min 后血肿未继续增大而返回病房。8d 后,患者起床翻身时突感右胸痛伴出汗,无心悸、咳嗽、气短等。查体:BP 120/82mmHg,气管居中,右肩胛下线第 7 肋间以下叩诊呈实性浊音,呼吸音消失,心电图正常。X 线胸片示液气胸,右肺压缩约 50%,左侧少量胸腔积液,纵隔影恢复正常。为纵隔血肿破入胸腔继发血气胸。经胸腔穿刺抽出血性积液约 750ml,其中红细胞数占同期外周血红细胞的 25% 以上,证实为血气胸,继续予以对症、止血等处理,病情无反复,2 周后复查胸片,液体、气体基本吸收,出院随访至今无异常。

【分析】　此病例确诊为室上性心动过速,行心内电生理检查及射频消融术,术中常规部位穿刺颈内静脉时伤及动脉,常规处理方法是局部压迫止血。本例经此处理后仍未能避免纵隔血肿形成,估计是穿刺针穿透了颈总动脉,血液从动脉对侧破孔溢出,顺组织间隙流至纵隔形成血肿。在组织去纤维样作用下，血肿呈不凝固液体，患者8d后于起床翻身时胸腔压力一过性升高，脏、壁层胸膜连接处被分离撕破，血肿破入右侧胸腔形成血气胸。

【教训】 术中患者的合适体位及穿刺定位非常重要。本例误伤颈总动脉是患者当时体位没有摆正，穿刺点偏内，穿刺针过深所致。麻醉科医师在穿刺时边进针边回抽，回抽有血即停止进针以免穿透血管，一旦出现纵隔血肿，首先要停止操作，局部压迫止血，应用各种止血药物，透视下密切观察血肿变化。若血肿不再增大，则无须特别处理。诊断纵隔气肿合并气胸，应立即行胸腔闭式引流和经颈纵隔切开引流术。

2. 颈内静脉穿刺置管引起血肿压迫气道

例7 患者，男性，60岁。因发现肝癌伴肝硬化、轻度腹水入院拟手术治疗。检查示心肺正常，ASA Ⅱ级，凝血酶原时间15s，为正常值的45%。估计术中出血较多，行中心静脉穿刺补液测压。选右侧颈内静脉后路穿刺，患者平卧，头转向对侧，于胸锁乳突肌锁骨头后缘、锁骨上约2cm皮肤点，用试探针穿刺置管指向锁骨切迹推进，获得回血，即改用18G薄壁针进针见回血，松开后所接注射器有血滴出，插入J形端导引丝，在针尖处受阻，即改用直的一端顺利插入，用扩张导管扩张皮肤后，插入留置导管，此时见有血肿形成，且导管无法进入血管，一并拔出导管和导管引丝并压迫止血。血肿在右颈下弥散，无边界，张力不高。改周围静脉置管并开始麻醉。手术历时3.5h，术毕患者完全清醒，BP 92/62mmHg。HR 70次/分，SpO$_2$ 99%。拔除气管导管，检查气管居中，右颈部血肿未继续增大，平卧无呼吸困难，声音略嘶哑，送麻醉后监护病房（PACU）后约7h，患者血压升高达139/92mmHg。同时烦躁不安，呼吸困难，并可闻及喘鸣音。吸气时锁骨上窝明显凹陷，胸廓活动不明显，右侧颈部以颈内静

脉穿刺点为中心有6cm×7cm血肿，张力高，并向下颌处于左侧弥散，压迫气管致气管明显左偏。SpO$_2$降至90%。片刻，患者意识模糊，立即行面罩加压辅助呼吸，并于血肿张力最高处及锁骨上2cm处切开减压，见有大量鲜红色血液涌出，气管移位略有改善，立即行气管切开，患者意识转为清醒。BP 82/56mmHg，HR 100～120次/分，SpO$_2$ 95%。清除积血量达400～500ml，且仍有活动性出血，行压迫止血无效，决定行手术探查止血。在全麻下扩大原颈部切口，在胸锁乳突肌与前斜角肌之间，锁骨上约2cm处，见动脉壁有一段被擦伤，一破口正在喷血，分离、切断、结扎该小动脉，出血即止。进一步探查颈内静脉与颈总动脉均完整无损，颈总动脉鞘内也未见积血。术后残余积血吸收并于4d拔除气管切开导管，以后患者康复过程无特殊。

【分析】 本例经手术探查证实中心静脉穿刺插管误伤了颈浅动脉。复习解剖该动脉来源于锁骨下动脉的甲状颈干动脉，横行于胸锁乳突肌与前斜角肌之间，直径2mm左右，当用18G薄壁针进针时造成动脉壁擦伤和部分撕裂，但导引钢丝无法插入，虽立即终止操作，但已造成血肿。当时误认为是静脉血肿，经压迫止血，血块形成而血肿部位继续扩大，患者血压升高，使擦伤的动脉壁被撕开及原血管破口处凝血块脱落，造成急性动脉出血，血肿迅速增大并压迫气管，危及生命，幸被及时发现，迅速抢救，挽救了生命。

【教训】 在行中心静脉穿刺置管遇有情况特殊或反复多次穿刺时，应加强穿刺后随访，预防各种并发症。

3. 颈内静脉穿刺置管失误致霍纳综合征

例8 患者，男性，3岁6个月。因高热、右臀部及腰背部红肿10d入院，诊断为急性蜂窝织炎并败血症，遵医嘱在局麻下行右颈

内静脉穿刺置管术。因患儿哭闹躁动，在第5次穿刺抽得静脉血、待置入静脉导管时，患儿头部突然左右扭动，回抽血为鲜红色，证实针已进入颈总动脉，立即拔出穿刺针，局部压迫止血。次日发现患儿右侧眼裂变小，瞳孔缩小，面部出汗明显少于左侧，为霍纳综合征的表现。在治疗原发病的基础上，加服 B 族维生素治疗，4 周后上述症状消失，35d 后原发病痊愈出院。

【分析】　本例出现霍纳综合征，为穿刺操作时不慎引起的一种并发症，说明损伤颈上交感神经节或其节前纤维，可能为反复穿刺或局部肿胀伤及颈交感神经链所致。

【教训】　本例穿刺前未用镇静药或是选用基础麻醉，穿刺时患儿躁动，是导致失误的主要原因。其次忽视穿刺后的局部压迫。不论是否误刺入颈动脉，置管不成功者均应明确、有效地压迫穿刺部位，一般为 10min 左右，误穿动脉者及有凝血功能障碍者应适当延长。本例压迫时间过短亦是一个教训。

4. 锁骨下静脉穿刺误伤到胃

例 9　患者，男性，2 岁 6 个月。因双下肢重度烧伤入院，气管内插管全麻下行下肢削痂植皮术。入室后因静脉通路建立困难，遂行锁骨下静脉穿刺置管，三次穿刺均未成功，第 4 次穿刺回抽得静脉血，置管成功，补液顺畅。手术结束，待病儿清醒，拔除气管内导管后见有大量血液从口腔涌出，立即予以吸出。为防误吸，重新气管内插管。镇静后，送 ICU 观察治疗，20d 后痊愈出院。

【分析】　本例患儿穿刺使用了成人穿刺针及导管，穿刺过程中，穿刺幅度过大，可能穿刺针直接误伤食管或胃，损伤了食管或胃壁血管，导致血液沉积在胃里，当气管拔管时从口腔涌出。

【教训】　小儿行上腔静脉穿刺置管时，一定要选用小儿穿刺针；小儿深静脉穿刺的操作，切勿动作过大、过深，一定要小心轻柔。

5. 留置颈内静脉导管被割断

例 10　患儿，男性，2 岁 4 个月。体重12kg。在全麻及体外循环下行室间隔缺损修补术。术前行右侧颈内静脉高位外侧入路穿刺置管，经过顺利，术中用于监测 CVP，术毕保留颈内静脉导管送回 ICU。术后 72h 时因哭闹躁动，致使颈内静脉留置导管自固定缝线处被割断，远端进入颈内静脉，无法拔除。立即肌内注射地西泮 2mg，患儿镇静入睡。经皮沿静脉走向未摸及导管残端，急行彩超检查，示导管残端长约 5cm 尚残留于右颈内静脉内，在全麻下行右颈内静脉切开顺利将其取出。术后患儿生命体征稳定，10d 康复出院。

【教训】　中心静脉穿刺置入导管被割断进入静脉内，在心脏的"抽吸"作用下，极易进入循环系统，发生血管被导管栓塞、感染等严重并发症，甚至可危及生命。病情险峻，必须手术取出，依照残管所在部位的不同，选择不同的术式。若已进入肺循环，可经心导管试取，失败则需在体外循环下开心取出。本例及时采取镇静患儿，避免躁动，残端导管稍长卡在静脉内等原因，使得患儿病情未达到上述严重程度。中心静脉穿刺置管常选用右侧颈内静脉。留管时间常根据病情需要而定。其教训是应考虑到小儿自制力和自知力差，术后哭闹躁动，导管易被割断的危险性高的特点，注意防范。

（孙增勤　仲吉英）

第四节　手术室安全的意外预防失误

有些手术室的火灾来源是不可预知的，如手术室的外墙悬挂的电器故障火灾而殃及

手术火灾事故，致患者死亡。

例　2011 年 8 月 24 日 9 时 40 分，上海

某医院手术室正在为一名骨科患者施行全麻手术，突然这间手术室发生火灾，当时正在参加本次骨科手术的6名医护人员，在情况紧急之下，及时脱险逃离。唯独全麻患者处于全麻状态，躺在手术床上，无法逃离，不能脱险，不幸身亡。

【分析】 这起火灾是想不到的，也是很少见的。事故应引起人们的深思，深思以下问题。①起火原因：官方将本起正在手术台上施行全麻手术患者在火灾中丧生的事故称为824事件。据事后调查结论为：外科大楼外墙的空调故障发生火灾，殃及手术室火灾，患者CO中毒死亡。②怎么认识医护人员的职业道德？824事件责任只是对医院分管院务处的副院长免职。但对这台手术的骨科主任等6名医护人员，面对火灾紧急逃生脱险，而患者丧生有没有受到医德的谴责和责任呢？从理论上分析，患者一旦入住医院，其生命就交到医院医生的手上了！故被誉为"白衣天使"。即医生肩上的责任是"大如天"的。医生时刻都不能忘记肩上的责任的。但是，水火无情，火势凶猛，手术床无法搬动，手推平车时间紧急，容不得使用！只能是医护人员各管个人逃离脱险，无能为力一同把患者也救出火场！这时的"失天职"和没"尽职尽责"也是出于无奈！现有的结局是最好的结局。否则就会有更大的牺牲，出现更大的损失！③从本例给广大医护人员提出一个新课题。就是正在进行全麻手术的患者突然遇到烧到眉毛的熊熊烈火之时，如何紧急转运患者到安全地带？若火势较轻或时间允许将患者转离还好办，但在火势凶猛之时，有什么好的办法呢？这是个待解决的实际课题。

【教训】 本例的教训极为深刻、惨痛。

可怜呀，我的全麻患者！在此例情况下，只能认可：这例患者倒霉。本来患者处在全麻状态，应寸步不离麻醉科医师的监测和调控各项生理指标的，要全程守卫手术患者生命安全的。患者更是离不开吸氧的，但这几点在大火来临之时，实难做到。只能是选择放弃，患者身亡是必然的，麻醉科医师是苍白无力的。①加强手术室安全管理：麻醉专业是医院里的高风险专业。麻醉科医师管命，或麻醉科医师是患者生命的"保护神"，是麻醉科医师的工作特点决定的。手术麻醉过程中存在着许多高风险的因素。手术室是医院里最不安全的地方，手术室的工作环境也存在诸多不安全的因素。麻醉科医师必须掌握这些职业特点，灵活机动地开展好工作。认真做到：一是安全转运患者。转运时必须严格安全保障，做好呼吸支持，保证氧供，以氧气包、呼吸囊等有效地维护患者的呼吸；带监护仪，稳定患者生命体征。二是行动迅速。特别是时间紧迫时，行动越快越好。火光就是命令，以活动病床或手推平车迅速转移。通过行动快的努力，给患者争取生机的希望。三是规范防火措施。手术室有易燃易爆的气体，是最不安全的因素。四是定期进行预防火灾安全教育，加强火灾防范意识。②加强医院行政管理：本例暴露了医院在行政管理和安全管理上的漏洞和隐患，造成了全麻手术患者在手术室火灾中丧生的恶果。吃一堑，长一智。医院应建立火灾防范预案。③在医院的建筑上应有特殊要求：对手术室的建设上有两点特殊要求。其一，手术室的建筑要防火灾、耐高温、坚硬防震、无毒、无辐射等特殊要求。其二，手术室内应建立紧急绿色应急逃生通道，以预防不测事件。

（孙增勤）

第4章　急症患者手术麻醉的失误

急症(emergency)手术的麻醉是临床麻醉的重要组成部分,也是临床麻醉工作中较为棘手的问题。急症手术患者的特点是病情紧急、危重,临床医师术前准备仓促,患者的病理生理紊乱有时尚未能得到应有的纠正和处理,麻醉科医师也无足够时间进行术前检查和准备,给手术和麻醉带来诸多的危险因素,麻醉中也最易发生失误,麻醉死亡率及并发症均高于择期手术患者。急症患者的病种包罗万象,本章所涉及的仅是一些最常见的急症手术患者麻醉中的失误。

第一节　急性气道梗阻手术麻醉的失误

呼吸道(气道)是气体进出人体的通道。分上呼吸道(鼻、口腔、咽、喉、声门)和下呼吸道(声门下、气管、支气管、气管树)。急性气道梗阻是指任何原因造成气道阻塞致空气部分或完全不能进出肺内,使机体不能进行气体交换,可立即致死的紧急情况。急性气道梗阻分部分性和完全性梗阻,或分上气道梗阻和下气道梗阻。

完全性急性气道梗阻异物大,几乎将气道完全阻死,气体无法进出,患者立即不能讲话、气急或呛咳、双手抓颈、恐惧、烦躁、不能呼吸,如不能迅速解除,患者很快出现缺氧、意识丧失、心搏骤停、死亡。故急性气道梗阻,特别是完全性梗阻,是一种可以立即致命的紧急状态,处理极困难,也极易发生失误。部分性急性气道梗阻,其梗阻程度视异物大小或异物阻塞的位置(如进入一侧支气管)而出现不同程度的呼吸困难和临床症状。

一、病情的紧急评估:是否会窒息死亡

气道梗阻程度

1. 轻度　呼吸急促、吸气费劲、活动时加剧。

2. 中度　吸气时伴有高调喘鸣或伴阵发性呛咳、说话困难。

3. 重度　呼吸困难明显、张口、点头、"三凹征"、咳嗽无声、不能说话、手抓颈部、窒息感、发绀。

4. 严重窒息　恐怖挣扎、极度呼吸困难、呼吸表浅或有胸廓运动而不能进气→发绀→意识丧失→心搏停止(数分钟内死亡)。

例1　患儿,男,3岁。一边玩耍,一边吃花生,突然剧烈咳嗽、呼吸困难,其母亲抱起小孩,急跑到医院急诊室,急诊科打电话给麻醉科,值班医师急跑到急诊科(约5分钟),小儿呼吸困难、缺氧、发绀,麻醉科医师立即行气管内插管,由于小儿躁动,插管未成功,面罩给氧后,第二次插管成功,挤压呼吸囊阻力极大,气体进出困难,患儿心搏停止,救治无效死亡。

【分析】　该患儿误吸花生米致急性气道梗阻,呼吸困难,张口、点头呼吸,严重危及生命,从发病到医院(时间不详),到急诊室均未采取将小儿倒提用力拍背的紧急措施,等待

麻醉科医生插管已延误了不少宝贵的抢救时间,患儿已呈明显缺氧状态,虽然第二次插管成功,但气体进入困难,说明气道已大部分被阻塞,属急性大部分下呼吸道梗阻,死亡率极高。

过去急诊室医师不会气管内插管极为普遍,急诊插管都是打电话请麻醉科医师,这样必然会耽误抢救时间。目前急诊科、"120"急救车上的医师都能在第一时间进行气管内插管救治患者,这是一大进步。该患儿若在第一时间气管插管,可赢得更多的抢救时间。

患儿因缺氧必然有躁动(一旦无躁动,心跳可能已停止),行气管内插管是有难度的,是否给药也很纠结:给予镇静药,有可能抑制呼吸加重缺氧;不给药,躁动情况下操作可能失败或造成损伤。笔者认为此时应同时尽快建立静脉通路,对因躁动明显而无法进行医疗操作时,可少量给予镇痛药,以不抑制呼吸为准,尽快完成气管内插管,对反射极弱者则立即插管。

气管内插管后应用力挤压呼吸囊,尽快纠正缺氧,待缺氧有所改善,可用纤维支气管镜或气管镜将异物取出,或将异物向下推入一侧支气管,保证一侧肺能通气以维持生命,病情稳定后再另做处理。

例2 男,2.5岁,体重12kg。因气管异物入院1d。1d前患儿误吸瓜子仁,出现呛咳、呼吸急促入院。术前检查:既往身体健康,一般情况良好,肺部听诊除有干性啰音外无其他异常,肺部X线检查无肺不张,拟在全麻下行异物取出术。

患儿入室后开通静脉,常规监测,给予咪达唑仑3mg静脉注射,阿托品0.2mg静脉注射,入睡后固定体位。气管镜置入前静脉给予氯胺酮20mg,通过气管镜的侧管给氧(3L/min),气管镜置入顺利,发现异物。由于瓜子仁被浸胀,取异物时一夹就碎,多次钳夹,取出甚微。此时患儿体动明显,追加杜非合剂(哌替啶25mg、异丙嗪12.5mg)1/4量。

静脉注射5min后患儿呼吸抑制,加大氧流量(5L/min),SpO_2由97%急剧下降至76%,立即退出气管镜,气管内插管接麻醉机辅助通气。SpO_2逐渐上升至98%,观察10min后呼吸恢复良好,再次换气管镜取异物。经多次钳夹后,退出气管镜,手术结束,历时1h25min。在手术间观察10min,准备送回病房,此时SpO_2又一次下降至90%,再次气管内插管接呼吸机支持并给予地塞米松2mg静脉注射,直至1h后患儿清醒,拔除气管内导管,送回病房,术后恢复良好。

【分析】 患儿误吸瓜子仁,出现呛咳,呼吸急促入院,诊断为急性部分下呼吸道阻塞(气管异物)。该患儿手术中由于瓜子仁被浸胀,钳夹时碎裂,反复多次钳夹,增加了手术时间,追加麻药时,在原有麻醉的基础上用哌替啶25mg、异丙嗪(非那根)12.5mg,显然用量偏大致呼吸抑制,SpO_2下降被迫行气管内插管;手术历时1h25min方才完毕,SpO_2再次下降与手术时间长、多次钳夹、气管黏膜受损、麻醉尚未苏醒有关,而术毕仅观察10min就准备送回病房,对病情估计不足。幸好患儿尚未出手术间,立即再次插管,呼吸机支持,否则一旦在路途中SpO_2下降,将可能造成严重后果。

【防范】 气管异物多以2-3岁小儿多见,气管异物取出需在原本狭小而又不太通畅的气道中进行,不仅给麻醉科医师带来莫大的挑战,也给患儿带来了极大的风险。气管异物取出术的麻醉既要有一定的深度,使患者能耐受气管镜或纤维支气管镜的刺激并有一定的肌肉松弛作用,使术者便于操作,又需保留自主呼吸,而不能抑制呼吸,以避免发生或加重缺氧。目前以静脉麻醉保留住呼吸的方法较为常用(也有用全麻气管内插管的)。麻醉的关键是药物选择和匹配及剂量的把握。以下方案可供参考:先以咪达唑仑0.1～0.15mg/kg静脉注射＋舒芬太尼0.1～0.2μg/kg静脉注射为基础,继以丙泊

酚泵注 $30\sim50\mu g/(kg\cdot min)$。在刺激强烈的手术步骤前 $5min$ 间断给予舒芬太尼 $0.05\sim0.1\mu g/kg$ 静脉注射。目前镇静药也有选用右美托咪定 $0.4\sim0.5\mu g/(kg\cdot h)$ 泵注。以上所用剂量基本上对呼吸无抑制或抑制甚微。用药的原则是少量分次，一般术中可给予地塞米松 $0.5\sim1\mu g/kg$ 静脉注射。

气管异物取出术中供氧是重点，需大流量高浓度经导管吹入，高频通气不失为一种较好的通气供氧方式，但目前已基本不用。术中 $SpO_2<90\%$ 应立即暂停手术，给氧后待 SpO_2 上升至 95% 以上再做手术。

术毕应常规进行气管内插管，入 PACU，用呼吸机支持，继续监测，待病情稳定、患儿清醒。再拔管，观察 $15\sim30min$ 后送回病房。回病房后仍要注意观察有无并发症的发生。

二、急性喉梗塞、喉头水肿的紧急处理

1. 环甲膜穿刺为首选，尽快建立通气道是关键。目前有环甲膜穿刺气管造口设备可买，麻醉科应备有此急救设备。遇有严重喉梗塞、喉头水肿患者，第一时间应用此设备或粗大针头穿刺救命。千万不可完全依靠等待五官科医生会诊行气管切开而耽误了抢救生命的黄金时间。

2. 大流量高浓度加压给氧，力争 $SpO_2>90\%\sim95\%$。

3. 纤维支气管镜引导下插入细气管导管，争取一次成功。

4. 病情允许，行气管切开。

5. 呼吸机支持治疗。

例 3　女，38 岁，妊娠 38^{+4} 周。初产，重症妊高症，急诊剖宫产。产妇入室后常规吸氧，监测生命体征，BP $180/135mmHg$，HR 98 次/分，SpO_2 88%，R 36 次/分，吸氧后（$4L/min$）SpO_2 90%，立即动脉穿刺监测动脉压并查血气，pH 7.25，PaO_2 $105mmHg$，

$PaCO_2$ $48mmHg$，SaO_2 95%，立即准备气管内插管，在全麻下行剖宫产术，并同时报告上级医师。麻醉科医师给予喉喷表面麻醉后置入喉镜，见咽喉水肿明显，准备试用细导管插管，此时上级医师已到，观察了咽喉情况，整个声门周边黏膜均严重水肿呈灯泡状，立即退出喉镜，让麻醉科医师面罩加压呼吸，并立即与产科主任联系，决定在局麻下取出胎儿，再气管内插管救治产妇。$15min$ 后，顺利娩出一男婴，Apgar 评分 9 分，体重 3650g。

婴儿娩出后，给产妇适当镇静，以 3mm 纤维支气管镜带 6 号导管行气管内插管，静脉麻醉诱导并维持，接麻醉机 PEEP $5\sim10cmH_2O$ 控制呼吸，并给予呋塞米 5mg 静脉注射，$15min$ 后查血气 pH 7.34，PaO_2 $198mmHg$（FiO_2 60%），$PaCO_2$ $31mmHg$，HCO_3^- $24mmol/L$，BE $-4mmol/L$，适当调整呼吸机参数，维持至术毕，术后送 ICU。经 20d 后的连续治疗，病情好转，回病房，31d 后母子平安出院。

【分析】　该病例在处理上并无失误。高血压、水肿、低蛋白是妊娠高血压综合征的病理生理改变，全身水肿严重者可出现小腿、大腿根部、面部水肿并合并肺间质水肿等，但咽喉部、会咽部水肿呈现灯泡状致呼吸困难者则少见。产妇入室已存在缺氧、酸中毒，如果当时直接气管内插管极可能会遇到困难，加重缺氧，危及母子两条生命，造成严重失误。而先在局麻下将胎儿娩出，可保证新生儿安全，再以细纤维支气管镜引导下完成气管内插管全麻，术毕送入 ICU 继续治疗，这是安全有效的处理，最终母子平安出院。提示对重症妊娠高血压综合征产妇，全身水肿严重时，要注意观察咽喉、会厌等处的黏膜是否有水肿，张口查看即可发现，防止上呼吸道梗塞。

例 4　男性，32 岁，体重 75kg。咳嗽、胸闷、气促半年，近期症状加重而入院，入胸外科后经 CT 和磁共振检查，确诊为巨大纵隔

肿瘤,准备手术治疗。住院后第3天,呼吸困难加重,出现发绀,急诊开胸探查行纵隔肿瘤摘除术。患者入室呼吸急促,R 30次/分,BP 152/95mmHg,HR 132次/分,SpO_2 85%,立即面罩吸氧($FiO_2$60%),SpO_2 94%,丙泊酚1mg/kg静脉注射,患者入睡,给肌松剂罗库溴铵0.6mg/kg静脉注射,1分钟后插管,声门暴露良好,导管插入后接麻醉机通气,此时发现气道阻力>40cmH_2O,氧气进入困难,呼气末$CO_2$60mmHg,立即将导管拔出,换面罩人工加压给氧,阻力大,大声呼叫其他医生过来帮忙,此时患者缺氧明显,SpO_2 70%,HR 145次/分。在其他医生的协助下,置入喉罩,将患者向右侧卧位,加压给氧,缺氧有所改善,听诊两肺,左侧呼吸音清楚,而右侧呼吸音微弱,考虑到肿瘤压迫右侧支气管,决定置入双腔管,在两位高年资医师的协同努力下,双腔导管置入到位,接呼吸机通气,病情逐渐改善,SpO_2 80%→90%→95%,BP 128~120/90~95mmHg,HR 146→120→100次/分,静吸麻醉维持。病情稳定后开始手术,以后的过程尚顺利,术中发现巨大纵隔肿瘤压迫右侧支气管并累及隆突,切除肿瘤,关胸,于术后送入ICU。

【分析】 患者纵隔肿瘤,以呼吸困难、胸闷为主要症状而入院,术前已有明显的呼吸困难,应该是肿瘤压迫气管或支气管所致,虽然是急诊,麻醉科医师也应该了解术前的CT、磁共振等检查报告,了解肿瘤的位置、大小,与气管、心脏和大血管的毗邻关系。但麻醉科医师仓促上阵,对术前病情没有足够认识,思想准备不充分,当然在人力物力上也就均无应有的准备。

由巨大甲状腺瘤、纵隔肿瘤压迫所致的气道梗阻,通常在患者清醒有自主呼吸时,肿瘤周围的组织具有一定的牵拉作用,可减轻肿瘤对气管、心脏、大血管的压迫,患者清醒时通过一定的体位可以减轻压迫,这是机体的自我保护作用。然而当患者意识消失和(或)肌肉松弛,牵拉作用和自我保护作用丧失,肿瘤对气管、大血管及心脏的压迫作用会加重。这就是为什么这类患者在麻醉诱导时,需采用局麻或慢诱导,保持患者清醒,避免使用肌肉松弛药的主要原因。而该麻醉科医师镇静药用量虽少,但肌肉松弛药已足量,诱导后肿瘤压迫气道更为严重,是呼吸道更不通畅的原因,这是麻醉中的主要失误。另外该医生采用的诱导用药中镇静药量少,又未使用镇痛药,患者处于高度的应激状态,会引起强烈的心血管不良反应,如血压升高、心率增快。若患者有意识,则会既痛苦而又无法表达。因此,该麻醉医师所采用的诱导方法是极为不妥的。

对困难气道的危重患者,气管内插管方式、通气功能的维持及仪器设备、人员配备应该多准备几种方案,而且应预先向上级医师报告或向其他医生求助,不宜单独一个人操作,遇到困难和风险时才大声呼叫别人来帮忙,这样会措手不及,也可能会引起错上加错的不良后果。该病例幸好在两位副主任医师的协助下,顺利插入双腔导管,通过左侧单肺通气后,病情逐渐好转,完善了各种监测和处理,转危为安。

【防范】 术前认真评估气道通畅情况,气管内插管是否有困难,预测麻醉诱导后是否会遇到困难气道,这永远是麻醉科医师做任何麻醉的首要问题。

纵隔肿瘤分上、中、下纵隔肿瘤,前、中、后纵隔肿瘤。前上纵隔肿瘤多为胸骨下甲状腺、胸腺肿瘤,前中纵隔肿瘤以畸胎瘤为常见,中纵隔肿瘤绝大多数为淋巴系统肿瘤,后纵隔肿瘤几乎都是神经源性肿瘤。对甲状腺、胸腺、支气管、气管、纵隔肿瘤或其他困难气道的患者,了解肿瘤与气管、心脏、大血管的毗邻关系,患者术前呼吸状态是否有强迫体位是预防发生意外的重要内容。局麻,保持患者清醒,辅助镇静用药,保留自主呼吸、保持能将体位改变为侧卧位、半卧位或俯卧位的能力等措施是此类患者麻醉诱导的基本原则。对评估有困难气道的患者,在人力、物质、仪器上要多准备几套方案,如各种型号通气导管、纤维支气管镜、硬质支气管镜等,若疾病累及主气管或隆突的气道梗阻患者,应准备体外循环、ECMO 先行股-股转流,保证氧合才能诱导,否则全麻诱导后会发生严重威胁生命安全的并发症,甚至有死亡的危险。

此类患者术后要警惕气管软骨软化,导管拔出后潜在的气管塌陷的危险,故应延迟拔管,确保没有风险时再拔管,必要时瘤体切除后应行气管悬吊术。

(沈七襄 周 翔)

第二节 急症胃饱满患者手术麻醉的失误

成人从门齿到胃的距离长约 40cm,到十二指肠约 50cm。贲门、幽门都有较厚的括约肌,当其收缩时,使胃上下端不通,影响胃的排空。胃液分泌 24h 可达 1.5~2L,胃容积 2~3L,充盈时胃可下到脐部。呕吐是一种复杂的主动反射活动,是一种保护性生理反射。呕吐中枢位于延髓,呕吐时常伴有恶心、唾液增多和吞咽动作。呕吐时通常先出现深吸气,关闭声门,当腹肌收缩时,腹压、胃内压增高可将胃内容物喷出至口腔,即呕吐。十二指肠内容物倒流至胃内时,呕吐物中可见到胆汁。反流是一种被动的反射动作,即胃内容物经松弛的贲门括约肌被动逆行性进入食管至咽喉部,不伴恶心和吞咽动作。反流在麻醉中一般无症状,诊断较困难,其发生率为 15%,上腹部手术可高达 30%。误吸是指呕吐物或反流物或来自口腔或鼻的分泌物被吸入呼吸道,可造成急性呼吸道梗塞、胃酸误吸综合征(Mendelson 综合征)、吸入性肺不张和吸入性肺炎等严重不良后果,误吸的死亡率约 5%,占麻醉死亡的 20%。

一、饱胃的原因和影响胃排空的因素

(一)胃排空速度与食物的物理性质和化学成分有关

糖排空时间约需 1h,蛋白质为 3~4h,脂肪为 4~5h,混合性物质 4~5h,高脂肪食物排空时间延长,一般为 8~10h。

(二)胃排空与疾病、用药有关

创伤、疼痛、休克和药物(如镇痛药)均可使胃排空时间延长,发病时间和进食间隔时间很重要,如受伤或发病在进食后短时间内发生,胃排空可停滞于受伤之时,不少患者在伤后 24h 或更长时间可呕吐出大量未消化的食物残渣,就足以说明伤后胃排空时间是延长的。消化道梗阻如幽门梗阻、肠梗阻可致胃容物增加,上消化道出血和咯血患者、颌面外伤或颅底骨折患者有大量血液和分泌物咽入胃内,可使胃饱满,致胃内压显著增高,这是发生呕吐,反流最危险的因素之一,另外小儿、高龄、衰弱、肥胖患者也是呕吐、反流的易发人群。

(三)胃排空与患者神志有关

昏迷或浅昏迷患者,意识消失或不清是麻醉中发生反流误吸最主要的危险因素。

(四)胃排空与妊娠有关

妊娠妇女随月份的增加,子宫压迫胃部使胃压升高,胃排空时间延长,有研究发现不论产妇禁食时间多长,2/3 的产妇胃内仍有固体食物,何况产妇多在临产前进食更增加了饱胃、呕吐、反流和误吸的潜在危险。

(五)胃排空与麻醉有关

全麻诱导时面罩加压给氧、过度换气使空气被吞入或压入胃中使胃内压增高,甚至产生急性胃扩张。老年人椎管内麻醉虽然处于清醒状态,但在低血压时也易发生呕吐误吸。与白天相比,夜间麻醉患者误吸发生率可增加 6 倍。1/2 误吸发生于麻醉诱导期，1/3 的呼吸道误吸发生在喉镜操作中，1/8 发生于术中。

二、饱胃患者手术的麻醉危险

饱胃是急症手术患者常见现象，也是麻醉过程中最大威胁之一。由于饱胃、胃内容物增多极易引起呕吐或反流，呕吐物或反流物误吸入气道，造成急性呼吸道梗阻，严重者可导致窒息而死亡。如果酸性内容物 pH < 2.5，误入量 > 4ml/kg 进入肺内，即使能及时解除呼吸道梗阻，也可导致严重的吸入性肺炎、胃酸误吸综合征或 ARDS。

三、饱胃患者手术麻醉的失误

（一）术前对患者的管理不严

例 1　患儿，女，7 岁。急性阑尾炎。术前虽然通知其不进食，但由于病房护理人员管理不严，患儿自己偷吃食物未能发觉，在麻醉诱导时即发生呕吐，当即吸引并气管内插管，从气管内吸出食物残渣，经反复少量生理盐水注入气管冲洗吸引，呼吸道比较干净，呼吸音清晰，术后未出现呕吐，呼吸恢复良好，拔管后，呼吸平稳送回病房。

【分析】　术前对患儿的管理不严，患儿偷吃了食物，以致麻醉诱导时发生呕吐和误吸，所幸呕吐发现早，吸引及时，误吸物较少，没有发生更为严重的后果。

（二）麻醉诱导方法、诱导用药和技术上的失误

饱胃患者的麻醉诱导是最易发生失误的。麻醉诱导中发生反流误吸的原因有：①面罩加压给氧呼吸，可将大量气体压入胃内，使胃内压增高。②加压给氧时压迫胃部，致胃内容物被压入咽喉部。③麻醉过浅，吞入大量空气入胃。④选用肌颤发生率高的或可引起锥体外系反应的药物，如琥珀胆碱、γ-OH 等，均可使胃内压升高而引起反流、误吸。⑤选用吗啡、哌替啶等易诱发呕吐的药

物。⑥头低足高位也可使胃内容物反流至咽喉部而误吸。⑦喉镜暴露咽喉部时对已反流至咽喉部的食物或液体未彻底的吸引即插入导管，可将食物残渣带入气管内。⑧插管后气囊充气不足或气囊未充气，或选择不带气囊的导管，使分泌物或食物残渣沿导管流入气管内。⑨未置胃管或胃管过细，食物残渣将胃管堵塞，或诱导前未开放胃管进行充分吸引等。

例 2　男性，50 岁，体重 78kg。外伤致右股骨及右胫腓骨骨折。拟在全麻下行骨折切开复位内固定术。术前一般情况良好，病房护士及麻醉科医师均告之术前不能吃饭，手术当天患者被推入手术室后麻醉科医师再次问他"早上吃东西了吗？"患者说吃了两个馍，医生说"不是告诉你不能吃早饭吗！"他说"对呀，你们告诉我说不能吃饭，我没有吃饭，是吃的馍呀！"经与手术者商量决定暂停手术，并告知患者早上不能进食任何食物。

【分析】　南北方人们的生活习惯不同，方言表达存在差异，北方有些地区吃饭叫吃米，不能吃饭不等于不能吃面食如面条、馒头一类的食物。结果告之不能吃饭就吃了馍，应该告之不能进食即不能进任何食物和水，否则造成失误而影响患者的麻醉安全或手术进程及当日的手术安排。所幸医生在麻醉前又询问了患者是否进食，从而避免了进食可能带来的不良后果，故患者进手术间后，麻醉前再询问一句是非常必要的，应成为常规。

例 3　患者，男性，32 岁。急性化脓性胆管炎 3 天，感染性休克，拟在全麻下急诊行剖腹探查术。T 38.9℃，BP 50/20mmHg，HR 130 次/分，R 20 次/分。术前未置胃肠减压管，麻醉选用氯胺酮 100mg、琥珀胆碱 60mg 静脉注射，同时面罩吸氧去氮，2min 后用喉镜显露声门，发现咽喉部大量黄色液体，吸引后插入气管内导管，接麻醉机控制呼吸，可闻及气管内水泡声及双肺湿啰音。立即置头低位，间断进行气管内吸引。普鲁卡因复合液

维持麻醉。手术开始 10min,患者血压测不到,心音消失,进行胸外心脏按压,静脉注射肾上腺素,5min 后患者心搏恢复,HR 130 次/分,BP 110/60mmHg。继续手术,行胆囊切除、胆总管切开取石、胆总管十二指肠吻合,历时 2h 25min,术毕继续在手术室抢救,但病情未见好转。术后 2h 30min 和 3h 再次心搏停止最终抢救无效死亡。

【分析】　①术前未置胃肠减压管,使胃内容物不能被吸出。②麻醉诱导所选药物不妥。氯胺酮麻醉时,咽喉部敏感易发生呕吐、误吸,琥珀胆碱所致的肌颤可使腹肌收缩、胃内压增高而诱发反流。③面罩给氧去氮时可使大量空气入胃,增加胃压。④本例误吸严重,有较多的胃内容物进入气管和肺内,而且对误吸后的处理不当,仅做了一般的吸引而未按误吸的治疗原则进行处理,也未给予抗生素、激素等。⑤手术开始 10min 血压测不到、心音消失的原因不仅有误吸造成的缺氧,更主要的此病例术前已存在严重的感染性休克、血容量不足等因素,心搏恢复后的处理也存在诸多不足,如缺乏脑复苏的措施及心肺功能的支持,水、电解质及酸碱失衡的纠正等,加之原发疾病严重致使患者抢救无效死亡。

(三)饱胃患者用药不当致呕吐造成窒息死亡

例 4　患者,男性,28 岁。饭后因车祸致多发肋骨骨折、血气胸急诊入院。入院后 BP 118/90mmHg,HR106 次/分,在局麻下行右侧胸腔闭式引流,术后回至病房,呼吸急促,腹胀,胃部膨起,请麻醉科医师会诊,准备气管内插管接呼吸机,当时患者神志清醒,病房医师医嘱静脉注射哌替啶 70mg,给药后 3～5min 患者发生剧烈呕吐,并有大量食物残渣和液体被误吸,麻醉科医师立即行气管内插管,由于咽喉部有大量食物无法进行插管,用粗管吸引仍有大量液体涌出,边吸引边插管,插管后再次吸出大量胃内容物,患者发绀加

重,因呼吸道梗阻,无法机械通气,反复吸引、通气均不能奏效,患者缺氧严重,心搏停止而死亡。

【分析】　饱胃患者本应在喉喷表面麻醉下行气管内插管。但由于病房医生缺乏对饱胃、呕吐与误吸危险性的认识,错误地使用了哌替啶诱发呕吐,因大量呕吐物造成严重的急性呼吸道完全性梗塞,抢救无效而窒息死亡。

例 5　患者,男性,32 岁。饭后 1h 因车祸致急性重症颅脑损伤,脑疝紧急开颅,入手术室患者昏迷,BP 150/90mmHg,HR 82 次/分,用硫喷妥钠 200mg ＋ 琥珀胆碱 100mg 静脉注射诱导,气管内插管时发现咽部有大量的食物残渣、胃液,经吸引约有 500ml,气管内插管后吸出误吸液约 100ml,虽然完成了手术,但患者术后呼吸道阻力大、低氧血症、肺部严重感染,于术后 10d 死于多器官功能衰竭。

【分析】　颅脑损伤患者常处在饱胃且昏迷的状态下,误吸的发生率极高,麻醉科医师对此应有足够的重视。此例患者在麻醉前实际上已有严重的误吸,气管内插管时已发现咽部有大量的食物残渣和胃液,插管后又吸出误吸液 100ml,就足以说明。

麻醉诱导使用琥珀胆碱,肌颤可诱发呕吐,可加重误吸。当时条件所限只有琥珀胆碱,现在可供选择的肌肉松弛药物很多,最好选用罗库溴铵。

颅脑损伤患者的气管内插管可视不同的病情(GCS 评分)选择不同的插管方式:清醒或浅昏迷并有躁动者（GCS 13～15 分）,可选用丙泊酚＋舒芬太尼＋肌肉松弛药快速诱导插管;昏迷但吞咽反射活跃者(GCS 9～12 分),可用少量镇痛、镇静药和足量肌松药进行插管;深昏迷者(GCS 6～8 分)仅给予肌肉松弛药即可插管;特重型的危重患者(GCS≤4 分),可不用药直接插管,应分秒必争,救治患者,插管后酌情给药。

(四)饱胃患者术毕拔管中的失误

饱胃患者即使顺利度过术前、术中、术后的拔管仍不能放松警惕,应等患者完全清醒,吞咽和咳嗽反射活跃时才可拔管。此时一旦发生呕吐,患者能将呕吐物自行吐出,可避免发生误吸,否则也可产生不良后果。

例6 患者,男性,29岁。饱食后被人刺伤头、上肢和大腿等多处,拟在全麻下行清创缝合术。麻醉诱导用2.5%硫喷妥钠+筒箭毒碱,行气管内插管,乙醚紧闭麻醉维持,术中经过顺利。术毕未出手术室前,患者尚未完全清醒,有咳嗽反射、吞咽反射,麻醉科医师将麻醉机与气管导管脱开,待患者自主呼吸恢复,排出剩余乙醚。约10min后,患者不能耐管,麻醉科医师吸净呼吸道分泌物,并拔除气管导管。导管刚一拔出患者喷射状呕出大量含食物残渣的胃内容物,并出现发绀,立即静脉注射琥珀胆碱50mg,吸净口腔内分泌物后再次插入气管内导管、给氧,反复吸引多次,待病情稳定,肺部呼吸音清晰,患者完全清醒后,再次拔管,安全送回病房。

【分析】 ①虽然目前已不使用乙醚,但饱食患者的麻醉不宜选用对呼吸道和胃肠道有刺激的麻醉药品,极易诱发呕吐。②拔管时机掌握不当,虽然患者已不能耐管但仍未完全清醒,应少量给以镇静药抑制躁动,待患者完全清醒后再予以拔管。

(五)术后呕吐致死

例7 患者,男性,28岁。饱食后受伤致右大腿离断伤、休克,急诊直接入手术室,拟行右大腿残端截肢。患者神志淡漠,四肢湿冷,BP 50/30mmHg,HR 120次/分,R 22次/分,固定好止血带,开放两条静脉输血、输液。麻醉手术时间约为1h40min,输液2400ml,输血900ml,术毕BP 100/70mmHg,HR 104次/分,R 15次/分,待有呛咳反射后,进行气管和口腔内吸引,拔管送回病房。回病房后50min,患者呼吸极度困难,紧急请麻醉科值班医师抢救,气管内插管时见胃内容物堵塞声门,吸引后插管,接简易人工呼吸器,人工呼吸时发现呼吸道阻力大,吸出少许胃内容物后,继续用呼吸器进行人工呼吸,患者缺氧情况无改善,5min后心搏停止,抢救无效死亡。

【分析】 ①失误主要为拔管过早:此病例发生在20世纪70—80年代,大多数医院未建立PACU,全麻后均在手术室内拔管,当然目前仍有一些医院仍在手术室内拔管。饱胃患者术后在未完全清醒的情况下过早拔管,防御性咳嗽反射尚不活跃,吞咽反射和呕吐反射等机体正常的保护性机制未完全恢复,出现呕吐时极易发生误吸。②此患者术后何时发生呕吐、误吸,医护人员可能都不知道。待患者出现极度呼吸困难,甚至呼吸即将停止时再进行抢救为时已晚,大量呕吐物阻塞气管导致窒息而死。这种情况一旦发生,抢救也是十分棘手的,应以预防为主。

四、饱胃患者手术麻醉失误的防范

饱胃患者麻醉的最大危险是围术期发生呕吐、反流所造成的误吸,误吸发生后,根据吸入物不同可出现不同的病理改变。pH<2.5的误吸物称为酸性物,pH>2.5的液体称为非酸性或中性液体。酸性的误吸物可引起肺实质损伤,包括支气管黏膜坏死、肺泡-毛细血管损伤、肺间质水肿、出血,使气道阻力增加、肺顺应性降低、肺内分流增加,导致明显的低氧血症、低血压、肺血管阻力增加、心排血量减少等一系列病理生理改变,称为胃酸误吸综合征(Mendelson综合征),病死率很高。误吸固体食物残渣可出现气道梗阻,严重时发生窒息死亡。有报道吸入固体后2/5的患者死于窒息。

急症饱胃患者的麻醉有诸多的困难,但预防呕吐、反流所造成的误吸应视为主要目标。防止误吸发生及减轻并发症最重要的是识别高危患者。发生误吸的高危患者有:急诊、夜间急诊、高龄、术前进食、胃排空延迟和

(或)食管下端括约肌松弛者(糖尿病、幽门部梗阻、食管裂孔疝,服用镇痛药、抗胆碱能药物)、手术类型(颅脑、颌部、食管、上腹部手术)、创伤、疼痛与应激、妊娠、意识不清、病理性肥胖、气道病变、运动中枢障碍及食管疾病等。

(一)术前准备要重视

1. 受伤应激状态下,胃排空时间显著延长。因此,如病情允许应尽可能延长禁食时间、推迟手术。

2. 给予术前用药,降低胃液酸度和容量,如阿托品、东莨菪碱、长托宁等可抑制腺体分泌,提高胃液 pH,急诊患者包括颅脑损伤患者,麻醉前静脉注射东莨菪碱 0.3mg,其抑制分泌、镇静、遗忘作用比阿托品为好。止吐药如甲氧氯普胺(胃复安)通过抑制延髓呕吐化学感受器而发挥镇吐作用,并可促进胃排空,术前 10mg 肌内注射。昂丹司琼(枢复宁)为高度选择性 5-HT$_3$ 受体拮抗药,可预防、治疗恶心呕吐,全麻诱导后 4～8mg 静脉注射。H$_2$ 受体拮抗药如法莫替丁术前口服可降低胃壁细胞组胺的释放,提高胃液 pH;质子泵抑制药奥美拉唑口服可减少胃液分泌。

3. 插入较粗的胃管,充分将胃内容物吸出。

4. 诱发患者呕吐。对酗酒、大量进食的患者最好的方法是术前诱发患者自己呕吐,将大量的胃内容物吐出,以预防麻醉后呕吐、反流所致的误吸。

(二)选择合适的麻醉方法

1. 若病情和手术范围允许,尽量选择局麻或连续硬膜外或腰麻/硬膜外联合麻醉(CSEA)等区域麻醉,保持患者清醒,不用或少量使用镇静镇痛药,保留其咳嗽、呕吐、吞咽反射,预防误吸。区域麻醉中应维持良好的血压,预防低血压所致的恶心、呕吐。

2. 若须全麻,应选择静脉复合气管内插管全麻,尽可能不用强效吸入麻醉剂,避免使用琥珀胆碱、氯胺酮。

(三)清醒插管

饱胃患者应尽可能选用清醒插管,尤其对饱胃者预计气管内插管困难的患者,有活动性颌面、口咽或胃肠道出血的患者,经喉喷、环甲膜穿刺注射 2% 利多卡因 2ml 或者 1% 地卡因 1.5ml ＋ 舒芬太尼 10 ～ 20μg (0.5ml)共 2ml,达到充分表面麻醉后,经鼻或经口清醒插管,或用纤维支气管镜引导下插管。应备有吸引力量强的吸引器和粗导管。

(四)掌握全麻诱导技术的重点

1. 饱胃患者插管的体位视患者情况和诱导方法而异,无恶心、呕吐的患者选用头高位,喉头高于贲门 40cm,胃内容物不易反流至咽喉部;已有过呕吐者应取头低侧卧位,胃内容物随重力到咽部,可被吸出,不能侧卧位的患者则取平卧位。

2. 平稳快速诱导:选用起效快、平稳入睡的药物,如咪达唑仑、丙泊酚静脉注入,然后给予肌松药如维库溴铵或罗库溴铵,2～3min 后给镇痛药舒芬太尼或瑞芬太尼,2min 后插管,可避免咳嗽、肌强直的发生,以预防诱发呕吐和反流。

3. 面罩给氧时头后仰,轻轻托起下颌,轻轻加压给氧,切勿过度加压。勿压胃部和腹部,开放胃管减压;暴露咽喉部时动作要轻柔,若发现咽部有胃内容物或分泌物应吸引干净后再插管,插管后立即将气囊充气,避免异物沿管壁进入气管内,可采用特制的气管食管双导管,将气管和食管同时封闭,避免胃内容物反流,是防止误吸较好的方法。

4. 环状软骨按压技术:环状软骨是气管树中唯一完整的环形软骨环,充分吸氧后压迫环状软骨可完全封闭食管防止胃内容物流入咽部;压力:用力压迫至 100cmH$_2$O 时食管可完全塌陷;按压时间:从诱导开始至气管导管插入后气囊充气为止。此法对饱胃急诊患者较为实用。

5. 术毕将患者送至 PACU,待患者完全清醒后拔管,拔管后应再严密监测一段时间才能送回病房。如重症患者可以送至 ICU。

饱胃患者若能顺利度过麻醉诱导和手术过程,不等于完全安全了。诱导插管和术后拔管是饱胃患者最易发生误吸的两个时段,故术毕应待患者完全清醒,吞咽、呕吐、咳嗽反射活跃才能拔管,颅脑损伤深昏迷或口咽舌喉部手术可行气管切开防止误吸。下面病例的经验值得借鉴。

例 8 患儿,男,10 岁。饱食后受伤,清醒插管,全凭静脉麻醉维持,麻醉和手术过程十分顺利平稳,术毕送入麻醉恢复室,45min 后患儿清醒,呼之睁眼,呼吸、血压平稳,突然患儿发生呕吐,吐出食物残渣十分黏稠,10mm 粗大口径的吸引器管无法吸出,护士只能用手指将其挖出,如此反复呕吐多次,均为大量黏稠食物残渣团块,直至将胃内容物呕吐干净,出现胃液,患儿完全清醒,吸净呼吸道,观察未发现有食物残渣,拔出气管导管,患儿自主咳嗽,吐出口内分泌物,呼吸、血压平稳后又观察了 30min 送回病房。事后询问家属,得知患儿在伤前食入大量红薯,若此患儿早拔除气管导管,大量黏稠的食物残渣团块一旦误吸阻塞呼吸道,是根本无法吸出的,必然造成窒息死亡。本例成功的经验提示我们,饱胃患者从诱导至拔管,预防误吸发生的重要性。

五、发生误吸后的处理

凡发现气道内有胃内容物,误吸即可诊断。气管内插管后,应先彻底吸引后再行控制呼吸,或间断给氧和吸引交替进行,如单纯的胃酸误吸,多不主张进行灌洗,以免灌洗液将误吸的液体冲入远端气道加重肺损伤。黏稠、颗粒或团块状物体误吸者,推荐尽早采用纤支镜行气道内清理或灌洗。用生理盐水 5～10ml 冲洗气管后再吸引,通气－冲洗－吸引－通气,如此反复进行多次,直到吸出清亮干净液体,双侧呼吸音清晰后为止。早期不推荐使用抗生素、激素治疗;若诱发合并支气管痉挛时可给氨茶碱 250mg,稀释后静脉缓慢推注;测定胃液的 pH,若 pH＜2.5,有发生误吸性肺炎的可能;若出现低氧血症,应对症处理,包括呼吸机治疗、应用 PEEP、抗感染、纠酸、强心利尿、扩容和糖皮质激素等。

(周　翔　沈七襄)

第三节　术前漏诊所致手术麻醉的失误

医疗过程中由于疾病发生、发展均有个过程,医师和医疗仪器也不是万能的,或由于医师业务水平的局限性,或责任心不强或诊断时间紧迫等因素,在诊治中对同一患者身上同时存在不同种类疾病时,医师遗漏了某种疾病的诊断为漏诊。漏诊不仅会给患者造成损害,而且在外科手术中会给麻醉带来风险或失误,甚至严重的漏诊还会危及患者生命,故漏诊是一种医疗过错的行为。

例 1 男性,42 岁,体重 68kg。参加酒宴回程路上意外摔倒。回家 1h 后,剧烈腹痛,急诊入院。急诊室医生初诊为胃穿孔,收入院。经值班医师紧急检查后确诊为胃穿孔,急诊手术,拟在全麻下行胃穿孔修补或胃大部切除术。

术前麻醉科值班医师询问家属既往史(既往身体健康,体检无特殊),告之风险并签字。由于患者饱胃,值班麻醉科医师(主治医师)决定在适当镇静加喉喷保留呼吸清醒插管。当咪达唑仑 5mg 静脉注射后,患者入睡并出现严重的舌后坠,立即托下颌,面罩加压给氧,准备喉喷后插管。当开口后发现该患者的舌体前侧面有 2～3cm 的裂口,舌体肿大、变厚,喉镜置入困难,在护士的协助下,再次置入喉镜试图显露声门,但喉镜无法置入,舌体裂口开始出血,立即用止血棉填塞止血,当时为凌晨 2:30,不想呼叫上级医师,又在外科医师的协助下再次试探,仍未成功,立即呼叫上级医师。上级医师到场后察看病情和口腔内情况,见舌体肿大、明显变厚,喉镜置入困难,商量后经鼻再试一次盲插,同时请外科医师做好气管切开的准备,两人努力仍无法成功,决定气管切开。由麻醉科医师托起下颌面罩加压给氧条件下行气管切开。期间患者 SpO_2 几次下降 $<90\%$,BP↑、HR↑,在如此惊心动魄紧张的气氛中完成气管切开,接麻醉机纠正缺氧进行手术。术中患者情况良好,术后经五官科医师缝合舌体,1 周后拔除气管导管。

【分析】　患者饱胃后摔倒,致胃穿孔的同时舌体被牙齿磕破。急诊科、专科和麻醉科医师均未发现,遗漏了舌体破裂的诊断,舌体裂口虽然不大,但受伤舌体的肿胀变厚造成口腔空间变小,喉镜置入困难,无法显露声门,从而无法插管,而该麻醉科医师对舌体损伤后出现的这种危险性认识不足,几次试插均失败。由于漏诊,麻醉科医师对困难插管缺乏思想上和物质上的准备。夜间急诊手术的麻醉不同于日间手术,遇到困难,能帮忙的人手不足,极易发生失误,直到麻醉科医师意识到有危及生命风险的病情时才呼叫上级医师。如果由于不及时呼叫上级医师错过了抢救的最佳时机而发生严重意外,那就不可挽回了。

【防范】　患者到医院看病,其疾病的诊断通常由急诊、门诊和专科医师做出。麻醉科医师一般都在临床医师的诊断基础上进行治疗,较少再去研究疾病的诊断,这既是现状也是缺陷,麻醉科医师会随着临床医师的漏诊而漏诊、失误而失误。麻醉科医师应加强对疾病诊断的认识,认真了解病史、伤情及各种检验检查结果。首先要考虑疾病的诊断是否正确,并要预防漏诊、误诊,尤其是急诊患者。

舌体血管丰富,受伤后易肿胀、变厚,口腔空间变窄,特别是肿大的舌体顶住上腭使喉镜无法置入显露声门,故不宜经口腔插管。应使用纤维支气管镜引导经鼻气管内插管(有经验者也可以盲插),同时必须对舌破裂处先进行止血处理,可用止血棉填塞止血,或先请口腔科医师局麻下缝合,防止血液的误吸。

夜间急诊手术麻醉,往往在人少事多繁忙中进行,是较易发生失误的时刻,故麻醉科应加强夜间值班的力量,安排一线、二线和三线医师,不宜为"人情""面子""关照"而不呼叫。另外配备麻醉护士协助麻醉医师进行配药、查对,以及护理患者,这在夜间工作是非常必要的安全措施之一。

例 2　新生儿,女,娩出 1 分钟,Apgar 评分 4 分。立即气管内插管,辅助呼吸,肤色变红,反射和肌张力有所改善,但未达到 8 分。送入新生儿特护病房,麻醉科医师协助病房接好高频通气机辅助呼吸,听诊左侧呼吸较右侧弱,但可听到高频通气的声音,即回科内。30min 后新生儿心率 120 次/分,肌张力和反射均有改善,自主呼吸恢复,试图停机。刚停呼吸机 2min,患儿病情急转直下,出现发绀、心率减慢。立即接呼吸机辅助,病情即有好转,如此反复多次仍然不能脱离高频通气。经过 2d 的治疗仍无好转,不能脱离呼吸机。家属要求出院,当告知家属脱离呼吸机患儿不能存活后,当夜家属弃婴而离开医院。患儿死亡后解剖发现患有严重先天性膈疝,胃、肠管几乎都在左侧胸腔内,纵隔右移,右肺发育不全。

【分析】　该患儿为严重的先天性膈疝,主要失误为漏诊。新生儿先天性膈疝的诊断只要认真听诊两肺和进行胸部 X 线检查和四维彩超检查腹部即可明确诊断。

该病例中临床产科医师和麻醉科医师均未认真详细地听诊双肺。特别在实施高频呼吸机后,由于新生儿胸壁薄,右侧肺的机械通气声可以传导到左侧,误认为两侧均有呼吸音。

该产科医师和麻醉科医师对新生儿膈疝的存在缺乏应有的警惕性,几次脱离呼吸机新生儿即发绀,接上呼吸机好转。这种反复的病情均没有引起医师的警惕去寻找原因或去做X线胸片,错失了明确诊断的时机,一味地认为是新生儿呼吸窘迫综合征。

严重新生儿膈疝由于胃肠道大部分均在胸腔内,肺叶被压缩,纵隔右移,可供气体交换的肺泡面积显著减少,在呼吸机(高频呼吸机)的支持下,剩余的肺泡进行氧合,尚能勉强维持机体的供氧,一旦脱氧患儿必然死亡。

【防范】 心肺听诊是每个临床医师的基本功之一,而目前不少医师基本上不用听诊器,这是非常错误的。虽然有很多先进的监测仪器,但不能完全代替医师的视、触、叩、听。术前访视,患者入手术间、麻醉前、插管后、术中、术后、拔管前后,均应认真地听诊心、肺,如肺不张、肺水肿、心律不齐,听诊即可快速作出初步诊断,便于病情判断与治疗,防止误诊、漏诊。

新生儿胸壁极薄,呼吸机声响传导广,要认真鉴别,防止误判。左、右侧两肺要认真比较是否一致,防止导管插偏进入一侧支气管。

对新生儿先天性缺陷疾病要有足够的重视和警惕,如先天性心脏病、先天性膈疝、先天性无肛、先天性幽门梗阻等,均可在短时间内给新生儿带来危害,应及时诊断和治疗,防止漏诊、误诊。目前辅助诊断的仪器多而先进,只要有防范意识,认真对待,诊断应该不困难。

例3 患者,男性,48岁,体重约75kg。车祸被路人急送入院。由于伤情严重,外科医师一同送入手术室。初步诊断:休克、肝破裂,病情危重。入室患者面色苍白,意识淡漠,四肢厥冷,全身冷汗,BP 70/60mmHg,HR 140次/分,SpO$_2$ 90%,ECG示窦性心动过速,呼吸40次/分,立即面罩给氧,开通两条静脉,快速输液万汶500ml,平衡液1000ml,动脉穿刺连续监测血压,采血查血气、血型并交叉配血。SBP 90mmHg,DBP 70mmHg,MAP 75mmHg。血气:pH 7.01,PaO$_2$ 130mmHg,PaCO$_2$ 30mmHg,HCO$_3^-$ 10mmol/L,BE $-$17mmol/L,Hb 50g/L,Hct 16%,乳酸4.5mmol/L。纠酸后,给咪达唑仑3mg,舒芬太尼2μg,罗库溴铵50mg静脉注射,气管内插管顺利,接麻醉机维持。深静脉穿刺置管监测CVP为3cmH$_2$O,多巴胺10~15μg/(kg·min)泵注。开始剖腹探查,见腹腔积血,血块约2000ml,肝右叶破裂约15cm,止血,行右半肝切除。探查腹腔无其他活动性出血,输血4000ml,血浆1200ml,冷沉淀8U,平衡液2000ml,万汶2000ml,血红蛋白一度上升到85g/L,Hct 26%,但很快又下降至50g/L,Hct 15%,再输血1200ml,血压不断下降,心率140~150次/分,加大升压药物肾上腺素的用量无明显效果。血气显示:pH 6.821,PaO$_2$ 98mmHg(FiO$_2$ 80%),PaCO$_2$ 60mmHg,HCO$_3^-$ 5mmol/L,BE $-$25mmol/L,乳酸6.0mmol/L,Hb 45g/L,Hct 13%,经5h抢救,病情无好转,反而越来越差,关腹,心跳停止。开胸探查,见右侧胸腔满是积血,检查发现下腔静脉入房处有1~2cm撕裂口。

【分析】 主要失误为遗漏了下腔静脉破裂的诊断和治疗。患者因车祸致肝破裂,休克,紧急手术,肝破裂被证实,行破碎肝叶切除后,腹腔内未发现活动性出血,病情应该逐渐好转,但实际上则是越来越差,临床经输血、输液治疗,均未见好转。术者应考虑到其他部位是否有损伤。麻醉科医师在救治中,见出血已控制,输血后血红蛋白不仅不升反而下降,也应考虑另有出血;在使用麻醉机辅助呼吸时,血气提示FiO$_2$ 80%的条件下,PaO$_2$仅有98mmHg,氧合指数仅122.5,PaCO$_2$ 60mmHg,呈严重的换气和通气功能障碍,HCO₃⁻ 5mmol/L,BE －25mmol/L,pH 仅 6.821,已达人体最低耐受点,如此严重的病情,仅以肝破裂出血约 2000ml 的病情是无法解释的,应该分析考虑到胸部等其他部位是否有情况,但术者和麻醉科医师均未意识到,这与业务和基础理论水平不高有关。

该患者受伤部位偏右,对肝脏的冲击力较大,肝右叶损伤严重而大血管在冲击中被扭曲撕裂,在下腔入房处,出血流入右胸而膈肌未破,故在腹腔内未发现出血。但只要在术中听诊两肺,则不难发现,结合血气若疑有伤情,做胸腔穿刺则可诊断右侧血胸,进行探查,修补大血管,有可能挽救患者生命(手术较大而复杂,当地医院可能无条件实施)。此例漏诊失误造成严重失血性休克,抢救无效而死亡。

【防范】 肝破裂是腹部创伤中常见病。肝脏位于右侧膈下和季肋深面,容易受到外来暴力或锐器刺伤而破裂出血,且右肝破裂较左肝为多,肝脏血管丰富,破裂后尤其是裂口大或粉碎性破裂,出血量大,患者很快呈休克状,应紧急手术,若不能修复,应尽快做肝叶切除止血,抗休克挽救患者生命。

车祸导致的创伤,有时非常复杂,常造成多处伤或出现并发症,最常见的有脑外伤、四肢伤、肝脾同时破裂、大血管撕裂伤、脊椎损伤等,应认真检查,若病情不允许做全面检查,在治疗中应边挽救、边检查、边治疗、边诊断。特别当主要创伤、出血得到控制而病情不见好转,反而变坏,则应另找原因避免遗漏或误诊。术者和麻醉科医师应该多商量病情,有利于病情的全面判断。

(沈七襄　周　翔)

第四节　大咯血患者手术麻醉的失误

患肺部疾病的患者约 8% 伴有咯血症状,其中 10%～50% 的病例可发生威胁生命的大咯血。一次咯血超过 500ml,或 24h 达 600ml 以上称之为大咯血。

一、大咯血患者手术麻醉的危险

大咯血多见于肺结核、肺脓肿、支气管扩张和支气管肺癌。这类慢性消耗性疾病加之急性失血,心功能受累严重,患者很快陷入休克状态;由于血液及分泌物不断从呼吸道排出,造成部分呼吸道梗塞,有时健侧肺的呼吸道也被阻塞,以致随时都有窒息死亡的危险。有时诊断不明确,出血来自何侧尚难确定,给单侧支气管麻醉带来困难。肺结核、肺慢性化脓症和支气管扩张的病例,病史长,胸腔内往往有广泛而严重的粘连,手术难度大,出血多,增加了危险因素。大咯血综合征的死亡率为 22%～50%,手术抢救治疗的存活率可达

86%。因此对大咯血患者,只要能明确出血部位,应积极手术治疗。

二、大咯血患者手术麻醉的失误

(一)术前用药量过重

术前镇静药和镇痛药使用量过重,咳嗽反射受抑制,无力将血液和分泌物排出,致使患者在送往手术室途中或麻醉前可发生呼吸道梗塞。

(二)手术时机选择不当

大咯血患者的手术应选择在大咯血暂停的间歇期进行手术。若咯血不止时做紧急手术,麻醉中会随时有发生心搏、呼吸骤停的危险。

(三)麻醉诱导、插管技术失误

大咯血患者常需采用支气管插管或插入双腔导管,要求麻醉科医师有较高的技术水平,而且具有紧急处理意外的能力,否则易发

生失误。如支气管插管或双腔管插管不到位，或由于术前对出血的病变在何侧不够明确，麻醉科医师将支气管导管插入的一侧实际上可能是患侧，使健侧通气受阻，又未能及时发现更换位置，致使患者严重缺氧；双腔管插管后固定不牢，术中或术后发生移位，可直接影响一侧肺或双肺的通气，还影响到血液和分泌物的排出，造成气道堵塞，导致产生严重不良后果。

例1 患者，男性，22岁。以右下肺支气管扩张，在出血间歇期择期手术，拟在全麻下行右下肺叶切除术。硫喷妥钠、琥珀胆碱诱导，行快速双腔管气管内插管，插管后挤压胸廓无气流排出，就接上麻醉机辅助呼吸，但呼吸囊加压后可见到患者上腹部隆起，呼吸音弱，插管后10min血压由112/71mmHg上升到178/95mmHg，HR135次/分，患者有躁动，随即加快输入含有琥珀胆碱200mg的普鲁卡因静脉复合液，患者呼吸停止，出现明显的发绀，血压下降至70/40mmHg，随即血压测不到，心搏停止，抢救无效死亡。死亡后经喉镜检查证实双腔导管误入食管。

【分析】①麻醉者对双腔导管插管技术极不熟悉，表现在插管后根本没有进行导管位置是否到位的确诊措施。双腔导管插入后，应将主气管的气囊和支气管的气囊分别充气，和一般气管内插管一样，首先听诊鉴别导管是否在气管内，再分别隔离左、右支气管，进行仔细听诊，有纤维支气管镜者则用纤维支气管镜定位，确定导管位置是否确切的分别插入左、右支气管，经过反复确认后将导管固定牢靠，接好麻醉机，调整呼吸机参数，并充分吸痰，更改体位后再听诊或纤维支气管镜每次确认，方能消毒铺巾手术。如果经过上述步骤中的第一步，那么导管不在气管内就应该及时被发现。而本例麻醉者在气管导管内无气流排出的情况下，就接麻醉机辅助呼吸，实为严重失误。②插管后患者的腹

部随呼吸囊加压而隆起，肺部呼吸音弱，是导管进入食管的指征，仍未引起麻醉者的重视，亦未检查导管位置，此时由于琥珀胆碱作用已过，患者自主呼吸恢复，故可听到呼吸音，且缺氧不明显，由于麻醉者缺乏应有的判别能力和过于自信，一直未认真检查导管位置。③插管后10min患者出现躁动、血压升高、心率增快，为缺氧所致，再次提示导管不在气管内。而麻醉者却误认为麻醉浅而加快滴入含有肌肉松弛药的麻醉复合液，结果使当时维持患者生命的自主呼吸被消除，致使患者完全处于无呼吸状态，终因缺氧而死亡。

(四)麻醉处理失误

大咯血患者在麻醉中应按湿肺的处理原则，实施支气管插管，或双腔管导管插管，隔离两肺，否则易造成血液流向健侧肺而致窒息。

例2 患者，男性，43岁。患肺结核5年，近1年内曾咯血4次，每次100～200ml。于全麻下行右上肺叶切除术。2.5%硫喷妥钠10ml、琥珀胆碱80mg静脉注射诱导，F38号单腔管插管顺利，2min后患者自主呼吸恢复，静脉注射γ-OH 2.5g，同时吸入甲氧氟烷。置左侧卧位时，患者呛咳，麻醉者手握呼吸囊，感到阻力逐渐增大，BP 130/90mmHg，HR 116次/分，加大甲氧氟烷吸入，随之听到气管内有水泡声，松开导管接头，见鲜血从气管导管内涌出，立即吸出血液约50ml，吸引中患者呼吸停止，血压下降，给氧后全身发绀无好转。10min后患者心搏停止。

【分析】①大咯血患者手术应选用支气管插管或双腔导管插管，而麻醉者错误地按一般胸科患者行单腔气管内插管，不能隔离双肺，使患侧血液流入健侧，阻塞双侧支气管和肺泡，致急性窒息死亡。②麻醉过浅，从诱导至左侧卧位期间仅用了镇静药，未用镇痛药物，紧闭法吸入甲氧氟烷，短时间内吸入浓度过高可造成血压骤降。麻醉加深需要有个

过程,应循序渐进加深麻醉,切忌快速大剂量使用麻醉药物。此患者在短时间内麻醉过浅,致患者呛咳,可促使病变出血。③胸科患者用琥珀胆碱诱导插管后,应立即使用中效或长效肌肉松弛药加以衔接,以保证控制呼吸的顺利进行。而本例未用肌肉松弛药衔接,也是造成麻醉过浅、患者呛咳的另一因素(目前琥珀胆碱使用已极少)。④插管后和改变体位后均应吸引,但麻醉者手控呼吸囊感到阻力逐渐增大,也未吸引,直至听到气管内有水泡声,才松开导管接头,鲜血已从气管导管内涌出,当即吸出血量已达 50ml。可见发现太迟,出血量多,致使两肺广泛支气管被堵塞,抢救无效而死亡。

(五)手术后双腔导管移位

例 3　患者,男性,42 岁,体重 55kg。左肺下叶支气管扩张。近半个月来,每天咯血 30～40ml,经治疗后,咯血停止,拟在全麻下行左肺下叶摘除术。2.5% 硫喷妥钠 15ml+芬太尼 0.2mg+阿曲库铵 30mg 静脉注射后顺利插入 F37 号进口双腔导管,确认导管位置后固定。麻醉以异丙酚+芬太尼+肌肉松弛药静脉复合维持。手术顺利,术毕带管进入 ICU。20min 后患者躁动,给以地西泮 10mg 后安静;10min 后患者出现发绀,听诊左肺上叶无呼吸音,血气提示 pH 7.492、PO_2 90mmHg、PCO_2 54mmHg。请麻醉科会诊,经检查认为双腔导管移位,导管左侧开口并未对准左侧支气管开口,当即拔除双腔导管而更换单腔导管,患者缺氧情况立即得到改善。

【分析】　本例失误在于术毕因固定导管的胶布被术中吸引分泌物、血液等操作时所浸湿而固定不紧,未被发现,术后搬动患者,加之患者躁动等因素,使双腔导管移位,其开口未能对准支气管开口处,实际上左肺上叶开口被导管完全堵塞,引起患者 CO_2 蓄积。因使用呼吸机,吸入氧浓度为 40%,右侧肺通气良好,故无明显缺氧表现,但 FiO_2 为

40% 时,PO_2 应 ≥200mmHg,而患者当时 PO_2 仅 90mmHg,说明尚有换气障碍的存在。置双腔导管的患者,术毕若无病情需要留置双腔管者,应常规更换单腔导管后,再送入 ICU 或麻醉恢复室,以防变动体位后导致双腔管移位、阻塞呼吸道。

(六)插管前对气管导管的检查不细,或插管过程中气囊被牙齿划破,插入后充气不足或出现"慢撒气",未能及时更换,致术中分泌物或血液流入健侧

例 4　患者,男性,73 岁,体重 52kg。因咳浓痰 6 个月而入院,经检查确诊为右下肺支气管扩张。术前经消炎、抗感染、雾化、排痰、吸氧等治疗,一般情况尚好,拟在全麻下行右下肺叶切除术。ASA Ⅱ～Ⅲ级,入室 BP、HR、SpO_2、R、ECG 均正常。麻醉诱导平稳,声门显露良好,置入双腔管后,主气囊注气时,发现漏气,说明气囊已破,拔出双腔导管,面罩给氧,检查双腔导管气囊,确有破裂口。更换新的双腔导管,再次置入,又发现不能注气,再次拔出双腔导管,发现气囊有破裂口,再次更换新的双腔管,并更换麻醉医师进行插管操作,置管成功,充气良好,用纤支镜检查定位,固定导管。以后的麻醉、手术过程均顺利。

【分析】　该麻醉科医师对第一根置入的双腔管,自认为未进行仔细检查,导管的气囊可能已破而被置入的,是导管质量的问题。第二次置入的导管是在手术间内拆开包装袋,当场试验气囊是完好的,为什么置入后气囊又破呢?上级医师分析,该麻醉科医师操作不熟练,在置管时,导管的气囊碰到牙齿,气囊被牙齿划破,更换麻醉医师后,操作不同,第三次置管气囊未破。实际上,第一次导管的气囊也是被牙齿划破的。同一个医师,同样的操作失误,造成同样的结果。而换了医师,操作手法上不同结果也不同,故而避免了失误。

双腔导管比较粗,进入口腔若不注意避

开牙齿,气囊划过牙齿,尤其是比较尖的牙齿,则可被划破。气囊划破不能充气肯定要换管,不仅造成一定的经济损失,更重要的如此反复插管、拔管、再插管对患者机体造成损伤,如气道损伤、缺氧等,则可带来不良后果。

(七)在患者未完全清醒、咳嗽和呕吐反射尚不活跃时,或清醒后存积在胃内的血液或分泌物可在拔管、吸引过程中发生呕吐,造成误吸

例5 患者,男性,47岁,体重75kg。反复咳痰咳血6个月入院。经检查为左肺上叶肺结核空洞。经入院1个月的内科治疗仍不能止血,近1周出血量增加,请外科会诊,拟行左肺上叶切除术。入室BP132/95mmHg,HR128次/分,R32次/分,SpO$_2$92%。左侧桡动脉穿刺置管测MAP。右锁骨下静脉穿刺置管测CVP。麻醉诱导后,插入双腔导管,纤维支气管镜定位固定。手术麻醉过程顺利,除由于胸膜粘连明显,出血较多外,其他无特殊情况,手术历时3h20min结束,麻醉后入PACU。30min后患者清醒,吸净双腔导管内的分泌物和口腔分泌物,脱机,松气囊,吸氧观察。突然患者呕吐,呕出大量暗红的血块,立即又将导管的气囊充气。给予咪达唑仑3mg静脉注射,吸净口腔中血液,同时吸引气管导管内的分泌物,发现仍有血液,注入生理盐水5ml加2%利多卡因2ml,经反复吸引后气道已干净,并吸氧,SpO$_2$95%。病情稳定,给予止吐药。观察30min后拔管,血气正常送回病房。

【分析】 咯血患者在咯血时常有吞咽动作,常将血液咽入胃内。故在麻醉苏醒过程中,要有预防患者呕吐的意识,该患者近一周内有反复、不断的咯血,吞咽血液入胃内是必然的,在吸引口腔内分泌物时,有可能刺激咽后壁引起患者呕吐。沉积在胃内的血液在麻醉过程中,胃排空能力下降,未能排入肠道,仍停留在胃内,一旦有刺激的情况下,即可发

生呕吐反射,将其呕出。故在未拔管前,一般不应提前将气囊松开,此例由于护士提前放松气囊,呕吐时血液顺着导管而流入气道,可造成误吸一样的后果。

三、大咯血患者手术麻醉失误的防范

(一)术前仔细了解病情

特别注意心、肺功能和病变部位;纠正低血容量和酸中毒;术前用药宜少量,备好急救设备、药品和双腔导管,并仔细检查导管的气囊和中隔是否完整。

(二)尽可能在咯血暂停期间麻醉

尽可能在咯血停止的间歇期进行手术和麻醉,患者平卧、头高位、健侧胸部稍抬高,这种患者不宜做环甲膜穿刺注药,以防剧烈咳嗽引起大咯血;诱导前吸氧,患者可轻咳,将气管内积血咳出;在患者平静的短时间内,立即用丙泊酚、依托咪酯或咪达唑仑+芬太尼或舒芬太尼+肌肉松弛药静注后插入双腔导管,纤维支气管镜定位并认真听诊检查双腔管位置是否正确,固定要牢靠。此时若患侧出血多,即可行单肺通气,将患侧导管开口开放,让血液流出不做强力吸引。若无双腔管,可用单腔管插入健侧支气管内,到位后固定,吸氧后立即吸引,再将患者置健侧在下的侧卧位,头低小于15°。对术前出血位置不明者,若发现单侧支气管内出血不止,难以吸净,这可提示该侧为患侧,应及时将导管退出更换至健侧。

(三)麻醉维持

以静脉复合麻醉为宜,注意呼吸道通畅,单侧通气时适当减少潮气量,增加通气频率,并进行血气监测调整呼吸机的参数。当患侧肺叶切除,吸净呼吸道血液和分泌物后,肺叶无明显漏气情况即可恢复双肺通气。

(四)严密观察并加强监测

注意观察术中循环功能情况、出血情况,以及Hb、Hct的情况,注意纠正低血容量,保

持水、电解质和酸碱平衡,注意晶体与胶体液的比例。

(五)防止交叉感染

双腔导管的吸引管左、右侧应分开,术中补插胃肠减压管,并吸引胃内容物。术毕最好更换单腔气管导管,并应入麻醉恢复室,检查导管位置,进行呼吸支持。待患者完全清醒后,充分吸净呼吸道和胃内分泌物,停止吸氧 5~10min,观察 $SpO_2 \geqslant 95\%$ 才可拔管。

(六)用人工肺或 ECMO 代替肺呼吸

对大咯血不止、病情凶险的病例,无法气管内插管时可在紧急体外循环下用人工肺或 ECMO 代替患者的肺进行氧合来实施手术

抢救患者,否则会丧失最后救治的一线机会。

例 6　患者,男,49 岁。双侧下肺叶支气管扩张,端坐呼吸,大汗淋漓并咯血。经持续输血、使用止血药物均无效,血液来自何侧也无法确认,麻醉科医师不敢也无法插管,外科医师也无从手术。当时无紧急体外循环或 ECMO 等条件,只能眼睁睁地看着患者咯血、失血、休克、最终死亡。如果有紧急 CPB 条件,即可在局麻下行股-股转流,改善缺氧后进行气管内插管和手术,可能挽救患者。

(周　翔　沈七襄)

第五节　大呕血患者手术麻醉的失误

上消化道大出血常需急诊手术治疗,否则会危及生命。上消化道出血一般指 Treitz 韧带以上的消化道,包括食管、胃、十二指肠或胰胆等疾病引起的出血。短时间内出血量在 250~300ml 多可导致呕血。大呕血一般指在数小时内失血量超过 1000ml 或一次量 500ml 以上,患者可出现直立性头晕、HR>120 次/分、BP<90mmHg 或比原来基础值低 25% 以上,1~2dHb 下降<70g/L,RBC< 3×10^{12}/L,Hct<28%,快速输血后血压仍较低等。其主要表现为呕血和(或)柏油样便,常伴有血容量减少引起的低血容量性休克。

一、上消化道大出血常见原因及特点

1. 胃、十二指肠出血　如胃溃疡、十二指肠溃疡、胃癌等,占上消化道出血的 55%~80.6%。

2. 门静脉高压症　以肝硬化最常见。来势凶猛,出血量大,一次可达 1000~1500ml,患者即刻处于休克状态,急诊手术死亡率较高。

3. 胆道出血　指肝内、肝外胆道系统的

大出血,主要由于外伤或严重胆道系统感染所致。右上腹痛、上消化道出血和黄疸为胆道出血的"三联征"。呕吐的血中可能有细长条状的小血块,且有规律性发作(1~2 周呕血 1 次)也为其特点。

4. 应激性溃疡　患者多有酗酒,服保太松、阿司匹林、吲哚美辛、肾上腺皮质激素等药物的病史。是严重创伤(大手术、烧伤)、严重休克、感染、多器官功能衰竭的应激过程中,胃、十二指肠黏膜所表现的急性病变。患者平素无消化道症状,出血多为突发性。

5. 其他　也可见于食管-贲门黏膜撕裂综合征及食管、胃恶性肿瘤出血等原因。

二、大呕血患者手术麻醉的危险

上述疾病多经内科治疗,病情加重而突发大呕血,患者往往有休克,严重者已进入失代偿期,给麻醉处理带来困难,主要危险包括两个方面。

1. 大呕血急诊手术患者　患者吞咽动作频繁,可吞入大量空气,使胃内压增加,加之胃的排空时间延长,胃内积血,呕血量大时可误吸入气管内造成严重呼吸道梗阻窒息

死亡。

2. 患者极度衰竭　由于失血、频繁呕吐和排便,患者常存在严重低血容量或贫血状态,手术麻醉中可发生循环衰竭而死亡。

三、大呕血患者手术麻醉中的失误

(一)对病情认识不足或术前准备不充分

急性上消化道大出血的患者,一般均有反复出血,经过内科治疗再转入外科。由于患者常有上吐下泻,失血量不易计算,尤其是肠道中的积血量更是难以估计,患者又因转科、交接等因素使出血量的评估非常不准确,常常估计得偏少,使之抗休克、补充血容量的速度和用量不足。

(二)术前准备中的失误

上消化道出血患者麻醉前适当的术前准备十分重要。①积极抗休克,提高患者呼吸和循环的代偿能力;②持续胃肠减压;③留置导尿管;④掌握好手术时机,这是大呕血患者麻醉手术成功的关键因素之一。现列举术前置胃肠减压管中出现的失误。

例1　患者,男性,48岁。肝硬化腹水经内科治疗5个月转入外科,拟在全麻下行脾切除术。术前血压、心率正常,入手术室给患者放置胃管时间达40min,而后静脉注射地西泮20mg,2.5%硫喷妥钠12ml,待患者入睡后静脉注射琥珀胆碱100mg,面罩吸氧去氮,患者全身肌肉颤动时,发现面罩下面有鲜血涌出,立即吸引并行气管内插管,由于呼吸道已被血液完全堵塞,患者于40min后死亡。

【分析】　肝硬化门静脉高压症、食管静脉曲张或伴呕血的患者,术前应保持患者安静,放置胃管须慎重,不放或轻轻放置,遇有阻力不宜反复试插,必要时在气管内插管后放置,或手术后放置。本例在手术室反复置管时间长达40min,损伤了食管曲张的静脉而致大出血,又未能及时发现造成严重误吸致呼吸道阻塞窒息死亡。

(三)应用三腔管止血中的失误

例2　患者,男性,55岁。上消化道出血,在内科用三腔管止血后,转外科在全麻下剖腹探查并行胃次全切除和脾切除术。术中更换三腔管,在原来放置的胃管前端接了一个新的三腔管,经胃逆行拖入口腔,先向胃囊注气80ml,将三腔管往外拉紧固定,食管囊注气180ml,手术完毕给患者气管内吸引时患者有轻咳,拔除气管导管并放入口咽通气道。拔管后10min发现患者呼吸微弱、发绀、血压测不到,立即行气管内插管。此时,打开口腔发现一气囊堵塞口咽部,喉镜无法深入,立即拔掉三腔管,气管内插管,积极进行复苏,但最后抢救无效死亡。

【分析】　①三腔管是内科治疗上消化道出血常用的止血方法,而本例是在术中更换三腔导管逆行向上置管,可能使食管囊位置偏高。一般胃囊注气为150～250ml,食管囊100～150ml,而且注气量与压力有关,胃囊的压力一般保持在50～70mmHg、食管囊30～50mmHg。此例食管囊注气180ml,显然是注气过多导致气囊的中心偏移,堵塞了口咽部。②麻醉者对三腔管压迫止血对呼吸道影响的危险性认识不足。凡置三腔管压迫止血的患者,食管内的食管囊可压迫气管后壁而发生呼吸道梗阻。若滑入口腔可发生声门阻塞。因此,患者麻醉后尚未清醒,吸痰时仅有轻咳就将气管内导管拔除,因而发生呼吸道梗阻,患者连缺氧躁动的能力都没有,可见麻醉还有相当的深度,实为拔管过早。另外手术已完成,止血已达到目的,此时还要置三腔管压迫止血吗?笔者认为此举不妥!③口腔内气囊堵塞咽喉部发现不及时,拔管后10min患者血压测不到,心搏停止,在紧急插管时才被发现问题,经过剪断两囊注气管,拔掉三腔管,气管内插管才成功。此时患者缺氧已久,丧失了抢救生命的宝贵时机。

(四)麻醉方式选择不当

大呕血患者特别是急诊手术,多有血容

量不足,甚至处于休克状态,严重者已是休克晚期,但麻醉者为了保持患者清醒或图简单方便,选择硬膜外麻醉,结果可造成严重不良后果。

例3 患者,女性,54 岁。因肝硬化反复呕血拟行胃镜检查。消化内科医师害怕行普通胃镜会导致患者躁动,加重出血,遂申请行无痛胃镜检查。麻醉科医师询问病史,患者在 7h 之前曾有一次呕血,量约 400ml,后一直无呕血,生命体征尚平稳。患者进入无痛胃镜室后,予以吸氧,监测生命体征。缓慢注射丙泊酚＋芬太尼达到目标镇静深度后内镜医师准备行胃镜检查。当内镜到达食管入口时,患者出现剧烈呛咳,随即有大量鲜血呕出。麻醉医师立刻抬高床头,吸引器口腔内吸引。嘱巡回护士至手术室取气管内插管设备行气管内插管。

气管内插管后行气管导管内反复吸引,予以生理盐水冲洗、吸引,吸出大量血液及少部分血凝块,后又在纤维支气管镜下再次冲洗、吸引。患者持续高气道压、低氧分压状态,床边胸片检查示双肺大片阴影。该患者在麻醉科进行救治约 1 个月,经抗炎、激素治疗、呼吸机等综合治疗后肺功能逐渐好转,最终脱离呼吸机并成功气管拔管。

【分析】 ①麻醉方式选择错误。对于急性期呕血患者,选择不插管镇静麻醉下行无痛胃镜检查非常危险。患者呛咳及胃镜进入胃腔后充气均会导致胃内容物涌出,产生误吸。这类患者可选择清醒状态下行胃镜检查,但患者难以忍受,当有呕吐反射时,即可发生呕血,也是难以完成胃镜检查的。应选择清醒气管内插管后全麻行无痛胃镜检查,并应该在手术室内进行,便于抢救。但此类患者诱导期应严格遵循饱胃患者的麻醉诱导原则,避免反流误吸。②急救物品准备不足。该患者出现误吸后,无痛胃镜室仅有一套胃镜医师使用的吸引器,并未为麻醉科医师准备吸引器。其外,胃镜室内无气管内插管设

备,从手术室拿回气管内插管设备后方行气管内插管,耽误了抢救时机。麻醉科应在胃镜室完善抢救设备,如麻醉机、吸引器、喉镜、气管内导管等,人员配置上应配有麻醉护士,配合麻醉科医师工作并护理患者。

(五)麻醉诱导中的失误

例4 患者,女性,51 岁,体重 51kg。门静脉高压 10 余年,近 6 个月因食管下端静脉曲张反复呕血 4 次,最后一次为术前 3d,经内科治疗后出血停止,拟在全麻下行脾切除和胃底血管横断术。患者入手术室,血压、心率正常,术前用药:地西泮 10mg、东莨菪碱 0.3mg。麻醉诱导为 2.5％硫喷妥钠 12ml、芬太尼 0.15mg、阿曲库铵 25mg 静脉注射,同时面罩给氧,加压呼吸,3min 后气管内插管,导管插入后发现呼吸道有水泡声,立即吸引,吸出暗红色胃液,并发现胃管未开放,随后吸出较多的咖啡样液体。给氧后再次吸引,并用生理盐水 3～5ml 冲洗,反复多次。静脉注射激素及抗生素等治疗。术中病情稳定,手术顺利。术毕患者血压、心率正常,但呼吸较快 30～32 次/分,潮气量 350ml 左右。再次用生理盐水 3～5ml 气管内冲洗反复多次,呼吸音正常,再用呼吸机维持。血气结果 pH 7.434、PO_2 90mmHg、PCO_2 38mmHg,再用呼吸机支持至次日 8 时,呼吸 18 次/分,潮气量 400ml,吸空气时 SpO_2 90％～95％,两肺呼吸音清晰。拔除气管内导管,送回病房,术后无并发症。

【分析】 ①病情估计不足,虽然患者手术前 1d 出血已停止,但胃肠道内的积血并未排空,对此可能造成的反流、误吸没有足够的认识。因此,麻醉前未开放胃肠减压管以吸引,导致胃内积血反流误吸。②面罩加压给氧增加了胃内压,促使胃内容物的反流。③胃肠减压管被钳夹的情况下胃内压增加更易发生反流误吸。所幸误吸后的处理较为及时,未造成严重后果。

四、大呕血患者手术麻醉失误的防范

(一)术前充分估计病情

对上消化道大呕血的患者,术前应充分估计病情。主要应注意以下几点。

1. 失血量和速度的估计,除了解呕血次数和量以外,应注意便血量和腹部膨隆情况,即肠道内的积血量(有时很难预计)。一旦出现休克症状,患者失血量估计已超过 20%,可用休克指数加以评估。休克指数 = 脉搏(P)/收缩压(SBP),正常值 = $0.5\sim0.6$。若休克指数 = $0.7\sim0.8$,失血量约 15%;休克指数 = $0.9\sim1$,失血量 20%;休克指数 = 1,失血量约占 25%;休克指数 > 1.5,则失血量已达全身血容量的 $30\%\sim45\%$;休克指数 > 2.0,失血量已达全身血容量的 $40\%\sim50\%$。

2. 全身情况,特别注意是否存在贫血及贫血程度、低蛋白血症、肝功能不全及代谢性酸中毒。

3. 术前诊疗过程及患者的内环境平衡状态,是否出现并发症等。

(二)麻醉前做好充分准备

择期手术常规插胃管,但要避免反复试插,有困难时待气管内插管后再置胃管。术前已插三腔管止血的急诊患者,可继续保留至麻醉后,但应注意其对呼吸道的压迫情况。

(三)术前用药宜轻

保持患者清醒,呕吐反射良好。麻醉诱导及插管的准备与技术,与饱胃患者的麻醉相同。一般情况尚好的择期手术患者可选用全麻＋连续硬膜外联合麻醉。急诊患者选择气管内插管全麻,避免使用对肝功能有影响的药物,手术后待患者完全清醒再拔管。

(四)应充分注意纠正水、电解质和酸碱失衡

尤其对急诊手术,在紧急情况下应边抗休克边麻醉,开放两条或三条静脉,充分扩容。应常规监测 ECG、CVP、MAP、血气、电解质、Hb、Hct、乳酸、凝血功能、尿量和 SpO_2,对胃肠道内的积血量要有充分的估计,给以补充,预防麻醉后的血压骤降。麻醉中加强监测和密切观察(血气、生化和血常规的变化)。还需预防胃肠道积血吸收后所造成的氮质血症或胃肠系统功能紊乱。

(五)注意肝功能不良和脾功能亢进的处理

大量输血时最好要输入一定量的新鲜全血、新鲜冰冻血浆、冷沉淀、血小板等,以维持凝血功能的正常及循环功能的稳定(参考肝功能不全患者麻醉的失误)。

(周　翔　沈七襄)

第六节　休克患者手术麻醉的失误

休克是一种由各种病理性损伤所引发的急性循环功能不全综合征,以组织灌注和细胞代谢障碍为特征。组织灌注不足和缺氧是休克的要害。休克病理生理的关键不仅在于血压,更重要的在于微循环,重要器官血流灌注锐减,微循环障碍,组织灌注不足与缺氧,不能满足组织细胞代谢的需要。休克最终的病理生理改变是细胞缺氧,最后导致不可逆细胞损伤。

一、休克的分类

(一)按病因分类

①失血性休克;②烧伤性休克;③创伤性休克;④脓毒性休克;⑤过敏性休克;⑥心源性休克;⑦神经源性休克。

(二)按发生休克的起始环节分类

①低血容量性休克;②血管源性休克;③心源性休克。

(三)按血流动力学分类

1. 低血容量性休克　由大量失血(外伤、出血)、失液(呕吐、腹泻、肠梗阻)、丢失血浆(烧伤、腹膜炎、外伤)等原因使有效循环血容量急剧减少所致。临床上常说的创伤性休克、失血性休克即是(血容量绝对不足)。

2. 心源性休克　由心肌收缩力减弱,心脏泵血功能低下所致。常继发于急性心肌梗死、心脏手术后、心肌炎、心肌病、严重心律失常等(泵血功能衰竭)。

3. 分布异常性休克(血管舒张功能障碍性休克)　由感染败血症或过敏导致血管过度舒张,甚至麻痹,外周血管阻力极度下降;血管通透性增加,血浆渗出,微循环功能障碍,以往称感染性休克和过敏性休克(血管容积与血容量不匹配,血容量相对不足为主,也有绝对不足)。

4. 梗阻性休克　多因大面积或完全性肺动脉梗阻、心脏压塞、瓣膜栓塞而引起(血流通路受阻,使回心血量不足或心排血量不足)。

在临床外科、急诊科和麻醉科,围术期中各种类型的休克均可遇到,但最常见的休克为低血容量性休克。

二、正常人体血容量

成人血容量一般按体重的 7%～8% 计算,即相当于 70～80ml/kg。如:男性 70kg 的成人全身血容量为 70kg×(70～80)ml/kg = 4900～5600ml;女性 60kg,60kg×(70～75)ml/kg = 4200～4500ml;老年女性较少,为 55～60ml/kg,60kg×(55～60)ml/kg=3300～3600ml;婴幼儿较成人为多,新生儿 90～95ml/kg,婴儿 80～85ml/kg,幼儿 75～80ml/kg。

70kg 成人血容量按 5000ml 计算。血容量增加或丢失 5% 左右机体均可耐受,即 300～400ml。失血量按其出血的多少,分为 4 级。

Ⅰ级(休克指数 0.7～0.9):丢失血容量的 15%～20%(750～1000ml)。BP 变化不大,HR 增加,补充 2 倍的液体即可恢复。急性快速丢失血容量的 10% 可发生休克。

Ⅱ级(休克指数＞1):丢失血容量的 20%～25%(1000～1250ml)＜30%(1500ml)。SBP↓、HR↑、DBP↑、尿量↓,早期容量复苏、输液 3～4L,控制出血,可恢复正常。

Ⅲ级(休克指数≥1.5):丢失血容量 30%～35%(1500～1750ml),＜40%(2000ml)。BP↓、HR↑、尿少或无尿,脉压≤20mmHg,呼吸急促,神志改变,面色苍白,需积极处理,予以输液＋输血＋血浆代用品。

Ⅳ级(休克指数≥2):丢失血容量 40%～45%(2000～3000ml)。为致命性急剧失血,不抢救可致心搏骤停。意识不清或昏迷,BP↓、HR↑、脉压≤10～15mmHg,无尿,输血＋输液＋血浆＋凝血因子。

三、休克的临床表现

1. 诱发因素:出血、外伤、失水、过敏、感染等。

2. 危险因素:老年、病重、过敏体质及基础疾病。

3. "5P"表现

(1)皮肤苍白(pallor):反映外周血管收缩,组织灌注不足。

(2)冷汗(prespiration):反映交感神经极度兴奋。

(3)虚脱(prostration):BP↓、HR↑、组织灌注不足(缺血)。

(4)脉搏细弱(putrslssness):循环功能↓,缺血,缺氧。

(5)呼吸困难(pulmonary dificiency):呼

吸性酸中毒、呼吸性碱中毒。

4. 意识：淡漠、躁动、烦躁、反应迟钝→嗜睡→昏迷（CNS 缺血、缺氧）。

5. BP↓：SBP<90mmHg；HR↑：>100次/分；休克指数（HR/SBP）≥1。

6. 脉压≤20～25mmHg 反映有效循环量（↓），每搏量（↓）。

7. 尿少<30ml/h 反映有效循环量不足，内脏及肾脏灌注血流↓。

8. 乳酸进行性升高，或阴离子间隙（AG）增大。

9. HCO_3^-↓<16mmol/L，BE：－10～15mmol/L，组织细胞代谢障碍，酸中毒。

10. Hb↓、Hct↓；凝血功能障碍，失血或血液被稀释。

四、常见失误

临床上对休克处理中的失误最多见的为不能早期诊断、早期处理，往往对丢失的血容量判断不足，容量复苏时对输液的速度、容量、种类、输血时机及凝血因子的补充等方面存在失误。

例 1　患者，女性，32 岁，52kg。停经 40天，腹痛 1 天，临床诊断异位妊娠。入室患者表情淡漠，BP120/100mmHg，HR110 次/分，Hb80g/L，一般情况"尚可"。选择硬膜外麻醉下行剖腹探查，$L_{1～2}$ 常规穿刺置管，注 2%利多卡因 5ml 试验量，观察 5min，无脊髓麻醉表现，麻醉平面 T_{10}～L_1，BP 轻度下降，105/90mmHg，HR120 次/分，加快输液，此时患者出汗，面色苍白，BP60/40mmHg（↓），HR120～130 次/分。立即麻黄碱 15mg 静脉注射，快速输液 1000ml，面罩吸氧，BP 98/50mmHg，HR120 ～ 110次/分。继续输入人工胶体 500ml，BP 100～110/70～80mmHg，HR110～100 次/分。当输入平衡液 2000ml，人工胶体 500ml 后，病情逐渐平稳。硬膜外腔再推注 1%利多卡因和 0.25%丁卡因混合液 5ml，麻醉平面 T_8～

L_3。开始手术，探查发现腹腔内积血 1500ml左右。术毕 BP、HR 正常，术中输入平衡液3000ml，全血 800ml，人工胶体 500ml，共输入 4300ml。

【分析】　患者入室，SBP 120mmHg，但DBP100mmHg，脉压仅 20mmHg，HR110次/分，休克指数 112/120＝0.93，Hb80g/L，患者表情淡漠等，明确提示存在休克。当人体大量丢失血或体液时，心排血量减少，每搏量下降，机体首先通过增加心率以维持心排血量，并通过外周血管收缩，增加回心血量，加以代偿，故表现为 HR 增快、DBP 上升、脉压变窄，这是机体丢失血容量后最早的代偿方法之一。休克指数 112/120＝0.93，已接近 1，Hb80g/L，提示失血量占患者血容量的25%～30%（患者血容量 52kg×80ml/kg＝4000ml 左右），25% ～ 30% 为 1000 ～1200ml。开腹后腹腔积血 1500ml 左右，已证实出血量占患者血容量的 37%左右。而上述情况麻醉者认识不足，麻醉开始前未进行充分的补液，又选择了硬膜外麻醉，显然不妥。硬膜外麻醉虽然仅用了 5ml 利多卡因，当麻醉平面出现，被阻滞的区域血管扩张，使这一区域内的血管收缩作用丧失，造成血压骤然下降，幸好处理尚及时，加快输液速度，增加输液量（输注 3000ml 后），病情逐渐平稳，未造成严重后果。另外对休克早期脑缺氧的表现也缺乏应有的认识。休克时由于血容量的减少，组织灌注不足，其中最敏感的是脑组织。脑缺血、缺氧的早期表现为表情淡漠，或烦躁不安，患者入室虽然是清醒的，但表情淡漠，而麻醉者对此缺乏警惕，忽视休克早期脑缺血表现。

【防范】　休克早期诊断和及时处理，对治疗休克、预防病情加重，甚至防止多器官功能不良的发生具有重要意义。故如何识别早期休克是关键。笔者曾对 70 例外伤性脾破裂患者的术前收缩压、舒张压、脉压、心率及休克指数、意识等指标与休克诊断的相关性进行了分析。结果表明,心率最敏感,其次是脉压、休克指数和舒张压、意识,收缩压最次。

【机制】 心排血量=每搏量×心率,当血容量有所下降时,每搏量开始减少,要想维持心排量只能增加心率。HR 增加是对容量减少最早最敏感的指标。为增加回心血量,外周血管收缩就成为必然,舒张压增加,脉压变窄。脑供血减少意识即会改变,最早表现的是反应迟缓,表情淡漠。当血容量进一步减少时 BP 下降,特别当收缩压开始下降,反映血容量已严重不足了。尿量是可以直接观察的,当血容量开始降低,机体为了维持血容量,加快加强对水的回收,尿量必然减少。故尿量是肾血流量减少可直视的、极敏感的指标,也是休克早期诊断的指标之一。

上述机体血容量减少的病理生理改变提示休克的早期诊断指标:①有诱因;②HR 增加≥100 次/分;③DBP 增加;④脉压<30~25mmHg;⑤休克指数(HR/SBP)≥0.9~1;⑥表情淡漠或烦躁;⑦皮肤苍白出冷汗;⑧尿少。凡有上述指标者或其中三项者,即应诊断为休克早期。

提高对早期休克的识别和判断,就能早期处理。早期处理中,补足血容量和治疗原发病是第一位的。所谓"补足",既要有速度(快速补液)又要有量,以平衡液为基础,加以胶体液输注。即先晶后胶,胶晶结合,先快后慢,当 HR≤100 次/分,应减慢输液速度。

加强监测是指导和调整治疗方案的依据。早期休克在控制原发病的基础上治疗的效果会比较满意,预后良好。

例 2 患者,男性,36 岁,体重 56kg。高处坠落致骨盆骨折,伴腹膜后血肿,入院时 BP116/70mmHg,在观察室观察 24h 后血压渐下降至 70~60/54~39mmHg,随即直送手术室行剖腹探查。入室后麻醉者先注入 50%葡萄糖 100ml 以提高血压和补液,随后注入硫喷妥钠 480mg 和琥珀胆碱 40mg 后气管内插管,3min 后患者 BP 降至为零,心搏、呼吸骤停而死亡。

【分析】 本例为 20 世纪 70-80 年代的病例,当时一般医院的麻醉水平和外科治疗水平都有限。患者高处坠落,诊断为骨盆骨折伴腹膜后血肿,往往出血量较大,病情危重,手术难度大,而且不易止血,可以观察治疗。但期间应积极抗休克。麻醉科医师对术前抗休克治疗的情况未仔细了解。伤后 24h 入室,血压低,脉压仅 16~21mmHg,说明患者已处于严重休克状态。本应积极抗休克,快速输注平衡液、胶体液并监测,根据 Hb、Hct 实施输血或凝血因子等,待病情有所改善后再行麻醉诱导,但麻醉科医师未能正确处理而是先输注 50%葡萄糖 100ml 作为升高血压的用药。虽然高渗葡萄糖可起到暂时的扩容升压作用,但 100ml 的量,作用也很有限,同时具有高渗性利尿作用又可引起脱水,加重休克,显然不妥。按当时的条件,麻醉诱导只有硫喷妥钠,但对如此严重创伤性休克的患者,硫喷妥钠用量过大,对心肌和呼吸可能造成明显的抑制作用。在严重血容量不足的休克状态下,快速大量硫喷妥钠的注入,结果使心血管功能严重抑制而诱发心搏停止。

严重创伤休克患者急诊入院,术前准备仓促,有时未经治疗就直接入手术室抢救。此时,麻醉科医师容易忽略对伤情的了解和全身状态的评估,急于用药、插管,往往易造成失误。除患者病情急危,不紧急插管可直接危及生命的情况下,对休克患者入室后应尽快开通 1~2 条外周大静脉,进行快速输液,并在有动脉波动时尽快行动脉穿刺直接测压和采血,进行配血、血气分析和凝血功能等检查,根据检查结果快速判断病情再麻醉诱导插管,以避免或减少处理中的失误。若病情危急,入室必须立即插管,应尽可能在少量镇痛、镇静药的基础上给予足量的肌松药后插管。特别危重的患者可以用喉喷清醒插管,反射已消失的患者,可以直接插管,以预防诱导用药对心血管的抑制而造成意外。插管后完善监测和行深静脉穿刺。

例 3 患者,男性,23 岁。65kg。被他人殴打后腹痛 1h 就诊。患者神志清楚,合作,血压、心率正常。在观察室内行腹腔穿刺结果阴性。用 7 号头皮针输注 5% 葡萄糖 500ml。3h 后患者血压下降至 70～50mmHg,HR140 次/分,腹部隆起,面色苍白,急送手术室。在观察室 3h 内输液不到 100ml,而且第二瓶 500ml 液体中加多巴胺 40mg。在观察室的第一个小时内 BP120/95mmHg,HR100 次/分,第二个小时,血压有所下降,由于第二个小时内行腹腔穿刺时仍为阴性,又继续观察,并加用了多巴胺维持。第三个小时后病情变化明显,血压下降至 70/50mmHg,患者出汗,血压加快,腹部隆起。

入手术室后立即开通两条静脉通路,15min 内快速输入平衡液 1500ml,同时停用升压药物,血压逐渐回升至 100/70mmHg,心率由 145 次/分减慢至 110～100 次/分,继之气管内插管,静脉复合麻醉。

开腹后腹腔回收积血 1000ml 左右,术中丢失血约 800ml,共失血近 2000ml。诊断脾破裂。术中液体治疗包括平衡液 2000ml,人工胶体液 1000ml,自体血回收 1000ml,库血 800ml,ACD 液 200ml,共计 5000ml。手术历时 1h10min,麻醉时间 2h30min,术后恢复顺利。

【分析】 患者入院在观察室内诊断不明,但实际上已明显有休克早期表现:①有诱因(外伤史);②HR 增加(100 次/分);③脉压变窄(120−95＝25)<30mmHg。但未能引起医生的重视。

对腹腔出血的诊断用"腹腔穿刺"为依据是有片面性的。腹腔穿刺为阳性,固然能判定腹腔内确有出血,但此时腹腔内已有一定量的积血量了。对于少量腹腔内积血有可能穿刺不到,故腹腔穿刺"阴性"不等于腹腔内

没有出血。该患者两次腹腔穿刺"阴性"未能有助于诊断反而延误了诊断。若医生能根据"有外伤史"认识休克的早期表现,提前入手术室剖腹探查,则完全可以避免患者后面病情的突然变化,并发生危险。

对疑有出血的患者补充容量应该是治疗的关键。在观察室内用 7 号针头慢慢地输注 5% 葡萄糖 500ml 显然不妥,速度慢,用量少,既不能纠正容量的缺失,而且 5% 葡萄糖输注后葡萄糖分解后剩下的是纯水,会造成电解质的紊乱。5% 葡萄糖 500ml 仅 25g 糖,欲想通过其补充能量,25g 糖也达不到应有的目的。故补充容量首先应选用晶体液,以平衡液为宜。第二瓶液体内加入多巴胺 40mg 更不妥,在内出血诊断不清并未能控制的情况下,使用升压药是明显的失误。若因此血压升高,不仅掩盖了休克的真相,而且可促使内出血加重。患者在 3h 后病情急转直下,表现出重度休克的典型症状,与长时间"观察"过程中腹腔内大出血有关,也与升压药物"维持血压"掩盖真相有关。

患者入手术室时,BP70/50mmHg,HR145 次/分,此时休克指数 145/70>2,估计出血量已达到血容量的 40% 以上(患者 65kg,其血容量按 80ml/kg 计算约为 5200ml),约为 2000ml,立即开通两条静脉,快速输入平衡液,15min 内输入 1500ml(达到每小时每千克 100ml 左右的速度),停用升压药血压回升至 100/70mmHg,脉压 30mmHg,心率由 145 次/分降至 100 次/分,此时减慢输液速度,并开始麻醉诱导、气管内插管,这种处理是积极和合理的。治疗休克早期补液的要点在速度和入量上,即单位时间内的入量。对失血性休克患者的治疗一定要早期快速补液(早期容量复苏)。从本例入手术室后的输液治疗效果即可说明。

患者失血量多于 2000ml 时,已占血容量的 40% 以上。除了补液外,适量输血是应该的。本例输血除回收腹腔积血回输自体血

1000ml 外,输库血 800ml。脾破裂出血量大,能回收自体血进行回输是积极有效的措施,有条件时应大力开展。患者术后恢复顺利,与患者年轻和入室后救治得力有密切关系。

例 4 患者女性,68 岁,52kg。因肠梗阻拟在全麻下行剖腹探查术。麻醉诱导插管顺利,静脉麻醉维持,手术为肠粘连松解术。从肠腔内吸出约 1000ml 积液。术中输入 10% 葡萄糖 1500ml,50% 葡萄糖 100ml。术后 5h 患者未醒,尿量约 3000ml,又输入糖盐水 1000ml。术后 10h 患者出现抽搐,查血糖 25.3mmol/L,尿糖(＋＋＋),酮体(－),血钠 161mmol/L,血浆渗透压 353mOsm/L,给普通胰岛素 50U,血糖降至正常,但患者一直昏迷不醒,最终抢救无效死亡。

【分析】 在本例患者的救治中存有较多的失误,其中最主要的失误为液体治疗中输液种类的选择失误,同时还有输入量不足、监测不到位等。患者肠梗阻时,胃肠道分泌液停止回收,而且体液从血液向肠腔渗出,大量积存于肠腔内被隔离于第三间隙而不能进入循环系统,故大量体液丧失是急性肠梗阻引起的重要的病理生理改变。患者手术时,从肠腔内吸出 1000ml 积液,但肠腔内积存的液体是不可能被吸净的,故患者体液丢失远大于 1000ml,而且还含有大量的 K^+、Cl^-、HCO_3^- 等电解质。因此,肠梗阻患者在丧失体液同时伴有电解质紊乱和酸碱失衡。

在容量复苏的治疗中输液种类的选择应结合上述疾病的病理生理改变,首选平衡液补充容量和电解质,并监测血生化、血气,根据需要加以纠正。而本例在术中几乎全部输入的是葡萄糖液。先输入 10% 葡萄糖 1500ml,输入的葡萄糖被分解利用后剩下的为纯水,使血浆渗透压下降造成低渗,水向渗透压较高的细胞内移动,结果造成脑细胞水肿,昏迷,故术后 5h 患者不醒。继后输入 50% 葡萄糖 100ml 高渗利尿脱水,利尿

3000ml,又造成脱水过度,血钠高达 161mmol/L,又输入 10% 糖盐水加重血糖的升高(血糖 25.3mmol/L),进一步升高血浆渗透压(353mOsm/L),可使脑细胞严重脱水。术后 10h 患者出现抽搐,这是脑细胞严重脱水的结果。注入胰岛素虽然使血糖下降,但脑细胞脱水,高渗性昏迷已无法挽回。

由于麻醉者对肠道疾病对机体造成的病理生理改变,缺乏应有的基本认识,以及液体治疗中输液种类的错误选择,不仅治不好病,反而进一步加重病情,患者又是一个老年患者,就不可避免地最终出现严重的不良后果。

液体治疗中选择何种液体,有针对性地输液是治疗有效的重要环节。当因各种原因引起血容量减少时,首先起代偿作用的是心率增快(见上文),机体的另一个代偿作用是功能性细胞外液向血管内转移,这在一定程度上保持和稳定了有效循环血量。故休克时不仅有直接、间接的血容量的丢失,而且有功能性细胞外液丧失,为了纠正和补充低血容量也一定要纠正和补充功能性细胞外液。补充时应首先选用平衡液(无平衡液时可选用 0.9% 氯化钠)。平衡液进入血管,虽然在血管内停留时间较短,大部分进入组织间隙也就是补充了功能性细胞外液,这是非常必要的。选择人工胶体液和血浆等胶体液则能较长时间留在血管内,增加胶体渗透压则可进一步达到扩容的目的,故在救治休克时,应先晶后胶,晶胶结合比较合理。

而 5%～10% 葡萄糖液的输注,除可少量补充葡萄糖增加能量和用于某些药物的溶解输注外,主要的是用于高钠血症时补充水分而选用。否则输入大量的 5%～10% 葡萄糖溶液,葡萄糖在体内分解被很快利用,剩下的纯水即可造成低渗,水向渗透压较高的细胞内转移而造成脑细胞水肿,出现昏迷。25%～50% 高渗葡萄糖溶液主要用于低血糖时补充葡萄糖用,或用于短暂的脱水利尿。

根据不同病情的需要选择具有不同作用

的液体进行输液才能达到有效的治疗目的，若选择不当则有害。值得临床医师重视。

例5　患者，男性，28岁，体重70kg。从摩托车上摔下致右侧股骨中段粉碎性骨折。入手术室患者神志清楚，BP 90/64mmHg，HR 120次/分，拟在全麻下行开放复位清创固定术。术中出血量估计1000ml，尿量200ml，术中输液平衡液2000ml，人工胶体液1000ml，输血500ml，共3000ml。术毕血压不稳，波动于100～70/70～50mmHg，HR100～120次/分，尿少，血气正常，Hb75g/L，Hct25%。继续在PACU内观察治疗。快速输注全血500ml（ACD100ml），平衡液1500ml后，循环稳定，尿量增加，术后1h清醒，拔除气管内导管，送回病房，术后恢复良好。

例6　患者，男性，38岁，体重75kg。因车祸而致严重骨盆骨折，双下肢多处骨折，左上肢腕部骨折，入手术室时患者病情危重。BP 50/30mmHg，HR 154次/分，神志清楚，表情淡漠，大汗淋漓，立即开放锁骨下静脉和右上肘静脉通路。快速输液、输血抢救，同时喉喷表面麻醉下气管内插管，静脉注射地西泮2mg，芬太尼0.1mg，阿曲库铵25mg后接呼吸机控制呼吸。抢救1h后，血压上升稳定于90～100/70～80mmHg，心率100～120次/分，由于患者伤情重，手术仅做右侧股骨牵引，左侧跟骨牵引及左上肢石膏固定。继续抗休克治疗，4h内尿量仅20ml，当时已输液达6000ml。内科医师会诊认为是休克引起的急性肾衰竭，给予利尿并控制输液，但病情并无好转。当时笔者认为是血容量不足。在CVP严密监测下，行快速补液试验，15min内输注复方醋酸钠溶液（平衡液）250ml，CVP10～12mmH$_2$O变化不大，而血压有所上升，说明容量不足，继之再输入250ml，开始有尿。当时Hb70g/L，Hct22%，又输血800ml后，血压上升100～120/70～85mmHg，心率下降为100～105

次/分，尿量逐渐增多50ml/h。经过2h的治疗和观察，病情稳定，患者苏醒，拔管送回病房。

【分析】　上述两例（例5和例6）救治中，主要失误：①对休克早期诊断和治疗仍然认识不足，例5入室血压90/64mmHg血压偏低，脉压仅26mmHg，心率120次/分，休克指数1.3，上述指标已提示患者休克，在麻醉前就应该先补液后麻醉。而麻醉科医师忽视了麻醉前的补液治疗，术中也未纠正，故术中血压、心率一直不稳定处于休克状态至术毕（休克指数＞1、HR＞100、脉压＜20mmHg）。例6入室病情危重，先进行抗休克抢救的措施是正确的。②对失血量和容量丢失量估计不足是上述两例治疗中共同的失误。抢救休克患者时对体液的丢失量往往估计不足，一是失血量计算较困难，虽然有不少计算方法，如称重、Hb评估等，但很多地方是难以估计的，如肠腔、腹腔、胸腔等腔隙内的血液无法精确计算只能估计，但往往评估偏少；二是是忽视创伤后体液渗出、体液进入组织间隙或腔隙中而被隔离的容量，被称为急性扩大的第三间隙容量。如例6，严重创伤，失血，大量体液进入组织间隙，据报道，股骨骨折大腿周径比健侧扩大1cm失血量约1000ml。在临床工作中有时可以见到皮下水肿，当手术切开皮肤时则可以见到液体的溢出，可见当严重创伤时失血、失液之多有时确实难以计算。例6即是如此，虽然当时已输血输液达6000ml，但对患者创伤，丢失的体液量估计仍计不足，患者的有效循环量仍不足，肾血流量灌注减少当然尿少或无尿。

本例如何鉴别少尿的原因是容量不足还是肾衰竭，应该进行血肌酐监测。血清肌酐正常值为0.6～1.4mg/dl（53～123μmol/L），2～3.4mg/dl（176～300μmol/L）为急性肾衰竭。但本例未进行监测就采用利尿、控制入量的做法显然是非常不妥的。幸好未执行多久即被否定，否则后果严重。当不能判定是否容量不足时,较简单的方法是在 CVP 严密监测下,行快速补液试验。15min 内输入 250ml(17ml/min)晶体液,若 CVP 不上升或变化不大(1～2cmH$_2$O),而血压升高,即说明容量不足;若 CVP 明显升高＞3cmH$_2$O,而血压不升,或略有下降,则说明心泵功能不良,容量过多。本例在快速补液后判断为容量不足,排除了肾衰竭并加强输液输血后患者病情好转。如果有 PICCO 等监测血液动力等学指标则能较准确地进行判断。例 6 患者的输血量与输液的比例掌握不当,大量输注晶体而输血或胶体液过少,不仅造成血液过度稀释,Hb、Hct 过低,影响组织供氧并可引起凝血功能障碍,而且胶体渗透压降低,会加重体液的渗漏,不能维持血管内的有效血容量。经过输血 800ml 后,患者血压稳定即可说明。该患者年轻,抢救时间不长,容量不足以补充容量为重点,未用升压药物辅助。但对于严重创伤性休克患者,病情严重时,用少量升压药加以辅助心血管功能更为合适。一旦病情稳定即可撤销。但过多的大量使用升压药物,维持"血压正常"而忽视补足容量,则是错误的,也是在临床上又一个经常犯的错误,切不可再犯。

例 7　患者,男性,25 岁。左前胸被刀刺伤 10min 入急诊室,患者昏迷,血压测不到,立即直接气管内插管,接呼吸机控制呼吸,同时开放静脉通路,开胸心脏按压,发现右心室有破裂口,心脏已瘪,用手指堵塞破口,加快输血、输液,10min 内输入平衡液 1000ml,人工胶体液 1000ml(200ml/min)。心脏逐渐充盈,并复跳,查 BP 60/40mmHg,HR 70～80 次/分。缝合破口,继续输血、输液。但血压一直偏低,90～100/50～60mmHg,HR120～130 次/分。监测 CVP 为 15～16cmH$_2$O,考虑为心功能不良,用硝普钠 0.5μg/(kg·min)泵注,几分钟后血压降至 60/40mmHg,停用硝普钠,加快输液并加用多巴胺 10μg/(kg·min)泵注维持,血压

逐渐回升,心跳有力 HR 100～120 次/分,BP110～120/90～100mmHg,止血关胸,术后 10h 患者清醒。

【分析】　患者心脏被刀刺伤,心脏收缩后可至快速大量失血,严重血容量不足,心腔内几乎没有血而干瘪,心搏骤停。本例以最快的速度气管内插管,开胸用手指堵塞心肌破口,加快输血、输液,缝合破口,心脏复苏等措施都是非常正确的,使患者起死回生。但在复苏后,动脉压偏低(90～100/50～60mmHg),中心静脉压偏高(15～16cmH$_2$O),心率快(120～130bpm)认为是心功能不良,使用了扩张血管药,试图减轻心脏后负荷来提高血压,实际上判断失误。从血压偏低、HR120～130bpm 分析,休克指数 130/100 ≥ 1.3,仍然是容量不足,而 CVP15～16cmH$_2$O,在严重创伤性休克液体治疗中 CVP 偏高不大于 18cmH$_2$O 即可,不宜仅凭这一点而认为心功能不良。在血容量不足的情况下错误地采用了血管扩张药,结果不仅不能减轻心脏的后负荷,改善心功能,反而使有效循环血容量更为不足,心排血量下降,血压难以维持,即可说明判断有误。虽然心肌经历刺伤、缝合、按压等创伤,但患者年轻,心脏停跳时间较短,复苏后适当少量应用升压强心药物给予辅助支持则有利于心功能的恢复。故本例在加强输液输血的基础上加用多巴胺 10μg/(kg·min)泵注,血压回升并维持即可证明这一措施是合适、有效的。

例 8　患者,男性,38 岁。肝、脾破裂,重度失血性休克。入室抢救,用升压药物维持血压,呼吸机维持呼吸,查血气:pH 7.193,PaCO$_2$ 103mmHg,PaO$_2$ 130mmHg(FiO$_2$ 80%),HCO$_3^-$ 38.5mmol/L,SaO$_2$ 96%,BE10.4mmol/L,给予 5% NaHCO$_3$ 500ml 纠酸。1h 后复查血气:pH 6.838,PaCO$_2$ 250mmHg,PaO$_2$ 59mmHg,HCO$_3^-$ 42.2mmol/L,SaO$_2$ 86%,BE9.4mmol/L,又给 5% NaHCO$_3$ 375ml,30min 后患者死亡。

【分析】 患者肝脾破裂严重,失血性休克,病情危急,生命体征均用药物来维持。在救治中存在严重失误。第一份血气:pH7.193,$PaCO_2$ 103mmHg,PaO_2 130mmHg,HCO_3^- 38.5mmol/L,SaO_2 96%,BE10.4mmol/L,pH7.193,分析为酸中毒,与 $PaCO_2$ 上升倾向一致,$PaCO_2$ 升高为原发的,呼吸功能通气不良,为呼吸性酸中毒。$PaCO_2$ 升高,HCO_3^- 代偿性升高。急性呼吸性酸中毒 CO_2 每上升10mmHg,HCO_3^- 代偿性上升 1mmol/L,但不会大于 32mmol/L。目前患者 HCO_3^- 38.5mmol/L 已超过 32mmol/L,则合并有代谢性碱中毒。在处理上应调整呼吸机参数,加强呼吸通气功能。呼吸因素要靠肺,但麻醉医师错误地为了纠酸,大量使用了 5% $NaHCO_3$ 500ml。由于处理错误,输入的 $NaHCO_3$ 分解利用后产生 CO_2 最后还需经肺排出,但呼吸机参数未能调整,在原有 $PaCO_2$ 上升的基础上又增加了 CO_2,结果 $PaCO_2$ 越来越高。第二份血气:$PaCO_2$ 上升至 250mmHg,代谢性碱中毒加重,HCO_3^- 42.2mmol/L。肺的换气功能也进一步障碍,SaO_2 由 96% 下降为 86%。PaO_2 由 130mmHg 下降至 59mmHg,pH 更低为 6.836,接近人体可以耐受的 pH6.8 的极限。这时又错上加错,再次给予 5% $NaHCO_3$ 375ml,30min 后患者死亡。这是典型的错误判断和处理酸中毒,医源性盲目大量使用 $NaHCO_3$ 加重碱中毒的严重后果。

休克患者由于组织灌注不足,一般会出现代谢性酸中毒,但若呼吸功能不良也可同时出现呼吸性酸中毒。若呼吸过快,CO_2 排出过多,也会有呼吸性碱中毒,特别是在用呼吸机支持控制呼吸时,若呼吸机参数设置不合理,呼吸性酸中毒、呼吸性碱中毒均可出现。休克时失血、失液或其他原因导致的电解质紊乱,同时出现代碱也是常见的。严重休克危重患者三重性酸碱失衡非常多见。抢救休克患者,处理好电解质紊乱、酸碱平衡是治疗中的重要环节,必须认真分析病情。呼

吸因素靠肺来调节,如本例呼吸性酸中毒要靠调整呼吸机参数,加强肺的通气功能来解决,而不能用碱性药物来"纠呼酸"。有代谢性酸中毒时,则代谢因素靠肾,可用碱性药物,但是用 5% $NaHCO_3$ 也应小量分次,根据血气分析结果来使用,不宜盲目一次性大量使用,而且同时要加强通气功能,以排泄由 $NaHCO_3$ 分解出来的 CO_2,经肺排出。代谢性酸中毒当 pH ≥ 7.25,HCO_3^- ≥ 16mmol/L,BE≤−10mmol/L,则要慎重补碱,可观察后再看倾向而使用。

低血容量性休克患者的救治,最基本的措施是纠正容量不足,维持有效循环量和改善组织血流灌注。

例9 患者,男性,60 岁。因急性胆囊炎入院,入院后病情加重,烦躁,神志淡漠。T40℃,BP44/30mmHg,HR 124 次/分。以间羟胺(阿拉明)、多巴胺静脉滴注维持血压,紧急入手术室剖腹探查。入手术室 BP 64/60mmHg,选择硬膜外置管,未用药,先在局麻下开腹。因腹肌紧张不能探查,随即从硬膜外导管中注入 0.8% 利多卡因和 0.2% 丁卡因混合液 3ml,15min 后,患者血压从 100/70mmHg 下降至 60/0mmHg,呼吸微弱,紧急气管内插管,并加快升压药物的注速,血压未上升,随之心跳停止,抢救30min 无效死亡。随后切开胆总管见大量黄绿色恶臭脓性胆汁涌出。

【分析】 患者 60 岁,入室时病情严重,低血压(BP40/30mmHg),脉压仅 10mmHg,HR124 次/分,休克指数 124/40＝3.1,高热40℃,神志淡漠,烦躁,提示大脑灌注不足、缺血、缺氧,全身感染严重,已处于重度感染性休克状态(属于分布异常性休克)。估计有效血容量缺失大于 50%,术前对此严重病情评估不足,未能进行有效的补液,而是靠升压药物维持血压。感染性休克有人认为是因为血管极度扩张、甚至麻痹所造成的低血压,要靠升压药物维持血压,这种认识不全面。分布

异常性休克虽然主要是由于血管的极度扩张分布异常,实际上是血管容积和血容量匹配失调同时又有大量的渗出,血容量既有相对不足,又有绝对不足,使有效循环血容量锐减,组织灌注不足,是造成休克的根本原因。故和其他原因造成的休克一样,应补充有效血容量,增加组织灌注,才是治疗感染性休克的基本措施。同时适当使用血管收缩药物增加血管张力以减少分布异常,方能达到较好的疗效,否则如本例仅靠升压药物收缩血管来维持血压,而不充分补充容量则适得其反。

麻醉方式选择失误:对如此严重的休克患者应选用全麻插管。然而麻醉者错误地选择了硬膜外麻醉,虽然也考虑到病情危重,先置管暂不用药,以局麻开始手术,当腹肌紧张不能探查时也仅用了低浓度小剂量麻醉药3ml。但由于原本血容量不足靠升压药物维持的血压,在麻醉平面出现,被阻滞区域的血管扩张时,在严重血容量不足的基础上是雪上加霜,仍不可避免出现血压骤降的严重不良后果。

上腹部手术麻醉需要有完善的镇痛、良好肌肉松弛,单纯连续硬膜外麻醉没有一定的麻醉深度和 $T_{4\sim3}$ 的高平面是满足不了上述要求的,而达到上述要求,则会抑制呼吸和心血管功能,故上腹部手术麻醉,尤其是老年人宜选全麻或全麻+硬膜外联合麻醉。麻醉中要有必要的监测,如 ECG、 SpO_2 、CVP 等。危重患者病情变化复杂多变,良好的监测为病情的变化提供诊断治疗的依据,不可缺少。

例10　患者,男,37岁,创伤性脾破裂伴股骨骨折。拟在全麻下行脾摘除和股骨内固定术。手术麻醉完成顺利,手术历时2h50min。应因创伤严重,术后入 PACU,上级医师交代延迟拔管,注意观察和预防创伤后 ARDS 发生。在 PACU 内病情基本稳定,次日凌晨4时患者清醒,5时不能耐受导管。值班医师认为一晚上病情都较为稳定即拔除气管内导管。5时30分送回病房,鼻导管给氧,上午10时患者呼吸由24次/分增快到28次/分,11时患者呼吸困难加重,R32bpm。血气结果:pH7.48,PaO_2 58mmHg(FiO_2 25%~30%),$PaCO_2$ 34mmHg。用高频通气给氧,病情无明显改善。12时30分患者呼吸窘迫,PaO_2 40mmHg,出现"三凹征",两肺湿啰音,紧急请麻醉科行气管内插管,吸出大量泡沫痰。接呼吸机 PEEP 治疗,经1周的积极抢救,患者才转危为安。

【分析】　患者脾破裂伴股骨骨折,尤其股骨长骨骨折是创伤后诱发急性呼吸窘迫综合征(ARDS)的危险因素。术后延迟拔管,加以观察,对预防 ARDS 的发生可起到积极作用。但值班麻醉医师没有遵循上级医师的医嘱,也未请示报告就拔管将患者送回病房,结果出现呼吸窘迫、低氧血症至紧急气管内插管,机械通气 PEEP 治疗1周后好转。本例对创伤后 ARDS 的治疗是及时有效的,得益于对 ARDS 的早期诊断和早期治疗。

ARDS 以急性进行性呼吸窘迫(呼吸困难,呼吸次数≥32次/分)和难治性低氧血症为特点,是一种非心源性肺水肿,多在严重感染休克、创伤及烧伤等非心源性疾病过程中,肺毛细血管内皮细胞和肺泡上皮细胞受损,造成弥漫性肺间质及肺泡水肿导致急性低氧症。本例脾破裂+股骨骨折,创伤严重从病情发展和血气分析即做出了早期诊断。第一份血气在鼻导管吸氧的条件下 PaO_2 58mmHg,鼻导管吸氧时,吸入氧浓度(FiO_2)按 4L/min 吸氧计算,最高只能达30%,此时的氧合指数为 PaO_2/FiO_2 = 58/0.3=193。第二份血气高频通气给氧,经鼻导管接高频通气 FiO_2 也仅为30%,此时的氧合指数为 40/0.3=133。两次血气结果均提示氧合指数<200,已达到低氧血症 ALI≤300、ARDS≤200 的诊断指标。根据:①患者有诱发 ARDS 的危险因素;②患者在术后呈创伤性呼吸困难,呼吸窘迫,出现"三凹征";③氧合指数≤200;④双肺湿啰音肺水肿,且

患者年轻,无心脏病病史,可排除心源性肺水肿,可立即作出"创伤后 ARDS"的诊断,并按 ARDS 的治疗要求积极治疗。由于早诊断早治疗,取得了满意的疗效。治疗严重创伤性休克不仅要积极治疗原发病和抗休克,还要重视预防 DIC、ARDS 及 MODS 等并发症的发生。

五、休克患者手术麻醉的失误防范

上述所列举的失误病例,只要加强学习,提高对休克诊断及治疗的水平,大多数失误均可避免。尽管引起休克的病因和分类各有不同,但休克的基本病理生理改变均由有效循环血容量的锐减,致组织血流灌注不足,微循环障碍、细胞缺血、缺氧引起的细胞代谢障碍而导致某一器官或和系统的功能衰竭。休克患者手术病情复杂多变,但万变不离其宗,不论哪种休克最初紧急救治原则基本相同。

(一)紧急评估

三要点 {
(1)意识→嗜睡→昏迷
(2)呼吸→气道不通畅,呼吸困难,窘迫
(3)循环→心率(HR)>160 次/分或心率<40 次/分
血压(BP)<90/50mmHg
脉压<20～10mmHg
}

紧急措施 {
(1)控制活动性出血
(2)建立外周 1～2 条大静脉通路(有条件时开通深静脉置管)
(3)气管内插管控制呼吸
}

(二)早诊断(尽早识别休克)

1. HR>100 次/分。
2. 脉压<25mmHg。
3. 休克指数 0.8～1。
4. 面色苍白、四肢凉,手心出冷汗。
5. 神志淡漠或烦躁或不安。
6. 尿少。

以上表现反映了有效循环血量减少,交感神经兴奋,即可诊断早期休克。

凡具备以上其中 3 条者、HR 增加、休克指数>0.8、四肢湿冷即可考虑休克。

(三)早治疗——越早越好(休克最初 3～6h)

1. 气道与呼吸 保持气道通畅,大流量 6～8L/min、高浓度 FiO_2 80%～90%吸氧维持 SpO_2≥97%(面罩吸氧);危重患者尽早气管内插管,机械通气。

2. 容量复苏、液体治疗 是循环功能支持,治疗休克最基本的首要措施。

(1)早期补液:①及时。一经诊断立即开始。②快速。先快后慢,最初的 5～10min 可快速输注 100～200ml,即 20ml/min 或 15～30min 输注 500～1000ml 即 33ml/min。大出血患者可达 30～50ml/min,心率开始下降即可减缓速度,HR<100 次/分同时有尿,可进一步减慢至 10ml/(kg·h);尿量达 0.5～1ml/(kg·h),再减慢至 5～8ml/(kg·h)。③足量。原则上需要多少输多少,根据目标减量。

(2)容量复苏目标
①HR 逐渐减慢<100bpm;
②SBP>90mmHg
　DBP 60～70mmHg
　MAP 65～70mmHg
　脉压≥30mmHg
维持足够的灌注压,改善心、脑、肾重要脏器的血流灌注;
③CVP 8～12cmH_2O;
④ 尿量>0.5ml/(kg·h);
⑤ SpO_2≥97%,SvO_2≥65%～70%,氧合指数≥300;
⑥乳酸≤4mmol/L。

(3)液体的选择:先晶后胶,晶胶结合。

1)先晶:血容量下降时机体通过细胞外液进入血管内来代偿有效的血容量下降,这一部分细胞外液称为功能性细胞外液。液体治疗中首先用晶体输注,虽然仅 1/3 可停留在血管内,2/3 进入组织间隙,正好补充了进入血管内的细胞外液,这是补充容量需要的一部分。

后胶:晶胶结合,补充和扩容需要输注一定的胶体液。在输入一定晶体液后(500～1000ml)或同时有两条通路时应选用人工胶体或血浆 500～1000ml 或白蛋白,甚至更多胶体液输注,以维持有效血容量和胶体渗透压。

常用晶体:①生理盐水。不宜过多输注,一般 500～1000ml,预防高氯性酸中毒;②复方醋酸钠、乐加(平衡液)。作为基础液体输注,1000～2000ml 或更多;③乳酸林格钠:低渗液不宜多用;④5% GNS:一般不用,或＜1000ml/24h;⑤5% GS 液:常用于溶解药物而输注,应≤500ml,防止大量使用致水中毒。主要应用于高渗性脱水的治疗补水用。

2)胶体。人工胶体液:羟乙基淀粉(万汶):扩容效果 100% 血管内保留 4～6h;60% 右旋糖酐-70:血管内保留 3h±;明胶类:佳乐施在血管内保留 4h±;天然胶体:50% 人血白蛋白 1ml 可扩容 17ml,常用有 5%、10%、25% 白蛋白。晶胶比一般为 2∶1,失血＞2000ml 1∶1,危重患者及婴儿 1∶2。

3)输血:Hb 和 Hct 的多少是输血唯一的指标(一般成人可耐受血容量 10% 的丢失)。成人 Hb≤7g/dl、Hct≤22%;小儿、老年人≤9g/dl、Hct≤28%;危重患者、新生儿、婴儿≤10g/dl、Hct≤30%;失血＞2000ml 加输注新鲜冰冻血浆;失血＞3000ml 加输注血浆、冷沉淀(1U/kg)、血小板;失血＞4000ml 加输注血浆、冷沉淀、血小板、纤维蛋白原、凝血酶原复合物等;输血 400ml 大约可提升 Hb10g/L;有大出血或活动性出血者,应积极输注浓缩红细胞和凝血因子,不宜一味大量地输液、等达到输血指标后再输血,以免造成严重贫血。Hb≤5g/dl、Hct≤15% 可造成严重组织缺氧、酸中毒、凝血功能障碍、难以

救治的后果。

(4)对出血未控制或难以控制的失血性休克患者,早期可采用控制性容量复苏即小容量液体复苏(高晶、高胶溶液:7.5% NaCl 4ml/kg＋胶体液配成 3% NaCl 溶液),配合适量的升压强心药物,维持偏低的血压(SBP 80～90mmHg,DBP 60mmHg,MAP 50～60mmHg)来保证重要脏器的基本灌注。出血控制后再积极复苏,以输血为主。若止血困难血压又难以维持,应压迫或填塞止血,暂停手术,积极输血并输注凝血因子,待血压上升病情有好转再行手术止血,即损伤控制性手术,否则这种尚未控制的出血性、创伤性休克可因大量失血会导致严重的持续性低血压、低氧血症、酸中毒、低温,甚至心搏骤停而死亡。

(5)不同类型的休克对容量复苏的不同掌控

1)低血容量休克

①创伤、失血为主:输液量大并应及时输血、输凝血因子,晶胶比 1∶1,容量复苏为主,不宜靠大剂量升压药维持血压;②失液为主(呕吐、腹泻、大汗):输晶体为主,晶胶比 2∶1 (根据监测补充所需要的电解质);③失血浆为主(烧伤):输胶体为主,晶胶比 1∶2。

2)心源性休克:输液速度和输液量不宜过快过大,晶胶比 1∶1 (加用血管活性药物)。

3)过敏性休克:外周血管扩张,短期内以晶体为主,快速输注,继之以晶胶结合,维持胶体渗透压,晶胶比 1∶1～1∶2 (加用适量血管活性药物)。

4)感染性休克:血管舒张功能障碍甚至麻痹,并以脏器血管功能障碍为主,A-V 短路,输液量有时很大,晶胶比 1∶1 (加用适量血管活性药物)。

3. 血管活性药物的使用　使用时机和药物选择。

(1)低血容量性休克:①充分补液扩容后,血压仍不能回升或偏低,乳酸＞

4mmol/L加用升压药和强心药;②尚未控制的失血性休克,血源供应困难或止血困难,Hb≤6g/dl,为防止血红蛋白过低、血压过低造成心搏骤停,可用升压强心药物辅助,可选用多巴胺和(或)小剂量肾上腺素泵注,维持最低有效灌注的血压,SBP 80～90mmHg、DBP 60mmHg、MAP50～60mmHg。血容量不足时不宜用去甲肾上腺素,避免血管强力收缩→脏器功能衰竭。

(2)过敏性休克:补液扩容同时应用肾上腺素,既抗过敏又缩血管升压,减少渗出。

(3)心源性休克:补液同时强心、利尿、扩管,减轻心脏前后负荷,多巴酚丁胺兴奋心脏β受体,增加每搏量和心排血量及耗氧量;肾上腺素小剂量使用;毛花苷C(西地兰)、氨力农、米力农、钙剂、强心药可配合使用。

(4)感染性休克:外周血管阻力明显下降→前负荷下降,在补液扩容同时可联合用药,去甲肾上腺素 0.05～0.5μg/(kg·min),与(多巴胺)多巴酚丁胺 2～20μg/(kg·min)联合应用,可增加心排血量,改善脏器灌注,增加尿量。

4. 纠正酸中毒 休克的本质是组织灌注不足,细胞缺血、缺氧、代谢障碍,不论何种休克均存在不同程度的代谢性酸中毒(呼吸性酸中毒、代谢性碱中毒常同时存在),pH<7.2时心功能下降,心排血量下降,血管扩张,血压下降,HR下降,脏器灌注进一步下降,凝血功能障碍。

1)评估:①pH<7.35酸中毒,pH>7.45碱中毒。pH6.8～7.8为人体耐受极限。②pH<7.25,特别当pH<7.0为严重酸中毒可危及生命。③BE值。正常值±3mmol/L,其负值反映酸中毒的程度,为酸中毒的近似值。BE -3～-5mmol/L轻度酸中毒,BE -5～-10mmol/L,中度酸中毒,BE<-10中重度酸中毒。④乳酸>4mmol/L为乳酸增高性酸中毒。⑤AG>16,AG增高型酸中毒。⑥血氯上升>

109mmol/L:高氯性酸中毒。

2)纠酸最基本的措施为纠正低血容量,改善微循环,维持心、肺功能。当pH<7.25、HCO_3^-<16mmol/L,BE<-10mmol/L,可应用碱性药物,首选5% $NaHCO_3$1～2ml/kg静脉注射,然后根据血气结果调整用药。当pH>7.25、HCO_3^->16mmol/L、BE>-10mmol/L可暂不用药,观察变化倾向并监测,根据血气分析结果用药。5% $NaHCO_3$少量分次应用,并加强通气,因排出$NaHCO_3$分解后产生的CO_2。

3)电解质平衡与酸碱相关密切,如Na^+关系水的移动,K^+/Cl^-/HCO_3^-关系酸碱平衡,Ca^{2+}关系凝血功能,K^+、Mg^{2+}、Ca^{2+}关系心肌功能等。应严密监测和并及时纠正,维持电解质平衡。

5. 凝血功能的维持 出血、稀释、低温、酸中毒等多种因素均可造成凝血因子的消耗、丢失,出现凝血功能障碍,继发纤溶亢进→广泛创面渗血,如DIC,从而增加治疗困难。故治疗创伤、出血性休克患者需特别注意严密监测凝血功能,及时输血、补充凝血因子,维持血钙水平,及时使用抗纤溶药物,同时避免过度血液稀释,加强围术期保温,预防创伤性凝血病、低体温、酸中毒合在一起致命的"三联征"。

6. 维持正常体温(36～37℃) 高温可增加氧耗。除感染性休克外,其他类型的休克多易发生低体温。体温<35℃可引起细胞代谢障碍,血管收缩,减少心排血量,氧离曲线左移,供氧减少,组织缺氧→代谢性酸中毒;低温影响凝血功能→凝血障碍,若有寒战则氧耗剧增;体温<32℃易发生心室颤动。故抢救、治疗期间注意患者保温,以及各种进入体内的液体、药物、血制品的加温,尽可能保持患者体温≥36℃。

7. 控制血糖 休克时,机体处于高应激状态,可出现应激性高血糖,与病情严重程度呈正相关,血糖>13mmol/L应处理,控制血糖于6～10mmol/L,不宜过低,以避免低血糖。加强监测并及时用胰岛素调控(胰岛素4~20U 静脉注射,随后以 4~6U/h 持续泵入)。

8. 糖皮质激素　危重休克患者和(或)感染性休克患者,应用中小剂量的、较长时间的糖皮质激素会有一定的疗效,但不宜大剂量使用。

9. 加强监测　应用本单位最完善的监测条件进行尽可能全面监测,以判断和调整治疗方案,避免失误。

10. 预防和治疗休克患者病情恶化和各种并发症　如 ARDS、DIC、MODS。

总之休克患者手术麻醉涉及面广,若能熟知上述措施,即可避免一些最常见的失误,提高麻醉工作质量,增加麻醉的安全性。

(周　翔　沈七襄)

第七节　水、电解质和酸碱平衡紊乱管理中的失误

水、电解质和酸碱平衡是机体内环境平衡的重要组成部分,是维持机体生命的基本条件之一,也是临床麻醉中需要认真对待和处理的问题。对水、电解质和酸碱平衡任何一项处理不当都会影响患者疾病的转归,严重者还会危及患者的生命安全。

一、体液(水)平衡中的失误

临床上主要涉及机体的容量判断和液体治疗,麻醉医师每天都要对患者容量做出判断和处理。常犯的失误往往是估计不足。

例 1　患者,男性,50 岁。上消化道出血,经内科治疗 5d 无好转转入外科。术前检查 Hb53g/L,Hct 19%,术前输血 300ml。术前诊断胃出血。拟在连续硬膜外麻醉下行剖腹探查胃大部切除术。患者入手术室,BP 90/60mmHg,HR 120 次/分,R 24 次/分,静脉输液,吸氧。血压上升到 100/70mmHg,HR 110~120 次/分,$T_{8~9}$ 穿刺置管顺利,麻醉效果满意。术中输血 900ml,输液 1950ml,术毕 BP 92/60mmHg,HR 90 次/分,R 22 次/分,手术历时 2h30min。常规将患者转侧卧位拔除硬膜外导管,正当拔除硬膜外导管时患者呼吸、心搏突然停止,经胸外心脏按压,气管内插管机械通气等抢救无效死亡。

【分析】　①术前准备不足,对出血所致血容量不足的纠正不够。患者出血 5d,术前

Hb 仅有 53g/L,Hct 不到 20%,按休克指数>1(120/90＝1.33),估计患者失血量约在 2000ml 以上,如果按 Hb53g/L 来估计失血量约 3000ml,约占患者有效血容量的 40%~50%,而术前仅输血 300ml,术前对容量的估计和治疗均不到位,即术前患者是处在严重休克、容量不足的状态下入手术室进行手术的。麻醉前理应进行输液、纠正低血容量状态再进行麻醉,而麻醉科医师并未做到这一点。②术中对容量的监测和处理仍然不足,术中血压一直处于偏低水平,心率较快,即术中一直处于低血容量状态,术毕血压仅 93/60mmHg,心率 90 次/分,休克指数接近 1,手术持续 2h 30min,输血 900ml,液体 1950ml,共 2890ml,显然输入量不足,患者体位变动,引起血流动力学的剧烈波动,导致心搏骤停。③在 19 世纪 60－70 年代,连续硬膜外麻醉在腹部手术中被广泛应用,不仅在中下腹部手术中使用,就连胃、胆、胰等上腹部手术也常采用连续硬膜外麻醉。如本例,胃大部切除术采用了连续硬膜外麻醉。上腹部手术如胃手术,麻醉平面需达 T_4~T_{12},本例未记录当时麻醉平面,但记录为麻醉效果满意,麻醉平面必定在 T_4~T_{12} 之间,而 $T_{4~12}$ 的麻醉平面又要满足肌肉松弛的要求,不仅麻醉平面一定要够,而且麻药浓度一定不会很低,如此高的麻醉平面和肌肉松弛程度一定会同时抑制呼吸。故患者不仅低血

容量而且还可能处于低氧血症状态(由于没有监测不能证实)。在低血容量和低氧血症状态下体位改变极易发生心搏骤停。上腹部手术不宜选择单纯硬膜外麻醉,最好选全麻＋硬膜外麻醉或气管内插管全麻。本例选单纯硬膜外麻醉用于上腹部手术,尤其是休克患者更不妥。④缺乏必要的监测,术中对Hb、Hct、血气、电解质、心律、CVP、尿量均无监测记录,对病情无法正确判断和处理,这在现代临床麻醉中是不符合规范的。

例2 患者,男性,68岁,72kg。腹痛一周、发热1d,急诊入院,经检查确诊为肠梗阻,拟行急诊剖腹探查术。入室前患者已处于休克状态,BP108/90mmHg,HR 145次/分,SpO$_2$ 95%,腹部膨隆,立即面罩吸氧,常规监测,开放静脉,并行锁骨下静脉穿刺置管。测CVP 1cmH$_2$O,左侧桡动脉穿刺测动脉压,BP120/90mmHg、HR130次/分,测血气pH7.12,PaO$_2$ 108mmHg(FiO$_2$ 40%),PaCO$_2$ 38mmHg,HCO$_3^-$ 15mmol/L,BE -20mmol/L,纠酸后开始麻醉,插管顺利。开腹后肠腔极度膨胀,大量积液,放出粪液约3000ml。此时患者BP70/50mmHg,HR150次/分,SpO$_2$ 97%,血气:pH7.241,PaO$_2$ 206mmHg(FiO$_2$ 60%),PaCO$_2$ 40mmHg,HCO$_3^-$ 20mmol/L,BE-14mmol/L,Hb120g/L,Hct35%,进行纠酸,肾上腺素0.5mg静脉注射,继用多巴胺12μg/(kg·min)维持,BP120～110/90～70mmHg,HR120～130次/分,CVP 4～5cmH$_2$O。继续手术,切除发黑坏死的肠段25cm,修复肠道,关腹,历时3h28min。术中共输晶体液2200ml,人工胶体液2000ml,术中尿200ml呈褐色。术毕将患者过床时,BP迅速下降至70/50mmHg,HR40次/分,立即肾上腺素1mg静脉注射,心脏按压后恢复窦性心律,HR 128次/分,BP130/90mmHg,复查血气:pH7.28,PaO$_2$ 285mmHg(FiO$_2$ 80%),PaCO$_2$ 35mmHg,HCO$_3^-$ 22mmol/L,BE -10mmol/L,Hb100g/L,Hct30%,观察

30min后病情稳定送回ICU。

【分析】 本例失误主要是对患者的容量估计不足,补充不够,使患者的低血容量状态一直未能得到有效纠正,翻动体位时血压、心率骤降,接近心搏骤停,若非抢救及时可能造成死亡的严重后果。

患者腹痛一周,肠梗阻肠腔内排出的粪液就达3000ml,而实际上积存在肠腔内的液体远不止3000ml,这是肠梗阻患者体液丢失的一部分,即异常扩大的第三间隙。患者术前BP108/90mmHg,脉压仅18mmHg,HR145次/分,休克指数1.34,CVP1cmH$_2$O,这些数据均提示患者术前已严重脱水、休克。因术前禁食,手术当天正常补液应不少于2500ml,加上丢失的体液、异常扩大的第三间隙积存的液体、腹腔大手术、肠管大面积的显露、术野体温的蒸发和手术失血,加上一周内肠梗阻患者体内代偿丢失的功能性细胞外液等,手术当天补液应在7000～8000ml,而术中仅输液4200ml,尿量200ml且色深,术毕CVP仅5cmH$_2$O、HR120～130次/分,说明容量仍不足,导致在术毕翻动患者时血压下降,HR仅40次/分。这是低血容量患者经常在体位改变时发生血流动力学的剧烈波动的原因,反之也证明患者的血容量不足。本例失误主要是未重视异常扩大的第三间隙丢失的液体而造成的补液不足。

例3 患者,男,32岁,体重67kg。平时身体状况尚可,近两个月发现大便次数增多,形状变细,经检查确诊为结肠癌。术前检查各项指标均在正常范围,禁食、灌肠(肠道准备3d),拟在连续硬膜外麻醉下行结肠癌根治术。入室BP、HR、ECG、SpO$_2$监测均正常,T$_{12}$～L$_1$间隙常规硬膜外穿刺置管,麻醉效果满意,平面T$_6$,开始手术。手术进行了3h30min时,发现尿袋中无尿,检查尿管通路无异常,HR 90bpm,BP 120/95mmHg,出血量900ml,已输注复方醋酸钠溶液1500ml。报告上级医师,检查后未见其他异常,判断容

量不足,继续加快输液,当输入量达 3000ml,开始排尿,HR 下降至 78 次/分,而后尿量维持在 50~60ml/h,顺利完成手术,各项监测指标正常,送回病房。

【分析】　过去结肠手术要行禁食、灌肠 3d 的肠道准备,虽然在此期间每天输液 2500ml,但部分患者多次腹泻加之禁食所造成体液丢失仍然不足。另外硬膜外麻醉后血管扩张,开腹后肠管显露、腹膜水分蒸发,一个多小时补充 1500ml 液体,容量补充仍显不足,故而无尿,尔后加快了输液速度,当输液量达 3000ml 时,开始排尿,说明之前的无尿确实是容量不足所致。当时血压虽然无明显下降,但 DBP 略高,HR 90bpm,也提示容量不足。此病例未进行 CVP 监测也是失误之一,若有 CVP 的监测,更有助于判断。

【防范】　本例提示,术前禁食、灌肠、出汗均可造成患者脱水。对脱水的患者,在麻醉前后应较快补充一定量的液体,麻醉前可按 10ml/(kg·h) 的速度输入晶体液,以补充功能性细胞外液,麻醉后再以 10ml/(kg·h) 输注。如本例手术前应补充 1000~1200ml 液体后再开始手术,根据手术大小、出血量的多少,再补充一定的胶体液。Hb≤70g/L 应输血,但对老年人或婴幼儿 Hb≤100g/L 则应考虑输血。术中应加强监测,如动脉压、CVP、Hb、Hct、尿量均应重视。尿量的监测是最简单、最直观、最有效的容量监测项目,本例麻醉科医师发现无尿后能及时报告上级医师,进行纠正,避免了进一步的失误。

例 4　患儿,4 岁,14kg。因右手掌及四指肌腱挛缩,在全麻下行畸形整形植皮术。术中输平衡液 100ml,手术进行到 3h 时,HR 由 120 次/分逐渐增加到 160~170 次/分,面色苍白,麻醉者开始给患儿输血,约输入 20ml,HR 下降至 80~60 次/分,随即心搏骤停,呼叫上级医师,经抢救无效死亡。死后计算出血量约 250ml,约占患儿血容量的 25%。

【分析】　本例手术是在当时社会非常时期。所谓打破医护界限,手术室的老护士也可以做麻醉。排班者对患儿病情评估不足,认为是小手术,就安排了一个手术室老护士去做此麻醉,也没有派上级医师指导。手术室护士根本不具备麻醉资格,当然谈不上如何做小儿麻醉。对手术的难度、手术时间、术中补液、出血量的评估、何时应该输血、术中监测等心中一概无数,手术历时 3h,仅输液 100ml[2.4ml/(kg·h)],而出血量达 250ml,待患儿陷入严重休克状态才呼叫上级医师。虽经输血、补液、纠酸等抢救,但已为时太晚,造成患儿死亡的严重后果。

【防范】　最基本的方法是加强学习相关知识提高危重患者处理能力。正常人体液占体重的 60%,其中细胞内液占 40%,细胞外液占 20%,细胞外液中 5% 为血浆,能与血浆进行交换的细胞外液为功能性细胞外液。当机体失血、脱水时,首先由功能性细胞外液进入血管加以代偿。而在补液时也首先用晶体液补充功能性细胞外液,故功能性细胞外液在体液的交换中具有重要的作用。

血容量是血细胞容积和血浆容量的总和。有效血容量(也称有效循环容量)是指单位时间内通过心血管系统进行循环的血量,不包括贮存于肝、脾、淋巴血窦中或停滞于毛细血管中的血量。正常人血液总量为体重的 7%~8%,相当于 70~80ml/kg(与年龄、性别和胖瘦有关),其中血浆为 40~50ml/kg。如成人(70kg)男性血容量为 5000~5500ml,女性(60kg)为 4000~4500ml,而老年女性为 3300~3500ml。

(一)血容量监测评估

临床上对患者的血容量监测和评估有多种方法,但在实际工作中评估术中失血量和患者的有效血容量仍然是一项困难的临床工作,麻醉科医师每天都要面对这一难题,为减少失误,有几项简单实用的评估方法,可供参考。

1. **心率增快** 临床麻醉中 HR 增加常见有以下几种原因：缺氧、容量不足、疼痛、用药和外科手术的刺激。排除其中 4 个因素后，最常见的就是容量不足。

HR＞100 次/分容量减少占血容量的 15％～20％，为 750～1000ml。

HR≥120 次/分容量减少占 25％～40％，为 1000～2000ml。

HR≥140 次/分容量减少占 40％～60％，为 2000～3000ml。

2. **脉压变小** 正常为 30～40mmHg；＜25mmHg 容量不足，失血≥1000ml；＜20mmHg 容量明显不足，失血达 2000ml±。

3. **休克指数** HR/SBP，正常为 0.52～0.6，如 70/120＝0.58。

HR/SBP＞0.8～0.9 失血达 500～750ml（占血容量＜10％～15％）；

≥1.0～1.5 失血达 1000～1500ml（占血容量 20％～30％）；

≥1.5～2.0 失血达 1500～2000ml（占血容量 30％～40％）；

≥2.0 失血 2500～3000ml（占血容量 50％～60％）

4. **Hb、Hct** Hb 下降 10g/L 相当于失血约 400ml，Hb：Hct＝30g/L：10％。

5. **尿量** 正常术中应维持≥0.5 的尿量、＜0.5ml/(kg·h) 容量不足。

无尿：容量显然不足。

综合判断：将 HR、BP、休克指数、脉压、尿量、面色等结合起对容量的判断才能比较确切，加上 CVP 和尿比重等指标则更准确。

纠正血容量不足（容量复苏），最常用目标应达到：

SBP≥100mmHg，DBP≥70mmHg，脉压＞25mmHg，最好≥30mmHg。

HR≤100bpm，Hb≥100g/L，Hct≥30％。

尿量≥0.5～1ml/(kg·h)，CVP 8～12cmH$_2$O。

四肢温暖，SvO$_2$≥65％。

血气基本要求：pH＞7.25，HCO$_3^-$≥20mmol/L，BE≥－5mmol/L，PaO$_2$≥100mmHg，PaCO$_2$ 35～45mmHg，氧合指数≥300。

6. **千万不能忽视不显性失水量** 如肺呼吸 350ml/d、皮肤蒸发 500ml/d 和异常扩大的第三间隙的丢失量，如肠腔、胸腔、腹中的积液及全身皮下水肿。有条件的医院，危重患者、大手术患者可应用 PiCCO，测定心排血量、每搏量、外周阻力、肺水等血流动力学指标，有助于准确判断患者容量动态的变化。

(二)术中输血、输液的基本要求

补充体液丢失，维持有效血容量和血流动力学稳定，即维持灌注压、电解质和渗透压平衡。

术中输血、输液的基本方法和容量如下。

1. 24h 的机体日需量

第一个 10kg，100ml/kg；输注速度 4ml/(kg·h)，40ml/h

第二个 10kg，50ml/kg，输注速度 2ml/(kg·h)，20ml/h

以后的每千克数 20ml/kg，输注速度 1ml/(kg·h)，(体重－20)×1ml/h

如 70kg，24h 需：

第一个 10kg，10×100ml＝1000ml

第二个 10kg，10×50ml＝500ml

以后的 kg 数 70－20＝50 50×20ml＝1000ml 日需量 2500ml 每小时需 104ml

2. 术前禁食缺失量，包括禁食和异常丢失，如出汗、发热、呕吐、腹泻、术前抽出的胸腔积液、腹水和血透时的负平衡量以及术前补液的平衡情况。

如 70kg，禁食 8h

104ml/h×8＝832ml

不显性出汗 300～500ml/d，显性出汗排出量有时很大，注意评估。肺呼吸水分丢失 200～500ml/d，气管造口每日失水可增加到 1000ml。

3. 伤口体液再分布＋蒸发量及第三间隙丢失量

小手术　　0～2ml/kg·h;
中手术　　2～4ml/kg·h;
大手术　　4～8ml/kg·h;
特大手术　10～20ml/kg·h;

胸腔积液、腹水、肠腔积液、胃肠引流液等需另计算。

4. 血管扩张:5～7ml×kg 体重≈350～500ml

5. 丢失血量(吸引器瓶中、纱布、辅料、手术铺巾、手术衣等处的血量总和)

输血指征:成人:$Hb \leqslant 70g/L$,$Hct < 20\%$。
婴幼儿:$Hb \leqslant 100g/L$,$Hct < 30\%$。
老人:$Hb \leqslant 100g/L$,$Hct < 30\%$。
危重患者、特大出血手术、新生儿:$Hb < 100g/L$,$Hct < 30\%$。

Hb 降低 1g/dl,约需输血 400ml。

以上因素在围术期补液中都要精确估计,这需要经验的积累和耐心细致的观察。只有在血容量和组织间液都得到恢复时,才能达到容量复苏的目的。

二、电解质管理中的失误

电解质是指溶于水溶液中能导电的化合物。人体体液中含有多种电解质,它们是维持细胞生理活动的阴、阳离子,是保持机体正常渗透压及酸碱平衡,并参与糖及蛋白质代谢,保证神经、肌肉正常功能所必需的物质。

血浆中主要的阳离子有 Na^+、K^+、Ca^{2+}、Mg^{2+},对维持细胞外液的渗透压、体液的分布和转移起着决定性作用。血浆中主要的阴离子有 Cl^- 和 HCO_3^-,两者除保持体液渗透压外,对维持酸碱平衡有着重大作用。

体液中阴离子总数和阳离子总数必须相等,以保持电中性。出现任何一个电解质数量的改变,将导致电解质紊乱,影响机体的生理功能。临床麻醉中患者病情千变万化,在处理水、电解质和酸碱平衡内环境的变化时稍有不慎则易出现失误。

1. 低钠血症

例 5　患儿,男,6 岁,体重 21kg,创伤性右股骨中段骨折,术前检查患儿发育正常,一般情况良好,经术前准备后拟在全麻下行钢板固定骨折修复术。入室 BP、HR、SpO_2、ECG 监测均正常。麻醉诱导插管后呼吸机控制呼吸,左侧桡动脉穿刺置管测压,麻醉和手术过程顺利。术中出血 180ml±,输注平衡液 1000ml,人工胶体液 500ml,共 1500ml。麻醉时间 3h20min,手术时间 2h35min。术毕血气:pH7.36,PaO_2 298mmHg($FiO_2$60%),$PaCO_2$ 42mmHg,HCO_3^- 25mmol/L,BE －4mmol/L,Hb120g/L,Hct35%,K^+ 3.8mmol/L,Na^+ 135mmol/L,Cl^- 106mmol/L。入麻醉恢复室 30min 后患儿清醒,45min 拔管,清醒送回病房,出手术室时能与父母对话。

病房管床医师问麻醉科医师术后还要输多少液体,麻醉科医师说"1500ml 左右吧!",但未说明输什么样的液体。第二天 7:00 病房医师打电话找麻醉科医师,说"患儿呼叫不应",麻醉科医师速到病房,发现患儿昏迷,大声呼叫不应。请示上级医师,嘱立即查血气,发现除 Na^+ 110mmol/L,其余尚正常。查病房医嘱,输入 5% 葡萄糖 500ml、10% 葡萄糖 250ml,0.9% NS 200ml,诊断低钠血症。立即将生理盐水 200ml 中加入 10% NaCl 40ml 配成 3% NaCl 240ml VD。同时速尿 5mg 静脉注射,利出小便 500ml,患儿清醒。复查血 Na^+ 130mmol/L,继续输 0.9% NS 250ml,患儿病情好转,复查血 Na^+ 138mmol/L,术后恢复良好。

【分析】　患儿 6 岁,21kg,发育良好。麻醉、手术顺利。术中出血 180ml,占患儿血容量(21kg×80ml/kg＝1680ml)1680ml 的 11% 左右,Hb120g/L,Hct35%,可以不输血。输液量按 5 个方面的需要计算:日需量 1000＋500＋20＝1520ml,每小时 63.3ml;术

前禁食 8h 应补液 506ml；麻醉时间 4h，应补液 252ml；该手术属中等手术，失液为 5ml/(kg·h)，应补 367ml；全麻血管扩张应补 100ml，失血 180ml，以两倍的液体量补给应补 360ml，5 项相加，共应补 1585ml，术中实际输平衡液 1000ml，人工胶体液 500ml，共 1500ml，基本符合要求，从术毕血气监测结果也反映了术中容量的处理是比较合适的。当天术后还有近 20h，麻醉科医师讲再输 1500ml 左右，基本正确，但未提醒输什么液体，结果病房医师给患儿输入 5% 葡萄糖 500ml、10% 葡萄糖 250ml，葡萄糖输入后在体内分解利用后剩下的即是水，750ml 的水输入已占患儿血容量的 1/2，使患儿出现严重的低钠血症。当细胞外液为低渗时，细胞内的渗透压高于细胞外液，水向细胞内转移，脑细胞水肿，患儿出现昏迷。这是本例主要的失误。

血 Na^+ 正常值为 135～145mmol/L，<135mmol/L 为低钠血症，<110mmol/L 为严重低钠血症，患儿即可出现昏迷。应紧急处理，将血 Na^+ 提高到 >125mmol/L，并控制水的入量并利尿排出水分。补 Na^+ 公式：mmol/L =（140 - 实测 Na^+ mmol/L）× 体重 ×0.2，1gNaCl 含 Na^+ 17mmol。简单快速补 Na^+ 方法，5% NaCl 6ml/kg 或 10% NaCl 1～2ml/kg 配制成 3% NaCl 溶液，以 100ml/h 速度静脉滴注，输入一半时复查血 Na^+ 进行调整。

例 6 患者，男，68 岁，75kg。前列腺肥大入院，术前检查一般情况良好，ASA Ⅱ 级。在腰硬联合麻醉下经尿道行前列腺电切术。$L_{3～4}$ 穿刺置管麻醉顺利，平面 T_{10}，麻醉效果满意，手术进展顺利。但手术快结束时，大声呼叫，患者不应，推动也无反应，立即结束手术放平患者，面罩吸氧，观察患者呈深昏迷状，当即气管插管进行抢救，但经过数小时的抢救不治死亡。

由于此病例为开展前列腺电切的初期，

膀胱冲洗液为 5% 葡萄糖。早期术者手术不熟练，手术时间一般都较长，出血也较多，冲洗液均达上万毫升，甚至几万毫升。此病例被提交到麻醉专业会议上讨论以明确死亡原因。

前列腺电切时，其创面不仅造成失血，还可吸收水分入血。该病例冲洗液多达 4 万毫升，手术历时 4h 50min，5% G 溶液被大量吸收入血。葡萄糖分解利用后，剩下的是水，血液被严重稀释导致低渗，诊断为低钠血症、水中毒。低渗时水向渗透压较高的细胞内转移，尤其是脑细胞，发生严重的细胞内水肿，患者陷入深昏迷。由于当时对低钠血症、水中毒等病理生理不甚清楚，抢救无针对性，必然效果不好，最终造成患者死亡的严重后果。

以上例 5、6 均为水输入或吸收过多，使血 Na^+ 降低导致稀释性低钠血症即水中毒的典型病例。这里要特别强调的是对 5%、10% 葡萄糖液的认识，作为临床上输液常用的液体之一，一般认为其既可以补充能量又可补充水分，在使用中往往忽视了它的副作用。少量使用（如 500ml）常用作药物的溶剂而被输入，一般没有问题，但葡萄糖入血后很快被分解利用，剩下的即是纯水，为低渗液，若用量过大即可造成低钠血症，故在临床要特别注意。若病情确实需补葡萄糖如低血糖，可用 25%～50% 葡萄糖静脉注射，而不宜大量使用含糖低的 5% 葡萄糖，以免造成稀释性低钠血症。

2. 高钠血症

例 7 患者，男性，52 岁，体重 68kg，车祸致脑外伤，急诊入院。患者浅昏迷，GCS 评分 9 分，BP 180/110mmHg，HR 50 次/分，R 14 次/分，在办理入院手续时，患者昏迷程度加深，一侧瞳孔散大，呼吸变深而慢，诊断颅脑损伤，脑疝形成。立即静脉注射 20% 甘露醇 250ml，同时通知手术室急诊开颅探查。入室患者昏迷，BP 178/100mmHg，HR 52 次/分，R 10 次/分，SpO_2

92％,面罩吸氧,左侧桡动脉穿刺置管测压,查血气:pH7.42,PaO₂ 138mmHg(FiO₂ 40％),PaCO₂ 50mmHg,HCO₃⁻ 24mmol/L,BE － 4mmol/L,Na⁺ 146mmol/L,K⁺ 3.8mmol/L,Ca²⁺ 1.2mmol/L,Hb 145g/L,Hct44％。快速诱导行气管内插管,静脉麻醉维持,开颅前又静脉注射 20％甘露醇 200ml,快速开颅,清除硬膜外血肿约 120ml,硬膜下血肿约 60ml,手术过程顺利,去除骨瓣减压。术中小便 3800ml,出血约 800ml,术中输入人工胶体 1500ml,平衡液 2500ml,0.9％NS 500ml,输血 400ml,共 4900ml,术后患者未清醒,血气分析除 Na⁺ 150mmol/L,其余指标基本正常,入 PACU,30min 后,复查血气:pH 7.45,PaO₂ 198mmHg(FiO₂ 60％),PaCO₂ 30mmHg,HCO₃⁻ 26mmol/L,BE ＋ 4mmol/L,Na⁺ 160mmol/L,K⁺ 4.0mmol/L,Ca²⁺ 2.0mmol/L,Hb110g/L,Hct35％,患者呈呼碱和高钠血症。调整呼吸参数并输注 5％葡萄糖 1000ml,30min 后患者有体动,1h 呼之可睁眼,给予咪达唑仑 5mg 静脉注射,继续呼吸机支持,复查血气:血 Na⁺ 142mmol/L,余正常,送回病房 ICU,术后恢复良好。

【分析】　急性颅脑损伤患者急发脑疝的紧急处理措施即用甘露醇脱水,减少脑体积,使疝入的脑组织回缩或减轻疝入脑组织的损伤。甘露醇通过其高渗作用将组织、细胞内的水分吸入血管内,再经肾排出水分,从而达到脑组织脱水的目的。大量脱水后血 Na⁺ 浓度升高,即可引起高钠血症,血液高 Na⁺ 高渗,细胞内水向细胞外移动,引起脑细胞脱水导致患者昏迷。本例失误主要为大量使用甘露醇脱水后造成高 Na⁺ 血症未能及时监测、发现和及时处理。第一份血气中的血 Na⁺ 已达 146mmol/L,开颅时又给予 20％甘露醇 200ml,术中尿量 3800ml,术毕血 Na⁺ 150mmol/L,应该适当输入 5％GS 加以预防血 Na⁺ 的继续上升,但麻醉科医师未能注意,直到血 Na⁺ 高达 160mmol/L 才给予处理。

急性硬膜外和硬膜下血肿被及时清除,去骨瓣减压后,若脑组织挫裂伤不严重时,术后患者意识会较快的恢复,患者的昏迷应有所减轻,但该患者术后意识恢复较慢,除与原发病脑组织水肿有直接关系外,与高钠血症引起的脑细胞严重脱水也有关。经过输注 5％葡萄糖 1000ml,利用其“水分”来稀释高 Na⁺ 血症降低血液渗透压,随后患者昏迷程度减轻,出现体动,呼之睁眼病情好转。

3. 低钠低渗

例 8　患者,男性,62 岁,体重 73kg。车祸致颅脑损伤。GCS 3 分,双肺啰音,急诊入院,立即打电话请麻醉科医师插管,接呼吸机支持呼吸,在急诊科抢救。血气分析,pH7.04,PaO₂ 79mmHg(FiO₂ 40％),PaCO₂ 60mmHg,HCO₃⁻ 10mmol/L,BE －20mmol/L,麻醉科医师建议给 5％NaHCO₃ 250ml 静脉滴注,并调整呼吸参数后离开。急诊科医师为了脱水静脉注射 50％葡萄糖 100ml 两次,20％甘露醇 200ml 后复查血气:pH 6.90,PaO₂ 72mmHg,PaCO₂ 80mmHg,HCO₃⁻ 18mmol/L,BE －12mmol/L,急诊科医生再次给 5％NaHCO₃ 250ml 患者病情不仅没有改善,双肺肺水肿反而更加严重,30min 后再查血气:pH6.78,PaO₂ 80mmHg(FiO₂80％),PaCO₂ 108mmHg,HCO₃⁻ 19mmol/L,BE －14mmol/L。期间急诊科医师又给予 25％葡萄糖 250ml。20min 后患者心跳停止,从入院至患者死亡共输入 50％葡萄糖 200ml、25％葡萄糖 250ml、5％NaHCO₃ 500ml、甘露醇 200ml。在急诊科抢救 2h48min,患者肺水肿严重导致肺水从呼吸道溢出,呼吸机管道中都充满了从气道溢出的肺水。

【分析】　患者死亡主要原因为急性重症颅脑损伤合并肺水肿。入院 GCS 只有 3 分,第一份血气显示 PaO₂ 79mmHg(FiO₂

40%），氧合指数仅 197.5，已是 ARDS，最终抢救无效死亡。该病例在救治过程中存在诸多失误。首先患者急性颅脑外伤并发肺损伤，其肺功能极差，PaO_2 低，$PaCO_2$ 居高不下，不仅呈 II 型呼吸衰竭，而且氧气指数 < 200 为 ARDS。呼吸机治疗，未能控制和减轻肺水肿，脑水肿也无改善。其次，纠正代酸给予 5%$NaHCO_3$ 250ml 两次，第一用量太多，第二使用 $NaHCO_3$ 时，$NaHCO_3$ 在体内分解、利用，所产生的 CO_2 需要经呼吸道排除，当呼吸功能不良时，对 CO_2 排出不利，会加重 CO_2 的蓄积，$PaCO_2$ 越来越高。第三，治疗脑水肿时脱水不宜用 50%葡萄糖，虽然 50%葡萄糖可以短暂发挥高渗性利尿脱水作用，但作用有限、时间短暂，而且还会反跳，更主要的是葡萄糖分解后产生的水会加重脑水肿。该患者在治疗过程中三次使用葡萄糖液，在治疗中脑水肿不仅没有改善，反而越来越重，虽然这与患者的原发病病情较重有关，但与治疗不当也有密切的关系。第四，治疗过程监测项目除血气分析外，其他如血流动力学、电解质、Hb、Hct、凝血功能等的变化均未见详细监测记录。

总之，该患者虽然病情危重，但治疗过程中的失误也是严重的，应该认真吸取教训。

4. 高氯高钠血症

例 9 患者，男性，58 岁，体重 80kg。因左侧输尿管上段结石入院。术前检查，除患者较胖外，无特殊病情，ASA II 级。在硬膜外麻醉下，经尿道行输尿管上段碎石术，麻醉及手术顺利，术毕送入 PACU，入室后值班护士发现患者腹部很"胖"，触诊肿胀明显，但血压、心率正常，立即向麻醉科医师报告，麻醉者查看后觉得患者原来腹部就很胖，差别不大，嘱再观察。护士又观察了 15min，觉得腹部发硬，遂向上级医师汇报，经检查确实和正常肥胖的腹部不同，是胀而硬，同时患者反映呼吸"有点困难"。立即左桡动脉穿刺置管查血气：pH 7.25，PaO_2 96mmHg（FiO_2 30%），

$PaCO_2$ 50mmHg，HCO_3^- 15mmol/L，BE —16 mmol/L，Na^+ 150mmol/L，Cl^- 118mmol/L，K^+ 3.9mmol/L，诊断为呼吸性酸中毒，高氯性酸中毒，高钠血症。请手术医师到场，检查腹部后手术医师陈述是手术"可能损伤了输尿管"，可能有大量的盐水和尿液渗入后腹膜，腹部被推向前，变得膨胀、发硬。经商量协商治疗方案后继续在麻醉恢复室治疗，经纠酸、利尿、呼吸支持，观察 2h 病情稳定，腹部膨胀硬度变软。复查血气分析：pH 7.32，PaO_2 252mmHg（FiO_2 60%），$PaCO_2$ 42mmHg，HCO_3^- 22mmol/L，BE —4mmol/L，Na^+ 143mmol/L，Cl^- 108mmol/L，K^+ 4.2mmol/L，Hb100g/L，Hct31%，遂送回病房继续治疗。

【分析】 输尿管结石经尿道碎石术中常用生理盐水进行冲洗。该患者术中损伤了输尿管，使盐水漏入腹膜后，腹膜具有很强的吸收能力，盐水被吸收入血，不仅造成血容量增加，最主要的是 NaCl 增多，造成高氯性酸中毒。此病例主要失误为手术医师隐瞒了手术损伤输尿管的病情，未向麻醉科医师说明，而麻醉科医师术中缺乏监测，对一个 58 岁的患者术中仅做了一般 BP、HR、ECG、SpO_2 监测，未行动脉穿刺查血气，对病情盲目乐观，入 PACU 后对值班护士提出质疑也不重视，当然谈不上正确判断和及时处理。

5. 高钾血症

例 10 患者，男性，43 岁，体重 71kg，因胆结石在全麻下行腔镜下胆囊摘除术，患者一般情况良好，ASA I 级，麻醉、手术均顺利，术毕前血气结果提示血 K^+ 3.2mmol/L，其余均在正常范围。麻醉科医师将 5% GS500ml 内加 10%KCl 1g 准备静脉滴注，当配制完毕时手术结束，顺便将配制好的液瓶放在推车上。随后搬运患者过床，这时患者已呼之皱眉，20min 后拔管。患者清醒，麻醉科医师让护士送患者回病房，正巧当时液体已输完，护士看到推车上有一瓶 5%葡萄糖就顺手将其接上输液器，送出手术室。到

病房过床后,血压 90/60mmHg,心率 110 次/分,病房护士加快输液速度,30min± 患者血压和心率下降,呼之不应,立即呼叫医师。此时在麻醉科清理东西的麻醉科医师发现自己配制含有 KCl 的 5%葡萄糖液不见了,询问护士告之"挂上输了",急跑到病房,当即拔除输液器,注射 10%CaCl₂ 10ml,面罩给氧等紧急处理后,患者病情好转。

【分析】　患者血 K^+ <3.5mmol/L,补充 1g KCl 配制于 5%葡萄糖 500ml 液内即 0.2%KCl 经外周静脉输注是可行的,但麻醉科医师配制 KCl 时没有在输液瓶上用红笔写明,也没有与护士交代,而是顺手随意放置。护士在接液体时虽发现输液瓶盖已被开启,但不问清楚就顺手接上输液器,均是严重的违规操作。没有三查七对,没有交接制度,缺乏责任心,忙中出乱。快速输入含钾溶液,可造成高血钾,高钾引起对心肌的抑制故患者出现血压和心率下降。万幸的是麻醉科医师发现后赶到病房,紧急处理后转危为安,否则将发生严重后果。

体液和血液中的电解质 K^+、Na^+、Ca^{2+}、Cl^-、Mg^{2+} 等不仅其成分,而且互相之间的比例都必须保持在一定范围内,不论哪种成分和比例发生变化超出一定范围都会引起机体生理功能的改变,其中血钾浓度的快速改变可引起危及生命的严重后果。血 K^+ >5.5mmol/L 为高血钾,<3.5mmol/L 为低血钾。血钾主要影响心脏和神经-肌肉的兴奋性,高血钾对心肌的抑制可出现致死性的心律失常如 VF,心脏停跳于舒张期,这成为高血钾对机体的主要威胁。外周静脉输注 KCl 溶液,浓度为 <0.3%,输液瓶上必须要用红色笔写明药名、剂量、浓度、输注开始时间、每小时输注速度等,并应严格交接班,以防失误。

6. 低 Mg^{2+} 低 K^+

例 11　女性,患者,48 岁,57kg。风湿性二尖瓣狭窄,主动脉瓣关闭不全,心功能Ⅲ～

Ⅳ级。经术前两周的准备,心功能有所改善,在全麻下行二尖瓣和主动脉瓣双瓣置换术。麻醉、CBP 和手术过程均顺利。主动脉阻断时间 1h50min,开放升主动脉心脏自动复跳,辅助循环 50min,CBP 转流时间 3h20min,停机前给呋塞米 10mg 静脉注射,停机时尿量 3500ml。术毕血气:pH 7.46,PaO_2 267mmHg(FiO₂ 60%),$PaCO_2$ 34mmHg,HCO_3^- 27mmol/L,BE ＋5mmol/L,K^+ 3.5mmol/L,Na^+ 137mmol/L,Ca^{2+} 2.20mmol/L,Hb 90g/L,Hct 31%,送回 ICU 前麻醉科医师予呋塞米 5mg 静脉注射。

入 ICU 后 30min,尿量 1000ml,突然发生心室颤动,立即床边除颤,恢复窦性心率,2min 又转为心室颤动,再次除颤成功,同时补 10%KCl 10ml,稀释至 50ml 经中心静脉内泵入泵,泵速 80ml/h。10min 后又发生心室颤动,再次除颤虽然成功,但不到 10min 又转为心室颤动。麻醉科主任到场建议给 25%MgSO₄ 4ml 稀释成 20ml 静脉缓慢推注,再次除颤,转为窦性后并维持良好。期间床边查血气:血 K^+ 2.5mmol/L,补 K^+ 后上升至 3.0mmol/L,1h 后又补 10%KCl 10ml,稀释至 50ml 泵速 50ml/h。由于床边监测仪不含血 Mg^{2+} 的监测,故当时的血 Mg^{2+} 浓度并不清楚。但经补硫酸镁 1g 后心室颤动除颤成功,说明心室颤动与低 K^+、低 Mg^{2+} 有关。

【分析】　由于患者病情重,为预防组织水肿,CBP 转流后期给呋塞米 10mg,利出小便共 3500ml,术毕 Hb 90g/L,Hct 31%,麻醉科医师又给予呋塞米 5mg,导致短时间内又利尿 1000ml,术毕血 K^+ 仅 3.5mmol/L,利尿后血 K^+ 进一步下降,同时 Mg^{2+} 也排出增加,发生心室颤动期间血 K^+ 2.5mmol/L。心肌的兴奋性与 K^+、Mg^{2+} 呈负相关,由于低 K^+、低 Mg^{2+} 不能在短时间纠正,心肌兴奋性高,故除颤后不能维持而出现反复心室颤动,在经补 Mg^{2+} 后才得到维持。主要失误：术中补 K^+、补 Mg^{2+} 量偏少。CBP 中血液稀释，给呋塞米后大量利尿，导致低血 K^+、低血 Mg^{2+} 而发生心室颤动。另外，患者术毕呈轻度呼碱+代碱，K^+ 易向细胞内转移，也是血钾下降的因素之一。

三、酸碱平衡处理中的失误

酸碱平衡是指机体血液的酸碱度（酸碱的强弱程度，用 pH 来表示）必须维持在 $7.35 \sim 7.45$（7.4 ± 0.05）狭小范围内，pH 6.80 和 7.80 是人体能生存的极限。酸碱平衡是内环境平衡重要的组成部分。

正常人体血液 pH7.35～7.45 呈弱碱性，主要是因为体内激素及蛋白酶必须在弱碱性的环境里才能保持正常的结构和功能。一旦血液 pH 偏离这一范围，将显著影响激素及蛋白酶的空间结构和生理功能，甚至使其丧失活性，影响机体正常生理功能，严重时甚至会危及生命。故保持血液酸碱度正常，维持内环境平衡是人体生命活动的基本条件之一。

人体正常的代谢过程中不断产生酸性物质和碱性物质。血液 pH 之所以能维持在 7.40 ± 0.05 这样狭小范围内是因为体内具有精确和强大的对酸碱平衡的调节能力，主要包括 4 个方面：①体液缓冲系统（最敏感、最重要、反应最快）；②肺脏调节（通过加速或减慢 CO_2 的排出，调节血中 CO_2 浓度）；③肾脏调节（排出固定酸和碱性物质）；④离子交换（在 $2 \sim 4h$ 后发挥作用）。

临床中发生的各种疾病，通常会不同程度干扰酸碱平衡而发生酸碱紊乱，故在临床实践中维持患者内环境平衡是临床医学的基本内容和基础医学知识，也是临床麻醉工作者的基本功。

常见的失误主要包括对酸碱平衡的诊断和处理，如呼吸性酸中毒、呼吸性碱中毒。在全麻中由于使用肌肉松弛药，患者无自主呼吸，患者自身的呼吸因素对机体酸碱平衡的

调节就变成了医生对呼吸机呼吸参数和呼吸模式的设置来实现。既往一般医生设置潮气量为 $8 \sim 12ml/kg$，呼吸频率 10～14 次/分，这种参数，根据笔者 100 例的监测结果发现，其中 50% 患者会出现通气过度，发生呼碱，$PaCO_2 < 35mmHg$；20% 会出现通气不足，$PaCO_2 > 45mmHg$；只有 30% 左右的患者是合适的。说明仅凭"常规""经验"设置呼吸参数是不全面的。应该先按潮气量 $8ml/kg$、呼吸频率 12 次/分设置呼吸机或麻醉机的呼吸参数 $15 \sim 30min$ 后查血气，根据查得的 $PaCO_2$ 结果进行调整，使 $PaCO_2$ 维持在 $35 \sim 45mmHg$ 范围内。

1. 呼吸性酸中毒、呼吸性碱中毒

例 12 患者 36 岁，体重 75kg，胃癌。在全麻下行胃大部切除术，麻醉诱导后插管、接好麻醉机支持呼吸，设置潮气量 750ml（10ml/kg），f 12 次/分，30min 后查血气：pH7.47，PaO_2 269mmHg（FiO_2 60%），$PaCO_2$ 30mmHg，说明潮气量（750ml）过大。机械通气分钟通气量 9000ml，有效通气量（750－150）×12＝7200ml，呈过度通气状态，致使 $PaCO_2 < 35mmHg$。呼吸机调整参数：潮气量减至 600ml（8ml/kg），f 12 次/分，分钟通气量 7200ml，有效通气量为（600－150）×12＝5400ml，复查血气：pH7.42，PaO_2 268mmHg，$PaCO_2$ 35mmHg，"呼碱"基本纠正，此参数维持至术毕，复查血气正常。

例 13 患儿，4 岁，体重 15kg，拟在全麻下行开颅探查术。气管内插管顺利，呼吸机潮气量 150ml（10ml/kg），f 20 次/分，30min 后查血气：pH7.30，PaO_2 236mmHg（FiO_2 60%），$PaCO_2$ 48mmHg，呼吸性酸中毒，通气不足，调整呼吸参数，潮气量 180ml（12ml/kg），f 22 次/分，30min 后复查血气 pH7.35，PaO_2 235mmHg，$PaCO_2$ 44mmHg，呼吸性酸中毒基本纠正。

以上两例虽然都是按 10ml/kg 设置潮

气量的,但例 12 出现通气过度呼碱(与体重大有关),而例 13 则出现通气不足呼吸性酸中毒(与小儿体重轻、气道狭窄、气管导管偏细有关)。同时也说明使用呼吸机后30min±查血气的必要性和重要性,以便及时发现问题、及时调整、及时纠正,以预防长时间通气不足或通气过度对机体造成的不良影响和后果。

2. 代谢性酸中毒　代谢性酸中毒在临床上十分常见,指细胞外液 H^+ 增加和(或) HCO_3^- 丢失过多。常见病因有乳酸性酸中毒。乳酸浓度是对组织缺氧高度敏感的指标之一,正常值 $0.5\sim1mmol/L$,危重患者可允许达 $2mmol/L$。凡各种原因导致的休克、组织低灌注,如围术期创伤、失血、休克、低血容量、低灌注及各种心血管疾病,肝、肾、肺病、糖尿病以及中毒均易发生乳酸性酸中毒,另外酮症酸中毒,如严重饥饿、糖尿病、胰岛素不足、糖利用降低、脂肪分解增加等也是酸中毒常见病因,往往 $pH<7.35$,乳酸 $>4mmol/L$。HCO_3^- 丢失过多,则是临床上另一种常见的酸中毒病因,如肠液丢失、腹泻、肠道引流、大面积烧伤,大量血浆渗出也伴有 HCO_3^- 丢失。高 K^+、高 Cl^- 以及大量快速输入不含 HCO_3^- 的液体,5% 葡萄糖、0.9% 氯化钠使血液稀释可导致 HCO_3^- 下降,发生酸中毒,在麻醉中若认识不足,处理不当,极易发生失误。

例 14　女性 38 岁。因腹痛、腹泻 1 周就诊于消化科门诊。消化科认为是妇科问题,转诊至妇产科门诊,妇科医师建议患者做宫腔镜检查。第 2 天,在静脉麻醉下行宫腔镜检查,术中麻醉顺利,SpO_2 95% ～97%,血压尚可,心率较快 120 ～140 次/分,手术历时 30min,术中用 5% 葡萄糖液2000ml 冲洗,宫腔镜检查未发现明显异常,手术结束,回门诊观察室。5h 后妇科医师打电话给麻醉科医师,告之患者尚未清醒,麻醉科医师查看患者并用力推动刺激患者

有皱眉动作认为麻醉药效早已消退,不是麻醉问题。2h 后患者昏迷加重,心搏骤停,抢救无效死亡。

【分析】　患者腹痛、腹泻 1 周,病因不明,行宫腔镜检查,麻醉前未做任何血液生化检查,对患者的内环境一无所知。实际上此患者应该存在严重的内环境紊乱,腹泻可造成肠液的丢失,其中主要为 $NaHCO_3$,故有代谢性酸中毒的存在,在宫腔镜检查中又大量使用不含 HCO_3^- 的 5% 葡萄糖液,被吸收入血的部分也可引起稀释性 HCO_3^- 下降,葡萄糖被分解,剩下的为纯水,血液被稀释,造成低钠血症(即水中毒),水进入细胞内,出现脑细胞水肿,昏迷不醒,故患者的死因极大可能为严重的内环境紊乱:代谢性酸中毒,低钠血症(水中毒)。由于当时无任何检查、检验结果,经死亡讨论和专家鉴定与上述结果一致。

例 15　患者,女,40 岁,体重 60kg。车祸致双侧胫腓骨开放性骨折、骨盆骨折、腹膜后巨大血肿,失血性休克入院。由于患者病情严重,直接入手术室抢救,入室心率 158 次/分,血压 60/50mmHg。气管插管全麻后积极抗休克,行清创手术。

第一份血气:$pH6.785$,PaO_2 337mmHg(FiO_2 98%),SaO_2 100%,$PaCO_2$ 27.8mmHg,$BE>-30mmol/L$,HCO_3^- 4.2mmol/L,Na^+ 143mmol/L,K^+ 7.2mmol/L,Ca^{2+} 0.9mmol/L,Hb 30g/L,$Hct<10\%$,血糖 25.9mmol/L。分析为严重代谢性酸中毒:HCO_3^- 4.2mmol/L,$PaCO_2$ 呈代偿性降低,预计值应为 $(1.5\times4.2+8)=14.3$,而呼吸机参数设置后 $PaCO_2$ 为 27.8mmHg,高于计算值,存在呼吸性酸中毒,应加大潮气量,但在纠酸后随着 HCO_3^- 的提升,$PaCO_2$ 也要相应提高,这就要求麻醉医生不断监测、调整呼吸机参数,以适应机体内环境的改变。

经输血、输液、纠酸、胰岛素治疗及补充 Ca^{2+} 后复查血气,$pH7.286$,PaO_2 208mmHg

（FiO$_2$95%），PaCO$_2$40mmHg，BE －5mmol/L，HCO$_3^-$ 21.5mmol/L，Na$^+$ 150mmol/L，K$^+$ 5.0mmol/L，Ca^{2+} 0.51mmol/L，Hb50g/L，Hct＜15%，血糖 19.7mmol/L。分析：pH＞7.25，HCO$_3^-$21.5mmol/L，BE － 5mmol/L，K$^+$ 5.0 mmol/L，高钾、代酸已基本纠正，血糖有所下降，PaCO$_2$40mmHg（1.5×21.5＋8＝40.25），呼吸机参数设置合理。Ca^{2+} 0.51mmol/L，是由于输血后补 Ca^{2+} 不足，使血 Ca^{2+} 有所下降，应继续补充 Ca^{2+}。Hb、Hct 仍低，还应适当补充红细胞。继续输血后，复查血气 pH7.328，PaO$_2$ 192 mmHg，PaCO$_2$40mmHg，BE －5mmol/L，HCO$_3^-$ 21.7mmol/L，Na$^+$ 145mmol/L，K$^+$ 4.5mmol/L，Ca^{2+} 0.98mmol/L，Hb85g/L，Hct25%，血糖16.3mmol/L。

【分析】 该患者存在严重的代谢性酸中毒，pH 已降低到人体的生存极限 6.8 以下（6.785），主要原因：①严重的创伤性休克，严重低血容量，组织低灌注，无氧代谢严重；②严重的组织缺氧，患者已达到几乎没有可利用的动脉氧含量。正常人动脉氧含量 CaO$_2$＝Hb×SaO$_2$×1.34，平均约 20ml/100 血，以心排血量每分钟约 5000ml 计算，20/100×5000＝1000ml/min。其中 200ml 是不能被利用的，也就是说正常人动脉氧含量可利用为氧为 800ml/min，正常人 Hb 为 120～150g/L，患者仅 30g/L，是正常人的 1/4～1/5。如果其他条件都正常，该患者的动脉氧含量仅为 250～200ml，200ml 不能被利用，可供机体利用的氧量仅为 50～0ml，组织处于严重缺氧状态，才会发生如此严重的代谢性酸中毒。所幸处理及时，纠正快，否则必然危及生命。

患者同时并存高血钾的原因：①严重的组织损伤，导致细胞内钾的逸出；②严重的酸中毒，K$^+$ 向细胞外转移，酸中毒合并高血钾。

患者入室时应该有呼吸性酸中毒的存在，但未能来得及检查血气，首先进行气管内插管给氧，第一份血气已是在机械通气的条件下完成的，即严重代酸的条件下呼吸机参数按 10ml/kg 给潮气量，f 12 次/分，结果 PaCO$_2$27.8mmHg，单从数字上分析应该为呼吸性碱中毒，严重的代谢性酸中毒被掩盖，经计算还存在呼吸性酸中毒。在代谢性酸中毒逐步纠正后，肺代偿也会发生相应的变化。这样才实现酸碱平衡，机械通气条件下需要及时监测才能调整得当。

例 16 患者，女性，67 岁，体重 56kg。全麻下行腰椎（L$_{3\sim4}$）滑脱固定术。术前一般情况尚可，心、肺、肝、肾功能正常，ASA Ⅱ级，入室后常规监测（表 4-1）。

11:45 开始麻醉诱导，气管内插管顺利。

11:48 左桡动脉穿刺置管动脉监测。

11:50 右锁骨下深静脉穿刺（此时给止血药一支）。

11:55 发现动脉压骤降，继而心室颤动。

11:59 心肺复苏，胸外心脏按压，肾上腺素 1mg 静脉注射，5% NaHCO$_3$50ml 静脉注射。

12:02 动脉血气分析。

12:03 电除颤，同时补钾 1g。

12:15 心脏按压，除颤。

12:25 再除颤，心跳复律、窦性心律，BP140/108mmHg，HR128 次/分。

12:30 5% NaHCO$_3$20ml 静脉注射。

12:42、13:01、13:19 各补钾 1g。总共输注 kcl 4g。

15:00 送 ICU 继续治疗，3d 天后出 ICU。

表 4-1　心肺复苏前后动脉血气分析结果

时间	pH	PaCO$_2$ (mmHg)	PaO$_2$ (mmHg)	FiO$_2$	BE (mmol/L)	HCO$_3^-$ (mmol/L)	Na$^+$ (mmol/L)	K$^+$ (mmol/L)	Ca^{2+} (mmol/L)	Hct	Hb (g/L)
11:55 心搏骤停											
12:02	7.276	61.4	504	95%	2	28.6	144	2.6	1.16	32%	10.9
12:21	7.356	45.9	554	95%	0	25.7	149	3.5	1.01	26%	8.8
12:25 恢复窦性心律											
12:41	7.201	58.6	529	95%	−5	23	145	2.3	1.32	26%	8.8
12:59	7.252	45.6	551	95%	−7	20	146	2.3	1.19	25%	8.5
13:16	7.268	45.1	573	95%	−6	20.6	145	2.6	1.2	26%	9.5
14:16	7.265	44.9	302	60%	−5	21	144	3.2	1.15	26%	8.8
15:00 入 ICU											
15:34	7.296	44	258	55%	−5	21.4	146	3.2	1.17	32%	10.9

【分析】　患者术前一般情况尚可,但她是一个限食者,长期进食很少,而且不吃肉食。术前访视失误,麻醉科医师并未掌握这一情况。麻醉诱导、插管、动脉、锁骨下静脉穿刺均很顺利,唯在锁骨下静脉置管完毕时给予止血药(蛇毒生物制品),静脉注射后5min,BP 骤降,继而发生室颤。抢救时发现全身大面积红疹、红斑。心搏骤停原因考虑为严重的过敏性休克和低血钾。最大的失误是:没有用药指征的情况下使用止血药物,该药物致过敏性休克引起心搏骤停。

第一份血气 12:02,距心搏骤停 5min(12:00)采血,应该能较准确反映当时患者体内的内环境状态,即有明显的低血钾。这与患者长期限食有关,在 严重低血钾(2.6mmol/L)的基础上,加上严重的过敏性休克低血容量,心脏发生心室颤动就不难理解了。经过 4 次补钾,最后血钾才维持于3.2mmol/L,可以判断患者体内长期处于低钾状态。

血气分析中 PaO$_2$ 在心搏骤停前、后均"正常",当时 FiO$_2$ 为 95%,PaO$_2$>500mmHg,氧合指数均>500,反映了患者肺部换气功能良好,缺氧可以排除。

心搏骤停后的血气主要提示呼吸性酸中毒(PaCO$_2$ 61.4mmHg,HCO$_3^-$ 28.6mmol/L),急性呼酸时肾代偿肺,HCO$_3^-$ 代偿性上升,但不可能如此快,故当时的 HCO$_3^-$ 28.6mmol/L 与使用 5% NaHCO$_3$ 50ml 有关。一般情况下,心搏骤停,缺氧无氧代谢产生的酸性产物不断入血,一定会有代酸,但此例患者的心搏骤停是在气管内插管已建立,麻醉机高浓度氧气通气的条件下发生的,而且发现及时,处理快,故从血气结果来看,当时并没有代酸,故补 NaHCO$_3$ 应该在血气的指导下进行(如果心搏骤停,缺氧时间较长则肯定有代谢性酸中毒)。本例在治疗中 5% NaHCO$_3$ 仅使用过两次,首次使用是在心搏骤停后"常规"给予,另一次是根据血气结果给予 5% NaHCO$_3$ 20ml,此时呼吸性酸中毒已纠正,pH>7.25,HCO$_3^-$>20mmol/L,BE<−10mmol/L,可不给 NaHCO$_3$但此例仅少量给予 NaHCO$_3$ 20ml,故未发生不良后果,若大量补碱,可引起代碱,则为治疗不当导致的医源性碱中毒。

3. 高氯性酸中毒

例 17　患儿,8 个月,体重 9kg。诊断为脑内结节性硬化症、癫痫,拟在全麻下行开颅癫痫灶切除术。入室常规监测心率、血压、

SpO_2，静脉诱导，插管顺利，右侧颈内静脉穿刺置管测中心静脉压及输液，左侧桡动脉穿刺置管测动脉压，采血。术中 BP 98～90/60～55mmHg，HR110～125 次/分，麻醉、手术均平稳，无低血压。术中出血 260ml±，输入浓缩红细胞 2U(320ml±)，0.9%氯化钠 260ml，人工胶体液 180ml，共 760ml，麻醉时间 6h10min，手术历时 5h45min，术中监测结果见表 4-2。

表 4-2　术中监测结果

麻醉时间	pH	PaCO₂ (mmHg)	PaO₂ (mmol/L)	Fi O₂	BE (mmol/L)	HCO₃⁻ (mmol/L)	Na⁺ (mmol/L)	K⁺ (mmol/L)	Ca²⁺ (mmol/L)	Hct	Hb g/L
9:16	7.344	35.8	333	65%	−6	19.5	140	2.9	1.32	22%	7.5
11:01	7.310	37.7	282	60%	−7	19.0	142	3.8	1.30	22%	7.5
12:18	7.321	35.6	273	60%	−8	18.4	141	3.8	1.30	48%	16.3
13:27	7.339	34.4	3.9	60%	−7	18.5	141	4.0	1.35	28%	9.5
14:05	7.372	27.7	189	50%	−9	16.1	141	3.9	1.35	26%	8.8
14:47(术毕)	7.425	23.7	114	30%	−9	15.6	144	3.7	1.30	27%	8.6

【分析】　尽管患儿术中血压 98～90/60～55mmHg，心率 110～125 次/分，很平稳，但从以上监测结果可以看出从麻醉至术毕均存在代酸，BE −6～−9mmol/L，HCO_3^- 19.5～15.6mmol/L，一直未得到纠正；14:00 后不仅有代谢性酸中毒，还合并呼吸性碱中毒，$PaCO_2$<35mmHg，至术毕未纠正；Hb、Hct 偏低，术中出血 260ml±，输注红细胞 2U(320ml±)仍不足，Hb 仅在输注红细胞 1U 后上升至 163g/d。患儿 8 个月，9kg，因经常癫痫发作，营养较差，术前贫血又因静脉穿刺困难而未得到纠正。其全身血容量若按 80ml/kg 计算，仅为 720ml，出血 260ml±已占到血容量的 35%±，输注浓缩红细胞 2U(320ml±)虽然其 Hct 偏高，可达 0.6%～0.7%，但从监测结果显示，术中 Hb、Hct 仍偏低，说明输血不够。婴儿术毕 Hb 应达到 10g/dl、Hct30% 为妥。

患儿术中氧合指数均在 521～378，提示肺的换气功能良好，应无缺氧，由于 Hb、Hct 为正常水平的 2/3，动脉氧含量是偏少的，但未达到造成组织缺氧的程度，因此，代谢性酸中毒的原因中组织缺氧可以排除。

术中输血前后多次用 0.9%氯化钠冲导管，使用生理盐水达 260ml，由于床边监测仪无血氯项目，麻醉科医师也未采血送检查血氯离子。通过公式血 Cl^-=103−BE 来计算，患儿的血 Cl^-=103−(−6～−9)=109～112，可以看出患儿术中输入过多的 NS，造成高氯血症，Cl^- 与 HCO_3^- 呈负相关，Cl^- 高，必然 HCO_3^- 低，故患儿的代酸为高氯性酸中毒，是由于输入过多的 0.9% 氯化钠引起的。

14:00 后呼吸参数进行了变动，结果通气过度，出现呼吸性碱中毒，也并未纠正。$PaCO_2$↓，HCO_3^- 代偿性↓，可进一步加重代谢性酸中毒，直至术毕送入 ICU 仍未纠正，这是一个失误。该患儿全过程虽然有代酸，但 pH＞7.30，暂不补碱是合适的。

代谢性碱中毒与低钾、低氯有关，另外医源性碱中毒在临床上也很常见。

4. 医源性代谢性碱中毒

例 18　患者，男性，42 岁，体重 70kg，大面积烧伤，休克。入院后，呈严重的代谢性酸中毒，在手术室纠酸中多次大量补充 NaHCO₃ 而造成医源性碱中毒，动脉血气监测结果见表 4-3。

表 4-3　动脉血气监测结果

时间点	pH	PaCO$_2$ (mmHg)	HCO$_3^-$ (mmHg)	Na$^+$ (mmol/L)	K$^+$ (mmol/L)	Cl$^-$ (mmol/L)	处理
入院	7.198	29	15	135	3.0	100	输液,吸氧,抗休克,补 5% NaHCO$_3$ 700ml 后
入 ICU	7.41	41	30	137	2.6	104	
第二天	7.51	51	41	137	2.6	105	补 5% NaCO$_3$ 500ml 后
第三天	7.45	52	36	139	4.6	107	补 5%NaHCO$_3$ 100ml 后
第四天	7.35	52	29	145	5.4	110	气管切开
第五天	7.35	26	13	140	4.7	115	病情逐渐稳定

【分析】　患者大面积烧伤,大量血浆渗出,造成低血容量休克、低灌注、组织缺氧,代谢性酸中毒,第一份血气:pH7.198,HCO$_3^-$15mmHg。患者疼痛、呼吸急促,通气过度,PaCO$_2$29mmHg,呈现呼碱。纠酸时输注 5% NaHCO$_3^-$700ml(420mmol/L),补碱后 pH7.41,HCO$_3^-$30mmHg,呈代碱,说明补碱量过大。NaHCO$_3$ 分解后必须通过呼吸道排出 CO$_2$,故此时 PaCO$_2$ 由 29mmHg 上升至 41mmHg,说明通气功能欠佳,结果造成医源性代碱＋呼酸,同时碱中毒造成血钾下降致低钾血症,血钾低至 2.6mmol/L。

入 ICU 后,由于机体处于高分解状态第 2 天又补 5% NaHCO$_3$ 500ml(300mmol),进一步加重代碱,pH7.51,同时合并严重低钾血症,血钾 2.6mmol/L,经补 K$^+$ 纠正。

第 3 天 PaCO$_2$ 52mmHg,呼吸功能不良。第 4 天,请麻醉科进行气管切开行呼吸机辅助呼吸,加强 CO$_2$ 排出,但呼吸机参数设置过度又因通气过度 PaCO$_2$ 下降至 26mmHg,HCO$_3^-$ 代偿性下降至 13mmol/L,血氯上升至 115mmol/L,呈现呼碱、高氯性代酸,之后经再次调整治疗方案病情才逐渐好转。

该病例主要失误为纠酸时,大量盲目使用 5% NaHCO$_3$;呼吸机参数设置不当,造成医源性碱中毒、高氯性代酸和先呼酸后呼碱等三重性酸碱紊乱。

【防范】　纠酸补碱不能一次性大量输注 NaHCO$_3$,应根据血气监测结果小量分次输注,最简便的方法是 5%NaHCO$_3$ 1~2ml/kg 首次输入,30min 后查血气再酌情补充,同时加强呼吸管理,排出分解产生的 CO$_2$。pH 每上升 0.1,血钾下降 0.6mmol/L,故纠酸补碱要注意血钾的变化,及时监测和补充,避免血钾下降发生危险。

5. 代谢性碱中毒

例 19　女,45 岁,体重 50kg。因腹痛、急性阑尾炎入院,拟在腰硬联合麻醉下行阑尾切除术。入室 BP140/95mmHg,HR125 次/分,常规监测、吸氧、SpO$_2$99%,常规腰硬联合麻醉,麻醉平面 T$_6$,麻醉效果满意,开始手术。术中监测血气结果为 pH7.51,PaCO$_2$50mmHg, HCO$_3^-$35mmol/L, Na$^+$137mmol/L,K$^+$3.0mmol/L,Cl$^-$90mmol/L,当时 BP135/83mmHg,立即呼叫上级医师,协助处理,经补 10%KCl 1g 和输注平衡液 1000ml 后再查血气 pH7.42,PaCO$_2$39mmHg,PaO$_2$240(FIO$_2$60%),HCO$_3^-$25mmol/L,Na$^+$138mmol/L,K$^+$3.5mmol/L,Cl$^-$105mmol/L,BP118/70mmHg,HR98 次/分。随后患者病情稳定,顺利完成手术。

【分析】　该患者急诊腹痛入院,诊断急性阑尾手术,术后经询问家属才被告知患者因高血压曾在社区医院用氢氯噻嗪(双氢克尿塞)利尿降压,3d 后发生腹痛。由此说明入院前患者已处于脱水状态,但麻醉科医师未能掌握这一病情。大量利尿后可造成低钾和低氯,出现低氯性代碱合并低钾血症。

血气分析中 pH7.51 与 HCO_3^- 上升倾向一致,HCO_3^- 上升为原发性,$PaCO_2$ 50mmHg 为代偿性升高,(HCO_3^- 每升高 1mmol/L,$PaCO_2$ 代偿性升高 2~9mmHg,但不会超过 55mmHg)患者 $PaCO_2$ 为 50mmHg 在代偿范围内,不应诊断呼吸性酸中毒。患者为单纯性代谢性碱中毒,主要由低氯所致,若不注意肺代偿肾代偿范围,单从 $PaCO_2$ 数值上看易误诊为混合性酸碱平失衡。

患者利尿脱水后容量不足,早期机体为保持血容量,肾脏保钠保水,在重吸收 Na^+ 的同时将 HCO_3^- 大量吸收入血,而致 HCO_3^- 上升,造成代谢性碱中毒,同时保钠排钾,Cl^- 随 K^+ 排出增加,造成低氯,低钾又可导致 H^+ 向细胞内转移,这也是引起碱中毒的原因之一。

此病例提示我们虽然急性阑尾炎行阑尾切除术是常见的"小手术",但术前的全身状态一定要细致询问,阑尾切除术一般不复杂,但患者的既往史不一定很简单,尤其是术前一周内是否合并其他的病情,给麻醉和手术可能带来的风险一定要掌握,避免发生意外。

四、水、电解质,酸碱平衡处理中失误的防范

机体的体液是细胞生存的内环境,其容量占体重的 60%,其中电解质的成分、比例都有严格的要求,血液的酸碱度更需维持在 7.35~7.45 狭小的范围内,水的容量、分布和流动主要受渗透压的影响,渗透压又与电解质的浓度、比例有关,肺和肾的代谢关系着体液调节和血液的酸碱平衡。因此,维持水、电解质、酸碱平衡是临床病情处理中的基本功。防范失误,最主要的是加强学习,理论结合实践不断总结和提高。

(一)重视阴离子间隙(AG)在酸碱平衡中的作用

若忽视了 AG 的计算可造成诊断上的失误。AG 是判断代酸的原因和诊断代谢性酸中毒+代谢性碱中毒以及三重性酸碱紊乱不可缺少的指标。体液中阴、阳离子总和一定要相等。阳离子大部分为 Na^+,阴离子主要为 Cl^- 和 HCO_3^-,阳离子 Na^+ 与阴离子 Cl^-、HCO_3^- 两者的差称阴离子间隙(AG),即 AG= Na^+ - (Cl^- + HCO_3^-)= 12 ± 2mmol/L,上限为 16mmol/L,>16mmol/L 即可诊断为 AG 增高型酸中毒。代谢性酸中毒时,AG 增加是非挥发性酸(固有酸)增加的依据。若 AG 不增加的代酸,由于 HCO_3^- 与 Cl^- 呈负相关,HCO_3^- 减少,Cl^- 必然增加,则发生高 Cl^- 性酸中毒。故 AG 对分析代酸原因有意义。

如休克患者 pH7.46,$PaCO_2$ 27mmHg,HCO_3^- 19mmHg,Na^+ 120mmol/L,K^+ 3.7mmol/L,Cl^- 65mmol/L。分析:此例首先计算 AG = 120-(19+65)= 36mmol/L,AG↑36mmol/L,就可以诊断 AG 增高型代谢性酸中毒,HCO_3^- 19mmHg 与休克低血压低灌注一致,HCO_3^-↓为原发性,$PaCO_2$ 呈代偿性↓,预计值=(19×1.5)+8=36.5,而目前患者 $PaCO_2$ 仅为 27mmHg,低于预计值存在呼碱。Cl^- 65mmol/L,低 Cl^-,HCO_3^- 必然高,故有低氯性碱中毒,代谢性碱中毒。最后诊断,代酸+代碱+呼碱为三重混合性酸碱紊乱和低钠血症。由于既有代酸又有代碱和呼碱,故 pH>7.4。在治疗上,因代碱是由于低 Cl^- 引起的,应输注 NaCl 溶液,即可在纠正低 Cl^- 同时又纠正了低 Na^+,改善循环,并调整呼吸参数减少通气量,病情定能缓解。如果仅根据 HCO_3^- 19mmol/L,认为休克引起代酸给予 $NaHCO_3$ 纠酸,则会加重代碱,使病情恶化。

(二)酸碱平衡与电解质关系密切

如离子转移就是酸碱平衡调节中的一方面。酸中毒时，H^+升高并向细胞内转移，为维持细胞内阴阳离子的平衡，细胞内的K^+向细胞外转移，而使血K^+升高，故代酸时常伴有血K^+升高。K^+与pH和HCO_3^-有关，pH每下降0.1，血K^+升高0.6mmol/L；代碱时则相反，pH每升高0.1，血K^+下降0.6mmol/L。高Cl^-、高K^+可引起酸中毒，反之，低Cl^-、低K^+可引起碱中毒。如一糖尿病患者，酸中毒5d，查血气：pH7.18，$PaCO_2$14mmHg，HCO_3^-6mmol/L，单从这份血气分析中仅能诊断为代酸，$PaCO_2$是代偿性降低，预计值为$(1.5×6)+8=9+8=17$mmHg，现在患者$PaCO_2$14mmHg，比预计值低，应该有呼碱。电解质检查：血K^+3.4mmol/L，Na^+138mmol/L，Cl^-110mmol/L，$AG=138-(110+6)=22$mmol/L。综合分析，患者有AG增高型酸中毒，高Cl^-性酸中毒＋呼碱，低钾血症。故临床工作中，查血气同时要监测电解质，进行综合分析，才能避免失误。

(三)临床上对单纯性酸碱紊乱的诊断和处理比较简单，要注意的是对混合性和三重性酸碱紊乱的诊断和处理，比较复杂要多加分析、综合判断

以下举例说明：

1. 混合型酸碱紊乱

(1)呼酸＋代酸(最常见)

1)病因：严重的呼吸通气障碍常引起呼酸，同时有低血容量，组织低灌注、低血压等情况即可引起代酸。

2)特点：pH明显下降，$PaCO_2$上升，HCO_3^-下降，BE负值加大，血钾增加，AG增大。

(2)代酸＋呼碱

1)病因：创伤、休克、缺氧、糖尿病等危重病；由于低血容量、低灌注极易发生代酸；由于紧张、疼痛，呼吸增快→通气过度→呼碱。

2)特点：pH偏低或正常，HCO_3^-下降，$PaCO_2$下降(既有代偿性下降，又超出代偿范围)。如患者血气分析pH7.34，$PaCO_2$20mmHg，HCO_3^-15mmHg，HCO_3^-原发性下降(与pH↓倾向一致)；如$PaCO_2$呈代偿性下降，$PaCO_2$预算值$PaCO_2=1.5×15+8=30.5$，如果$PaCO_2$仅为代偿性下降，那么$PaCO_2$应在30mmHg左右，而现在患者$PaCO_2$仅为20mmHg，超出代偿范围存在呼碱，最后诊断：代酸＋呼碱。

(3)呼碱＋代碱

1)病因：高热伴呕吐者，高热呼吸加快通气量增加→呼碱；呕吐胃液丢失(Cl^-降低)→代碱；围术期呕吐、胃液引流、疼痛→呼碱＋代碱；血容量不足＋机械通气过度→呼碱＋代碱。

2)特点：pH升高，$PaCO_2$下降，HCO_3^-升高，血钾降低。

(4)呼酸＋代碱

1)病因：慢阻肺＋通气不足→呼酸；合并呕吐、利尿丢失Cl^-、K^+→代碱

2)特点：pH偏高或正常或偏低；$PaCO_2$升高，HCO_3^-代偿性升高但超出代偿范围。

如患者pH7.46，$PaCO_2$55mmHg，HCO_3^-30mmol/L，$PaCO_2$升高，每升高10mmHg HCO_3^-代偿性增高3mmol/L(慢性)。目前$PaCO_2$升高15mmHg，HCO_3^-代偿性升高为4.5mmol/L，HCO_3^-应在28mmol/L，但患者的HCO_3^-目前为30mmol/L已超出代偿范围，存在代碱。

2. 三重性酸碱失衡 危重患者常发生在以下情况。

(1)呼酸＋代酸＋代碱

1)特点：pH正常或轻度变化，$PaCO_2$升高，HCO_3^-代偿性升高或超出正常范围，AG＞16，Cl^-低和(或)K^+低。代酸＋代碱患者若通气不足即可成"三重性"酸碱紊乱。如患者血气结果：pH7.46，$PaCO_2$40 mmHg，HCO_3^-

19mmol/L,Na^+ 120mmol/L, K^+ 3.7 mmol/L,Cl^- 65mmol/L,AG36,PaO_2 65mmHg。

2)分析:pH7.46＞7.45 偏碱,碱血症;AG36＞16,AG 增高型代酸(AG 正常值12±2,＞16 即可诊断为代酸);HCO_3^- 19 比正常值24mmol/L 低 5mmol/L;Cl^- 65mmol/L 比正常值98mmol/L 低 33mmol/L,Cl^- 与 HCO_3^- 呈负相关,低 Cl^- 性碱中毒 $PaCO_2$ 40mmHg 有代偿因素,肺代偿肾 $PaCO_2$＝(1.5×19＋8)＝36.5mmHg,目前 $PaCO_2$ 为 38mmHg,有呼酸。如果不计算 CO_2 预计值,单从 $PaCO_2$ 38mmHg 的数值上看,极易遗漏对呼酸的诊断。

3)最后诊断:呼酸＋代酸＋代碱三重性酸碱失衡,低 Na^+ 血症,低氧血症。

(2)呼碱＋代酸＋代碱

1)特点:pH 变化大,$PaCO_2$ 降低,AG＞16mmol/L,HCO_3^- 可高可低,Cl^- 低和(或)K^+ 低,代酸＋代碱患者通气过度即可呈呼碱 ＋ 代酸 ＋ 代碱。如患者 pH6.97,$PaCO_2$ 14mmHg, HCO_3^- 8mmol/L, Na^+ 143mmol/L,Cl^- 87mmol/L,AG38mmol/L。

2)分析:pH 6.97＜7.35 酸血症;HCO_3^- 降低与 pH 降低倾向一致,HCO_3^- 降低为原发性;AG38＞16mmol/L 为 AG 增高型代酸,Cl^- 87 低氯性碱中毒,HCO_3^- 降低,肺代偿肾,$PaCO_2$ 预计值＝(1.5×8＋8)＝20mmHg;但患者的 $PaCO_2$ 为 14mmHg,超过代偿极限存在呼碱。

3)最后诊断:呼碱＋代酸＋代碱。

(四)处理原则

1. 治疗原发病为主;急病急治,慢性病逐步治。

2. 治疗。酸碱紊乱的目的是治疗酸血症或碱血症,即纠正 pH,维持 pH 在"基本正常"的范围内即可,不要求 pH 完全正常。

3. 诊断正确,才能得到有效治疗,即治疗要有针对性。呼吸因素靠肺,代谢因素靠

肾。如急性呼酸的治疗以改善通气为主,HCO_3^- 可呈代偿性增高,不能补碱而要纠正"呼酸",一旦通气改善 CO_2 下降,而 HCO_3^- 不可能很快下降,这时若补碱,即可出现或加重代碱,这是治疗急性呼酸时要特别注意的。代酸要分清什么性质的代酸,是 AG 升高型还是高 Cl^- 型,因为两者治疗措施不同。

4. 积极查找肺部和(或)其他脏器出现的新问题,预防病情恶化,避免发生严重的电解质紊乱。

5. 宁酸勿碱:机体对酸中毒缓冲能力远强于碱,机体对酸的耐受性是碱的 3 倍。而且治疗酸中毒的措施多于碱中毒,且成功率高,即治疗碱中毒更困难。碱中毒、碱血症使 pH 升高,引起氧离曲线左移,Hb 与 O_2 的亲和力增加,氧的释放减少,组织摄氧降低,造成组织缺氧,酶反应受阻,乳酸增高,脑血管收缩,脑组织缺血缺氧,心排血量下降,心肌缺血缺氧等,这些碱中毒的危害往往不被临床重视。pH≥7.55 致死率为 41%,pH≥7.65 致死率高达 80%,故应避免严重的碱中毒,特别是要避免医源性碱中毒。严重碱中毒 HCO_3^- 45～50mmol/l,pH＞7.65 应立即补酸治疗。代酸患者 pH＜7.25,HCO_3^-＜16mmol/L,BE＞－10mmol/L,可补碱治疗,补碱应小量、分次,当 pH≥7.25,HCO_3^-≥16mmol/L,BE＜－10mmol/L,补碱要特别慎重,可以先观察后根据病情发展以及监测结果再考虑是否补碱。急性呼酸先纠正呼酸后再根据血气监测结果确定是否需要补碱,避免失误。

(五)常记内容

1. 正常值:pH7.4 ± 0.05(7.35～7.45);$PaCO_2$ 40 ± 5(35 ～ 45)mmHg;HCO^{-3} 24± 2(22 ～ 26)mmol/L;BE ± 3(－3～＋3) mmol/L; PaO_2 80 ～ 100 FiO_2 21% mmHg;氧合指数:400～500;AG(12＋2)mmol/L,上限 16mmol/L。

2. 如果不是混合性酸碱失衡,起始

pH<7.35 为酸血症,pH>7.45 为碱血症。

3. 急性呼酸:PaCO₂ 升高,每升高 10mmHg,肾代偿肺,HCO_3^- 代偿性升高 1mmol/L,但不会超过 32mmol/L,若 > 32mmol/L 则有代碱。

4. 慢性呼酸:PaCO₂ 升高,每升高 10mmHg,HCO_3^- 代偿性升高 3~4mmol/L,但不会超过 45mmol/L,若>45mmol/L 则有代碱,但也不会<26mmol/L,若<26mmol/L 则有代酸。

5. 代酸: HCO_3^- 下降,每降低 1mmol/L,PaCO₂ 代偿性下降 1~2mmHg,PaCO₂ 预计值＝(1.5×HCO_3^-＋8)±2,若 PaCO₂ 高于预计值则合并呼酸,PaCO₂ 15~20mmHg 是肺代偿的极限。

6. 代碱:HCO_3^- 上升,每升高 1mmol/L PaCO₂ 代偿性上升 2~9mmHg,但肺代偿肾 PaCO₂ 不会 > 55mmHg,若 PaCO₂ > 60mmHg 则合并呼酸。

7. 危重患者,若 pH"正常"往往提示为混合性或三重性酸碱紊乱。

(沈七襄　周　翔)

第5章 专科手术麻醉的失误

本章的重点是讨论各个专科手术麻醉中所出现的失误。从普外科，妇产科，骨科，神经外科到胸、心脏、血管外科，小儿外科，五官科及门诊、内镜手术麻醉的失误病例，都有收录。比较来看，以胸科和普外科手术麻醉的失误最多见。发生失误有主观的原因，也有客观的因素，有麻醉的因素，也有非麻醉的因素，期望麻醉科医师在工作中能仔细辨别，及时处理，防患于未然。

第一节 腔镜手术麻醉失误

一、儿童电视辅助胸腔镜手术术中低血压

例1 患儿，男，7岁，体重20kg。因"微创漏斗胸矫治术（NUSS）后复发"入院，拟行换取NUSS钢板术。术前常规检查均正常，患儿生命体征平稳。入手术室HR100次/分，BP100/60mmHg，R20次/分，$SPO_2$100%。麻醉诱导：依次给予阿托品0.15mg、芬太尼0.3mg、丙泊酚60mg、罗库溴铵10mg、地塞米松5mg，气管内插管全麻。麻醉维持：瑞芬太尼0.15～0.3μg/（kg·h）、丙泊酚8～10mg/（kg·h）持续静脉泵入。电视辅助胸腔镜（VTAS）检查出血情况，血压降至60/40mmHg，HR110次/分，$SPO_2$100%，胸腔镜CO_2气胸压力13mmHg，考虑胸腔镜CO_2气胸导致纵隔移位，血液流出道扭曲所致，排出胸腔内CO_2后BP61/39mmHg，HR110次/分，$SPO_2$100%，胸腔内未见大出血。因HR无明显变化，脑电双频谱指数（BIS）为50，排除因麻醉浅导致迷走神经反射性低血压。血压下降3min后降为58/40mmHg，$SPO_2$98%，心率逐渐减慢，行开胸探查术。开胸后胸腔内无出血，打开心包腔放出气体约50ml，桡动脉测压92/58mmHg，确诊为CO_2进入心包致心脏压塞。心肺复苏期间心率最低55次/分，SPO_2最低67%，静脉给予肾上腺素0.1mg、阿托品0.2mg，ECG无ST段降低，图形无明显改变。复苏后测pH7.185、$PaCO_2$62.4mmHg、$PaO_2$128mmHg、BE－5mmol/L，示代谢性酸中毒，给予5%碳酸氢钠30ml，增加潮气量，测pH7.385、$PaCO_2$36.5mmHg、$PaO_2$376mmHg、BE－3mmol/L，手术结束前血气均正常，术后安返病房，无手术麻醉后遗症，2d后出院。

【教训】 VTAS术中血压突然下降的常见原因可考虑：①CO_2气胸所致纵隔移位，流出道扭曲，心脏血液无法完全泵出，导致外周血压下降，应放出胸腔内部分或全部CO_2，血压恢复正常，心脏有转位时ECG图形改变。②麻醉较浅时，由于手术操作刺激胸膜，引发迷走神经反射导致血压下降，同时伴有心率减慢。③胸腔内大量出血也会导致血压下降，这是由于手术操作导致血管破裂，大量出血，血压下降、心率增快，出现失血性休克症状，VTAS可见胸腔内大量血液积

存,心肌供血不足时 ECG 提示 ST 段下降。④严重过敏反应也可导致术中血压突然下降,危重者出现心搏骤停。本例患儿严重低血压主要考虑为 CO_2 心脏压塞,发生原因可能是胸腔镜检查时导致心包撕裂小口,由于心脏的舒张,CO_2 气体进入心包腔,压迫心脏致使心输出量减少,血压下降。排出胸腔 CO_2 气体后,因心包撕口小,心包内气体无法外排,压迫心脏使血压无法恢复正常,有创动脉血压可以连续监测血压。手术过程中麻醉科医生需时刻关注手术进程,及时发现患者生命体征异常,并查找原因,在相应处理后,血压未见好转应立即开胸、心肺复苏。需开放多条静脉通路,行有创动脉血压监测,准备好心肺复苏药品及开胸器械,为心肺复苏争取宝贵时间。总之,围麻醉期麻醉科医师密切观察,及时发现异情况,正确分析,及时处理才是麻醉安全的保障。

二、支气管插管全麻致广泛皮下气肿

例2 患者,男,45岁,体重78kg,身高174cm。患者既往有右肺肺大疱和慢性阻塞性肺疾病,拟在胸腔镜下行右肺肺大疱切除术。患者入室后开放静脉通道,麻醉诱导:静脉注射咪达唑仑4mg、舒芬太尼40μg、丙泊酚100mg、阿曲库铵50mg,面罩给氧去氮,待肌肉松弛后,行双腔气管导管37F(Robertshaw)左管插管。插入喉镜,暴露声门,在导管尖端通过声门后,拔除管芯。双腔气管导管在气囊通过声门后逆时针方向旋转90°后继续前进,当导管深度距门齿32cm时有轻微的阻力感,考虑为导管已达左支气管,气囊充气,左支气管气囊为3ml,主气管气囊为6ml。接麻醉机行手控通气,并以听诊两肺呼吸音调整导管位置。调整数次导管位置均不佳后,拔出双腔气管导管重插,同时静脉注射地塞米松10mg、氨茶碱0.25g插管后,调整导管位置听诊两肺呼吸音合适,固定,行机械

正压通气,术中常规监测 ECG,HR 90～100次/分,$SPO_2$98%～99%,$PetCO_2$35mmHg。手术历时2h,手术顺利。术毕患者清醒,拔除双腔气管导管,送回病房。术后10h,患者出现胸腹部皮下广泛气肿,触及捻发音及阴囊充盈肿胀,给予对症处理并于第4天复查CT示:平第2胸椎处气管可见一破口,周围水肿充血及纵隔和胸壁广泛积气,经会诊给予对症处理,待破口自行愈合,气肿消失。患者于14d后胸腹皮下气肿消失,触及皮下捻发音消失,阴囊无肿胀。

【教训】 本例患者因患有肺大疱及慢性阻塞性肺病,右侧斜裂及双肺门多发结节状钙化等疾病,可能导致其气道解剖结构发生变化,在反复行双腔管插管及在主支气管上段拔除管芯从而导致主支气管破裂。术后CT示其破裂口为一活瓣形破口,使患者术后10h出现胸腹广泛皮下气肿并逐渐加重。本例的失误显然是麻醉科医师反复行双腔气管插管导致气管破口引起广泛皮下气肿。麻醉科医师在行双腔管插管时,应考虑其解剖异常因素,让具有插管熟练的高年资医师操作,动作需轻柔,尽可能在双腔管通过声门后拔除管芯,有条件者需在纤维支气管镜引导下置入双腔管。

三、经尿道前列腺电切(TURP)术引起肺水肿

例3 患者,男性,74岁,体重70kg,身高175cm。拟在腰硬联合麻醉下行经尿道前列腺电切术。高血压病史10余年,术前BP165/95mmHg,心电图示心肌缺血、左心室高电压。麻醉穿刺顺利,控制麻醉平面T_8左右。术中输乳酸钠林格液350ml,乌拉地尔16mg降压,呋塞米60mg利尿。手术近3h灌洗液用生理盐水50000ml。患者诉胸闷,呼吸增快至40次/分,继之烦躁不安、咳粉红色泡沫痰、双肺听诊湿啰音。10min后意识不清并抽搐,考虑为水中毒引起肺水肿,即面罩加压

吸氧,静注呋塞米 40mg,地塞米松 40mg,毛花苷 C 0.4mg,纳洛酮 0.4mg 和氨茶碱 20mg 等治疗后,呼吸逐渐改善。2h 后意识恢复,双肺水泡音消失,生命体征平稳。

【教训】 TURP 手术是通过特殊的膀胱镜(前列腺切除器)来进行。必须采用直视下用生理盐水来冲洗,电刀清楚下切除前列腺组织。该手术多为老年男性患者,常伴有高血压、糖尿病、慢性阻塞性肺疾病、下肢静脉曲张等各种疾病,麻醉死亡率 0.2%～6%,且与 ASA 分级密切相关。本例患者 74 岁,伴有高血压,术前心电图示心肌缺血,左心室高电压,提示其围术期发生心脏事件的风险增加。手术 3h 共用灌洗液 50000ml,经前列腺创面静脉窦破裂处吸收后致循环容量增加,血液稀释和渗透压下降,导致急性肺水肿和脑水肿。本例的失误主要是麻醉科医师未时刻关注手术进程,灌洗液若用生理盐水 50000ml 时,需警示肺水肿及脑水肿的发生。对于此类手术,麻醉科医师需要保持时刻警惕,尤其对长时间手术和灌注液用量大者应加强血流动力学、电解质和红细胞比容等监测,以提高手术麻醉的安全性。

四、宫腔镜手术中发生急性重度稀释性低钠血症

例 4 患者,女性,44 岁,体重 50 kg,身高 156 cm。拟全麻下行宫腔镜下子宫肌瘤摘除术。术前 BP 130/70mmHg,HR 70 次/分,R 15 次/分,SPO$_2$ 98%,双肺呼吸音清晰,ECG 示有心肌缺血。入室后快速诱导气管内插管顺利,静吸复合麻醉控制呼吸。以蒸馏水作膨宫介质共用 20000ml。手术结束前 30min 患者心率由 60 次/分减至 40 次/分,给予阿托品 0.5mg 后增至 50～60 次/分,血压无明显变化。术毕心率再次减至 40～50 次/分,频发室性期前收缩二联律,QT 轻度延长,心肌缺血,缓慢静注利多卡因 50mg 后室性期前收缩消失,自主呼吸 14

次/分,吸空气 SPO$_2$ 95%,咳嗽、吞咽反射恢复后拔管,20min 后患者意识淡漠,球结膜水肿,血性尿液 700ml,缓慢静注纳洛酮 0.4mg,意识不能恢复。考虑为水中毒低钠血症,静脉注射呋塞米,血气分析示 HCT 29%、Na$^+$ 112mmol/L、K$^+$ 2.88mmol/L、Cl$^-$ 85.3mmol/L,血标本严重溶血,急性重度低钠低渗。转 ICU 病房进一步治疗后电解质、血浆渗透浓度逐渐回升至正常,血红蛋白尿和球结膜水肿消失,意识清楚。

【教训】 水中毒是宫腔镜手术的常见并发症之一。本例宫腔镜手术应用 20000ml 低渗蒸馏水作灌洗液,液体通过宫腔内膜吸收入血液循环,导致血容量增多和稀释性低钠血症、血浆渗透压降低(低渗状态),水分子从细胞外液转移至细胞内,引起急性左心衰竭和肺水肿。患者表现为意识淡漠,球结膜水肿。蒸馏水为低张溶液,水分子能自由通过半透膜,进入红细胞内,使红细胞膨胀而破裂、溶血,出现血红蛋白尿、血标本溶血,即出现血性尿液 700ml。本例麻醉失误主要是麻醉科医师对宫腔镜手术灌注液用量大者未保持警惕,导致水中毒的发生。手术过程中一旦发生水中毒,麻醉科医师应立即提示手术医师停止手术,并应用利尿药利尿,纠正低钠血症等电解质失衡。治疗急性低钠血症低渗状态时应注意不宜过快纠正,警惕渗透性脱髓鞘综合征,在严密监测血浆 Na$^+$ 的条件下,静滴 5%NaCL 溶液,使血 Na$^+$ 逐渐回升至 130mmol/l。

五、机器人手术后发生低温应激综合征

例 5 患者,男,67 岁,身高 170cm,体重 50kg。诊断为膀胱癌,术前无并存疾病,拟在全身麻醉下行机器人全膀胱切除＋原位膀胱再植术。手术经历 8h,术中出血 800ml,输注红细胞悬液 3U,输液总量 3000ml,尿量 500ml。入麻醉恢复室后发现患者麻醉未

醒，HR 90 次/分，BP 180/90mmHg，全身抽搐，接心电监护后发现频发室性期前收缩，术前患者心电图未发现明显异常，$PetCO_2$ 50mmHg，手摸患者皮肤较冷，测肛温 35.2℃，诊断为术后低温立即给予暖风机保温处理，呼吸机设置为同步间歇指令通气模式，潮气量 500ml，血气报告示无明显异常。入室后 $PetCO_2$ 持续上升，最高达 62mmHg，调整呼吸机参数潮气量为 600ml 后无效，且血压上升至 190/100mmHg，心率升高至 110 次/分，给予艾司洛尔 20mg 无效，给予芬太尼 0.1mg 也无效。后给予维库溴铵 4mg 静脉注射，并给予丙泊酚 100mg/h＋右美托咪定 20μg/h 泵注，同时继续给予暖风机保温处理。1h 后复测体温 36.2℃，$PetCO_2$ 降为 48mmHg，BP 降至 167/80mmHg，HR85 次/分。患者停止抽搐，室性期前消失。停止丙泊酚输注，2h 后患者苏醒，肌力恢复，拔除气管内导管。

【教训】 患者术后表现为体温降低，$PetCO_2$ 升高，伴有抽搐、高血压，频发室性期前收缩，且用降压及降心率药物无效，加快通气也不能促进 CO_2 排出，给予保暖、镇静、肌肉松弛药后症状减轻。患者行泌尿外科机器人手术，可能因为泌尿外科手术术中冲洗较多液体，加之机器人手术时间长，术中出血较多，引起患者体温下降较快。如果是单纯因长时间的气腹引起的 CO_2 升高，加快通气应该能促进 CO_2 排出，但患者加快通气后 CO_2 仍不能下降，考虑可能与低温相关，加之患者合并有频发室性早搏，在排除电解质异常后就应该考虑是否有低温应激综合征。有研究表明浅低温可致血去甲肾上腺素浓度升高，同时血压增高。应激反应是以交感神经系统和下丘脑-垂体-肾上腺皮质轴功能增强为主要特点，通过神经内分泌系统与免疫系统间的双向调控完成，前者通过神经递质和激素作用于免疫细胞上的相应受体实现，而后者通过 IL-1、IL-6、TNF 等细胞因子和促肾上腺皮质激素、β-内啡肽等神经体液调节神经内分泌系统功能。本例患者在手术结束后，体温较低（<36℃）时都表现为血压高、心率快、寒战，而且一般的降压及降心率药物无效，经给予镇静、镇痛、肌松药和保暖等处理后，使体温恢复后症状减轻，可见是低温诱导了急性的应激反应，通过一系列神经内分泌系统作用于机体。本例麻醉失误主要是围术期麻醉科医师对患者低体温未予以重视，导致术后低温应激综合征的发生。麻醉科医师应该对于手术时间长、出血过多及冲洗液过多的患者术中可给予温水毯、加温输液等措施保温，及时控制应激反应。

（陈碧芸 仲吉英）

第二节 腹部外科手术麻醉的失误

腹部外科是综合医院里的重点科室，腹部外科手术的麻醉是我们临床工作中最常遇到的一类。腹部手术的患者则具有年龄范围广、病情轻重不一及并发疾病不同等特点。腹部手术的麻醉并不简单，它不仅要求镇痛良好，而且要达到腹部肌松良好，内脏牵拉反射很轻或完全被阻滞。因此，术中平稳安全并非易事。

一、硬膜外阻滞时神经牵拉反应引起心搏骤停

胆囊摘除手术应用硬膜外麻醉，具有操作简单、腹肌松弛等优点。但硬膜外麻醉本身对阻滞迷走神经反射却无能为力，并且由于其阻滞了胸段的交感神经，迷走神经的张力更呈亢进之势。因而手术刺激胆道部位则易引起冠状动脉痉挛、心肌缺血缺氧、心律失

常、低血压,甚至心搏骤停。

例1 患者,女性,17岁。既往体健,因胆囊穿孔、中毒性休克拟在连续硬膜外麻醉下行胆囊造瘘、腹腔引流术。术前BP100/70mmHg,HR104次/分,R22次/分。连$T_{8\sim9}$椎间隙穿刺,置管顺利,回吸无脑脊液,注入1%利多卡因5ml,5min后再注入8ml(内含1:20万肾上腺素)。注药15min后手术开始,35min探查胆囊及胆总管时,患者诉上腹及肩部剧痛。测BP90/60mmHg,HR100次/分,准备用哌-异合剂辅助,正在抽药时,患者突然意识消失,血压测不到,颈动脉搏动消失。即行气管内插管人工呼吸,胸外心脏按摩及"三联针"心内注射,5min心搏恢复,EOG示窦性心律,BP100/80mmHg,20min自主呼吸恢复,心率24次/分,手术历时50min顺利结束。

【教训】 本例为早期休克,试图采用小剂量硬膜外分次注药法完成手术。硬膜外麻醉用于上腹部手术,虽能较好解决切口止痛和肌肉松弛两个问题,但本身对阻滞迷走神经反射却是无能为力的。由于硬膜外麻醉阻滞了胸段的交感神经,迷走神经的张力更呈亢进,这或许是硬膜外麻醉下手术操作刺激胆道部位易于引起血压大幅度降低,心率明显减慢,甚至循环骤停的主要原因。故本例的失误就在于麻醉方法的选择不当,胆道疾患合并休克时,选择全麻则更为安全合理。有些基层医院由于条件所限,有时不得已仍选用硬膜外麻醉完成手术。这时除应辅以地西泮镇痛合剂和抗胆碱能药物外,还应特别注意患者呼吸有无抑制,应面罩给氧吸入,辅助呼吸,手术操作宜轻柔,避免过度牵拉。术中一旦出现迷走神经反射时,一方面应立即经静脉快速注入阿托品和麻黄素,以提高血压和加快已经减慢的心率,同时手术者必须暂停手术(尤其是牵拉和分离等),在操作涉及的范围内用低浓度局麻药(例如0.5%~1.0%普鲁卡因或0.25%~0.5%利多卡因)

做完善的浸润阻滞。在血流动力学恢复到正常水平时方允许继续进行手术。如果手术者不了解病情的剧变而继续手术,或麻醉者不注意监测血流动力学的变异,势必导致严重后果。

二、化脓性胆管炎合并中毒性休克术中心搏骤停

硬膜外麻醉阻滞运动和感觉神经的同时,相应阶段的交感神经也被阻滞,血管扩张。由于血容量的相对不足,血压下降。如果患者术前一般情况良好,经过适当补液和机体的自身代偿作用,术中可以维持机体血流动力学状态的稳定。但在术前机体血容量已有不足,甚至休克的患者,硬膜外阻滞后会出现急剧的血压骤降,甚至心搏骤停。

例2 患者,男性,52岁。因阻塞性黄疸,经皮胆道镜取石术后3d发生,在硬膜外麻醉下急诊行剖腹探查、胆总管引流术。术前 Hb140g/L,BP105/75mmHg,HR143次/分,R 20次/分。硬膜外穿刺点选择$T_{9\sim10}$,穿刺经过顺利,置管3cm,注入2%利多卡因5ml试验量后,麻醉平面确切,血压降至75/52mmHg,给予麻黄碱15mg输注及加快输液后,血压升至90/68mmHg,追加2%利多卡因6ml,6min后血压降至68/36mmHg,随即血压降为零,心率减慢至30次/分左右,大动脉搏动消失,自主呼吸停止。立即静脉注射阿托品0.5mg,麻黄碱30mg,并行气管内插管控制呼吸,肾上腺素1mg静脉推注,胸外心脏按压,血压升至142/75mmHg,HR150次/分。5min后心率又减慢至30次/分,血压降至68/36mmHg,经静脉输注多巴胺、间羟胺后,BP126/75mmHg,HR110次/分,在全麻下行胆囊造口术,术中见胆囊内有大量脓液。患者于术后死于中毒性休克。

【教训】 本例的失误显然是麻醉方法选择不当,患者为化脓性胆管炎并发中毒性休

克,术前心率已达 132 次/分,且术前血容量严重不足。硬膜外麻醉应为禁忌证。硬膜外阻滞后,交感神经受抑制,外周血管扩张,心率减慢,血压急剧下降,终至心搏停止。故各种原因引起的休克未充分纠正时,不宜选用硬膜外麻醉,尤其是高位硬膜外麻醉(其用药量大,阻滞范围广,应为禁忌),还是以气管内插管全麻为宜。

三、急性胆囊炎术中心搏骤停

由于急性胆囊炎患者的病变在胆道系统,术前消化功能、肝功能大多已有异常,同时存在水、电解质紊乱和酸碱平衡失常。但只有手术才能治本,有时只好在准备欠充分的情况下开始手术,这无疑增加了术中患者的危险性。临床处理中若有不慎,易于出现意外情况。

例3 患者,男性,73 岁。因右上腹持续性疼痛,阵发性加剧伴黄疸而入院。体查:痛苦表情,巩膜黄染,T 38.1℃,HR 96 次/分,BP 160/90mmHg,右上腹压痛明显,可触及 3cm×5cm 大小的包块。实验室检查:Hb130g/L,红细胞压积 52%,血钾 3.75mmol/L,血 Na^+ 108mmol/L,尿三胆(+)。诊断为急性胆囊炎,在硬膜外麻醉下行剖腹探查术。硬膜外穿刺困难,在反复多次穿刺时其中有一次疑有脑脊液外溢,最后经 $T_{7\sim8}$ 穿刺成功,向头端置管 4cm。相隔 5min 分两次注入 1% 利多卡因和 0.15% 丁卡因合剂(含肾上腺素 3×10^{-5})共 10ml,麻醉范围 $T_{4\sim9}$,小壶内输注哌替啶 50mg、异丙嗪 25mg,于首次用局麻药 30min 后追加混合液 5ml,开始手术。手术开始 10min 呼吸浅慢,出现缺氧症状,即刻面罩给氧并行气管内插管,此时已完成胆囊减压,显露胆总管。手术开始 35min 突发心搏骤停,经胸内心脏按压和人工呼吸 4min,心脏复跳,复跳后 15min 恢复自主呼吸。以后继续行胆囊切除,总胆管十二指肠吻合术,手术历时 1.5h。

术终患者送 ICU 病房治疗,患者仍昏迷,并有间断性抽搐。虽经脱水、降温、应用血管活性药物,输血补液、镇痉及气管切开,机械呼吸等措施治疗,仍无效,于术后第 16 天死亡。

【教训】 本例麻醉的处理有以下不当之处:①麻醉前准备不充分。患者低血 Na^+(108mmol/L),高红细胞压积(52%)。血 Na^+ 减少导致三磷酸腺苷的生成和利用减慢,能量的生成和利用不足,细胞膜极化缺乏能量而迟缓或紊乱,以致神经肌肉传导迟钝,心血管功能受抑制。高红细胞压积导致血液黏度增加,外周阻力增加,血循环减慢、心排血量降低。这两点虽然不是心搏骤停的直接原因,但无疑是重要的诱因之一。急诊手术虽然急,手术方法可"治本",但只知手术而忽视必要的术前治疗,因而增加手术的危险性是不可取的。②麻醉方法选择不当。老年病人,胆道疾患,急诊手术,应用硬膜外阻滞发生意外者已有许多报道。在脱水、电解质紊乱潜在有休克的情况下,硬膜外阻滞易致血流动力学的明显改变。且不用辅助药物难以消除牵拉反应,阻滞平面达 T_4,心脏交感神经受到抑制,但迷走神经未被抑制,刺激胆囊产生冠状动脉痉挛、心肌缺氧、心律失常和低血压,亦即常说的胆心反射。应用哌替啶和异丙嗪则对老年人或老年前期的患者易引起呼吸抑制。硬膜外穿刺多次,疑有脑脊液外溢,难以排除局麻药进入蛛网膜下腔发生延迟性全脊麻的可能。总之,选择硬膜外阻滞弊多利少,插管全麻即可施行过度通气,维持气道通畅,保证供氧,又可阻断迷走神经反射,是这类手术患者比较理想的麻醉方法。③硬膜外阻滞用药量偏大及平面过高。老年人包括老年前期各脏器功能减退,神经元减少,椎间孔也为结缔组织所封闭,使每个脊神经节段所需要的药量明显减少,有的仅需常用量的 $1/4\sim1/3$。本例硬膜外用量达 15ml,用量偏大。老年人施行硬膜外阻滞,过宽过广的阻滞平面易于扩散而影响循环和呼吸,平面越高对呼吸功能的影响越大,而且麻醉药的浓度和用量与呼吸功能明显相关。应用1%利多卡因和0.15%丁卡因合剂,麻醉范围达上胸部时可使肺储备功能、肺活量和深吸气量分别减少58.4%和62.9%。术中患者阻滞平面高达T_4,又应用了较大量的辅助药,难免不引起心搏、呼吸停止,本例不宜选用硬膜外麻醉,尤其是高位硬膜外麻醉(其用药量大,阻滞范围广,应为禁忌),还是以气管内插管全麻为宜。

四、高腹压患者手术麻醉中心搏骤停

腹部包块较大、腹水量较多和严重肠梗阻、肠胀气的患者,都存在不同程度的腹内压力增高。腹压增高压迫下腔静脉,使回心血量减少,压迫腹主动脉,使体循环外周阻力增高,导致循环系统功能不稳定,血压下降,心率增快。腹压增高还使横膈上抬,肺膨胀受限,同时肺内压力亦增加。因此高腹压患者术前应该解除一定的腹腔压力后再进行手术,否则难以避免出现意外情况。

例4 患者,男性,63岁。因发现下腹包块2个月,腹胀1个月入院。术前BP110/90mmHg,HR 112次/分,R 40次/分,心音低钝,心律齐,呼吸困难,腹部高度膨隆,腹壁静脉怒张。ECG:频发多源房性期前收缩,T波改变,低电压。硫喷妥钠250mg、琥珀胆碱50mg静脉注射诱导后,行气管内插管。以异氟醚吸入及少量1%普鲁卡因复合液静滴维持麻醉。麻醉后15min血压降至75/60mmHg,在颈内静脉穿刺过程中突发心搏骤停,立即进行心肺复苏。但效果不好,且腹胀愈来愈重,颈静脉高度怒张,眼球突出,头部肿胀,面部发绀,下肢开放静脉血液反流,考虑为下腔静脉及腹主动脉受压所致。立即放腹水,同时进行心肺复苏,15min后心跳恢复,20min后呼吸恢复。共放出腹水5000ml,次日晨患者清醒。

【教训】 从本例看出患者在高腹压状态下发生循环骤停,不减压是难以复苏的。腹内压力的增高使得腔静脉系统及腹主动脉受压,在心脏挤压过程中,大部分血液被迫分布到上肢及头面部,而下腔静脉系统无血液返回,心排血量进一步降低。此时只有一边复苏,一边减压,才有可能复苏成功,本例即是一个很好的例证。本例的失误在于术前患者已有呼吸次数明显增加,呼吸困难,腹部高度膨隆,腹壁静脉怒张等腹压显著增高的表现。但外科医师术前准备期间并没有缓慢解除腹压,麻醉科医师也没有重视这一问题即开始麻醉,终致患者突发心搏骤停。提示高腹压的患者术前准备中必不可少的一项是解除一定的腹腔压力。

五、上腹部手术术中心室壁瘤破裂

外科患者进行手术治疗之前,专科疾病都经过了相应的检查,临床医师对其病情有着比较明确的了解。但是对于患者的全身情况,也许掌握不足。这可能是因为对患者的既往病史了解不足,未对各重要脏器功能进行必要的化验检查,也可能是并发疾病病程隐匿,难以发现。如果是这样的话,患者术中的危险性便陡然增加,出现意外情况时麻醉科医师则会措手不及,难以救治。

例5 患者,女性,67岁。因胆石症曾多次手术治疗,现又因右上腹疼痛、发热、黄疸住院,经造影诊断为胆总管结石。拟在全麻下行胆总管探查取石术。入室BP150/90mmHg,HR70次/分,R16次/分。面罩给氧去氮,同时静脉滴注20%普鲁卡因合剂(每100ml内含氯胺酮100mg,地西泮20mg,普鲁卡因2g)。8min输注合剂80ml,血压骤升至188/113mmHg。硫喷妥钠、琥珀胆碱静脉注射后行气管内插管。插管后输注箭毒10mg,10min后血压下降至120/80mmHg,开始手术。接着血压降至80/60mmHg,采用升压措施效果不显著,随后心搏骤停。胸外按压无效,改为开胸心脏按压,心内注射肾上腺素 1mg,仍无效。见心脏增大呈紫红色,心包下大量积血,切开心包后发现左心前壁有一约 2cm 之破口,血液外涌,心肌薄弱,瘫软无弹性,难以缝合,虽经一系列抢救无效而死亡。

【教训】　本例麻醉处理的失误首先在于手术前对患者全身状况了解不足,仅注意患者胆道系统的病变,而忽视了对全身各重要脏器功能的检查。术前 ECG 未做,难以了解患者术前心脏的供血状况和心功能。患者胆绞痛经常发作,是否胆绞痛掩盖了心绞痛,或胆绞痛与心绞痛同时存在,不得而知。致手术中出现意外情况时,措手不及,难以复苏。正常情况下室壁瘤破裂是很少见的。本例室壁瘤的破裂有两种可能:①心脏按压的并发症。心脏按压尤其胸外按压时,要使胸骨下陷 3～4cm 的压力是不小的,心脏受到如此大的压力,薄弱部分即室壁瘤的破裂是难以避免的。因此如果术前了解病情,此例需要心肺复苏时也应禁忌胸外心脏按压,只能打开心包后比较轻柔地行心脏挤压,尚有可能避免心脏破裂。②氯胺酮(KTM)兴奋交感神经系统所引起的并发症。KTM 应用后可使动脉压升高 20%～30%,心率增快 30%。本例在没有足够的抑制交感神经兴奋的情况下,贸然 8min 内输注 KTM80mg,血压骤升至 188/113mmHg,心脏后负荷剧烈增加,心肌收缩力明显加强,致使薄弱而无弹性的心室壁瘤破裂出血。对老年患者,KTM 的使用一定要非常慎重,加入复合液中输注是不可取的。在老年人应尽量避免应用,确需使用时一定要小量(每次 10～20mg)缓慢输注或肌内注射,较为安全。

(石双平　陈碧芸　仲吉英)

六、胆道手术中用过氧化氢冲洗胆道时致死

例 6　患者,男性,45 岁。因慢性胆囊炎胆管结石在硬膜外麻醉下行胆囊切除、胆管切开取石术。术中麻醉平稳效果满意。手术快结束时,术者用过氧化氢冲洗胆管,当冲洗了 50ml 时,患者突然意识消失,SPO_2 逐渐下降至零,血压测量为零,ECG 显示室性期前收缩。马上停止冲洗,气管内插管,正压控制呼吸,静脉注射肾上腺素,采取头低左侧卧位等方法积极抢救,但收效甚微,患者最后死亡。

【教训】　本例为术后过氧化氢冲洗胆道时产生气泡引起的急性肺栓塞。硬膜外麻醉下禁忌在胆道用过氧化氢冲洗的。如术中需要用过氧化氢冲洗时,应采用插管全身麻醉,为预防气体栓塞可在右侧做颈内静脉穿刺,一旦有气栓时应采取头低左侧卧位,可从该处抽取空气以排出部分气体,同时可给一些维持循环的药物。一旦肺栓塞出现,及时发现和正确的抢救措施是抢救成功的关键。

七、全麻腹部手术后伤口裂开

例 7　患者,男性,28 岁。因腹部外伤在全麻下行急诊剖腹探查术。手术顺利,历时 1h。关腹时,患者出现自主呼吸,术者诉腹肌稍紧,未予加肌肉松弛药。手术结束后送恢复室。15min 后患者呛咳明显,予以拔除气管内导管。拔管后患者仍烦躁不安,血压升高,心率加快,诉伤口疼痛。检查发现腹部伤口渗血严重,拆开敷料发现伤口裂开。

【教训】　手术结束前关腹需要良好的肌肉松弛,麻醉科医师往往追求能够早期复苏而减浅麻醉深度和不予追加肌肉松弛药,造成外科医师关腹时的困难,也易造成术后拔管和患者咳嗽时容易使伤口裂开。若遇到这种情况,应早期采用术后有效地镇痛或适当给予一些镇痛药和镇静药,可预防术后伤口裂开的并发症。

八、冠心病患者胃癌根治术中出现顽固性心动过缓

例8 患者,男性,78岁。因上腹部反复疼痛4个月,胃镜检查见胃底及胃体部溃疡,病理检查证实为溃疡癌变,于2003年8月26日入院拟行胃癌根治术。否认既往高血压、糖尿病等病史,近2个月常感胸闷不适。入院检查:胸片示心影增大,主动脉钙化;ECG示窦性心动过缓,心率53次/分,阿托品试验阴性。心脏彩超:EF66%,FS36%,瓣膜呈老年性退变:主动脉瓣和二尖瓣轻度关闭不全,左心室壁节段运动异常。动态ECG:V_5、V_6ST压低>0.05mV,平均心率<55次/分,最慢44次/分,有突发加快20~30次/分,心房扑动并心动过速及心房颤动,最快心率166次/分并有房性期前收缩及室性期前收缩。ECG诊断:窦性心动过缓,频发房性期前收缩,偶发室上性过速,心房扑动并心动过速,心房颤动,ST-T改变。血常规:Hb 130g/L,Hct 39.3,PLT 290×10^9/L。血生化未见异常。入院后1周行冠脉造影,显示LAD近段50%狭窄,LCX中远段闭塞,RA中段40%狭窄,球囊扩张LCX后残留狭窄30%,并行支架置入术。术后1周行胃癌根治手术。麻醉经过:入室时BP120/76mmHg,HR 66次/分。先做硬膜外穿刺置管和经颈内静脉穿刺置入中心静脉导管,然后分两次注入异丙酚80mg、芬太尼0.15mg、维库溴铵(万可松)6mg诱导麻醉。气管内插管后输注异丙酚和吸入异氟醚维持麻醉,间断给予芬太尼共0.15mg。硬膜外分次注入2%利多卡因和0.75%布比卡因混合液共12ml。术中出现心动过缓和血压降低,2次给予静注去氧肾上腺素(每次0.1mg/次),血压回升正常,但HR仍慢,最慢为46次/分,静注阿托品3次共1.5mg无反应,后输注异丙肾上腺素0.01μg/(kg·min),维持HR74次/分左右。术中输入血定安1500ml,乳酸林格500ml,出血不多,无输血。术毕基本清醒,拔管回病房。

【教训】 本例是老年患者,术前已确定冠心病,并做了冠脉支架处理。由于合并心房颤动,术前心室率维持尚可,但遇椎管内阻滞麻醉,加之麻醉诱导药物因素引起窦性心动过缓,且应用阿托品效果不佳,更为甚者加大剂量亦如此,迫使选用异丙肾上腺素。其教训:①术前评估不足。本例术前已确诊为冠心病、窦性心动过缓和多种心律失常,称为病态窦房结综合征(SSS)。是窦房结功能障碍及伴发的心律失常所引起的一种慢性进行性疾病,为老年人的常见病。本例麻醉后在硬膜外麻醉,异丙酚、芬太尼等综合作用下,即出现难以纠治的心动过缓,病态窦房结综合征患者如实施外科手术与麻醉,最大的危险是心动过缓,凡是术前诊断明确、心率过缓屡发昏厥或心功能不全、病态窦房结综合征、药物治疗有困难者,术前应安置临时起搏器。术前评估应注意到这一点。②麻醉中出现心动过缓并影响血压时的处理方法有待提高。窦性心动过缓伴血压正常或轻度降低,不宜用去氧肾上腺素,可采用阿托品与麻黄碱联合用药,但两药剂量均需较常规减小,且宜先用后者,以拮抗前者的慢相期;窦性心动过缓伴血压显著或严重降低,多巴胺与阿拉明联合用药,单次给药两者剂量分别为每次10~20μg/kg;窦性心动过缓时,血压可维持在正常范围,如为老年患者或冠心病患者,HR 50次/分,可酌情考虑不予处理;病态窦房结综合征患者麻醉中确需选用异丙肾上腺素,应将其稀释为5μg/ml,单次用药剂量为0.1~0.2μg/kg,无效或效果不佳时再重复应用相同剂量,直至心律调控达满意范围。但应用异丙肾上腺素纠治心动过缓时,最安全的给药方法是输注,其用

量为 $0.1\mu g/(kg \cdot min)$。

九、骶管阻滞麻醉中抽搐心跳、呼吸停止

例 9　患者，女性，61 岁，体重 72kg。ASA Ⅱ级。肛漏修补术。俯卧位骶管阻滞。7 号针低管穿刺成功后，先注入 1％利多卡因＋0.15％丁卡因混合液 5ml，5min 无明显异常后再注入 20ml（注入时间 30～40s）。3min 后患者由俯卧转平卧时，突然抽搐，眼球向上翻，口吐白沫，颜面发绀，血压测不到。经抢救后病情平稳按期手术。分析本例施行骶管阻滞麻醉后突然抽搐、发绀、血压测不到等意外后，经积极抢救后转危为安，按期完成手术，骶管阻滞麻醉必须予以重视。分析患者突然抽搐的原因，一是局麻药中毒反应，因骶管内血管丰富，对局麻药的吸收迅速，局麻药吸收过快后致局麻药中毒反应。二是骶管反应，本例试验量后无反应，当注入全部诱导药液后数分钟出现反应，可能与药液压力一时过大引起反射有关。

【教训】　①尽量将骶管阻滞改为硬膜外阻滞较为安全。以免发生意外，保证患者的安全。②注药应缓慢。若选用时，推注药液应缓慢，以预防此反应。③延期手术。麻醉后出现意外情况时，建议择期再手术更为安全。

十、硬膜外麻醉行疝气修补术心搏骤停

例 10　患者，男性，72 岁，体重 55kg。ASA Ⅱ级。拟在硬膜外麻醉下行疝气修补术。常规 $L_{1\sim 2}$ 穿刺置管，试验量 1％利多卡因＋0.15％丁卡因混合液 5ml，5min 针戳法测试平面，阻滞平面 $T_{10}\sim L_2$，再注入同样局麻药 6ml，5min 患者血压下降到 80/40mmHg，HR50 次/分，1min 后血压测不到，继而出现心搏骤停。紧急心肺脑复苏，经

七天七夜抢救，患者清醒，15d 后康复出院。分析本例为硬膜外麻醉下施行疝气修补术，麻醉中循环抑制导致心搏骤停，经及时抢救，心肺脑复苏成功，15d 后患者康复出院，未留有后遗症。

【教训】　①局部麻醉药的用量偏大。本例的试验量及总诱导量均偏大，致使注入局麻药后，引起血流动力学的严重降低，导致心搏停止。老年人硬外注药应小量多次。②复苏措施应快捷。抢救应争分夺秒，以提高抢救成功率。脑复苏成功是心搏停止抢救成功率的关键，故脑复苏的措施应落实得及时准确。

十一、肝切除术中不明原因严重循环衰竭

例 11　患者，男性，65 岁，因"体检发现肝占位 1 年余"入院。患者既往有高血压病史 10 余年，口服厄贝沙坦加氨氯地平，平日未监测血压。术前检查腹部 CT 示肝右叶上段占位性病变，性质考虑为原发性肝癌。余检查未见明显异常。患者术前评估肝功能为 A 级，ICG15 为 5.2％，肝脏储备功能良好。拟在全麻下行腹腔镜右半肝切除术。患者麻醉诱导后，血压出现一过性血压下降（80/50mmHg），予麻黄碱 3mg 静脉注射后可回升至 130/80mmHg，随后血压呈再次下降趋势，予扩容补液等处理后均无明显改变，手术进行约 1.5h（术中已经切除胆囊，结扎、离断肝右动脉，门静脉右支、右肝管，术中出血约 50ml），患者血压进行性下降至 70/50mmHg，急查血气分析 pH7.21，$PCO_2$49mmHg，$PO_2$94mmHg，予 $NaHCO_3$125ml 静脉滴注，同时予去甲肾上腺素 2mg 泵入后，患者血压仍波动于 80/50mmHg，暂停患者手术，开始实施抢救，因患者反复低血压多次查血气分析提示 pH 降低，PO_2 上升，高乳酸（最高时 ＞ 15mmol/l），高糖（最高时达 19.5mmol/l），且出现心律失常，多次反复

予血管活性药（去甲肾上腺素、肾上腺素、多巴胺）联合扩容补液维持血压，胺碘酮复律，维持内环境稳定，胰岛素降糖等对症处理，患者血压仍波动在 75～80/48～50mmHg，患者总入量 8925ml（晶体液 6523ml，胶体液 1250ml，血浆 1350ml），出量 250ml（出血 100ml，尿量 150ml），予暂停手术转入 ICU。采用极量的血管活性药物多巴胺 $4\mu g/(kg \cdot min)$，去甲肾上腺素 $15\mu g/(kg \cdot min)$，肾上腺素 $1.5\mu g/(kg \cdot min)$，给予镇静、镇痛、护肝、补充白蛋白、行 CPRT 和抗凝等对症支持治疗。治疗后病情较前好转，遂停止 CPRT 并拔除气管内导管，患者意识恢复良好，对答切题，遵嘱动作完成，逐步停用血管活性药物转回普通病房诊治，经过多学科会诊，调整治疗和手术方案，再次行右肝切除术，术中患者血压平稳，术后安全返回病房。

【教训】 患者为老年男性，择期在全麻下行腹腔镜右半肝切除术，术中持续出现顽固性休克和血乳酸水平偏高。患者合并有高血压病史 10 余年，长期口服厄贝沙坦＋氨氯地平，手术当日仍继续使用此降压方案。厄贝沙坦是血管紧张素Ⅱ受体拮抗药，ARB 药物及其代谢产物羟基酸能抑制血管紧张素受体Ⅱ和血管紧张素受体Ⅰ，且羟基酸比氯沙坦效力大 10～40 倍，目前推荐术前停用，待液体容量恢复后再使用。该患者术中顽固性低血压的出现可能是由于厄贝沙坦所致的肾上腺素-血管紧张素-醛固酮系统抑制，门静脉右支阻断及气腹等因素导致的复合型休克。本例的失误主要是麻醉科医师术前未做好完善病情评估，对患者术前降压特别是血管紧张素受体Ⅱ拮抗药的服用未予以重视，导致术中出现顽固性低血压。对于术前使用血管紧张素Ⅱ受体拮抗药降压的患者，麻醉科医师需指导其术前需暂停使用。

十二、肝功能不全患者术中心搏骤停

例 12　患者，女性，60 岁，36kg。发热、畏寒 10d 入院，临床诊断为肝脓肿，拟在硬膜外麻醉下行切开引流术。患者入手术室 BP 90/60mmhg，HR142 次/分，R40 次/分，T39.5℃。患者极度消瘦和虚弱，开放静脉通道后，$T_{8\sim9}$ 行硬膜外穿刺置管，因患者脊柱侧弯，置管困难，更改穿刺点 $T_{9\sim10}$，穿刺后仍未能置管，即改为单次硬膜外麻醉，注入 2% 利多卡因 5ml 试验剂量，患者无不良反应。5min 后继续注入 2% 利多卡因与 1% 罗哌卡因混合液 15ml，拔出硬膜外穿刺针头，患者当即出现全身抽搐，立即平卧，患者呈角弓反张，给予 2.5% 硫喷妥钠 3ml，随后发绀、呼吸、心搏骤停，经气管内插管，心肺复苏抢救无效死亡。

【教训】 患者术前肝脓肿 10 余天未经治疗，入院后也未进行充分准备，病情危重，高热不退，体重仅 36kg，提示术前已处于严重感染性休克状态，麻醉科医师对此病情评估不足。另外，麻醉方法选择不妥，即使穿刺置管成功，此患者选用连续硬膜外置管也具有很大危险性，肝脓肿切开引流手术部位需良好的腹部肌肉松弛，脓肿部位需要探查，均要求有一定的麻醉深度，硬膜外麻醉用药量太少不一定能满足手术要求，加大用药量则可使血压下降，提示患者术前呼吸已达到 40 次/分，硬膜外麻醉平面高达 T_4 必然会对呼吸产生抑制，且不利于呼吸的控制与管理。由于穿刺后置管困难而改为单次硬膜外麻醉限制了麻醉用药的可控性，又未根据患者年老、体衰和病情危重等具体情况减量，仍按单次常规给药量 15～20ml，结果又造成局麻药过量中毒死亡，这是最主要的失误，此患者应选用气管内插管全麻比较安全。

（张博智　仲吉英）

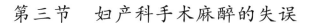

第三节　妇产科手术麻醉的失误

妇产科手术的范围仅限于下腹部,麻醉方法以低位硬膜外阻滞最为常用,麻醉操作相对不太复杂,容易掌握。随着医疗水平的提高,腹腔镜手术越来越多,围术期对于麻醉的要求也越高。妇科和产科患者都各有自身特点。妇科病人以中老年妇女为多,常可合并高血压、心脏病、冠心病、糖尿病、慢性支气管炎等疾病,或继发贫血、低蛋白血症和电解质紊乱等。产科患者剖腹产多为急诊患者且妊娠期生理上出现了一系列变化,机体各系统器官功能也发生了相应改变。妊娠妇女还较易合并心脏病、糖尿病等其他疾患,或已并发病理妊娠如子痫等。因此要做好妇产科手术的麻醉,避免失误,就必须术前对患者病情有全面了解,充分地做好术前准备,同时准备好各种抢救措施和急救药品,才有可能防患于未然。

一、先兆子痫患者剖腹产术终诱发子痫

先兆子痫患者行剖腹产手术时,麻醉管理中最重要的一项内容就是严密监测和控制血压的骤然变化,维持其血流动力学的相对平稳。如果麻醉科医师忽视了这一点,而仅仅注意麻醉效果,则有可能术中、术后诱发子痫,加剧病情变化。

例 1　患者,女性,30 岁。因第二胎足月临产、先兆子痫、子宫颈水肿、羊水早破急诊入院,拟在连续硬膜外麻醉下行子宫下段剖腹产术。患者体健,神清合作。T38℃,BP165/110mmHg,胎心率 142 次/分。术前30min 肌内注射地西泮 10mg,入手术室后BP168/90mmHg,HR96 次/分,R32 次/分。于 $L_{2\sim3}$ 间隙行直入法硬膜外穿刺,向头端置管 4cm,采用 0.5% 布比卡因溶液先注入试验量 5ml,5min 后追加 10ml。注药后 15min

开始手术,手术开始 15min 取出胎儿,Apgar评分第 1min 9 分。此时 BP 135/85mmHg,HR 70 次/分,R 30 次/分。鉴于血压不高,为促进子宫收缩,手术开始 30min 时宫体注射催产素 20U,麦角新碱 0.4mg。手术历时2h15min,术终 BP 128/85mmHg,HR 78 次/分,R 26 次/分。术终后 10min 将患者从手术台搬上推车时,突然发生抽搐、发绀、呼吸停止,脉搏摸不清,立即面罩给氧人工呼吸,静脉注射地西泮 10mg,抽搐停止,自主呼吸恢复,血压 160/120mmHg。回病房后给予对症处理,血压稳定在 110～128/70～100mmHg,未再出现抽搐和其他合并症,痊愈出院。

【教训】　本例术前诊断先兆子痫,BP 160/110mmg。由于应用连续硬膜外麻醉,镇痛完善同时降低 BP135/85mmHg,术中经过基本平稳。术终患者子痫发作,分析病情可以看出与麻醉处理的一些失误有关。子痫患者行剖腹产时应用硬膜外麻醉,不仅能保证患者无痛、安全地度过手术期,还具有对分娩期高血压和先兆子痫的治疗作用。麻醉科医师恰恰是忽视了本例的硬膜外阻滞的治疗作用,手术结束时距初次用药已 2.5h,硬膜外推注布比卡因的作用已衰减,如果考虑到治疗作用,手术结束时应从硬膜外导管再次注入初量的 $1/2\sim1/3$ 的局麻药。由于只认为手术已结束,麻醉也就无必要再维持,未再用药。而此时局麻药的作用已衰减,且术中又应用了麦角新碱,它具有一定的升压作用,作用迅速,持续时间长。术中未见血压升高,是硬膜外阻滞作用掩盖的结果。术终麻醉阻滞减弱,麦角新碱的作用却仍在持续(用药尚不足 2h),搬动患者又形成一个很强的刺激,血压骤然升高,子痫发作。虽然在诱发子痫发作前已结束手术而未监测血压,但子痫发

作控制后 BP160/120mmlg，子痫发作时血压定会更高。文献报道的致病原因，认为在某种程度上高血压的严重性和惊厥的发生率直接相关，当血压中等度升高时也能发作。因此对于先兆子痫的患者，麦角新碱应属禁忌。

二、腰麻行剖宫产术呼吸循环抑制

例 2 产妇，28 岁，妊娠 38 周，体重 68 kg。拟在腰麻下行剖宫产术。入室 BP 124/58mmHg，HR 85 次/分，SPO$_2$ 100％。L$_{2\sim3}$ 蛛网膜外腔穿刺，向头侧注入 0.75％布比卡因 1.5ml，硬膜外向头侧置管 4cm。平卧位 5min 后，测定躯体无痛区域为：T$_6\sim$S$_5$。心率、血压无明显变化。10min 后手术开始。BP105/40mmHg 左右，HR90～110 次/分，SPO$_2$100％。手术开始 5min，术者正在按压产妇上腹部出婴儿时，产妇诉呼吸困难，BP 112/38mmHg，HR 125 次/分，SPO$_2$95％。麻醉科医师误认为是按压腹部和紧张引起的，安慰产妇而未予处理。婴儿娩出后，产妇诉头晕、胸闷，检查发现产妇自主呼吸微弱费力，BP75/33mmHg 左右，HR135 次/分，SpO$_2$88％。测量躯体无痛区域达 T$_4$。立即气管内插管全麻。

【教训】 产妇的椎管静脉丛充血，蛛网膜下腔比较狭窄，腰麻用药量及浓度要相对减少。注意麻醉平面的控制，如麻醉平面过高，可产生呼吸抑制。本例用药量偏大，术中要时刻关注患者的病情变化。

三、硬膜外麻醉腹腔镜卵巢手术心搏骤停

例 3 患者，女性，32 岁，体重 52kg。ASA 分级Ⅰ级。诊断右侧卵巢囊肿，拟腹腔镜下行卵巢囊肿切除术。术前 30min 肌内注射鲁米那 0.1mg、阿托品 0.5mg。T$_{12}\sim$L$_1$ 硬膜外穿刺，头向置管 4cm。平卧位经硬膜外导管注入 2％利多卡因 4ml，5min 后未见腰麻征象，呼吸、心率、血压平稳。经硬膜

外导管间隔 5min 分两次各注入 0.75％罗哌卡因 5ml，末次注药 10min 后，测定躯体无痛区域为：右 T$_6\sim$L$_4$，左 T$_7\sim$L$_2$。患者头低足高位倾斜 30°，腹腔内注入 CO$_2$ 行人工气腹，压力为 13mmHg 后开始手术。手术开始 5min 后（距末次注药后 30min）患者自诉呼吸困难，血压稍高，130/82mmHg，HR92 次/分。予 4L/min 流量鼻管吸氧，静脉注射咪唑安定 5mg。15min 后术者声称术野血颜色暗淡。监测仪血压自动测量间期 10min，显示末次血压 72/34mmHg，再测不能测量出来；ECG 显示一条直线；SPO$_2$ 不显示，无脉搏波形。

【教训】 腹腔镜手术的麻醉有特殊的要求。腹腔镜手术气腹时，膈肌抬高影响患者呼吸，选择全身麻醉更为合适。患者自诉呼吸困难，再用咪唑安定的镇静加重了对患者呼吸抑制，缺氧未能及时处理至心搏停止。另外，麻醉医师的责任心与患者的生命安全息息相关，随时关注生命体征的变化与手术视野的情况，发现呼吸抑制后尽快插管行全身麻醉是比较安全的处理方法。麻醉科医师应训练有素，上岗前要进行素质教育，提高对危重患者病情的观察及处理能力。

四、白血病患者硬膜外麻醉卵巢术后截瘫

例 4 患者，女性，19 岁。因患急性粒细胞性白血病 6 个月，继发卵巢肿瘤 1 个月，须行卵巢肿瘤切除术。术前查：PLT102×10^9/L，PLT29.2s，TT16s，PT13.6s。考虑患者已行化疗 6 个月，选用了对机体各脏器影响较小的硬膜外麻醉，患者步行入手术室，选 T$_{12}\sim$L$_1$ 间隙穿刺，置管顺利。给 2％利多卡因 4ml 试验剂量，无脊麻征，5min 后给诱导量 1.6％利多卡因＋0.2％丁卡因混合液 10ml，10min 后测试麻醉平面 T$_6\sim$L$_2$。术中辅予氟芬强化麻醉，术中未出现血压过低情况，循环呼吸平稳，失血约 80ml，手术历

时 120min,麻醉阻滞完善。术毕麻醉平面 $T_8 \sim L_2$,双下肢能屈曲,患者清醒、拔除硬膜外导管后送回病房。局麻药总量利丁混合液 20ml,2％利多卡因 4ml。术后第 1 天、第 2 天随访,患者除伤口轻微疼痛外,无异常不适,双下肢能活动,痛觉存在;第 3 天凌晨 5 时,患者感背部一阵剧痛继而双下肢感觉消失。查 T_8 以下痛、温觉缺失,位置觉存在。患者自感与 3d 前硬膜外麻醉作用时出现的情况一样,便以为是麻醉所致,此时双下肢肌力为 0 级。经妇科、神经内科和麻醉科会诊,考虑为:①硬膜外血肿;②脊髓前动脉综合征;③椎管内肿瘤。行 MRI 检查,结果显示 $T_{7\sim8}$ 背髓节段有一 2.5cm×3cm 大小的肿瘤。最终诊断白血病继发脊髓 $T_{7\sim8}$ 肿瘤压迫致截瘫。

【教训】　本例中患者术后截瘫的原因不是因为硬膜外穿刺后的硬膜外血肿压迫神经所致,但对于凝血功能异常的患者,选取椎管内麻醉为其禁忌证,应慎重。对于特殊患者,术前应完善相关检查后再行手术。

五、妇产科手术致桡神经损伤

例 5　患者,女性,43 岁。因"发现子宫肌瘤 1 年"入院手术治疗。拟在静吸复合麻醉下行腹腔镜下子宫肌瘤剥除术,手术时间约 2h,术后安返病房。给予预防感染及止血输液治疗。患者于术后第 1 天晨诉右手腕部乏力,伴运动障碍。查体:右手呈垂腕畸形,腕部轻微皮下肿胀,压之无凹陷,无皮温升高,右侧桡骨颈突外侧 0.5cm 处约可见静脉输液穿刺针孔,虎口感觉减退,其他各指的指腹感觉正常,但右手五指背伸不能,肌张力正常。先后请骨科、神经内科、麻醉科、中医科会诊,示桡神经功能障碍所致。予维生素 B_{12}、泼尼松、乙酰谷酰胺,丹参活血化瘀等营养神经治疗,并做肌电图检查,示 Mcv 右侧桡神经 Cmap 波幅较左侧低矮,余未见异常。Scv 所检查神经未见异常,特请外院神经内

科专家会诊,诊断为右侧桡神经不全损伤,定位于右腕部,分析各种可能导致原因,考虑与手术时全麻下的制动体位或局部静脉穿刺及液体渗漏有关。治疗方案为:丹参、乙酰谷酰胺、泼尼松、钙剂、疏血通等综合治疗。期间,患者右手手腕部局部肿胀明显消退、右手手腕较前有所好转,但手背仍背伸不能。1 个月后再次请外院神经内科会诊加用神经营养因子治疗后及局部针灸理疗等康复方法,并口服地巴唑及维生素 C。2 个月后,随诊患者,一般情况可,自诉右手手腕可以活动,不适感明显减轻,但向背侧弯曲仍稍有困难,继续以口服甲钴胺片、丹参,并辅助门诊中医推拿、针灸理疗追踪,治疗 4 个月后再次行右手手腕部肌电图检查,示肌电位及神经运动、感觉传导速度均正常,患者也自诉右手手腕能自由活动,腕部自觉不适症状基本消退,停止随诊。

【教训】　桡神经是上肢的较浅表神经,常常容易在局部重力牵拉,外伤或长期制动,压迫等情况下受到损伤。本例患者术前右上肢无任何神经系统症状,但患者曾从事驾驶工作 10 年,也不排除存在潜在的腕部肌肉损伤,但在手术 10h 后出现桡神经损伤,原因分析可能与全麻体位,局部相对制动固定压迫及局部静脉穿刺有关。该患者曾自诉穿刺时局部有异样疼痛感觉,但在术中及术后患者输液管道保持通畅,无明显渗漏及输液反应。虽然经过上述治疗,预期良好,但从上述病例提示与麻醉过程中的一些失误有关。围术期麻醉科医师不仅需对患者生命体征重点评估,还需对患者特殊体位保护,麻醉时的患者对外界任何刺激感应相对为零,所以应对特殊体位及相对制动体位要加强防范措施,必须时保暖、按摩及予被动活动等措施防范,避免局部长时间受压、牵拉、缺血、低氧等对局部组织及功能的损伤。及时发现,准确处理,杜绝存在潜在隐患,从而减少手术相对并发症,减轻患者身心痛苦和经济损失,提高医疗

六、剖宫产产妇羊水栓塞

例6　患者,女性,体重58kg,入院诊断胎膜早破。既往体健,无特殊病史,拟在硬膜外麻醉下行剖宫产手术。入室测BP120/80mmHg,HR82次/分。取左侧卧位经$L_{1\sim2}$间隙穿刺,经导管注入利多卡因5ml,5min后测平面为$T_6\sim L_2$。经导管再次注入2%利多卡因8ml。10min后患者突然抽搐,呼之不应。在抽搐前未出现咳嗽,但自诉胸闷气短。抽搐由面部开始,10~20s后四肢开始抽搐,继而全身抽搐,口唇发绀,口腔及鼻腔内涌出大量粉红色泡沫痰。急行气管内插管,正压通气,并静脉注射地西泮20mg,地塞米松20mg,为防止脑部缺氧,静注冬眠Ⅰ号3ml,2%硫喷妥钠5ml静脉注射,抽搐明显减轻,并于20min后完全停止。患者抽搐期间血压无法测量,但颈部可摸到大动脉搏动,在150~160次/分,静脉注射西地兰0.4mg,呋塞米40mg。抽搐停止后测BP120/77mmHg,HR140次/分。呼吸道阻力逐渐减小,此时患者可见肉眼血尿,并发现患者腹部测试麻醉平面时针刺出现淤血点。遂初步诊断为羊水栓塞,并依此注入氨茶碱0.25g,地塞米松50mg。患者1h后自主呼吸恢复,潮气量正常,两肺野湿啰音基本消失,BP、HR、R趋于平稳。此时抽取患者静脉血5ml,将离心后上层液镜检,发现有脂肪球及羊水有形成分,随后DIC检查。结果:血小板计数72×10^9/L,APTT 56s,PT 16.7s,TT 22s,Fig1.6g/L。心电图示窦性心动过速,患者于抽搐停止4h后在局麻下行剖宫产术,产一女婴(该女婴呈严重缺氧状态,抢救12h后死亡)。40min后手术结束,BP、HR、R平稳,送患者回病房。术后4h清醒,吸痰后拔管,仍有烦躁不安等轻度神经精神症状。听诊双肺无明显湿啰音,术后24h患者神志完全正常,未发现有麻醉并发症。

患者于术后7d出院。

【教训】　本例在治疗过程中应尽早明确诊断,凡是患者已存在血管开放情况等诱因,突然出现呼吸困难、咳嗽、发绀、抽搐及昏迷症状即可初步诊断并立即采取针对性抢救措施,纠正呼吸衰竭、DIC及继发型纤溶。早期应用利尿药,呋塞米的高效能利尿作用不仅能迅速降低回心血量,舒张小动脉,降低外周阻力,及减轻左心室后负荷而迅速消除肺水肿,还可预防急性肾衰竭,增加尿量及防治肾小管萎缩坏死。头部降温可保护脑组织,但患者抽搐时间过长仍有脑缺氧风险性,可以用头部降温减少氧耗,以避免进一步脑缺氧及脑水肿。患者病情稳定后应立即终止妊娠,患者即使病情有所好转,但病因未除,如不及早终止妊娠,病情仍有可能恶化。

七、剖宫产产妇产后大出血

例7　患者,女性,32岁,因"停经42周,不规则腹痛1d,阴道血性分泌物2h"入院。既往有人工流产刮宫一次。因足月妊娠、胎儿窘迫急诊行子宫下段剖宫产术。入手术室BP120/60mmHg,P95次/分,10min后蛛网膜下腔穿刺成功,注入重比重0.5%布比卡因9mg,20min后测试平面至T_6。30min后手术开始。胎儿取出后,胎盘未自行剥离,在直视下行人工剥离胎盘,宫缩乏力,台下静注催产素20U,宫肌注射40U催产素无效,术野渗血不止,手术开始40分钟后患者诉胸闷,测BP70/40mmHg,P110次/分,予面罩下加压给氧,多巴胺10mg静脉注射,开放两路静脉通道,快速输入乳酸钠林格液及全血。开放输液通道10min后测BP105/80mmHg,P90次/分,但患者仍烦躁不安、意识模糊,诉胸闷,疼痛,遂决定行气管插管。麻醉诱导,咪达唑仑1mg,芬太尼0.1mg,维库溴铵5mg,气管内插管成功后,间断注入维库溴铵、芬太尼、异丙酚维持全身麻醉。术中因宫收缩乏力,子宫腔底体部仍出血不止,产科医生遂行子宫全切术。术中出血约2500ml,尿1000ml,输入晶体液2500ml,胶体液1500ml,全血600ml,红细胞悬浮液6U。术毕 BP115/69mmHg,P79 次/分,清醒拔管护送病房,术后第 1 天回访,BP100/60mmHg,P88 次/分,无不适主诉,术后 7d 痊愈出院。

【教训】　从本例麻醉处理中,麻醉存在一些失误需要纠正:①扩容。失血性休克患者病情危重,一旦明确诊断就必须紧急有效扩容,有条件输血时立即输入红细胞悬浮液,无血源时则使用血浆代用品,平衡液与血管活性药物治疗予以维持生命体征平稳,力争减少休克病人重要脏器损害。②呼吸道通畅。一旦诊断明确为失血性休克,应果断处理,在抗休克扩容的同时,要保护患者的呼吸道通畅,首选全身气管内插管,以免缺氧加重脏器损害。③麻醉的选择。休克病人因血容量不足,组织灌注不良而产生脑、肝和肾等重要脏器缺血、缺氧性损害。由于椎管内麻醉阻断交感节前纤维,麻醉区域内的血管扩张导致血管床容积与血容量的平衡失调而干扰循环,严重休克时,动脉压的维持在很大程度上依赖外周血管的收缩,若这一代偿受抑制,则易致严重的低血压,即便小剂量的局麻药也易致心脏停搏的危险。因此,中重度失血性休克的患者禁忌选用椎管内麻醉,而应选择气管内插管静吸复合麻醉。④全麻药物的选择。失血性休克麻醉诱导药物的选择十分重要。麻醉诱导时应选用对心肌抑制轻的药物,否则休克患者的血压剧降可致心搏骤停。咪唑安定对患血流动力学影响轻微,并且具有明确的顺行性遗忘特点;芬太尼、维库溴铵对循环亦无明显影响。故多选用咪唑安定、芬太尼、维库溴铵等作用于麻醉诱导药物为失血性休克患者麻醉方法之一。

八、围生期心肌病产妇行剖宫产术

例 8　患者,产妇,33 岁。因"妊娠 32 周,心悸,呼吸困难"急诊入院。患者既往体健,妊娠晚期出现气急、心悸。查体:半坐位,呼吸急促,无发绀,BP 118/74mmHg,P30 次/分,HR 160 次/分,颈静脉怒张,肝颈静脉回流征阴性。ECG 示心房颤动,动脉血气:PaO_2 69mmHg,$PaCO_2$ 30.3mmHg,Lac l.2mmol/L。X 线胸片:右肺淤血,双侧胸腔积液。超声心动图:全心增大,左心室舒末期内径 70mm,左心房 44mm × 46mm × 63mm,右心房 42mm × 57mm,射血分数 26%,肺动脉压力 50mmHg,心肌酶正常。术前诊断:宫内孕,妊娠合并扩张性心肌病,心功能 3 级,拟在硬膜外麻醉下行剖宫产。入室面罩吸氧,开放外周静脉,局麻下桡动脉穿刺测压,床抬高 30°。行右颈内静脉穿刺放置 7F 三腔静脉管。BP 111/61mmHg,HR 118 次/分,心房颤动,中心静脉压 9 cmH_2O,取右侧卧位 $L_{1\sim2}$ 间隙行硬膜外间隙穿刺,操作过程顺利,向头端置管 3 cm 随后取仰卧、右臀抬高位,硬膜外腔推注 2% 利多卡因 3ml 作为试验剂量。密切监测 MAP 和 CVP 变化,硬膜外腔小剂量、分次注射 0.75% 罗哌卡因,总量 15ml。首次硬膜外腔注药后 25min 开始手术,BP 101/72mmHg,HR 115 次/分。麻醉后血气分析示:PaO_2 256.5mmHg,$PaCO_2$ 29.8mmHg,Lac 2mmol/l。约 2min 后取出婴儿,产妇此时 BP 95/63mmHg,HR112 次/分,CVP 10mmHg,调整床头头高位 20°,并持续泵注多巴酚丁胺 3mg/(kg·min)。手术历时 35min,静脉补液 300ml,产妇无不适。手术结束后血气分析示:PaO_2 70.2mmHg,$PaCO_2$ 28.8mmHg,Lac 1.9mmol/L。术后产妇送往 ICU 继续监护并给予多巴酚丁胺 3mg/(kg·min)治疗。术后第 9 天床旁超声心动图检查:左心室舒张末期内径 63.9mm。左心房 44.7mm,右心房正常

42mm×57mm,EF 31%。

【教训】 围术期心肌病是指既往无心脏病病史,又排除其他心血管疾病,在妊娠最后1个月或产后6个月内出现以心脏扩大为基本特征和充血性心力衰竭为主要临床表现的妊娠期心脏疾病。围术期心肌病在高龄、多产、多胎和营养不良的产妇中发病率及死亡率较高。治疗措施同其他重症心肌病,包括强心、利尿、扩张血管和抗凝等,同时考虑药物对胎儿的致畸性和经乳汁排泄。内科治疗无效者需要主动脉内球囊反搏或心室辅助装置并过渡到心脏移植,预后与心室功能的恢复有关。围产期母婴的安全需要麻醉科、产科和儿科多学科医护人员的协作完成。麻醉方法取决于产妇的心功能状态和凝血机制。全身麻醉时多种药物可加重心肌抑制,且气管插管和拔管过程可增加心脏负担,腰麻可导致血流动力学剧烈波动,因此硬膜外麻醉更适合于本例产妇剖宫产手术。需采用硬膜外小剂量、分次注射局麻药,在监测血流动力学下补液和用药,维持血流动力学和内环境稳定,收到良好效果。术中应注意避免使用心肌抑制的药物,避免增加心肌氧耗的因素。完善的术前准备、合理的麻醉方法、术中密切监测及各科室密切配合是保证围术期心肌病产妇患者平稳度过剖宫产围术期的关键。

九、新生儿膈疝麻醉复苏

例9 患儿,男,出生6 h,体重3.5 kg。在我院急诊室娩出后入院。娩出时曾发绀窒息,无呼吸。经吸氧、人工呼吸和吸出气道分泌物后10min,出现不规则呼吸,但发绀程度不减。由于仓促处理脐带,致出血100ml故重新结扎止血。体检,点头呼吸,心率160次/分,呼吸50次/分,右肺少许湿呼音,左肺呼吸音消失。Hb 86 g/L(88%),RBC 2.86×10¹²/L(285万/mm³),X线报告:左膈疝并肺发育不良。诊断先天性左膈疝、休

克、肺炎。术前准备,抗感染给予氨基苄青素250mg、纠酸给予5%碳酸氢钠10ml,输血100ml,维生素 K 5mg 静脉滴注,阿托品0.1mg肌内注射,置管引流等。麻醉经过:ECGⅡ导联监测,入室心率156次/分,呼吸60次/分。经面罩吸纯氧,肌内注射氯胺酮20mg(6mg/kg)。咽喉及声门在表面麻醉下插入FCole气管导管。用改良T管法接气囊辅助呼吸。插管后心率减慢40次/分,继之出现心室颤动3~4mim,经及时胸外心脏按压、静脉注射阿托品0.1mg。4min后恢复窦性心律至122次/分。切口以0.25%普鲁卡因行皮下浸润。以细塑管(2mm)间断吸出气管内分泌物,保持呼吸道通畅。麻醉期间心率为130~140次/分,输血50ml,补平衡液30ml,经腹入路见左膈肌损伤,还纳脏器修复缺损,见左肺不张。手术58min。术后仍辅助呼吸,并经常气管内吸引。

【教训】 先天性膈疝发生率为15 000:1,男女之比2:1,多见于左侧。因腹腔内容物入胸致呼吸窘迫、纵隔移位,引起循环障碍。X线检查可早期确诊,多并存肺发育不全。麻醉和手术死亡率高达23%,出生后1~3d死亡率更高。往往因病情严重,急需手术而不容等待。上述病例提示麻醉过程存在一些失误需要纠正:①充足的术前准备。及时补足血容量、纠酸等,为新生儿麻醉及手术创造必要的条件。给予抗生素、保暖等措施,使意外发生的心搏骤停易于复苏。②ECG 连续监测。为及时发现及抢救心搏骤停提供了可靠的依据。本例因受缺氧条件下气管内插管、迷走神经反射等因素,出现心动过缓、继而发生心室颤动,经及时发现处理,使手术得以施行。新生儿严重缺氧若经迷走神经刺激时,易出现心动过缓,缺氧过久会发生室颤。故麻醉前应充分给纯氧吸入,心动过缓时应及时予阿托品,尽早预防心室颤动的发生。③加强呼吸的管理。新生儿腹内脏器错入胸,致肺萎陷。引起有效的肺泡通气

量不足,加之肺内分流的因素对机体产生致命的威胁。一般吸氧治疗不能使发绀消失,有效的办法是气管内插管行辅助呼吸,但因面罩通气易使胃被吹胀,纵隔右移和腔静脉受压,更加重循环衰竭的程度。胃肠减压十分必要。新生儿肺部通气压力以 1.47kPa（16cmH$_2$O）为宜,超过 1.96kPa（20cmH$_2$O）则有导致肺泡破裂的危险。本例采用改良亚利氏法,借助呼吸囊辅助呼吸。氧流量依公式为 3×（1000＋10×体重）。通气恰当的指标是皮肤色泽由发绀转粉红。在内脏复位时手术者不要挤压胃,避免胃液反流而致误吸,同时注意气管导管内反复吸引。膈疝通常缺损较大,少数患儿腹腔发育不良,脏器不易还纳。修补膈疝时需肌松良好,故必须伍用肌肉松弛药,但肌肉松弛药的使用要慎重,避免腹腔脏器挤入胸腔,造成通气困难。本例仅用氯胺酮及切口浸润麻醉效果良好,肌肉松弛程度满足手术要求,避免了术后残余的肌肉松弛药作用所致的呼吸管理上的困难。手术麻醉完后并不意味呼吸管理结束。因为先天性膈疝患儿常并有肺发育不全,萎陷的肺也并不因脏器复位后便能立即膨胀。本例便是如此,故术后常需继续呼吸支持,不容疏忽,否则仍有缺氧的危险。故先天性修补术的呼吸管理应贯穿在整个围术期,这是麻醉处理的关键。

十、分娩镇痛引起急性低血糖

例 10　患者,女性,29 岁,体重 85kg。

在分娩期因宫缩痛要求分娩镇痛。生命体征平稳,胎心率 140 次/分,妊娠期间血糖正常（口服及餐后 2h）。硬膜外-蛛网膜下腔联合镇痛前静脉输注乳酸钠林格液 1000ml,于 L$_{2\sim3}$ 穿刺,确定穿刺针到达硬膜外腔后,用 27 号腰穿针插入蛛网膜下腔,注入芬太尼 5μg＋左旋布比卡因 2.5mg 后,置入硬膜外导管 3cm 并保留。回吸（-）,注射麻醉药后 3～4min,宫缩痛缓解,12～15min 后,产妇诉突感头晕、头痛、视物模糊、轻度意识障碍、面色苍白、出汗。血压下降,心率增快,SPO$_2$ 99％,胎心率 140 次/分,有胎动,子宫张力及宫缩正常,给予面罩吸氧,加速输注乳酸钠林格液,麻黄碱 25mg,3min 后血压恢复至 112/62mmHg。针刺感觉消失平面为 T$_{10}$,无运动神经阻滞征,动脉血糖 3mmol/l,即静脉输注 5％葡萄糖溶液,血糖恢复正常,低血糖症状缓解。随后硬膜外持续输入左旋布比卡因-芬太尼合剂 10ml/h,镇痛效果好,顺产一女婴。

【教训】　产妇在临产时血内应激激素（如皮质醇）和儿茶酚胺（如肾上腺素）均升高,两者均有升高血糖作用。因为突然快速镇痛使循环血液中儿茶酚胺和皮质醇浓度显著降低,从而引起低血糖反应。该例产妇有头晕、精神状态改变和视物模糊及低血压,经静脉迅速输入葡萄糖后症状很快消失,符合低血糖反应。围术期麻醉科医师需预防分娩镇痛引起的低血糖,防止低血糖的发生。

（张博智　仲吉英）

第四节　骨科手术麻醉的失误

骨科手术的麻醉,以臂丛神经阻滞、低位硬膜外阻滞、低平面腰麻为主,似乎是"小麻醉"。骨科手术的患者中,很大一部分是青壮年患者,一般情况良好,机体本身的并发症少。这些因素,容易使麻醉科医师思想上麻痹,工作中疏乎大意。实际上从麻醉方法的选择、麻醉技术操作到术中麻醉的管理等方面,麻醉科医师都出现过不少失误。

一、骶尾部肿瘤硬膜外麻醉时发生全脊麻

当椎管内存在占位性病变时,要绝对禁

忌采用硬膜外麻醉。但是在临床工作中,由于条件限制或麻醉科医师术前对患者椎管内病变程度了解和掌握不足,有时仍选用了硬膜外阻滞,这无疑增加了患者的危险,术中也易出现严重的麻醉并发症。

例 1　患者,女性,48 岁。诊断为马尾部肿瘤,拟在硬膜外麻醉下行椎管探查术。麻醉前访视病员,除会阴部及双下肢有麻木感、鞍区感觉迟钝外,痛觉存在,两下肢运动自如,无肌萎缩。各项化验检查值均正常,心肺无异常发现,X 线见 $L_{4\sim5}$ 椎管内有占位性病变,腰穿提示椎管内有部分梗阻。于 $L_{2\sim3}$ 间隙行硬膜外穿刺,突破黄韧带感明显,负压试验阳性,留置导管 3cm 顺利。注入试验剂量,观察 5min 后无蛛网膜下腔阻滞体征。随即注入 1.6% 利多卡因 12ml,5min 后患者说话费力,呼吸浅表无力,继而口唇发绀,四肢瘫软,血压急剧下降,脉搏微弱,瞳孔散大,意识丧失。立即面罩给氧,人工呼吸,静脉注射麻黄碱 30mg,1min 后 BP 200/100mmHg,脉搏有力,随即输注 5% 碳酸氢钠 200ml、20% 甘露醇 250ml,呼吸逐渐恢复,70min 自主呼吸完全恢复,意识亦渐清醒,且能对答,双上肢可自主活动,针刺测痛 T_4 以下感觉迟钝,考虑系全脊麻,故延期手术,1 周后改用静脉复合麻醉,于椎管探查术中见 L_2 椎弓病理性骨折,椎管内为肿瘤组织充满,上至 L_1 下抵 L_4 椎体下缘,并与圆锥紧密粘连,硬膜被破坏,马尾被压向左前方,剥离粘连后做肿瘤大部分切除。

【教训】 本例穿刺一次成功,突破感及试验给药均无异常发现,送管顺利,故不考虑因操作而突破硬脊膜等所致全脊麻。因试验给药后无蛛网膜下腔阻滞体征,并在原体位再次注药,故也不考虑因变换体位致导管移行入蛛网膜下腔之可能,后经手术所见证实,系肿瘤组织已侵及硬膜,形成粘连及不完全破坏,少量用药虽未立即于椎管内扩散,当大量的局麻药注入时,由于容积增加,压力相对

变大,便扩散至蛛网膜下腔,形成全脊麻。本例的失误在于麻醉方法选择不当,从而导致全脊麻。显然在已有骨质破坏及有神经支配区感觉异常的患者,椎管内麻醉是绝对禁忌的。静脉复合麻醉故然可行,但还是以气管内插管全麻最为安全可靠,是这类患者应当首选的麻醉方法。

二、臂丛肌间沟阻滞麻醉误入硬膜外腔

肌间沟臂丛阻滞法具有解剖清楚、操作简单、成功率高、潜伏期短、阻滞范围广等优点。但由于这一进路位置高,离椎间孔较近,如果方向掌握不当,穿刺过深,易误入硬膜外腔或蛛网膜下腔。

例 2　患者,男性,46 岁。右肱骨骨折,开放复位钢板螺丝钉内固定术后 1 年,拟在臂丛麻醉下拆取钢板,术前 BP 110/80mmHg,HR 80 次/分,心、肺功能正常。麻醉时仰卧去枕平卧位,头转向健侧。常规消毒,用 7 号针与皮肤垂直进针,行右侧肌间沟臂丛阻滞,进针 2.5cm,反复探测 3 次后出现异感,回吸无血液及脑脊液,即注入 1.5% 利多卡因 26ml(内含 1:20 万肾上腺素)。拔针后患肢即出现麻木。约 10min 后,患者诉健侧上肢麻木,活动受限,舌尖发麻,说话无力,测阻滞平面范围在 $L_2\sim T_4$。50min 后健侧麻醉作用渐消退,至 100min 完全消失。

【教训】 本例出现明显的神经节段阻滞,说明有部分药物渗入硬膜外腔,这可能与反复进针,穿刺过深,穿破硬脊膜外腔有关,加上注药压力过大,以致药液逐渐渗入硬膜外腔。本例的失误在于反复穿刺且刺入过深(2.5 cm)。正确的做法应是明确定位后,经皮肤垂直进针刺破肌膜,找到异感即注药。穿刺针方向应略向尾部,进针深度以 1~1.5cm 为宜。

三、下肢手术麻醉的失误

(一)肺动脉栓塞猝死

麻醉中发生肺动脉栓塞颇为罕见,且死亡率很高。一旦发生,易与麻醉意外相混淆。

例 3 患者,男性,67 岁。10 d 前被车撞伤下肢,经 X 线检查证实为股骨头骨折合并髋关节后脱位,在蛛网膜下腔阻滞下行手法复位。麻醉前 BP 140/60mmHg,HR 72次/分。蛛网膜下腔穿刺顺利,注入 1:1:1 溶液 2ml(内含丁卡因 67mg、麻黄碱 20mg)。麻醉 5min 后平卧,测平面在脐下,10min 后进行手法复位,25min 时复位成功。此时患者神智清醒,BP 140～170/80～90mmHg,HR 70～80 次/分。麻醉后 30min 到放射科摄片,发现髋关节又脱位而再次手法复位。35min 时患者呼吸突然极度困难,口唇发绀,随之呼吸心搏停止。立即行气管内插管,胸外心脏按压,开胸按压及心内注射"三联针"。经过抢救心搏一度恢复,但心肌收缩无力,反应愈来愈差,于次日凌晨死亡。

尸检右侧肺动脉主干内有暗红色血栓(3cm×5cm),右肺下叶及左上叶、下叶均有大小不等的栓子。右心腔扩大,左冠状动脉前降支内膜下有钙化。

例 4 患者,男性,21 岁。患右小腿海绵状瘤 10 年余,拟在连续硬膜外阻滞下行血管瘤切除术。选 $L_{2\sim3}$ 进行穿刺,操作顺利。平卧后输注 10% 葡萄糖液,测 BP 80/60mmHg,输注 50% 葡萄糖液 100ml。注射试验剂量(1.3% 利多卡因 + 0.2% 丁卡因)8ml,血压仍为 80/60mmHg,静注麻黄碱 15mg,血压逐渐上升到 100/80mmHg,HR 90 次/分,观察 5min 无脊麻表现。再注入麻醉药 8ml,10min 后麻醉平面在 L_1 以下。患者神智清楚,无不适,将患者置于俯卧位,测 BP 120/80mmHg,HR 120 次/分,呼吸稍快。此时抬高患肢消毒,患者诉胸闷、呼吸急促,立即转为仰卧位,但患者呼吸困难加重,

极度费力,口唇发绀、躁动、意识不清、颈静脉怒张、测不到血压。按过敏性休克处理,静脉注射肾上腺素、地西泮、地塞米松等药物,病情未见改善,随之心搏、呼吸停止,即行气管内插管及胸外心脏按压,心内注射"三联针"等。心搏一度恢复,但随之又停跳,后行开胸心脏按压,经 2 h 抢救无效死亡。

尸检右肺下中叶肺动脉急性栓塞并双侧肺片状出血、水肿;右小腿肌肉内脂肪血管瘤,部分血管内血栓形成并脱落;肾小管上皮细胞高度浊肿,肾小球及间质充血淤血;心肌细胞浊肿,心脏瓣膜未见异常。

【教训】 椎管内麻醉并发肺动脉栓塞,易误认为麻醉剂过敏或全脊麻意外,以上两例均在尸解后才明确诊断。其实肺动脉栓塞与过敏性休克和全脊麻引起的临床症状和体征仍有不同,如肺动脉栓塞多伴有急性右心衰竭的体征,更重要的是病史中有诱发深静脉血栓形成的因素。至于麻醉在肺动脉栓塞中起什么作用,可能是由于椎管内麻醉时神经根受阻滞,使下肢肌肉松弛,血管扩张,回心血量减少致严重低血压。此外由于血管扩张使存在于静脉内或瘤体内原先比较固定的栓子脱落进入血液循环。治疗上宜早期使用肝素,防止血栓扩大和减少血小板破坏所释放的 5-羟色胺。也有人用血栓溶解酶治疗,但对大的血栓无效。近年来主张在急诊体外循环下取出栓子。以上二例的失误之处均在于诊断错误,治疗不得当,误诊误治;只按常规方法急救复苏,终至循环衰竭而死亡。若能尽早明确诊断,早期应用特异的治疗措施,患者则可能有生存的希望。

(石双平 石翊飒)

例 5 患者,男性,67 岁。右侧股骨上段陈旧性骨折,拟在硬膜外麻醉下行切开复位内固定术。入室 BP 145/86mmHg,HR 65次/分,SpO_2 100%。$L_{1\sim2}$ 硬膜外穿刺,头侧置管 4 cm。平卧位经导管注入 0.75% 罗哌卡因 3ml,5min 后未见腰麻征象,呼吸、心

率、血压平稳。经导管间隔 5min 分两次各注入 0.75％罗哌卡因 5ml。末次注药 15min 后测定躯体无痛区域为：T_{10}～L_4。6％羟乙基淀粉输注 5～6ml/（kg·h），BP 130/54mmHg 左右，HR 90～110 次/分，SpO_2 100％。等候手术医师约 40min 期间生命体征平稳。手术医师入室后摆体位，牵引右侧腿部并垫高右侧大腿，常规消毒。在铺巾时，患者突然诉胸闷，大汗淋漓，血压骤降到 50/30mmHg，HR 40 次/分，给予多巴胺 5mg，异丙肾上腺素 0.5mg。患者出现心搏骤停。经紧急气管内插管、人工通气、胸外心脏按压、静脉注射肾上腺素、地塞米松、碳酸氢钠复苏效果不佳，最后死亡。

【教训】 本例为急性肺栓塞的病例。陈旧性骨折很容易形成脂肪、血液的栓子。麻醉后肌肉松弛，血管舒张，加上外科医师牵拉患肢，均为栓子易脱落的因素，栓子顺血流进入肺动脉，造成肺栓塞。出现肺栓塞后，首先插气管内导管，加压人工通气，采取头低左侧卧位，积极对症处理，维持循环平稳。如果出现低血氧饱和度，就更要注意早期的脑保护。

例 6 患者，男性，37 岁，体重 60 kg。ASA Ⅰ级，右股骨上段斜行骨折。选择腰硬联合麻醉，常规 $L_{3～4}$ 穿刺，蛛网膜下腔注入 0.375％布比卡因 10ml，然后常规头端置硬膜外管 3cm。平卧后 5min 阻滞平面上为 T_{10}，平衡液输注 5～6ml/（kg·min），等候手术医师约 45min。此期间生命征稳定。当手术医师摆体位（右侧垫高 30°）并消毒，在铺巾时，患者突然诉胸闷，大汗淋漓，血压降到 50/30mmHg，HR 40 次/分，给予多巴胺 5mg，异丙肾上腺素 0.5mg 同时出现心搏骤停。紧急气管内插管，人工通气，胸外心脏按压，静脉注射肾上腺素、地塞米松、碳酸氢钠复苏效果不佳，再次增加肾上腺素剂量，5min 后心搏恢复，BP110/70mmHg，6h 后呼吸恢复，但意识不清。经多家医院会诊、ICU 治疗 3 个月后，因肺部感染、多系统器官功能

衰竭（MSOF）而死亡。

【分析】 本例为中年男性，在腰硬麻醉下行右股骨上段斜行骨内固定术，摆手术体位时发生心搏骤停，经紧急抢救，5min 心脏复苏，6h 肺复苏，脑复苏未能成功，ICU 治疗 3 个月后死于多器官功能障碍综合征。本病例未行尸体解剖，故心搏停止的真正原因不能确定，只能依靠临床表现来分析。临床表现为脂肪肺栓塞，发病突然，抢救不及，很快心搏、呼吸停止，因大脑缺氧时间较长，使脑缺氧性损害变得不可逆。

【教训】 ①神经阻滞不以布比卡因为首选局麻药，因为布比卡因的心脏毒性较显著。当然，本例的心搏停止与布比卡因无关。②股骨骨折患者应警惕脂肪栓塞的发生。脂肪栓塞一旦发生，后果十分严重，来势凶猛，预后不良。对于此类患者，麻醉后应仔细观察，翻身摆体位的动作应轻柔，避免大动作和暴力。栓塞一旦发生，应积极抢救和复苏。

（二）止血带放松过快致血压骤降

例 7 患者，男性，45 岁。右侧股骨中段开放性骨折，拟在硬膜外麻醉下行切开复位内固定术。入室 BP120/54mmHg 左右，HR90～110 次/分，$SpO_2$100％。$L_{1～2}$ 硬膜外穿刺，头侧置管 4cm。平卧位后经导管注入 0.75％罗哌卡因 4ml，5min 后未见腰麻征象，呼吸、心率、血压平稳。经导管每间隔 5min 分两次各注入 0.75％罗哌卡因 6ml。末次注药 15min 后测定躯体无痛区域为：T_{10}～L_5。麻醉效果满意，用下肢止血带。10min 后手术开始。术中 BP95/45mmHg 左右，HR 85～100 次/分，$SpO_2$100％。2h 后手术结束，出血约 100ml，共补液 1000ml，包括 500ml 6％ HEAS 液，500ml 为乳酸林格液，硬膜外追加 0.75％罗哌卡因 5ml 一次。松止血带时，患者血压突然下降至 76/42mmHg 左右，心率上升到 130 次/分。立即加压输液。输注佳乐斯 500ml 后，患者

血压回复平稳,105/50mmHg 左右,心率 90
次/分,安全送回病房。

【教训】　本例为术后松止血带过快所致
的循环功能变化。因为经硬外麻醉下肢的血
管是舒张的,过快地松开下肢止血带,会使大
量的血液流回下肢,引起血压骤然下降,严重
时还可能引起心力衰竭。故松止血带时应该
慢慢地进行。

例 8　患者,女性,33 岁。因左侧足跟部
骨折,拟在硬膜外麻醉下行切开复位内固定
术。患者合并高血压病,平素控制良好。入
室 BP133/66mmHg,其余检查结果无明显异
常。麻醉选择 $L_{3\sim4}$ 间隙。硬膜外给药后效
果良好,平面上至 T_8,开始手术并上止血带。
术中静脉泵注右美托咪定与瑞芬太尼。约
80min 后松止血带,1min 后患者突然烦躁不
安,自诉头晕恶心,呼吸困难。立即测量无创
血压:69/39mmHg,心率最快达 144 次/分,
并大汗淋漓。此时脉搏血氧分压为 100%。
遂迅速加压补充胶体 500ml,静脉注射去氧
肾上腺素 $40\mu g$,10min 后血压逐渐回升至
110/59mmHg,心率恢复至 85 次/分左右,观
察 15min 后继续手术,放弃使用止血带并加
快手术进度,手术共历时 150min,出血量
600ml,尿量 220ml。术后安返病房,术后随
访 2d 无并发症。

【教训】　该病例为典型的"止血带休
克"。在松开止血带后,患者的体内的血液重
新分布,大量血液进入患肢,造成患者体内血
容量不足,导致血压下降,心率增快,表现出
类似失血性休克的症状体征。另有大量无氧
代谢产物回流入循环,可抑制心肌。应用止
血带的时间有规定,不可过长,应在规定的时
间内放松片刻。对于该类患者围术期血容量
也应当维持相对充足,并随时准备好血管活
性药物,以备不时之需。

四、脊柱手术麻醉失误

例 9　患者,男,78 岁,因"颈椎病"入院。
拟在全麻下行"颈椎病前路减压融合术"。患
者各项检查指标无明显异常,无手术史与既
往病史。麻醉方式为静吸复合全麻。麻醉诱
导后 BP120/70mmHg 左右,HR 约 70
次/分。手术进行 20min 后,主刀医师诉患
者颈短粗,术野不佳,预期手术时间长。此时
血压骤升至 220/130mmHg,心率 65 次/分。
连续测量血压收缩压均在 200mmHg 以上,
舒张压时有时无。麻醉科医师临床经验不
足,在未检查血压袖带的情况下两次给予乌
拉地尔共 25mg。10min 后收缩压降至
110mmHg,舒张压测不出,HR 52 次/分。
未引起麻醉科医师重视。手术进行 50min
后,主刀医师走到对侧继续手术,此时收缩压
骤降至 69/33mmHg,HR46 次/分,给予麻
黄碱 12mg 后,血压升至 92/61mmHg,HR
约 70 次/分。手术历时 90min,术毕送入
PACU。在 PACU 2h 后依旧没有拔管指征,
遂送入 ICU。ICU 医生怀疑可能存在脑梗
死,10 h 后行头部 CT 检查,结果提示"左额
叶见大片状低密度影,边界模糊",诊断意见
"左额叶脑梗死,轻度脑萎缩"。患者于术后
第 3 天苏醒,出现运动性失语,右侧肢体肌力
重度下降,意识淡漠。

【教训】　颈椎手术与甲状腺手术中,主
刀医师的腹部往往压住血压袖带,导致血压
测不出,或者血压升高的假象,一定要嘱附手
术医师离开袖带并重新测量血压,测得准确
血压。老年患者须谨慎使用降压药,且初始
剂量不宜过大,因为老年人对降压药的敏感
性难以估量。该病例中,患者对降压药较为
敏感,且低血压时间过长,导致术中发生脑梗
死。另外,由于麻醉者自身经验不足,在突发
状况时应第一时间告知上级医师寻求指导。

例 10　患者,女,73 岁。诊断为 L_3 压缩
性骨折。神清语明,高血压 I 级,平素控制良
好。血红蛋白 79g/L,其余检查无异常。因
腰痛不能活动,无法评级心功。拟在静吸复
合麻醉下行"后路椎弓根螺钉系统内固定

术"。入室血压 133/61mmHg，HR 66 次/分。手术第二小时统计出血量 600ml，应用血液回收机进行血液回收，此时血压降至89/42mmHg，HR110 次/分，给予血管活性药物处理并输注血浆 400ml，去白红细胞悬液 3U，琥珀酰明胶 1000ml，随后生命体征恢复正常并维持平稳。手术历时 5h，术毕为方便翻身摘掉心电监护与血压袖带，只保留血氧监测仪，翻身到平车床时发现血氧持续下降，波形混乱。立即连接心电监护与血压袖带，发现心电呈心室颤动，血压测不出，立刻行胸外按压与机械通气，并第一时间通知二线值班医师。二线值班医师指导行股静脉穿刺置管与有创连续动脉血压测量，并给予电除颤。即使给予了大量血管活性药物，心搏与呼吸无恢复迹象。最终抢救无效，宣布死亡。

【教训】 该患者术前贫血，应在术前予以纠正，否则循环容量不足，再加上术中大量出血，机体处于代偿阶段。翻身过急，容易导致严重直立性低血压，可导致心肌缺血，且中途断生命体征监控，耽误了抢救时间与机会。凡术前若存在心功不全者，术中有可能进一步加重心搏骤停的风险，故应对该患者进行全面心脏相关检查。

五、麻醉药物方面的失误

(一)麻醉药物用量过大

例 11 患者，女性，76 岁。因腰痛伴双下肢麻痹 2 年，诊断为 $L_{3\sim4}$、$L_{4\sim5}$ 椎间盘突出并椎管狭窄，于 2003 年 8 月 21 日入院拟行椎间盘切除、椎板切开减压和椎弓根钉固定术。患者以往高血压病史 20 多年，11 年前因急性心肌梗死在医院抢救，之后长期服用吲达帕安、阿司匹林、普萘洛尔、立普妥治疗。2 年前因心绞痛在医院行经皮冠状动脉腔内血管成形术治疗。今年 1 月入院拟行腰椎手术入院。术前因 ECG 明显异常，行冠脉造影发现 LAD 近端及对角支重度狭窄，分

别行 PTCA 和支架术。术前检查一般情况尚可，无明显心绞痛发生，粗测心功能 2 级。心、肺检查未见明显异常。血常规：Hb118g，Hct 0.35，PLT 257；血生化：三酰甘油增高，血浆球蛋白增高，血糖 7.0mml/L。X线胸片示主动脉型心，主动脉钙化，右肺动脉第一支改变，疑肺源性心脏病。肝脏 B 超示脂肪肝改变。ECG 示陈旧性下壁心肌梗死，心肌劳损。心脏彩超示 EF0.30～0.46，FS0.15%～0.18%，MV、AV、TV 轻度关闭不全。术前 BP120/30mmHg，拟定于 2003 年 8 月 24 日在硬膜外麻醉＋全麻下行腰椎手术。麻醉前 1h 肌内注射阿托品 0.5mg，鲁米那 0.1g。入室后 $L_{1\sim2}$ 间隙行硬膜外穿刺，顺利置入导管。平卧后开放外周静脉，行右侧桡动脉穿刺测压，血压为 150/89mmHg。以异丙酚 40mg＋20mg，芬太尼 0.1mg＋0.05mg 及维库溴铵 8mg 诱导麻醉，3min 后血压降低到 83/43mmHg，静脉注射去氧肾上腺素 0.5mg，回升到 110/65mmHg，5min 时行气管插管后，在右侧颈部行颈内静脉穿刺置入中心静脉导管。置俯卧体位过程血压维持稳定。以持续输注异丙酚、间断吸入异氟醚，以及硬膜外注入局麻药麻醉维持，先后注入 2%利多卡因 5ml 和 2%利多卡因与 0.75%布比卡因混合液 6ml，手术过程血压维持在 110～135/65～75mmHg。手术历时 2.5h，术中失血约 600ml，输入血定安 1000ml，乳酸林格液 500ml，回收 RBC 200ml。术毕基本清醒，可按指令睁眼，呼吸满意，拔管后送返病房。

【分析】 本例为老年患者，在硬膜外腔阻滞＋全麻下行腰椎间盘切除术，静脉注射快速诱导麻醉时引起了严重血压下降，迅速静脉注射去氧肾上腺素，血压回升后气管内插管，此后术中血压、心率平稳，术后未出现其他并发症。

【教训】 对老年人手术麻醉的基本要求是安全有效，要求麻醉过程应是人性化的舒

适和具有快捷周到的服务。本例的麻醉实施流程未能体现以人为本和人性化舒适的理念,手术时麻醉选择了硬膜外阻滞复合气管内全麻,此种选择是欠合理的,麻醉所采用的方法较复杂、损伤大,全麻及硬膜外用药剂量也过大,上述麻醉方法及麻醉药物的结局是引起心血管抑制、血压下降,又必须要应用心血管活性药物,甚至反复或多次用心血管活性药物。在临床麻醉中导致一过性低血压的原因,多与给药速度和剂量有关。如有时药物剂量大于常规用量,因而使患者险象环生。对于维持循环和呼吸功能无好处。除常规无创监测外,本例采用了有创动脉压监测无必要,以及上腔静脉穿刺置管一般也不需要,因其增加了患者的损伤,对机体组织会产生一定的影响。只有将麻醉做到临床麻醉效果佳、安全、无痛、手术治疗过程患者舒适愉快,无并发症,才能更完美地体现"以人为本"和"人性化"这一理念。

(孙增勤)

例 12　患者,女性,38 岁。ASA Ⅱ 级。诊断 $L_{4\sim5}$ 腰椎间盘突出症。侧卧位下行 $L_{1\sim2}$ 椎间隙穿刺,穿刺置管成功后,向尾端置管 3 cm。注入 2% 利多卡因 4ml,约 15min,测试无麻醉平面,再注入(2% 利多卡因 10ml+1% 丁卡因 2ml)12ml,仍无麻醉平面,考虑硬膜外麻醉失败,拔管时发现穿刺点针眼覆盖纱布完全浸湿;重新侧卧位穿刺 $T_{12}\sim L_1$,方法同上,注入上述同剂量药物,15min 后测试平面达 $T_8\sim L_1$,麻醉满意。手术体位取俯卧位,切皮时患者诉切口下端疼痛,再追加 0.75% 布比卡因 3ml,约 15min 后术者发现切口出血呈暗红色,立即用纱布覆盖切口,平卧位,患者面色苍白、口唇发绀、呼吸困难、神志淡漠、叫之无应,BP 60/40mmHg,取头高足低位,给予气管内插管控制呼吸、纠正血压,HR 140 次/分,血压极不稳定,2h 后气管导管内有粉红色泡沫痰喷出,给予强心利尿、纠正酸中毒、抗休克等对

症处理,6h 后病情稍稳定转入 ICU,48h 后脱离危险。

【教训】　本例第一次置入的硬膜外导管可能并不是一开始就脱出的,注药时大部分药液向下积聚在骶管内,少部分药液可能随后来脱出的导管流到体外,故测试平面不明显。第二次选择高一个间隙穿刺、置管和注药,平面出来后俯卧位,追加布比卡因,使局麻总药量过多,平面迅速上升,致呼吸抑制、血压下降,出现了左心衰竭。$L_{4\sim5}$ 的椎间盘手术切口一般在 $T_{10\sim12}$ 神经节段,在 $L_{1\sim2}$ 穿刺,向头侧置管注药效果比较好,药量和麻醉平面容易控制。凡是体位要变动的手术,硬膜外麻醉后要注意平面固定后再摆体位比较安全。

(二)麻醉用药剂量不足

例 13　患者,女性,83 岁。因跌伤致左髋部疼痛、活动受限 7h 入院。否认既往高血压、糖尿病、肝炎、结核等病史。入院时 BP 150/70mmHg、HR 82 次/分。入院诊断为左股骨粗隆间骨折。拟行左股骨粗隆骨折内固定术。实验室检查血常规:Hb 106 g/L;生化:K^+ 3.3mmol/L;X 线胸片未见异常;ECG 示窦性心律,慢性冠状动脉供血不足;心脏彩超示 EF 75%,老年性瓣膜退行性变。ASA 分级为 Ⅲ 级。入室后测 BP 180/100mmHg,HR 60 次/分。先行颈内静脉穿刺置入中心静脉导管,过程顺利。后在 $L_{2\sim3}$ 行硬膜外穿刺。由于穿刺点骨质和韧带组织退变钙化明显,垂直进针约 2 cm 即遇到坚硬阻力,多次变换进针方向,找到一进针间隙,当进入到 5cm 时,出现阻力减低的空虚感,但无突破黄韧带和阻力完全消失的感觉。置入腰麻针,但无脑脊液流出。遂多次改变硬膜外针和腰麻针的方向,均未有落空感及脑脊液回流。改 $L_{3\sim4}$ 点穿刺同样经多个方面和多次穿刺,进针达 6 cm,并出现落空感,但置入腰麻针后见澄清脑脊液流出。注入 0.75% 布比卡因 1.0ml 与注射用水 0.8ml

混合液。顺利置入硬膜外导管。10min 后测阻滞平面在 T_8 水平。血压降至 135/75mmHg。手术开始后血压较平稳，维持在 140～160/90～100mmHg。给予咪唑安定 1mg 入睡。术中再追加 1mg。麻醉给药 2h 后，血压逐渐升高到 180/105mmHg，考虑为阻滞平面减退，硬膜外给予 2% 利多卡因 3ml，血压仍维持在 170～190/90～110mmHg 之间。术中出血约 400ml，输液总量 1500ml，其中血定安 500ml，O 型 RBC 200ml。术毕患者清醒，安返病房。

【分析】 在高龄患者，因脊椎退变，椎管内穿刺可遇到困难在所难免，但准确确定穿刺点和准确把握进针方向，对于硬膜外麻醉的成功是非常重要的。本例在穿刺、给药、输液等麻醉实施和处理方面存在的不足之处，正是麻醉科医师值得注意的细节问题。

【教训】 本例是一例硬膜外穿刺困难病例，蛛网膜下腔注入 0.75% 布比卡因局麻药剂量 1ml 属中小剂量，阻滞平面虽已满足手术要求，但并不高，因此对血压的影响并不大，术中血压仍偏高。硬膜外麻醉是我国最常用的麻醉方法，麻醉科医师应加强训练，力争掌握好，提高麻醉技术，把麻醉失误降到最低的限度，提高麻醉的安全性。

（孙增勤）

第五节　神经外科手术麻醉的失误

神经外科的麻醉以气管内插管全麻为主，手术体位依据手术部位的不同，有仰卧位、头侧位、侧卧位、半卧位、坐位等多种。患者病情多很危重，脑瘤患者虽经过术前准备和治疗，但有时难免仍存在不同程度的高颅压症状。脑外伤患者则多合并饱胃、醉酒、高颅内压，甚至脑疝、昏迷。因此临床麻醉的处理比较复杂，麻醉中发生过的失误也比较多。

一、快速输注甘露醇引起急性肺水肿

甘露醇是目前神经外科临床中最常用的降颅内压、减轻脑水肿的药物，几乎是天天都在用，人人都在用。但如果使用不当，却会引起非常严重的并发症。

例 1　患者，男性，23 岁。住院前 8d 因突然发热、咳嗽、伴头痛、呕吐，继而出现嗜睡、不语、大小便失禁而急诊入院。入院时 T 28.2℃，HR 120 次/分，RR 38 次/分，BP 110/70mmHg。意识障碍，颈有抵抗，克氏征阳性，但无发绀，能平卧。眼底检查见右侧眼底视盘水肿。心界不大，心律齐，两肺有散在性干鸣音，肺底有少量湿啰音。胸片示急性粟粒型肺结核。PaO_2 64.6mmHg，NPN 96.5mg/dl。诊断为急性粟粒型肺结核，并结核性脑膜炎。给予抗结核及脱水治疗。入院后 4d 静脉快速滴入 20% 甘露醇 250ml 后，患者出现呼吸急促（56 次/分）、口唇发绀、咳泡沫痰，血压 100/70mmHg，两肺湿啰音增多，考虑为急性肺水肿，立即给予强心、利尿及吸氧治疗。次日病情略有好转，呼吸减慢（30 次/分），肺部啰音减少，110/80mmHg，继续予以抗结核及利尿治疗。住院 39d，病情好转，能自由活动，自动出院。

例 2　患者，男性，57 岁。因头部外伤 12d，昏迷 1d 急诊入院。入院时患者处于昏迷状态，RR 30 次/分，HR 110 次/分，BP 130/100mmHg，瞳孔左侧 1.5mm、右侧 2.0mm，对光反应迟钝，心、肺检查无异常发现。经右侧颈动脉造影时，曾给予 20% 甘露醇 250ml 快速输注，约 30min 后，患者呼吸急促（RR 40 次/分），咳泡沫痰，口唇、指（趾）端发绀，血压降至 60/40mmHg，HR 增至 150 次/分，两肺布满湿啰音。急行气管内插管，并以吸引器吸除气管内大量泡沫状分泌物，同时静脉注射毛花苷 C 0.4mg，地塞米松

20mg,麻黄碱 25mg,呋塞米 20mg,并行间断正压呼吸。经上述处理后约 30min,患者 BP 升至 90/70mmHg,R 26 次/分,HR 120 次/分,两肺呼吸音清晰,继而在强化局麻下完成右颞顶部血肿清除术。术毕 BP 104/80mmHg,R20 次/分,HR 110 次/分,安返病室。

【教训】　目前的观点认为,当快速输注甘露醇而出现低血压、呼吸窘迫及肺水肿等一系列表现时,并非由于液体过量所致,而可能是由于嗜碱细胞释放出组胺,引起支气管痉挛及肺毛细血管通透性增加,从而导致间质性肺水肿的出现。此二例患者输注甘露醇后出现肺水肿,除以上因素外,还与其并发症有关。例 1 患者合并急性粟粒型肺结核,肺底有少量湿啰音,显然肺毛细血管通透性已有增高,输注甘露醇后进一步加剧了这一改变,出现肺水肿。例 2 术前血压 130/100mmHg,高血压患者外周阻力增加,左心负荷加重。快速输注甘露醇后支气管痉挛,肺血管阻力增加,心脏负荷更趋加重,出现肺水肿。从以上两例我们得到的教训是,对肺部有病变及血压偏高的患者,输入甘露醇时输注速度必须加以限制,必要时可换用或加用其他脱水利尿药物。

二、气管导管位置不当引起严重支气管痉挛

气管内插管是全身麻醉中的一项基本操作技术,恰当的插管深度则是施行良好的机械通气的基本保障。气管内插管的深度(位置)似乎不难确定,但是如果我们在临床工作中对这一细节不够重视和注意,则有可能引发包括支气管痉挛在内的诸多并发症。

例 3　患者,男性,57 岁。拟行右侧听神经瘤切除术,平素身体健康,无哮喘发作、慢性咳嗽和吸烟史。胸透两肺正常。术前予苯巴比妥钠 0.1g、东莨菪碱 0.3mg。静脉注射硫喷妥钠 0.5g、琥珀胆碱 50mg 后插管,乙醚

维持。因麻醉较浅静注硫喷妥钠 125mg,不久两肺出现哮鸣音并逐渐加重,吸痰管顺利插入,无分泌物吸出。氟烷吸入时哮鸣消失,停后又出现且加重,呼吸阻力大,发绀,后将气管导管深入约 2cm,哮鸣音很快消失,术毕清醒拔管,发现套囊离导管尖端较远。

例 4　患者,男性,30 岁。因脑外伤后颅内血肿,拟行开颅探查术。平素身体健康,无哮喘、慢性咳嗽及心慌史。术前予东莨菪碱 0.3mg,静脉注射硫喷妥钠 0.5g、琥珀胆碱 50mg,插管顺利。乙醚维持,头偏向一侧,1h 后麻醉稍浅,两肺出现广泛哮鸣音,呼吸阻力加大,轻度发绀,经治疗无效,将导管拔出 1cm,哮鸣音很快消失,两肺呼吸音清晰,手术经过顺利,术终呼吸良好。

【教训】　支气管痉挛的临床诊断依据是呼气性呼吸困难,挤压呼吸囊时阻力增加,两肺哮鸣音和程度不等的发绀。此二例均有呼气时间延长,气道阻力增加(手挤压呼吸囊明显阻力增加),两肺广泛哮鸣音,气管导管通畅,临床诊断符合支气管痉挛。气管内插管无论过深或过浅,均易引起支气管痉挛。插管过深,其远端接近隆突,隆突随呼吸上下运动,便可使导管尖端与隆突不停地碰触,容易引发支气管痉挛。反之,导管插入过浅或因体位改变导管外移,一旦套囊充气就易压迫刺激声门,支气管痉挛也很易发生。

本组两例支气管痉挛发生后,经用各种药物无效,例 1 深入约 2cm,例 2 拔出 1cm 后症状很快消失,显然与导管插入过深或过浅有关。因此对于气管内插管的深度万不可大意,最好是依据患者身高确切计算插管深度。如果粗略地以同侧鼻翼到耳垂的距离为依据,一般成人为 21～22cm,插入后则应听诊肺部,仔细辨别两侧呼吸音是否一致。体位变换后更要注意监听呼吸音,观察气道阻力变化,方有可能避免此类失误的出现。

三、脑膜瘤急性大出血致心搏骤停

颅脑术中发生心搏骤停的原因很多,急性失血是一重要原因。失血量不一定很大,失血迅猛,自身调节功能来不及发挥即致心搏骤停。

例5 患者,女,41岁。因发作性意识障碍,四肢抽搐1年半入院。查体:视盘水肿,右侧肢体轻度硬瘫。头颅CT示左顶叶脑膜瘤,直径7cm。首次手术开颅时头皮骨表面出血凶猛,止血过程中,心搏停止。立即终止手术,静脉推注肾上腺素、麻黄碱,行胸外按压,快速补液,心搏血压恢复,术毕清醒。5日后行左颈外动脉明胶海绵栓塞后结扎,术后精神差,左瞳孔散大,静脉滴注甘露醇后恢复。次日开颅见出血明显减少,全切肿瘤。术后伤口有脑脊液漏,行持续硬膜外引流,液漏停止。病理诊断上皮型脑膜瘤,痊愈出院。

【教训】 此例患者为颈内外动脉双重供血的脑膜瘤,头皮骨血管丰富粗大,故在开颅时快速失血,心搏骤停。为防止血容量急剧下降,肿瘤血供丰富时须充分重视,建立良好输液通道,手术开始即输血,颈外动脉栓塞能减少术中出血,但可发生头皮坏死,术后应严密注意。值得一提的是,颈外动脉栓塞结扎后,颈内动脉血流量显著增加,肿瘤周围脑血管床由于长期处于低灌注状态而丧失自动调节能力,致血管床压力升高,产生血管源性脑水肿,加重脑损害。

四、神经外科手术麻醉前深静脉穿刺困难心搏骤停

例6 患者,女性,65岁。因脑血管畸形出血,拟行血肿清除术。入室时患者处于浅昏迷状态,呼吸急速。BP176/102mmHg左右,HR90~110bpm,吸氧下$SpO_2$97%。做好监护后,予深静脉穿刺,其穿刺较困难。期间SpO_2监测声调逐渐变低沉,麻醉科医师

并没有注意到。患者心率突然由135次/分左右降到50次/分左右,并继续下降,血压已测不出来。麻醉科医师立即停止穿刺,此时发现患者自主呼吸已停止,ECG显示室性波形。经紧急面罩给氧,气管内插管控制呼吸,静脉注射肾上腺素1mg后,ECG显示患者恢复窦性心率,BP 170/98mmHg左右,HR123~140bpm,双侧瞳孔散大。5min后心率又迅速下降,ECG显示心室扑动。经抢救无效死亡。

【教训】 患者入室后表现为呼吸困难,麻醉的处理首要应是即刻建立外周静脉通路,气管内插管,控制呼吸。然后再次建立深静脉通路。

五、全麻下脑脓肿清除术中严重CO_2蓄积

气管内插管全麻期间,患者机体的供氧和二氧化碳排出完全依赖于机械通气。因此无论机械通气的哪一环节出现故障,患者都有可能发生缺氧和CO_2蓄积。由于全麻期间的供氧常比较充分,因此临床表现多以严重的CO_2蓄积为主。

例7 患者,男性,32岁。因头痛、恶心、诊断为脑脓肿,急诊行脓肿病灶清除术。既往有慢性气管炎及哮喘史。3个月前曾因肺炎并中毒性休克住院治疗。体检:患者反应稍迟钝,桶状胸,杵状指。BP 110/70mmHg,HR 86次/分,RR 16次/分,双肺有干鸣音。血常规及血生化检查均在正常范围。脑脊液压力224mmH_2O。胸透示两肺纹理增粗,有肺气肿征象。麻醉前肌内注射哌替啶50mg、异丙嗪25mg及东莨菪碱0.3mg。硫喷妥钠、泮库溴铵诱导,气管内插管,输注1%普鲁卡因静脉复合维持麻醉。于气管内插管后15min,术者行切口皮肤局麻浸润,局麻液内含1‰肾上腺素。皮肤浸润后10min,血压自用药前130/90mmHg升至170/130mmHg,心率自120 bpm升至140~150

bpm,ECG 示室上性心动过速。曾先后静脉注射毛花苷 C、利多卡因、苄胺唑啉及氟芬合剂,如此观察处理约 1.5h,但血压仍为 150/90mmHg,HR 140 次/分。测动脉血气,pH 6.957,PaO_2 403.2mmHg,$PaCO_2$ 124.2mmHg,经加强辅助呼吸,"清洗"呼吸囊后,血压、心率迅速降至正常,$PaCO_2$ 降至 57mmHg。术毕送回病房,患者已清醒,$PaCO_2$ 41.7mmHg,术后恢复良好。

【教训】 气管内插管全身麻醉期间,至少有 3 种情况可导致血压升高和心率增快:①麻醉偏浅,手术刺激。②药物作用,尤其是合并应用肾上腺素。③二氧化碳蓄积和(或)缺氧。在分析术中血压升高和心率增速的原因时,应首先警惕和排除 CO_2 蓄积这一因素。忽略这一点,非但盲目处理不能见效,而且还会延误 CO_2 蓄积的及时诊断和处理,导致严重后果,本例的失误即在于此。开始加深麻醉无效,后考虑与局麻药液中加入的肾上腺素有关。分次静脉注射苄胺唑啉共 10mg,仍无效,走了一段弯路,折腾了 1 个半小时,直至 CO_2 蓄积发展到极其严重的程度($PaCO_2$ 高达 124.2mmHg,pH 低至 6.957)时才明确诊断,教训深刻。在紧闭麻醉期间,引起 CO_2 蓄积的原因不外乎是通气量不足、CO_2 吸收剂失效、活瓣失灵致呼出气体再吸入或少有的代谢亢进及 CO_2 生成过多等。分析本例的麻醉经过,以通气量不足可能性为大。患者既往有慢性气管炎及哮喘史,查体有桶状胸、杵状指,提示术前患者的肺通气和换气功能均已有明显降低。因此如果术中机械呼吸管理不当,就容易出现通气量不足。故对于术前肺功能降低的患者,术中应加强对呼吸的管理,同时术中持续监测 SPO_2、$P_{ET}CO_2$、动脉血气,也都是很必要的。

(石双平 石翅飒)

六、神经外科手术气体栓塞致心搏骤停

例 8 患者,女,55 岁。因左耳鸣伴听力下降 2 个月入院。头颅 CT:左听神经瘤。既往有高血压病史 8 年,复方降压灵片控制,左枕下入路全切肿瘤+面、听神经探查。关颅修补硬膜时患者体动。呼气末二氧化碳分压($P_{ET}CO_2$)下降,随即心律失常,血压下降、心搏停止。立即平卧位,静脉注射肾上腺素、麻黄碱、利多卡因、多巴胺等,心搏血压恢复,予人工冬眠合剂、脑保护剂、控制呼吸、持续脑室引流,次日清醒。病理报告:听神经瘤。痊愈出院。

【教训】 该患者术中麻醉稍浅,患者体动,此时 $ETCO_2$ 急剧下降,排除脑内操作可能引起的神经源性循环障碍及失血性休克所致。最可能的原因是静脉窦内压力改变,空气经窦壁进入血液循环,导致气体栓塞,气栓是坐位手术的最大危险,其发生率达 21%~60%,甚至在其他体位头高于心脏 10cm,即可发生气栓。空气如进入右心,阻碍右心充盈。空气还可经卵圆孔或肺血管床进入左心,至冠状动脉和脑血管栓塞。气栓表现为呼吸困难、颅内压升高、心律失常、心音改变、低血压、发绀,最终心脏停搏。空气进入右心 0.1ml,超声多普勒即可发现,其次敏感的为 $ETCO_2$ 和肺动脉压。气栓重在预防,如可能发生气栓,应行 $ETCO_2$ 监测、持续动脉压监测、中心静脉插管。有条件最好行超声多普勒监测。一旦有可疑改变,立即终止手术,盐水浸润术区及封闭骨孔。行正压通气以升高中心静脉压。中心静脉插管抽出空气。严重者须平卧抢救。对于心血管功能障碍患者,须慎重选择手术体位。

七、神经外科手术麻醉术后的失误

(一)脑膜瘤术后不清醒

例 9 患者,男性,34 岁,体重 65kg。因

脑膜瘤在全麻下行脑膜瘤切除术,各项检查未发现明显异常。术前 30min 肌内注射鲁米那 0.1mg、东莨菪碱 0.3mg。患者入室 BP120/80mmHg 左右,HR68 次/分,吸氧下 SpO₂100%,意识清楚,对操作合作。麻醉诱导过程顺利,术中患者情况平稳。术毕 15min 后患者自主呼吸恢复,潮气量达 400ml,但意识尚未恢复。经气管导管吸引分泌物时呛咳强烈,BP186/120mmHg 左右,HR139 次/分,即拔除气管内导管。拔除导管后血压逐渐降到 140/95mmHg 左右,HR90 ～ 110 次/分,SpO₂100%。但术后 3h 仍未清醒。经 CT 检查诊断为颅内术后血肿。

【教训】 颅脑手术本身对脑血管有一定的伤害作用,故术后的血压骤升为导致颅内出血的诱导因素。因为本例气管内导管拔除时的刺激较大,使患者出现严重高血压而引起颅内术后血肿。其教训是颅脑手术的患者复苏时要注意控制血压,避免强烈刺激,自主呼吸恢复后最好早期拔管。对于自主呼吸恢复而潮气量低的患者呛咳强烈时可给予镇静药物。

(二)高血压脑出血术后心搏呼吸停止

例 10 患者,女性,59 岁。因高血压脑出血,拟行急诊脑室引流术。患者入室时呈浅昏迷状态,BP 185/115mmHg 左右,

HR90 ～ 110 次/分,自主呼吸困难,吸氧下 SpO₂90%,立即给药行气管内插管,但因患者非常肥胖,颈部异常粗短,舌头肥大,尝试多次才插管成功。在局部麻醉+强化麻醉下手术,术中患者情况良好。术后患者自主呼吸满意,SpO₂100%,意识也有一定的恢复,考虑患者仍有危险且插管困难,带气管导管回病房。1h 后,患者在病房清醒,不能耐受气管内导管,外科医师拔除气管内导管。15min 后,患者出现严重的舌根后坠,呼吸困难,外科医师重新气管内插管失败,紧急送手术室行气管切开。入室时,患者呼吸、心搏已停止,再次尝试气管内插管失败,立即行气管切开术及心肺复苏。经抢救后,患者心搏和呼吸恢复,生命体征平稳,但双侧瞳孔散大,意识不能恢复,送 ICU。

【教训】 本例患者肥胖、插管困难,应尽量保持呼吸道通畅。为防万一术后应给予气管切开。若未行气管切开术带管回病房也是正确的。但患者清醒后不应立即拔管,应给予镇静药物使之能耐受气管导管,故急于拔除导管为一种失误,以致于出现患者呼吸道阻塞而缺氧,重新插管失败,造成患者生命危险至死亡边缘。

(张博智 仲吉英)

第六节 胸、心脏、血管外科手术麻醉的失误

由于这些手术的操作部位在胸腔内,对呼吸和循环有着直接的影响。例如肺门区神经分布密集,浅麻醉下在肺门周围操作会引起心律失常,甚至心搏骤停。术中牵开器用力过大或纱布填塞过紧,可以机械性地影响肺膨胀和心脏收缩。正常状态下人体的胸腔是密闭的,开胸后将会出现一系列相应的生理改变,如肺内血液分流、心排血量降低等。因此胸科手术的麻醉具有一定的难度。如果麻醉科医师对机体的呼吸和循环生理知识及开胸后相应的生理改变机制掌

握不足,临床工作中是比较容易出现失误的。

一、全麻下食管癌切除术中发生气胸

全身麻醉下因手术发生气胸,是一个需要尽早确诊、果断处理、麻醉下手术的并发症,如果发现和处理延误,可以发生呼吸循环紊乱,甚至有心搏骤停的可能。

例 1 患者,女性,51 岁。在静脉复合全麻下施行食管癌切除食管胃吻合术。术前肺

功能检查有轻度阻塞性损害,各项化验检查正常,诱导及气管内插管顺利,术中经过平稳。关胸前安置引流管后,以手法加压膨患侧肺。缝合肌肉时,发现呼吸阻力增大,听诊除健侧呼吸音较弱外,未发现其他异常。手术结束后患者清醒,因不能耐受气管内插管乃拔出,以鼻插管供氧。1h后发现患者呼吸困难呈进行性加重,R30次/分,有轻度发绀。血压由110/80mmHg降至80/60mmHg,听诊右侧(健侧)呼吸音较弱,叩诊呈明显鼓音。立即床边X线摄片,提示右侧肺萎陷80%,于右侧胸第2肋间穿刺抽气,并做闭式引流,有气体不断自右胸腔引流管排出。经处理后,患者呼吸平稳,血压恢复正常,右侧呼吸音渐清晰,2d后X线片证实右肺膨胀良好,气胸消失。

例2 患者,男性,60岁。因患食管癌拟行开胸探查术。术前肺功能检查有轻度阻塞性呼吸功能受损,ECG未见异常。使用SC-Ⅱ型人工呼吸器做控制呼吸,设定潮气量600ml,频率14次/分,呼吸压力±30cmH$_2$O。使用呼吸器10min后,血压下降至70/50mmHg,ECG示S-T段下降、二联律。立即停用呼吸器,给利多卡因50mg静脉注射,纠正血压,加压供氧,血压及心律虽恢复,但呼吸阻力增大,听诊左侧呼吸音消失。此时尚未开胸,被迫中止手术。X线摄片,显示左下叶肺萎陷,左肺外缘有气胸带,压缩60%。立即在左胸外侧第4肋间胸腔穿刺抽气,安置闭式引流管,呼吸改善,1d后拔除引流管,肺膨胀良好。

例3 患者,女性,44岁。在静吸复合全身麻醉下施行食管癌切除术。游离食管时将对侧胸膜撕破。患者回病房后,呼吸困难呈进行性加重,听诊右侧(健侧)呼吸音减弱,叩诊呈鼓音。X线摄片显示右侧气胸,右肺压缩50%。立即在右胸外侧第4肋间穿刺抽气,呼吸困难即好转。

【教训】 全身麻醉下因手术误伤胸膜后发生气胸时,诊断并不困难,凡在麻醉过程中,如有不明原因的循环障碍,气道阻力增大而无呼吸道梗阻,一侧呼吸音明显降低或消失且叩诊呈鼓音,以及在充分供氧的条件下血气检查氧分压偏低时,要考虑到气胸的可能性,此时应做床边X线透视或照相。X线片显示有气胸,且胸腔穿刺抽出气体,诊断即可确定。气胸确诊后的抢救应行胸穿抽气,以免气胸进行性加重,引起纵隔移位加重呼吸循环紊乱。处理应安置闭式引流,使肺保持膨胀。手术麻醉期间发生的气胸原因,多为加压人工呼吸、胸外心脏按压、锁骨下静脉穿刺或臂丛麻醉等所致。以上三例,分析其原因,例1为在关胸前、后膨肺时加压人工呼吸压力过大所致;例2因使用人工呼吸器后通气压力过高而引起;例3系由于术中剥离粘连时健侧胸膜剥破,破口处形成活瓣,空气自活瓣口进入健侧胸腔而不能排出气体只进不出形成气胸。例1、例2有吸烟史,术前肺功能检查均有轻度阻塞性肺功能损害。此类患者已有肺组织弹性纤维减少、支气管黏膜纤维化、肺气肿等病理改变,因此过度加压膨肺或使用呼吸器压力过大,易于发生气胸。若患者合并有肺大疱或局限性肺小泡时,气胸发生的可能性更大。因此凡老年患者施行人工呼吸或使用呼吸器时,压力不宜骤然过大,应根据气道阻力和肺顺应性来决定。一般情况下,通气压力维持在10～15cmH$_2$O,若气道阻力增大、肺顺应性降低时可适当加大压力。例2术中健侧胸膜破口较小,此时术者如果立即缝合或将破口稍扩大,就能避免形成活瓣性气胸。

二、外伤性膈疝术中心搏骤停

外伤性膈疝的病理生理变化,主要是因腹腔脏器脱入胸腔而致呼吸和循环功能障碍,同时腹腔脏器移位引起肠道梗阻甚至绞窄,因此患者病情危重,处理中若不注意其病情特征,很容易引起呼吸循环不稳而定等紧急情况。

例4 患儿,男,7岁,体重22 kg。被汽车撞伤左侧胸部,诊断创伤性窒息、外伤性膈疝、左侧第5和第6肋骨骨折。术前患儿烦躁不安,呼吸困难明显,颜面发绀,双颈外静脉明显怒张,左乳头下呼吸音消失,心尖搏动移向右侧。X线检查示左胃泡影在第4肋间水平。受伤60h后拟在全麻下行膈疝修补术。术前肌内注射阿托品0.3mg,患儿入室时BP 90/60mmHg,HR 142次/分,R 60次/分。静脉输注羟丁酸钠2g,3min后静脉注射地西泮6mg,患者入睡,面罩加压给氧,血压降至80/50mmHg,HR 130次/分,呼吸深慢,立即静脉注射肾上腺素0.2mg,HR70次/分,继续行气管内纯氧正压呼吸,此时见患儿左侧胸廓明显隆起,麻醉开始后13min心搏骤停。立即进行胸外心脏按压,心内注射肾上腺素1mg等措施抢救,终因无效而死亡。

【教训】 外伤性膈疝手术,应用气管内麻醉是恰当的。关键是麻醉诱导和疝内容物还纳前,应尽力避免加重呼吸和循环功能障碍。因此,应注意以下几点:①加强呼吸管理麻醉诱导时应保持自主呼吸,直到疝的内容物还纳为止。因为存在自主呼吸,才能保持膈肌的收缩,从而使疝孔紧缩,防止疝内容物继续增加。②呼吸方法正确避免正压呼吸。因为腹腔内容物嵌入患侧胸腔,使肺脏压缩,如用正压重新膨胀该肺,必然加重对心脏和大血管的挤压,使呼吸和循环更趋抑制。③疝内容物还纳前禁用肌肉松弛药。

本例的失误在于:①插管前应用了肌肉松弛药(琥珀胆碱30mg),使自主呼吸停止,膈肌麻痹,由于腹压作用使疝内容物继续增加,从而导致呼吸循环衰竭。②插管后应用了正压呼吸,使心脏和大血管受到膨胀的肺脏的压力影响,进一步受到挤压(左胸廓明显

隆起,心脏被挤压偏移至右侧胸腔),发生心搏骤停。外伤性膈疝患者在麻醉诱导期或疝内容物还纳前发生心搏骤停,应立即开胸,迅速还纳疝内容物,并同时胸内心脏按压,方有复苏的可能。对这类病例应禁用胸外心脏按压。

三、全麻下食管癌切除术中 CO_2 蓄积

高频喷射通气(HFJV)即是通过开放式回路向气道深处喷射气流。利用较少潮气量和较高流速将气流吹入气道深处,无效腔/潮气量比率虽大,但通过吹气频率高以弥补肺泡通气量的减少。由于回路是开放的,气压稍高时即可外泄,故HFJV时平均气道压低,对肺循环的不良影响减至最小,且不受漏气影响,特别适用于气道漏气、支气管胸膜瘘、管式支气管镜检查及声带显微手术等。因此,HFJV在开胸手术的应用中有逐渐增多的趋势,但HFJV的技术和临床应用都不很成熟,临床应用时较易发生 CO_2 蓄积。

例5 患者,女性,53岁。因食管中段癌拟在全麻下行食管、胃部分切除,食管胃吻合术。术前BP 112/82mmHg,HR 84次/分,R 18次/分。ECG大致正常。肺功能:肺通气功能轻度阻塞性障碍。动脉血气分析:pH 7.38,PCO_2 42mmHg,PO_2 84mmHg,氧饱和度(SaO_2)95%,标准碳酸氢盐(AB)24.6mmol/L,剩余碱(BE)0.3mmol/L。术中行高频喷射通气(HFGV),HFGV参数为:驱动压力1.0kg/cm^2,频率110次/分,喷射针口距气管内导管口1cm。在行HFGV过程中,发现患者血压升至165/105mmHg,HR 110次/分,当HFGV持续2 h 45min时,动脉血气分析:pH 6.91,PCO_2 158mmHg,PO_2 63mmHg,SaO_2 71.3%,SB 12.3mmol/L,AB 29.2mmol/L,BE 6.7mmol/L。随即发现患者耳垂发绀,血压突然下降,心搏骤停。立即改用间歇正压通气(IPPV),充分供氧,过度通气,胸内心脏按压等综合复苏措

施后,心搏恢复。复查动脉血气 pH 7.2,PCO_2 53mmHg,循环稳定,继续手术。手术共 4h,术后恢复良好。

【教训】　本例的失误在于对术前肺功能有障碍的患者,术中较长时间使用 HFJV,又未及时监测血气,结果出现严重的 CO_2 蓄积及呼吸性酸中毒、低氧血症,引起心搏骤停。如果首先使用间歇正压通气(IPPB),或及时改用 IPPB,则可避免发生意外。

四、支气管肿瘤术中脱落引起窒息

支气管肿瘤由于其特殊的生长部位,手术和麻醉的危险性都比较大,稍有不慎,患者即有通气受阻,窒息死亡的可能。

例 6　患者,男性,17 岁。因慢性咳嗽、间断高热 4 年而入院,胸片示左中下肺野散在大量密度中等片状阴影。纤维支气管镜检查见隆突宽钝,左主支气管基本阻塞,距隆突下约 2cm 处有新生物,表面高低不平半圆形,易出血。术前诊断:①左侧毁损肺;②左肺肿瘤。在静脉麻醉右侧卧位下行左全肺切除术,术中因左主支气管与肺动脉及周围组织紧密粘连,为扩大手术野故先切除病肺,在用大直角钳夹住左上叶和下叶分叉平面处时发生肿瘤脱落而急性窒息,抢救无效而死亡。支气管内肿块及病肺病理报告为:左肺支气管颗粒细胞肌母细胞瘤伴左肺不张,支气管扩张及广泛纤维化。

【教训】　防止术中肿瘤脱落窒息致死的关键,是在于术前能预计到肿瘤可能脱落,不然即使术中用了双腔气管导管,当切断左主支气管前退出双腔管头部时仍有肿瘤脱落而窒息的危险。可靠的方法是退出腔管前,先切去病肺,开放气管残端钳去肿瘤。本例警示:当肺部有慢性炎症,接近隆突部有肉芽状肿块堵塞或支气管内有较大脆弱易出血的肿瘤时,手术中应考虑到有肿瘤脱落窒息的可能,并做好随时急救的准备。

五、双腔管插管时隆突钩气管内折断

Carlens 双腔导管支气管内插管,在胸外科临床麻醉中具有很多优点,但亦存在一定的意外与危险。

例 7　患者,女性,27 岁。因右上肺结核空洞,拟在全麻下行右上肺叶切除术。术前地西泮 10mg 静脉注射、阿托品 0.5mg 肌内注射后,以硫喷妥钠、琥珀胆碱快速诱导,麦氏弯喉镜显露声门插管。由于患者门齿外突,下颌内缩,声门显露欠佳,采用 37 号双腔管反复试探后进入声门,因导管转动困难,借助插管钳推入。测试左通路通气良好,右通路阻力明显增大,右肺呼吸音减弱,怀疑右管腔内阻塞。决定拔出导管检查,发现隆突钩外翻折断,幸存部分橡皮皮膜相连,未断入气管,换导管后完成手术。

【教训】　Carlens 双腔管气管内插管时,必须设法将声门显露清楚,选择适宜导管,切忌盲目探插。本例隆突钩虽然外翻折断,但未进入右侧主支气管是很幸运的,应引以为戒。目前临床使用较多的另一种进口透明双腔管无隆突钩,可免去这一意外和危险。

六、卡伦双腔气管内导管扭曲误诊支气管痉挛

双腔气管内导管能使两侧肺分别通气,并可完全隔绝患侧肺的脓液、血液而保护健侧肺,其在开胸手术中的应用已日趋广泛。由于进行双腔气管内插管时,需经过适度旋转方可插入支气管内,故患者一侧肺毁损严重,或脊柱有变形,都会影响双腔气管导管的顺利插入,从而导致术中通气不畅。

例 8　患者,女性,29 岁。左侧肺结核性毁损肺拟行左侧全肺切除术。静脉快速诱导,气管内插入卡伦双腔导管,隆突钩过声门,导管向左侧旋转时稍费力。插管完毕,听

诊双肺满布哮鸣音,控制呼吸阻力增大,麻醉机上气道压力表指针达到 30cmH$_2$O。疑为导管就位不良,即反复调整导管位置,症状无缓解,哮鸣音如故。便考虑为导管刺激所致急性支气管痉挛,静脉注射地塞米松 10mg、氨茶碱 250mg,观察 25min 哮鸣音仍不消失,且渐加重,但无发绀、苍白等缺氧征象。血压由 120/80mmHg 上升到 140/100mmHg,心率由 100 次/分升至 170 次/分。为病人安全,放弃手术。待麻醉变浅、反射恢复、拔出气管导管后,双肺哮鸣音即刻消失。3 周后在右侧单腔支气管内插管,静脉复合麻醉下行左侧全肺切除术,麻醉顺利,术后恢复良好。

【教训】 本例虽然临床表现与支气管痉挛比较相似,但解痉治疗无效,提示有机械性梗阻的可能。患者左肺毁损,右肺代偿性膨胀,纵隔及气管明显向左侧移位,气管呈"S"状,脊柱也呈"S"形侧弯,双腔导管难以旋转到理想的位置,导管扭曲致气道机械性梗阻。拔管后症状即刻改善,哮鸣音消失,证实了这一点。通过本例误诊可以看出,支气管痉挛与机械性梗阻有时很难鉴别,应依据病因、症状、体征仔细区分。解痉治疗无效时,应考虑到机械性梗阻的可能。

七、肺癌切除术后残余肺漏气处理不当而致心搏、呼吸骤停

肺叶切除术后的严重并发症之一,就是残余肺漏气形成张力性气胸。此时若再处理不当,必然导致严重后果。

例9 患者,男性,50 岁。患右肺癌,拟在全麻下行根治术。患者消瘦,HBsAg 两次检查分别为 1:128,1:152。麻醉前出现心律不齐,ECG 证实为室性期前收缩,静脉注射利多卡因 100mg,缓解 20min 又复发,暂停手术。经地西泮、美西律、苯妥英钠治疗 1 周,复查 ECG 正常,安排手术。术前常规用药,硫喷妥钠 0.5g、琥珀胆碱 60mg 快速诱导,插入 F34 号导管,以 1% 普鲁卡因、0.06%～0.088% 琥珀胆碱和 0.02% 哌替啶复合液输注,γ-OH 5g 维持麻醉,术中生命体征平稳。行右肺中、上叶切除术,关胸前检查残肺修补面无漏气。手术结束平卧 30min 后,患者清醒,呼之睁眼,但水封瓶内胸腔引流管排气不见减少,检查气管左移,考虑残肺漏气,立即拔除胸腔引流管,二次进胸探查。见右下肺原修补处完全破损,有大量气体随呼吸外溢,再次行修补术。修补完毕时,监测仪示 HR 40 次/分,肉眼可见心搏无力,BP 50/0mmHg,静脉注射阿托品、去氧肾上腺素(新福林)各 0.5mg 无效,随之心搏、呼吸骤停。心内注射阿托品、肾上腺素、5% 碳酸氢钠多次,并切开心包直接按压心脏,抢救 1h 未能复苏而死亡。

【教训】 本例术终关胸前膨肺,残余肺修补面无漏气。二次开胸后发现右下肺修补面全破损,可能与术者缝合不严及麻醉科医师行控制/辅助呼吸时压力过大有关。施行控制呼吸时,呼吸的频率和潮气量应维持在正常生理范围内,成人 10～15 次/分,10～12ml/kg。一般所施压力在吸气时 7～15 cmH$_2$O,呼气时完全放松。潮气量和压力过大,都有可能引起吻合口破裂或肺泡破裂,这在施行控制呼吸时应坚决避免。二次手术前已考虑到残余肺漏气,进胸之前拔除胸腔引流管是完全错误的。拔除胸腔引流管后行正压通气,形成张力性气胸,纵隔向左侧移位,心脏大血管受压,回心血量减少,心排血量降低,心肌缺血、缺氧。并且二次手术时麻醉较浅,手术又在肺门处操作刺激迷走神经,诱发心搏骤停。这是应该吸取的教训。

八、后纵隔肿瘤术后下呼吸道急性梗阻

有些肿瘤位置较深,术前检查之后并不能确切估计其病变范围和侵蚀程度。这时应选用双腔气管内导管行支气管内插管,否则

至术中出现意外时,麻醉科医师会束手无策,难以维持患者气道通畅。

例 10　患者,女性,32 岁。因后纵隔肿瘤在气管内麻醉下行开胸探查术。开胸后见瘤体如儿头大,与肺、支气管、心包及上腔静脉紧密粘连。穿刺瘤腔内有血性液,剥离瘤体数小时但未能摘除。游离肿瘤时呼吸道阻力增大,多次吸出血性痰。术终回病房后出现轻度呼吸困难和发绀,术后 3h 呼吸困难渐加重,导致窒息和心搏骤停,经抢救无效死亡。尸检见两侧主支气管完全被肿瘤组织和血块堵塞,右主支气管被肿瘤侵蚀与瘤体内腔交通,腔内为髓样腐烂物。病理诊断为纵隔神经纤维肉瘤,破溃出血致下呼吸道急性阻塞窒息。

【教训】　畸胎瘤、支气管囊肿、恶性肿瘤及纵隔淋巴结核可能与气管或支气管相通,术中出现破溃出血。肿瘤内容物或干酪样物质可被挤入气管或支气管内造成气道梗阻。一些典型病例术前即能诊断,有些则因症状隐匿而被忽略,一旦受到手术、麻醉的影响,则易促使肿瘤破溃而阻塞气道,紧急处理时往往措手不及。此外,肿瘤摘除后气管或支气管的缺损使得控制呼吸无法有效地进行。故对于合并有支气管瘘的肿瘤,包括可能有支气管破溃的张力甚大的囊肿,应施行支气管内插管。本例的失误即在于选择了单腔气管内插管。如果选择支气管内插管,术后依据病情需要尽早行气管切开,体位引流并充分吸痰,则有可能避免窒息死亡。

九、硬膜外麻醉乳癌改良根治术中呼吸抑制

例 11　患者,女性,45 岁。因右乳腺癌,拟在硬膜外麻醉下行改良根治术。入室 BP 135/90mmHg,HR 82bpm,吸氧气 SpO_2 100%。入室后行 $T_{3\sim4}$ 硬膜外腔穿刺置管,1.0% 利多卡因 3ml 为试验剂量,5min 后无脊麻和中毒迹象,分两次硬膜外注入 0.375% 罗哌卡因共 8ml,阻滞平面为 $C_8 \sim C_7$。手术开始,

麻醉效果良好,清扫腋窝淋巴结时患者诉疼痛,予硬膜外注入 0.375% 罗哌卡因 4ml 无明显效果,又加注 0.5% 罗哌卡因 4ml,静脉注射哌替啶 50mg。患者安静入睡。10min 后,患者腹式呼吸明显,SpO_2 下降至 85%,BP 160/100mmHg 左右,HR 95 ～ 115 次/分。停止手术,给予面罩加压给氧,SpO_2 上升到 96%,手术继续进行。离最后一次硬膜外给药 40min 后,患者胸式呼吸逐渐恢复,普通鼻管吸氧 SpO_2 100%。术后患者清醒,观察 1h 无不适,送回病房,无不良后果。

【教训】　乳腺癌改良根治术要求麻醉平面范围广,故硬膜外用药浓度不能过高,以免造成患者呼吸肌松弛致呼吸抑制。本例患者清扫腋窝淋巴结时诉疼痛,是因为阻滞范围不够广所致,应给予低浓度量稍多的局麻药,而不该用高浓度的局麻药。或者在处理腋下时给予氯胺酮强化也可。

十、肺部分切除术中心搏骤停

例 12　患者,女性,45 岁。诊断为左肺中央型鳞癌、左肺不张,拟行左全肺切除术。手术在全麻下进行,术中胸膜粘连严重,当术者游离肿瘤与肺门时,出现心血管反射,心动过缓血压下降,立即静脉注射阿托品 0.5mg。当再次游离肿瘤与肺门侵犯粘连处时发生大出血(约 1500ml)并随之出现血压下降,心律不稳-心动过缓-多发室性期前收缩-心室颤动-心搏骤停。立即静脉注射肾上腺素 1mg,利多卡因 100mg,并采取加压输血补液等措施。术者在止血的同时行胸内心脏按压。第 5 分钟再次给予肾上腺素 1mg。抢救同时给以头部冰袋降温,地塞米松 20mg 静脉注射,5% 碳酸氢钠 250ml 静脉滴注,期间止血成功。约第 15 分钟心脏复跳,心电监护示窦性心律。术毕送 ICU 治疗,15h 后拔管,痊愈出院。

例 13　患者,男性,44 岁。左侧结核毁损肺并左侧结核性脓胸。全胸腔粘连,动脉

血气示 K^+ 3.1mmol/L，给予泵入纯钾（3ml/h），约 90min 时突然出现心搏骤停，此时粘连尚未分离完全，尚未显露心脏，尚未处理血管，出血少量，类型为心室停顿，未改变手术体位，无法胸内心脏按压，立即给予侧卧位胸外按压，同时给予肾上腺素、阿托品等药物，约 10s 后心脏复跳，抢救成功，术毕麻醉苏醒，顺利拔管出室。患者术后强化抗结核治疗 1 个月，无后遗症，痊愈出院。

【教训】 肺门周围有丰富的迷走神经和膈神经在此通过，游离和牵拉可引起肺门反射，易发生心动过缓和过早搏动。急性大失血使血压骤降，回心血量减少和冠状动脉灌流减少加之心功能不良是引起多数胸科患者心搏骤停的原因。及时建立有效人工循环和通气是心肺复苏的最基本环节。胸科手术诱发的不良事件，临床上主要表现为心搏骤停和大出血，有创动脉压的声响报警对及时发现心搏骤停及指导复苏尤为重要，对大出血则尤其值得重视，大出血是导致死亡的主要原因，其防治有赖于外科医师诊治水平。两例患者均未行有创动脉血压监测，故在存在电刀干扰心电监测时，可能会使麻醉科医生对心搏骤停的判断产生干扰，从而耽误抢救时机。

十一、颈丛甲状腺手术呼吸抑制

例 14 患者，女性，32 岁。双侧结节性甲状腺肿，一侧为Ⅱ度肿大，另一侧为Ⅲ度肿大。在双侧颈丛神经阻滞麻醉下行双侧甲状腺次全切除术。BP 135/80mmHg 左右，HR 75~96 次/分，吸氧下 SPO_2 100%。麻醉效果良好，手术进行顺利。在切除对侧的大部分甲状腺后，患者突然感觉呼吸困难，说不出话来，随即躁动，神志不清，BP 升至 176/102mmHg，HR 110~125 次/分，SPO_2 逐渐下降至 65%，面罩加压给氧阻力大，胸廓无明显起伏，SPO_2 无大改善，维持 70% 左右。多次尝试气管内插管不成功，导管无法通过

声门下。手术医师紧急行气管切开术，行控制呼吸，SPO_2 逐渐上升到 100%。5min 后患者神志慢慢清醒。术后无明显心、脑的后遗症。

【教训】 甲状腺肿巨大时，与气管粘连较广，可能会导致气管软化，切除甲状腺后出现气管塌陷，使患者呼吸道梗阻、呼吸困难，严重时可能造成患者生命危险。气管塌陷时往往插管困难。故术前要做好评估，选择恰当的麻醉方法。全麻后拔管也要分外小心。

例 15 患者，女性，37 岁。因甲状腺腺瘤入院后 3d，拟在颈丛阻滞麻醉下行甲状腺腺瘤摘除术，术前青霉素皮试阴性，患者术前 0.5h 常规肌内注射阿托品 1mg，鲁米那钠 0.1 g。患者入手术室后查体：HR 80 次/分，R 22 次/分，BP 130/80mmHg，麻醉科医师行颈丛穿刺顺利，注入 1% 利多卡因 20ml。3min 后，患者自诉呼吸困难，全身发痒，随之意识丧失，口唇发绀，并出现喉头痉挛，四肢抽搐，收缩压 40mmHg，舒张压为"0"，立即行气管内插管，氧气吸入，保持呼吸道通畅，静脉注射地塞米松 20mg、葡萄糖酸钙 1 g、麻黄碱 30mg。肌内注射异丙嗪 25mg，地西泮 20mg。经抢救 5min 后，患者逐渐意识恢复，缺氧症状改善。但全身出现荨麻疹。此时测 BP 80/40mmHg，HR 98 bpm，因患者一般情况欠佳，观察 10min 后，拔除气管内插管，放弃手术送回病房，24h 后全身荨麻疹逐渐消失。

【教训】 本例是典型的局麻药中毒。颈丛的穿刺部位血管丰富，注射局麻药时回抽，避免误入血管。在局麻药中加入 1/20 万的肾上腺素。在注射过程要注意患者的反应，及时发现病情，及时处理。

例 16 患者，女性，32 岁。诊断为左侧甲状腺腺瘤，拟行手术治疗。术前查体无特殊。三大常规检查、胸片、ECG 均正常。患者入手术室后，血压 120/79mmHg，心率 90 次/分，按一点法施行超声引导下颈深浅丛神

经阻滞,每侧分别注射 0.33％罗哌卡因深丛 5ml＋浅丛 10ml。约完成阻滞 10min 后,患者出现声嘶,并诉胸闷、气憋,用面罩给氧继续观察。3 分钟后出现呼吸困难伴明显的"三凹征",同时紧张不安,声音含糊不清,但神志清楚,能合作。即经面罩间歇正压辅助呼吸,静脉注射丙泊酚后置入 3 号喉罩,喉罩全麻下完成该手术,历时 3h。术后 15min,患者清醒,自主呼吸潮气量为 8ml/kg,频率 15 次/分,脱氧可维持 $SPO_2$94％～96％,予以拔除喉罩,观察 30min,患者无气促、胸闷、呼吸困难,送回病房,嘱吸氧、心电监护。患者 3d 后痊愈出院。

【教训】 颈丛神经麻醉并发呼吸困难的主要原因有:少量局麻药误入蛛网膜下腔并发高位脊髓麻醉;局麻药误入硬膜外腔使颈段脊神经阻滞,导致膈肌麻痹;此外就是局麻药直接扩散颈丛邻近的喉返神经阻滞或颈丛发出的隔神经阻滞。本例根据患者存在呼吸困难并伴有明显的"三凹征"、声嘶等表现,诊断喉返神经阻滞应无疑问。颈丛麻醉并发喉返神经阻滞,与不同的局麻药、药物浓度、注药量、注射定位有无偏差等因素有关。本例并发症可能主要与患者颈部肌肉薄弱,局麻药用量相对过大,导致局麻药扩散过广有关。

十二、单肺通气致张力性气胸

例 17 患者,男,65 岁。全麻下经左侧开胸行食管癌根治术。患者入室后全麻诱导,双腔气管内导管顺利插入。听诊双肺呼吸音清,对称。行右锁骨下静脉穿刺置管顺利。取右侧卧位,左侧开胸,右侧单肺通气 30min 后 SpO_2 呈下降趋势,叩诊右侧呼吸音减弱,认为双腔管位置改变,经多次调整腔管的位置,过度通气均无效。继续纯氧过度通气,仍无好转。血压由 134/64mmHg 降至 71/40mmHg,心率显著增加,手法通气阻力大,中心静脉压(CVP)升高,可见周围静脉怒张,听诊右侧呼吸音消失,从术野看右侧胸

膜向左侧膨凸状态,叩诊右侧胸壁呈鼓音。术前患者肺功能检查示:小气道通气障碍。考虑右侧胸腔发生张力性气胸,立即阻断右肺通气行左肺通气,SpO_2 很快上升至 96％,加快手术进程。历时 5 小时,术毕即行右侧胸腔闭式引流,此后患者各项生命体征渐平稳,安返 ICU 病房,顺利康复。

【教训】 锁骨下深静脉穿刺顺利,没有发现刺破胸膜的征象,也要警惕气胸的可能性。本例患者术前有小气道通气障碍,可能存在慢性支气管炎和阻塞性肺气肿,在施加过大压力行辅助呼吸或控制呼吸时,引起肺泡破裂,导致张力性气胸;麻醉科医师不但应密切监测血压、心率、ECG、CVP、SpO_2 及气道阻力的变化,而且有必要在患者背部两侧放置听诊器,随时监听两肺呼吸音,根据其强弱判断通气状况,以便及时处理通气障碍。单肺通气时若通气侧出现气胸,尤其是张力性气胸,患者将很快出现呼吸衰竭和低血压等表现,应立即阻断有张力性气胸侧肺的通气,改为开胸侧通气,并及早排气减压,以减轻对右肺及大静脉的压迫,恢复呼吸循环功能。

十三、重症肌无力患者麻醉失误

例 18 患者,女性,70 多岁。术前诊断:胆总管结石、胆管炎、胆道感染。一般情况良好,基本检查大致正常,有高血压病史(服用硝苯地平 10mg,每日 3 次;卡托普利 25mg,每日 2 次),平常能从事扫地、做饭劳动,否认咳、痰、喘病史。麻醉科医师未能获悉以下病史:患者发现眼睑下垂 4 年多,在外院诊为重症肌无力,服用吡啶斯的明 60mg,每日 2 次,近 1 年改为吡啶斯的明 60mg,每日 1 次。术晨有服降血压及抗重症肌无力药。患者入室后予以咪达唑仑 3mg、舒芬太尼 20μg、维库溴铵 8mg、丙泊酚 50mg 静脉诱导插管,以异氟烷浓度 1.2％～2％、舒芬太尼维持行胆囊

切除、胆道探查、胆总管切开引流术。在麻醉开始后患者血压及心率下降数次,予以阿托品 0.5mg,静脉注射,两次;麻黄碱 10mg,静脉注射,一次;多巴胺 1mg,静脉注射,一次。手术结束患者出现自主呼吸,并予以新斯的明 1mg,静脉注射;阿托品 0.5mg,静脉注射;氟马西尼 0.2mg,静脉注射;纳洛酮 0.1mg,静脉注射;氟马西尼 0.3mg,静脉注射;30min 后潮气量约 500ml,吸空气 10 分钟 $SpO_2>95\%$,出现吞咽反射,拔管。拔管后予面罩吸氧,SpO_2 维持在 98% 左右,但偶有舌后坠需托下颌;(拔管后方知有重症肌无力病史)30min 后发现需持续托下颌,呼吸动度有所下降,多次予以新斯的明共 3mg,静脉注射,肌力改善不明显;随后行气管内插管控制呼吸,发现气道阻力 $40cmH_2O$ 以上,纤维支气管镜见气管内插管下端大量黏稠痰栓,予吸痰后绍改善,听诊双肺湿啰音及哮鸣音,转 ICU 治疗,第 4 天上午完全自主呼吸,能翻身、坐起,未发现脑功能受损,轻微咳痰,询问患者未诉其他不适。

【教训】 麻醉科医师应重视手术患者的术前访视,而不仅仅是流于形式。访视的质量不高,麻醉预案就无法个体化、合理化,碰到险情时会很被动。对于重症肌无力患者,术前应进行 Leventhal 高危因素评分,以评估其术后发生呼吸功能不全的可能性。患者,术前应进行肺功能检查。重症肌无力患者对非去极化肌肉松弛药特别敏感,即使是局限于眼部的轻度肌无力。全麻诱导时用正常诱导剂量的 $1/5\sim1/4$,或正常 ED_{95} 的 $40\%\sim50\%$,且起效时间较正常人相比无明显延长。主张在肌肉松弛监测仪的监测下可适量追加肌肉松弛药。总的原则是:尽量少用或者不用肌肉松弛药。本例诱导时用了 8mg 维库,去极化肌肉松弛药量太大,虽术后多次拮抗,但肌松药在重症肌无力患者体内的时效和代谢明显延长,而新斯的明的作用时间短于肌肉松弛药增长的时效,所以刚

拮抗后似乎符合拔管指征而后迅速又发生呼吸功能不全;因为盲目多次拮抗(新斯的明的量太大),发生"胆碱能危象":表现为出汗、流涎、支气管分泌物剧增,这也是气道阻力高的主要原因。对于患高血压或有高血压家族史的患者,巨大肿瘤压迫大血管、静脉回流受阻的患者,均不宜选用纳洛酮催醒,若应用不当(比如推速很快),可能导致血压升高、心率加快,甚至肺水肿,如有此因素则进一步加重气道阻力。

例 19 患者,男性,25 岁,体重 71 kg。发现四肢肌力软弱伴眼睑下垂半年余,近 1 个月吞咽困难,诊断为重症肌无力,拟行胸腺切除术。入院后服用吡啶斯的明,术前一周曾行血浆交换治疗 3 次,病情控制尚满意。术日晨未停服吡啶斯的明。入室时,BP132/72mmHg,HR68 次/分。诱导插管用药:咪达唑仑 3mg、依托咪酯 20mg,舒芬太尼 $35\mu g$,阿曲库铵 25mg。吸入 1% 安氟醚和 70% 氧化亚氮维持麻醉。切皮前安氟醚浓度增至 1.5%,静脉追加舒芬太尼 $10\mu g$,SpO_2 维持在 90%,BP102/56mmHg,而心率从 75 次/分逐渐减至 45 次/分,劈开胸骨时,发现 EKG、SpO_2 在数秒钟内形成直线,立即心脏按压和静脉注射阿托品 0.5mg,$2\sim5s$ 后,EKG、SpO_2 波形恢复,SpO_2 为 99%,HR 104 次/分,BP144/82mmHg,此后维持 BP113/65mmHg,HR 仍趋于下降,但稳定于 $55\sim65$ 次/分,未做任何处理。术后回 ICU,两周后痊愈出院。

【教训】 抗胆碱酯酶药可以增强迷走神经反应,对于术前后是否应当维持或停用抗胆碱酯酶药治疗仍存有争议,术前通常肌内注射阿托品 0.5mg,以保证适当的阿托品化。本例服用吡啶斯的明至术晨,又未阿托品化,术中心率偏慢,提示迷走张力增高;舒芬太尼和安氟醚也有抑制心率的作用,在心率明显抑制时,加之劈胸骨的剧烈刺激导致心搏骤停。从其发生过程来看,迷走张力增

高是主要原因。如果术前或心率明显抑制时及时阿托品化，则可避免患者术中严重的心血管抑制。

十四、主动脉夹层麻醉诱导致心搏骤停

例 20　患者男性，64 岁，体重 65kg。因主动脉夹层 DeBakey Ⅲ 型，拟于导管室在全麻下行腔内支架隔绝术。入院后持续泵入硝普钠，维持收缩压 90～110mmHg。术前心电图、超声心动图、冠脉 CTA 未见异常。患者入导管室，左上肢有病房置入的静脉套管通路，通路连接硝普钠微量泵。麻醉科医师于局麻下完成桡动脉穿刺置管后行麻醉诱导，经上肢通路静脉注射咪达唑仑 2mg、舒芬太尼 20μg、顺式阿曲库铵 14mg、依托咪酯 20mg。给药 2min 后，桡动脉压突然进行性下降，收缩压迅速降至 40mmHg，心率升至 110 次/分。立即经上肢通路静注去氧肾上腺素 40μg，收缩压未回升，反而继续降至 30mmHg。再次静脉注射去氧肾上腺素 100μg，动脉波形突然呈直线，监护显示心电活动停止，确诊患者心跳停止。立即进行胸外心脏按压，同时完成气管内插管，控制呼吸。心脏按压的同时静脉注射肾上腺素 0.5mg。4min 后自主心律恢复，心率逐渐恢复至 90 次/分，收缩压 120mmHg。征得家属同意后，继续完成手术，手术顺利，术后返 CCU。

【教训】　本例意外的明显特征是患者在常规诱导时发生难以纠正的低血压，进而导致心跳停止。患者发生低血压，主要原因是麻醉科医师诱导前未进行深静脉穿刺置管，而使用从病房带入的、连接有降压药物（硝普钠）的外周套管给药，推注诱导药物的时候将存留在套管内的少量硝普钠带入循环，在多种麻醉药物和强效降压药物的共同作用下，血压骤降。严重低血压后，给升压药物时仍然只能从外周途径，循环时间相对较长，药物无法迅速起效，最终导致心跳停止。本例意外提示，必须重视给药途径及给药方式。主动脉夹层患者往往合并高血压，术前应用硝普钠降压药物，应另开放静脉进行麻醉诱导，本例麻醉诱导时使用依托咪酯剂量似乎偏大。虽然该药对循环影响相对较小，但在咪达唑仑和阿片类药物等的共同协同作用下，仍可能引起严重心功能不全或高血压患者血压明显下降，应予以重视。心血管患者麻醉诱导可相对加大阿片类药物剂量，用药时应注意试探性滴定给药，避免循环抑制过重。

十五、颈动脉内膜剥脱术并发脑梗死

例 21　患者，男性，68 岁，体重 76kg。因反复头晕，入院诊断为双侧颈动脉硬化狭窄，拟行动脉内膜剥脱术。患者既往高血压病史 10 余年，最高 180/100mmHg，糖尿病病史 6 年，平日口服珍菊降压片和降血糖药。入院血压 160/90mmHg，血糖 9.6mmol/L，血脂也稍高。血常规生化大致正常。ECG 为 ST-T 改变、右束支传导阻滞。心脏彩超：左心室舒张功能减低。头颅 CT：多发陈旧性腔隙性脑梗死。入室后血压 170/85mmHg，行有创动脉监测。常规麻醉诱导力月西 4mg、芬太尼 0.2mg、维库溴铵 6mg、依托咪酯 20mg 诱导插管。切皮时血压 80/60mmHg，未加深麻醉，但血压不升，给予多巴胺 2mg，未见好转。为保持较高血压，泵入去甲肾上腺素。术中维持血压 120～90/80～55mmHg，术毕入 PICU，2h 后患者仍未清醒，考虑患者可能术中新发脑梗死，转 ICU 治疗，行急诊 CT 提示右侧新发脑梗死灶，予以溶栓抗凝治疗，3 周后好转出院。

【教训】　颈动脉内膜剥脱术的患者常合并高血压、糖尿病、冠心病等疾病，麻醉处理难度较大。合并高血压的患者应给予规范的抗高血压治疗，用药至术晨，术前高血压未控

制的患者,术后血压异常及神经功能损害发生率显著增高。术中血压的控制标准应高于术前水平的 20%～30%,可以应用血管活性药物(如去甲肾上腺素等)控制性升压,这样既可以维持足够的麻醉深度,又可以保证脑血液供应。尤其是在颈总动脉阻断后,控制性升压尤为重要,以保证对侧颈动脉对脑血流灌注的

代偿作用。从此病例来看,麻醉科医师显然对颈动脉内膜剥脱术麻醉管理认识不足,诱导后患者出现低血压处理不积极,也未意识到阻断一侧颈动脉后需要控制性升压。想当然认为只要维持血压平稳且不低于术前 20%～30%即可,是造成此例麻醉失误的主要原因。

(王　红　仲吉英)

第七节　小儿外科手术麻醉的失误

小儿年龄范围为出生至 12 岁,年龄越小,在解剖、生理、药理方面与成人的差别就越大。麻醉科医师必须掌握小儿各个方面的特点,制订与之相适应的麻醉方案,术中仔细监测,严密观察,才能保证患儿安全平稳地度过手术麻醉期。反之,如果对小儿特点了解不足,临床工作中就有可能出现失误。

一、小儿心脏手术中气管内导管急性堵塞

随着麻醉专业水平的提高和麻醉科设备、仪器等条件的改善,小儿气管内插管全身麻醉在临床的应用已相当普遍。小儿插管全麻的管理与成人有诸多不同之处,术中气道梗阻的发生率远较成人要高,麻醉科医师对此应给予高度重视。

例 1　患儿,女,2 岁,体重 10kg。因先天性室间隔缺损在低温体外循环下行直视修补术。术前检查呼吸道通畅,两肺呼吸音清晰。麻醉诱导以后,经口插入无套囊有侧孔的 4 号气管导管,深度为 12cm。麻醉机维持呼吸频率 20 次/分,潮气量 90～100ml,吸入氧浓度 60%～70%,气道压力低于 20cmH$_2$O。10min 后气道压增至 30～40cmH$_2$O,呼吸音粗糙,患儿颜面潮红,血压从 120/70mmHg 降至 94/45mmHg,心率从 110 次/分上升至 130 次/分,PaCO$_2$ 上升至 105mmHg。未查明原因便迅速进入体外循环,转流期间 PaCO$_2$ 降至 49mmHg。心脏

复跳后气道压进一步升高至 40～50cmH$_2$O,当时诊断仍未明确,难下决心换管。于是增大氧浓度至 80%,加用 PEEP(15cmH$_2$O)期望改善通气,静脉注射 5%碳酸氢钠 10ml,但未见好转,PaCO$_2$ 高达 142.5mmHg。遂试行吸痰,吸痰管伸至管端处受阻,且见胸廓活动幅度极小,进行紧急换管后,气道阻力和血压很快恢复正常。检查原插管端内有一花生仁大小、色黑稍硬的痰块完全堵塞前孔,侧孔仅留有针眼大小的气孔。

【教训】　小儿气管导管较细,尤其是 3 岁以下婴幼儿,导管都在 5 号以下,内径很小,容易被痰液阻塞。本例插管后仅 10min 即发生急性痰块阻塞,可能与术前应用东莨菪碱,体温上升,加之麻醉机无湿化装置,痰液易于干涸有关。患儿表现气道压显著上升、颜面潮红、PaCO$_2$ 增高,均提示严重的通气障碍。此时正确的做法是以气管内插管接头处为中心,一分为二,首先判明是麻醉机故障还是患者气道阻塞。机器故障应尽快排除或更换麻醉机,患儿气道阻塞应首先用吸痰管"侦察"梗阻部位和原因,一旦明确导管梗阻(痰块、血块阻塞,导管扭曲),应紧急换管。本例因缺乏经验,诊断不清,延误了诊治,所幸最后查明原因,给予处理,避免了严重后果的出现。

PEEP 通气法是解决低氧血症的方法,它不能解除通气障碍和高碳酸血症。盲目应用 PEEP 不仅不利于二氧化碳的排除,且有

将痰块吹向深部支气管的危险。在通气障碍未排除前滥用碳酸氢钠，不仅无助于改善通气，还会使 $PaCO_2$ 更趋增高，加重病情。故诊断未明确之前，切忌盲目治疗。

二、小儿氯胺酮麻醉并发急性胃扩张

氯胺酮有着给药简便、止痛完全、麻醉作用起效快和消除也较快等优点，故在小儿临床麻醉的应用范围极其广泛，各种手术、各专科的手术均可应用。但由于该药自身的一些药理特性及麻醉科医师使用中的一些失误，引起的并发症最为多见。

例2 患儿，男，2岁。体重9.5kg，ASAⅡ级。因"O"形腿择期行折骨矫形术。术前30min肌内注射阿托品0.02mg/kg，苯巴比妥钠2.3mg/kg。患儿在哭闹异常，挣扎对抗极不合作的状态下送入手术室。入室 R24 次/分，HR 140 次/分，SpO_2 97%，经氯胺酮（KTM）5mg/kg肌内注射麻醉后开始手术。术中折骨时体动，抽泣呼吸，口鼻分泌物多，吞咽频繁。随后出现呼吸急促，心率增快（65 次/分），SpO_2 降低（93%），上腹部膨隆，叩诊呈鼓音。给以吸氧、胃肠道减压后病情明显缓解。术后5h随访，患儿完全清醒，已饮水。以后恢复良好，如期出院。

【教训】 本例胃扩张，考虑与 KTM 麻醉有关。KTM 引起呼吸道分泌物增加，但咽喉反射不消失，吞咽液体时气体随之吞入胃内。术前小儿异常哭闹，引起呼吸道黏膜充血，分泌物剧增，哭泣吞咽时使更多分泌物和空气进入胃内，导致胃扩张。因此，对于恐惧紧张、哭闹不合作、年龄小的患儿，可采取在其母亲怀抱中肌内注射药物，和口服KTM 的方法以减少其哭闹，同时应用 KTM之前必须用阿托品抑制腺体分泌，以预防胃扩张的发生。

（王 红 仲吉英）

三、婴儿骶麻致全脊髓麻醉

骶管麻醉（简称骶麻）操作简便，神经阻滞完善，在婴幼儿手术中应用较为广泛。但是，由于婴幼儿椎管解剖特点与成人不同，发生意外的概率也比较高。

例3 患儿，男性，妊娠27周早产儿，体重1070g。出生后46周发现右侧腹股沟疝，决定于出院前行疝修补术。术前4d已不需要氧治疗，体重3.5kg，神经功能发育与年龄相符，体查心脏有轻度收缩期杂音，支气管发育略有异常。血气分析正常，在小儿监护病房查体和摄 X 线片时仰卧位无异常。未用术前药，开放外周静脉后用 22 号，7cm 长腰穿针，3 次穿刺均未成功，最后一次回抽有血但无脑脊液，遂决定行骶管阻滞。将患儿置于左侧位，摸清楚骶裂孔，用 24 号 2.5cm 长的蝶形针，穿过皮肤和皮下组织，轻松穿透骶韧带后将针固定。回抽无血液和脑脊液，注入含有 1/20 万肾上腺素的 1% 利多卡因 0.5ml（5mg）。观察 1min 见心率、血压无变化，运动神经无阻滞，将其余的局麻药缓慢注入。利多卡因和布比卡因总量分别是 4.28mg/kg 和 1.42mg/kg（1% 利多卡因 1.5ml＋0.5% 布比卡因 1ml，含 1/20 万肾上腺素）。当患儿被置于仰卧位后，皮肤黏膜发绀，SpO_2 从 90%～95% 迅速下降。心率从 160～170 次/分降至低于 50 次/分。呼吸音消失，呼吸运动停止。即刻面罩给氧，胸外心脏按压，气管内插管。静脉注射阿托品 20μg/kg，碳酸氢钠 1mEq/kg，输液 10ml/kg。1min 内心率升至150bm，收缩压从自动袖带血压测不到升至 90mmHg，SpO_2 升至90%～92%。患儿肌肉松弛，意识消失，双侧瞳孔散大无反射。停手术，将患儿转到小儿监护病房行机械通气，吸入氧浓度 60%。动脉血气、血压、心率、尿量和直肠温度正常，脑电图呈现慢波。骶管阻滞后 1h20min，患儿能眨眼睛、轻微手动，1h45min 自主运动功能完全恢复。2h 瞳孔缩小,对光反射恢复,患儿已能睁眼。骶管阻滞后 5h 拔除气管内插管,次日晨恢复正常进食,检查神经功能和脑电图与同年龄儿童相比无差异。注入局麻药后 15min,测定血浆利多卡因浓度 0.96μg/ml,布比卡因 0.4μg/ml,两药浓度均远低于大脑和心肌的中毒量。1 个月和 4 个月后检查神经功能发育正常。

【教训】 本例首先不能排除的是局麻药注入血管内导致全身中毒。尽管骶管内注入试验量前回抽无血液,心率、血压无变化。可能由于采用的 24 号蝶形针无针芯,组织嵌入针腔内影响血液回抽,而药物可以注入。在儿童血管内注入含有肾上腺素的试验剂量麻药,并不一定引起血压升高、心率增快。测得的血药浓度不是注药后即刻的峰值浓度,因此本例很有可能是局麻药中毒反应。其次最可能的诊断是全脊髓麻醉,穿刺针误入蛛网膜下腔后,组织嵌入针腔内影响脑脊液回抽,但局麻药可以注入。2 个月婴儿的硬脊膜腔可以低至 S_3 或 S_4 水平,甚至仅在骶裂孔上 1cm。穿刺针透过骶韧带后未再前进,提示本例硬脊膜腔可能低至骶裂孔水平。尽管本例查体和 X 线无异常,人群中的骶部异常率为 10%,硬脊膜腔可能有错位但临床检测难以发现。临床行骶管阻滞,实际针已进入蛛网膜下腔。此外,局麻药有可能通过硬膜外腔反复穿刺所留下的针眼漏入蛛网膜下腔。在小婴儿从骶裂孔至 $L_{4\sim5}$ 的间距非常小,最多 2~3cm,且组织疏松,局麻药的注入压力相对较高,使麻药进入蛛网膜下腔。

本例的失误在于对小婴儿椎管的解剖特点认识不足,没有考虑到婴儿骶麻误入蛛网膜下腔的概率远比成人要高。临床仅观察心率、血压的变化,未注意下肢运动有无障碍及其他的腰麻征象。试验量注入后观察时间太短(1min),局麻药中毒或全脊髓麻醉的征象未完全表现出来,匆忙给予追加最终致呼吸、循环受抑制。提示施行小婴儿骶管麻醉,应

格外谨慎,不能过分依赖和相信回抽无血、无脑脊液即平安无事。实验量注入后应有足够的时间观察生命体征和下肢运动的变化,确认无误后方可推注全量局麻药。

(石双平 石翙飒)

四、基础＋硬膜外麻醉阑尾手术发生抽搐

例 4 患儿,男,11 岁,体重 30kg。因急性阑尾炎行阑尾切除术,术前禁饮、禁食 6h 以上,未使用抗生素。入室时高热,T40℃,对答切题,操作合作,未予特殊处理。行硬膜外麻醉,穿刺点为 $T_{12}\sim L_1$,硬膜外注入 1.5% 利多卡因 2ml 作试验剂量,无异常后隔 5min 分两次硬膜外再注入 1.5% 利多卡因共 10ml,效果满意,阻滞平面为 $T_6\sim L_3$,静脉注射氯胺酮 20mg,患者安静入睡后开始手术。手术开始后 0.5h 后,患者出现寒战,给予曲马朵 50mg,寒战好转。阑尾化脓穿孔,手术困难历时 3h,每隔 1h 硬膜外追加 1.5% 利多卡因 4ml。关腹时,患儿突然出现抽搐,氧饱和度下降至 80%,神志不清。立即静脉注射肌肉松弛药紧急气管内插管控制呼吸,从气管导管内吸出较多量的分泌物后氧饱和度回升至 100%。测体温达 41℃,予物理降温,推注抗生素。手术完成后,送恢复室,复苏顺利,拔管后安返病房,无不良后果。

【教训】 本例小儿高热一直未给予处理,导致惊厥。术前及术中未用抗生素抗感染;氯胺酮麻醉后患儿分泌物增多,不排除有少量的误吸,乏氧也是患儿出现抽搐的可能原因。阑尾炎虽是小手术,但处理不当也会出大问题,对于身体代偿系统不完善的儿童尤为注意。

五、全麻下行头部手术气管内导管脱出

例 5 患儿,女,3 岁,体重 15kg。拟在插管全身麻醉下行头部巨大血管瘤切除术。

考虑手术部位不在口腔,选用无套囊气管导管。术中突然刀口创面血颜色暗淡。从监测仪发现 $P_{ET}CO_2$ 为零,心率从 130 次/分下降至 75 次/分。掀开无菌手术单发现气管导管脱出。紧急面罩给氧,重新插管,控制呼吸,患者生命体征很快回复正常,手术继续进行。术后无后遗症。

【教训】 小儿因为声门的特殊结构,如手术部位不在口鼻腔内,一般不采用带套囊的气管导管。本例正是选用了无套囊的导管。由于本例是头部的手术,术者需要经常改变头的位置,而无菌单覆盖头部,故致导管脱出未及时发现。麻醉科医师在这种手术中切不可粗心大意,要密切注意监护,可从呼气末 CO_2 的波形中早期发现问题,避免氧饱和度下降给患儿生命安全带来较大的危险。

六、分离麻醉下行修补术发生肺水肿

例 6 患儿,男,2.5 岁,体重 12kg。因右侧腹股沟斜疝行腹腔镜下疝囊修补术。患儿一般情况好。术前 30min 肌内注射鲁米那 0.02mg、阿托品 0.15mg。采用氯胺酮全身麻醉,以氯胺酮 75mg 肌内注射诱导,氯胺酮 200mg 加入 5% 葡萄糖盐水 100ml 里静脉输注维持麻醉。手术开始切皮时,患儿有体动,予加快氯胺酮的注速,使患儿加深麻醉。10min 后发现患儿 SpO_2 从 100% 降到 85%,口里有粉红色泡沫流出,补液已输注近 80ml。立即调慢补液速度,予气管内插管,控制呼吸,静脉注射地塞米松 2.5mg、呋塞米 5mg。患儿情况稳定,SpO_2 逐渐回升到 100%。

【教训】 小儿过快的补液,易导致肺水肿、心力衰竭。小儿麻醉时要特别注意患儿的呼吸和补液速度。补液量和补液种类要根据患儿体重和失血量计算,切不可盲目补液。

七、全麻下行呼吸道异物取出术引起严重缺氧

例 7 患儿,男,2 岁,11kg。进食花生米后持续性呛咳并呼吸困难急诊入院,诊断为气管异物,拟行在全麻下行气管异物取出术。术前肌内注射阿托品 0.5mg,入手术室后肌内注射氯胺酮 50mg,建立静脉通路后,再次静脉注射氯胺酮 20mg,给予咽喉表麻时仍有咳嗽与四肢活动,5 分钟后插入气管镜时,患儿屏气,呼吸停止,随之口唇发绀。术者即刻退出气管镜,改面罩加压人工呼吸,但呼吸道阻力很大,此时听诊心跳停止,急行气管内插管并胸外心脏按压,同时静脉注射阿托品与肾上腺素各 0.5mg、地塞米松 3mg,约 2min 后心跳恢复,待自主呼吸恢复后,静脉注射地西泮 3mg、羟丁酸钠 1g 后拔除气管内导管,重新插入气管镜,顺利取出半粒花生米。

例 8 男,1.5 岁,10kg。因持续性咳嗽 2d 入院,诊断支气管异物拟行急诊全麻下行气管异物取出术。术前肌内注射阿托品 0.5mg、苯巴比妥钠 30mg,入手术室因患儿哭闹严重,故肌内注射氯胺酮 50mg,患儿安静后测 SpO_2 为 95%,缓慢静脉注射羟丁酸钠 800mg、氯胺酮 20mg,并给予咽喉表面麻醉。插入气管镜后取异物较为困难,反复 3 次进出声门,只夹出少量破碎花生米。手术期间患儿常不耐刺激,出现呛咳,即分次静脉给予氯胺酮 15mg 和 10mg 各一次,术中心率为 151～189 次/分,SpO_2 为 96%～83%。第 4 次入气管镜夹取异物出声门时脱落,患儿呼吸停止,SpO_2 急剧下降,最低降至 32%,面部严重发绀,再继续插入气管镜时心搏骤停。紧急行气管内插管,喉镜窥喉时发现花生米嵌顿在声门处,在夹取困难情况下,气管内导管难以插入气管内,借助气管镜将异物捅入声门下,然后插入气管内导管,虽经全力心肺复苏,但仍抢救无效

死亡。

【教训】 严重缺氧是气管异物小儿常见死亡原因。气管异物患儿,可因麻醉药物作用或各种不良操作,导致通气障碍进一步加重。因此,保障呼吸道通畅,避免加重缺氧是麻醉的基本原则。SpO_2 监测能及早发现低氧血症,有利于预先采取指施,以防严重恶果的发生。上述两例麻醉均是以氯胺酮为主,显然难以满足气管镜操作时的要求。单纯实施氯胺酮麻醉,行上呼吸道手术或检查,咽喉刺激极易诱发喉痉挛。入手术室后,应首先给予面罩吸氧,初步改善缺氧,提高机体氧储备,若采取两种以上的静脉麻醉药联合应用要比一种静脉全麻药效果好,且安全。深麻醉较浅麻醉安全,既可降低心血管应激反应,减少耗氧,又可抑制术中呛咳,有利于手术操作,并容易将异物夹出声门,本例因麻醉过浅使手术操作难度增大,声门张力高,易引起喉痉挛,甚至呼吸、心搏骤停。经地西泮、羟丁酸钠麻醉诱导,除有降低心率、减少氧耗外,还具有中枢性松弛作用,易使下颌松弛及舌后坠,下颌松弛有利于手术操作,但舌后坠能加重呼吸道梗阻,可通过托下颌或放置口咽通气路预防;呼吸道吸氧则能解除呼吸道梗阻。异丙酚起效快,作用时间一短,可控性强,适用于呼吸道异物取出术的麻醉维持,3岁以上儿童可以选用。气管镜下取异物对呼吸道刺激强烈,给予喉头及气管内表面麻醉可增强全麻效果,故气管异物患儿喉头及气管内表面麻醉尤为重要。表面麻醉不但使声门开大、静止、松弛,且气管扩张气道阻力降低,有利于较多气体吸入肺内增加潮气量,既能避免喉及气管痉挛,有利于术者观察异物及夹取,为手术者操作创造良好条件,同时还可抑制气管镜进出喉及气管时造成的反射性应激反应,减轻患儿的心脏负担,避免意外情况的发生。

(王 红 仲吉英)

八、先天性食管闭锁术中麻醉血氧下降

先天性食管闭锁是一种严重的消化道畸形,是婴儿在胚胎早期食管发育过程中,空泡期发生障碍而引起的畸形,多同时合并其他先天性畸形,最常见的类形是有食管气管瘘的Ⅲ型闭锁。食管闭锁患儿病情重且变化快,术中呼吸管理是麻醉管理的重点。

例9 患儿,男,出生 3d,1.5kg。入院诊断先天性食管闭锁,拟于气管内插管全麻下行胸腔镜探查、食管吻合术。查体右肺呼吸音弱,左肺呼吸音粗,可闻及痰鸣音及湿啰音,心音有力,腹部膨隆,腹软,精神反应差,吸氧下有面色红,哭声弱。术前 30min 给予阿托品 0.5mg 肌内注射。入手术室后,电热毯保温,监测 ECG、SpO_2、BP。麻醉诱导:静脉注射依托咪酯 0.5mg、琥珀胆碱 5mg,吸入 2% 七氟醚,行气管内插管($ID_{3.5}$ 带囊),将导管前端置入左侧支气管失败,导管深度为 10~12cm 时,手控呼吸,听诊双肺呼吸音不清,胃泡鼓起明显,SpO_2 下降,导管外退固定于 9cm 时,双肺可闻及呼吸音,SpO_2 95%~100%。术中吸入 3% 七氟醚,静脉注射顺式阿曲库铵 0.2mg 维持麻醉。行胸腔镜探查时,采用容量模式控制呼吸 PEEP5cmH_2O,HR140~170 次/分,SpO_2 90%~97%。术中将呼吸机模式改为压力控制模式时,SpO_2 下降至 85%,随后又改为容量模式控制呼吸。术中分离出食管近端盲端后,在气管旁探查,未发现明显食管瘘口。手术改为剖胸探查,在气管远端于气管隆突处,除左、右侧支气管外,气管隆突正下偏后方见一分支,钳夹此分支时,$P_{ET}CO_2$ 波形升高(从 28mmHg 升至 48mmHg),判断此分支可能为远端食管瘘口,确认无误后结扎远端食道瘘口,实施一期食管吻合术,手术历时 90min。术毕患儿呼吸恢复良好、清醒后拔管送返 SICU。

【教训】　食管闭锁一般分 5 型,其中Ⅲ型占 90％左右,即食管上段为盲端,下端借瘘管与气管相通,相通点一般多在气管隆突处或其稍上,本例术中发现远端食管位于气管隆突下方,文献记载较为少见,呼吸管理较为特殊。对食管闭锁患儿实施气管内插管时,理论上认为导管前端位置需越过瘘管位置,此方法对瘘口位于气管隆突水平或以下的患儿显然不合适,操作时应听诊双肺呼吸音,结合 SpO_2 和 $P_{ET}CO_2$ 波形综合确定,保证患儿氧供。压力控制模式可以避免肺泡气压伤及减少低氧血症的发生率,但本例患儿选用压控模式时不能维持满意的 SpO_2,可能和瘘口位于气管隆突下方、下段气管后壁为异常畸形组织,使气道死腔量增加有关,改用容量控制模式、增大潮气量后,SpO_2 维持在较满意的范围。在开胸手术或胸腔镜手术时,应用适量的 PEEP,可适当增加呼气时的跨肺压,增加肺内功能余气量,减少肺内分流,改善通气/灌注比值,防止肺泡萎陷的发生。术中应观察 $P_{ET}CO_2$ 波形来判断气管导管的位置、患儿通气情况,结合血气分析可对患儿通气情况做出更准确的诊断和进行调节。食管闭锁患儿病情重且变化快,术中呼吸管理是麻醉管理的重点,此外,还应注意体温、循环系统等生命体征监测,应加强综合管理,才能提高麻醉安全性。

九、对先天性食管闭锁认识不足

先天性食管闭锁是新生儿先天性消化道畸形之一,男多于女。在各种先天性食管畸形中,食管闭锁最常见,约占 85％。先天性食管闭锁病例中,约 20％合并有先天性心脏血管畸形,另 10％并存有肛门闭锁。在胚胎发育的时候,形成食管的原肠前部上皮增生,成为一个实心的管道,然后再出现空泡,融合成一空心管道,以便以后食物通过。由于各种因素的影响,如空泡形成和融合的过程,发生障碍,即造成食管闭锁。有的患孩还因食

管和原始气管之间的隔膜发育不完整,而同时出现了不正常的通道食管气管瘘。先天性食管闭锁的胎儿在宫内不能吞咽羊水,因此常有羊水过多,约半数先天性食管闭锁的患儿同时伴有其他先天畸形。

例 10　患儿,男,出生 15h。因"反复呛奶,呼吸暂停,发绀半天"入院。G_1P_1,母孕 38^{+5} 周,母因羊水过少行剖宫产。患儿出生时无窒息史,Apgar 评分 10 分。入院查体:T36.5℃,P135 次/分,R50 次/分,体重 3.5kg,神清,哭声大,呼吸急促,皮肤稍干燥,口周略发绀,前囟平,双肺可闻及少许中湿啰音,心脏无杂音,腹软呈舟状腹,肝脾不大,肠鸣音消失。入院后不久喂奶时再次呛奶,全身发绀,呼吸暂停,给予吸痰,可吸出较多黏痰和奶液,试插胃管时感阻力大,胃管进入 7～8cm 时受阻,继续插管时见胃管返回口腔中,疑诊"先天性食管闭锁",立即行 X 线造影,胃管中注入 1ml 空气作造影剂,显示食管上端为盲袋,X 线报告:先天性食管闭锁,双侧肺部炎症,腹腔内胃肠不充气。次日转胸外科手术治疗,术中发现食管上下段均闭锁,无气管食管瘘,食管两端距离较远,不能做一期吻合术,先行胃造瘘术,1 个月后行根治术,治愈出院。

例 11　患儿,男,出生 3 天。因"口吐泡沫,发热,气促,吃奶少 2d 多"入院,G_2P_2,足月顺产,出生体重 3kg,无窒息史。入院查体:T38.6℃,P160 次/分,R64 次/分,体重 2.7kg,消瘦,皮肤脱水征,哭声低,呼吸困难,"三凹征",口周发绀,前囟凹陷,双肺闻及细湿啰音,胸骨左缘 2～3 肋间闻及 SMⅡ～Ⅲ级,腹部明显胀气,肝脾不大,吸吮、拥抱、握持反射减弱,双大腿外侧硬肿。X 线检查显示:双肺野密度增高云雾状,心影略扩大,插胃管受阻后注入 1ml 空气作造影剂,显示食管上端为盲袋,胃肠腔明显积气,无气液平面。诊断:先天性食管闭锁伴食管气管瘘?新生儿吸入性肺炎;先天性心脏病?新生儿

硬肿症。因家里经济困难而放弃治疗,1周后衰竭死亡。尸检:食管上段闭锁呈盲袋状,大小约3cm×1.5cm×1.5cm,下段有瘘管与气管相通,瘘口约0.2cm×0.2cm,大约位于气管交叉上1cm处,上下两段距离约1cm,心脏卵圆孔开放,胃肠内大量积气。

【教训】 本文例1属Ⅰ型,此型较少见,占4%～8%。例2属ⅢB型,此型较多见,占85%～90%。本病经常发生呛奶和窒息,主要原因:一是食管盲袋能容纳少量奶液,奶汁充满盲袋后,经喉返流入气管,故多在喂奶喂水后发生呛奶致窒息。二是食管下段与气管相通,胃内分泌物反流入气管发生窒息。尤其是高酸度的胃液流入气管后,使肺实质发生严重化学刺激性肺炎,然后继发细菌感染,引起感染性肺炎,如得不到早期诊断及治疗,多在5～7d死亡。本病首诊常表现为新生儿肺炎,这往往容易造成临床误诊漏诊。凡新生儿有口吐泡沫,出生后不久喂水、喂奶时发生呛奶、发绀等现象,再加母亲羊水过多史,即应考虑有食管闭锁的可能,尽早行胃插管试验,不仅可以确诊有无食管梗阻,如无梗阻,则可清理口腔、咽喉部过多分泌物。有时当胃管插入管梗阻8～10cm,即不能继续深入或前进受阻或屡次返回口腔;有时胃管可卷曲于食管盲袋内,造成已进入胃内的假象,因此,对拟诊患者插胃管后,注入空气时上腹部听到气过水音,并不能完全排除本病,尽早做X线造影,向胃管内流入1ml空气作造影剂,而不宜用碘油或钡剂,因碘油或钡剂可逆流入气管,造成通气量减少或钡肺,增加吸入性肺炎的危险。本病关键是早期诊断,尽量争取在未继发肺炎前确诊,并及时手术是唯一的治疗方法。近年来认为延期手术和分期手术者存活率有显著提高。即先结扎气管瘘,做胃造口术,以后再做吻合术。

十、创伤性陈旧膈疝合并休克

例12 患者,男,55岁。右上腹阵发性绞痛伴频繁呕吐1d。4个月前曾因左侧胸部刀刺伤手术,此次入院后X线和B超等检查怀疑膈疝。术前 HR180 次/分、BP60/40mmHg,升压、纠酸和扩容的同时,以哌替啶 100mg,羟丁酸钠 2.5g 和琥珀胆碱100mg 快速诱导气管内插管,采用低压小潮气量控制呼吸,苯磺酸阿曲库铵和芬太尼间断静脉注射,辅以吸入异氟烷维持麻醉。剖腹探查发现横结肠大部分疝入胸腔并嵌顿,还纳困难,继续行剖胸探查分解粘连。开胸还纳疝物后血压很快回升,但心率仍180次/分,给毛花苷C 0.4mg后略下降。术毕患者苏醒,自主呼吸恢复后拔管。

【教训】 本例腹腔内脏器通过膈肌创口疝入胸腔,病情重伴有明显呼吸循环功能障碍,气管内插管全麻是唯一的选择。静脉快速诱导配合较大剂量的肌肉松弛药,争取及早置入气管内导管,避免清醒插管时患者兴奋、挣扎和呛咳加剧病情。除积极输液输血抗休克外,疝物回纳前应低压低潮气量控制呼吸,对于防止增加胸腔内压力,可有效减轻对心肺的压迫。

十一、先天性膈疝合并左下肺隔离症

例13 患儿,男,10个月,7.5kg。诊断左侧先天性膈疝,拟在全麻下行膈疝修补术。患儿发育一般,左下肺呼吸音消失,胸片示心脏和气管右移。入室 BP110/70mmHg、HR130 次/分、R33 次/分、$SpO_2$96%。肌内注射氯胺酮 35mg,静脉注射咪达唑仑 1mg,喷喉表面麻醉 2次后顺利插入气管内导管。麻醉机辅助呼吸,潮气量维持在 50ml 左右。术中静脉注射氯胺酮和咪达唑仑维持麻醉,手术开始自主呼吸减慢,SpO_2 降到 85%,BP降至 70/50mmHg。快速开胸解除膈疝对心脏大血管的挤压,然后静脉注射维库溴铵1mg 行控制呼吸,逐渐增大潮气量使萎陷肺缓慢膨胀,血压上升到 100/55mmHg,

SpO₂94%以上。术中发现肺隔离症行左下肺切除,疝内容物还纳后修补膈肌。术后ICU呼吸机治疗 2h 后清醒,5h 后拔管。

【教训】 本例先天性膈疝合并肺隔离症者较为少见。术前心血管功能尚好,合理选择保留自主呼吸表面麻醉插管,在还纳疝内容物前小潮气量手法辅助呼吸,还纳后机械呼吸对维持循环稳定十分有效。

十二、新生儿先天性膈疝麻醉诱导引起低氧血症

例 14　患儿,男,6 天前在当地医院顺产,体重 3.3kg,身高 50cm。出生时羊水、脐带、Apgar 评分不详。出生后转新生儿监护室进一步治疗。入院 X 线胸片发现胸部出现包块阴影。诊断:①新生儿肺炎;②胸部包块查因:先天性膈疝?③新生儿黄疸;④头皮血肿;⑤卵圆孔未闭;⑥房间隔缺损。转小儿外科拟行胸腔镜下左侧膈疝修补术。术前患者稍气促,无咳嗽,无发热,无抽搐,反应可,吃奶可,大、小便正常,体重增长正常。T 36.5℃,P 140 次/分,R 65 次/分,双肺呼吸音较清,未闻及痰鸣音,HP 140 次/分,律齐,心音稍低钝,四肢肌张力正常,反射存在。头颅右顶枕侧扪及肿块 4cm×6cm×1.5cm,质韧,界清,有波动感;检查结果:血常规大致正常。凝血功能指标:APTT 55.7s,余正常。肝、肾功能指标:总胆红素 71.2μmol/L,直接胆红素 7.2μmol/L,间接胆红素 64μmol/L。血气分析:pH7.42,CO₂ 分压 41mmHg,氧分压 76mmHg,乳酸 2.4mmol/L,剩余碱－2.1mmol/L,氧饱和度 95%,K⁺ 3.6mmol/L,Na⁺ 136mmol/L,Ca²⁺ 1.18 mmol/L,提示乳酸稍高,余正常。CT 提示左中下肺野大片密实影,其内可见气体及液平面,拟先天性膈疝,伴右下肺实变不张可能。全小肠灌肠示:胃区拱入胸腔,不影响肺扩张。床边心脏超声示房水平可疑分流,左心功能正常,EF 60%。术前患者已插胃管,并

用 50ml 连接行胃管引流。入手术室后使用 5%葡萄糖氯化钠注射液 100ml 量壶缓慢滴注,开始麻醉诱导,阿托品 0.15mg,丙泊酚 10mg,顺阿曲库铵 1mg,七氟烷吸入,捏气囊辅助呼吸,5min 后开始插管,用 1 号弯喉镜暴露不清,退喉镜用面罩辅助通气,通气过程患者耐受性差,血氧饱和度开始下降,用手捏气囊,不起效,饱和度进一步下降到 60%～70%多,慌乱时进一步加强通气,饱和度进一步下降到 40%左右,立即换用新生儿直喉镜插管,听诊确认在气管内,接上呼吸机后通气。血氧饱和度逐渐上升,维持 95%～100%,注射器抽出胃管部分气体和液体。左侧肺部听诊比右侧肺部弱。由于手术时间较长,耐受性差,血氧饱和度波动大,维持在 90%左右,术中心率波动较大。术中所见:左膈肌缺损,大小约 4cm×3cm,见疝囊,内容物为部分胃组织及脾脏。术毕由麻醉科医师护送气管内插管接复苏囊加压给氧下返回病房,患儿监测血氧饱和度 90%,稍发绀,无自主呼吸,听诊心率 99 次/分,心音低钝,腹软不胀,测血压平均压 29mmHg,左侧胸部见一引流管,即予呼吸机辅助通气,生理盐水扩容,保暖,监测生命体征等处理,经处理后患儿肤色转红润,血氧饱和度 98%,复测血压 42mmHg,心率 145 次/分,心音有力。

【教训】 先天性膈疝由于膈肌缺损或损伤,使腹腔内容物如胃、部分小肠、大肠、脾及肾的上极等从缺损区或损伤处疝入胸腔。疝入胸腔的脏器压迫肺,使肺萎缩,可发生缺氧和 CO₂ 蓄积而产生酸中毒。由于心脏受挤压、纵隔移位、大血管曲折均可造成心排血量减少,心率增快,有效循环血量减少,严重者可发生急性心肺功能不全。膈疝手术麻醉中的危险在于麻醉诱导期间呼吸停止,疝内容物还纳前,由于膈肌松弛,胸腔内原被压迫萎陷的肺叶在诱导期加压呼吸时膨胀,从而加重了对心脏大血管的挤压,可发生心搏停止。本例失误在于麻醉术前未准备充足,术前未

确保胃管引流是否通畅，对膈疝的病理生理改变不了解，诱导中面罩加压给氧，使胃压增加而加重对心肺的压迫，对新生危重患儿风险评估、提前预知风险不够。必要时给予膈疝患者保留自主呼吸情况下插管。在清醒和有自由呼吸的情况下，膈肌保持一定的收缩力，使疝孔处于收缩状态，可避免更多的内容物疝入，若膈肌松弛，裂孔变大，可更多地增加腹腔内容物的疝入，加重了对呼吸循环的抑制。造成了术中管理和术后易忽视的问题，主要是对呼吸的管理，如吸痰不彻底、气管内导管位置改变等情况。

（王　红　仲吉英）

第八节　五官科手术麻醉的失误

五官科包括耳鼻喉科、口腔科和眼科，在综合医院里属于"小科"，需要施行麻醉的手术患者也只是一小部分。但是由于其解剖和生理的特点，这些部位的手术危险性要比腹部及四肢手术要大得多。因此必须充分认识五官科手术和麻醉的特点，从思想上要予以高度重视。从以下几则实例，可以得到一些启示。

一、气管壁损伤后患者应用高频通气引起气胸和组织气肿

气管内病变的手术治疗，难以避免损伤气管壁。一旦被损伤气管壁，应等待创面修复以后再行机械正压通气，否则势必就会产生组织气肿和气胸。

例1　患儿，男，2.5岁，体重13.5g。因喉及气管内尖锐湿疣，其治疗是在全麻支撑喉镜下做肿块摘除及激光烧灼术。术中行高频通气，频率70次/分，驱动压0.2MPa。肿块摘除后用激光烧灼伤口，开始烧灼后约30min，SpO_2从96%降至80%，颈胸部出现皮下气肿，听诊右肺呼吸音减弱，改用手控呼吸。X线：右侧气胸，右肺压缩60%。经行胸腔闭式引流后SpO_2恢复正常，2周后病情好转。

例2　患儿，男，1.5岁，体重7kg。因误吸花生米11d，呼吸短促，双肺痰鸣音明显，HR140次/分，T38.5℃。X线：左侧阻塞性肺气肿，右侧阻塞性肺炎，右侧气管异物。急诊在全麻下行气管镜检查。置入气管镜后，经气管镜的侧孔高频供氧，频率60次/分，驱动压为0.1～0.2MPa，术中反复镜检左、右侧气管，均未见异物，手术时间1.5h。术中因麻醉较浅，患儿多次呛咳。退出气管镜后，患儿呼吸困难，心率增快，SpO_2降至84%～87%，即刻插入气管内导管，再次做高频辅助通气。床边X线：皮下及纵隔气肿，患儿清醒后送回病房，SpO_2为92%～94%。术后30h，X线：右侧气胸，右肺压缩30%。行右侧胸腔闭式引流。10d后纵隔及皮下气肿消失。40d后再次手术，于左侧支气管内取出异物。

【教训】　此二例手术的操作部位均在气管内。例1摘除肿块后用激光烧灼创面，由于使用的激光强度过大，烧灼时间又长，造成气管壁烧灼伤。例2由于多次进行支气管内检查，术中患者又多次呛咳，造成管壁的机械性损伤。高频通气时呼吸道内压较低，一般不易产生气压伤，但若操作不当，同时气管已有破损，则可形成气压伤。气管壁损伤后，气体经损伤部位进入周围组织，造成间质气肿和纵隔气肿。前纵隔的气体沿气管和食管周围间隙形成颈部及胸部的皮下气肿，例1为严重的肺间质气肿可造成胸膜破裂而引起气胸。损伤严重，气胸出现快并进展迅速；例2为迟发型气胸，手术结束时只有纵隔及皮下气肿，术后30h方才出现一侧气胸。气压伤会导致严重的呼吸及循环功能障碍，一旦发现应及时处理。若为单纯纵隔和皮下气肿无须特殊处理，应密切注意观察，若出现气胸要

及时抢救治疗。

此二例的失误主要是由手术操作引起的。但例2拔出气管内镜行气管插管后,若不行高频辅助通气时,则不可能会产生气胸。提示气管内手术时有可能损伤气管壁,应慎重选用高频通气。同时在气管内手术中应严密监测患者的通气换气功能和SpO_2、$P_{ET}CO_2$的变化,出现异常及时处理。

二、小儿晶状体切割术后急性肺水肿

小儿眼科手术时间短、手术小,临床多用静脉复合全身麻醉。手术期间,由于麻醉科医师远离患儿头面部,且头面部被消毒单所覆盖,使正常的术中监测和呼吸、循环使管理均受到一定的影响,若出现意外变化时救治也较为困难。

例3 患儿,女,7岁,体重16kg。诊断双眼先天性白内障拟行左眼晶状体切割术。术前一般情况尚好,心、肺听诊阴性。术前30min肌内注射阿托品0.25mg,地西泮5mg。入室后输注5%葡萄糖液,输速20滴/分,HR130次/分,R 30次/分,缓慢静脉注射氯胺酮30mg,患儿即出现呼吸抑制,伴口唇发绀,立即给予面罩加压给氧,约40s后呼吸恢复正常。由于患儿躁动,在消毒前15min内共二次追加氯胺酮20mg,静脉注射羟丁酸钠700mg,开始手术,行左眼球结膜后阻滞,10min后患儿HR突然减慢至70次/分,随即又回升至140次/分,R 60次/分,即刻面罩给氧,暂停手术。$SpO_2$97%,1h后患儿症状未改善。血气检查:pH7.21,BE 10.9mmol/L,$PO_2$92mmHg,$PaCO_2$40mmHg。患儿苏醒,R 60次/分,肺部听诊阴性。3h后肺部闻及湿啰音,胸部X线示两肺大片浸润影,诊断为急性肺水肿。在芬太尼、琥珀胆碱诱导下行气管内插管,气管内有较多粉红色泡沫液喷出。即给予去乙酰毛花苷、呋塞米、地塞米松、吗啡等治疗,同时行呼气末正压通气

(PEEP),粉红色泡沫痰逐渐减少至消失,$SpO_2$90%~94%。经抗炎、强心等治疗后患儿低氧血症基本纠正。胸部X线见肺部浸润影基本消失,24d后患儿康复出院。

【教训】 本例发生肺水肿的原因:①氯胺酮可直接作用于心肌,减弱心肌收缩力,使每搏功降低,肺毛细血管楔压增高。②麻醉开始时患儿曾出现一过性呼吸抑制,引起缺氧,这可使肺泡表面活性物质破坏,致肺毛细血管壁及肺泡膜通透性增加。

本例的失误:①白内障患者行晶状体切割术,往往不能避免眼心反射,而本例麻醉中并未行血压监测,使得术中不能及时全面地了解患儿循环系统的变化。②本例小儿静脉麻醉中未行气管内插管,以至于发生肺水肿后,较晚才明确诊断,也耽误了肺水肿初期积极治疗。其教训是小儿静脉麻醉,特别是行头面部手术者,均应行气管内插管,且术中必须监测血压,以保证患儿的安全。

(石双平 石翅飒)

三、五官科手术全身麻醉并发呼吸抑制

例4 患儿,女,5岁。体重18kg。因右眼先天性睑下垂拟氯胺酮全凭静脉麻醉行眼睑矫形手术。术前未用阿托品或东莨菪碱。以氯胺酮40mg静脉诱导,先0.2%氯胺酮输注维持,鼻导管吸氧。术中生命体征平稳。但手术历时1h后,患儿的SpO_2突然从100%降到90%。立即掀开手术单查看,发现多量分泌物从患儿口中流出。清除口中分泌物后,SpO_2回升至100%。

例5 患者,男性,36岁。在静吸复合插管全麻下行颌骨骨折钢板内固定术。术中SpO_2突然由100%逐渐下降至80%,监护仪的$P_{ET}CO_2$为零。检查通气管道,发现气管导管脱出,气囊未完全充满。经紧急重新插管后,SpO_2回升至100%,无不良反应。

【教训】 五官科手术因需要无菌单盖住

头部,给麻醉科医师观察患者病情造成一定的困难。故良好的监护设备对该类麻醉至关重要,也更需要麻醉科医师的细心观察和留神。小儿手术麻醉术前颠茄类药物一定要用,以减少呼吸道的分泌,保持气道干燥,故把颠茄类药也称为"气道干燥剂"。因例4麻醉前未用,造成了麻醉中呼吸道分泌物堵塞气道的险情,这一失误应引以为戒。例5气管内插管后,因气囊充气未充满,导致气管内导管脱出的险情,教训深刻,应予重视。

四、阻塞性睡眠呼吸暂停综合征患者气管内插管时心搏骤停

近年来,阻塞性睡眠呼吸暂停综合征(OSAS)日益受到关注。由于OSAS患者存在着呼吸系统、心血管系统、神经系统等多个系统的复杂紊乱,以及咽腔相关结构的解剖学异常,此类患者在整个围麻醉期都存在着潜在的危险,特别是在诱导后行气管内插管期间和术毕拔管的两个阶段更具有极大的风险,对睡眠呼吸暂停综合征手术麻醉应足够引起警惕。

例6 患者,男性,50岁。身高155cm,体重80kg。ASA Ⅰ级。无高血压、心脏病病史。入院诊断:重度阻塞性睡眠呼吸暂停综合征(OSAS),择期在全麻下行悬雍垂腭咽成形术。术前检查结果显示:BP 168/110mmHg,HR 63次/分,PaO_2 76mmHg,$PaCO_2$ 44mmHg,pH值7.34,ECG示ST-T改变,余未见明显异常。麻醉前30min肌内注射阿托品0.5mg、地西泮10mg。入室后开放静脉通路,窦性心律,ST段压低,HR 72次/分,SpO_2 95%。BP 150/95mmHg。麻醉诱导:静脉注射芬太尼0.2mg、异丙酚150mg、顺式阿曲库铵14mg、盐酸戊乙奎醚0.5mg,面罩加压给氧4min,BP 95/48mmHg,HR 65次/分,行气管内插管,当置入喉镜片达会厌根部时,发生心搏骤停,ECG呈直线,BP未测出,立即完成气管内插

管,机械通气控制呼吸。确认无心电电极脱落后,静脉注射阿托品0.5mg,约10s后,患者自主心跳恢复,HR 40次/分,立即静脉注射异丙肾上腺素0.05mg,心率逐渐增快至86次/分,整个过程中SpO_2始终维持100%。待患者生命体征稳定后,以微量泵静脉输注异丙酚3mg/(kg·h)和瑞芬太尼0.1μg/(kg·min)。吸入2%七氟醚维持麻醉,术中微量泵静脉输注异丙肾上腺素0.02μg/(kg·min),维持HR 80～90次/分。手术时间约3h,术毕带气管导管送入ICU,监测ECG,行血气分析及抗感染治疗,控制呼吸。约30min后,患者出现自主呼吸,拟口腔内吸痰。当吸痰管到达咽部进行吸引时,HR由80次/分迅速降至40次/分,停止吸痰刺激后心率迅速恢复至85次/分。类似情况反复出现两次。遂不予任何咽喉部刺激,约30min后,患者完全苏醒,自主呼吸恢复,潮气量580ml,呼吸频率14次/分,脱离呼吸机,自主呼吸,SpO_2维持在95%以上,拔除气管内导管。观察1h后安全送回病房,患者意识清醒,生命体征稳定。术后24h随访未见相关并发症发生。

【教训】 气管内插管的常见并发症为血压升高、心率加快等,偶有心搏骤停发生。分析本例患者气管插管时心搏骤停的原因可能是:①迷走神经兴奋性增高。OSAS患者长期的慢性低氧血症是主因;其次胸腹部的呼吸肌群均进行代偿性的强力呼吸运动,刺激上呼吸道内机械性感受器提高了副交感神经的兴奋性。同时低氧状态对肺内、胸部及横膈膜等部位感受器的刺激,也使迷走神经兴奋性增高。本例麻醉诱导采用异丙酚、芬太尼等,均可改变自主神经张力的均衡性,使迷走神经张力相对高于交感神经。由于支配咽喉部的喉上神经和喉返神经均为迷走神经的分支。且在喉返神经内有不少压力感受器的传入神经纤维支,可以产生明显的压力反射活动,喉上神经内也有深部机械刺激感受器

存在于喉肌的深部。故当置入喉镜至会厌根部使声带位置改变和喉外壁受压时,就会刺激迷走神经过度兴奋,而抑制心跳致停搏。②潜在的心肌缺血。OSAS 患者由于长期并存低氧血症,导致冠状动脉内皮受损,脂质易于沉积在血管壁内膜下,血小板也易在受损血管壁内膜表面聚集形成血栓而引起冠状动脉狭窄和闭塞。本例患者术前 ECG 检查结果示 ST-T 改变,提示可能心肌缺血,但患者无心悸、胸闷、劳累后气促等症状。麻醉诱导时,心血管功能受抑制,加上气管内插管时的强烈刺激,可能进一步加重心肌缺血缺氧而导致心搏骤停。③颈动脉窦综合征:即颈动脉窦反射过敏。在冠心病、高血压患者中更常见,并随年龄的增长而增加。本例患者虽主诉无高血压、心脏病病史,但入手术室连续监测血压均高于 150/95mmHg,并以舒张压升高更为明显。术后动态心电图检查结果也显示心肌缺血,加之肥胖及长期低氧等因素,颈动脉窦及其周围动脉可能发生硬化。而动脉硬化是颈动脉窦反射过敏的常见原因之一。由于本例患者肥胖颈短,插管时头位变动较大,导致牵拉颈动脉窦,喉镜刺激后血压骤升,刺激颈动脉窦减压反射,由于反射过敏,引起迷走中枢神经强烈兴奋,从而导致心搏骤停。④CO_2 排出综合征。OSAS 患者多因慢性 CO_2 蓄积或 $PaCO_2$ 升高已持续一段时间,呼吸和循环中枢对 CO_2 的兴奋阈值提高。患者麻醉诱导前 $P_{ET}CO_2$ 为 48mmHg,给氧去氮后插管前 $P_{ET}CO_2$ 为 26mmHg,BP 95/48mmHg,与麻醉诱导前血压相比明显降低。给氧去氮过程中由于 CO_2 迅速排出,呼吸和循环中枢失去在阈值以上的 $PaCO_2$ 刺激,可出现周围血管扩张和张力消失,心输出量锐减,脑组织血管和冠状动脉收缩。可表现为血压下降、脉搏减弱、呼吸抑制等,严重者可发生心律失常甚或心搏骤停。因此插管时可配合咽喉部行 2% 利多卡因表面麻醉以减轻迷走神经反射很有必要;对于肥胖、高血压、低氧血症的心肌缺血高危患者,即使术前 ECG 检查结果未见明显异常,即使患者也无心肌缺血的自觉症状,也应高度注意患者潜在心血管疾病的可能,麻醉诱导应尽量平稳,防止过度应激反应发生;麻醉诱导时给氧去氮过程应给予较长时间,患者甚至入室时就应该面罩给氧,逐渐改善氧合。给肌松药后行手控呼吸时不要骤然进行快速过度通气,以免 CO_2 迅速排出,导致循环中枢失去在阈值以上的 $PaCO_2$ 刺激,出现周围血管扩张致血压明显降低,从而使冠状动脉灌注减少而致心肌缺血等心血管意外。

(张创强　仲吉英)

第九节　门诊和内镜手术麻醉的失误

门诊手术的患者一般病情轻,手术时间短,全身情况良好。需要行内镜检查的患者,常伴有严重的全身疾患。麻醉科医师在施行这两类手术的麻醉时,往往会因为"轻敌"而麻痹大意。由于门诊手术室的设备一般比较简陋,医护人员少,麻醉科医师工作环境远离麻醉科,在那里"孤军奋战",由于准备时间仓促,对患者病情的了解往往不够充分,出现失误的情况并不少见。

一、纤维支气管镜检查时心搏骤停

纤维支气管镜是一种较为完全、方便,能便于进行检查和治疗的仪器,有着一定的适用范围,若应用不当,可致心搏、呼吸骤停。

例 1　患者,女性,32 岁。因突然大咯血窒息,紧急行经口气管内插管(F32 号套囊管),简易呼吸器人工呼吸。吸引清除气管内积血后,呼吸恢复,但有明显的呼吸困难,呼吸囊阻力很大,呼吸音弱,右肺呼吸音基本消失。考虑为右下呼吸道梗阻,右支气管可能有血块堵塞。为清除下呼吸道血块,解除梗阻,并进一步了解出血部位及病因,经气管内导管行纤维支气管镜(富士 BRO-Y 型,外径 5.6mm)检查。从气管及双侧支气管内吸出较多血液,且从右支气管内吸出 0.5cm×1.5cm 血块两块后,肺部呼吸音有所好转。但因检查及吸引时间较长,在操作过程中患者脉搏突然消失,随后心音消失,呼吸停止。立即拔出纤维支气管镜,经气管内导管给氧及人工呼吸,同时行胸外心脏按压。1min 后心搏恢复,3min 自主呼吸恢复。但患者于 4h 后死亡。

【教训】 常用纤维支气管镜的外周径一般 16～18F,其横截面积的占成人总气管的 10%,检查时对呼吸功能正常及短时间检查者影响不大。若长时间检查操作及吸引,则可使通气功能显著障碍,引起低氧血症。本例的失误是医师镜检时只注意力集中于做检查,忽视了机体的供氧问题。在机体原有严重缺氧的情况下,长时间的镜检进一步加重了缺氧,终致心搏骤停。如果注意不间断的供氧问题,此仪器是可以一边镜检,一边供氧的。虽然施行纤维支气管镜检查,已经吸除下呼吸道痰液和血液,同时能查明病因,利于治疗,但没有纠正患者严重的缺氧状态。故选择病例时应考虑患者的病情特点,此例患者病情危重,可以先行气管切开以解除下呼吸道梗阻,待咯血被控制,全身情况改善后再做镜检,则有可能避免出现意外。

二、腹腔镜胆囊切除术中发生 CO_2 气胸

通过腹腔镜做胆囊切除是一种新的、日趋普及的技术。但是由于手术需要借助于 CO_2 气腹,且毕竟外科医师是通过电视荧光屏来观察手术操作视野,与常规腹部手术有着许多不同之处。

例 2 患者,女性,61 岁,体重 63kg。既往健康,拟行腹腔镜胆囊切除手术。麻醉用双异丙酚和埃芬太尼诱导及维库溴铵提供肌松。气管内插管后听诊两侧肺通气良好,以 N_2O-O_2-异氟醚维持麻醉,间歇正压通气,潮气量 600ml,吸气气道峰压 17cmH$_2$O。监测 ECG、BP、SaO$_2$、P$_{ET}$CO$_2$、吸入气氧浓度、呼出潮气量和气道压力。患者取头部抬高 15°,腹部行 4 个切口孔,即脐、上腹部、右肋缘下 2cm 锁骨中线和腋前线处。通过脐切口吹入 CO_2 保持气腹。操作将结束(接近 50min 后),腹腔镜和 CO_2 吹入器复位,经脐部切口切除胆囊时,改上腹切口将 CO_2 吹入腹腔。不久,SaO$_2$ 由 97% 迅速降至 85%,其他监测无明显变化(包括气道压),但临床检查表明右肺进气减少,同时胸部叩诊呈过清音。胸部 X 线证实右侧气胸的临床诊断,右肺压缩将近 50%,用 14 号塑料套管针插入第 2 肋间,抽出 800ml 气体,分析这些气体 100% 由 CO_2 组成。胸腔气体排空,SaO$_2$ 增加至 96%,此时手术结束。用新斯的明和格隆溴铵(胃长宁)逆转神经肌肉阻滞后患者清醒,以后患者没有发生呼吸问题。次日上午重复 X 线检查提示右肺已完全膨胀,术后第 2 天患者出院。

【教训】 本例从胸腔吸出的气体是 CO_2,证实气体是从腹腔进入胸腔的。CO_2 从腹腔进入胸腔有许多途径,包括手术损伤到膈肌和胸膜、先天性胸膜腹膜通道或腹膜下途径。由于患者取头高位,CO_2 通过上述的任何一种途径都可能由腹腔到胸腔。手术中上腹部插管可引起镰状韧带穿孔,所以最有可能成为气体向上行的通道。韧带在膈肌下支撑肝脏向上分为两层形成"裸区",或者气体可以通过腔静脉孔进入纵隔,由于压力逐渐增加,纵隔胸膜随之破裂发生气胸。本例提醒麻醉科医师,腹腔镜检查术中吹入 CO_2 可引起气胸,特别是当这种技术主要用于上腹部操作时更应警锡。

三、胸腔镜手术中发生复张性肺水肿

电视胸腔镜手术是新近开展的一种内镜手术，具有术中胸腔仍保持密闭、损伤小、出血少、术后恢复快等优点。但若术中处理不当，同样会发生严重的并发症。

例 3　患者，男性，77 岁，体重 62kg，ASA Ⅱ～Ⅲ级。左胸膜恶性肿瘤，胸腔大量积液。入手术室吸纯氧，SpO_2 85%，行胸腔积液引流 3000ml 后 SpO_2 升至 99%。诱导静脉注射咪达唑仑 0.2mg/kg、琥珀胆碱 1mg/kg，快速插入 F 39 Robertshaw 双腔支气管导管。Ohmeda-210 型麻醉机间歇正压单肺通气。吸入 50% N_2O-O_2^- 异氟醚，间断静脉追加芬太尼及阿曲库铵维持麻醉，手术进行至 20min 时 SpO_2 下降，患侧支气管导管分泌物增多，5min 后大量泡沫状痰从患侧导管涌出，SpO_2 82%，HR 120 次/分，患肺明显湿啰音，诊断为复张性肺水肿。纯 PEEP 10cmH_2O 通气，静脉注射呋塞米、毛花苷 C、激素等治疗 2h 后 SpO_2 升至 93%，$P_{ET}CO_2$ 始终在正常范围。改单腔导管后回 ICU，继 PEEP 6cmH_2O 通气 16h，呼吸指标正常后拔除导管。

例 4　患者，女性，37 岁。因右侧肺大疱自发性气胸，肺压缩 85%，在气管内插管全身麻醉下行胸腔镜肺大疱切除术。术中全程单肺通气，经过良好，呼吸指标正常后常规拔管。拔管后 10min 患者呼吸增快，SpO_2 从 98% 降至 86%，气道大量泡沫状液体涌出，听诊患肺明显湿啰音，经纯氧面罩加压呼吸、强心、利尿、激素等治疗，3h 后呼吸、循环功能指标恢复正常范围，送回 ICU。

【教训】　目前认为复张性肺水肿是由于肺萎陷时间较长和采用高负压吸引两个重要因素引起的。出现复张性肺水肿的时间，最快数秒，最慢 4h 才发生。临床症状主要从气道或气管导管内涌出或吸出粉红色泡沫痰，

患肺可闻及湿啰音。主要治疗措施有保持气道通畅，纯氧面罩加压或正压通气（CPAP、PEEP）、强心、利尿、激素等治疗。

预防复张性肺水肿，应做到：①对患者采用术前分次少量排气抽液法。例 1 的失误显然在于仅 1 次放出大量胸腔积液（3000ml）。②控制呼吸方法正确。肺萎陷超过 72h 者，插入双腔导管后应先行健侧肺通气，而后缓慢低潮气量分次做患侧膨胀肺，术中应间歇做患侧膨胀肺，术毕不做过度通气。③避免胸腔内负压。胸腔镜手术时胸腔仍基本保持密闭，胸腔内吸引时必须保持胸腔与外界大气相通，避免胸内负压增加。

四、异丙酚麻醉人工流产术呼吸抑制

例 5　患者，女性，25 岁。早期妊娠行无痛人工流产术。静脉注射丙泊酚（得普利麻）80mg 诱导后患者入睡。扩张子宫口时患者躁动，静脉注射得普利麻 50mg，患者安静，但自主呼吸消失，SpO_2 从 99% 降至 85%，予面罩加压给氧，SpO_2 回升至 100%，2min 后患者自主呼吸恢复。术后很快清醒，观察 2h 无不适后由家人陪同回家。

【教训】　本例因为异丙酚注射太快，引起患者呼吸抑制。该类手术保持患者呼吸道通畅尤为重要。对呼吸抑制要早期发现、及时处理，使患者很快可以恢复自主呼吸。

五、异丙酚复合麻醉人工流产术心搏骤停

例 6　孕妇，27 岁。因宫内孕 65d，门诊行人工流产术终止妊娠。既往无心脏病、高血压及晕厥史。异丙酚＋芬太尼静脉麻醉。手术开始后 30s 孕妇突然出现大动脉搏动消失，呼吸消失，血压测不到，颜面口唇发绀，立即心肺复苏（CPR），畅通气道，持续胸外心脏按压，高流量吸氧，静脉注射肾上腺素 1mg、可拉明 0.375mg、洛贝林 3mg、生脉 40ml，经

抢救 5min 后患者心跳、呼吸恢复,大动脉搏动出现,神志清楚,颜面口唇发绀消失,BP 60/40mmHg,HR 52 次/分,遂转妇产科留院观察半天,生命体征平稳后出院。

【教训】 本例是严重的人工流产综合征,主要是因为牵拉子宫引起迷走神经兴奋(骶心-反射),心率减慢,血压骤降。处理的要点是及时静脉注射阿托品增加心率。

六、胸外科手术后闭合性气胸

例7 患者,男性,21 岁。因手汗症在静吸复合全身麻醉下行纵隔镜双侧 $T_{2\sim4}$ 交感神经链切断术。插入 Fr39Mallinckrodt 双腔支气管导管,行 IPPV,术中患者情况良好,麻醉满意,手术顺利,术后送麻醉后恢复室。患者自主呼吸恢复,神志清醒后拔除气管内导管。拔管后患者感呼吸困难,多次欲从床上坐起,烦躁不安。检查患者左胸部膨隆,肋间隙增宽,听诊胸部左侧呼吸音减弱,吸氧下 SpO_2 92%。请胸外科会诊,诊断为左侧闭合性气胸,行闭式气体引流处理后,患者逐渐安静,SpO_2 升至 98%,送回病房。

【教训】 本例是因为膨肺不良引起的气胸。开胸手术结束前膨肺很重要,操作要柔和,避免粗暴。

七、内镜手术发生 TUR 综合征

例8 患者,女性,68 岁。因阴道不规则流血在硬膜外麻醉下行宫腔镜检查。入室 BP 132/88mmHg,HR 75 次/分,吸氧气 SpO_2 100%。$L_{2\sim3}$ 行硬膜外穿刺,向头侧置管 4 cm。平卧位经导管注入 2%利多卡因 2ml,5min 后未见腰麻征象,呼吸、心率、血压平稳。经导管分两次,间隔 5min 各注入 2%利多卡因 4ml,末次注药后 10min,测定躯体无痛区域为:$T_8\sim L_5$。平面固定后,截石位下行宫腔镜检查。5%葡萄糖液以一定压力持续冲洗宫腔。30min 后,已冲洗了

3000ml 葡萄糖液。患者诉呼吸困难,咳嗽,SpO_2 缓慢下降至 85%,BP 155/104mmHg,HR 15 次/分。面罩加压给氧无明显改善,血压降到 85/43mmHg,HR 136 次/分,SpO_2 降到 60%左右,患者咳粉红色泡沫痰,听诊双侧肺部可闻及弥漫性湿啰音。立刻停止手术,紧急气管内插管,控制呼吸,从气管中吸出较多粉红色泡沫痰。静脉注射呋塞米 20mg 和地塞米松 10mg,去氧肾上腺素 20μg,多巴胺 5μg/(kg·min)微泵输注。测床边血气分析示 Na^+ 110mmol/L,pH7.20,BE −8mmol/L。根据血气分析结果补充 $NaHCO_3$、10% NaCl。患者情况逐渐稳定,BP 123/92mmHg,HR 90 次/分,SpO_2 96%,尿量 1500ml。送 ICU 观察 2h 后拔除气管内导管送回病房,情况良好。

例9 患者,男性,57 岁。因前列腺增生在骶管麻醉下行膀胱镜前列腺电切术。入室 BP 135/74mmHg,HR 70 次/分,SpO_2 100%。骶管内缓慢注入 2%利多卡因 18ml+1:2万肾上腺素 平卧位后无不适。15min 后手术开始,并用 5%葡萄糖液以一定压力持续冲洗膀胱。术中前列腺创面出血较多。手术开始 1.5h 后,患者血压逐渐升高至 165/106mmHg,心率降至 56 次/分。患者诉胸闷、恶心,躁动,呼吸急速,SpO_2 94%。面罩吸氧,乌拉地尔 5mg 降血压,病情无明显改善,出现抽搐并呕吐。立刻停止手术,吸引呕吐物,咪达唑仑 5mg 静脉注射,抑制抽搐后紧急气管内插管,控制呼吸。测 CVP 18 cmH_2O,Na^+ 18mmol/L。经强心、利尿,根据血气分析结果纠正水、电解素乱等积极抢救,患者脱离危险。

【教训】 宫腔镜检查、膀胱镜电切术中用 5%葡萄糖液冲洗,假如渗血较多,大量的葡萄糖液就会通过损伤的静脉进入循环系统,造成急性水中毒,亦称稀释性低钠血症,严重时甚至引起急性肺水肿和脑水肿。水中毒时血气分析示 Na^+ 浓度降低,K^+ 升

高，酸中毒。患者先烦躁，继而神志不清，心电图出现异常，最后出现肺水肿、急性右心衰竭、心律失常、脑水肿，导致患者死亡。急性水中毒一旦诊断明确立即抢救，首先要立即停止冲洗；必要时立即气管内插管，控制呼吸；静脉注射呋塞米（速尿）和甘露醇脱水等利尿，根据血气分析结果纠正水、电解质平衡紊乱，早期行脑保护措施。吸氧；纠正心力衰竭，心力衰竭时可酌情应用洋地黄类药物强心。静脉输注 3%～5% 氯化钠溶液等。

八、硬膜外麻醉行门诊整容手术心搏、呼吸停止

例 10　患者，女性，40 岁。在某院门诊拟行整容术，硬外 $L_{2\sim3}$ 穿刺成功后，硬外注入 0.75% 丁哌卡因（布比卡因）后，即发现患者表情淡漠，血压逐渐下降，全身抽搐，心搏、呼吸骤停。立即气管内插管，胸外心脏按压，注射肾上腺素等心肺复苏处理，约 25min 后心搏恢复，呼吸恢复。后经 30 多天复苏治疗，大脑功能始终未能恢复。

【分析】　本例在硬外腔阻滞时注入 0.75% 布比卡因后，即出现全身局麻药中毒症状，从症状发展极为迅速之表现，认为是局麻药直接入血管内引起心搏、呼吸停止，虽经紧急气管内插管等心肺复苏措施，心肺复苏

虽已成功，但终因心搏骤停时间长达 25min 之久、脑缺氧时间较长、脑复苏 30 多天未成功，教训极为深刻。

【教训】　①硬膜外用药时要慎重选用。0.75% 布比卡因局麻药，虽然此药具有镇痛效果好、作用时间长等优点，但从临床应用及临床报道中，认为布比卡因的毒性相对较大，特别是对心脏的毒性较突出，一旦误入血管内易发生中毒反应而导致心搏骤停，且这种心搏骤停很难复苏。故在临床上硬膜外麻醉的局麻药选择中，尽量不选用此药。②脑复苏措施欠及时。从复苏效果来看，本例心肺复苏措施要比脑复苏措施及时，在临床上，人们往往重视心肺复苏而忽视脑复苏，这是一种误解，而实际上，脑复苏比心肺复苏更为重要、更应重视。本例在心肺复苏的同时，应积极尽早采取脑复苏措施，即患者的头部尽早置冰帽、静脉输注甘露醇使脑细胞脱水、心肺复苏后立即用冬眠药及输注碱性药纠酸等措施，对脑复苏有利的脑细胞复苏药，如细胞色素 C、纳洛酮等也应在复苏时尽早应用。如此均可促进大脑缺氧性损害的恢复，就不会有此恶果。③门诊手术的麻醉选择应慎重。在没有抢救复苏设备的门诊手术室，选择硬膜外麻醉应持审慎态度。

（张创强　仲吉英）

第十节　介入治疗麻醉的失误

随着医学进步，利用置入血管内导管操作技术，在计算机控制的数字减影血管造影 DSA 的支持下，对累及系统血管的异常进行矫正，对所造成的功能和器质性损害进行诊断与治疗，从而达到治疗疾病、恢复正常功能的效果。具有微创、精准度好、成功率高等优点。然而在临床上引发的并发症也很多，在紧急情况下的处理能力也对麻醉科医师提出了更高的要求。

一、颈内动脉海绵窦瘘介入栓塞全麻术中心搏骤停

例 1　患者，女性，42 岁，因"车祸后视物重影，右眼红，眼突出 2 个月余"收治入院。体检眼球突出度：右眼 16mm，左眼 13mm，右眼各方向活动均受限，球结膜充血，结膜下血管扩张迂曲，角膜透明，对光反应正常。右眼 B 超提示：右眼轻度玻璃体混浊，右眼眼

上静脉扩张。头颅 CTA 三维重建提示："双侧颈内动脉海绵窦瘘"。入院诊断为创伤性颈动脉海绵窦瘘。择期在全麻下行"右颈内动脉海绵窦瘘介入栓塞术"。患者入院 BP 125/75mmHg，HR 85 次/分。麻醉诱导予以静脉推注丙泊酚 80mg，咪达唑仑 3mg，芬太尼 150μg，顺式阿曲库铵 10mg，阿托品 0.5mg 后，插入 3 号 SLIPA 喉罩，麻醉机行间歇正压通气。麻醉维持采用静脉麻醉，瑞芬太尼 3μg/(kg·h) 和丙泊酚 5mg/(kg·h) 持续泵注，血流动力学平稳：血压 116～124/60～70mmhg，心率 70～80 次/分。监测麻醉深度 BIS，麻醉深度维持在 43～57。在泥鳅导丝导引下将 6F 导引导管送到右侧颈内动脉近岩谷段，退出导丝。静脉肝素化后，以 0.014 英寸（0.036cm）微导丝带微导管头端带入海绵窦内，退出微导丝，沿着微导管送入弹簧圈数枚。造影显示眼静脉、海绵窦、岩下静脉显影明显减少，颈内动脉显影良好。选择合适的辅助球囊将导管置入海绵窦窦口入口处，充盈球囊临时阻断窦口，复查造影未见颈内动脉显影。此时血流动力学稳定，BP 120/75mmHg，HR 77 次/分。遂用 10ml 生理盐水冲洗微导管上的对比剂，而后微导管内缓慢注入 Onyx 溶剂二甲基亚砜（DMSO）0.3ml，正准备注入预先震荡 30min 的 Omyx 胶时，心率变为 44 次/分，继而迅速变为直线，血压测不出。予胸外按压的同时，给予阿托品 0.5mg，3min 后心率变为 82 次/分，血压 133/65mmHg。整个抢救过程，麻醉深度 BIS 无明显变化。病理改变考虑 DMSO 毒性。释放球囊，待血流动力学稳定后，缓慢注入 Onyx18 胶。再次释放球囊造影显示：右侧眼静脉引流已经基本消失，海绵窦、岩下窦显影明显减少，颈内动脉显影良好。结束手术，患者苏醒后拔喉罩送入 ICU，生命体征平稳，双侧瞳孔等大，对光反应灵敏。

【教训】 神经介入选用全麻可为患者提

供了舒适无痛的体验，也为介入医师提供良好的制动、气道保护，血压及颅内压波动的得力调控，有利于脑保护和处理并发症，最终改善优化患者转归。术中常可能出现造影剂反应、微粒栓塞、出血、心血管并发症等。麻醉科医师应提高对 DMSO 毒性的警惕，给予患者更严密的监护。在给予 DMSO 之前，可以提前给予抗胆碱类药物如阿托品 0.5mg，如果患者有严重的心脏传导阻滞存在阿托品使用禁忌的情况，建议安装起搏器以避免相关的心跳骤停。也应提前备好抢救物品。

二、支气管扩张大咯血麻醉方式选择不当

支气管扩张大咯血因随时有发生窒息、误吸及失血性休克的危险，麻醉处理非常棘手。必须充分认识这类手术和麻醉的特点，思想上予以高度重视。以下实例可以给我们一些启示。

例2 患者，男性，41 岁。因反复咳嗽、咯血 3 年，突发大咯血 1d 入院。12h 咯血总量达 2000ml，诊断为支气管扩张大咯血，经内科治疗无效拟行急诊剖胸探查术。术前影像学检查示双下肺纹理增粗，不能明确病变的部位。入手术室时患者 BP 70/40mmHg，HR 120 次/分，呼吸急促，R 30 次/分，双下肺呼吸音增粗。患者咯血不止，平均 20～30s 咯血一次，每次 10～20ml。监测心电图、动脉血压及脉搏血氧饱和度，建立静脉通路，快速以 6% 羟乙基淀粉 500ml 扩容。因不能明确病变部位，患者咯血不止，同时因吞咽下大量的血液，为防止呕吐误吸行表面麻醉下清醒支气管内插管先经鼻插入粗胃管，但不能吸引出内容物，在行丁卡因表面麻醉时刺激患者咽部诱发患者剧烈咳嗽、咯血，同时呕吐出大量血性胃内容物。考虑患者不能耐受清醒插管，同时插管条件较好，于是决定快速诱导插管，以芬太尼 0.2mg、阿曲库铵 25mg、依托咪酯 20mg 诱导后，做手控呼吸，

使气道压力低于 10 cmH$_2$O,边面罩给氧边吸引,插管时由助手压迫患者环状软骨以防反流、误吸,迅速插入 39F 卡仓双腔管,套囊充气隔离双肺,对位良好,接麻醉机控制呼吸。术前先分别吸引双肺,从右侧支气管吸引出大量鲜血,而左侧分泌物较少,考虑为右肺病变可能性大,于是行右侧胸部探查术,同时积极输血、输液纠正失血性休克。术中见右下肺实变,淤血水肿,行右下肺叶切除术,手术经过顺利,术中输血 1600ml,呼吸平稳,送回病房,术后 24h 随访无麻醉并发症,10d 后患者痊愈出院。

【教训】　支气管扩张大咯血患者随时有发生窒息和误吸的危险,表面麻醉、保持呼吸道保护性反射下行清醒气管内插管似乎比较安全。但是表面麻醉、窥喉、插管都会诱发患者呛咳而加重出血,有可能引窒息的危险,同时患者频繁咳嗽、咯血、呕吐也必将影响表面麻醉的效果,使插管时间延迟。在评估患者无插管困难时可直接采取快诱导插管,减少因表面刺激而引起不必要出血和反流误吸。但对于可能存在插管困难患者最好还是行表面麻醉下清醒气管内插管。此类患者术前应经鼻插入粗胃管,准备好吸引设备,面罩给氧时应保护患者自主呼吸,加压给氧时压力应低于 10cmH$_2$O,并间断吸引咽喉部血液,防止将血液挤压至小气管道不利吸引。采用卡仑双腔管,对位比较简单、快速,插管成功后迅速将套囊充气,隔离双肺,吸引双肺后再行机械通气。分开双侧吸引有助于确定病变部位,出血较多的一侧可能就是病肺,本例即是如此,剖胸后亦得到证实,若有纤维支气管镜则有利于插管对位和病变定位。对于术前诊断明确的患者,插管时可采取向患侧倾斜的体位,以防止血液流入健侧肺。麻醉诱导力求平稳,术中应积极输血输液,纠正失血性休克,维持心、脑、肾等主要脏器的功能。术中应常规监测动脉血压、心电图、脉搏血氧饱和度和血气分析,术毕呼吸功能恢复,循环稳

定,苏醒完全后方拔除气管内导管。

三、妊娠晚期患者脑动脉瘤破裂介入栓塞

例 3　患者,女性,30 岁,体重 70kg,妊娠 39 周。因"突发头痛,伴恶心、呕吐 7.5h"入院。CT 示"蛛网膜下腔出血"。查体:HR 80 次/分,BP 115/72mmHg,R 14 次/分,颈项强直,急诊全麻下行介入栓塞动脉瘤手术。入室后 HR 110 次/分,BP 135/90mmHg,R 14 次/分,SpO$_2$ 97%。开放两路静脉输液,面罩吸氧,静脉给予依托咪酯 20mg、顺式阿曲库铵 5mg、丙泊酚 10mg、瑞芬太尼 80μg,快速诱导行口腔明视插入气管内导管,连接麻醉机,VT 控制在 500ml,R 12 次/分,氧流量 0.8L/min,监测患者 HR 100 次/分、BP 130/90mmHg、SpO$_2$ 100%。麻醉维持泵入丙泊酚 1.5mg/(kg·h)、瑞芬太尼 5μg/(kg·h),顺式阿曲库铵 5mg 每间隔 30 分钟给药一次,并根据情况调整药量,持续监测胎心,并通知产科医师以备胎儿随时出生。术中发现另两处未破裂动脉瘤,由于手术栓塞破裂动脉瘤已历经 3h,而另两处栓塞困难,继续手术可能会增加孕妇及胎儿的危险性,孕妇也随时可能分娩。故决定停止手术,待胎儿分娩之后行二期手术。术中患者各项生理指标平稳,胎心正常。为避免使用全麻拮抗药,手术结束后未拔管,带气管内导管回 ICU。2h 后患者完全清醒,拔除气管内导管。于 48h 后剖宫产出一名健康女婴。

【教训】　妊娠并发脑动脉瘤破裂的发生率很低,临床报道也少见,却有 40%~83% 的死亡率,占妊娠期孕产妇死亡的 5%~12%。本例患者属妊娠晚期,血容量增多,心率增快,心排血量加大,以及内分泌因素使血管扩张、动静脉张力增大、动脉瘤跨壁压增加等是患者脑动脉瘤破裂的内在原因,再加上孕妇的屏气等行为,则破裂的危险性更大。对于动脉瘤患者的麻醉,最主要的就是要保

持循环的稳定,防止动脉瘤破裂,有报道颅内动脉瘤在麻醉诱导期破裂发生率为 $1\%\sim2\%$。诱导时动作要轻柔,最好在插管前先行利多卡因局部喷喉表面麻醉,减少插管的刺激,避免因血压骤升导致动脉瘤破裂。本例患者除动脉瘤已破裂外,其生理变化不同于普通的动脉瘤患者,所以诱导插管时需更加小心。此外,该患者已处于妊娠晚期,任何强烈的刺激都可能使胎儿娩出。大部分全麻药和镇痛药对胎儿或多或少都有些影响,所以诱导时最好选择不透过胎盘、代谢快的药物,以最少的药物达到能够手术的要求,尽量减少麻醉药对孕妇及胎儿的影响为重点。本例中仅使用了上述 4 种全麻药物,都属于快速代谢的药物,没有常规使用咪达唑仑和舒芬太尼进行诱导,其中丙泊酚使用量较小。有报道,当丙泊酚量 $>2.5mg/kg$ 时易引起新生儿呼吸抑制;瑞芬太尼使用剂量是常规用量的 1/5。其原因是:介入手术刺激性不强;防止镇痛药使用过多对胎儿产生抑制。顺式阿曲库铵进入胎盘的剂量很小,对胎儿的影响没有临床意义。考虑到催醒药对孕妇及胎儿的心率影响太大,故手术结束时没有催醒。对于该类患者,术中血压控制不宜太高,防止另一侧动脉瘤破裂,但同时也不能太低,因为血压太低会使子宫血流减少,可造成胎儿缺氧。术中应加强对胎心进行监测,以及时发现手术对胎儿的不利影响,保证胎儿健康出生。

四、动脉瘤栓塞术全麻苏醒期气管内出血

随着神经介入治疗的发展,运用微导管技术在脑血管造影的基础上,进行动脉瘤栓塞日益受到重视。手术需在造影室内进行,这对围术期麻醉管理提出了新要求。插管引起气管内出血是全麻的常见并发症,加之术中全身肝素化,会加重气管内出血。应结合病例进行分析、总结。

例 4 患者,女,71 岁,体重 70kg。因"头痛 10d,右眼睑下垂 2d"为主诉入院,诊断为"动脉瘤,动眼神经麻痹"。于 2009 年在气管内插管静吸复合全麻下行"动脉瘤栓塞术"。既往有甲状腺功能亢进病史,本次住院期间因诊断过亚急性甲状腺炎给予激素(地塞米松,泼尼松)治疗,住院期间因发热、咳嗽给予止咳、消炎治疗,余无特殊。术前患者一般状态较好、生命体征平稳,查体无明显阳性体征。入手术室后开放静脉输液通路,监测 BP 145/100mmHg,心电图示窦性心律,HR 88 次/分、SpO_2 98%、R 18 次/分。麻醉诱导后,予以丙泊酚 30ml/h 泵入及吸入 1%异氟醚维持麻醉。手术开始 15min 给予泼尼松龙 10mg,手术开始 30min 血压降到 75/55mmHg 左右,HR 90 次/分左右,疑麻醉过深,停止吸入异氟醚,以丙泊酚 20ml/h 泵入与间断静脉脉射注射阿曲库铵维持,并加快补液,血压逐渐升到 90/60mmHg。手术过程很顺利,术毕 5min 时发现患者恢复自主呼吸,给予拮抗药(阿托品 1mg,新斯的明 2mg)并给予吸痰,一开始吸出浅红色血痰,之后患者呛咳反应强烈,出现寒战反应,开始从气管导管里吸出鲜红色血,气管内出血量为 20ml 左右,此时 BP 150/90mmHg,心电图示窦性心律,HR90 次/分,SpO_2 81%,双肺听诊可闻及粗糙湿啰音,考虑气管内急性出血,气管内给予去氧肾上腺素 0.1mg 及分三次静脉推注甲泼尼龙 120mg,并用生理盐水灌洗肺,之后拔出气管内导管面罩吸氧并给予保暖。术后送 NICU 观察 24h。术后急查出凝血时间和血常规未见明显异常。治疗上给予抗感染、激素、对症支持。24h 后转到普通病房。术后第 2 天患者咳出咖啡色痰 100ml 左右,4d 后复查胸部 CT 示原有的肺实变影与手术当日片比较,双肺斑片状边缘模糊湿影明显吸收,界限不清,密度不均匀。

【教训】 根据胸部 CT 两次对比结果并结合麻醉过程中气管内导管插入情况和术后

患者咳痰的颜色和量,气管内出血是很明确的,出血原因最大的可能是气管内导管对气管黏膜的损伤,同时患者全身肝素化加重了出血。气管内出血引起的局部或全身炎症反应可导致多种炎症细胞激活和炎症介质的释放,炎症因子如 TNF-α、IL-6 等直接作用于肺泡膜引起肺泡损伤及水肿,会影响肺泡的换气,出现Ⅰ型呼吸衰竭。本例失误在于未意识到在患者全身肝素化情况下,尽量减少吸痰避免损伤黏膜而加重出血。所幸在于意识到气管内出血并立即吸净气管内残留血,保持呼吸道通畅,减少血块的形成引起窒息及血块对支气管黏膜的刺激,能减少肺部感染的概率。且对支气管黏膜血管有收缩作用,对支气管没有收缩作用的去氧肾上腺素,直接或间接地激动 α 受体,而一般剂量对 β 受体无明显作用。注意吸痰时应严格吸痰操作规范,避免损伤黏膜组织。据报道吸引器负压在成人以 20～30kPa 为最佳,吸痰管应选择质地柔软的硅胶管,动作准确柔和。

五、ERCP 手术静脉通路麻醉液体脱落致麻醉效果不佳

例 5　患者,男性,67 岁,57kg。因胆道梗阻 1 周行 ERCP。患者入室后开放静脉,乳酸林格液静脉滴注,缓慢静脉推注山莨菪碱 0.2mg/kg。10min 后嘱患者俯卧头右侧位,胸腹部下方垫软长枕,鼻导管吸氧 3L/min。芬太尼 1μg/kg 静脉注射,丙泊酚以血浆靶浓度 5μg/ml 靶控输注作麻醉诱导,睫毛反射消失后开始检查,入胃、十二指肠镜。成功入镜后以丙泊酚血浆靶浓度 2.5μg/ml 维持麻醉。麻醉效果满意。当造影管插入胆总管十二指肠开口部乳头时,患者出现体动,升高丙泊酚血浆靶浓度至 3.0μg/ml,1min 后继续操作,患者又出现体动,继续升高丙泊酚血浆靶浓度至 3.5μg/ml 并加快补液速度,患者仍有无意识体动。发现患者开放静脉的右手下布单润湿,检查见患者麻醉补液

针脱出。立即予以重新开放静脉后,丙泊酚血浆靶浓度调至 3.0μg/ml 维持麻醉。检查过程中麻醉效果满意,患者平静入睡,呼吸平顺,生命体征稳定。检查结束前停止用药,患者 10min 后完全清醒,对术中情况无任何记忆。

【教训】　患者行 ERCP 取俯卧位,开放静脉的位置容易被遮盖,造成隐患。本例患者体动时把套管针扯脱,造成药物无法进入患者体内,麻醉效果不佳。如套管针位置偏移造成药物外渗时,麻醉科医师没有及时发现又盲目加大麻醉药物剂量,后果更为严重。除麻醉药血药浓度降低,效果不佳,患者体动外,丙泊酚有局部刺激作用,大量外渗至患者的软组织间,可能会造成患者软组织损伤甚至坏死,重新吸收入血还有延迟性呼吸抑制的危险。故行 ERCP 麻醉诱导前,宜将患者留置静脉套管针的部位暴露在视野内并妥善固定,以方便随时观察药物进入体内的情况,避免药物反流或外渗不被发现而盲目加药导致呼吸抑制或软组织损伤的发生。此为技术问题以外的失误,容易被忽略,是影响麻醉质量的常见原因。

六、胆道结石行 ERCP 翻身后心搏骤停

例 6　患者,男性,78 岁,体重 58kg。因胆道结石行无痛逆行胰胆管造影,术前有高血压病史,一直服用药物控制,术前未用降压药。入室时患者 BP 153/98mmHg,HR 65 次/分,SpO₂ 96%。以鼻导管中流量吸氧,芬太尼复合丙泊酚静脉全身麻醉下,俯卧位行 ERCP 术,术中过程顺利,患者生命体征平稳,血压 110～125/85～95mmHg,心率 70～86 次/分,SpO₂ 99%。历时 30min 后检查结束,放置经鼻的胆道引流管。因及时停药,固定好鼻胆管后患者已经苏醒,呼之能应答。拆除监护仪器,翻身过床准备转送复苏室。患者翻身时能配合,抬过床后面色突然变苍

白,随即变为灰暗,神志不清。立即重新接上监护,发现心搏停止。立即予心肺复苏,气管内插管、胸外心脏按压、静脉注射肾上腺素。患者心搏很快恢复,测 BP 180/112mmHg,HR 128 次/分,SpO$_2$ 98%。转送 ICU 进一步监护,1d 后患者病情恶化,循环衰竭,抢救无效宣告临床死亡。

【教训】 此例患者为翻身时出现血压骤降、心搏骤停,与腹压降低过快有关。发现神志不清再重新接上监护,拖延了抢救时间。而且患者年龄大,术前有高血压,循环系统功能不佳,心搏骤停后虽抢救成功仍在 ICU 死亡。其教训是:翻身过床前后连续监测生命体征,待患者转仰卧位一段时间后,确认循环稳定再转送复苏室。患者翻身后,可轻压腹部一段时间,避免腹压短时间内骤降而引起血压下降。

(张创强　仲吉英)

第十一节　日间手术麻醉的失误

日间手术具有明显缩短住院时间、加快外科床位周转、降低院内感染、提高医疗资源使用效率的优势,已到得患者、医护人员及卫生行政部门的关注与肯定。由于日间手术患者住院时间短,流动性大,周转快,在围术期更要提高警惕,避免出现失误。

一、宫腔镜子宫黏膜下肌瘤电切术中致水中毒

例 1　患者,女性,25 岁。ASA Ⅰ级。因"子宫黏膜下多发肌瘤,继发性中度贫血",于非插管全麻下行宫腔镜子宫黏膜下肌瘤电切术。麻醉诱导顺利,取截石头低位,手术开始后持续以生理盐水为膨宫液灌洗。术中患者生命体征平稳,手术进行至 90min 时,已静脉滴注胶体液 500ml,生理盐水灌洗约 20 000ml,尿量 800ml,外周静脉补液不畅,有明显反流,检查发现腹胀明显,立即停止手术。掀开无菌单,发现全身明显水肿,右耳有少量出血,鼻孔有清亮液体流出,眼睑、球结膜水肿,瞳孔散大,直径约 6mm。听诊双肺呼吸音粗,有少量湿啰音。确诊为水中毒。马上急救,恢复平卧位,给予呋塞米 20mg、甲泼尼龙 80mg 静脉注射,并快速静脉滴注 5%甘露醇 250ml。立即气管内插管、右颈内静脉穿刺置管,测气道压 25mmHg,中心静脉压(CVP)28cmH$_2$O,动脉血气提示代谢性酸中毒并低钾、低钙,血钠正常,继续静脉注射呋塞米并补钾、补钙、补碱,此时尿量渐增多,气管导管内可见较多的白色泡沫痰涌出,双肺满布湿啰音,气道压 30cmH$_2$O,给予间断吸痰,PEEP 5cmH$_2$O 通气。1h 后复查动脉血气提示混合性酸中毒。30min 后再复查动脉血气,酸中毒明显改善,测 CVP 12 cmH$_2$O,气道压降至 23cmH$_2$O,气管导管内无白色泡沫痰涌出,全身水肿症状明显减轻,瞳孔较前缩小,对光反射存在。妇科医师于阴道后穹窿切开放入引流管,引出清亮液体 200ml。将该患者转入 ICU,继续予机械通气、脱水、补钾、纠酸、抗感染治疗,术后 11h 患者清醒,拔除气管内导管,术后 5d 顺利康复出院。

【教训】 本例患者出现严重的过度水化综合征,即俗称的水中毒。其是由于大量非电解质膨宫液吸收入血液,导致血容量过多,血浆渗透压下降及血钠过低,通常发生在手术近结束或术后数小时内,轻者出现足部水肿和多尿,重者可出现肺水肿、脑水肿、急性左心衰竭,甚至心搏骤停死亡。该病例 3 次血气结果示血钠不低,与膨宫液为生理盐水有关。用生理盐水灌洗,虽能避免低钠血症水中毒,但仍不能防止水中毒。由于该病例是在全麻下手术,术中生命体征较平稳,患者的意识情况不能监测,掩盖了早期水中毒的

征象,直到发生肺水肿。因此宫腔镜诊疗期间应时刻仔细注意观察患者,是否有眼睑、球结膜水肿,听诊双肺是否有啰音,并严格控制膨宫压力在 100mmHg 以下。还要密切观察膨宫液的灌入量和流出量,膨宫液总量控制在 15 000ml 以下。手术超过 1h,应监测血电解质。预计手术时间较长的可选用腰麻或硬膜外麻醉,可及时观察患者意识,如出现淡漠、抽搐、昏迷等精神症状就能及时做出诊断和处理。因本例患者宫腔内部黏膜下肌瘤较多,且有多个息肉状赘生物,导致手术创面较大,时间较长,大量灌洗液进入循环而导致液体过度负荷。催产素可直接兴奋子宫平滑肌,子宫收缩使宫内压升高,有促进灌洗液的快速吸收作用,催产素是否常规用于宫腔镜手术还有待进一步研究。水中毒的处理原则是吸氧、利尿、纠正电解质紊乱,防治肺、脑水肿。

二、无痛人工流产术后严重低血压

例 2　患者,女性,34 岁,60kg。因停经 70d,在异丙酚静脉麻醉下行无痛人工流产术。手术历时 15min,经过顺利,共用异丙酚 150mg。术毕因宫缩不良,静脉注射催产素 20U,待患者呼之睁眼后,搬运至术后休息室内。此时患者诉下腹疼痛较重,欲排大便,考虑为术后宫缩反应,嘱其左侧卧位休息。麻醉科医师即离开患者,当正在为另一患者实施麻醉时,听到休息室内有人倒地声,推门发现患者摔落床下,头面部严重擦伤,右侧切牙掉落。患者诉在起床穿衣时,感觉头晕即摔倒,确诊为"直立性低血压"现象。

【教训】　异丙酚起效迅速、作用时间短、恢复快且质量高的特点,已被广泛用于非住院患者的麻醉。但异丙酚具有较明显的扩张血管、降低血压的作用,尤其是血容量相对不足的患者更易发生。本例患者术前禁食、禁饮 10 余小时,血容量相对不足,麻醉手术中又未进行输液补充血容量。加

上患者既往经常有直立性低血压史现象,当患者过早起床时导致出现严重直立性低血压,出现大脑暂时性缺血、缺氧,意识消失而摔落床下。对非住院患者手术的麻醉管理也应高度重视,切忌因手术小、时间短、麻醉简单、一般不会出问题的麻痹思想。术前要详细询问病史,特别是有无重要系统疾病(循环系统、呼吸系统疾病)史;术中应有生命体征的常规监测;常规开放静脉以供输液和用药,特别是发生意外时应用急救药物;手术后应常规选恢复室,一定要由专人监护管理,处理突发事情,全麻患者术后观察停留时间要长些。

三、术后过早离院引发严重后果

例 3　患儿,女,4 岁,16kg。在全麻下行背部血管瘤切除术。术前查患儿一般情况可,近期无上呼吸道感染症状,X 线检查心、肺无异常发现,一般实验室检查无异常及心电图示大致正常。术前 30min 肌内注射阿托品 0.5mg,入手术室前患儿哭闹,无法建立静脉通路,故肌内注射氯胺酮 60mg。入室后测 HR121 次/分、SpO_2 为 98%,患儿入睡后出现"打鼾",提起下颌好转。开放上肢静脉,并注射地西泮 3.5mg、氯胺酮 20mg,患儿右侧卧位,放口咽通气道,保持自主呼吸并面罩吸氧,SpO_2 为 100%。间断静脉注射氯胺酮维持麻醉,手术历时 40min,用氯胺酮 40mg,术中输液 250ml。术毕患儿 HR123 次/分,面罩吸氧 SpO_2 为 100%,脱氧 10min 后 SpO_2 为 97%,观察 15min 患儿生命体征无异常,且给予鼻腔吸引刺激四肢活动明显,但意识仍未完全恢复,估计患儿会很快苏醒,故让其家属平抱患儿回家卧床休息 12h。约 30min 其父亲将患儿抱回医院,发现患儿呼吸心跳已经停止,虽经全力抢救,但复苏未能成功。气管内插管抢救时,观察到扁桃体 Ⅱ 度肿大。通过家属诉述,患儿出院后偶有体动,回家途中将患儿

平抱改为竖抱趴在其肩上,家住医院附近,回家后放床上发现患儿面部发绀,无任何反应,立即返回医院。

【教训】 氯胺酮肌内注射作用时间长,与地西泮配伍其作用时间明显延长,在强刺激下可出现四肢活动,无刺激时仍处于昏睡状态,这种状况下若呼吸管理不当,很易发生严重呼吸抑制。在患儿意识及保护反射尚未恢复之前,必须在严密的监护下待患儿完全恢复清醒,否则,不能离院,避免发现意外。

(张创强 仲吉英)

第十二节 烧伤麻醉的失误

一、小儿烧伤早期液体复苏不当致肺水肿

例1 患儿,男,2岁半,体重12kg。被热水烫伤后4h入院。入院患儿情况精神萎靡,哭声无力,四肢末梢循环欠佳,P156次/分,血压测不清,R30次/分,导尿管置入膀胱后,尿袋中无尿。足背动脉搏动弱,颈、躯干左上、下肢烫伤。入院诊断:热水烫伤45%,浅Ⅱ度5%,深Ⅱ度40%低血容量休克。入院后,创面外涂Ag糊剂,按小儿烧伤补液公式计划补液。第一个24h胶晶总量为2ml/(kg·1%面积)胶晶比为1:1。第一个8h剩余4h内输白蛋白50ml,血浆200ml,5%葡萄糖200ml,第二、三个8h预计输血浆250ml,复方乳酸钠250ml,5%葡萄糖600ml,采用两条静脉通路,一条输胶体,另一条输晶体和水分。第一个8h结束后,心率170~190次/分,呼吸32~40次/分,血压95/60mmHg,尿量7~10ml/h,双肺呼吸音粗,胸片:双肺纹理增粗。提示有肺水肿征象,减慢输液速度,吸氧浓度由30%调至50%,间断静脉推注西地兰(每次0.3mg),呋塞米(每次5mg)及氨茶碱(每次50mg)。第二个8h结束后呼吸急促,R 40~60次/分,P 110~220次/分,口唇发绀,咯白色泡沫痰,双肺布满大中水泡音,胸片:双肺散在小片状阴影。动脉血气分析(在鼻导管50%氧浓度吸氧下):pH 7.42,PaO_2 46.5mmHg,$PaCO_2$ 31.5mmHg,HCO_3^- 20mmol/L,SaO_2 80%。诊断:急性肺水肿。确诊后立即行气管内插管,给予呼吸机通气治疗,采用IPV+PEEP通气模式。交替使用咪达唑仑[0.05mg/(kg·h)]及爱可松[0.15mg(kg·h)],解除人机对抗,减少呼吸做功。限制液体入量,间断利尿,第二、三个8h实际入量为血浆250ml,复方乳酸钠150ml,5%葡萄糖400ml。应用氢化可的松静脉滴注(120mg/d),维持水、电平衡。3d后,病情明显好转,1周后撤离呼吸机,1个月后痊愈出院。

【教训】 急性肺水肿发生的主要原因是单位时间内输入的液体量过多速度过快,尤其是葡萄糖液。短时间过量输入致使肺毛细血管压升高,导致流体静压升高,同时胶体严重不足,使血浆胶体渗透压下降,诱发肺水肿。小儿器官发育不完善,机体调节和代偿能力差,补液时应严格掌握输液速度和质量,可采用两条静脉通路,一条输入胶体,另一条输入晶体和水分,根据临床表现控制输液速度,保证输液质和量的稳定性,避免输液大起大落。小儿与成人比较所需总胶体量不大,但应该强调补充胶体,年龄越小,胶体补充越重要。以血浆为首选,在血浆来源困难时,可适当选用的代血浆(低分子右旋糖酐、血定安、贺斯)全血及白蛋白。本例抢救成功的关键在于及早应用呼吸机治疗。临床肺水肿症状和体征出现后,经严格控制输液量和速度,加大吸氧浓度、强心、利尿、解痉等,病情未见缓解,不再等

待观望,及早应用呼吸机进行通气治疗,改善通气功能,迅速纠正缺氧状况,避免病情进一步加重。

二、呼吸道烧伤静脉复合麻醉致支气管痉挛

例 2　患者,男性,40 岁,体重 80kg。面、颈、躯干、四肢烧伤后瘢痕增生 90%(曾伴呼吸道烧伤及气管切开术后瘢痕),预行颈部瘢痕松解、下唇部分复位、全厚皮植皮术。专科检查:全身广泛增生性瘢痕,颏颈粘连,头后仰小于 90°,张口度小于 2.5cm,下唇严重外翻增厚,双上肢外展 70°,双手指屈曲不能伸展,指蹼粘连,拇内收,掌指最大屈度 20°,鱼际肌群不明显,憋气试验>30s。BP 129/80mmHg,R 18 次/分,HR 90 次/分,T 36.5℃。血常规:RBC 4.2×10^{12}/L,HCT 36.3%,Hb 115g/L,WBC 9.5×10^9/L。二便正常。X 线:各指间关节呈屈曲状。ECG:显示不完全性右束支传导阻滞。普鲁卡因皮试(+),余未见异常。患者术前地西泮 10mg、阿托品 0.5mg 肌内注射,入室安静仰卧,ECG、SpO$_2$ 及 BP 监测,常规吸氧。在静脉穿刺困难条件下,局麻做颈部瘢痕松解,手术 30min 后,剖开静脉一路,采取 2%普鲁卡因 200ml+氯胺酮 200mg 滴注,1~5mg/(kg·h),地西泮 7mg、芬太尼 0.05mg、地塞米松 10mg、异丙酚 20mg 静脉注射,浅麻醉下手术,80min 后突然呼吸困难、发绀,出现"三凹征",HR 140 次/分,BP 180/99mmHg,R 50 次/分,肺部闻及哮鸣音,气道阻力增加,呼吸囊压缩困难,诊断为支气管痉挛。给予加压给氧,氨茶碱每次 0.125g,5min 内缓注,连续共用 0.5g,氢化可的松 100mg 稀释后静脉注射,呋塞米 20mg 静脉注射,40min 后无改善拟行气管切开,仅 5min,气管还没有切开,患者支气管痉挛缓

解。又拟气管内插管静吸复合麻醉,芬太尼 0.1mg、异丙酚 180mg、氯琥珀胆碱(司可林)100mg 静脉注射,充分供氧,3 次经口盲探插管未成功,患者又出现支气管痉挛,立即停止刺激,加压给氧,10min 后恢复正常,后以局麻强化至手术结束。

【教训】　静脉麻醉是烧伤患者清创植皮和整形术中一种重要的麻醉方法,其优点很多,但麻醉深浅难以判断,呼吸不易维持,其喉痉挛及支气管痉挛发生率较高。本例支气管痉挛原因分析:①术前及局麻下手术,患者精神紧张,交感神经兴奋性增强,到浅麻醉状态交感神经兴奋性下降,副交感神经兴奋性相对增强。颈部手术刺激性大,手术部位也靠近颈迷走神经,以及局麻后水肿使其处于高度应激状态,而且颈部手术牵拉气管机械性刺激可诱发支气管痉挛。②患者用输液器管吸氧,但曾有上呼吸道烧伤病史、气管切开史等可造成气道狭窄,加上颈部烧伤瘢痕使头后仰受限,麻醉后的舌后坠及颈部瘢痕紧张也可使气道受压,全麻药的中枢性呼吸抑制及局麻药星状神经节阻滞,这些因素均可影响并使患者通气功能下降,导致缺氧及 CO_2 蓄积,诱发支气管痉挛。③麻醉中时而输液不畅,致使麻醉不平稳。④安定类用量少,镇静不完全,氯胺酮副作用明显增加,氯胺酮又使口咽部分泌物增加,其对咽喉部刺激可导致支气管痉挛。⑤虽然普鲁卡因过敏已不算禁忌,但发生支气管痉挛也不能说与患者本人普鲁卡因皮试阳性完全无关系。呼吸维持困难及手术操作部位在颈部等原因,加之远离患者头部的麻醉科医师管理也不方便,故应采取气管内插管较为安全。

(王　红　仲吉英)

第十三节 整形美容手术麻醉的失误

一、突发重症肌无力样呼吸危象一例

例1 患者,女性,32 岁,体重 47kg。术前诊断为"乳腺萎缩",拟在静脉麻醉下行假体置入隆乳术。既往无特殊病史,术前常规检查未见异常。入室前 1h,肌内注射鲁米那 0.1g,阿托品 0.5mg,入室后测血压 128/82mmHg,心率 82 次/分,呼吸 18 次/分,SpO_2 99%。开放静脉通道时患者诉头晕,无其他不适,给予吸氧并观察生命体征。肌内注射术前药 80min 后,患者说话、肢体活动等均无异常。常规消毒皮肤、铺无菌单。距肌内注射术前药 90min 后常规让患者看置入假体时,发现患者讲话发不出声音,逐渐呼之不应,意识消失并呼吸微弱,SpO_2 下降,面罩加压给氧,紧急气管内插管。血压一度升高到 190/100mmHg,静脉注射拉贝洛尔 25mg 后,降至 118/80mmHg。急查血钾 3.45mmol/L,血糖 7.48mmol/L,余均正常。静脉注射纳洛酮 4mg,无明显改善,又追加静脉滴注纳洛酮 12mg,仍无效。气管内插管后 45min 开始有自主呼吸,但潮气量 60~80ml,患者可根据医师嘱咐动手指,但不能睁眼,静脉注射呋塞米 20mg,气管内插管 90min 后,病情无明显改善,决定暂时放弃手术。静脉注射新斯的明 1.0mg,阿托品 0.5mg,患者很快清醒,呼吸恢复正常,BP、SpO_2 等均正常范围,吸痰,拔管,观察 30min 后安返病房。第 2 天检查脑、胸 CT 等均无异常,第 3 天出院。术后随访,患者诉:"当时感觉头晕,手脚发凉,心往下沉,想告诉医师,就是发不出声音,但能听到麻醉科医师讲血压、呼吸正常,手术停止及之后手术间医师的一些对话的声音"。患者 6 年前曾做过剖宫产术,术前用药不详。1.5 个月后,经脑

外科医院检查无异常发现,患者再次入院。未用术前药,在高位硬膜外麻醉下,顺利完成假体置入隆乳术,术中曾静脉注射阿托品 0.5mg。

【教训】 患者既往无重症肌无力病史。术前肌内注射鲁米那 0.1g,阿托品 0.5mg,入手术室后在未用任何药物情况下,突发重症肌无力样呼吸危象,时间长达 1.5h,在静脉注射新斯的明后,才完全恢复呼吸。患者事后在本院及外院进行脑、胸 CT、磁共振等检查,排除重症肌无力的诊断,但其症状有类似重症肌无力样的呼吸,动作逐渐无力、消失,并在静脉注射新斯的明后呼吸完全恢复正常,意识恢复清醒。鲁米那为巴比妥类镇静催眠药,其作用特点是可模拟 γ-氨基丁酸 A 受体,抑制突触后神经兴奋,产生中枢抑制作用,达到镇静效果。术前应用鲁米那可缓解患者紧张焦虑情绪,使患者在麻醉中情绪安定,并能提供全身麻醉基础用药的作用,减少全身麻醉药的用量及其不良反应。故其作为术前用药应用较广泛。但鲁米那可引起各种过敏性反应时有报道,严重的亦有引起发热、皮疹、肝脾大、巨幼细胞贫血、精神异样,甚至引起过敏性休克的不良反应。本例中给予气管插管、呼吸支持后,病情无明显改善,按重症肌无力样处理,静脉注射新斯的明,效果良好。本例患者出现重症肌无力样呼吸危象,可能与个体对鲁米那敏感有关,为个体差异性致敏反应,极为罕见。提示鲁米那用药前,应仔细询问患者过敏史,用药中应严格观察用药过程的不良反应,备好常用抢救药品、器械,以确保患者安全。

二、整形手术利多卡因局部麻醉致过敏 2 例

例2 患者,女性,26 岁。因腋臭行手术

根治,既往体健,无药物、食物过敏史及麻醉手术史,术前常规检查结果均正常,拟在利多卡因局麻下行腋臭根治术。完善术前准备后入手术室,用 0.5%盐酸利多卡因加 0.1%盐酸肾上腺素(1:200 000)行局部浸润麻醉,当局麻药注入 2ml 约 20s 时,患者诉胸闷、气促不适,立即停止注药,发现患者面色苍白,口唇发绀,呼吸困难,监测 HR 122 次/分、R 26 次/分、BP 80/58mmHg,立即给予高流量吸氧,肌内注射非那根 50mg,地塞米松 5mg,静脉滴注 5%葡萄糖盐水 500ml,5min 后患者症状有所缓解,HR 90 次/分、R 23 次/分、BP 100/70mmHg,观察 30min 患者病情平稳后送留观室观察,手术暂时取消。

例 3　患者,男,30 岁。因包皮过长拟行包皮环切术,完善术前准备入手术室,用 2%盐酸利多卡因 10ml 做阴茎背神经阻滞麻醉,术中无不适反应,30min 后手术顺利完成,护送患者到留观室约 1min,患者出现恶心、呕吐、面色苍白,HR 110 次/分、R 25 次/分、BP 80/55mmHg,即给予半卧位,肌内注射非那根 50mg,地塞米松 5mg,静脉滴注 5%葡萄糖盐水 500ml,约 10min 后患者症状缓解,BP 105/75mmHg,静脉输液完后由陪人护送回家,随访手术效果满意。

【教训】　利多卡因为酰胺类局麻药,弥散广、穿透力强,麻醉效果强而持久,是临床应用最多的局麻药物。局麻药利多卡因为半抗原,是不会有抗原抗体反应的。通常很少发生过敏反应和毒性反应,操作简单、方便、副作用小。近年来很多医院使用利多卡因作局部麻醉行浅表小手术,如常见的整形美容手术,效果满意,但也出现了应用利多卡因致过敏的病例。从以上二例患者应用利多卡因后出现过敏反应的时间看,二例患者均为速发型过敏反应。速发型过敏反应发生快,几秒至几十分钟内出现症状,消退亦快,为可逆性反应,有明显个体差异和遗传背景,不遗留组织损伤。临床上最多见的是中毒反应,根

据药理常识,盐酸利多卡因中毒量为 400mg,血中安全有效浓度为 1.5 ~ 5.5μg/ml,达到 9~10μg/ml 时会发生严重中毒反应。经研究证明,由于盐酸利多卡因注射液中用羟苯甲酸盐作为防腐剂,在机体内形成半抗原,可导致过敏性休克的发生。为减少盐酸利多卡因过敏及其不良反应的发生,一定要注意以防治为主:术前应仔细询问患者该药使用史和心源性疾病史,对其他麻醉药品过敏者应禁用本品;严格掌握用药量,同时避免高浓度、过快静脉注射,以免发生重度中毒反应、惊厥和心搏骤停,危及患者生命;局麻时注药前应注意抽取回血,防止大剂量药物注入血管内引起心搏骤停;麻醉前应备有抢救设备,术后观察 1~2h 方能离开。

三、肿胀麻醉除皱术致缺氧性脑病

例 4　患者,女性,52 岁。以面部除皱手术就诊于某整形美容诊所。术前 BP130/80mmHg,P 80 次/分,R 20 次/分。上午 9 时进入手术室,常规静脉输液,肌内注射阿托品 0.3mg,地西泮 10mg。9 时 20 分给氯胺酮 3mg 患者入睡,此时局部注射利多卡因麻醉液(利多卡因 30ml+肾上腺素 0.5mg+生理盐水 50ml),首先注入头皮、前额、面颊、颈前、耳后区,几分钟后患者发出声音,肢体动,又将 2 支利多卡因注射液与前剩余液混合,麻醉科医师根据患者上述表现给丙泊酚 4ml,为防止心绞痛发作给芬太尼 0.03mg。9 时 30 分手术开始,切开右耳处皮肤 3cm 时,未见切口出血,并发现患者口唇发绀,呼吸微弱,血压测不到,脉搏 30 次/分,立即进行抢救,10 时 15 分送上级医院抢救,以过敏性休克(心肺复苏后)缺氧性脑病为诊断住院治疗。

【教训】　手术麻醉开始即在皮下注入利多卡因剂量超标,其浓度>0.5%为高浓度,且又记录不详。同时又给予氯胺酮 33mg,丙泊酚 4ml,芬太尼 0.03mg。肿胀浸润麻醉

必须是低浓度给予,利多卡因的浓度在0.05%～0.10%,肾上腺素的浓度是1∶100万。中国药典规定,局部浸润麻醉的浓度是0.25%～0.50%,肾上腺素1∶100万～1∶200万。不加肾上腺素为每小时5mg/kg,加肾上腺素为每小时7mg/kg。中国药典规定剂量是500mg,一般局部麻醉每小时不超过400mg。本例利多卡因应用剂量严重超过规定剂量,导致利多卡因中毒。同时,应用强烈静脉剂致利多卡因中毒的惊厥症状被掩盖,

而直接出现呼吸抑制、血压测不到等严重休克状态。医师未掌握局部麻醉药利多卡因的应用剂量、注意事项,以及利多卡因的中毒反应等基本知识,导致违规操作。手术室无全身麻醉监测设备、呼吸机。呼吸停止休克后无抢救条件。医师执业资质受到质疑,无抢救能力又是违法操作。主刀医师和麻醉科医师极端不负责任的行为,在无抢救条件下敢于手术,是对术者生命和健康极不负责任。

(耿 聪 仲吉英)

第十四节 无痛门诊麻醉的失误

一、利多卡因过量中毒反应

例1 患者,女性,26岁,46kg。在局部麻醉下行乳房纤维瘤切除术。术者采用2%利多卡因做局部浸润麻醉,切皮前共用局麻药20ml,手术开始后患者自诉疼痛,体动不合作,术者再次注入2%利多卡因12ml。注药后约2min,患者出现四肢抽搐、口唇发绀、意识消失,随后呼吸停止,脉搏微弱。即刻通知麻醉科医师急行气管内插管,实施控制呼吸,建立静脉通路后即刻注射地西泮10mg、地塞米松10mg和静脉输液等处理,约5min后,患者心搏有力,自主呼吸恢复,1h后神志逐渐恢复正常。

例2 患儿,男,1岁,9kg。在基础麻醉加局部麻醉下行左上壁脂肪切除术。术前给予10%水合氯醛5ml保留灌肠,入睡后用2%利多卡因9ml行瘤组织周围浸润麻醉,注药后约18min,患儿出现抽搐,口唇严重发绀,随即呼吸心搏停止。立即静脉注射肾上腺素1mg、阿托品0.2mg、地塞米松5mg、可拉明12.5mg,效果欠佳,急行气管内插管及胸外心脏按压,约3min后患儿呼吸、心搏逐渐恢复正常,2h后睁眼、啼哭。

【教训】 利多卡因是临床常用局麻醉药之一,有使用过于随便的现象,如果短时间内

用量过大,单位时间内血液药物浓度超过机体耐受阈值时,即可出现一系列毒性反应或中毒,严重时若处理不当,可导致患者死亡。成人利多卡因局部麻醉时,一次安全剂量不应超400mg,在加用适量肾上腺素时最大剂量为500mg,但年老体弱患者应减量。在局部浸润麻醉首次已用较大剂量时,若患者仍有疼痛,不可即刻追加,应延长足够时间或辅助其他麻醉方法或药物,如改用适量的0.5%～1%普鲁卡因。局麻药中加入1/20万肾上腺素,可减慢机体对局麻药的吸收。麻醉时备好抢救设备、物品及药品,以防意外发生时的迅速急救。一旦发生中毒应立即面罩吸氧,辅助或控制呼吸,维持血流动力学稳定及对症处理,心搏骤停者应立即进行心肺复苏。

二、含服盐酸达克罗宁胶浆致过敏性休克

例3 患者,女,42岁。因上腹部不适,胀痛1个月余门诊拟行无痛胃镜检查术。术前检查心电图及传染指标正常,否认既往药物过敏史。入胃镜室后建立静脉通道,随后给予盐酸达克罗宁胶浆10ml(0.1g)口含1min后服下,5min后患者诉口咽部难受不适,吞咽困难,无呼吸困难,立即嘱患者平卧,

并面罩吸氧,氧流量 5L/min,测 BP 110/60mmHg,P 86 次/分,SpO_2＞90％,患者症状无好转,考虑为盐酸达克罗宁胶浆致过敏反应,给予地塞米松注射液 10mg 静脉注射,此时患者面红,眼结膜红,嘴唇发红肿胀,以上嘴唇肿胀更为明显,无呼吸困难,血压开始下降,此时 BP 90/60mmHg,立即建立第二静脉通道,并快速补液,输入乳酸钠林格液,并静脉注射盐酸麻黄碱注射液 10mg,每 3 分钟 1 次,共 3 次,血压无上升反而进一步下降,心率由 86 次/分降至 50 次/分,上嘴唇肿胀进一步加重,患者意识清楚,考虑患者为口服盐酸达克罗宁胶浆致过敏性休克,立即将盐酸肾上腺素注射液 1mg 用 0.9％氯化钠注射液稀释至 20ml,每次注射 0.05mg(1ml),共两次,血压和心率开始上升,并再次静脉注射地塞米松注射液 10mg,约 0.5h 后血压心率升至正常,面红消失,但嘴唇仍肿胀,但有减轻,抢救 2h 后基本平稳,遂将患者转入内科病房继续对症治疗,至当日下午完全恢复正常。

【教训】　盐酸达克罗宁胶浆为局部麻醉药,用于上消化道内镜检查时的喉头麻醉和润滑,同时去除腔道内泡沫,使视野清晰。其不良反应较少,偶见轻度头痛,焦虑,冷热感觉,麻木等不良反应,严重过敏反应更是少见报道。本例仅使用盐酸达克罗宁胶浆 5min 后随即出现不良反应,并不断加重,至后来出现休克、嘴唇发红肿胀、面红等。所幸处理及时,未发展为喉头水肿,否则更将进一步危及患者生命。通过本例给我们启示,任何药物都可能发生严重的不良反应,无论采用任何给药途径,即使口服也可能发生过敏性休克。在给药前一定要先建立静脉通道,一旦发生过敏反应,如药未给完,应立即停止给药,给抗过敏药物,早期正确使用肾上腺素,每次 0.03～0.05mg,直至症状明显减轻或消失。

(耿　聪　仲吉英)

第6章　某些特殊病例的手术麻醉失误

本章中提出的特殊病例，主要指手术患者术前已存在某些严重的并存病或已处于较严重的病理生理改变的情况下，需要外科手术和麻醉的病例。这些患者围术期的危险性和麻醉的风险较大，对麻醉要求高，有些须特殊处理。麻醉中稍有不慎则易发生各种失误，以致造成严重后果。

第一节　心脏病患者行非心脏手术麻醉的失误

随着外科技术的发展，心脏病患者行非心脏手术的适应证也越来越广，尤其是老年人的骨科、泌尿外科、疝修补术等手术特别多。高龄患者往往伴随多系统的并存病，急诊、创伤、大出血等患者的麻醉风险更高，围术期心血管事件发生的风险倍增，给麻醉工作带来很多棘手的问题。

心脏病患者接受非心脏手术，麻醉与手术并发症及死亡率显著高于无心脏病患者。由于手术和麻醉可改变心脏功能和血流动力学，进一步加重原有心血管系统的负担。因此，其危险性不仅取决于原来的心脏病本身的性质、程度和心功能，而且还取决于非心脏病变对呼吸、循环及其他脏器功能的影响，手术创伤的大小、麻醉和手术的技术水平，术中、术后的监测条件，以及医师的处理能力。

一、妊娠合并心脏病

妊娠合并心脏病是心脏病患者行非心脏手术较为常见的一种情况。由于妊娠期间，孕妇的循环、呼吸、消化、内分泌、代谢等多系统均发生了生理改变，尤其是循环系统血容量增多、血管阻力降低、呼吸幅度减少、腹压增加等因素对心脏病患者均带来一定的影响，故对其处理稍有不慎即可出现失误。

（一）失误病例

例1　患者，女性，30岁。体重70kg。妊娠32^{+2}周，孕妇患风湿性心脏病二尖瓣狭窄，术前心功能2级。EF值0.65，ECG提示心房颤动，胸部X线提示左心房扩大，肺内淤血，心胸比0.52。由于有心脏病，提前终止妊娠。拟在连续硬膜外麻醉下行子宫下段剖宫产术。入室行常规监测：BP 120/70mmHg，HR 86次/分，ECG、SpO_2均在正常范围。左侧桡动脉穿刺监测血压后，常规行硬膜外麻醉，$L_{2\sim3}$穿刺，向头端置管，少量分次给药，麻醉平面T_8。麻醉平面出现后血压较前有所下降，BP110/60mmHg，HR92次/分。加快输液维持血压，开始手术，顺利将胎儿娩出。娩出一活女婴，2.5kg，Apgar评分8分，3分钟后评分10分。胎儿娩出后产妇血压下降至90/40mmHg，MAP 57mmHg，HR110次/分，产妇自诉呼吸困难，躁动。立即面罩加压给氧，静脉注射麻黄碱10mg，BP

100/50mmHg，MAP 66mmHg，HR105次/分，两肺有湿啰音。请示上级医师，静注给予咪达唑仑 3mg，吗啡 10mg，罗库溴铵 40mg，经口行气管内插管。呼吸机 PEEP5→10cmH$_2$O，SpO$_2$ 96%，给予西地兰 0.2mg 静脉注射，30min 后 0.2mg 继续静脉注射。病情逐渐稳定和好转。BP 100～110/50～60mmHg，HR108→100→90→85 次/分，动脉血气分析正常。尿量 800ml，术毕入 PACU，30min 后患者清醒，两肺听诊呼吸音清晰，脱氧观察30min，生命体征正常。拔除气管内导管，继续观察 30min，BP110/60mmHg，MAP76mmHg，HR84 次/分，送回病房。

【分析】 二尖瓣狭窄患者一般应禁止妊娠，或在二尖瓣手术后再考虑妊娠，但该患者自以为年轻，病情不重，怀孕后坚持要生下这个孩子。妊娠合并二尖瓣狭窄，已 32 周，胎儿发育正常。麻醉选择连续硬膜外麻醉，少量分次用药，加强血流动力学监测等均正确。但在胎儿娩出后，由于腹压下降，血管扩张，血压下降，心率上升，麻醉科医师应事先有准备，备用小剂量的去氧肾上腺素可提高血压，而且对心率影响甚微。但本例麻醉科医师准备不足，血压下降按一般常规给予麻黄碱 10mg，静脉注射，虽然用量不大，但血压上升的同时伴有心率增快。二尖瓣狭窄患者由于二尖瓣呈机械性狭窄，不能随心率增快血容量增加而增加心排血量。因此，一旦回心血量增加，会加重肺内淤血，即可发生肺水肿。此病例即是如此。后经气管内插管行机械通气，并 PEEP 治疗、强心利尿等救治后病情好转。

（二）心脏病患者妊娠行剖宫产手术麻醉失误的防范

由于妊娠期间孕妇生理改变明显，尤其是心血管和呼吸、内分泌系统对原有心脏病会产生明显的影响，故心脏病患者妊娠行剖宫产对麻醉科医师是一种挑战，在麻醉中应避免失误，提高成功率，最重要的措施之一是熟知心脏病的病理生理和妊娠期间的生理改变之间的平衡点。

在分娩孕产妇中，有心脏病者占 0.5%～2%。其中先天性心脏病（简称先天病）为多，如房间隔、室间隔缺损，其次为瓣膜病如二尖瓣狭窄等。对先心病左向右分流，无严重肺动脉高压的患者，可在分娩镇痛条件下自然分娩。胎位不正，或胎儿巨大则应进行剖宫产。

二尖瓣狭窄患者如能安全度过妊娠 7 个月，说明二尖瓣病变为轻度或者中度，妊娠后期心功能尚可，也可在分娩镇痛下自然分娩，但第二产程不宜让患者屏气，宜用侧切，但最好是剖宫产。术中避免心速过快、低血压为重点。

【麻醉选择】 目前不少学者主张选择全麻，笔者认为应根据患者病情和麻醉医师的水平综合考虑。对已接受抗凝治疗的瓣膜置换术后的产妇，心功能多已改善，但妊娠期间硬膜外腔静脉丛怒张，易受损而发生血肿，故抗凝治疗期间不宜选用硬膜外麻醉。而对未行手术及抗凝治疗的风心病二尖瓣狭窄、二尖瓣关闭不全、先心病左向右分流患者，外周阻力适当降低可减少左向右分流及反流量，故可选择连续硬膜外或腰硬联合，但要特别注意：①用药量要少量分次，尤其腰麻用药可用 0.2%～0.375% 罗哌卡因 5～8mg，硬膜外用量也应低浓度小剂量，麻醉平面控制小于 T$_8$。②术中高浓度、大流量吸氧，维持 SpO$_2$≥97%。③麻醉用药不仅要小剂量，而且要分次，使麻醉平面逐步显现，控制平面≤T$_8$，减少因阻滞平面扩散血管扩张引起血压骤降。④预防血压降低，可适当补液，但速度不宜过快。血压下降幅度≥10% 应尽快处理，少量使用去氧肾上腺素 0.5～1mg，仅升压，而对心率影响甚微。尤其对二尖瓣狭窄的患者一定要避免心率增快，预防发生急性肺水肿，比麻黄碱效果好。⑤二尖瓣狭窄出现心力衰竭行剖宫产手术时选用腰硬联合麻醉要慎重。当严重心力衰竭呼吸困难或肺水肿明显者应选气管内插管全麻,呼吸机 PEEP 5～10cmH$_2$O 治疗,给予强心、利尿扩管治疗。⑥术前接受 β 受体阻滞药治疗的产妇,心脏储备能力下降,心排血量减少。由于 β 受体被阻滞,发生低血压时对 β 肾上腺素能受体兴奋药的反应性减弱,硬膜外或 CSEA 麻醉时可发生严重的低血压,且容易导致胎儿出生后出现心动过缓、低血糖。故术前应停药并注意防止低血压。⑦加强监测极为重要,应建立 MAP、ECG、SpO$_2$、BP、HR、血气、电解质、Hct、Hb、血糖和尿的监测,及时掌握病情变化和尽早纠正不良情况。⑧患心脏病的孕妇,由于心排血量下降可直接影响胎儿的供血、供氧、生长和发育,故胎儿往往瘦小或发育不良,故对娩出的胎儿应做好及时抢救治疗。⑨术后可适当镇痛,但用药量应根据心功能情况酌情减量使用。

典型病例:孕妇 30 岁,孕 36^{+2} 周,室间隔缺损、主动脉瓣重度反流,主动脉窦瘤(未破),心室扩大,心胸比达 0.7,为终止妊娠行剖宫产。

选什么麻醉?麻醉科医师和临床医师很纠结,意见不一致。最后麻醉科医师决定用腰硬联合麻醉,腰麻用药量为 0.2% 罗哌卡因 6mg,观察 20min,BP、HR 平稳,麻醉平面 T$_{10}$,两脚能动,体位头胸略高呈 15°,再经硬膜外导管注入 0.375% 罗哌卡因 5ml。再观察 10min,平面 T$_{10}$,再注入 5ml,平面 T$_8$。期间适当输注平衡液,BP、HR、ECG、SPO$_2$、MAP 均无明显波动。开始手术,顺利娩出一活男婴,2.8kg,Apgar 9 分,顺利完成手术。术后安装镇痛泵(36h 拔管),送入 ICU,术后随访恢复顺利。

二、风湿性心脏瓣膜病

风湿性心脏瓣膜病(简称风心病)是常见的心脏病,故风心病患者行非心脏手术在临床麻醉中常可遇到。由于瓣膜病的特点(呈机械性改变),显著地影响血流动力学的变化,使非心脏手术的麻醉具有较大的困难,也易发生失误。

(一)失误病例

例 2 患者,女性,58 岁。体重 68kg。既往有风湿性二尖瓣狭窄 10 余年,心功能 3 级。该患者心功能较差,为心内科的常住病员,症状稍好转便回家休养。3d 前因下楼时不慎摔倒,以"右侧股骨颈完全性骨折"入院,心内科医师会诊建议待心功能较好时再行手术,但患者及其家属多次要求尽快手术治疗,拟于硬膜外麻醉下行股骨颈钢钉内固定术。

入手术室后常规经鼻导管吸氧,吸氧前 SpO$_2$ 92%～93%,吸氧后 SpO$_2$ 95%,BP120/98mmHg,HR80 次/分,连续监测 ECG。随后于 L$_{3～4}$ 行硬膜外穿刺,置管顺利,注入 2% 利多卡因 5ml 试验剂量,麻醉平面 T$_{10}$,患者未诉明显不适,5min 后硬膜外给予 0.5% 布比卡因 15ml。约 20min 后,患者血压降至 90/70mmHg,伴恶心呕吐。麻醉科医师予以肾上腺素 0.5mg,静脉注射,血压升至 160/110mmHg,心率 120 次/分,此时发现患者口唇发绀,呼吸困难。立即呼叫上级医师并予以面罩加压给氧,佩尔地平 1mg 静脉注射,咪达唑仑 5mg,静脉注射,罗库溴铵 50mg,静脉注射,行气管内插管。插管过程中可见泡沫样痰从气管内喷出,连接呼吸机机械通气,予以 PEEP 15cmH$_2$O 维持呼吸。硝酸甘油 0.1mg,静脉注射,10min 后追加一次,继之以硝酸甘油 4μg/(kg·min)静脉泵注,PEEP 调至 10cmH$_2$O。左侧桡动脉穿刺置管测动脉血压 120/90mmHg,HR92 次/分,血气结果:pH7.30、PaO$_2$210mmHg(FiO$_2$ 90%)、PaCO$_2$45mmHg、HCO$_3^-$ 20mmol/L、BE －7mmol/L、Hb110g/L、Hct36%、K$^+$ 3.1mmol/L、Na$^+$136mmol/L、Ca^{2+} 1.2mmol/L。予以多巴胺 8μg/(kg·min)静脉泵注,硝酸甘油逐渐调至 2μg/(kg·min)静脉泵注,补 KCl 1g。经过近 1h 抢救,患者生命体征逐渐平稳,在全麻下完成后续手术,术毕送至心内科 ICU。

【分析】 患者既往有风湿性二尖瓣狭窄10 余年,心功能 3 级,入手术室 SpO_2 93%,PaO_2 约为 70mmHg,二尖瓣病变属于中重度狭窄,拟于硬膜外麻醉下行股骨颈钢钉内固定术。术中发生血压骤降、急性肺水肿危及生命,所幸抢救及时有效,避免了更严重的心血管事件的发生。分析其中的失误,主要有以下几个方面:①麻醉科医师及术者在术前对患者病情未做认真的了解和评估。对二尖瓣狭窄心脏病患者的病理生理缺乏足够的认识,术前准备不足,未采纳内科医师的意见,待心功能较好的时机手术。未预先备好急救药物,发现患者血压明显下降时才临时配药,可能耽误最佳抢救时机。②麻醉选择不当,而且硬膜外麻醉的单次用药量偏大。试验剂量及首次用药量容积达 20ml。可造成麻醉平面过广,血管扩张对循环系统影响较大。二尖瓣狭窄患者的心排血量低,全身血容量不足,比正常人更容易发生低血压。一般情况下,当血压下降时,机体会以加快心率的方式起代偿作用,但二尖瓣狭窄患者心排血量相对固定,当心率加快时,心室舒张期缩短,左心房向左心室排血量进一步减少,加重病情,而发生急性肺水肿。硬膜外麻醉也不利于抢救,应该选用全麻。③麻醉科医师发现患者血压骤降时,立即予以肾上腺素 0.5mg,静脉注射。但肾上腺素具有强烈的血管收缩作用,可使回心血量增加,并且增加的血液首先进入阻力相对小的肺循环。正常情况下,回心血量增加,心排血量即相应增加,血压可逐渐回升,然而二尖瓣狭窄的患者,二尖瓣呈机械梗阻状态,左心房向左心室排血受阻,故肺内常呈淤血状态。因此,当回心血量突然增加时,在原有肺淤血的基础上,肺静脉压进一步升高,即可发生急性肺水肿。二尖瓣患者应禁用肾上腺素。④该例患者麻醉过程中缺乏应有的监测,如连续有创动脉

压及中心静脉压监测。麻醉科医师术前应进行全面评估,尤其是对患者心脏病的病理生理、严重程度的判断。准确评估患者当前的心脏储备能力,能否耐受非心脏手术和麻醉对患者循环系统的影响,这对降低施行非心脏手术发生并发症和心血管意外具有重要意义。麻醉科医师应加强对各种心脏病的病理生理改变的认识,并详细了解一旦发生心血管意外后该如何处理,否则将难以胜任这一工作。

（二）二尖瓣狭窄患者行非心脏手术麻醉失误的防范

风湿性心脏瓣膜病中,100% 累及二尖瓣,风湿热可造成瓣膜增厚和瓣口狭窄。正常成人二尖瓣瓣口面积为 $4\sim6cm^2$,当瓣口面积减至 $2.5cm^2$ 开始出现轻度症状,减至 $1.5\sim1.0cm^2$ 症状较重,减至 $<1.0cm^2$,血流梗阻相当明显,为重症。

二尖瓣狭窄（MS）左心房向左心室排血受阻,左心室容量↓→心排血量↓,EF↓,而左心房逐渐扩大常合并心房颤动（AF）,心房收缩力↓→排血↓,左心房压↑→肺静脉压↑→肺毛细血管压↑→肺淤血→肺泡换气功能↓→SaO_2↓,左心房压 > 20mmHg,肺毛细血管压 > 血浆胶体渗透压（20～28mmHg）即可发生肺间质水肿或急性肺水肿。

二尖瓣狭窄患者手术的风险与狭窄的程度呈正相关:①长期肺淤血,肺间质水肿,患者紧张、手术刺激等能引起交感神经兴奋,外周血管收缩,血液向低压系统的肺部转移。而 MS 血流呈机械性梗阻,可导致急性肺水肿。处理比较棘手,一旦处理不当可引起严重后果。②二尖瓣狭窄患者心排血量减少,长期服用强心、利尿药物,往往血容量不足、低钾,当心动过速、心室舒张期缩短,进一步使左心室充盈减少,心排心量进一步减少,而对容量负荷的增加又极为敏感,救治困难,处理不当可发生心室颤动（室颤,VF）。③有肺

高压、心力衰竭、咯血、心功能 3~4 级、右心衰竭、EF＜40％,则风险更大,不宜行非心脏手术,应在心脏手术治疗后再考虑行非心脏手术(急诊例外)。

【防范】 ①术前应经内科会诊、治疗,改善心功能、维持窦性心律、控制心率＜80 次/分,术前充分镇静、吸氧,术前用药避免使用阿托品。②术中维持窦性心律,有 AF 时心室率控制＜100 次/分,无 AF 者,血压正常可用美托洛尔 6.25~12.5mg,静脉注射或维拉帕米 2.5mg,静脉注射控制心率至 70~80 次/分,术中可用维拉帕米 0.6~1.2μg/(kg·min)维持,一定要避免心动过速。③维持血流动力学稳定,输液要均匀,避免容量不足,更不宜过多。④充分供氧,避免 CO_2 蓄积,Hb＞10g/dl,Hct＞30％,避免组织缺氧。⑤避免用肾上腺素,或使血管强力收缩的药物,预防急性肺水肿。⑥麻醉效果完善,避免刺激和应激反应引起的交感神经兴奋。

三、冠心病

目前冠心病属于常见心脏病,也是老年患者多见的心脏病,带有冠心病帽子的心脏病患者行非心脏手术有日益增加的趋势。对麻醉科医师是一个挑战,也是经常导致失误的因素之一。

(一)失误病例

例 3 患者,男性,78 岁,75kg。因在家走动时不慎摔倒,急诊入院。诊断为"左侧股骨颈骨折",无明显移位。患者既往有高血压病 20 余年,药物控制,血压维持在 140~150/90~98mmHg。有高脂血症多年,3 年前频发心绞痛,诊断为"冠心病,心肌缺血"。术前检查:ECG 提示:ST 段下移心肌缺血。考虑到患者经济困难,未行其他检查。手术方式相对简单,拟在硬膜外麻醉下行股骨颈内固定术。

患者入室后常规经鼻导管吸氧,SpO_2

94％,BP148/96mmHg,HR72 次/分,连续监测 ECG 提示:窦性心律。随后于 $L_{3\sim4}$ 行硬膜外穿刺,置管顺利,麻醉平面 T_{10},健侧麻醉效果较患侧佳。手术开始时加用局麻药物,切皮患者未诉明显不适。术中行螺钉固定时患者疼痛,难以忍受,血压升高至 160/130mmHg,HR120 次/分。麻醉科医师予以芬太尼 0.1mg 稀释至 10ml,静脉注射,患者疼痛明显缓解,随即安静入睡并打鼾。15min 后心电图提示室性心动过速,HR180 次/分,BP 90/70mmHg,麻醉科医师立即予以肾上腺素 0.5mg,静脉注射,血压升至 140/100mmHg,心电图提示窦性心率,HR 120 次/分,$SpO_2$90％。术者加快手术进度,打算尽快结束手术。然而在缝合时,患者血压突然急剧下降,无创血压测不出,心电图提示心室颤动。麻醉科医师立即予以肾上腺素 2mg,静脉注射,行紧急气管内插管,并予以胸外按压。心电图提示有短暂复跳,但不能维持,再次发生心室颤动,持续数秒钟后患者再次心搏骤停。予以肾上腺素 5mg,静脉注射,重复给药,并予以胸外按压。无复跳迹象,抢救无效,死亡。尸检报告提示:急性大面积心肌梗死。

【分析】 患者 78 岁高龄,体重 75kg,体型偏胖,有高血压病 20 余年,高脂血症多年。3 年前已戴上冠心病心肌缺血的"帽子",因股骨颈骨折拟行内固定术。属心脏病患者行非心脏手术,其手术及麻醉风险明显高于一般非心脏病的高龄患者。然而该麻醉科医师和外科医师对此缺乏足够的重视,术前未完善相关检查和评估。患者 3 年前曾有冠心病、心肌缺血病史,术前未行进一步检查,了解冠状动脉狭窄情况。此病例中,麻醉效果欠佳,阻滞区域发生偏侧,术中疼痛明显,强烈疼痛刺激可引起心脏冠状动脉痉挛,加重心肌缺血。麻醉科医师给予芬太尼 0.1mg,静脉注射后,患者安眠入睡并打鼾,说明用药量偏大,可能存在呼吸抑制。同时,患者"打鼾"即呈上呼吸道半梗阻状态,可引起 CO_2 蓄积和缺氧。在此基础上,若患者有血栓脱落可引起急性心肌梗死、心力衰竭甚至休克。当患者再次出现血压下降及心室颤动时,麻醉科医师和术者对其原因并不明确,故抢救的针对性不强,患者病情进一步加重,导致死亡。

该患者术中缺乏必要的监测,如直接动脉血压监测、血气分析等,仅有 ECG 和 SpO_2 监测。一般的无创血压监测设定为每 5 分钟一次,当血压下降时有可能测不准,这也是麻醉科医师不能及时发现并及时处理病情变化的重要原因。

对于冠心病患者行非心脏手术,预防、监测和治疗心肌缺血、充分氧供是麻醉处理的重点。对高龄患者,无论采用何种麻醉方式,给药时务必遵循小剂量、分次给药的原则并保证麻醉完善,避免不良刺激为基本原则,而此病例中的麻醉科医师未遵循以上原则。

(二)冠心病患者行非心脏手术麻醉失误的防范

冠心病是目前心脏病患者行非心脏手术最常见的病例,围术期发生心血管事件是冠心病患者围术期死亡的主要原因。主要有心肌梗死、心力衰竭、休克和严重的电解质紊乱所致。冠心病(CAD)是一种缺血性心脏病,是目前中老年人死亡的主要原因。冠心病患者行非心脏手术的死亡率是一般患者的 2～3 倍。冠心病由冠状动脉粥样硬化,使血管管腔变狭窄,斑块破裂致远端心肌缺血、供氧减少,严重时血流中断致远端心肌坏死,即为心肌梗死。

临床分型有:无症状性心肌缺血(隐匿型,实际上是早期冠心病);心绞痛;心肌梗死;缺血性心肌病(心肌纤维化)和猝死共 5 型冠心病。最基本的病理生理改变是心肌氧供和氧耗之间失去平衡。心肌氧供取决于:①动脉血氧含量——Hb 和 SaO_2,并与心排血量有关;②冠状动脉血流——a. 冠状动脉血管床扩张增加血流量,静息时 $300ml/min$,剧烈运动时可上升 5～6 倍,达 2000ml/L;b. 冠状动脉灌注压(CCP),CCP＝DBP－LV-EDP;③心肌摄氧量——心肌是机体内摄取氧量最多的器官,平时约为 65%,运动时可达 80%。心肌氧耗——随心肌做功的大小而上升或者下降:取决于心率、心肌收缩力、心室壁张力。

冠状动脉狭窄程度分级(按狭窄程度):Ⅰ级,$< 25\%$;Ⅱ级,$25\% ～ 50\%$;Ⅲ级,$50\%～75\%$;Ⅳ级$＞75\%$。Ⅲ级病变即可出现明显的临床症状,引起各种类型的心绞痛。冠心病患者由于血管腔变窄致阻塞,血流增加困难,靠侧支循环的建立可改善。一旦心脏负担增加如创伤、手术、出血、麻醉、应激、心肌氧耗增加超过狭窄病变的心肌储备能力,冠状血流不能满足心肌氧供的需求即可发生心肌缺血、缺氧。

1. 术前评估重点

(1)冠心病的严重程度、临床分型。

(2)患者的体能储备(心功能、肺功能、心脏危险指数)。

(3)非心脏手术的大小,风险程度,手术时间,出血多少。

2. 术前检查重点

(1)ECG(ST 段下移、T 波低平或双向或倒置提示心肌缺血)。

(2)超声心动图(心脏大小、结构、EF 值),动态心电图(Holter)。

(3)心功能评级。

(4)慢性心力衰竭表现(颈静脉怒张、肝大、腹水、周围性水肿)。

(5)320 排 CT,或冠状动脉造影(狭窄程度、支数、部位)。

(6)血糖、血脂、血气、电解质、Hb、Hct、凝血功能、肝肾功能等。

(7)颈动脉彩超(斑块大小、位置)。

(8)药物治疗(β 受体阻滞药、钙通道阻滞药、强心、利尿药)。

（9）全身营养状态及并存病。

（10）是否置入支架（数量、位置），是否连接起搏器等。

3. 手术麻醉的风险

（1）不稳定型心绞痛为较严重的心肌缺血表现。

（2）严重缺血时可发生急性心肌梗死，引起心律失常、心力衰竭和心源性休克三大严重并发症。心源性休克死亡率可达80%～90%。

（3）冠心病死亡中约50%以上是突然无法预料的心脏性猝死。猝死是冠心病的一种类型，手术麻醉中患者可能随时发生猝死。

（4）风险增大因素：年龄＞75岁、女性、肥胖、EF＜40%、心肌梗死后7d内的急诊手术，并存高血糖、糖尿病、肾功能不全。

4. 麻醉管理

（1）择期手术，最好经内科治疗调整后，选择心功能最佳状态下手术；紧急病情例外。

（2）风险告知，并签字。

（3）麻醉处理要点：处理策略——既然缺血性心脏病增加氧供困难，那么就以减少氧耗为重点。①麻醉平稳、完善，任何麻醉均应达到安全、无痛、肌松的要求，减少不良刺激和应激反应。②维持血压正常（患者基础血压±20%）。避免血压大起大落，MAP80～100mmHg最好，如130/90～120/80mmHg的MAP为103～93mmHg，避免低血压，特别是DBP不宜＜70mmHg，最好≥80mmHg，保证冠状动脉灌注。③避免心动过速，术前已服β受体阻滞药者可继续到术前。术中维持正常偏慢的心率50～80次/分，维持RPP（SBP×HR）＜12 000，如130×60＝7800，150×80＝12 000。

（4）保证充足的动脉氧含量：充分供氧（高浓度FiO_2＞60%、大流量）避免缺氧，CO_2蓄积、SpO_2＞97%、氧合指数大于300，Hb＞12g/dl，Hct＞38%。

（5）维持有效循环血量，及时均匀输液、输血，指征略宽于正常，Hb＜10g/dl，Hct＜

30%应输血。

（6）避免高温和低温、避免过度通气、避免酸中毒、避免缺失K^+和Mg^{2+}。

（7）血管活性药、强心药、扩管药支持，如硝酸甘油0.5～2μg/（kg·min）VD。

（8）术后镇痛送ICU。

5. 严密监测

（1）ECG（五导联加胸前导联、ST段、T波的形态及变化、心律）。

（2）动脉直接测压（MAP、SBP、DBP、MAP、脉压）、CVP。

（3）血气、电解质、乳酸、血糖、Hb、Hct、凝血功能、体温、尿量等。

（4）有条件可用脉搏指数连续心排血量监测（Picco）和食管超声心动图监测（TEE）。

6. 其他　及时处理低血压、心动过速、心律失常及其他并发症。

四、预激综合征患者手术麻醉中的失误

预激综合征（WPW）在正常心脏房室传导系统外，存在附加传导旁路，当心房冲动按正常传导系统尚未到达心室之前，部分或全部由附加旁路激动心室而出现室上性心动过速的一种综合征。患者平时没有发作，可无任何症状，但发作时呈室上速。患有这种心脏病的患者手术前若漏诊，则可在手术中发生失误。

（一）失误病例

例4　患者，男性，23岁，65kg。急性阑尾炎拟在腰硬联合麻醉下行阑尾切除术，患者平时身体健康，术前仅查血常规和X线胸片。患者入手术室，常规监测BP、HR、ECG、SpO_2、吸氧，常规$L_{2\sim3}$穿刺，腰硬联合麻醉效果满意后开始手术，当开腹寻找阑尾并牵拉阑尾时，ECG显示HR180次/分，血压下降至90/60mmHg，麻醉科医师不知所措，立即呼叫上级医师。当即诊断为室上性心动过速，用艾司洛尔30mg，静脉注射。效果欠佳,HR180 次/分,血压为 90/60mmHg,改用去氧肾上腺素 0.5mg,静脉注射,血压上升为 180/100mmHg,同时心律转为窦性,HR60 次/分。再仔细观察 ECG,发现患者原来就患有预激综合征,只是术前未做心电图,且患者以前也未发作过,故而漏诊。

【分析】 ①术前准备不足,术前检查过于简单,仅做了血常规和 X 线胸片,最基本的心电图检查都未做。若术前做 ECG,预激综合征诊断应该不困难,麻醉科医师术前即可有思想上和物质上的准备。②麻醉科医师对预激综合征缺乏认识。入室后已建立心电图监测,ECG 显示 P-R 间期缩短,QRS 起始部有 δ 波。上级医师在观察 ECG 时就给予诊断,而该医师可能未注意观察,也可能不认识这种预激综合征 ECG 的特点。③治疗中,开始用艾司洛尔 30mg,静脉注射用量偏小,效果不佳,尔后选用去氧肾上腺素 0.5mg,静脉注射,利用血压升高,反射性降低心率的机制,使心律转为窦性,疗效满意。预激发作伴低血压时,这一选择是正确的。

(二)预激综合征患者手术失误的防范

预激是一种房室传导异常现象,有预激现象发生者为预激综合征患者。发生时出现心动过速,HR160～200 次/分,呈室上性心动过速,经治疗可转为窦性。根据房室间异常传导通路的不同分为不同的类型。常见的为 WPW 综合征,诊断主要靠心电图,表现为 P-R 间期缩短<0.12s,QRS 起始部有 δ 波,可有继发性 ST-T 改变。

治疗:①兴奋迷走神经,如颈动脉窦按压、刺激咽后壁、压迫眼球等;②艾司洛尔 0.5～1mg/kg,静脉注射,10～15min 可重复一次;③美托洛尔 5mg,静脉注射,5min 可重复一次;④室上性心动过速伴低血压,去氧肾上腺素 0.5～1mg,静脉注射,血压升高可反射性使心率降低而达到治疗的目的;⑤电复律、同步电复律。

麻醉要点:①术前认真询问既往史,是否有预激发作史,避免漏诊;②心电图监测、仔细判断;③备好救治药物;④麻醉药完善,避免疼痛、牵拉刺激,避免交感神经兴奋,避免使用阿托品;⑤充分给氧,避免缺氧和 CO_2 蓄积致心肌应激性增强;⑥注意内环境平衡,避免酸中毒和电解质紊乱。

五、安装心脏起搏器的心脏病患者术中失误

不少心脏病患者因心脏传导阻滞,如严重的窦性心动过缓、窦性停搏、Ⅲ度房室传导阻滞等疾病而安装了永久性心脏起搏器。安装起搏器的患者在做手术麻醉时有些事项不注意则可造成失误。

(一)失误病例

例 5 患者,男性,68 岁,62kg。2 年前因病态窦房结综合征(SSS)出现窦性心动过缓,HR<40 次/分,伴有窦性停搏而安装永久心脏起搏器。患者患腹股沟斜疝多年,近年来常出现不易还纳的现象,要求手术治疗。入院经内科会诊,认为心功能尚好,起搏器状态良好,心率 60 次/分,可接受手术治疗。患者入室 BP140/92mmHg,HR60 次/分,心电图显示起搏心率 60 次/分。入手术室后常规吸氧,$L_{3～4}$ 穿刺在腰硬联合麻醉下手术,腰麻用药 0.5% 布比卡因 12mg,麻醉平面 T_6(硬膜外导管未用药)。随后血压下降至 90/60mmHg,立即用麻黄碱 15mg,静脉注射,血压有所上升 110/70mmHg,心率仍为 60 次/分,病情稳定,开始手术。硬膜外始终未给药,在腰麻下完成手术,BP120～140/70～90mmHg,HR60 次/分,维持至术毕。

【分析】 起搏器心率设有下限,一般设置为 60 次/分,平时患者是可以适应的。但手术、麻醉、刺激、失血等应激状态下,正常人心血管系统通过心率增快、提高每搏量来调整心排血量以适应机体应激状态下的需要。但起搏器心率频率相对固定,若心脏自主心律不能工作,则固定的上限心率即会影响心

排血量的提高。故术前应将起搏频率上限向上调至 80～90 次/分，以适应术中增加的心率，提高心排血量的需要。本例失误主要是对此原理不够了解，未能将起搏上限向上调整，以适应术中应激状态的需要。腰麻用药量偏大，阻滞区域一旦血管扩张，必然造成心率下降。既然选用腰硬联合麻醉，腰麻用药量则应少量，硬膜外加以完善，可避免血压的波动。

例 6 患者，男性，56 岁，74kg。2 年前因心脏病出现双束支传导阻滞伴 Ⅱ 度房室传导阻滞而安装起搏器。半年前经常胃痛，近 1 个月加重，经检查诊断为胃癌。拟在全麻下行胃癌根治术。麻醉顺利，开腹后手术医师使用电刀，ECG 显示心室颤动，麻醉科医师立即叫停用电刀，并立即注射肾上腺素 1mg，手术医师行心脏按压。2～3min 后心脏复跳，心电图显示自主心律，心率为 82 次/分，5min 后出现 Ⅱ 度房室传导阻滞，用异丙肾上腺素 5μg，静脉注射，HR90 次/分，继而用 0.05～1μg/(kg·min)泵注维持，血压、心率均平稳维持至手术完毕。术后请心内科医师来进行调试，发现起搏器功能受损，更换起搏器，尔后患者术后恢复良好，15d 后出院。

【分析】 此例是比较早期的病例，当时使用起搏器的患者甚少，不论临床医师的经验还是起搏器的型号都很有限。起搏器是一种植入体内的电子治疗器。通过脉冲发生器发放，由电池提供能量的电脉冲信号刺激心肌系统而起搏。其功能会受到强磁场、电流的干扰，故安装起搏器的患者不能做磁共振、电热疗、心脏除颤、冲击碎石、电刺激。手术时不能用单极循环式电刀（双极电凝是局部循环，不影响身体其他部位，术中可以使用）。本例手术，外科医师在手术中习惯性使用电刀，结果造成起搏器功能紊乱，心脏发生心室颤动，幸好麻醉科医师及时抢救，用肾上腺素经锁骨下中心静脉推注，起效快，台上医师行

心脏按压（未使用除颤是正确的）。全麻下由高浓度的氧气吸入，心脏较快复跳。目前安装起搏器的患者明显增多，临床医师对起搏器的使用也有了了解和警惕，手术中不能使用单极电凝。

（二）安装起搏器患者手术中失误的防范

人工心脏起搏器是用脉冲发生器（起搏器）发放一定形式的电脉冲，刺激心房肌或心室肌，使局部心肌兴奋，并向周围心肌扩散引起整个心房或心室兴奋、收缩，完成一次有效的心脏搏动。心脏按照一定频率搏动，达到治疗缓慢性心律失常的目的。

起搏器分为：①临时心脏起搏器，常用于急性、缓慢性心律失常伴血流动力学改变时，如 Ⅲ 度房室传导阻滞是绝对适应证；心脏手术中常用；术前可使用，或药物治疗无效使用。②永久心脏起搏器，是目前治疗缓慢性心律失常的重要措施，是挽救患者生命、延长生存时间、提高生活质量、预防心脏性猝死的有效手段。

目前，安装永久心脏起搏器的患者已经很普遍，起搏器的型号甚多，起搏器的性能也越来越好，可以做到按需、同步、顺序、协调。为每一个患者选择最合适的工作参数。并有记录-植入卡。但电池使用是有时限的。手术麻醉过程对患者来讲犹如参加一次剧烈的运动，故对心脏病安装起搏器的患者，麻醉中要注意以下几点：①仔细了解安装起搏器的病因；当前患者自主基础心率和节律。详细阅读起搏器植入卡，如安装的时间、地点、型号、电池使用的时间和年限、工作状态、设置参数。②电池若已快到期限，要更换电池再手术，以防术中电池断电。③设置参数中，心率一般上限为 60 次/分，术前应适当提高起搏心率，上调至 80～90 次/分，以适应术中因刺激、出血致心率增快的需要。④起搏阈值，为保险起见，术前应适当提高一点起搏阈值，以防心肌不易被带动，而不能起搏，即带动不了。发生心室颤动不能使用心脏除颤仪。

⑤术中不能使用单极电刀。电凝可使用双极电刀、电凝，并注意电刀负极板粘贴的位置，避免其电流回路与起搏器心脏的回路发生交叉。⑥可使用抑制房室结或窦房结功能的药物（阿托品、右美托咪定）能除去患者自身的基础节律，使患者完全依赖于起搏器。但有时也需要患者的自主节律，根据病情而定。

（宋晓阳　沈七襄）

第二节　高血压患者手术麻醉的失误

高血压是以动脉血压收缩压和（或）舒张压升高，伴有心、脑、血管、肾和视网膜等靶器官发生病理生理改变的全身性疾病，分为原发性和继发性高血压。

既往高血压的诊断标准来自于 1999 年世界卫生组织（WHO）和国际高血压学会（ISH）：在未使用抗高血压药物情况下，成人血压＞140/90mmHg，即为高血压。理想血压 120/80mmHg，正常血压＜130/85mmHg，正常高值血压 130～139/85～89mmHg。Ⅰ级（轻度）高血压 140～159/90～99mmHg，亚组：临界高血压 140～149/90～94mmHg；Ⅱ级（中度）高血压 160～179/100～109mmHg；Ⅲ级（重度）高血压＞180/110mmHg，单纯收缩性高血压收缩压＞140mmHg，舒张压＜90mmHg。

2017 年，美国心脏协会/美国心脏病学学会（AHA/ACC）高血压指南将沿用了 14 年的高血压诊断标准由原来的 140/90mmHg 更改为 130/80mmHg，并改变了高血压分级，将 130～139/80～89mmHg 列为高血压 1 期，≥140/90mmHg 则被列为高血压 2 期。而 2018 年的 ESC/欧洲高血压学会（ESH）高血压指南则仍然坚持以≥140/90mmHg 为高血压的标准，并保留了原有高血压分级。相同的是，2018 年中国高血压防治指南中指出，高血压的定义保持不变：在未使用降压药物的情况下，非同日 3 次测量诊室血压，收缩压≥140mmHg 和（或）舒张压≥90mmHg。患者既往有高血压病史，目前正在使用降压药物，血压虽然低于 140/90mmHg，仍应诊断为高血压。

高血压并存的危险因子：男＞55 岁、女＞65 岁、吸烟、总胆固醇＞6.5mmol/L、糖尿病、高血压家族史及肥胖。高血压并存靶器官损害：左心室大，蛋白尿，血肌酐＞177μmol/L，视网膜动脉变细。

高血压并发症：脑血管疾病如脑卒中、脑出血、短暂性脑缺血发作，心血管疾病如心绞痛、心肌梗死、心力衰竭，肾脏疾病如糖尿病肾病、血肌酐＞177μmol/L，夹层动脉瘤，高度高血压视网膜病变如眼底出血、渗血及视盘水肿。

根据高血压水平、心血管危险因素、靶器官损害、临床并发症和糖尿病进行心血管风险分层，分为低危、中危、高危和很高危 4 个层次。①低危：指Ⅰ～Ⅱ级高血压，无吸烟、无高血脂、无糖尿病、无高血压家族史、无肥胖等，无靶器官损害和相关心血管并发症。②中危：指Ⅰ～Ⅱ级高血压，并存 1～2 个危险因子。③高危：并存 3 个以上的危险因子或靶器官损害或糖尿病，Ⅲ级高血压均属高度危险。④很高危（极高危）：Ⅰ～Ⅱ级高血压伴有心血管并发症，Ⅲ级高血压并存 1 个以上危险因子，靶器官损害和（或）并发症者均属极度危险。

一、高血压患者手术的危险

围术期高血压患者的危险性，主要在于麻醉诱导、气管内插管刺激、手术操作等诱发血压剧升，产生脑血管意外、脑卒中或脑血管破裂、心肌梗死、充血性心力衰竭、急性左心衰竭、肺水肿和肾衰竭等严重后果。

（一）高血压危象

过去的定义：SBP＞250mmHg、DBP＞130mmHg 持续 1min 以上，患者头痛、烦躁、多汗、恶心呕吐、面色苍白、视物模糊等。若全麻时，可表现为血压不断升高，出现发绀、心率增快、呼吸不规则，最后出现急性左心衰及肺水肿、急性肾衰竭或脑卒中。现在认为血压＞180/120mmHg 为高血压危象，又分为高血压急症和高血压紧急状态。

（二）高血压脑病

患者出现中枢神经障碍，轻者烦躁不安、意识模糊；重者抽搐、癫痫样发作，出现急性脑水肿、脑出血，最后昏迷。

二、常见失误

目前高血压已是常见病、多发病，麻醉科医师在围术期处理高血压已成为屡见不鲜的事情。但保证高血压患者顺利度过围术期也非易事，处理不当也常会发生失误。

（一）术前准备的失误

1. 术前突然停用抗高血压药物，造成术中反跳性高血压。

2. 术前长期使用利血平或含利血平的降压药，使节后肾上腺素能神经元的递质耗竭，术中发生血压骤降，而且不易上升。

3. 术前对高血压的治疗不正规，血压未能得到满意的控制，或急症手术患者术前忽视了高血压病史和治疗情况，造成准备不足，导致麻醉前用药、麻醉选择和术中用药不当等失误，而使术中患者的血压发生剧烈波动。

例 1　患者，男性，50 岁，体重 51kg。ASA Ⅱ 级。因左腹股沟斜疝入院。拟在连续硬膜外麻醉下行斜疝修补术。患者有高血压 5 年，但服药不规律，血压高时服用，不高时自行停用。入室 BP200/120mmHg，HR90 次/分，平卧吸氧，给予镇静药咪达唑仑 5mg，静脉注射，患者安静，但 BP180/120mmHg 居高不降，考虑到高血压患者未经正规治疗，手术为择期手术，决定暂停手术，转内科进行治疗。

【分析】　术前外科医师未认真询问高血压用药情况，麻醉科医师认为小手术，术前未访视患者，入室患者血压居高不下，不得不暂停手术，表现为责任心不强，工作马虎。

例 2　患者，男性，52 岁，体重 52kg。ASA Ⅱ 级。因左腹股沟斜疝入院。患者近 1 年有头晕、头痛，BP150～180/110～120mmHg，曾间断服用降压药物，具体用药不详，未正规治疗，术前 BP160/120mmHg。外科医师及麻醉科医师均认为小手术，未引起重视。拟在腰麻下行斜疝修补术，操作及穿刺顺利，注入 0.5％布比卡因重比重液 12mg，平卧后麻醉平面 T_6，15min 内血压从 160/120mmHg 降至 95/55mmHg，HR110 次/分，患者出冷汗、面色苍白，立即静脉注射麻黄碱 15mg，快速输液、给氧才得以好转。

【分析】　①术前高血压未能控制。②麻醉选择不妥，高血压患者血管张力较高，而腰麻平面达 T_6，被阻滞区域的血管扩张明显，易造成患者的血压骤降，若选择硬膜外麻醉被阻滞的区域较腰麻少，血管扩张致血压下降的程度也较轻，对高血压患者更合适。

（二）全麻诱导中气管内插管所引起的心血管反应，缺少应有的预防措施或措施不当

例 3　患者，男性，48 岁，体重 75kg。ASA Ⅲ 级。右上腹巨大肿块 5 年。近 1 年肿块长大迅速，伴头痛、头晕，持续性血压升高，BP190～210/120～140mmHg，心电图显示左心室心肌劳损及左前支传导阻滞，既往及术前未给予降压相关治疗。拟在全麻下行剖腹探查术，采用静脉快速诱导，用药剂量为咪达唑仑 2mg，依托咪酯 16mg，顺式阿曲库铵 15mg，舒芬太尼 30μg。3min 后经口明视下气管内插管，血压上升至 200/130mmHg，HR120 次/分，伴心律不齐，继而心搏骤停，经抢救无效死亡。

【分析】　患者应属高血压很高危患者，患者高血压并心肌劳损和心脏传导系统功能

障碍。说明血压高的时间已较长,心肌已有肥厚伴缺血。术前未请专科医师会诊,也未进行正规治疗即安排手术。麻醉诱导,用药欠妥,发生血压剧升至 200/130mmHg,出现心血管意外而死亡,这是主要失误。患者中年男性,体重 75kg,麻醉诱导用药舒芬太尼仅用了 30μg。且 3min 后即行气管内插管,导致了操作时强烈的心血管反应,血压升高、心动过速。说明麻醉深度不够,机体产生了强烈的应激反应。高血压患者的麻醉前应进行动脉穿刺直接测压,可观察到瞬间、连续的血压变化,以便及时处理而无创血压监测最快也需 1min 左右,而且血压过高时不易测出也测不准确。此患者发生血压剧升时,到底血压有多高,尚不得而知。临床上气管内插管不应追求"快速",而是讲究"平稳"。不仅麻醉要有一定深度,足以抑制气管内插管时的应激反应,而且还要针对心血管反应而采用某些抑制药物,来预防血压升高和心动过速所带来的危害。特别是对高血压患者可以采用尼卡地平、乌拉地尔、硝酸甘油等降压药防止高血压危象的发生。而本例完全没有这些措施,终因高血压危象、血压剧升、增加心脏后负荷和心肌做功,促使心肌缺血引发严重心律失常而死亡。

(三)麻醉维持期间的失误

血压不平稳,呈大幅度波动,这是高血压患者麻醉管理中最常见的失误。由于高血压患者,特别是老年高血压患者,血管弹性差,小动脉又长期张力过高。麻醉过程中处理上稍有不慎则可造成血压剧烈波动。如术前用药不足,患者精神高度紧张,麻醉诱导不平稳,麻醉期间通气不足所导致的缺氧和 CO_2 蓄积等;麻醉过浅、手术刺激过强、气管内导管拔除等均可能导致患者血压明显上升;而加深麻醉、麻醉药物用量偏大、输液量不足、降压药和血管扩张药的使用不妥等因素又可导致血压明显降低;在纠正低血压同时处理不当往往又可使血压突然升高,血压便大起

大落,如此对患者是极其不利的。

例 4 患者,男性,71 岁,体重 72kg。ASA Ⅱ级,体质较好。有高血压、冠心病病史 8 年,一直持续服药治疗。ECG 示 ST-T 改变,其他检查无异常。拟在腰硬联合阻滞麻醉下行膀胱切开取石术。患者入室时 BP153/95mmHg,HR65～75 次/分。蛛网膜下腔注入 0.5% 布比卡因重比重液 15mg,硬膜外腔向头侧置管。改平卧位 10min 左右,阻滞平面达 T_5,血压降至 70～85/40～55mmHg,HR85～95 次/分。静脉注射麻黄碱 15mg,患者诉胸部胀痛不适,血压升至 127～131/88～94mmHg,监测仪示 HR104～115 次/分,伴频发室性期前收缩(7～8 次/分),ST-T 显著下移。立即吸氧,静脉注射咪达唑仑 2.5mg,艾司洛尔 50mg,心率减慢至 70～80 次/分,ST-T 恢复至术前水平,室性期前收缩由偶发渐至消失。此后术中血压、心率平稳,麻醉后随访无不良后果。

【分析】 本例老年患者行膀胱切开取石,选用腰麻/硬膜外联合麻醉(CSEA)是可行的,但 CSEA 不是单纯的腰麻与硬膜外麻醉的相加。本例主要失误有:①腰麻用药量过大,71 岁的老年人行 CSEA,腰麻用药用 0.5% 布比卡因 8～10mg 或 0.375%～0.5% 罗哌卡因 8～10mg 足矣,而本例用药 0.5% 布比卡因 15mg,剂量明显偏大,使麻醉平面高达 T_5,结果造成血压骤降,舒张压仅 40～55mmHg,引起冠状动脉供血不足而诱发频发室性期前收缩,这是主要失误。②正确的掌控 CSEA,腰麻用药量宜小,并同时少量加用硬膜外用药以达到脊髓神经根和硬膜外腔神经节段同时被少量麻醉药阻滞的目的。而不是像本例腰麻用药量过大,而硬膜外置管后未用药,即先腰麻后硬膜外麻醉,这不是真正意义上的腰硬联合麻醉,也不能正确发挥 CSEA 的优势作用。③本例为高血压、冠心病患者,麻醉后应常规吸氧,但本例直到血压大幅度波动,出现 ST-T 改变和频发室性期

前收缩后才给予吸氧,实为不妥。④高血压患者血管弹性差,血压波动大。术中血压下降幅度达 20% 时应小剂量分次使用升压药。本例血压下降幅度大于 50% 才用药处理,为时较晚。药物的选择上除常用的麻黄碱外,还可选择甲氧明 0.5~1.0mg,静脉注射。

(四)椎管内麻醉管理中的失误

凡是完善的椎管内麻醉,由于交感神经被阻滞,使外周血管阻力下降,血压均有一定幅度的降低。因此,高血压患者,在椎管内麻醉前或平面未出现或未稳定前,不宜先使用降压药。

例5 患者,男性,60 岁。既往高血压病病史 20 年,因前列腺肥大拟在硬膜外麻醉下做前列腺摘除术。入手术室 BP180/100mmHg,静脉注射盐酸尼卡地平 2mg,血压降至 160/90mmHg。$L_{2~3}$ 穿刺置管顺利,硬膜外腔注入 2% 利多卡因 5ml,麻醉平面 T_{10}~L_3,BP140/85mmHg,5min 后硬膜外追加 2% 利多卡因和 0.75% 布比卡因混合液 10ml。10min 后,麻醉平面 T_6~L_5,血压下降至 90/60mmHg,患者出现恶心、心动过缓等症状,经补液、升压等处理后好转。

【分析】 本例的失误在于患者入手术室后麻醉前先给予降压药物,椎管内麻醉后又由于麻醉平面的出现,血管扩张,产生双重降压作用致血压剧降。不少患者入手术室,常因精神紧张而出现血压增高,应适当安慰或给予少量镇静药即可,不是特别高的血压一般不宜给降压药,尤其是椎管内麻醉前。

(五)术中对高血压患者的"低血压"判断有误

例6 患者,男性,68 岁,70kg,因混合痔在腰麻下行混合痔切除术。有高血压病史 10 年,服用降压药维持血压在 145~150/95~100mmHg 之间,无其他并发症,入室 BP160/100mmHg,HR65 次/分,R18 次/分,SpO_2 96%,常规吸氧,心电连续监测。坐位 $L_{3~4}$ 穿刺成功,注入 0.5% 布比卡因 10mg,

维持 5min 后,麻醉平面呈"鞍状",摆截石位,头低位。BP160/100mmHg,HR60 次/分,20min 后即降至 120/80mmHg,麻醉科医师觉得该血压为"正常",且麻醉平面低,范围小,不会有问题,故未予处理。混合痔切除时出血较多,血压剧降至 90/60mmHg,患者恶心、呕吐、出汗,立即给予麻黄碱 20mg 静脉注射,加快输液,血压 140/95mmHg,患者停止出汗,自我感觉良好。再次测麻醉平面为 T_{12}。术中输液 1000ml。

【分析】 椎管内麻醉,交感神经被阻滞,外周血管阻力降低,血压下降的程度主要与被阻滞的范围呈正比。该患者以坐位穿刺,重比重麻药,试图达到鞍区麻醉的目的。如此,对老年高血压患者的血流动力学影响会较小,甚至无影响,但欲想达到鞍区麻醉,坐位等待 5min 是不够的,最好等 15min 麻醉平面才能完全固定。该患者发生低血压的原因仍是坐位等待的时间不够,腰麻平面上升至 T_{12},血管扩张所致。而麻醉科医师仅测了一次麻醉平面就以为平面固定了,发生血压下降,再次测平面,才知道麻醉平面已上升至 T_{12}。

术中血压下降,发生"低血压"是麻醉过程中常见的。血压下降到什么程度为低血压,需要给予处理是临床麻醉管理非常重要的概念。

术中低血压的定义有很多版本,至今尚不够明确。当前常用的低血压定义为 MAP<65mmHg 持续 1min 以上[MAP=(SBP+2DBP)/3],如血压 140/90mmHg 的 MAP 为 107mmHg,血压 90/60mmHg 的 MAP 为 70mmHg,即 MAP 为 65mmHg 时,其血压不到 90/60mmHg,临床上应立即处理。一般患者术中收缩压下降较术前原基础血压≥25%,应给予处理,笔者认为老年高血压患者、孕妇的收缩压下降幅度较其本人原基础血压的 20% 即应该处理。高血压患者或者危重患者血管张力差,自我调节能力和心

血管代偿、储备能力都较差，MAP70mmHg就应该处理，一旦低血压纠正不及时，有时可发生不可挽回的不良后果。

（六）忽视高血压患者的并存症

如忽视高血压患者并存的糖尿病、冠心病，忽视抗高血压治疗后，所引起的某些副作用对麻醉期间的影响而发生失误。如利尿药物使用后引起的低血钾和容量不足；单胺氧化酶抑制药引起的低血压、呕吐；普萘洛尔所致的心率减慢；利血平导致体内儿茶酚胺耗竭等。上述情况，在麻醉中患者血压极易下降，必须使用拟肾上腺素药物才能奏效。若缺乏预见，常导致处理上的失误。

例7 患者，男性，75岁，58kg，ASA Ⅲ级。拟在全麻下行腹腔镜下胃癌根治术。入院胸部X线提示心影增大，主动脉钙化；ECG示窦性心动过缓，阿托品试验阴性。心脏彩超：EF66%，FS36%，主动脉瓣、二尖瓣轻度关闭不全，左心室壁节段运动异常。24h动态心电图示：V_5、V_6 ST段压低＞0.05mV，平均心率＜55次/分，最慢44次/分，有突发加快20~30次/分数分钟，心房扑动并心动过速及心房颤动，最快心率166次/分，有房性期前收缩及室性期前收缩。冠状动脉造影示LAD近段50%狭窄，LCX中远段闭塞，RA中段40%狭窄，球囊扩张LCX后残留狭窄30%，并行支架置入术。余无异常。静脉全麻诱导用药：咪达唑仑3mg，依托咪酯14mg，舒芬太尼30μg，顺式阿曲库铵15mg，经口气管内插管，操作顺利。麻醉维持采用静吸复合，七氟烷吸入＋异丙酚、瑞芬太尼持续静脉泵注，间断静脉注射顺式阿曲库铵。术中多次出现心动过缓和血压降低，给予静脉注射甲氧明（每次0.5mg）升压，血压回升正常，但心率仍慢，最慢为46次/分，静脉注射阿托品3次共1.5mg无反应，后输注异丙肾上腺素0.01μg/(kg·min)，维持HR74次/分左右。后手术过程及麻醉维持平稳，术毕入PACU，复苏顺利，送回病房。

【分析】 本例术前合并较严重的心血管疾病，并行冠状动脉球囊扩张和支架置入。术后仍存留难治性心动过缓，术前已明确阿托品试验阴性，术中心率下降本不应该选用阿托品，本例仍使用阿托品，效果不佳则属必然，这是主要失误。此患者应该直接静脉微量泵泵注异丙肾上腺素，常用剂量为0.01~0.05μg/(kg·min)。

三、高血压患者手术麻醉失误的防范

（一）术前准备

术前对高血压患者危险性的评估，应重点了解心、脑和肾等重要脏器的损害程度。高血压的分级、有无并发症、当前及既往治疗用药情况、当前血压范围等，并应排除继发性高血压。靶器官损害提示患者已适应高血压的自身调节，此时高血压标准应上调。术前准备应强调休息、戒烟、调节饮食，纠正水、电解质紊乱等。充分估计麻醉和手术中可能发生的意外，制订有效的预防措施和确切的治疗方案。

（二）抗高血压治疗

估计约有40%原发性高血压患者未经药物治疗或药物治疗不充分，故术前应特别注意进行正规的药物治疗。尤其对老年人，择期手术应适当延期，待血压稳定后或舒张压＜110mmHg再行手术。若治疗中的高血压患者收缩压＞180mmHg或舒张压＞110mmHg，出现头痛症状，也须延期手术。

急症手术患者应紧急处理后再做手术，如给予镇静药、降压药，麻醉前给予尼卡地平1~2mg，静脉注射，必要时给予硝普钠0.5~1μg/(kg·min)静脉泵入，并适当补液，待血压控制后（SBP＜160mmHg，DBP＜110mmHg）进行麻醉及手术。

术前已服用降压药可持续至手术当日晨，以预防反跳性高血压和（或）心肌缺血。

但利血平、降压灵等药,术前一周要更换其他降压药物,维持至手术当日。尚未控制的充血性心力衰竭属手术禁忌。若高血压患者曾有心肌梗死史,至少6个月内不宜手术。

(三)麻醉选择

根据手术部位选用安全可靠的麻醉方法。上肢手术可选用臂丛神经阻滞麻醉,肛门、会阴部及小腿以下的手术可选用鞍麻或低位腰麻,中、下腹及下肢手术可选连续硬膜外麻醉或腰麻-硬膜外联合麻醉(CSEA)。但麻醉剂量、浓度要适当,麻醉平面建议控制在≤T$_6$,并适当扩容,麻醉后血压会有一定幅度下降,SBP下降幅度达原基础血压的20%～25%时,应给予处理,如麻黄碱(10～15mg),静脉注射。上腹部手术不宜选椎管内麻醉,上腹部、心、胸大手术或重度高血压患者宜选全麻或连硬＋全麻。全麻用药可选用镇静、镇痛作用强的药物,如异丙酚、咪达唑仑、依托咪酯、芬太尼、瑞芬太尼与足量的肌肉松弛药复合。吸入麻醉药中以七氟烷、异氟烷麻醉性能强,对呼吸道无刺激并有解除支气管痉挛的作用,体内代谢分解少,大部分自肺原形排出,苏醒快,与静脉麻醉配合,可取得较平稳的麻醉,适用于高血压患者。

(四)麻醉诱导

全麻诱导期间是高血压患者麻醉处理中的关键时段,应力求平稳。诱导前在局麻下先行动脉穿刺连续监测有创血压,选择对心血管功能抑制较轻的药物,麻醉要有一定深度,尽量避免血压的剧烈波动,如气管内插管所致的心血管反应。镇静药推荐采用异丙酚或依托咪酯分次缓慢静脉注射,并联合小剂量咪达唑仑0.05～0.1mg/kg预防术中知晓。镇痛药可选用舒芬太尼0.5～1μg/kg,分次静脉注射,使镇痛完善,配合足够的肌肉松弛药如顺式阿曲库铵0.15～0.2mg/kg或罗库溴铵0.1mg/kg,静脉注射。还可根据心率、血压情况加用艾司洛尔0.5～1mg/kg或乌拉地尔0.3～0.5mg/kg,静脉注射,适当减慢心率或待降压后插管,诱导期按10ml/(kg·h)速度补液。总的原则:分次缓慢用药,足够的麻醉深度,完善的肌肉松弛程度,充分的扩容后轻柔插管(表6-1)。

表6-1 预防气管插管所致的血压过高和心率增快可供选择的药物和用法

药名	用法
尼卡地平(佩尔地平)	15～20μg/kg 静脉注射
乌拉地尔(压宁定)	0.5～1mg/kg 静脉注射
艾司洛尔	0.5～2mg/kg 静脉注射
拉贝洛尔(柳胺苄心定)	30mg 稀释至20ml缓慢输注(>15min)
利多卡因	1.5mg/kg 静脉注射或2%利多卡因喷喉
硝酸甘油	5mg 稀释至5ml,0.3～0.5mg滴鼻

(五)麻醉管理

1. 保持呼吸道通畅,保证充分氧供,若鼻导管吸氧FiO$_2$60%～80%,高流量4～5L/min,维持SpO$_2$≥97%;若全麻接呼吸机后30min内应测血气,根据结果及时调整呼吸模式和参数,预防医源性呼酸和呼碱。

2. 加强和完善监测,高血压患者入室后除常规监测BP、HR、SpO$_2$、ECG、尿量、体温外,应常规动脉穿刺直接监测有创动脉压,可以观察到瞬间、连续的血压变化,对早期发现、及时处理血流动力的变化能起到积极的作用;CVP监测有助于容量的判断,指导补液;血气、电解质、Hb、Hct、凝血功能等应及时监测。

3. 维持循环功能的稳定是处理的重点和难点。由于高血压患者的大动脉顺应性降低，小动脉痉挛阻力增高，心肌肥厚，术中血压易波动，想维持平稳的血流动力学并非易事。若能注意以下几个方面则有利于维持循环功能的稳定。

(1) 维持足够的有效血容量，处理好血压与容量的关系。高血压患者由于外周血管收缩，降压药及利尿药的应用，饮食中限钠。术前禁食禁水及术中出血等诸多因素，患者往往有效血容量不足；又由于长期高血压，左心室射血必须克服高血压阻力致左心室肥厚，肥厚的左心室需要较高的充盈压以使心肌有适当的舒张末伸展长度来维持每搏量，故左心室肥厚的高血压患者是依靠前负荷来维持心排血量和动脉压的。不论是椎管内麻醉还是全麻，均有一定的血管扩张作用。适当的扩容才能维持血管扩张（血管容积）与容量匹配的平衡；血容量是形成血压的物质基础和要素之一，故高血压患者麻醉开始前即应输注纠正低血容量，适当扩容，避免发生血压下降。

(2) 合适的麻醉深度。麻醉和手术操作，如气管内插管、切皮、电灼、导尿、翻身、开腹探查、内脏牵拉、开胸、开颅等往往是血压升高的时刻，反映了机体有较强的应激反应，多与麻醉偏浅镇痛不够有关。尤其是高血压患者，易受外界因素的影响而血压升高，故麻醉要有一定的深度，特别要有足够的镇痛；能抑制机体对伤害性刺激的应激反应，与良好的镇静和完善的肌肉松弛才能形成一个适合患者手术需要的麻醉。麻醉用药不能从头到尾一个水平，而应根据不同的手术步骤、操作的需要提前加用镇痛、镇静和肌肉松弛药。尤其静脉复合麻醉易偏浅，关键步骤加用吸入麻醉可尽早快速加深麻醉。静脉麻醉各种药物最好单独泵入，可按需要各自调节。麻醉过深则可造成对心肌的抑制，无强刺激时麻醉应适时变浅。若有监测，如麻醉深度监测仪、肌松监测仪则有助于麻醉科医师的判断和提前干预，对预防血压的波动可起到积极的作用。

(3) 控制血压的稳定，既要防止高血压又要避免低血压。由于高血压患者大动脉小动脉的顺应性均下降，一旦血管收缩易造成血压过高，一旦舒张又可使血压剧降造成大起大落，故控制高血压患者血压平稳实属不易。

SBP 的高低主要影响大脑灌注，高血压患者脑血流自动调节下限已上调，不易耐受低血压；DBP 的高低直接影响心脏冠脉的灌注，还与心率舒张期长短有关，DBP 过低（<70mmHg）心率过快，舒张期短可引起冠状动脉供血不足。故高血压患者术中血压控制在什么水平为宜，是一个值得探讨和研究的问题。笔者从实践中体会，以患者平时血压为基准上下波动在 20% 以内为宜，心率 60～80 次/分则可以暂不用药干预。

如果血压剧烈上升≥180/100mmHg，需要用降压药时，应先选用起效快，作用平和的药物，如尼卡地平、乌拉地尔等。乌拉地尔具有中枢外周双重降压作用，静脉注射后 1min 起效，血压下降至一定程度后不再下降，下降幅度为 20%～30%。心率无反射性加快，在麻醉期间使用较为理想，首次剂量为 0.3～0.5mg/kg。尼卡地平作用快，降压幅度小，常用剂量为 1～2mg，静脉注射。

降压幅度不宜过大，一次下降 20%～30%，SBP 降至 160mmHg 左右即可。一定要避免血压大幅度下降，血压太低又立即使用升压药。此时宜适当扩容来升压，对 SBP 高而 DBP 不高或者偏低的高血压患者更需要特别注意，降 SBP 的同时要注意 DBP 不宜<70mmHg，以保证心肌供血，而 SBP 适当下降即可，可采用分次降压。

若血压≥180/110mmHg 或高血压危象（血压>180/120mmHg）则应及时用药物处理，立即用尼卡地平 2～3mg，静脉注射，使血压有所下降，再静脉泵注硝普钠，开始用

1~2μg/(kg·min)视血压下降情况及时调整,让血压逐步下降至 180~160/110~95mmHg 即可,不宜下降过快、过急。

硝普钠配制的毫克数＝体重(kg)×3,用 5%葡萄糖稀释至 50ml 放入微量注射泵内。微量泵显示屏上的推注速度(1ml/h)即是给患者每分钟每千克的微克数(1μg/kg·min),调节泵速即等于调节了给药剂量,非常直观方便。切记不宜放在输液瓶中滴注、浓度剂量不便精准计算。硝普钠为强烈血管扩张药,给药时最好单独静脉给药,小剂量开始,小幅度调节,同时要适当输液,一旦血压大幅度下降,立即停止泵注,加快输液。硝普钠作用强,但半衰期短,消退快,停药输液待血压上升后调整剂量再泵注,不可血压骤降后立即用升压药。

术中还需避免低血压。低血压的定义目前以 MAP < 65mmHg 为常用标准。MAP＝(SBP＋2DBP)/3,以 140/90mmHg 为例,MAP＝(140＋180)/3＝107mmHg。若 MAP 为 65mmHg 即相当于血压 85/55mmHg。高血压患者长期适应于血压偏高的状态才能保证体内脏器的灌注,故笔者认为高血压患者的"低血压"判断应为 MAP80mmHg(100/70mmHg)为宜,最低不宜<70mmHg(90/60mmHg)。低血压可危及大脑、心脏等脏器的灌注,并会增加术后并发症。笔者体会高血压患者血压下降幅度达 20%即应干预。寻找原因对症处理,首先是容量,其次为手术刺激牵拉、麻醉过深。升压药的使用应小剂量分次。避免血压猛升又要用降压药。

(六)麻醉恢复期处理

高血压患者术后入 PACU 拔管前后要避免血压升高,过高的血压对患者可造成再出血的危险,严重时还可引起心力衰竭、肺水肿或者脑血管意外,故应及时处理。术中使用降压药物控制血压者,应延续至拔管后或回病房;有躁动时给予少量镇静药,保持患者安静,呼吸恢复吸空气条件下 SpO_2≥95%,在有一定镇静条件下拔管,拔管后宜用面罩给氧至清醒,给予术后镇痛措施,注意排尿通畅等。

(沈七襄　宋晓阳)

第三节　老年患者手术麻醉的失误

WHO 对年龄的划分:60－70 岁为年轻老年,75－89 岁为老年人,90 岁以上为长寿老人,2018 年 WHO 经过对全球人体素质和评估寿命进行测定,有了新的规定,中年人 66－79 岁,老年人 80－90 岁,>100 岁为长寿老人。我国年龄的划分:41－65 岁为中年,>66 岁为老年,期间又分初老期 67－72 岁,中老期 73－84 岁,年老期>85 岁,长寿老人 90－99 岁。2018 年,WHO 对年龄的划分,把人类衰老期推迟了 10 年,这对人们的心理健康和抗衰老意志将产生积极影响。

年龄是一种具有生物学基础的自然标志。机体随着年龄,特别是 75 岁以上的老年人,各器官的功能及代谢已发生明显的变化,常伴有各个器官的疾病,最常见的有高血压、冠心病、糖尿病、脑血管疾病、慢性阻塞性肺疾病以及各种癌症,而且老年患者反应迟缓,症状隐蔽而不典型,以及解剖生理的变化,对麻醉与手术的耐受力较差,增加了麻醉和手术的风险。近十几年来老年人的手术明显增加,同时由于对老年人生理变化,疾病的病理生理改变,麻醉技术和检测水平,仪器设备,新药以及药代动力学的认识的提高,老年人手术的围术期死亡率已有明显下降,但必须指出,老年患者在围术期的安全性,不仅与实际年龄有关,更主要的取决于衰老程度、脏器功能、机体的贮备能力和代偿能力,特别是并存病的种类和程度,以及麻醉者的技术水平有关。在老年患者手术的麻醉处理中,与其说是处理老年病的问题,不如说是处理其并存病的问题,若对此认识不足处理不当,则常可出现失误。

一、常见失误

(一)麻醉操作中的失误

例1　患者,男性,78岁,胃癌。一般情况尚可,无高血压、高血脂,但有近10年的老年慢性支气管炎,术前一周经抗感染、雾化、排痰等准备,拟在全麻下行胃癌根治术,术前访视患者发现老人牙齿松动脱落较多,虽有义齿,但其中有一颗牙齿松动明显,建议患者将其拔除,预防插管时被碰掉,但患者家属不同意,第2天手术时,患者已将义齿去除,气管内插管时将松动的牙齿碰掉。术后患者家属要求陪偿,一直闹到医院行政部门,结果赔偿其重新安装义齿的全部费用,医生受到批评。

例2　男性,76岁,食管癌。拟在全麻下行食管癌根治术,患者有两颗可活动的包金义齿,麻醉科医师在麻醉前将其取下,包好交给手术室外等待的患者的儿子。手术完毕,送患者回病房其家属发现无"金牙",找麻醉科医师要还"金牙",麻醉科医师说我已经给你的孩子了,结果让他指认,而后经指认找到了"金牙",避免了一场误会。

【分析】　例1为老年患者,牙齿松动,安装义齿是常见事,麻醉前是否一定要取下义齿则要视具体情况。单个、易松动的义齿应取下,以防麻醉后脱落发生阻塞气道的不良事件、而较大的义齿,不易脱落,且有固定原有松动的真牙时,则可以不取下,更有利于保护患者的真牙在插管时不会被碰掉。如例1中,若有义齿保护那颗松动的牙齿,可能就不会发生碰掉牙齿的失误。第2例,麻醉科医师取下"金牙",交给其儿子时,应该有第三者在场,作为见证人,就不至于家属起怀疑找麻醉科医师要"金牙"。麻醉前取下患者身上任

何物件包括切除的标本交给患者家属或观看时,均应该有第三者在场作证。另外,在插管操作中损伤下嘴唇的事时有发生,老年患者更易发生,一定要注意防范。

(二)用药的失误

由于老年患者肝、肾功能减退,对药物的代谢清除率降低,药物在体内蓄积或半衰期延长或毒性增加,若仍按成人常规用药,则可出现失误。

例3　患者,男性,72岁,体重50kg。ASA Ⅱ级。诊断为肺癌,拟在全麻下行左下肺叶切除术,术前给吗啡8mg、东莨菪碱0.3mg,肌内注射,入手术室时患者深睡,R 8~9次/分,呼之不应,大声呼叫和推动才有反应,SpO_2 为89%,立即面罩给氧、辅助呼吸,开放静脉液路,建立各项监测后再麻醉诱导气管内插管。

【分析】　老年患者对吗啡十分敏感,术前8mg吗啡对一般成年患者是常规用药量,但对老年患者则用量偏大,以致造成呼吸抑制,SpO_2 89%相当于氧分压60mmHg,出现低氧血症。正常呼吸次数为9~24次/分,<9次/分,为呼吸抑制。笔者曾抢救过一位80岁老年患者用吗啡4mg,呼吸仅为4次/分。立即静脉注射纳洛酮0.2mg,30min后再静脉注射0.2mg才得以好转。同样在使用纳洛酮拮抗吗啡时,常用剂量为0.4~0.8mg,静脉注射,老年患者应采用小剂量0.2mg,静脉注射,30min后追加0.2mg,否则有可能出现纳洛酮的副作用。一般老年患者用药量均为成人用量的1/2~2/3。不足时可以追加,不宜一次用量过大。

例4　患者,男性,76岁,体重48kg。ASA Ⅲ级。诊断为食管癌,拟在全麻下行食管癌根治术,采用全凭静脉麻醉。麻醉时间4h25min。诱导用药:咪达唑仑0.1mg/kg,依托咪酯0.3mg/kg,舒芬太尼0.6μg/kg,顺式阿曲库铵0.2mg/kg。麻醉维持用药:异丙酚4~6mg/(kg·h)、瑞芬太尼0.5~

0.8μg/(kg·min)，间断给予顺式阿曲库铵。术中静脉泵注盐酸右美托咪定 0.5μg/(kg·h)。各种用药均在正常剂量范围之内，但患者术后 2h 清醒，3h 才出 PACU 返回病房。本例充分说明老年人对药物的清除时间显著延长，苏醒延迟是药物相对过量的结果。

例 5　患者，男性，65 岁，体重 60kg。ASA Ⅱ级。拟在全麻下行腹腔镜胃癌根治术。采用全凭静脉全身麻醉，其中肌肉松弛药为潘库溴铵(潘龙)按常规用药，术中间断 50min 给予，手术时间 3h20min，共追加 3 次，术后患者呼吸抑制达 8h 之久。

【分析】　首先是对老年患者用药量偏大，其次是该麻醉科医师对药物的药代学不甚了解，潘库溴铵为人工合成的长效肌肉松弛药，肌肉松弛维持时间 40～65min，代谢产物经肾和肝排泄，多次使用有蓄积作用，故在术中追加用药时应递减用量，麻醉科医师只按成人的常用量用药，对老年患者未减量使用，追加用药也未递减，结果造成药物蓄积作用明显，出现呼吸恢复延迟达 8h 之久。

(三)椎管内麻醉中的失误

例 6　患者，男性，60 岁，48kg。ASA Ⅲ级。诊断为胃癌。拟在连续硬膜外麻醉下行胃癌根治术。患者消瘦，ECG 示左心室肥厚、束支传导阻滞。BP120/100mmHg，HR68 次/分，RR16 次/分。$T_{7～8}$ 穿刺，穿刺 3 次未成功，改为 $T_{6～7}$ 穿刺成功，向头端置管 2.5cm，硬膜外腔给予 2% 利多卡因 5ml，5min 后血压、心率、呼吸无明显改变，追加 2% 利多卡因和 0.75% 布比卡因混合液 10ml，麻醉平面 $T_{4～12}$ 后开始手术。40min 后 BP100/70mmHg、HR70 次/分、RR18 次/分，未给予特殊处理。2h 后血压下降，测麻醉平面上升至 T_3，立即面罩吸氧，给予血管活性药物及快速输液，随后患者说话无力、呼吸困难、血压测不到，停止手术，最后抢救无效死亡。

【分析】　麻醉选择不当，患者为胃癌晚期、病情重，患者已呈恶病质、心室肥厚，并有传导阻滞，应选用全麻，或硬膜外与全麻联合麻醉，胃胆胰等上腹部疾病手术过去常选用连续硬膜外麻醉，实际上，这是具有很高风险的麻醉。上腹部手术，不仅要求镇痛效果良好，而且需要完善的肌肉松弛，麻醉平面需达 $T_{4～12}$，如此高的麻醉平面，必然抑制呼吸。该病例由于穿刺点 $T_{6～7}$，向头端置管，麻醉药容积 15ml，麻醉平面高达 T_3，即胸部肋间肌和腹肌被广泛阻滞，呼吸抑制已成必然，同时伴有明显的血管扩张，血压下降，这对一个胃癌晚期、恶病质的老年患者无疑是致命的打击。患者死亡主要原因应该是癌症晚期、病情重、术前准备不充分、术中容量不足，但与麻醉选择不当、麻醉平面过高、呼吸循环严重抑制、处理不及时、救治不力也有直接关系。

(四)麻醉管理中，对老年患者并存病的处理不当

老年患者同时并存 1～2 种病是常态，有的甚至有五六个并存病，麻醉中的管理在某种程度上除麻醉用药外，更多的是对并存病的处理，如高血压、糖尿病。

例 7　患者，男性，77 岁，体重 61kg。ASA Ⅲ级，诊断为白内障。拟在局麻监护下行人工晶状体植入术。患者既往高血压病病史 18 年，未行规律治疗。ECG 示左心室高电压、心肌劳损。术前心内科会诊，BP190/120mmHg，嘱口服乌拉地尔每次 1 片，每日 3 次。第 2 天即安排手术，入室 BP210/130mmHg，患者诉紧张、头痛、心慌，给予咪达唑仑 2mg，静脉注射，5min 后给予尼卡地平 1mg，静脉注射，用药后 3min 血压降至 180/110mmHg，鼻导管给氧，患者安静，BP 控制在 180～165/115～110mmHg 麻醉科医师坚持暂停手术，进行抗高血压治疗后再行手术。两周后顺利手术。

【分析】　此例的失误在于临床医师只重视眼科局部手术，而不重视老年患者的并存病，麻醉科医师的处理，实际上是处理其并存病。

例8 患者,男性,69岁,72kg。后颈部巨大痈,晚上11时,急诊入院,拟在全麻下切开排脓,既往有糖尿病10年,入室血压148/95mmHg,HR 89次/分,急查血糖15mmol/L,未给予处理,在静脉麻醉下行痈切开排脓引流术,手术完毕后复查血糖23mmol/L,立即报告上级医师。给予胰岛素10U静脉注射,继之给予50U＋0.9%NS50ml泵注,3ml/h(3U/h),查血气,纠酸补液,补钾等处理,30min监测一次血糖进行调整,直至血糖逐步降至13mmol/L,血气正常病情稳定,送回病房。

【分析】 该患者由于自我感觉良好,平时不按时服用降血糖药,家人讲他也不爱听,致血糖不稳定,时高时低。患者生痈时更是忘了服药。当时麻醉科医师认为小手术时间短,做完后转内科治疗,故未处理,同时,也未请示报告,这与麻醉者对糖尿病认识不足有关,直至手术完毕,复查血糖高达23mmol/L,心中着急才报告上级医师,若入室即报告进行处理即不会发生后面的风险。

例9 患者,男性,68岁。拟在全麻下行食管癌根治术。术前除血压偏高≥150/95mmHg外,心、肺功能及ECG未见明显异常,采用全凭静脉麻醉,麻醉及手术过程顺利。术中输液10%葡萄糖液1500ml、0.9%氯化钠500ml、血液制品800ml,术毕6h未醒。T 39℃,pH 7.20,PaO_2 120mmHg,$PaCO_2$ 30mmHg,HCO_3^- 10mmol/L,BE －14mmol/L,尿糖(＋＋＋),急查血糖46.2 mmol/L,尿酮体呈强阳性,诊断为糖尿病、酮症酸中毒、昏迷。给胰岛素、纠酸、补钾,病情无明显好转,术后9d患者死亡。

【分析】 主要是对老年人并存糖尿病缺乏应有的警惕。临床医师未问及糖尿病病史,未查血糖;麻醉科医师缺乏输液治疗的基本知识,在术中输液以大量高渗葡萄糖液为主,选择品种失误,致使诱发严重糖尿病酮症酸中毒,昏迷死亡。

【防范】 糖尿病是老年患者最多见的并存病之一。由于胰岛素分泌绝对或相对缺乏,以及靶细胞对胰岛素敏感性降低而引起的一种以高血糖为主的内分泌代谢性疾病。典型症状为"多饮、多食、多尿和消瘦"的三多一少。老年糖尿病患者常合并冠心病、动脉粥样硬化(死亡率可达29%)和糖尿病肾病、糖尿病视网膜病等,糖尿病患者抵抗力低下,易感染如疖、痈,肺部感染往往是致命的。

糖尿病患者术前血糖控制值:最理想空腹血糖正常<6.1mmol/L,餐后2h血糖<11.1mmol/L,尿糖(－)无酮体。术中血糖>10mmol/L,即超出肾糖阈值可出现尿糖病产生渗透性利尿而导致脱水,>11.1mmol/L会影响伤口愈合,血糖16.6～27.2mmol/L,特别是血糖>33.3mmol/L,并高钠,Na^+＞145mmol/L,血浆渗透压升高>320mOsm/L,出现严重脱水、休克可发生高渗性非酮症糖尿病昏迷,若有酮体,尿酮阳性,则可发生糖尿病酮症酸中毒昏迷。病情严重的老年患者病死率可高达50%,故应及时处理(表6-2)。

表6-2 术中处理高血糖,胰岛素的用法

血糖[mmol/L(mg/dl)]	胰岛素用量
7.1～11.0(128～200)	1U/h 滴注
11.1～17.0(200～300)	3～5U 静脉注射然后2U/h滴注
17.1～28.0(300～500)	5～20U 静脉注射然后3U/h滴注
＞28.0(＞500)	20U 静脉注射然后4U/h滴注

然而，控制血糖的同时，要防止发生低血糖，因为脑细胞的能量来自血液中的糖即血糖，血糖 $<2.8mmol/L(50mg/dl)$ 为低血糖，脑细胞缺乏能量，即可出现功能障碍、精神不集中、头晕、神志不清，最后昏迷，故术中患者的血糖，既不能过高，也不能过低，血糖控制在 $6\sim10mmol/L(108\sim180mg/dl)$ 为宜，$<4mmol/L$ 或者 $>11.7mmol/L$ 应当立即处理。

例10 患者，男性，67岁，72kg。左上肺癌，术前患者一般情况尚好，既往有胃痛和胆区疼痛史，术前腹部B超示肝、胆、胰、脾无异常，ECG显示ST-T改变，提示心肌有缺血改变。在气管内插管全麻下行左上肺叶切除，手术中经过均顺利，术后在ICU观察24h，一般情况良好，转出入病房。

第3天，患者突然心前区疼痛，大汗淋漓，血压70/50mmHg，面色苍白，呼吸微弱，很快呈现休克，立即抢救，ECG显示ST段抬高，出现Q波→室性心动过速→心室颤动，紧急打电话请麻醉科医师插管，使用除颤仪除颤，经1h的抢救无效死亡，诊断大面积心肌梗死。

【分析】 患者自以为身体状况良好，但长期抽烟、饮酒，经常"胃痛"，经检查为"慢性胃炎"，而感到剑突下疼痛又认为是胆囊问题，经检查，胆囊也没有大问题，报告"慢性胆囊炎"。故患者一直认为自己有胆囊结石，有些疼痛，也就不在意，疼痛发作时服一些镇痛药缓解，实际上是心绞痛。

此次肺癌虽经过了麻醉、手术等伤害性刺激。由于手术顺利，出ICU回到病房，探视的朋友很多，患者自己也很兴奋，结果诱发冠状动脉痉挛，心肌缺血，心室颤动。由于病房医师毫无准备，临时打电话，插管、除颤用药等抢救措施都在无准备的忙乱中进行，丧失了抢救的最佳时机，最后导致患者死亡的严重不良事件。

冠状动脉粥样硬化性心脏病（CAHD），习惯称冠心病（CAD），是老年患者发病率、死亡率较高的疾病，也是老年人常见的并存病，并发冠心病的老年患者，行非心脏手术如本例，主要的危险是由于冠状动脉管腔狭窄，冠状循环的储备能力下降，不能随机体负荷的增加而提高血流量，以满足增加血供的需求，从而出现心肌缺血、缺氧，氧供需失衡，进而发生缺血部分心肌坏死（心肌梗死）。本例术前准备检查不足，忽视了冠心病的存在，但手术中，虽然麻醉科医师和临床医师仍未知晓患者有冠心病，但全麻供氧充分，手术顺利，也就可能避免了心血管不良事件。而手术后探视人多、兴奋、供氧不足、交感神经兴奋等因素，引发冠状动脉痉挛、缺血、缺氧而发生严重心律失常心室颤动，加之抢救不得力而导致死亡，失误是显然的，教训是沉痛的。

（五）术中容量治疗中的失误

例11 患者，女性，65岁，体重35kg。因糖尿病足右下肢血栓性静脉炎并脚趾坏死，在硬膜外麻醉下行右小腿截肢术。麻醉平面 L_1，手术开始5min，患者呼吸困难，血压下降，口唇发绀、上级医师到场，听诊双肺布满湿啰音，此时发现500ml液体已输完，立即面罩给氧，强心、利尿，并给以少量镇静药和肌肉松弛药后，气管内插管机控呼吸，气道内吸出大量粉红色泡沫痰，给予PEEP压力 $5\sim10cmH_2O$，呋塞米、东莨菪碱静脉注射，经4h抢救，病情稳定。

【分析】 一般体重为60kg左右的患者，采用椎管内麻醉时，应适当扩容，以预防血压下降。在30min内输入 $300\sim500ml$ 液体，即达 $10\sim15ml/(kg\cdot h)$ 可属安全。但本例失误在于：①本例患者体重仅35kg，30min内输入500ml液体，已达 $28.6ml/(kg\cdot h)$ 的速度，单位间内输液速度过快，心脏负荷过重。②患者属老年糖尿病、体弱患者，心肺代偿能力差，不能耐受快速输液，最终导致急性左心衰竭、肺水肿。

例12　患者,男性,73岁,体重65kg,ASA Ⅱ级,诊断为前列腺肥大,术前ECG提示ST-T改变,运动试验阳性,拟在CSEA麻醉下行经尿道前列腺电切术,麻醉操作顺利,蛛网膜下腔用药0.5%布比卡因12mg,麻醉平面T_8后开始手术,约80min后,患者诉呼吸困难,面色苍白,BP90/20mmHg、HR142次/分,立即面罩给氧,听诊两肺为湿啰音,给予咪达唑仑10mg,维库溴铵4mg,紧急气管内插管机控呼吸,气管内吸出大量泡沫痰,急查血气和生化结果:pH 7.3,PaO_2 78mmHg,$PaCO_2$ 30mmHg,HCO_3^- 15mmol/L,BE10mmol/L,K^+ 4.2mmol/L,Na^+ 123mmol/L,Ca^{2+} 1.20mmol/L,Hct 25%,Hb80g/L,诊断为TURP综合征,即水中毒综合征。经限制输液、强心、利尿等处理后好转,术后入PACU继续治疗,约23h后病情稳定,拔除气管内导管送回病房。

【分析】　前列腺含有丰富静脉窦,前列腺切除期间静脉窦开放,易导致灌洗液吸收入血而引起TURP综合征。本例对老年人隐匿性冠心病心功能不良的病情估计不足,对术中大量灌洗液吸收后可能出现的综合征警惕性不高。本应于手术后30min常规监测血气和生化以便及时发现问题,及时处理,但本例手术时间长达80min,患者的心脏代偿功能低下,又未及时监测以致患者出现严重水中毒。

【防范】　老年患者体液较成年人减少,常有有效血容量不足,心脏贮备能力下降,对输液的管理,既要补充血容量,计算好日需量,消耗丢失的量,给予补液,但不宜单位时间快速输入,应提前匀速输入,特殊情况下虽可加快输入速度,但也不能过快,并加强监测,随时间调整,防止输入过速引发的急性左心衰竭,肺水肿,又要注意输注的成分,如晶胶比,输血的时机,避免胶体渗透压降低而出现水肿,也要避免血液稀释过大而使血液含氧能力下降,老年患者术中Hb最好维持在>10g/dl,Hct>30%为宜。术中宜进行CVP监测指导输液,输液通路宜在上肢,避免下肢输液,防止静脉炎的发生。

在进行带有大量冲洗液的手术,如前列腺电切、输尿管碎石、经皮肾取石等手术均应了解灌洗液的成分、用量、出血量。建议深静脉通路监测CVP、血气、电解质、Hb、Hct的变化,预防水中毒或高氯性酸中毒,并处理好容量平衡。

(六)术后处理的失误

1. 老年患者对药物的排泄时间延长,全麻术后虽能呼之睁眼,但各种反射较迟钝,若此时拔管为时过早。拔管后由于无疼痛、吸痰等刺激,患者又熟睡,下颌松弛,易发生呼吸道梗阻或呼吸抑制。

2. 老年患者对缺氧的耐受力差,拔管前吸痰时间过长可致缺氧和CO_2蓄积,拔管后可发生呼吸、心搏骤停。

3. 肺叶切除术后,由于老年患者代偿能力差或腹部大手术用连续硬膜外麻醉术后均可造成呼吸功能不全,送回病房后发生呼吸抑制。

4. 术前并有高血压、冠心病、肺源性心脏病,术中也可能顺利度过,但术后可因缺氧、疼痛、感染、发热而诱发心肌梗死、心力衰竭,这是老年人术后死亡的主要原因之一。

例13　患者,男性,72岁,体重92kg。长期高血压、冠心病,ECG显示ST段下移、心肌劳损。因胃癌拟在全麻下行腹腔镜胃癌根治术。在严密监护下麻醉和手术顺利。入PACU1h后患者完全清醒,拔除气管内导管,观察2h病情稳定,各项检查指标包括血气、电解质、血糖、血常规均正常,送回病房。术后第3天患者主诉心前区不适感,医师未引起重视。第4天因发热患者烦躁不安,随后心率增快,数分钟后患者血压测不到,心搏停止,ECG显示心室颤动,经抢救无效死亡。

【分析】　本例的失误在于手术后临床医师以为手术顺利,手术后3d情况良好而放松警惕。术后7d内是冠心病易发作的危险时段,忽视了患者是长期处于高血压、冠心病、ECG不正常的状态,放松了术后的严密观察和监测,以致心肌缺血未能早期发现并给予治疗,最终因心肌缺血、严重心律失常心室颤动而死亡。

二、老年患者手术麻醉中失误的防范

尽管老年患者较成年患者更易发生麻醉失误,但是根据老年患者的特点进行细致工作,绝大多数的失误是可以防范的。

(一)充分做好术前评估

熟悉老年人衰老进程中机体贮备能力减少、代偿能力(适应力)减退和抵抗力低下的3个特点,术前评估应着重以下3个方面。

1. 正确评估伴随着年龄增长各主要器官功能的生理变化(即生理年龄),术前检查的重点是神经系统、心血管、肺、肝和肾的功能及其贮备能力。

2. 老年人常伴有多种并存病,如高血压、冠心病、老年慢性支气管炎、糖尿病和骨关节病等,应对并存病的病情、治疗情况加以了解,某些情况下这些并存病的危险性远大于须行外科手术的疾病本身,处理好并存病是老年麻醉的特殊性。

3. 老年患者除最常见的5种手术(如白内障摘除术、前列腺经尿道电切术、疝修补术、胆囊切除术和股骨颈骨折复位术)外,多为恶性肿瘤,如肺癌、胃癌、结肠癌、食管癌、肝癌、乳腺癌。老年癌症患者,往往病情危重,麻醉风险更大,围术期死亡率更高。

(二)术前准备的重点

1. 并存高血压的患者应正规进行抗高血压的药物治疗,急诊患者也应适当处理后再麻醉。

2. 肺部有感染者应积极抗炎治疗,戒烟、排痰后再手术,术后肺部感染对老年患者往往有致命的风险。

3. 有三束支或Ⅲ度房室传导阻滞者,应先安装临时起搏器再麻醉。

4. 术前应纠正脱水、缺氧、贫血、低蛋白血症和电解质酸碱失衡。

5. 对术前曾用过的药物应重点了解其对麻醉的影响。

6. 注意体重、肥胖程度、牙齿松动脱落气道等对气管内插管的影响,以及骨、关节变化对麻醉操作的影响。

(三)加强麻醉管理

1. 术前用药总的原则是较成年人用量要酌减。降压药宜用至术日晨,糖尿病患者术前48h停用长效降血糖药,改用普通胰岛素注射。老年慢性支气管患者术前两周应戒烟,最好提前3个月戒烟,并应消炎、排痰和解除支气管痉挛。有心律失常者,应积极治疗纠正心律不齐。

2. 选择合适的麻醉方法。凡能达到良好镇痛效果,又对循环呼吸功能影响小,能保持患者清醒状态的麻醉方法是老年患者麻醉选择的原则。也有人主张术中让患者入睡,不紧张,应多选全麻。下腹部、会阴部、下肢手术可选择低位腰麻或硬膜外腰麻联合麻醉,用低浓度小剂量的腰麻,麻醉平面控制于T_{10}再与硬膜外麻醉衔接,单侧腰麻、鞍麻或神经阻滞等;上肢手术可用臂丛神经阻滞。上腹部手术选用硬膜外/全麻联合麻醉。硬膜外麻可选用低浓度、气管内插管全麻主要保证氧供和CO_2排出以及减少腹腔手术内脏牵拉反应,术后清醒快并可实施术后镇痛。头、胸、颈、颌面大手术则应选择全麻。联合麻醉包括硬膜外与全麻、腰麻与硬膜外、臂丛与全麻的联合麻醉,由于可发挥两种麻醉中的优势互补,并且用药量较单一麻醉为少,对老年人比较合适,可多选择应用。神经阻滞宜用低浓度局麻药。

3. 合理计划用药:老年患者的血容量,血浆蛋白均低于成年人,对药物的吸收排泄均与成年人不同,肝、肾功能减退,总的原则是用量较成年人偏少,给药方式为少量分次为宜。因此,在麻醉中给各种药物的剂量、浓度、给药途径均应仔细考虑。输液、输血的用量、品种和速度,急救药品的剂量以及器材等应事先准备好力求合理用药。维持机体生理状态,避免血流动力学的大幅波动。

4. 输血、输液纠正低血容量:老年患者术前常伴有血容量不足,血液常处于浓缩和高凝状态,但心血管的代偿功能有限,因此,对老年患者的输液要缓慢匀速,避免单位时间内大量快速输注(大出血例外)以防止容量负荷过大而引起急性左心衰竭、肺水肿。输血的指征应较青壮年为宽,Hb<9g/dl,Hct≤28%时可考虑输注红细胞,重大手术应在CVP、MAP、尿量的监测下输液或目标导向液体治疗。老年人血管硬而脆,下肢血管易发生深静脉栓塞,故静脉穿刺输液宜选在上肢较粗的贵要静脉,大手术应做锁骨下静脉或颈内静脉穿刺置管。

5. 保持呼吸道通畅:老年患者保持呼吸道通畅特别重要,既要充分供氧同时又要避免 CO_2 蓄积。因老年人肥胖者多、颈短而粗、头不易后仰和旋转、牙齿常有脱落松动或参差不齐,或全口义齿,不仅可造成气管插管的困难,而且可影响气管内导管固定,非全麻者易发生上呼吸道梗阻,若不注意极易出现缺氧或 CO_2 蓄积。老年人不仅肺功能减退,而且围术期肺部感染为首位并发症,故非全麻患者要特别注意头、颈部的位置,术中辅助用药宜少或不用,保持患者清醒,吸氧应高浓度、较大流量,一旦入睡打鼾即为上呼吸道半阻塞,应立即唤醒患者。全麻患者应气管内插管,注意吸痰和呼吸道湿化。

6. 术中避免副损伤:老年人皮肤、骨关节易受损伤,在体位变动、固定心电图电极片、电灼的副极片时都应注意保护患者,避免副损伤。

(四)加强对并存病的处理能力

老年人多有一个或多个并存病,增加了麻醉管理的难度和危险性,故老年患者的麻醉从某种意义上讲就是处理并存病的麻醉。高血压、冠心病、脑血管疾病、糖尿病和慢性阻塞性肺疾病都是老年患者最常见的并存病,处理不好易发生失误和出现并发症,故应加强对这些疾病的诊断治疗能力,以提高麻醉的安全性。

(五)加强监测

不论局麻、区域麻醉或全麻,都应根据本单位的条件给予最好的监测。除监测 BP、HR、RR 外,术中 ECG、CVP、MAP、SpO_2 和 $ETCO_2$ 应列为常规监测,同时应加强血气、电解质、血糖、乳酸、尿常规、尿糖、凝血功能、体温的监测。

(六)加强术后管理

有条件者术后应常规入 PACU 或 ICU,待病情稳定后送回病房。无条件者也应待患者循环、呼吸稳定后再送回病房。对呼吸功能不良或胸科、颅脑手术患者,应适当延长拔管时间和呼吸机治疗时间。对术前有心血管疾病者,应加强 MAP、CVP、ECG、SpO_2 和血气监测,并注意水、电解质和酸碱平衡,严密观察和监测有无并发症的发生。加强护理,勤翻身,叩背,鼓励咳嗽或吸痰,静脉注射宜在上肢进行。

(七)加强术后镇痛

虽然老年患者反应迟钝,但老年患者术后疼痛是诱发高血压、心绞痛、冠心病、肺不张等并发症的重要因素。因此,应重视术后镇痛。患者自控镇痛(PCA)适用于老年人的术后镇痛,但所用药物和剂量应酌减。硬膜外镇痛最好选用低浓度罗哌卡因(0.15%~0.1%)+芬太尼(1~2μg/ml)为宜。

(宋晓阳　沈七襄)

第四节　新生儿手术麻醉的失误

新生儿是指出生后1个月以内的小儿。出生体重<2500g的小儿称"低体重儿"。妊娠不足37周出生的小儿为"早产儿"。

新生儿不是成人的缩影,其解剖、生理均有其独特之处。如新生儿头相对较大,颈短,舌体相对较大,麻醉时易阻塞咽部,常需用口咽通气道。新生儿潮气量仅6ml/kg,足月3kg的新生儿约8ml,而无效腔量5ml,几乎是潮气量的1/4～1/3,呼吸频率40次/分,氧储备缺乏。新生儿的每搏量小,心排血量主要取决于心率,正常为120～140次/分,故一切引起心动过缓的情况均可导致心排血量降低。新生儿血容量平均85～90ml/kg,Hct较高,约为60%,Hb也高,180～190g/L,若低于120g/L即为贫血。新生儿体温易受外部环境温度的影响,32～34℃较为合适。故新生儿手术麻醉非专科医师常会遇到困难。

新生儿复苏则是妇产科医院、综合医院麻醉科医师经常遇到的工作,大部分胎儿娩出时均很顺利,仅有5%左右的新生儿娩出时有窒息、缺氧,需要复苏。首先是建立呼吸,凡是Apgar评分<5者应立即面罩给氧或直接气管内插管,期间最易发生失误的为气管导管误入食管,导管置入过深或导管脱出等。

例1　胎儿,男,娩出。1min Apgar评分4分。麻醉科医师用面罩加压给氧,数次无好转,立即气管内插管,接新生儿简易呼吸器辅助呼吸。随后见新生儿腹部明显隆起,提示导管置入食管,拔出导管再次置入气管内,行辅助呼吸。1min左右新生儿肤色逐渐变红,心跳有力,心率>100次/分。2min左右自主呼吸恢复,肢体活动。5min后不能耐受气管导管,吞咽反射活跃,拔出气管内导管,给予鼻导管吸氧。10min Apgar评分9分,送回婴儿室。

例2　早产儿,(37^{+2}周)女。娩出后1min Apgar评分5分。立即气管内插管,顺利置入2.5号导管,接简易呼吸器辅助呼吸。听诊肺部左侧无呼吸音,立即将导管退出2cm,双肺呼吸音良好。5min后Apgar评分8分,送入新生儿ICU。

例3　胎儿,娩出,男。1min Apgar评分4分。立即气管内插管,接简易呼吸器辅助呼吸,肤色变红,心跳有力。行静脉穿刺时新生儿面色突然发绀,发现胸廓无起伏,听诊呼吸音极弱,立即拔出气管内导管,重新插管,辅助呼吸,病情立即好转。

【分析】　以上三例新生儿急救中的失误例1气管导管置入食管,例2气管导管置入过深进入右侧支气管,例3在静脉穿刺时体位变动致气管内导管脱出。

【防范】　新生儿喉头声门位置较成人高,会厌卷曲,弯喉镜不易暴露,然而新生儿肌肉松弛较好,最好用直喉镜,将会厌挑起,充分暴露声门,便于置入气管内导管,防止误入食管。置管后听诊两肺,双侧呼吸音相同方能固定,确保导管在气管居中。由于新生儿颜面部常有油脂,固定导管要小心擦净油脂,用T形胶布妥善固定,防止导管脱出。

胎儿娩出,新生儿的发育情况目前多以Apgar评估计分(表6-3),10分为正常新生儿,8～10分无窒息,7～4分有轻度窒息,3～0分重度窒息。当新生儿评分5分,面罩给氧辅助呼吸数次,若无好转应立即气管内插管,≤4分应马上气管置管呼吸支持,0～3分立即CPR。

表 6-3　新生儿 Apgar 评分标准和临床意义

项目	临床意义	2 分	1 分	0 分
肤色	反映新生儿肺部血氧交换状态	身体粉红色	手脚末梢发绀	全身发绀
心率	评估心跳的强度与节律性	有力>100 次/分	微弱<100 次/分	听不到
呼吸	评估心脏与肺脏的成熟度	呼吸规律	呼吸节律不齐	没有呼吸
肌张力运动	反映中枢反射和肌肉强度	肌张力正常	亢进或低下	松弛
反射	评估对外界刺激的反应能力	强刺激——大哭	低声抽泣或皱眉	无反应

例 4　产妇,28 岁。入院诊断:①妊娠 46^{+6} 周,1/0 右枕前;②脐带绕颈;③妊娠合并甲状腺功能减退;④巨大儿。经阴道分娩一男活婴,新生儿外观无畸形,1min Apgar 评分 7 分,给予保暖、清理呼吸道及吸氧等处理,新生儿哭声弱,呼吸不畅,急请麻醉科及新生儿科协助抢救。麻醉科医师到场行气管内插管,操作顺利,并吸出少量胎粪样黏液及残渣,持续捏皮球辅助呼吸,5min 后 Apgar 评分 7 分,12min 后新生儿出现广泛皮下气肿、腹胀膨隆及胸廓膨大,停止人工呼吸。随后患儿发绀,而一旦行人工呼吸则皮下气肿加重,如此反复多次,最后心跳停止,抢救无效死亡。

【分析】　此新生儿的抢救过程与一般缺氧性疾病的抢救表现出完全不同的症状,应考虑有特殊病情的存在,并应积极咨询儿科医师,明确诊断以利抢救。但在场的麻醉科医师和产科医师均对此患儿的疾病一无所知。实际上该患儿应该是新生儿气漏综合征,出生后在原有基础病的基础上,人工呼吸特别是加压呼吸后加快和加重了气漏的程度。随后尸检发现气胸、纵隔移位,患儿由于缺氧及心脏大血管受压,从而导致心搏停止。本例最大的失误为在场医务人员对新生儿气漏综合征毫无认识,导致漏误诊和处理上的失误。

新生儿肺气漏综合征发病率为 1%～2%,新生儿肺气漏是由各种原因使肺泡中的气体外漏至体内称肺气漏。漏出的气体可积存在肺间质(称间质性肺气肿)、胸膜腔(称气

胸)、纵隔(称纵隔气胸)、心包(心包积气)和皮下(皮下气肿)即气体漏出的类型取决于气体从正常肺泡漏出的部位。临床上显著的肺气漏常发生在原有肺部实质性病变的基础上,如气道不完全性阻塞,气道内有黏液、渗出物、胎粪等不完全阻塞气道,形成活瓣,气体能进来,但不能呼出,造成严重肺气肿,以致发生气漏。本例新生儿发生气漏综合征可能与此有关。医源性气管内插管加压呼吸,机械呼吸 IPPV、CPAP 加压过高等也可以发生气漏。本例气管内插管后手捏皮球不易把握气道压力,往往压力过高,在原有疾病的基础可加快加重肺气漏的发生,在气管内插管后 7min 出现严重的皮下气肿,即可说明。此外,产伤肋骨骨折致肺穿孔也可引起肺气漏。此患儿出生后有自主呼吸而在气管内插管行人工呼吸后,呼吸困难加重,全身大量气肿,心搏停止,如果对此疾病有所认识,即可诊断。

对新生儿气漏的治疗:轻者应镇静吸氧观察为主,严重者若有气胸应行闭式引流,可行机械呼吸但对压力的调整极为重要,避免压力过大,应提高吸氧浓度达到能充分供氧和低压呼吸支持。该病的病死率与诊断处理是否及时、正确有关,与肺部病变的严重程度有无并发症及其轻重有关。本例由于诊断不明、处理不当、缺乏应有的监测、原发疾病重等因素最后造成死亡的严重后果。

【防范】　新生儿气漏综合征比较少见,应加强对本疾病的认识,提高对新生儿肺气漏的诊断意识,预防为主。避免早产及过期

产,防止宫内及产时窒息。多学科合作,一经诊断应送新生儿ICU进行治疗。

临床上新生儿常见的几种疾病如食管闭锁、幽门梗阻、先天性膈疝、先天性肛门闭锁等,这些疾病均可危及新生儿生命,必须紧急手术,其中先天性膈疝的诊断和处理最易发生失误。

例5 患儿,女,出生时心音微弱,全身发绀。立即气管内置管。人工呼吸后发绀有所改善,HR 120～150次/分,呼吸40～60次/分,两肺呼吸音清晰,用高频通气维持。但高频通气一旦停止,发绀立即加重,临床诊断"新生儿呼吸窘迫综合征",高频通气维持近10h,病情不见好转,家属要求停止抢救。患儿死亡后解剖发现胃、小肠、大肠均在左侧胸腔内,左肺叶全部萎陷,诊断为先天性膈疝。

【分析】 该病例主要由于临床医师和麻醉科医师对先天性膈疝缺乏应有的认识,也未进行必要的检查,如X线、超声等,造成误诊和漏诊。若有这方面的意识先天性膈疝是不难诊断的。例如还有一个病例:新生儿,男,出生时呈发绀,无呼吸,Apgar评分5分,经吸氧发绀不减轻,点头呼吸R50次/分,HR100次/分,听诊右肺湿啰音,左肺呼吸音消失,X线检查报告:先天膈疝,立即送手术室进行手术治疗。

【防范】 先天膈疝的诊断:①出生后发绀、呼吸困难或无呼吸、心音右移;②腹部扁平或呈舟状腹;③氧治疗后发绀或呼吸困难难以纠正和维持;④胸部听诊一侧呼吸音弱,有时可闻及肠鸣音;⑤X线检查可早期确诊。

新生儿先天性膈疝一经诊断,严重者立即送手术室,急诊手术。新生儿膈疝虽然膈肌缺损大,疝入胸腔的脏器多(胃、小肠、升结肠、横结肠和降结肠等),但胸内粘连较少,可经腹部切口将胸腔内容物还纳至腹腔。

术前准备:①吸氧辅助呼吸防止加重缺氧。②置胃管吸空胃内容物。③建立良好静脉通路补液纠正低血容量。④纠酸。pH＜7.150时,给5% $NaHCO_3$ 1～2mmol/kg稀释至0.45%等渗溶液静脉泵注。⑤备血、备白蛋白。

新生儿可行清醒气管内插管,呼吸机低压辅助呼吸,局麻或硬膜外麻醉下开腹,将疝入胸腔内的内容物拉出胸腔,胸部腾出空间后逐渐进行膨肺,纠正缺氧后加用全麻,继续复位腹腔内容物和修补膈肌。

术中加强监测,纠正低氧血症、酸中毒,维持内环境平衡,维持 Hb＞120g/L,Hct≥35%。尿量维持＞1.0ml/(kg·h),注意保温等。注意预防复张性肺水肿的发生,术后送新生儿ICU。先天性膈疝较轻者待症状明显时再手术。

例6 患儿,男,出生时Apgar评分10分,体重3kg。出生后1d开始吸奶,但不久即开始吐奶,进少量糖水尚可吸收,连续5～6d,诊断:先天性肥厚性幽门狭窄(CHPS)拟在全麻下行幽门环肌切开术。第7天患儿入手术室,体重2.5kg,肌内注射氯胺酮10mg,地西泮0.5mg,静脉注射,气管内插管,高频通气支持,手术进展欠顺利,出血约30ml,患儿心率下降,麻醉科医师准备给患儿输血,但术前未准备。情急之下,麻醉科医师立即抽取患儿父亲的血30ml给患儿输注,病情好转完成手术,术后恢复良好。

【分析】 该病例主要失误为"轻敌",手术医师认为手术简单,没有必要备血。麻醉科医师也对患儿术前估计不足,也认为没有必要备血。而术中遇到意外出血,则措手不及,幸好麻醉科医师及时抽取其父亲的血液30ml(患儿"A"型血,其父"O"型血)为患儿输入,避免了严重失误。

幽门梗阻是新生儿常见的外科疾病,常因幽门括约肌肥厚所致。导致持续呕吐,不能正常进食,可出现脱水、低氧血症及酸中毒,手术在全麻下进行幽门环肌切开术。术前置胃管,预防呕吐误吸,幽门环肌切开时须保证患儿腹肌松弛并制动,以预防咳嗽或体动而导致黏膜穿孔。术毕苏醒后取侧卧位拔除气管内导管。

新生儿血容量为 $85\sim90ml/kg$,患儿 2.5kg 全身血容量最多约为 225ml,急性出血 30ml,占血容量的 13%,即相当于成人急性出血 $600\sim700ml$,一般失血达 20% 左右可发生休克,但急性快速失血 >10% 也可出现休克,该患儿出生后尚未正常进食,处于营养欠佳,轻度脱水状态,加之急性失血,心率开始下降,已出现休克,若不及时纠正可危及生命。

新生儿由于心脏体积小,每搏量小,新生儿的心排血量主要取决于心率,正常新生儿心率 $120\sim140$ 次/分,最高可达 170 次/分,一切心率下降,心动过缓的情况均将导致心排血量降低。术中患儿出血,心率下降至 100 次/分已说明心排血量下降,必须及时处理。凡新生儿、婴儿手术最好有听诊器固定在小儿左前胸,随时听诊既能监测心率又能听诊肺部,虽然目前有 ECG 和 SpO_2 的监测,但心前区听诊仍不可少。

新生儿 Hct 较高,Hb 也高,一旦失血 $Hb<120g/L$,$Hct<35\%$,即可影响到 Hb 的携氧功能,就需要输血。术中精确地输血、输液、严密地监测维护循环和呼吸系统安全是做好新生儿麻醉减少失误的重要措施。

例7 女婴,2.8kg,出生后 5d。因双侧Ⅲ度唇腭裂,吸奶极为困难,决定先行双唇粘连修复术。第 7 天患儿入手术室,常规吸氧和监测。氯胺酮 10mg,肌内注射,咪达唑仑 0.5mg 稀释至 5ml,缓慢静脉注射。患儿入睡后行气管内插管,麻醉科医师用弯喉镜暴露声门,但无论如何无法暴露声门,只能暂时放弃,第 2 天请到外院专家前来指导,专家将一小块纱布折叠塞入牙槽裂隙处,将牙槽突根部垫平,用喉镜暴露声门插管成功。

【分析】 此病例的主要失误为该麻醉科医师对双侧唇腭裂的解剖特点不甚了解,业务不熟,造成插管失败。

【防范】 唇(腭)裂是常见的先天畸形,发生率约为 1:1000,分单侧唇裂和双侧唇裂(不完全型、完全型等)按裂隙程度分Ⅰ度、Ⅱ度、Ⅲ度和隐裂。该患儿是Ⅲ度唇腭裂不仅双唇裂开而且鼻底完全裂开,牙槽裂隙明显,喉镜缺少了支撑点,故暴露声门困难。用小纱布块折叠放入牙槽裂隙处,将牙槽突凹陷处垫平,即可克服此不足,有助于喉镜暴露声门,完成置管。

严重唇腭裂,因口腔与鼻腔间有缺裂存在,吸乳时不能在口腔内形成所必须的负压,吸乳困难。该患儿Ⅲ度唇腭裂,因吸奶极困难故决定手术。一般情况下双侧Ⅲ度唇腭裂患儿,3 个月行唇裂修复术。牙槽突裂需再次行修复或植骨术。手术采用全麻,选用异型导管经口腔气管内插管。用胶布固定于下唇正中。口内气管内导管周围用纱布块填塞,并将纱布的一个小头暴露于口腔处,预防术毕后遗忘。

新生儿手术麻醉失误的防范:

1. 新生儿复苏

(1)准确评估,Apgar<4 分立即气管内插管,≥5 分面罩给氧,若无改善插管,呼吸复苏为重点,CPR 的 A、B、C,适用于新生儿,认真吸净口、鼻、咽、喉及气管内的分泌物,认真听诊双肺,确保气管内导管位置正确,呼吸机支持注意调整参数,勤查血气。

(2)建立静脉通路,精确输液,用微量泵输注。

(3)HR<100 次/分需进行心脏按压,频率 120 次/分,肾上腺素 $10\sim30\mu g/kg$,脐静脉注入。心搏停止,肾上腺素 $0.02\sim0.1mg/kg$,静脉注射。

(4)纠酸 pH<7.2,BE<−10,$HCO_3^-<15mmol/L$,可用 5% $NaHCO_3$ 1mmol/kg 稀释至 0.45% 的浓度为等渗液,0.5mmol/min 泵注。

(5)常用药:心率过缓,阿托品 $0.01\sim0.03mg/kg$,静脉注射,异丙肾上腺素 $0.5\sim$

$1\mu g$,静脉注射,$0.005\sim0.06\mu g/(kg\cdot min)$泵注。心跳无力:10%氯化钙 $5\sim10mg/kg$,静脉注射。多巴胺:$5\sim20\mu g/kg\cdot min$泵注,纳洛酮:$0.005\sim0.01mg/kg$,静脉注射。

(6)维持血糖$\geq4.4mmol/L$。

2. 常见手术的麻醉处理注意事项

(1)充分了解新生儿解剖、生理的独特之处,掌握有关新生儿各脏器系统的特点尤其是循环系统、呼吸系统、代谢方面与成人的处理上有很多不同,若不根据其特点来处理就会发生失误。

(2)强调严密监测,在监测结果指导下早发现问题早处理。

(3)精确输液,输血,用药。

(4)计划麻醉,做任何手术术前准备要充分,术中步骤,用药,术后处理都要有计划,做到心中有数。

(5)多与小儿科、新生儿ICU医师沟通,取得互相帮助和协作,以减少失误发生。

(沈七襄 宋晓阳)

第五节 体外循环心脏手术围术期管理的失误

心脏病手术多数需要在体外循环心肺转流(CPB)下进行。为了使心脏手术顺利操作,必须使血液暂时不经过心脏也不通过肺。CPB就是将人体的血液从静脉系统引出体外,先经过人工肺进行气体交换,再由人工心脏泵入动脉系统,以维持体内各脏器和组织的代谢。CPB心脏手术麻醉是一个非常复杂的过程。麻醉科医师不仅要熟悉各类先天性和后天性心脏病的病理生理及外科治疗所产生的影响,掌握与之相关的麻醉技术与围术期管理、心肌保护与心脏复苏,以及大脑、肺脏、肾脏和血液等器官、系统的监测与保护等各方面的知识,而且还要了解CPB的基本操作和管理,以及CPB对患者病理生理的影响、麻醉手术和CPB灌注的相互关系,具备预防及处理术中意外和术后有关并发症的能力。

一、CPB心脏手术围术期的失误

(一)术前用药不当造成不良后果

1. 用药过量,如先天性心脏病患儿由于发育差,体重与年龄常不相符,有时相差甚远,术前用药一定要按实际体重计算,否则用药容易过量;心功能不全的患者按常规给药可引起心肌抑制而导致不良后果。

2. 用药不足,如发绀型心脏病患儿术前用药不足,哭闹可导致缺氧加重、诱发漏斗部痉挛引发发绀缺氧危象而致晕厥;二尖瓣狭窄患者术前镇静药不足,患者紧张、焦虑情绪可导致心动过速、心排血量下降,严重时可诱发急性肺水肿。

3. 药物选择不当,如重度二尖瓣狭窄患者应用阿托品,可引起心率过快,患者心排血量降低,甚至诱发肺水肿。

例1 患者,男性,48岁,体重62kg。因二尖瓣狭窄拟在CPB下行二尖瓣置换术。术前吗啡5mg、东莨菪碱0.3mg,肌内注射。入手术室后患者高度紧张,躺上手术床安放ECG电极时出现呼吸困难,听诊双肺布满啰音,诊断为急性肺水肿。立即给予吸氧、静脉注射吗啡10mg、呋塞米40mg、咪达唑仑3mg,患者入睡后静脉注射阿曲库铵40mg紧急气管内插管,气管内吸出大量粉红色泡沫痰,连接呼吸机机械通气并加用PEEP 5cmH_2O,同时加快麻醉及手术进程,快速建立CPB,手术顺利完成。

【分析】 此例的失误主要是术前用药不足,患者极度紧张致心动过速,回心血量增加,而二尖瓣狭窄又不能将增多的回心血量排出,造成肺淤血,左心房压、肺动脉压和肺楔压明显增高即引起急性肺水肿。必须指出的是：二尖瓣狭窄患者如遇血压下降，静脉注射肾上腺素可导致肺水肿，这也是麻醉管理中要注意避免的失误。

术前用药是围术期管理的组成部分。多数情况下，术前长期服用的心血管药物在手术当天应该用少量清水继续口服。术前适当给予镇静、镇痛药物可以缓解患者的紧张情绪，提供良好的抗焦虑、遗忘和催眠作用，有利于患者安全度过围术期，促进患者术后康复。代偿期心脏病患者心血管手术前 $30\sim60\min$ 可肌内注射吗啡 $0.05\sim0.15\mg/kg$，并可同时伍用东莨菪碱 $4\sim5\mu g/kg$；到达麻醉准备间或手术室内则可静脉注射咪达唑仑 $15\sim70\mu g/kg$，必要时可伍用吗啡 $0.03\sim0.07\mg/kg$ 或芬太尼 $0.5\sim1.0\mu g/kg$。失代偿患者应注意酌情减少麻醉前用药量，咪达唑仑静脉注射推荐剂量为 $15\sim20\mu g/kg$。年龄>70 岁者，不建议使用抗胆碱能药物；严重瓣膜病或存在心力衰竭者，术前用药需减量，必要时需吸氧。有文献认为，患者转运至麻醉准备间或手术间前不建议使用镇静药和阿片类药物。

（二）麻醉用药的失误

由于先心病左向右分流和右向左分流的病理生理改变不同，对麻醉诱导药物用量可产生明显影响。左向右分流的患者肺循环血增多，肺循环血量可数倍于体循环血量，部分血液在肺循环内往复循环。吸入性麻醉药诱导能促使麻醉加深、诱导迅速，容易出现麻醉过深而导致心肌抑制；而静脉麻醉诱导由于部分药物滞留在肺内循环，起效相对缓慢，麻醉不易加深，而过量用药则会对心脏循环产生抑制作用。右向左分流则相反，由于肺血量减少，吸入麻醉不易加深，而静脉诱导药物可通过心内缺损直接进入体循环分布至大脑和全身器官，缩短了静脉麻醉药物到达脑内的时间，容易加深麻醉。

例 2　患儿，男，5 岁，体重 14kg。出生后即因发绀诊断为法洛四联症，拟在基础麻醉下作心血管造影。术前用药：阿托品 0.3mg，肌内注射。患儿哭闹不止，用 2.5% 硫喷妥钠 5ml 静脉注射仍未能入睡，再注入 3ml 才入睡，但同时出现呼吸困难，立即静脉注射琥珀胆碱 20mg，气管内插管、人工呼吸，发绀未改善，随即心搏停止，抢救无效死亡。

【分析】　①术前用药不足。②选用硫喷妥钠不妥，因其对心肌有抑制作用。③硫喷妥钠用量过大。第一次用 2.5% 硫喷妥钠 5ml（125mg）时，按患儿体重 14 kg 计算已达到 8.9mg/kg。由于控制输液速度，给药后麻醉药物滞留在导管内未能完全进入血管，误认为剂量不足又加大用量，实际用药量已达 14.4mg/kg，而且药物浓度高，进入血液循环后通过缺损部位进入主动脉和冠脉循环，直接抑制心肌导致血压下降，右向左分流增加，从而加重中心型缺氧。④患儿哭闹不止，CO_2 排出过多、$PaCO_2$ 下降，CO_2 对呼吸中枢的兴奋作用降低，而硫喷妥钠不仅对心肌有直接抑制作用，还可降低呼吸中枢对 CO_2 的敏感性。此时若药物注射速度稍快则极易发生呼吸停止，加之患儿麻醉前本身已有明显缺氧，从而引起漏斗部痉挛，进一步加重缺氧，致使心搏骤停。⑤重症发绀型先心病一旦在手术室外发生严重缺氧性心搏骤停，一般的氧治疗、气管内插管机械呼吸均难以达到提高氧分压、改善脑缺氧，减少或避免全身重要器官缺氧性损伤的目的，抢救困难，后果严重。

该案例是一例手术室外的麻醉管理。心导管检查通过动脉或静脉置入导管到心脏或大血管，在造影剂显影下检查心脏、瓣膜和血管的解剖，以及心室的功能和心腔内的压力等。右心导管主要用于诊断先天性心脏病，左心导管主要用于诊断后天性心脏病和大血管病变。在不同的部位采集血样分析氧饱和度还可以判断分流的位置。虽然超声和CT等影像学诊断手段得到了长足的发展，但对于诊断复杂的心脏解剖结构异常,心导管检查仍然是"金标准"。为了保证检查的准确性,检查过程中需保持呼吸和血流动力学稳定,维持动脉血氧分压和二氧化碳分压正常。

早期建设的放射检查导管室条件简陋,缺乏医疗气体、负压吸引、监护系统以及电源的合理布局,面积狭小,实施全身麻醉存在诸多困难,当时称之为强化麻醉、基础麻醉等的麻醉监控镇静术(MAC)是当时导管室内常用的麻醉方法。随着影像学技术的发展以及各种导管和封堵器的研发,心血管介入治疗从过去先天性心脏病诊断性检查为主的操作逐渐转变为先天性心脏病和后天性心脏病的主要治疗操作,广泛应用于肺动脉瓣狭窄、动脉导管未闭、房间隔缺损、室间隔缺损、主动脉瓣狭窄、主动脉缩窄以及冠心病等的介入治疗。与之相适应,全新规划设计的导管室常规配备了中心供气、负压吸引以及生命体征监护系统和集中供电系统,尤其复合手术室(又称为杂交手术室)的发展,完全能够满足实施全身麻醉的要求。心导管检查与治疗时,因麻醉科医师难以在操作间内及时进行麻醉管理,故应选择可控性好、诱导时间短、副作用少且恢复迅速的药物。

例3 患者,男性,50岁,55kg。因主动脉瓣重度反流拟在 CPB 下行主动脉瓣置换术。术前心电图提示左心室高电压;心脏彩超提示左心室 83mm,EF 值 45%;心胸比 0.78。入室后局麻下左侧桡动脉穿刺建立有创血压监测,麻醉诱导前 BP 150/45mmHg、HR 100 次/分。顺序缓慢推注咪达唑仑 0.05mg/kg、芬太尼 10μg/kg、维库溴铵 0.1mg/kg,血压逐渐下降至 80/41mmHg、心率降至 60 次/分,给予麻黄碱处理后血压升至 110/42mmHg、心率上升至 71 次/分。后续麻醉、手术过程顺利。

【分析】 该例主要由芬太尼引起心率减慢,从而导致血压过低。心率减慢时心脏舒张期延长,主动脉瓣关闭不全导致反流到心

室的血液增加,血管内血容量减少,血压下降。同时,咪达唑仑具有中枢镇静作用,交感张力下降、外周阻力血管扩张,加剧了血压的下降程度。

慢性主动脉瓣反流患者,左心室通过不断扩张和肥厚以提高左心室舒张末期容积来增加每搏量维持心输出量,术前不同程度存在心肌肥厚和劳损,心脏扩大、肥厚,心脏储备能力低,通过较高水平的交感神经兴奋引起外周血管收缩来维持全身循环,心率增快、心肌收缩力增强、动静脉血管收缩均是代偿的表现。麻醉用药应避免或减少抑制交感兴奋性的药物,尽量保留患者的自身代偿机制。诱导时少量分次给药、低浓度缓慢用药,必须维护心功能、保持血流动力学稳定;降低外周血管阻力,保证前向血流;保证足够的循环容量和心房收缩力以适应静脉血管床的扩张、主动脉瓣的反流和心室顺应性下降等影响,维持心率在 90 次/分左右,缩短舒张期,减少反流,保证足够的心输出量,特别要注意防治舒张压过低,避免冠状动脉灌注不足而导致发生心室颤动。因此,麻醉诱导前必须备好血管活性药物和除颤器。

心脏手术的麻醉管理须注意避免应激反应和抑制后的低血压,尤其危重患者,对麻醉药物的耐受性低,即使不影响血压的药物也可能抑制交感神经张力而导致低血压的发生,尤其当联合用药时可因药物的协同作用影响而导致低血压的发生。硫喷妥钠作为经典的静脉麻醉药物,现已退出临床,取而代之的是丙泊酚、依托咪酯、咪达唑仑等。丙泊酚的心肌抑制作用最强,咪达唑仑次之,依托咪酯最轻,依托咪酯联合舒芬太尼或芬太尼以及肌肉松弛药的配伍被认为是心血管手术的最佳麻醉诱导配方。

丙泊酚是目前最常用的静脉麻醉药,起效快、苏醒迅速,但其明显减少外周血管阻力,降低心脏指数、每搏输出量和左心室每搏做功指数。丙泊酚可以抑制压力感受器反

射,降低血压但并不增快心率,当剂量超过 0.75mg/kg 即具有直接的心肌抑制作用,推荐应用在心肌储备较佳和血流动力学稳定的患者。因其可使体循环阻力降低,存在右向左分流时可使肺血量进一步下降,对于肺血流减少的患儿应谨慎使用。成人患者丙泊酚诱导的 ED_{95} 为 2.0～2.5mg/kg,小儿及儿童 ED_{95} 为 2.0～3.0mg/kg,合用苯二氮䓬类药物或阿片类药物时诱导剂量明显减少;单纯使用丙泊酚维持时,输注速度可在 100～200μg/(kg·min)之间根据手术刺激调整,如合用其他药物,维持剂量可减至 20～150μg/(kg·min);用于镇静时,一般输注达 30μg/(kg·min)以上患者记忆即可消失,如合用苯二氮䓬类药物或阿片类药物则需进一步降低使用剂量。丙泊酚具有注射痛,从中心静脉输注可避免疼痛,亦可在注射丙泊酚前静脉注射利多卡因 0.2mg/kg,或在丙泊酚中按 1mg/kg 加入利多卡因以减少注射痛的发生。

依托咪酯镇静催眠效果可靠,其心力储备作用优于其他镇静药物,对正常容量的患者每搏量、左心室舒张末容积和心肌收缩力无影响。一般认为依托咪酯对呼吸系统无明显的抑制作用,但较大剂量或注射速度过快时偶有呼吸暂停,亦有报道一般剂量下 30% 的患者存在呼吸暂停,平均持续 30s,应引起重视。未用术前药的成年患者,依托咪酯的最小麻醉剂量约为 0.25mg/kg,临床推荐剂量为 0.3mg/kg;用于短时镇静时,推荐负荷量为 15～20μg/(kg·min),持续输注 10min,然后以 2.5～7.5μg/(kg·min)的剂量维持。依托咪酯具有肌阵挛等不良反应,在癫痫患者可增加癫痫的发生率,尤其是其对肾上腺皮质功能的抑制作用,不适用于 10 岁以下小儿患者。

咪达唑仑具有顺序性遗忘作用,对呼吸和循环的抑制作用呈剂量依赖性,但个体差异较大,难以确定其最小有效剂量,与阿片类药物合用可明显降低血压。麻醉诱导剂量为 0.1～0.4mg/kg,视年龄、体格情况和是否术前用药酌情调整,使用术前用药的患者推荐诱导剂量为 0.05～0.15mg/kg,用于镇静时推荐剂量为 0.05～0.15mg/kg。

氯胺酮不同于上述静脉麻醉药,具有明显的镇痛作用,能兴奋交感神经,提高心脏指数。对于右向左分流的发绀型患儿,氯胺酮可以增加体循环阻力,减少右向左的分流,增加肺血流,有利于提高血氧饱和度,但其交感兴奋作用增加氧耗。使用氯胺酮可增加呼吸道分泌物,术前宜使用抗胆碱药物;静脉注射氯胺酮时全麻效应不同于其他药物的类自然睡眠,而是呈现木僵状,苏醒期可出现精神反应,合用氟哌利多、苯二氮䓬类或吩噻嗪类药物可减轻此类症状。全麻诱导时,氯胺酮静脉注射剂量为 0.2～2.0mg/kg,肌内注射剂量为 4～6mg/kg,老年人与危重患者需酌情减量;氯胺酮 0.5mg/kg 与咪达唑仑 0.05～0.15mg/kg 合用可获得良好的镇静、镇痛和遗忘效应。不建议将氯胺酮作为麻醉维持药物使用。现有的氯胺酮为 S-(＋)和 R-(－)两种异构体组成的消旋混合物,S-(＋)异构体氯胺酮的麻醉与镇痛效应较强,相应的不良反应少,在部分国家即将上市进入临床应用。此外,氯胺酮与丙泊酚联合应用可减少单种药物的剂量,同时氯胺酮对循环系统的拟交感神经作用能有效对抗丙泊酚的心血管抑制作用,两者合用,取长补短,可保持血流动力学相对稳定,镇静、镇痛效果好,术后苏醒快,谵妄发生率低,适合小儿先心病介入治疗。国外已有氯胺酮和丙泊酚的混合制剂氯泊酚(Ketofol)应用于临床的文献报道。

阿片类麻醉性镇痛药具有良好的镇痛作用,采用大剂量阿片类药物为主的麻醉,手术期间血流动力学稳定性好,显著优于吸入麻醉药。芬太尼和舒芬太尼是心血管手术和心功能较差的患者手术的主要麻醉性镇痛药,舒芬太尼的效价是芬太尼的 7～10 倍,脂溶性是芬太尼的 1/2,血液分布容积低,恢复时间快。等效剂量的舒芬太尼的麻醉效果比芬太尼更好,还能减少围体外循环期和术后血管活性药物的使用。20 世纪 70 年代推荐芬太尼诱导剂量为 50～100μg/kg,80 年代国外舒芬太尼逐步取代芬太尼,其推荐诱导剂量最高为 25μg/kg,90 年代改为 6～10μg/kg,进入 21 世纪后推荐诱导剂量降至 0.1～1.0μg/kg;快通道麻醉方法芬太尼总量控制在 15～20μg/kg。阿片类药物具有封顶效应,芬太尼的封顶效应剂量为 8.0μg/kg,舒芬太尼为 0.75μg/kg,瑞芬太尼为 1.2μg/(kg·min)。

右美托咪定是高选择性的 $α_2$ 肾上腺素能受体激动药,具有良好的抗焦虑、镇静和镇痛作用,合用时可以减少其他镇静催眠药物和阿片类药物的用量,当手术患者心肌缺血风险较大时也可考虑选用。右美托咪定静脉缓慢注射(10min 以上)负荷剂量 1μg/kg,起效时间为 10～15min,达峰时间为 25～30min;维持剂量为 0.2～0.7 μg/(kg·min)。对于心输出量依赖于交感张力的患者、心电图提示有传导阻滞或心动过缓,以及行电生理检查的患者禁用或慎用。

吸入麻醉药异氟烷、地氟烷和七氟烷均有轻微的心肌抑制作用,对心力衰竭的患者应慎用;三种药物都具有剂量依赖的心动过速和血压下降,β 受体阻滞药或阿片类药物可预防和削弱这种效应。地氟烷起效迅速,恢复快,其快速效应类似于瑞芬太尼,可用于麻醉诱导,但因其有刺鼻气味,应在充分镇静后使用。异氟烷有较强的冠状动脉血管扩张作用,增加冠脉血流,同时减少心肌氧耗,但在心肌梗死患者可能存在"窃血"效应。异氟烷具有与地氟烷类似的刺激性气味,不适合用于麻醉诱导。七氟烷无刺激性味道,适合吸入诱导,起效时间稍慢于地氟烷,血流动力学稳定,但因其可降低体循环阻力,肺血流减少的先心病患儿如肺动脉瓣狭窄或闭锁、三

尖瓣闭锁或重症法洛四联症等,应慎重使用。

20 世纪临床麻醉中最常用的肌肉松弛药多半是琥珀胆碱、筒箭毒碱、泮库溴铵等,这些药物都具有不同程度的心血管系统副作用。之后陆续推出新一代的肌肉松弛药如阿曲库铵、维库溴铵,之后长效肌肉松弛药哌库溴铵、多库氯铵(杜什氯铵),中效肌肉松弛药罗库溴铵、顺阿曲库铵和短效肌肉松弛药米库氯铵等非去极化类药物相继应用于临床,具有对心血管功能影响小的特点。泮库溴铵具有抗迷走神经效应,可以拮抗大剂量阿片类药物所导致的心率减慢;顺阿曲库铵在体内主要通过霍夫曼消除快速代谢,代谢产物经肾排出,作用时间不受肝、肾功能的影响,重复给药无明显蓄积作用,是合并肝、肾功能不全患者的最佳选择。肌肉松弛药的给药时机非常重要,建议在患者入睡后先给予肌肉松弛药,或先给一部分,然后再给麻醉性镇痛药,可避免阿片类药物起效达峰值所致的肌肉强直和由此而引起的面罩给氧困难和低氧血症。

(三)CPB 转流前的失误

手术开始到 CPB 转流前的一段时间,易发生的失误有以下几种。

1. 麻醉深度把握不当:麻醉偏浅易发生血压升高、心率增快,导致心肌缺血或心力衰竭,对二尖瓣和主动脉瓣狭窄患者尤为不利,可造成心排血量下降和严重低血压;对室间隔缺损(VSD)、房间隔缺损(ASD)、动脉导管未闭(PDA)等患者可增加左向右的分流量。麻醉较深,易发生低血压,尤其对发绀型心脏病可增加右向左分流量,造成低氧血症。

2. 容量补充不足:术前禁食、麻醉后血管扩张、手术失血等均可导致体内有效血容量不足,同时常因顾虑补液对心功能的影响而控制输液量,其结果往往是补液不够,造成 CPB 转流前体内容量不足,CPB 转流开始后血压不易维持,导致尿少甚至无尿。尤其法洛四联症患儿因凝血因子缺乏、侧支循环丰

富,转流前容易失血过多,需及时补足容量。

3.机械通气参数设置不当,造成通气过度或通气不足,导致低碳酸血症或 CO_2 蓄积等内环境失衡。撑开器撑开胸骨后,潮气量常有减少,一般患者以增加潮气量予以调整,但对发绀型患者则宜调整呼吸频率,因增大潮气量可致肺内压增高、回心血量减少、血压下降、加重右向左分流,引起 SpO_2 下降,严重时可诱发缺氧性漏斗部痉挛。

例4　患儿,男,6岁,体重19kg。重症法洛四联症,Hb 180 g/L,Hct 70%, SpO_2 72%,面罩给氧后 SpO_2 上升至82%。诱导后气管内插管接呼吸机,呼吸参数设置: V_T 190ml,f 14 bpm,FiO_2 0.80,SpO_2 最高上升至90%。手术开始至劈开胸骨 SpO_2 为80%~90%,胸骨撑开后,潮气量下降、 SpO_2 降低至72%。麻醉科医师将 V_T 增加至220ml,f 调至12bpm,此时 SpO_2 70%,将 FiO_2 调至1.00,SpO_2 仍只能维持70%左右,MAP 由60mmHg下降到50mmHg,改用手控呼吸,SpO_2 继续下降,最低达56%。提醒外科医师加快手术速度,建立 CPB 后病情改善,SpO_2 上升,顺利完成手术。

【分析】　①法洛四联症患者由于右向左分流所造成的中心型缺氧,气管内插管后呼吸机辅助呼吸,纯氧吸入或高浓度氧吸入虽不能完全纠正缺氧,但从 SpO_2 升高的程度可以粗略判断右向左分流量的程度。此例 SpO_2 术前为72%,机械通气时仅能上升到90%,说明分流量较大。患者的 Hb 高达180 g/L,Hct 70%,麻醉后未进行适当的放血和血液稀释,血液黏滞、微循环灌注不良,组织缺氧严重。②撑开器撑开胸骨后潮气量下降,对法洛四联症患者来说,应当增加呼吸频率。此例在处理上错误地采取了增加潮气量、减少呼吸频率的方法,结果肺内压增高,影响了回心血量,右向左分流量进一步增加,加重缺氧,使 SpO_2 不断下降,最低达56%。③随着麻醉的加深,全身血管阻力下降,导致

原本脆弱的外周血管阻力和肺血管阻力失衡,可改变心内血液分流的方向。法洛四联症患儿以右向左分流为主,外周血管阻力降低,会增加右向左分流,肺血流减少,SpO_2 进一步下降。适当提高心率和血压可以改善法洛四联症患儿的 SpO_2 。

4.劈开胸骨时需暂停呼吸、使肺萎陷避免损伤,如此时未停止机械通气,可造成胸膜损伤、术中肺叶萎陷,若 CPB 结束时忽略了肺的膨胀,可造成肺不张、缺氧等并发症。

5.转流前忽视电解质、酸碱失衡的纠正,如发绀型患者往往有代谢性酸中毒,后天性心脏病患者往往有低钾血症,转流前应及时纠正,避免心肌缺血和心律失常。

6.转流前忽视心肌保护:广义的心肌保护应包括术前、麻醉后转流前、转流中、脱机后和术后等各阶段的心脏保护措施,如控制血压、心率和纠正心律失常,避免缺氧和 CO_2 积蓄,水、电解质和酸碱失衡等,如若忽视了非 CPB 阶段,尤其是转流前的心肌保护,同样可能导致不良后果。

(四)CPB 转流期间的失误

1.转流开始麻醉偏浅、应激反应强烈,引起血压剧烈波动,严重者可发生心室颤动。由于 CPB 氧合器和导管对麻醉药物有一定的吸附作用,预充液对药物的稀释作用以及利尿后的药物排泄,加之预充液与体内血液的温差刺激,使得转流开始后麻醉迅速变浅,CPB 中如若不能及时加深麻醉,容易造成 CPB 期间麻醉深度不够,尤其是转流时间长的病例,容易引起内源性儿茶酚胺升高、血管收缩,血压上升,氧合器内液平面上升,体内血容量不足、微循环灌注不良。但如若 CPB 转流开始追加麻醉药过多,或同时使用多种药物,也可造成血压下降,增加心肌缺血、心律失常等不良事件的发生。

2.忽视对肺脏的保护:CPB 期间患者血液的氧合作用由人工肺进行,机体双肺长时间无血液灌注,也无气体交换,再加之麻醉机

气囊不充气,可导致肺萎陷,肺泡上皮细胞缺氧、肺泡表面活性物质消耗,加重了肺泡的萎陷。故坚持保护性肺通气策略,体外循环中维持小潮气量机械通气,有助于减轻肺部炎症反应和减少术后肺部并发症。

3. CPB期间血压和流量之间的相互关系:在认识上的片面性,也容易造成不良影响,如过于强调血压必须维持>60mmHg,如达不到则用升压药来提高血压,结果会造成重要脏器和微循环灌注不足;反之,只注意流量、不重视血压,MAP过低,尤其是长时间的低血压,则同样会造成机体主要脏器,特别是脑和肾的灌注不足。

4. 预充液内环境失衡,转流开始后对机体内环境造成严重影响。多见于低体重的婴幼儿。

例5 患儿,男性,1岁,体重11kg。拟在体外循环下行室间隔缺损修补术。麻醉过程平稳,手术顺利开始。CPB预充液采用全血预充方案,预充液总量480ml,其组合成分包括浓缩红细胞(RBC)2U、20%人血白蛋白50ml、5%碳酸氢钠30ml,不足部分用血浆补充。转流开始前抽取预充液标本作床旁电解质检测和血气分析,随即转流开始,1min后患儿体温降至31.7℃,在置入下腔静脉插管时发现心脏已室颤,遂逐步提高灌注流量,快速插入停跳液灌注针、阻断升主动脉并灌注心肌保护液使心脏停跳,后续手术过程顺利。预充液电解质检测结果显示K^+浓度为11.1mmol/L。

【分析】 此例转流后心脏提前发生心室颤动,其原因主要有两点:①预充液K^+浓度过高是此例患儿转流后心脏发生心室颤动的主要原因。全血预充曾经是婴幼儿体外循环预充的主要方法,库存RBC是其主要组成部分。RBC存放1d K^+浓度即可升高至超出生理范围,随着保存时间的推移,被破坏的RBC释放出大量的K^+,最高时可达25.0mmol/L。该例CPB预充完毕后,抽取标本检测预充液的内环境,结果发现K^+浓度高达11.1mmol/L。转流开始,含有高浓度K^+的预充液进入冠状循环,导致心脏发生心室颤动。②温度下降过快是发生心室颤动的另一重要因素。患儿体重小,仅11kg,体温中枢尚未发育成熟,体温储备低;所采用的氧合器和管道系统静态预充量大,该患儿预充液480ml,达到患儿全身血容量(约800ml)的1/2以上,在低体重患儿预充液甚至大于血容量,预充低温保存的RBC;手术间温度设置过低,导致预充液温度显著低于体温,转流开始后即引起体温急剧下降至31.7℃,从而导致心室颤动。

小儿患者,尤其是新生儿和低体重婴幼儿,因其体重小、自身血液总量少,体外循环基础预充液的稀释作用对患者内环境影响较大,依靠自身的代偿来纠正血液稀释效应的能力有限,在小儿体外循环的临床管理中,基础预充液的组成一度以血液制品占主导地位。但随着体外循环设备的改进,静态预充量显著减少,最低减至200ml左右;体外循环管理理念的改变也促成了无血或少血预充策略的临床应用,血液制品的使用大大减少。预充液对患儿内环境的影响显著降低。转前通过预充液加温、超滤,改善预充液的内环境稳态;转流时缓慢开放上、下腔静脉,逐渐增加流量等,可显著降低心脏停跳前发生心室颤动的概率。

(五)心肌保护中的失误

心肌保护是CPB心脏手术极其重要的一环。从广义上讲,心肌保护的概念应是从患者入院到手术期间,直至出院整个过程,均应采取措施维护和改善心功能。最常见的失误恰恰是对这个广义概念的认识不足。

1. 麻醉诱导期只注意"快速诱导",忽视避免气管内插管应激反应对心血管的不良影响。

2. 麻醉药物选择不当。如心胸比≥0.6、心功能≥3级、EF≤50%的患者,选用硫喷妥钠显然不妥。氯胺酮是否适用于心脏病患者,仍有不同的看法。由于氯胺酮可使外周血管阻力增加、血压增高,可增加左向右的分流量,故不宜用于左向右分流的患者;对心肌有直接抑制作用,也不宜应用于后天性心脏病;由于其拟交感作用的影响,对法洛四联症或类似病种患者可能使右向左分流恶化,也不宜使用,但不少学者认为氯胺酮可提高外周阻力、减少右向左分流,仍用于法洛四联症患者。

3. 忽视心脏停搏前的心肌氧合与能量的储备状态,是影响心肌保护效果的重要因素之一。心脏对缺氧的耐受性取决于能量储备和单位时间氧耗的多少。CPB 并行循环开始到心脏停搏前这一段时间,由于氧合血开始对心脏灌注,同时进行血流降温,心肌获得充分供氧并且耗氧减少,此时氧供>氧耗,是纠正心肌缺氧、增加心肌氧供和能量储备的最好时机。这段时间能造成心肌氧合与能量储备不足的失误是转流后立即发生心室颤动,如转流开始引流量与灌注量不平衡引起血流动力学波动,血压突然下降致心肌缺血,或由于水温与血液的温差太大,血液降温过快,冷血灌注心肌均可引起心室颤动而影响心肌的氧摄取和储能,导致停搏前心肌能量储备不足,对心肌保护极为不利。

4. 心脏停跳液成分、比例、离子含量不合适,可造成心肌损伤而致心肌保护不良,影响心脏复苏,甚至可能导致心脏不能复苏。

例 6 患者,男性,42 岁,体重 52 kg。二尖瓣狭窄,拟在 CPB 下行二尖瓣置换术。麻醉及手术经过顺利,升主动脉阻断后灌注晶体含钾冷停跳液 1000ml,CPB 转流 90min,主动脉阻断 40min。开放升主动脉后心脏静止,用手按压后 20 J 除颤 3 次无效,30 J 除颤 1 次心脏仍不能复跳,急查血 K^+ 为 7.9mmol/L,经给予 $CaCl_2$ 1 g、5% $NaHCO_3$ 50ml 处理,出现心室颤动,再次电除颤心脏复跳。经检查心肌停跳液中含 K^+ 高达 30mmol/L。

【分析】 ①心肌保护液中含 K^+ 过高:一般晶体心脏停跳液含 K^+ 15.0～20.0mmol/L,最高为 25mmol/L,此例含 K^+ 30mmol/L,可造成对心肌的损伤,心肌保护液回收入 CPB 机内,也使血液内含 K^+ 过高,开放后高 K^+ 抑制心肌使心脏静止,复苏困难。②开放升主动脉后心脏静止并无心室颤动的情况下,应查明原因对症处理。此例在无室颤时给予电除颤,不仅无效而且可损伤心肌,多次高电能的除颤可造成心脏灼伤,致心脏不能复苏。

停跳液是心肌保护的关键因素之一,主要分为两种类型:细胞外液型停跳液和细胞内液型停跳液。细胞外液型停跳液分为晶体停跳液和含血停跳液两种,其钠、钙离子浓度接近于细胞外液水平,主要通过高钾去极化作用,使跨膜电位降低,动作电位不能形成和传播,心脏处于舒张期停搏,心肌电机械活动静止。晶体停跳液的代表配方为 St. Thomas 医院停跳液,其 K^+ 浓度为 16～20mmol/L。含血停跳液是从氧合器内引出 4 份氧合血与 1 份晶体停跳液混合而成,其 K^+ 浓度高达 22～30mmol/L。del Nidol 停跳液是含血停跳液的代表配方,其 K^+ 浓度为 24mmol/L。细胞外液型停跳液连续灌注容易造成血钾升高,影响心脏复苏。细胞内液型停跳液为低钠、无钙溶液,其 Na^+ 浓度接近于细胞内水平,主要通过减少 Ca^{2+} 内流使心肌不能收缩而停搏。其代表配方为 Bretschneider 停跳液,即临床使用的 HTK 溶液,K^+ 浓度仅为 9.0mmol/L。HTK 溶液一般只需灌注一次,维持心脏停跳时间长达 2h 以上,避免了高钾停跳液的相关不良反应,有逐步取代高钾停跳液的趋势。笔者单位自行配制停跳液,含 K^+ 13.4mmol/L,其他离子含量近似血浆成分,并含有利多卡因,停跳完全,自动复跳率高达 96% 以上。

5. 心肌停跳液温度、灌注压、流量、灌注量和间隔时间以及温血与冷血灌注、主动脉根部灌注与冠状动脉窦直接灌注、顺灌与逆灌技术等把握不当，也可影响心肌保护的效果。

例7 患者，男性，60岁，69kg。因二尖瓣重度狭窄、主动脉瓣轻-中度反流拟在体外循环下行瓣膜置换手术。术前心脏彩超提示左心室55mm。麻醉过程平稳，手术进展顺利，建立体外循环后降温，行主动脉根部灌注停跳液时，心脏未能按照预期目标停跳，此时外科医师发现心脏膨胀，立即停止灌注停跳液，改为切开主动脉经冠状动脉窦直接灌注，心脏完全停跳。主动脉开放时电解质、血气分析等内环境指标正常，心脏复跳后反复心室颤动，使用抗心律失常药物无明显效果，遂用温血停跳液再次灌注心肌，顺利复跳，后续手术过程顺利。

【分析】 该例患者术前存在主动脉瓣反流，经主动脉根部灌注停跳液时，部分停跳液经关闭不全的瓣膜口进入左心室，可导致停跳液冠状动脉灌注不足，心肌保护不佳，心脏长时间不能停跳。与此同时，左心室被停跳液充盈膨胀，并随着灌注时间的延长和灌注量的增加，导致心肌纤维初长度拉伸，严重时可造成心肌收缩力损伤，从而导致复跳困难。对于主动脉关闭不全的患者，术前应该对反流程度进行评估，与术者协商好灌注方式，对于中-重度反流的患者，可采用主动脉根部切口经冠状动脉窦直接灌注；轻-中度反流的患者，可先经根部顺行灌注，此时术者应注意观察灌注时主动脉根部充盈度和压力大小，同时密切观察心脏充盈度，一旦不能顺利停跳，或者心脏充盈不断膨胀，应立即停止灌注停跳液，改为切开直接灌注。

6. 冠状动脉直接灌注时的压力，成人>80mmHg、小儿压力>60mmHg可直接损伤冠状动脉内膜；发绀型心脏病患者，由于非冠状循环血量即侧支循环增加，使心肌保护液在心肌内的保留时间缩短，若心脏停跳液灌

注间隔时间过长则影响心肌保护效果。

（六）心脏复苏中的失误

主动脉开放后的心脏复苏是关系到患者生命安危的关键环节。心脏复苏中易发生的失误包括以下几种。

1. 开放前，心脏复苏的条件创造不好，如主动脉开放前复温不及时致血温过低、内环境紊乱等。高钾血症对心脏复苏的影响尤为明显，采用含血液停跳液行心肌保护时易发生高血钾。另外如低血钾、高镁、低钠、低钙等电解质紊乱，代谢性酸中毒或医源性碱中毒、低碳酸血症或高碳酸血症，低氧血症，血压过低、MAP<50mmHg等均可导致复苏困难。

例8 患者，女性，45岁，体重50kg。联合瓣膜病合并急性肾衰竭，在CPB下行主动脉瓣置换术，麻醉与手术经过顺利。转流125min，灌注含钾停跳液2000ml，因转中尿少（仅150ml），反复应用呋塞米共260mg，效果不明显。开放升主动脉后心脏静止，用手按压后，20J电除颤3次无效，30J电除颤2次心脏仍不复跳。急查血钾为8.5mmol/L，经用高渗葡萄糖液及胰岛素处理10min后，出现心室颤动，再次电除颤心脏复跳。辅助循环期间加人工肾超滤，滤出液体800ml，术后回ICU继续行人工肾透析，1个月后出院。

【分析】 ①心脏不能复跳是由于血钾过高所致。造成高血钾的原因，一是心脏停跳液灌注量过大，一般医院中的停跳液含钾多为15～20mmol/L，这种高钾停跳液2000ml进入CPB机内，必然使血钾增高；二是术前患者肾衰竭，转中无尿，不能靠自身的肾脏排出K^+，CPB转中血液内的K^+可能较正常为高；三是人工肾超滤安装过晚，术前肾衰竭患者，应在CPB开始即安装人工肾进行超滤，代替患者衰竭的肾脏，但此例在辅助循环期间才加用人工肾，为时过晚，以致心脏复苏前血钾高达8.5mmol/L，使心脏静止、不能复跳。②血钾监测过迟。心脏复苏前5～

10min应常规监测血气、电解质有助于判断病情和及时处理。此例在心脏复苏困难、电除颤5次无效后才急查血钾,如能在心脏复苏前发现血钾过高,经处理后再电除颤,就可避免多次无效电除颤及其所造成的心肌损伤。③电除颤时机不妥。心室发生颤动时电除颤的作用是消除心室肌内多处不规则的起搏点,兴奋窦房结高位起搏点,从而恢复窦性心律。当心肌静止无电活动时,应作心脏按压,同时查明原因并对症处理。此例与例6一样在心脏无心室颤动时给予电除颤,显然是不妥的,也是无效的,最后的事实也再次说明当出现心室颤动后再除颤方可获得成功。

2. 开放升主动脉时,心内引流不畅引起左心室膨胀而造成心脏复苏困难。这种情况在主动脉瓣置换患者的心脏复苏中较易发生。此外,开放升主动脉时血压过低,冠状动脉灌注不良也会影响心脏复苏。

3. 心内排气不彻底。在心脏瓣膜置换术、房间隔或室间隔缺损修补补中,心腔暴露于大气中,当内心操作完成心腔充盈血液后,气体仍然可能存在于心腔或心肌腱索之间,这些残存的空气在心脏复苏后有可能造成心脏、大脑等重要脏器的栓塞。此外,麻醉中错误地使用笑气麻醉,可使进入冠状动脉中的残存气泡扩大而影响心脏复跳。

4. 使用正性肌力药物不当,剂量过大或不足。

例9　患者,男性,42岁,体重56kg。行二尖瓣置换术,麻醉、手术、CPB转流均顺利,开放升主动脉时,各种心脏复苏的条件均已具备,本应顺利复苏,但出现心室颤动,10J电击除颤无效,心脏按压后再以20J电击除颤仍无效,此时发现100ml稀释多巴胺40mg的滴瓶中仅剩10ml,立即给予纠正并轻轻按压心脏,5min后心脏自动复跳。

【分析】　此例的失误在于开放升主动脉时给予多巴胺滴注,但忽视了调节滴数,而致多巴胺快速滴入,由于多巴胺用量过大,使心

肌兴奋性过强而不易复苏。

5. 手术失误造成心脏不能复跳。患者接受心脏手术的根本目的是解决心脏本身的疾病,若手术失误必然使心脏不能复跳,如手术适应证把握不当,人工瓣膜型号选择不合适,瓣膜方向安放错误,瓣膜周边缝合不严而至瓣周漏,主动脉灌注针置入主动脉夹层,法洛四联症流出道疏通不足,外管道过长而致受压或曲折,手术误伤心脏传导系统造成严重传导阻滞,手术损伤心脏结构、大血管等。这类原因导致的心脏不能复跳,只能在手术失误被纠正或被弥补后,才有复跳的可能,否则将造成严重不良事件。

(七)心脏复苏后的失误

心脏复苏后至CPB停机这一阶段,是对手术后的心脏进行辅助,目的是使心脏功能逐步恢复,能适应机体的需要。此时易发生的失误如下。

1. 辅助循环时间过短　心脏病变在矫治过程中其本身经历了缺血、缺氧和手术创伤等损害,尤其是心脏原发疾病较重、心功能差,手术和CPB转流时间长的病例,辅助循环时间过短会出现不良后果。

例10　患者,男性,14岁,体重35 kg。VSD合并肺动脉高压。心胸比0.6。拟在全麻CPB下行心内补片矫正畸形。肺动脉压在术前平均为45mmHg,术后平均压28mmHg,开放升主动脉,心脏自动复苏,MAP 60～70mmHg,血气、电解质正常,Hct 27%,升主动脉阻断时间54min,辅助循环15min,情况良好。以多巴胺7～8 μg/(kg·min)维持,停机后MAP逐渐下降,心率变慢,立即再次转流辅助循环30min停机,手术顺利结束。

【分析】　此例为VSD并肺动脉高压,心胸比较大,心功能较差。若第一次辅助循环时间延长至30min,可能就不会发生再次转流,应引为教训。

2. 停机时操作的失误　停机时引流量

与灌注量即出入量平衡掌握不好,造成心室容量负荷过重,特别对体重<15 kg 的患儿,稍有不慎易发生心室膨胀而影响心功能。

例 11 患儿,男,3 岁,体重 13kg,法洛四联症。手术麻醉和 CPB 经过顺利,准备停机。停机时,灌注量稍多于引流量。左心室突然呈球样膨胀,心搏由 120 次/分下降至 50 次/分,立即再次转流辅助 15min 再次停机顺利。

例 12 患儿,女,2 岁半,体重 12 kg。VSD 手术顺利。停机 MAP 50mmHg,由动脉供血管输血,缓慢输入 80ml,心脏突然膨胀,心率减慢,立即停止输注,并从上腔引流管中放血 50ml,心搏恢复正常,MAP 55mmHg,CVP 12 cmH$_2$O,病情稳定。

【分析】 两例均为停机时出入量不平衡所致。心脏复跳后随着引流量的逐渐减少和向主动脉泵血的速度降低,前负荷的增加使得心脏开始参与射血,是 CPB 和自身循环逐步过渡和重新平衡的过程,这一过程应密切监测血压和心脏的充盈及其变化。CPB 终止前和终止后还血的过程麻醉科医师应注意观察心脏,提醒灌注医师及时调整泵血速度。有经验的医师可以观察心脏的扩张程度,可根据心脏跳动情况评估收缩力,发现心肌缺血或梗死导致的室壁异常运动。

3. 拔除上、下腔或右上肺引流管时发生的失误 主要是引起大出血。

例 13 患儿,男,7 岁,体重 22kg。VSD 手术顺利,阻断 20min,停机后拔除下腔引流管,失血 200 多毫升,患者血压下降,MAP 30mmHg,立即将氧合器内的血液经主动脉供血管输注,下腔静脉损伤处缝合止血后才转危为安。

【分析】 此例患者的失误在于拔除下腔引流管时短时间内出血过多,而又未及时补充容量,导致体内有效血容量不足引起低血压。插管和拔管过程是体外循环前后容易快速失血的操作步骤,麻醉科医师应密切关注,

一旦台上快速失血,应及时补充容量,如若已经建立主动脉插管,应提醒灌注医师向体内给血;灌注医师亦应保持与麻醉科医师和外科医师的沟通,密切关注吸引管引流量,一旦发现氧合器液面快速升高,应及时向体内还血,保持体内的有效血容量。

(八)停机后的失误

CPB 停止至术毕是稳定病情的重要时期,包括维持有效循环量、维护心脏功能、呼吸功能和肾功能以及酸碱平衡、凝血机制等多个方面。易失误之处如下。

1. 血容量补充不足或过多 由于 CPB 期间血液稀释,一般 Hct 为 25% 左右,为了在 CPB 结束至术毕这段时间内使 Hct 上升到 30% 左右,在 CPB 后期需使用利尿药或超滤器将水分排出。停机后,一般仍需继续利尿并输血,以提高 Hct。此时患者的出量往往大于入量,若不注意监测 MAP、CVP、尿量和血钾(达到既提高 Hct 又维护循环量的目的),则可发生有效循环量的不足,而产生低血压、低血钾甚至影响心功能。若心功能不全、尿少,不注意改善心功能、控制输入量,则可能造成容量负荷过重。

2. 不能根据不同心脏病的病理生理变化来维护心肺功能 如右向左分流的患者,术前肺血少,而畸形矫正后肺血增多。此时,若容量补充过多,以致通气血流比例失调出现低氧血症甚至肺水肿;在容量不足时给予扩血管药引起血压下降;二尖瓣关闭不全瓣膜置换后,使用扩血管药以降低心脏负荷,但在外周阻力下降的同时,可导致冠状动脉血流减少反而加重心肌损害,故需与正性肌力药同时应用。而主动脉瓣狭窄瓣膜置换后,若不用扩血管药则术后高血压有时难以控制。

3. 忽视呼吸道管理 如不及时吸痰或膨胀肺,不及时调整呼吸机参数可引起缺氧。

例 14 患者,男性,42 岁,体重 62 kg。CPB 下行二尖瓣置换术。停机后 5min 发现

术野血色较暗,增加 FiO_2 至 0.80 仍不见好转,经检查发现右肺完全萎陷,经膨胀肺叶后患者情况良好。

【分析】　此例在劈开胸骨时造成右侧胸膜破裂,致右侧肺萎陷。CPB 结束后忘了此事,直至患者缺氧才被纠正。停机前麻醉科医师和灌注医师应提醒外科医师检查胸膜有无损伤,如有破损,应提醒外科医师吸净胸腔内积存的液体,麻醉者及时膨肺,避免术后发生胸腔积液和肺不张。

停机前应认真膨肺,尤其是胸膜破损的病例,需避免肺不张,注意气道峰压、呼气末二氧化碳分压等呼吸监测功能是否正常工作。停机前必须确保开启机械通气。为了避免缺氧,部分医师在肺动脉血流恢复时即开始机械通气,可用小潮气量维持,避免过度通气导致呼吸性碱中毒。

4. 忽视血钾监测　CPB 中、CPB 后尿量的多少、颜色和比重等观察,是反映机体微循环灌注好坏最直观和最方便的指征。转后尿量较多,最易忽视的是补钾。应及时监测血钾,及时调整补钾量和速度。

例 15　患者,男性,62 岁,因冠心病在体外循环下行冠状动脉旁路移植术。麻醉过程平稳,手术顺利,心脏自动复跳、顺利脱机。停机后血气分析正常,K^+ 4.5mmol/L。手术结束转运至心外科 ICU,路途中生命体征平稳。交接完病情不久患者突发心室颤动,立即行胸外心脏按压并急查血气分析和电解质,结果显示血气、酸碱平衡正常,血钾 2.8mmol/L,立经中心静脉补钾,电除颤后复律成功。

【分析】　该例患者停机后血钾正常,但因尿量较多,K^+ 排除增多,同时使用了多巴胺等正性肌力药物,进一步加重了细胞外 K^+ 浓度的下降。该例患者停机后仅复查了一次血气和电解质,导致未能及时发现血钾异常。所幸在患者从手术室转运至病房的路途中未发生心室颤动,否则会造成严重后果。

心脏手术患者停机后应定时复查血气、酸碱和电解质,并针对异常指标及时处理,离开手术室前应再次复查血气、血钾等,异常指标应调整至正常后方能送回 ICU。

低钾血症是体外循环结束后较常见的电解质紊乱,其原因是多方面的,涉及体外循环的因素包括:①经肾脏排出。肾脏是 K^+ 丢失的主要途径,术前和术中使用利尿药可导致大量 K^+ 丢失。如 CPB 期间常发生应激性血糖升高,可能导致渗透性利尿,加速 K^+ 丢失。②K^+ 向细胞内转运。过度通气、补充碳酸氢盐导致碱血症、高血糖时使用胰岛素治疗等均可促进钾离子的转运。此外,具有 β_2 受体兴奋作用的正性肌力药亦可促进 K^+ 向细胞内转移。

5. 鱼精蛋白中和肝素中的失误　CPB 停机后须用鱼精蛋白中和肝素,鱼精蛋白为异性蛋白,可发生不良反应。轻者皮肤潮红,出现荨麻疹,重者血压下降甚至发生过敏性休克,或发生肺动脉压升高,右心膨胀,血压下降。易发生失误的是在血容量不足时,推注过快引起严重低血压。

例 16　患儿,女,5 岁。室间隔缺损修补术。氯胺酮基础麻醉,采用芬太尼为主的静吸复合全麻。手术顺利,HR 105 次/分、BP105/60mmHg、SpO_2 100%,体外循环转流时间 32min、阻断时间 15min,体外循环前、中、后循环稳定,血气参数正常范围。停机时 1% 恩氟烷吸入维持麻醉,多巴胺 $3\mu g/(kg \cdot min)$ 自复跳开始持续泵入。BP 100/49mmHg,HR 120 次/分,SpO_2 100%,CVP 8cmH$_2$O,$P_{ET}CO_2$ 23mmHg,未测量肺动脉压。保留主动脉插管,充分输血后经颈内静脉分次缓慢推注鱼精蛋白 80mg(2min 推完),观察气道压、循环参数无变化后拔除主动脉插管。鱼精蛋白注射完 3min 后心率、血压急剧下降,气道压及皮肤无异常。立即静脉注射地塞米松 5mg,多巴胺 5mg、肾上腺素 $150\mu g$、葡萄糖酸钙 0.5g 分次静脉注射,无效,CVP 升至 28cmH$_2$O。直观右心室饱胀,术者摸肺动脉压力很高。很快心脏发生心室颤动,术者行直接心脏按压,全身肝素化,迅速重建体外循环,5 J 除颤转复为窦性心律,维持 MAP 45～60mmHg,停用多巴胺,持续泵入异丙肾上腺素 0.02～0.05μg/(kg·min)、硝普钠 1.0～3.0 μg/(kg·min),异丙酚 200mg 分次注入,呼吸道吸出少量白色泡沫痰。再次转机 73min,停机顺利,停机时 MAP 67mmHg、HR 140 次/分、SpO$_2$ 100%、CVP 14cmH$_2$O,测肺动脉压 39/20mmHg,Ppeak 24mmHg,Pmean 9mmHg,血气正常。放弃机器剩余血,输库血和新鲜冰冻血浆各 100ml,氨甲苯酸 0.2mg 和巴曲酶 2 kU 静脉注射,未用鱼精蛋白,创面渗血偏多。送入 ICU,胸液引流<30ml/h,镇静,呼吸机控制呼吸,第 2 天出现肺动脉高压危象,经前列腺素 E$_1$ 泵入,NO 吸入及其他血管活性药物治疗,效果不佳,于术后第 5 天死于肺动脉高压危象。

【分析】 ①鱼精蛋白注速过快。一般应 5～7min 缓慢静脉注射,最好经主动脉根部缓慢推注。而此例 2min 即推完,注速过快易发生不良反应。②供血管拔管过早。鱼精蛋白过敏率较高,注完后应观察 5～10min,此例鱼精蛋白注完后观察时间较短,3min 后出现不良反应时,主动脉供血管已拔除,若未拔管可从主动脉内输血提高血压,并从右心耳插管即可行 CPB 转流,患者可能不至于发生心室颤动,也可避免使用大量升压药物。③鱼精蛋白不良反应使肺动脉收缩,肺血管阻力增加,右心室膨胀,此时应立即停止输注,必要时应用扩张肺血管的药物,如硝酸甘油、硝普钠等,同时伴有血压下降时应输血或用多巴胺。此例由于供血管已拔除,只好使用大剂量多巴胺和肾上腺素使肺血管收缩,增加右心室负荷,实属处理不当。④重新转流停机后应加强心功能维护。此例于第 2 天再次出现肺动脉高压危象,可能与强心扩管

治疗较晚有关。

鱼精蛋白可引起多种反应,其中最致命的类型是过敏反应,可表现为轻度低血压、急性循环功能衰竭、肺血管收缩和右心衰竭。肺血管收缩的严重后果包括肺动脉压力急剧升高,随后右心室扩张、室壁功能减退。右心室流出道梗阻可导致严重的体循环低血压。一旦发生鱼精蛋白过敏反应,应立即停用鱼精蛋白,将 FiO$_2$ 调至 1.0,减少或停止给予麻醉药,适时扩容,必要时给予肾上腺素治疗,单次给药剂量为 5～10μg,根据患者的反应酌情追加用药,严重时可静脉给予 0.1～1.0mg,如果发生严重反应则应重新转机。后续治疗包括:①抗组胺治疗,可用苯海拉明 0.5～1.0mg/kg。②静脉输注儿茶酚胺,肾上腺素 5～10μg/min,或去甲肾上腺素 5～10μg/min,或精氨酸加压素 0.1U/min。③支气管痉挛可吸入 β 受体激动药如沙丁胺醇,或乙酰胆碱酯酶抑制药如异丙托溴铵,也可给予肾上腺素或氨茶碱治疗。氨茶碱单次给药可按 5～6mg/kg,给药时长应在 20min 以上,随后持续给药维持。④应用皮质激素,氢化可的松 0.25～1.0g,或甲泼尼松 1～2g。⑤持续低血压或酸中毒时应根据血气结果纠酸、输注碳酸氢钠(0.5～1.0mmol/kg)。严重肺血管收缩时还应立即过度通气以降低 PaCO$_2$,应用米力农和硝酸甘油,吸入 NO,必要时还可采用伊洛前列腺素和西地那非处理。

主动脉供血管应在鱼精蛋白给药后并证实循环功能稳定后才能拔除。

例 17 患儿,女,7 岁,体重 21kg。VSD。CPB 结束 MAP 65mmHg、CVP 5cmH$_2$O,鱼精蛋白 65mg 稀释至 20ml 经主动脉根部注入,推注者不观察 MAP,10s 内将 20ml 推完,患儿 MAP 突然下降至 30mmHg,面色潮红,立即经动脉供血管缓慢输入氧合器内剩余血 200ml,同时静脉注射地塞米松 2mg,MAP 随即上升至 70mmHg,病情稳定。

【分析】　此例失误也是由于推注鱼精蛋白速度过快,应吸取教训。鱼精蛋白中和肝素的失误,还有:①一次性肝素中和后,忽视肝素的反跳作用,术后未监测 ACT 可造成渗血增加。②在中和肝素过程中忽视血液稀释对 ACT 值的影响。当 Hct < 20% 时,ACT 值可因血液稀释过大而明显延长。此时,若追加过多的鱼精蛋白,不仅不能达到止血的目的,反因鱼精蛋白本身的抗凝作用而致出血。

(九)术毕时的失误

CPB 心内直视手术后患者身上置管甚多,如气管内导管、CVP 置管、MVP 监测装置,输液、输血、输注药物的管道,以及导尿管、引流管等,在送往 ICU 途中最容易发生失误的是管道脱落或输液、输血速度失控,尤其当输注药物的速度控制失误时,将可引起严重后果。

例 18　患者,男性,38 岁。风心病二尖瓣狭窄行瓣膜置换术。整个过程均顺利,术后用硝普钠扩血管药维持,患者刚护送出手术室,MAP 下降至 20mmHg,立即返回手术室,发现硝普钠输注速度过快,及时进行了调整,并加快输血,MAP 回升至 70mmHg 再送回病房。

【分析】　该患者在手术后过床、更换微量泵时,护士自行将微量泵注射速度改动既未交班也未报告麻醉科医师。为了保证药物治疗的连续性,避免交接过程发生差错,可在术前将所需的微量注射泵从 ICU 提前送至手术室,术中设定药物注射速度后患者转运回 ICU 时不再更换注射泵,从而避免参数设置错误导致不良后果。转运术后患者是应常备 UPS 稳压电源,避免转运过程中注射泵和监护仪发生断电,从而影响正常使用。

转运过程是一个高风险时段。从手术床搬运至转运床的过程,可以引起患者血流动力学的波动、体液重新分布,可导致血压波动、心律失常,同时还可能导致气管导管和输液通路脱出。心内残存的气体在搬动过程中很可能发生移位而导致栓塞事件。搬动患者前必须确认各类管道是否通畅,各类导线有无脱落,尤其是给药的静脉通路对这一时段的患者安全至关重要。转运过程中需配备呼吸机、血压、脉搏血氧饱和度、心电监护,除颤仪和呼气末二氧化碳监测,同时还需备好紧急气道管理的设备和急救药品。

麻醉科、手术室和 ICU 团队的交接过程同样存在风险和意外发生,建议对交接过程进行规范化设计和管理,实现有序交接,减少风险和意外。

(十)CPB 管理中的失误

1.**管道接错方向**　如动脉供血管与上、下腔引流管接反,左心引流管道压泵时装反,吸引管装反、接错、倒口。

例 19　患者,男性,26 岁,体重 54 kg。VSD。在 CPB 下行 VSD 修补术,CPB 转流前检查各种管道无错,转流后发现氧合器液平面不断下降,提醒台上是否有血液丢失,同时检查管道是否有误,均未发现问题。由于氧合器内液平面不断下降,心脏空瘪,又不知血液经何处丢失,台上、台下人员非常着急,最后发现外用吸引瓶内有大量血液,才发现右上肺静脉引流管与台下的吸引管连接,将大量的血液吸到吸引器内丢失,致 CPB 机内血液减少而无法维持液平面。

【分析】　此例是由于台上第三助手是第一次参加手术的新手,错误地将体外吸引器管道与体外循环吸引器管道连接,造成意外丢失血液。凡是新手上台参加手术,所有的操作都应该在熟练人员的指导或监督下进行,以避免不熟悉操作规程造成失误。

例 20　患者,女性,60 岁。体外循环下行冠状动脉旁路移植术。顺利转机后,发现动脉血氧饱和度持续较低,在 95% 左右。检查发现体外循环的氧合器氧气管道误插入空气接头。立即调换后血氧饱和度升至 100%。

【分析】 此例是由于以前的手术室建设缺乏规范的标准，条件简陋，各类医用气源之间缺乏区分标识，不同的气源接头可以互换通用，参与该例手术的工作人员工作粗疏不认真检查，将氧气管接头错误地插入了空气管接头，给患者使用的实际上是空气而非氧气所致。现代手术室统一按照国家《医用气体工程技术规范》施工建设，气体终端组件及其颜色和标识规范统一，不同气体接头不同、颜色不同、标识不同，不可互换，避免了该类错误的发生。该类失误警醒医务工作者，在临床工作中严格执行核查制度和规范的工作流程对避免差错和事故发生的重要性。

2. 气体进入体内　①CPB 转流中动脉端进气；②氧合器液平面过低被排空；③氧合器、管道及停跳液排气不彻底；④左心引流管装反；⑤心腔内排气不彻底；⑥温差过大等均可导致气体进入体内。

例 21　患儿，男，8 岁，体重 33 kg。法洛四联症，在 CPB 下行根治手术，麻醉、手术过程顺利，CPB 辅助循环时，氧合器液平面已较低，突然台上医师发现动脉供血管内有空气，已有少量空气进入主动脉内，大呼一声而立即停机，此时灌注医师发现氧合器内血液已被打空，开机反转后将空气吸出，头部降温，辅助循环，病情稳定，术后患儿清醒，无后遗症。

【分析】 在氧合器液平面较低的情况下，灌注医师注意力不集中，将氧合器内的血液打空而致空气进入供血管内，甚至进到升主动脉内，所幸发现及时，反转后将空气吸出，未造成不良后果。当氧合器液平面较低，此时若发生上、下腔回流障碍，极易发生氧合器内血液被打空的事故。故在平面低下的情况下，应特别注意上、下腔回流，灌注医师应特别注意专心进行调控。防范措施：最好常规配备氧合器的液平面监测器，当液平面低至警戒线时，主泵将自动减慢转速，如液平面继续降低，主泵将自动停止运转，避免氧合器

被打空而进气的严重事件。

例 22　患者，男性，45 岁。因风心病二尖瓣狭窄行瓣膜置换术。体外循环转机时心内吸引泵旋转方向反转致脑血管空气栓塞，经抢救后脱离危险。

【分析】 此例是工作粗疏未能认真查对而致吸引管道压泵时方向装反。CPB 机各种管路安装完毕后均应吸水或自转进行检查，才能有效地避免失误。

CPB 中大部分肉眼可见的气栓主要成分是空气，最常见的原因是从打空的静脉储血器产生，一部分由损坏的或有血凝块的氧合器产生的气体栓塞则主要是氧气。气体栓塞会增加患者脑卒中、心肌梗死或死亡的风险，预防显得尤为重要。CPB 的起始阶段常因静脉引流不畅容易导致氧合器储血罐内液面过低；CBP 结束阶段常需还容量入体内，储血罐内的液平面常常也较低，故而这两个时段是进气的高危阶段。液平面非常低时容易产生涡流并形成气栓。新一代的体外循环机可以配置静脉储血器液平面传感器和气泡/空气探测器，一旦液平面低于预设水平，或在管道中探及超过预警水平的气泡，系统将发出储血器低平面报警或气泡/空气侦测报警，通过伺服控制系统或动脉主泵制动系统减慢灌注流速甚至自动停止泵血。有排气功能的动脉管路微栓/气泡过滤器有助于防止气栓进入体内，应常规使用。

一旦发生大量气体栓塞，应立即停止转流，夹闭动静脉管路，并告知外科医师、麻醉科医师和护士，通过团队合作尽快处置。此时麻醉科医师应迅速将患者置于极度头低位，避免或减少气体持续进入脑血管；迅速定位并阻断气体来源，快速排尽管道内气体并重新灌满液体。如若排除脑内进气的可能性，可在排出管道内气体后逐步恢复 CPB，应用缩血管药物提高灌注压，同时提高氧浓度至 100%；通过按摩心脏排出冠状动脉内的气体，必要时可采用针刺排气法排气；必要

时可将温度降至20℃维持45min以上,从而增加气体溶解度、降低代谢需求。综合患者的病理生理和临床状态,完成后续手术步骤,复温、停机。如果大量气栓进入体内,应将体温降至20～24℃并进行逆行灌注排气。将动脉灌注管连至上腔静脉插管并用套带收紧,以不低于1～2L/min的速率灌注低温血液,进入体内的气体连同血液可以从主动脉根部插管部位排出。逆行灌注的同时可以间断按摩颈动脉,从而可以促进气体从椎动脉反向排出。灌注时注意维持压力≤30mmHg,持续时间1～2min,如若仍有气体从主动脉排出则继续灌注1～2min。如发生广泛的全身性气体注入且怀疑内脏或股动脉发生栓塞,则在完成头部排气后行下腔静脉逆行灌注。灌注时须注意夹闭颈动脉,将患者置于头高位以避免排气过程中再次发生脑内气栓。排气完毕后即可恢复正常CPB。

甲泼尼龙等糖皮质激素在该类患者的应用仍有争议。如在常温体外循环期间发生气栓,术后可考虑应用巴比妥类药物镇静,并可加用甘露醇脱水治疗,高压氧治疗是首选的治疗选项。同时术后应请神经内科医师早期介入指导治疗,以便确定后续治疗方案。

3. 凝血　如转流前患者体内未给肝素,或预充液内未给肝素,或静态预充库血时加钙或含钙溶液;CPB转中未补充肝素或血温过高,未及时监测;肝素过期失效或剂量计算错误等。

例23　患者,女性,52岁,体重65 kg。因二尖瓣狭窄拟在CPB下行二尖瓣置换术。CPB预充后,发现管道内和氧合器内有血块形成,立即更换氧合器和全套管道,重新预充,顺利完成手术。分析查找原因时发现,实施预充管道操作的进修医师加库血时未加肝素,造成凝血。

【分析】　体外循环预充液应事先计算好成分和剂量,包括各种液体、血液和用药等,并经两人查对各成分后给予预充。此例失误在于未经三查七对,进修医师对预充的流程及注意事项不熟悉,单人操作时无人把关,未给肝素也无人知晓,结果造成凝血事件。

体外循环过程中,血液不可避免与非生物相容的异物表面接触而激发凝血,所以必须进行抗凝治疗。肝素是公认的心脏手术标准抗凝药物。预充液应以3U/ml的肝素量预充管路。患者体内肝素化时肝素应从顺畅的中心静脉导管注入,从而可避免外周静脉导管打折或脱落影响用药,还可避免低心排患者外周血流相对缓慢影响药物在体内的快速分布。转流前患者须肝素化待ACT值＞480s方能开始转机,若转机开始时间距离肝素化时间超过45min,应重新测定ACT值。肝素不足可导致循环管路血栓的形成导致严重并发症,甚至引起死亡。转流平稳后5～10min应监测ACT,若在转中发现凝血现象,应立即追加肝素,并停机更换所有CPB用品。转中最好采用肝素连续输注法,推荐剂量0.5～1.0mg/(kg·min)。

肝素抵抗是指给予常规剂量肝素之后仍然无法达到足够的肝素化,其原因很多,常见于术前接受肝素治疗的患者。当肝素用量＞600U/kg但ACT仍无法达到480s的转流要求时,需考虑输注抗凝血酶Ⅲ(AT-Ⅲ)或新鲜冰冻血浆。不同病种的患者对肝素的耐受力也不尽相同,如重症法洛四联症患者ACT达到480s时所需肝素比正常人少,而左心房黏液瘤患者则需要更多的肝素才能达到480s,转中需连续输注1.0mg/(kg·min)的肝素维持。

4. 停泵或飞泵　可因断电、机械故障、电源插座脱落、泵槽内有异物、泵管挤压过紧,或泵管在槽内扭折。

5. 泵管破裂　可因质量不良、泵管使用时间过长或压泵过紧或扭曲等引起。

6. 泵压突然增高　如发生凝血、微栓滤器被阻塞;动脉端夹钳未松开或供血管被压、扭折等。

7. 氧合器液面过低　如上、下腔引流管被阻、扭曲,管道内有大量空气未被排出,接头连接不紧、脱开致大量漏血或出血。

例 24　患者,男性,48 岁,体重 56kg。因左房黏液瘤拟在 CPB 下行黏液瘤摘除术。麻醉平稳,手术中顺利摘除黏液瘤,心脏复跳后,麻醉科医师摇床由头低位复位时,突然上、下腔引流管与氧合器脱开,大量血液溢出,心脏空瘪,立即停机,迅速将引流管与氧合器连接,氧合器内快速预充大量液体,重新转流,并给予大剂量抗生素,后续手术过程顺利,患者康复出院。

【分析】　上下引流管与静脉回流管的连接均为静脉系统,灌注医师仅做一般连接,而且管道较短,当手术床移动位置,将上、下腔管道与氧合器的连接处拉开,造成大量失血。若当时更换管道,会造成患者严重失血甚至心搏骤停。故只能将管道迅速连接上,再给予抗生素预防感染。一般灌注医师对动脉系统的连接比较重视,而对静脉系统连接的牢固性重视不够。此例的失误应引起足够的重视,另外,移动手术床和 CPB 机器时应告知灌注医师注意对管道的影响。

8. 氧合不佳　除氧合器本身质量不佳致气体交换能力差的因素外,还可因氧气管道脱落、氧气管接头插错、氧气用完未及时发现、氧气过滤器阻塞等原因引起。参见例 20。

9. 停机时心脏突然膨胀或空瘪　如并行循环期间动脉输血太快可使心脏突然膨胀。停机时心脏突然空瘪,可因静脉引流管夹钳松开或主动脉供血管压泵不紧致使血液倒流至氧合器内、左心引流未停、氧合器动静脉旁路未上夹钳等因素所致。

10. CPB 期间发生严重溶血　最严重失误为血型错误,其次为泵管挤压过紧、引流管吸力过强、负压引流的负压设置过大,静态预充库血时加入大量碱性液体或其他高渗液也可导致溶血。

11. CPB 中医源性造成的电解质和酸碱失衡　如补充过量的 $NaHCO_3$ 致碱血症,补钾、补钙过多致高血钾、高血钙等。

12. 其他　变温水箱失控、水温过高,破坏红细胞出现严重溶血,患者可死于呼吸、循环、肝肾衰竭。如某医院 CPB 中变温水箱故障,致血温上升至 45℃,患者因严重溶血而死亡。

(十一)动脉穿刺测压的失误

经桡动脉穿刺置管测压引起失误。如穿刺前未行 Allen 试验,遇到 Allen 试验阳性患者进行桡动脉穿刺置管,有可能发生手指末端供血不足的严重并发症;桡动脉穿刺损伤血管壁,拔管后形成假性动脉瘤出血。

例 25　患儿,男,3 岁,体重 11 kg。重症法洛四联症。因桡动脉很细,多次经皮穿刺未成功,改为桡动脉切开置管,术后拔管。第 2 天发现桡动脉切开处皮肤隆起,第 4 天护士发现被单上有血,经医师诊断为桡动脉假性动脉瘤破裂出血,经紧急处理后好转。

【分析】　此例桡动脉穿刺后发生假性动脉瘤,并且破裂出血,主要原因是多次穿刺损伤动脉壁所造成的。桡动脉或足背动脉穿刺置管应尽可能争取一针成功,避免多次穿刺损伤动脉。与此同时,监测中应注意无菌操作,加强管理,经常推注肝素溶液,避免堵塞,拔管前先推注适量肝素溶液有利于避免动脉远端小血管内血栓的形成,拔管后压迫 5～10min,防止出血和避免破口形成假性动脉瘤。

(十二)微创心脏手术体外循环中的失误

常用的微创心脏外科技术包括但不限于:全电视胸腔镜下心脏手术、远程控制机器人胸腔镜下心脏手术、胸部小切口心脏手术等。

例 26　患者,男性,52 岁。因二尖瓣反流拟在胸部小切口下行二尖瓣成形术。麻醉过程平稳,右侧股动脉、股静脉插管建立体外循环(股-股转流),右侧第3～4肋间小切口行心脏手术。转流过程中氧合器液面持续下降,经调整静脉插管无明显改善,加用负压辅助静脉引流(VAVD)勉强维持平面。主要手术步骤结束后,停机前吸引胸腔时发现胸腔内积存大量血液。

例27 患者,女性,21岁,因室间隔缺损拟在全电视胸腔镜下行室间隔缺损修补术。全麻下右侧股动脉、股静脉插管建立体外循环后,右侧胸壁建立操作孔行心脏手术。转流过程中氧合器液面难以维持,调整静脉插管、加用VAVD均无明显改善,通过加血、人工胶体液等维持液面完成手术。缝合房壁完毕解除上、下腔静脉束带后氧合器液面迅速上升。

【分析】 体外循环转流过程中可因脉插管不到位、管道扭曲、容量不足、静脉管道内有大量气体、动脉大出血、回流室路径不畅或氧合器兜血、过敏等因素导致氧合器液面过低。前一例患者因手术切口小,视野不够开阔,术中血液积存与胸腔内被肺组织遮挡而没有及时发现,导致血液未能及时回收到循环内而致氧合器液面过低;后一例患者因束带阻断上下腔静脉后引流血液不畅导致静脉系统血液不能及时回流入氧合器。氧合器液面过低时,应及时调整灌注流量,并与外科医师沟通,及时调整、疏通管道,必要时补液或调整储血罐位置;如是氧合器兜血所致,可适当提高液面或轻轻敲打氧合器,让兜血尽快回落,严重时更换氧合器;如系药物过敏所致,按照流程给予相应处理。微创心脏手术往往采用口径较小的静脉插管建立体外循环,由于阻力较大,单纯重力静脉引流不能满足全流量体外循环的要求。往往需要辅助静脉引流以获得足够的体外循环流量。VAVD是最常用的辅助静脉引流策略。

(十三)体外膜肺氧合(ECMO)中的失误
ECMO是将患者血液由体内引出体外,经膜肺完成气体交换后再输回体内,从而维持有效的循环和氧合,可提供长时间的心肺支持,为患者的心、肺功能恢复赢得宝贵的时间。

例28 患者,女性,21岁。无明显诱因出现畏寒、发热伴头晕、咽痛10d在外院就诊,测体温38.7℃,咽红,左侧扁桃体Ⅰ度肿大;血常规提示白细胞(WBC)3.6×10⁹/L,中性粒细胞(N)0.70。给以"消炎"治疗。患者体温逐渐下降,但仍间断发热,无皮疹,无关节肿痛,偶有干咳、胸闷、气促,无心悸、呼吸困难。自服抗病毒口服液治疗,无明显效果。到门诊就诊时测体温37.2℃,查体咽稍红;血常规显示WBC5.7×10⁹/L,N 0.71,考虑为病毒感染,予抗病毒治疗仍反复发热。15d后外院复诊血常规正常,心电图示窦性心动过速,X线胸片示两肺纹理增多。仍有发热,同时感胸闷、气促症状加重,稍活动后气促、心悸,干咳,无咳痰,自觉呼吸时胸痛,能平卧,四肢无水肿,具体处理不详。1周后患者自觉症状加重、无力行走,再次来院就诊。心电图检查提示前壁广泛ST段抬高、下壁导联呈QS型。患者自诉既往体健,无基础疾病与手术史,无家族遗传史,无药物滥用史。入院查体:T36.7℃,P105次/分,R20次/分,BP75/50mmHg。神志清楚、表情淡漠,四肢湿冷,双肺呼吸音清、未闻及明显干、湿啰音,心前区无隆起,心尖搏动正常,心浊音界正常,HR105次/分,律齐,听诊心前区闻及明显心脏杂音,腹平坦,无腹壁静脉曲张,双下肢无凹陷性水肿。血液检查显示脑利钠肽前体 14 958.3pg/ml,肌钙蛋白T 18.95ng/ml,肌酸激酶 2389.0U/L,肌酸激酶同工酶 227.6ng/ml,乳酸脱氢酶714.9U/L,谷草转氨酶301.1 U/L;心电图提示 V₁₋₅ 导联广泛ST段抬高＞0.2mV;心脏超声提示 EF 0.41,心脏整体收缩不协调、心肌收缩力下降。诊断为暴发性心肌炎、心源性休克。入院后持续泵注血管活性药物维持血压,但患者病情逐渐加重,加大药物剂量,并给予经主动脉内球囊反搏(IABP)辅助循环仍无法维持血压,入院24h血气分析提示严重代谢性酸中毒,pH进行性下降,最低达7.21,乳酸持续升高并>15mmol/L,心脏超声提示EF值急剧下降至0.22,入院28h后紧急实施ECMO。右侧股动脉及股静脉切开置管并放置股动脉远端灌注管。ECMO初始血流量设定4.0L/min,ACT维持在180s左右。ECMO运行后循环逐步改善,血乳酸浓度逐渐降低。病原学检查提示柯萨奇病毒感染,给予抗病毒和对症支持治疗。在ECMO运行期间,持续泵入肝素抗凝,ACT160s左右。患者心肌标志物及肝、肾功能指标6d后恢复正常,撤除IABP。在ECMO支持下各项指标日趋稳定,但心脏彩超提示心功能恢复缓慢,EF值波动于0.25~0.35,ECMO流量维持在3L/min左右,减低流量即无法维持有效循环。ECMO辅助治疗10d后,监测显示膜前压力逐渐升高,查看氧合器可见少量散在颜色深暗区,不随血流及氧合器方位变化移动,随着时间延长,散在深色暗区增加,压力持续升高,最高超过360mmHg,考虑氧合器内血栓形成,加大肝素剂量并更换氧合器。检查发现原氧合器内有条索状血凝块形成。在ECMO支持下患者心功能逐渐恢复,EF恢复至45%,25d后撤除ECMO。

【分析】 ECMO管路中血凝块形成是最常见的机械性并发症,占机械性并发症的60%。血凝块可导致氧合器故障以及消耗性凝血,并有肺栓塞和全身栓塞的风险。该例在氧合器内形成血凝块,所幸观察仔细,发现及时,加大抗凝药物剂量后更换氧合器,避免了严重的后果,患者得以顺利康复。由于血液与ECMO循环管路接触,需要持续抗凝避免血栓形成,临床主要以肝素抗凝为主,ACT是检测肝素抗凝效能的常用指标,可在床旁随时监测

且费用低廉,临床应用最为广泛,但其准确度会受到贫血、低体温、血液稀释、血小板减少等因素的影响,应注意纠正。单一的监测指标可能产生偏倚而影响治疗,多种方法、多种参数监测可以降低血栓等并发症的发生风险。

ECMO的并发症包括机械性并发症和患者的并发症,各类并发症并非偶然发生,随着ECMO运行时间的延长,并发症风险日益增加,且一旦发生若未能及时处置,进展迅速,可导致严重后果。ECMO的成败取决于相关并发症的及时发现和早期正确处理。对ECMO病理生理的全面理解和掌握、对ECMO运行和管理细节熟练的掌控,是及时发现和处理各类并发症的前提。

二、心脏手术麻醉中失误的防范

CPB心内直视手术的成功涉及手术效果是否满意、麻醉处理是否适当、心肌保护的好坏、转流是否符合生理、内环境的稳定,以及患者病情的轻重等,如此诸多因素中有一项发生失误就可能会影响全局,参与心内直视手术的人员应有团队精神,其中麻醉科医师应起到台上台下、转前转后的联络、协调和全面掌握病情的作用。为防范麻醉中的失误,应注意以下几方面。

(一)提高医护人员的素质

CPB心内直视手术的麻醉,涉及的知识面广、操作环节多、参与人员多,意外和失误也较易发生。因此必须提高医护人员的基本素质,要有一套相对固定的专业班子、一套先进齐全的仪器设备(性能良好的心肺机,床边监测血气、生化,以及血常规和胶体渗透压等的设备,实现对病情的严密监测、准确判断和及时治疗),一套手术配合的流程,以及一套科学的管理制度和团队共同熟悉的基本方法。若要改变其中的步骤,应让所有参与人员都熟悉和掌握,以便能配合默契,保证工作顺利进行。

(二)认真评估病情,做好术前准备,以及术前与患者的谈话、签字

CPB 心内直视手术经过几十年的努力,虽然死亡率已大为降低,但仍属高风险手术麻醉,麻醉科医师和灌注医师应对各种心脏病的病理生理改变、临床特点以及 CPB 整套技术、监测仪器都要熟练掌握,术前要着重了解患者的心、肺功能,对心排血量、心脏和(或)肥厚的程度、肺部和肺血管床的继发改变以及内环境的继发影响、合并畸形和并存疾病等均应作细致的了解。EF<0.4、左心室舒张末压(LVEDP)>18mmHg、心脏指数<2.2L/(min·m²)、肺动脉压(PAP)>60mmHg、Hct>70%、Hgb>180 g/L 以及有反复心力衰竭史的患者都大大增加麻醉和手术的危险性。麻醉科医师、灌注医师和护理人员应参加危重患者的术前讨论。术前应认真与患者及其家属谈话,既要讲清麻醉、手术和灌注的必要性,又要说明其中的风险,取得患者和家属的合作并签字。术前用药以消除患者紧张、激动情绪,减轻耗氧为目的,但应结合患者疾病的病理生理学特点选择合适的药物,避免对呼吸和循环的抑制。

(三)保证诱导顺利平稳

麻醉诱导和插管是整个麻醉的关键一步,力求平衡。重症二尖瓣、主动脉瓣狭窄或关闭不全的患者及重症先心病应在严密监测下进行诱导,常规监测 ECG 和 SpO₂,并在局麻下先行桡动脉穿刺置管监测 MAP 等。心率与收缩压的乘积(RPP),即 RPP=HR×SBP,是间接反映心肌耗氧量的最简便指标。诱导期间应维持 RPP<12 000。

对左向右分流、二尖瓣、主动脉瓣反流量大的患者,或严重发绀型心脏病如法洛四联症、三尖瓣下移畸形(Ebstein 畸形)患者,以及循环时间缓慢的患者,静脉注射麻醉诱导药物起效慢,应耐心等候,避免用药过量。主动脉瓣反流严重者,应特别注意避免低血压导致的冠状动脉供血不足,否则极易出现心肌缺血、缺氧而发生心室颤动。病情特重者应将急救药品抽好、仪器备好、CPB 机器安装并预充完毕,外科医师洗完手在旁等候,麻醉者才能作麻醉诱导,一旦发生心室颤动应立即快速建立 CPB 转流抢救患者。

(四)维持适当麻醉深度

心脏病手术既要避免麻醉药物对心肌的抑制,又要达到一定的麻醉深度、避免血流动力学的剧烈波动,最好采用平衡麻醉,根据患者年龄大小、体重和血流动力学状态,选用一定深度的镇静药咪达唑仑、丙泊酚,加上适当的镇痛药如芬太尼、舒芬太尼、瑞芬太尼和足量的肌松药如顺阿曲库铵、罗库溴铵等复合麻醉,必要时短时间间断吸入七氟醚以维持适当的麻醉深度并保持稳定,根据心功能适当使用血管活性药物。术中各种药物,包括镇痛药、镇静药和肌肉松弛药,以及强心药等血管活性药物均用微量泵单独输注,便于及时调整用量和持续给药。在脑电双频指数指导下进行麻醉药物管理,可以实现精准用药,避免出现术中知晓。

(五)维持良好的通气

肺充血或肺淤血的患者易发生肺部并发症,分泌物多,应注意吸痰;胸膜损伤后应及时修补和膨肺;麻醉期间必须供氧充分,避免 CO₂ 蓄积,但不宜过度通气,造成医源性低碳酸血症;发绀型患者通气方式宜选用频率较快、气道和肺内压较小的模式,以免增加右向左分流;CPB 期间麻醉机气囊充气维持肺内一定的压力(5～10cmH₂O),防止肺泡萎陷,停机后的短时间内应适当提高 FiO₂,保证较高的 PaO₂,心功能平稳后逐渐减至 40%～60%,并根据血气监测结果及时调整呼吸机参数。

(六)维持循环功能的平稳

心脏手术影响循环稳定的因素甚多,而心功能是其中最重要的因素之一。防范失误应特别注意以下几点。

1. 麻醉用药避免使用对心肌有抑制的

药物。

2. 呼吸管理：要保证呼吸道通畅，充分供氧和避免 CO_2 蓄积。

3. 体液平衡：最好分为转前、转中和转后三个阶段来计算调整。在 MAP、CVP、尿量的监测下动态观察，及时调节，并要根据手术前后不同的病理生理改变进行调控，特别对体重＜15kg 或大心脏和重症患者要格外小心，除常规监测外，必要时应有 LAP 或 PCWP、CO 的监测指导输血输液。

4. 避免手术操作对循环的影响，如劈开胸骨、抬高心尖、心内外探查、牵拉心肌、压迫心脏等，一旦出现低血压时间＞5min，或心律失常或 ST-T 改变应告知术者，立即解除诱因，待血压上升、心律正常后再行操作。

5. 及时发现和处理各种心律失常。

6. CPB 转流操作力求平稳和符合生理要求，尽力做到心脏停跳前不发生心室颤动，复跳前也不发生心室颤动，而是直接停跳和复跳，并力求接近生理灌注，特别对不停跳的 CPB 转流要达到高流量、高 MAP、高 Hct 的标准，避免各种意外的发生，停机时避免输血过多或不足。

7. 避免各种药物的过敏反应。鱼精蛋白、肝素等药物均可发生过敏，严重者可引起死亡。鱼精蛋白最好稀释后从升主动脉根部缓慢推入或缓慢静脉注射，同时注意观察肺动脉压力、心肌收缩状态和气道压力。

8. 掌握血管活性药物的使用。既要根据术前疾病的病理生理变化，又要考虑到术后血流动力学的改变，选择适合于当时心功能和血管张力的药物和剂量，用微量泵持续精准用药。各种药品使用前应注意三查七对，避免发生差错。

(七)严密监测

除循环系统的 ECG、MAP、CVP 和 HR 外，其他重要系统指标也应密切监测，如血气、SpO_2、$ETCO_2$、鼻温/直肠温度、ACT、电解质、Hct、Hgb、血糖、乳酸、尿量、尿比重、尿颜色、尿素氮及瞳孔等。必要时应监测 CO、CI、PCWP 和胶体渗透压、白蛋白等，并侧重于动态观察。

(八)加强心肌保护

心肌保护应贯穿围术期的全过程，重点在手术中，应根据病情和手术方式采用不同的心肌保护方法。如一般的 ASD 和易暴露的 VSD 的可采用不停跳 CPB；房室管畸形和不易显露的 VSD 的应使用 4℃冷晶体、高钾停跳液作主动脉根部顺灌，停跳时间长的手术可选择 HTK 停跳液灌注；复杂先心病和重症后心病可加用温血、冷血停跳液顺灌；主动脉瓣反流和冠状动脉旁路移植的患者，应加用冠状动脉直接灌注和(或)逆行灌注。并注意掌握灌注量、压力、速度和间隔时间，务必使心肌静止，无电生理活动。自行配制的停跳液成分应准确无误。

(九)CPB 管理中防范失误的措施

1. 术前认真了解病情，重症患者应进行术前讨论，特殊情况应与术者共同商讨 CPB 方式。

2. 认真做好 CPB 计划，包括预充液的量、成分、晶体与胶体液的比例、稀释度、酸碱度和电解质平衡以及各种药品用量的计算；对所用物品进行消毒日期和质量的检查。

3. 严格落实三查七对，所用药品、液体均应有两人互相查对。

4. 术前应对电源(供电系统和应急电源)、气源、CPB 机、变温水箱进行检查。管道安装后吸引管做吸水试验，动、静脉端最好采用机器自转进行查验，所有动脉端管道的接口均应有加固或结扣，静脉端也应接紧。备好停电时的手摇把，泵管破裂时的备用泵管、各种插管和接头，CPB 所用物品均应有备份。

5. 认真排气，注意水温与室温之间的温差不宜过大，否则可能出现气泡，而且气泡易贴壁不易排净。

6. CPB 机预充加血前应认真查对各项

信息,包括 ABO 血型、Rh 血型以及其他项目,并应先加入肝素;CPB 转流前应确认 ACT 监测时间和 ACT 值(>480s)。左房黏液瘤患者因 AT-Ⅲ缺少可致肝素抵抗,肝素首剂可按 4~5mg/kg 给药;重症法洛四联症患者肝素用量较一般患者略少。行 CPB 的患者术前最好常规测定 AT-Ⅲ值。

7. 按操作规程认真操作,尤其在开始转流和停机时要缓慢开机和停机,缓慢降温和升温,防止心脏突然发生膨胀或空瘪、心室颤动。CPB 中操作人员应集中精力,认真与术者、麻醉科医师配合,密切观察各项监测指标和手术进程,不宜闲谈。

8. 加强监测,如 MAP、CVP、泵压、水温、鼻温/肛温、ACT、Hct、Hgb、血气、血 K^+、Na^+、Cl^-、Ca^{2+}、Mg^{2+},尿液的量、色和比重,血糖、乳酸和凝血功能等,转前、转中、复跳前后均应常规监测一次。重症患者应根据病情需要随时监测、及时处理。

9. 停机时要缓慢减低流量,逐步停机,对危重患者或<15 kg 的小儿尤为重要;停机后的输血要在 MAP、CVP 监测下,少量分次输注,防止心脏过胀;停机后在动脉泵的进口端夹管道钳,输血时松开避免血液反流;转机前应先松开管道钳,避免出现泵管破裂;左心功能不良者应根据 LAP 输血;鱼精蛋白中和前吸净心包腔内的血液,并适当输血,给药后停用吸引泵;危重患者拔管后不宜马上撤离管道和 CPB 机,以备紧急情况下再次转机。

10. 加强专业知识学习和技术操作能力,提高对意外事故的处理能力。模拟技术和虚拟现实技术提供的仿真培训可以提高准确处理突发事件的能力。发生意外事故时应沉着冷静、迅速处理,或与术者、麻醉科医师共同分析原因并处理,不可慌张误事。

11. 凡新进人员参加手术、麻醉、转机,以及器械或巡回工作,均应有"老人"带教,不宜单独操作。此外,应严格控制参观人员。

（黎笔熙　沈七襄）

第六节　膈疝手术麻醉的失误

由于膈肌缺损或损伤,胃和部分小肠、大肠、脾以及肾上极等腹腔内容物从缺损或损伤处疝入胸腔,称为膈疝。膈疝一般可分为先天性膈疝,多为新生儿;后天性膈疝和创伤性膈疝,多为成人。

膈疝形成后有其特有的病理生理改变:腹腔内容物疝入胸腔,占据胸腔的空间,首先挤压弹性较强的肺叶,使肺叶发生萎陷→有效呼吸面积减少→呼吸功能减弱→受压面积越大,影响越严重;并促使纵隔向健侧移位,导致心脏、大血管移位并扭曲,可影响心排血量,但肺叶萎缩也是使患者得以生存的一种条件。膈疝患者在有自主呼吸的情况下,膈肌具有一定的收缩力,使疝孔处于收缩状态,可避免更多内容物疝入胸腔,一旦膈肌松弛,裂孔变大,将增加腹腔内容物的疝入,从而加重对呼吸循环的抑制。若被压迫萎陷的肺叶重新膨胀,胸腔空间进一步减少,也加重心脏、大血管受压,严重时可发生心搏骤停。临床医师和麻醉科医师若对上述病理生理过程认识和理解不够,在工作中就易发生失误。

一、常见失误

例 1　患儿,女,新生儿,出生后 Apgar 评分 4 分。立即行气管内插管给氧,人工呼吸后,发绀有所改善,自主呼吸恢复,RR 40~60 次/分,两肺呼吸音清晰,HR120~150 次/分,听诊无杂音,高频通气维持,驱动压 0.04kg/cm² ,呼吸频率 120 次/分,患儿发绀减轻,但高频通气一旦停止,发绀立即加重,继续用高频维持,临床诊断为新生儿呼吸窘迫综合征,高频通气维持近10h,病情不见好转,家属要求停止抢救。患儿死亡后解剖发现其胃、小肠和部分大肠均压入左侧胸腔内,左侧肺叶被压缩至肺尖处,纵隔和心脏均明显右移,诊断为先天性膈疝。

【分析】 新生儿出生时,仅注意Apgar评分4分,麻醉科医师行气管内插管抢救,而当时新生儿腹部扁平、心音靠右等体征被忽略。当用高频通气时,由于新生儿胸壁薄,左侧肺叶被压缩至肺尖,左侧听到的呼吸音实际上是右侧呼吸音传导至左侧的,双侧呼吸音应该是不同的,但麻醉科医师没有听出来;有呼吸机支持时,患儿的氧供尚可维持生命,一旦停用,患儿即严重缺氧,如此反复多次,期间没有进行必要的检查,而一味只考虑新生儿呼吸窘迫综合征,显得非常局限。综合上述可以看出,产科医师和麻醉科医师缺乏对先天性膈疝的认识,造成对膈疝的漏诊和误诊。

【防范】 先天性膈疝新生儿有以下特点:Apgar评分多≤5分,即发绀、心音弱、心率<100次/分、呼吸困难、肌张力和反射弱;腹部平坦,有时呈舟状腹;双侧呼吸音不对称;心音偏向右侧;左侧肺部听诊有时可闻及肠鸣音。只要有先天性膈疝的意识,诊断并不困难,胸部X线即可诊断,一经诊断应尽早手术,可在局麻下经腹部将腹腔内容物从胸腔内拉回腹腔,气管内插管膨肺,病情即可明显改善,再行膈肌修复术。新生儿若无其他畸形,手术成功后可正常生长发育。

例2 患儿,男,2岁1个月,体重10kg。诊断为先天性膈疝,患儿发育差,消瘦(正常2岁的婴幼儿体重应在12kg左右,而该患儿仅10kg),术前检查:查体:心音靠右,左侧听不清,R 20次/分,左侧呼吸音消失,气管右移,舟状腹,X线报告:先天性膈疝,左肺不张。拟在全麻下行膈疝修补术。术前用药:东莨菪碱0.1mg肌内注射,置胃管引流。入

室HR 110～130次/分,R 20～25次/分,SpO_2 96%,连续监测ECG、SpO_2,常规吸氧,开放静脉,哌替啶5mg、γ-OH(羟丁酸钠)500mg静脉推注后顺利完成气管内插管,高频通气维持呼吸120次/分,自主呼吸20次/分,HR 110次/分,SpO_2 98%～99%。开始消毒铺巾,切片前1min给芬太尼0.05mg(5μg/kg)静脉注射,呼吸当即停止,SpO_2由98%下降至70%,全身发绀,HR 40次/分,情况非常危急,高频通气增加驱动压和频率,同时请外科医师快速经第4肋间切开小口,将疝内容物小肠和胃快速拉出伤口,接呼吸机将肺叶膨胀,发绀消失,SpO_2上升至95%～98%,HR 135次/分,病情稳定,继续手术,顺利完成手术。

【分析】 气管内插管前后处理基本上是正确的,但在切皮前给芬太尼0.05mg,用量过大,达到5μg/kg,致患儿呼吸停止。膈疝患儿能生存下来的条件之一就是患儿自身肺叶被压缩后的缺氧与自主呼吸之间达到能维持生命的平衡点,一旦自主呼吸停止,这个平衡点就被破坏,患儿即会缺氧。在麻醉过程中,用高频通气以低气道压给氧,保留了自主呼吸,且不干扰自主呼吸,与患儿原来的生理状态差别不大,这是膈疝患儿开胸前维持呼吸功能较好的通气方法,所以患儿情况保持良好。一旦停止呼吸就被迫要人工辅助呼吸或机械通气将肺膨胀起来以纠正缺氧,原来萎缩的肺叶膨胀即可压迫心脏、大血管,影响循环,患儿心率下降,处于极危险的境地,如果不及时将胸腔的内容物拉出,患儿将很快发生心搏骤停。故主要失误仍然是对膈疝的病理生理改变认识不足,在内容物未被拉出胸腔前使呼吸停止,带来极大的风险。

例3 患儿,男,6个月,体重3.5kg。诊断为先天性膈疝,肺炎,休克。术前用氨苄青霉素250mg,静脉滴注,阿托品0.1mg,静脉注射,置胃管引流,拟在全麻下行膈疝修补

术。患儿入室 HR 150 次/分,R 60 次/分,面罩吸纯氧 10min,氯胺酮 20mg(5～7mg/kg),咽喉及声门表面麻醉下插入气管内导管,用改良 T 管法接气管辅助呼吸,插管后心率减慢至 40 次/分,随之发生心室颤动。行胸外心脏按压,静脉注射阿托品,4min 后恢复心搏呈窦性心律,HR 120 次/分,局麻下开胸,移出肠、胃等疝入物,而后全麻下呼吸机维持,顺利完成手术。

【分析】 氯胺酮 20mg 用量偏大,使呼吸抑制致缺氧而发生心室颤动,心室颤动时注射阿托品实为不妥,应该使用肾上腺素;膈疝患儿一旦发生心搏骤停,宜开胸拉出疝入物、心脏按压、膨肺纠正缺氧,而不宜直接行胸外心脏按压。

例4 患者,男,32 岁,体重 62kg。因腹部被刀刺伤后 8h 入院,诊断:腹部刀刺伤合并创伤性膈疝,急诊入手术室。入室 HR 138 次/分,BP 110/90mmHg,阿托品 0.5mg,静脉注射,环甲膜穿刺注射 1%丁卡因 1.5ml 加喉镜,气管内插管,声门显露良好,插入气管内导管后,咳嗽反射不明显,接高频通气,驱动力 1.2kg/cm²,频率 120 次/分,自主呼吸存在。消毒铺巾后在局麻下开胸,此时给 2.5%硫喷妥钠 10ml,患者入睡,立即出现发绀,SpO₂ 由 95% 快速下降至 70%,HR 减慢至 32 次/分,肺部听诊高频通气声音清晰,但左侧大于右侧,腹部膨胀,发现气管内导管误入食管内,立即将导管拔出,重新插管接高频通气,紧急开胸将疝内容物拉出胸腔外,换麻醉机机械呼吸,左肺膨胀满意,缺氧纠正,并置肠减压管吸出大量气体,患者转危为安,顺利完成手术。

【分析】 主要失误为将导管误入食管,未能及时发现和纠正,由于插管时声门暴露良好,麻醉医生自认为插入气管没有问题,故插管后未能进行听诊,实际上插管时导管滑入食管内,又由于当时患者有自主呼吸,未用镇静药,故当时无缺氧表现,而接高频通气

后,大量气体进入胃内,使胃膨胀对肺、心脏和大血管造成进一步的压迫,加用硫喷妥钠,患者入睡,自主呼吸抑制,立即出现缺氧,幸好及时听诊肺部发现导管在食管内,而纠正失误。

例5 患儿,男,7 岁,22kg。左胸部被汽车撞伤,诊断为创伤性休克,创伤性膈疝。术前患儿烦躁不安,呼吸困难,双侧颈外静脉明显怒张,左乳头下呼吸音消失,心尖搏动右移,X 线检查提示胃泡影和肠腔液面在第 4 肋间水平,受伤后 60h 开始麻醉,行膈疝修补术。入室前阿托品 0.3mg,静脉注射,入室 BP 90/60mmHg,HR 142 次/分,RR 60 次/分,麻醉诱导用 γ-OH 2g,静脉注射,3min 后地西泮 6mg 入睡,面罩加压给氧,BP 80/50mmHg,HR130 次/分,呼吸深而慢,琥珀胆碱 30mg,静脉注射,插管顺利,此时 BP 40/20mmHg,心率减慢,立即静脉注射肾上腺素 0.2mg,HR 70 次/分,并继续气管内纯氧正压呼吸,此时见患儿左侧胸廓明显隆起,麻醉后 13min,心搏骤停,即行胸外心脏按压,心内注射肾上腺素 1mg,终因无效患儿死亡。

【分析】 患儿受伤至手术时间长达 60h,已耽误了病情,使患儿呼吸、循环功能发生了严重障碍,同时还并发肠梗阻,术前患儿病情已极为危重;术前未置胃肠减压管,诱导面罩加压呼吸使胃内容物进一步增加,可加重对心、肺造成的压迫;麻醉者完全不了解膈疝的病理生理改变,按一般的全麻诱导,如给肌肉松弛药停止呼吸插管,接麻醉机正压呼吸,使原来萎陷的肺重新膨胀,结果严重挤压心脏、大血管,导致心排血量锐减,心搏骤停,膈疝患者左侧胸腔内有大量的腹腔内容物,心脏向健侧移位,心搏骤停后行胸外心脏按压和心脏内注药,不仅效果不佳,而且因心脏移位有可能注药时会伤及心脏或大血管,造成意外损伤,故这种做法是极其错误

的。术前心脏因代偿作用往往心率较快，故术前用阿托品不妥。总之，该患儿的麻醉处理由于对膈疝的病理生理缺乏应有的了解，仅按一般的全麻处理，造成诸多失误。

【防范】 以上几例患儿在麻醉处理中有一个共同的失误点，即自主呼吸存在时，患儿情况都尚好，一旦用药或用药量过大使呼吸抑制或呼吸停止，患儿就明显缺氧，一旦加压呼吸，原本萎陷的肺叶重新膨胀，不仅不能纠正缺氧，反而使心血管受压更严重，即可发生心室颤动或心搏骤停，这就是因为膈疝内容物是无法缩小体积的，进入胸廓内的内容物首先压迫具有可被压缩的肺叶，肺叶萎陷的同时腾出的空间保护了心脏、大血管，从而减少心脏大血管受压，而其余剩下来的肺叶通过呼吸功能代偿来维持患者的生命。故对膈疝患者一定要记住这个重要的病理生理改变，千万不要在胸腔内容物移出之前使患者自主呼吸受到抑制，更不能使自主呼吸消失、停止，这是防范意外发生的重要环节（如果是外伤性膈疝，裂口小，疝入内容物不多，又有粘连，肺萎陷不多，则可例外）。

术前准备主要为改善全身营养状况为主，术前排空胃肠道、置胃管减压，在入室后立即开放静脉，用负压吸引器排空胃内容物和气体，避免吸氧时气体入胃；术前患儿心率一般均较快，不宜使用阿托品，而改用东莨菪碱；气管内插管可选用喉喷，清醒插管；开胸前或开腹前也就是胸腔内容物移出前一定要保留自主呼吸，用高浓度氧吸入；如何开胸、开腹可根据各医院麻醉科医师和外科医师的经验选择，如局麻、硬膜外等，外科医师要提前洗手准备好，万一发生意外，唯一可行的方法就是快速经第4肋间进胸，将胸腔内容物拉出胸腔，麻醉科医师给氧膨肺，纠正缺氧，维持心、肺功能，进行抢救；心搏骤停时应开胸直接做心脏按压，不宜行胸外心脏按压；在

患者病情稳定时，再继续实施膈肌修补术。

新生儿先天性膈疝一般多由于膈肌缺损所致，故裂口大，疝内容物多，体征明显，故应早诊断早手术；新生儿膈疝一般无粘连，经腹拉出内容物，手术较简单易行，局麻下即可完成，然后再在全麻下进行膈肌修复；术中注意新生儿全身情况的处理如输血、输液、容量平衡、酸碱平衡、电解质平衡等；术毕疝侧胸腔常规置胸腔闭式引流管，肺复张后注意预防复张性肺水肿的发生；术中术后应加强监测，防止并发症的发生。

外伤性膈疝，首先要避免漏诊，一旦漏诊或误诊，就不可能按膈疝的病理生理改变进行相应的处理，必然出现失误。

例6 患者，男性，48岁，体重70kg。因殴打被刀砍伤头部、左胸、四肢、腹部达20多处，休克急诊入院，由于病情紧急，直接送入手术室抢救。入室 BP 80/62mmHg，HR 145次/分，R40次/分，SpO_2 87%，立即面罩吸氧，SpO_2 92%，ECG 连续监测，经锁骨下静脉穿刺置管 CVP 15cmH$_2$O，快速输入人工胶体液 500ml，平衡液 500ml，左侧桡动脉穿刺置管，连续监测动脉压，SBP 90mmHg，MAP 55mmHg，抽血查血气：pH 7.01，PaO_2 108mmHg（FiO_2 40%），$PaCO_2$ 48mmHg，HCO_3^- 17mmol/L，BE － 14mmol/L，HB 72g/L，Hct 26%。丙泊酚 1mg/kg 静脉注射＋咪达唑仑 5mg 静脉注射＋罗库溴铵 0.8mg/kg 静脉注射，气管内插管顺利，此时动脉压快速下降至 40/20mmHg，ECG 显示心室颤动，肾上腺素 1mg 静脉注射，外科医师当时在场，在患者左胸刀砍伤的伤口上扩大切开伤口发现胸腔内有肠管，立即将其拉出胸腔外并按压心脏、膨肺，心跳复跳、恢复窦性心律，血压上升至 120/90mmHg，HR 138次/分，SpO_2 98%，经纠酸、输血等救治后病情逐渐稳定，开始手术，经腹腔探查发现腹部有一刀经腹将膈肌刺伤，约有 7cm 长的破口，小肠进入胸腔，并有一处小肠被刺破。

胸腔探查后发现除膈肌刺伤外,心包上还有约 2cm 长的裂口但尚未伤及心脏。在全麻下行膈肌修补术、小肠修补术,以及头皮裂伤清创缝合和四肢多处砍伤的伤口处理,手术历时 4h50min,术中病情基本稳定,术毕送 ICU。

【分析】　本例主要失误为漏诊,由于病情紧急,术前未能进行较全面的检查,而遗漏了创伤性膈疝的诊断。麻醉处理上因为不知道有膈疝的存在,所以按一般刀砍伤腹部、头部、胸部、四肢多处刀砍伤处理,进行常规快速诱导,气管内插管。由于呼吸停止,萎陷肺叶的膨胀在原有循环功能不良的基础上进一步加重了对循环功能的抑制,造成心搏骤停,幸好左胸第 4 肋间有一刀伤,外科医师在原有伤口上扩大快速进胸,发现有肠内容物,立即拉出胸腔,给心脏、大血管和萎陷肺叶腾出了空间,再膨肺纠正缺氧,静脉注射肾上腺素 1mg 并心脏按压,心跳很快恢复窦性心律,避免了严重的不良后果。

【防范】　创伤性膈疝在腹部和(或)胸部外伤中,尤其是刀砍伤、刀刺伤中时有发生,应有所警惕。紧急手术前如有床旁超声检查,急诊科医师、麻醉科医师能在床旁及时进行超声检查,即可诊断,防止漏诊。病情允许,术前胸、腹部 X 线检查应常规进行,也可及时做出诊断,防止漏诊或误诊。术前胸部磁共振可以发现食管裂孔疝,对此类患者要加强术前准备,常规置胃管引流,术中加强对呼吸的监测和管理,预防疝内容物对心脏的压迫所造成的影响,必要时经腹将疝入的胃向腹腔内拉下或做修补术。

例 7　患者,女性,40 岁,65kg。两年前被尖刀刺伤胸、背、腹及四肢共 48 处,入院后,积极抢救并行肝左叶破裂修补术。术后第 2 天发现有气胸,即行左侧胸腔闭式引流术,10d 出院。出院后生活正常,但近半年来每次餐后腹痛、腹胀、嗳气,食量减少。查体:一般情况尚好,左肺下叶呼吸音弱,偶可闻及

肠鸣音。胸部 X 线诊断:左侧外伤性膈疝。在硬膜外麻醉＋双腔支气管内插管全麻下手术,术中见膈肌有 3cm×5cm 陈旧性裂口。修补术后 10d 痊愈出院。

【分析】　本例失误是两年前多次刺伤后遗漏了创伤性膈肌损伤,未做处理,尔后逐渐形成膈疝。第一次外伤抢救中由于膈肌损伤未形成膈疝,故麻醉处理也未有特殊处理。两年后,膈疝形成,左肺下叶已形成粘连,受压面积固定,故对心肺功能影响也已相对稳定,此时麻醉处理可按胸科麻醉的诱导方法处理,选用双腔支气管导管也是很有必要的,可行单肺通气,为手术创造更方便的条件。

二、膈疝手术麻醉失误的防范

(一)熟悉膈疝的体征和临床表现

新生儿出生后发绀,且吸氧后发绀难以纠正、呼吸困难、心音右偏、腹部平坦或呈舟状腹、左右呼吸音不对称等应意识到先天性膈疝,经 X 线和 B 超检查不难诊断。成人有外伤或手术史、心音偏右、左右呼吸音不对称、左侧胸腔可闻及肠鸣音、呼吸困难、纵隔移位、食后胸闷且呼吸困难加重应想到膈疝。凡上腹部、胸、背部刀伤、刺伤、枪伤或多处伤,应仔细检查膈肌,胸部 X 线、CT 检查均可明确诊断,避免漏诊和误诊。

(二)熟知膈疝的病理生理改变

腹腔内容物疝入胸腔,首先挤压弹性较强的肺叶并使之发生萎陷,占据了胸腔空间,同时使肺叶有效呼吸面积减少,而使呼吸功能减弱;胸腔内容物的增加使纵隔向健侧推移,可导致心脏、大血管移位并扭曲,从而影响心排血量。疝入的内容物愈多,这种病理生理的改变越大,病情越重。但肺叶萎陷缩小,腾出空间却是患者得以代偿、生存的一种条件。另外,患者清醒、有自主呼吸的情况下膈肌具有一定的收缩力,使疝孔处于收缩状态,可避

免更多的内容物疝入，一旦自主呼吸消失，膈肌松弛，裂孔变大，将增加腹腔内容物的疝入，胸腔空间进一步缩小，就会加大对心脏、大血管的压迫，严重时可发生心搏骤停。

（宋晓阳　沈七襄）

第七节　支气管哮喘患者手术麻醉的失误

支气管哮喘简称哮喘，是由多种细胞包括嗜酸性粒细胞、肥大细胞、T细胞和中性粒细胞等气道炎症细胞，平滑肌细胞和气道上皮细胞等结构细胞与细胞组分等共同参与的小气道非特异性炎症慢性疾病，并导致气道高反应性。炎症使易感者对各种刺激因子具有气道高反应性，出现广泛多变的、可逆的气道痉挛与阻塞，出现反复发作性喘息、气急、胸闷或咳嗽等症状，常在夜间和（或）清晨发作或加剧，多数患者可自行缓解或治疗后缓解。因此，气道慢性炎症是支气管哮喘的本质。

气道高反应性是指患者的气管、支气管对各种物理、化学、药物、过敏原等各种刺激因素表现出异常敏感和过早、过强的收缩反应，出现气道管腔狭窄和气道阻力明显增加。患者的气道高反应性是哮喘患者的主要特征，也是主要的病理生理特征和诊断依据。

哮喘发作时，患者呈阻塞性通气功能障碍，同时伴有不同程度的低氧血症。哮喘发作分为轻、中、重和危重四级。当哮喘呈持续状态，患者的呼吸机疲劳，CO_2排出困难导致高碳酸血症和缺氧，可危及生命。

发作时双肺可闻及弥漫性或散在哮鸣音，呼气相为主，呼气时间延长，严重者呼吸音减弱甚至消失呈"沉默肺"。哮喘患者死亡的主要原因是缺氧。哮喘急性发作一般治疗不能缓解超过24h称为哮喘持续状态。

患有哮喘病或在手术麻醉过程中因各种诱因引发哮喘发作是麻醉工作者都有可能会遇到的，处理中常见失误主要是事先无准备或疏忽或处理不当。严重者可致不良后果。

一、常见失误

例1　患者，男，5岁，19kg。左侧斜疝，拟在基础＋硬膜外麻醉下行斜疝修补术，患儿入室，血压、心率正常，肺部未听诊。用2.5％硫喷妥钠5ml静脉注射做基础麻醉。静脉注射后患儿剧烈咳嗽，呼吸困难，出现发绀，立即面罩加压给氧，听诊双肺布满干啰音和哮鸣音，诊断为支气管痉挛。静脉注射地塞米松5mg，氨茶碱50mg稀释至10ml，静脉缓推，病情有所改善，但发绀未消失，$SpO_2$80％。静脉琥珀胆碱25mg行气管内插管，气道阻力大，吸出大量黏痰，接麻醉机支持呼吸，采用氨茶碱100mg加入5％葡萄糖液100ml内静脉滴注，经过25min的抢救，发绀逐渐好转，胸部听诊除左下叶仍有少量干啰音外，其他部位呼吸音正常。在全麻下完成左侧斜疝修补术。术后家属承认患儿有严重支气管哮喘，因几家医院为此拒绝接受为他做手术，故此次有意隐瞒了病情。

例2　患者，女，40岁。子宫内膜异位症拟在全麻下行子宫摘除术。患者一般情况尚好，入室血压、心率正常，常规监测，麻醉诱导插管顺利，静吸复合麻醉维持，麻醉机控制呼吸。手术开始气道压突然增高，由17cmH_2O上升至55cmH_2O，潮气量由500ml降至200ml，双肺有明显哮鸣音，静脉注射地塞米松20mg，氨茶碱250mg，气道阻力明显改善。但10min后气道阻力再次增大，再次静脉推注地塞米松，氨茶碱后气道阻力逐渐恢复正常。手术结束，送回病房，反复追问既往病史，家属方说患者既往有支气管哮喘史。

【分析】　以上两例患者既往都有哮喘

史,但术前均有意隐瞒。这给麻醉科医师造成困难,虽然麻醉者没有认真和仔细询问既往史,但由于患者家属是有意不说的,问了也问不出来。这时麻醉科医师应该点明隐瞒病史的严重后果,这样有可能逼使家属讲出实情,但这两位医生并没有这样做,因此,麻醉时思想上毫无准备。

支气管哮喘患者都具有气道高反应性,这两例患者麻醉时都使用了硫喷妥钠,硫喷妥钠具有兴奋迷走神经的作用,哮喘急性发作有可能与使用硫喷妥钠致患者气道敏感性增高有关,麻醉科医师正因为不知道患者有哮喘病史,也就按一般常规用药,导致诱发哮喘发作。

例3 患者,男性,48岁,67kg。拟在全麻下行胃癌根治术。麻醉诱导、插管顺利,静脉复合麻醉维持(丙泊酚 200mg＋芬太尼 0.2mg 稀释至 50ml 泵入,开始 50ml/h,15min 后减至 35ml/h),机械通气维持呼吸(肌肉松弛药:阿曲库铵)。开腹后当术者剖腹探查时,麻醉机仪表显示呼吸道阻力突然上升至 $40cmH_2O$,麻醉者立即给予吸痰,但痰不多,吸净后气道阻力仅下降 $5cmH_2O$,麻醉科医师当即将气管导管拔出,未见导管内有异物阻塞,此时 SpO_2 由 90% 下降至 80%,更换导管再次置入,但呼吸道阻力仍高,静脉注射地塞米松 10mg、氨茶碱 250mg,气道阻力逐渐下降至正常。

【分析】 麻醉科医师对患者是否有哮喘病史看来是心中无数,若已知有哮喘病史,在麻醉中气道阻力上升,吸净痰液后仍未下降则应考虑是否哮喘发作,但麻醉科医师考虑的是气管导管有无异物,由此可见麻醉科医师对患者的既往病史不了解,术前未能进行认真询问;腹腔探查可对机体造成强烈的刺激,开腹前应加深麻醉,而此例静脉麻醉开始泵速为50ml/h,15min 后减至 35ml/h,也就是开腹时麻醉用药正好是减速的过程中,即泵入丙泊酚 2mg/(kg·h)和芬太尼 2μg/

(kg·h),此剂量在强烈的腹腔探查时是偏少的,也就是说在麻醉偏浅的条件下,有一个强烈的腹腔探查,刺激迷走神经诱发了支气管哮喘。气道压力突然上升,麻醉科医师首先吸净呼吸道分泌物是正确的,但当气道阻力仍未下降、且没有明确依据提示气管导管内有阻塞的情况下,当时 SpO_2 仅有 90%,贸然将气管内导管拔出则是极为错误的举动。拔出导管后 SpO_2 由 90% 下降至 80%,加重了缺氧,若再次插管遇有困难,则可造成严重的不良后果。

麻醉过程中气道管理和机械通气出现任何问题时,肺部听诊是麻醉科医师进行诊断的基本方法,但该麻醉科医师未能把握好,胸部听诊过晚,第二次插管后才听诊双肺,发现哮鸣音,给予对症处理后病情好转,若在吸净气道分泌物后,阻力下降不明显时,听诊双肺及时诊断和处理,就不至于发生拔出气管内导管,使缺氧加重的风险。

麻醉科医师一定要有三级检诊的意识,遇到问题不能自己一个人贸然处理,应该边紧急处理、边呼叫上级医师取得帮助和指导,以防范出现失误后造成严重后果。

例4 患者,女性,49岁,58kg。既往有哮喘史 10 年,因上颌窦肿瘤拟在全麻下行上颌窦肿瘤切除术。术前各项化验及心电图检查大致正常,双肺呼吸音正常。入室 BP 135/75mmHg,HR 83 次/分,R 15 次/分,SpO_2 96%,用 2.5% 硫喷妥钠＋芬太尼 0.2mg＋琥珀胆碱 80mg 静脉注射进行麻醉诱导,顺利置入气管内导管,套囊充气后手控呼吸时感到气道阻力大,调整气管导管方向与深度后无改善,拔出导管重新插管,确认导管在气管内无误,套囊充气后手控呼吸仍感阻力大,经气管内吸出少量痰液后仍无改善,此时 SpO_2 下降至 77%,静脉注射琥珀胆碱 50mg 仍无改善,SpO_2 下降至 58%,HR 148 次/分,面唇发绀,听诊双肺广泛哮鸣音,继续正压通气并静脉注射地塞米松 20mg,氨茶碱 0.15g，喘定 0.25mg，异丙肾上腺素 0.05mg，1min 后 SpO_2 降至 38%，随之心跳停止，经积极心肺复苏未能成功，患者死亡。

【分析】 麻醉科医师术前对患者有哮喘病史是已知的，但对支气管哮喘的诊断、处理均缺乏应有的认识。麻醉诱导选用硫喷妥钠显然不妥，当诱导置管后即发现气道阻力大，应该与硫喷妥钠兴奋迷走神经使支气管平滑肌应激性增高，诱发支气管痉挛有关。导管置入、套囊充气后手控呼吸时感到气道阻力大，如果麻醉科医师对哮喘有所警惕就应该意识到是哮喘发作，但麻醉科医师不仅没有意识到，反而对自己置管产生怀疑，不顾当时刚刚插管完毕，机体处于缺氧状态，贸然将气管导管拔出，重新插管，再次确认导管在气管内无误，套囊充气后手控呼吸仍感阻力大时才意识到哮喘发作，仍未给予对症处理和加压呼吸纠正缺氧，而是静脉推注肌肉松弛药试图以此来减少气道阻力，此时 SpO_2 已降至严重缺氧的水平（$SpO_2$77%），当 SpO_2 再次下降至 58%，HR 145 次/分，此时才使用地塞米松及其他药物，已为时太晚。若第一次气管内插管后，发现气道阻力大，即应想到患者是有支气管哮喘 10 年的病史，听诊双肺即可诊断和处理，不至于采用一系列错误的措施，致使 SpO_2 下降至 38% 造成致命性缺氧而无法挽回，失误是严重的。

从处理过程中可以看出，该麻醉科医师对 SpO_2 监测与 PaO_2 的关系以及与缺氧严重性的关系认识不足。SpO_2 与 PaO_2 的关系：吸空气条件下，正常 SpO_2 97% 时 PaO_2 为 80~100mmHg，当 SpO_2 90% 时 PaO_2 为 60mmHg，若 SpO_2<90%、PaO_2<60mmHg 即为低氧血症，当 SpO_2 为 75% 时，PaO_2 约为 40mmHg，是严重缺氧，当患者 SpO_2 77% 时 PaO_2 约为 45mmHg，已是严重缺氧了，此时应提高吸入氧浓度，设法加压呼吸，使用气管扩张药，而当时却用琥珀胆碱，当然处理无效。SpO_2 下降至 58%，这时 PaO_2 约为

35mmHg，这已是维持机体生命的最低界限，此时才给地塞米松、氨茶碱、二羟丙茶碱等扩张支气管、解痉处理，但已无法挽回缺氧的严重后果。1min 后 SpO_2 降至 38%，PaO_2 约为 20mmHg，已达到死亡线，随之心跳停止。本例若在 $SpO_2$77% 时给予吸氧及时纠正低氧血症，则可能会有挽回的余地。

【防范】 对已知有哮喘的患者实施麻醉和手术，术前应做好预防感冒、避免肺部感染、注意排痰等准备，选择合适的手术时机。术前用药可用哌替啶，有扩张支气管功能。应做好充分的思想和物质准备，用药上尽可能减少兴奋迷走神经的药物，麻醉要有一定的深度，避免浅麻醉下做刺激性很强的操作，并要提醒手术医师和护士，共同加以注意；一旦出现气道阻力增高，应排出气道分泌物，听诊双肺若有哮鸣音或干啰音，应立即使用气管扩张药、糖皮质激素等药物治疗，特别要注意提高吸入氧浓度，加压给氧，预防缺氧加重。

气管内导管在置入时应严格按操作规程，看清声门置入，尽可能在可视喉镜辅助下置入，进入气道应首先确诊是否在气管内，最重要、也是最便捷的方法是听诊双肺，确定后应固定牢靠，在此期间由于插管一般均用肌肉松弛药，患者无呼吸，气管插管、确定导管位置等操作应在 1min 以内完成，并注意 SpO_2 的变化，若有下降达 90% 应立即给氧，停止操作，待 SpO_2 上升至 >97% 再恢复操作，否则会造成患者缺氧加重，以及由缺氧带来的病理生理变化，增加治疗难度。

没有确切的征象，在气道阻力增大时不能贸然将气管内导管拔出，因为气管内导管在气管内是保证患者气道通畅、给氧的通道，一旦气管导管拔出，原因未能解除，再次插入又遇困难，那就会丧失了给氧气的通路，必然造成严重的不良后果。

例 5 患者，女，43 岁，50kg。胃癌，术前患者贫血、消瘦，既往有支气管哮喘病史。拟

在全麻下行胃癌根治术。麻醉诱导、插管顺利，插管后接麻醉机控制呼吸，1%普鲁卡因200ml＋哌替啶 100mg 静脉麻醉（60～100滴/分）＋间断静脉注射阿曲库铵维持，手术开始 30min 给患者吸痰时有咳嗽反射，并发现痰液增多，吸痰后，患者出现发绀，接麻醉机加压给氧呼吸，气道阻力上升，用手控呼吸辅助呼吸，手感阻力很大。上级医师到场，发现患者手腕弯曲能动，听诊双肺哮鸣音明显，立即追加阿曲库铵 25mg，吸入异氟烷，加深麻醉，同时静脉注射氨茶碱 250mg，地塞米松 20mg，并经呼吸道吸出大量痰液，10min后病情逐渐好转，在静吸复合麻醉下完成手术。

【分析】　哮喘患者急性发作的诱因很多，但在麻醉过程中，浅麻醉下行刺激性操作是其中重要的、常见的原因之一。

此患者即是麻醉过浅吸痰时诱发哮喘发作。当时国内芬太尼家族中尚未生产瑞芬太尼、舒芬太尼等，只有芬太尼。丙泊酚进入国内之前静脉麻醉常用 1%普鲁卡因 200ml＋哌替啶 100mg 的配方，但这种配方中镇痛药用量小，普鲁卡因麻醉效能弱，麻醉维持较浅，并难以加深麻醉，静滴过快时易发生局麻药中毒。

气管内插管时所用的肌肉松弛药阿曲库铵，30min 已过了维持时间，患者吸痰有咳嗽反射，手腕能动即可证明药效已过，在麻醉过浅的条件下给患者吸痰，刺激患者诱发哮喘，这是主要失误。

阿曲库铵有轻度组胺释放作用，且与剂量有关，临床常用剂量一般不易引起血中组胺浓度的变化，但大剂量（0.8mg/kg）则可使血中组胺浓度明显提高。本例使用阿曲库铵的用量虽然不大（0.5mg/kg），但由于哮喘患者具有气道高反应性，最好不选用阿曲库铵为宜。

例 6　患者，女性，49 岁，56kg。子宫肌瘤，既往有哮喘史，术前半年未发作。拟在连续硬膜外麻醉下行子宫摘除术。麻醉过程顺利，给予咪达唑仑 5mg，静脉注射，患者入睡，手术进展顺利，麻醉科医师嘱麻醉护士采血查血气。护士看患者入睡未与患者沟通即在左侧桡动脉上直接穿刺采血，患者突然惊醒，1min 后开始咳嗽、喘息，麻醉科医师立即听诊双肺，哮鸣音明显，立刻静脉注射地塞米松 20mg，氨茶碱 250mg 稀释 10ml 缓慢静脉推注，面罩加压吸氧，停止一切操作，20min后逐渐好转。

【分析】　患者是在硬膜外麻醉下进行手术，使用了 5mg 咪达唑仑患者入睡，上肢是有知觉的，麻醉护士应该唤醒患者，与其沟通，并在局麻下行左侧桡动脉穿刺才对，但该护士未用局麻药直接穿刺，给患者一个意外的强刺激，诱发患者哮喘急性发作。这是很典型的疼痛刺激诱发哮喘发作的病例。

例 7　患儿，男，3 岁，13kg。在全麻下行右腹股沟斜疝修补术，患儿有哮喘史，术前一般情况良好，双肺呼吸音正常。入室麻醉手术均顺利。术毕送入 PACU，30min 后患儿躁动，呼吸 24 次/分，不能耐受气管内导管，吸空气 5min，$SpO_2 > 95\%$，拔出气管导管。5min 后患儿出现刺激性咳嗽，逐渐出现双肺哮鸣音，口唇发绀，哮喘发作。立即面罩加压吸氧，辅助呼吸，静脉注射氨茶碱 30mg，地塞米松 5mg 后，肺部哮鸣音消失，症状缓解，哮喘发作 15min。待双肺呼吸音清晰、R 22次/分、吸空气条件下 SpO_2 96%、患儿清醒送回病房。

例 8　患儿，12 岁，男，31kg。因咳嗽、呼吸困难 2 周，X 线诊断为"纵隔肿物"而入院。既往有反复发作的哮喘病史，近年内发作 10次。入院前长期服用氨茶碱、息喘宁等药，入院后应用氨茶碱、息喘宁、地塞米松及抗生素治疗 1 周后，哮喘症状基本控制，拟在全麻下行纵隔肿瘤切除术。术前 30min 肌内注射异丙嗪 25mg，哌替啶 30mg，东莨菪碱 0.3mg 及地塞米松 10mg。麻醉诱导插管顺利,静吸麻醉维持。术中血压、心率稳定,SpO_2 95%~98%,血气正常。关胸时停用麻醉药,术毕患儿已清醒,R 24 次/分,潮气量350~400ml,拔管前清除口腔及气道分泌物时,患儿呛咳,呼吸急促,口唇及指端发绀,手控气道阻力大,听诊双肺有哮鸣音,诊断为支气管哮喘发作,立即静脉注射地塞米松5mg、地西泮 5mg、氯胺酮 30mg,并加压呼吸,10min 后哮喘症状消失,呼吸平稳,拔出气管内导管,鼻导管给氧观察 20min,呼吸道通畅,无呼吸困难,送回病房。

【分析】 以上两例为手术完毕麻醉复苏期由于麻醉过浅拔管吸痰时诱发急性哮喘发作。拔管前麻醉已浅,患儿不能合作,耐受不了气管内导管的刺激,极易烦躁、躁动,此时再加以吸痰,强烈刺激气道支气管,极易诱发哮喘发作或支气管痉挛,以上两例均是如此,这对既往有哮喘史的患儿显然不妥。全麻患儿复苏期拔管时机是一个值得重视的问题,在麻醉尚未减浅时即应吸净气管分泌物,当肌肉松弛药效已过、呼吸恢复良好,即可拔管,并在拔管前使用地塞米松加以预防,或少量使用镇静药,目前右美托咪定是一种镇静又对呼吸抑制甚微的药物,术毕拔管前可适当使用。总之,应避免在麻醉过浅时给予吸痰等强刺激使患者处于缺氧状态下拔管。

例9 患者,男,53 岁,73kg。胃癌,拟在全麻下行胃癌根治术,既往有哮喘史。术前准备一周,病情稳定,呼吸音清晰,各项检查指标均在正常范围内。入室 BP、HR、SpO_2、ECG 检测均无明显异常。麻醉诱导插管顺利,静脉复合麻醉维持,术中腹腔探查时诱发哮喘急性发作,气道阻力上升至 $60cmH_2O$,但呼吸音听不到,麻醉者曾提出导管是否有问题,但此时麻醉和手术已进行近 30min,如果有问题早就应该出现缺氧症状。上级医师认为这是严重哮喘呼吸音减弱甚至消失呈"沉默肺",立即用手加压呼吸,同时静脉注射地塞米松 20mg、氨茶碱 250mg 等措施,病情

虽有改善,但 SpO_2 仅 90%,情急之下,用吸痰导管插入气管导管内,将沙丁胺醇气雾剂直接喷入气管内,效果良好,1min 后气道阻力下降至 $20cmH_2O$,SpO_2 逐渐上升至98%,双肺呼吸音清楚,15min 后恢复正常,继续手术。

【分析】 本例为浅麻醉下腹腔探查强刺激迷走神经而诱发的急性严重的哮喘,支气管强烈收缩,呼吸音降低至消失状态,一般用药处理效果不佳,麻醉科主任采用细吸痰管插入气管内直接将支气管扩张药喷入支气管内,取得了良好的疗效,缓解了病情,这既是教训也是经验。静脉麻醉在麻醉诱导后有一个衔接问题,开腹探查的时间一般在切皮后 10min以内,此时静脉麻醉深度往往不够,腹腔探查是强刺激,而且内脏具有丰富的迷走神经分布,极易激惹迷走神经,诱发哮喘发作,故开腹前一定要提前适当加深麻醉,而且提醒术者轻柔探查,预防不良反应。

例10 患者,男性,62 岁,68kg。大便不正常近半年,经肠镜检查诊断为结肠癌入院。既往有哮喘、慢性支气管炎病史,高血压病史。入院后经 1 周准备,肺部炎症基本控制,痰量减少,吸空气 SpO_2 92%,血气提示 pH7.32、PaO_2 70mmHg、$PaCO_2$ 48mmHg、HCO_3^- 24mmol/L、BE +3mmol/L,其余化验结果基本正常,拟在全麻下行结肠癌根治术。麻醉手术经过均顺利,术后送 PACU,30min 患者清醒,吸痰准备拔管,此时患者出现剧烈呛咳、气喘,SpO_2 80%,立即接呼吸机加压给氧,地塞米松 20mg,静脉注射、氨茶碱 250mg 稀释至 20ml 慢推后病情好转SpO_2 90%,10min 后吸痰有浓痰,尔后又出现咳嗽、气急,SpO_2 80%,再次加压吸氧,经气管导管内喷沙丁胺醇,SpO_2 90%,上级医师到场后给丙泊酚、舒芬太尼适当加深麻醉,FiO_2 90%加压给氧辅助呼吸,再次吸痰,吸出大量浓痰,SpO_2 逐渐上升至 97%,给地塞米松 20mg 静脉注射,脱机吸空气 SpO_2 95%,

30min 后患者再次清醒,呼吸良好,血气:pH 7.35,PaO_2 80mmHg,$PaCO_2$ 42mmHg,HCO_3^- 24mmol/L,BE ＋3mmol/L,其余正常,直接拔管,观察 30min,无异常,送回病房。

【分析】 患者术前既有慢性支气管炎又有哮喘,分泌物往往是哮喘发作的诱因之一。虽然术前经 1 周准备,但老年慢性支气管炎的病理生理改变不可能在短时间逆转,老年人咳嗽力量有限,故小支气管内的分泌物在气管内吸痰的强烈刺激下增大了排痰的力量,大量分泌物成为诱发哮喘的因素,经加深麻醉,反复吸痰吸出大量的浓痰,清除了小气道和沉淀于肺内的积痰,消除了诱因,使病情好转。

主要失误是在浅麻醉下强烈吸痰刺激诱发哮喘,故应在麻醉减浅前吸净分泌物,一旦自主咳嗽反射恢复,则不宜过度过强吸引。

二、支气管哮喘患者麻醉手术中失误的防范

据报道,由于人群中哮喘病发病率达 10%,呼吸系统意外索赔中 2% 与支气管痉挛有关,其中 70% 死亡。以上病例说明,术中有多种因素可以诱发支气管痉挛和哮喘发作,这是麻醉中严重的并发症。诊断不及时、处理不当,严重者可迅速危及患者生命,但麻醉期间的哮喘发作有时处理非常棘手,应高度重视和警惕,应以预防为主,尽可能避免诱发的因素,减少和杜绝失误,其防范措施重点有以下几点。

(一)术前准备要认真仔细

麻醉科医师对每个患者都要询问有无哮喘史,尤其是对小儿和春冬季节的手术患者,并要指明隐瞒病史的严重后果。要了解哮喘发作的诱因、发作频率、程度、缓解方式及用药情况等。对有严重哮喘史和频繁发作者应经过内科正规治疗再手术;对老慢支患者要认真进行抗炎、雾化、吸氧治疗。术前积极控制肺部感染是术前准备中一项重要内容。

手术期间要做好思想和物质准备,备齐各种急救和治疗用药,如地塞米松、氨茶碱、沙丁胺醇、异丙肾上腺素等。

(二)术前用药

术前用药避免使用引起支气管收缩和呼吸抑制的药物,可适量使用抗胆碱药。可选用 H_1 抗组胺药物,它既有镇静作用,又有抗组胺作用,对有过敏史、老慢支、肺气肿及支气管哮喘患者尤其适用。常用药物有异丙嗪、哌替啶等。

哌替啶 50mg＋异丙嗪 25mg＋东莨菪碱 0.3mg,术前 30min 静脉推注是一组较好的全麻术前药(根据患者病情、体重可酌情增减药量)

哮喘患者术前已用支气管扩张药者,则术前无须停药。

入室后麻醉前可适量补充地塞米松 0.5～1.0mg/kg,静脉推注。

(三)麻醉诱导与维持

有哮喘史的患者禁用 β 受体阻滞药,如普萘洛尔(心得安)、艾司洛尔等。麻醉诱导目前常用的静脉镇静镇痛药物,如咪达唑仑、丙泊酚、依托咪酯、芬太尼家族均可使用,肌肉松弛药则要选用释放组胺最少或不释放组胺的药物,如维库溴铵、潘库溴铵、罗库溴铵等。插管前可缓慢静脉注射 2% 利多卡因 3ml,预防咳嗽反射。

丙泊酚、依托咪酯具有降低支气管平滑肌张力的作用,适用于哮喘患者。

麻醉维持不论静脉麻醉、吸入麻醉或静吸复合麻醉均应有一定的麻醉深度和足够的肌肉松弛,尤其在手术操作具有强烈刺激,如探查、敲打、牵拉、吸痰等,应提前加深麻醉,避免和预防麻醉过浅时在手术强烈刺激下诱发哮喘,若有麻醉深度检测仪则能更好掌握麻醉的深浅,预防麻醉过浅或过深。

保持呼吸道通畅是麻醉管理的重要措施,而气道分泌物则是影响气道通畅的主要

因素,尤其是老慢支、哮喘、肺部感染的患者,既要吸净气道分泌物,又不能因此而诱发哮喘发作。正常人清醒时既靠支气管和纤毛的排泄作用,又要靠咳嗽反射将分泌物排到气管,尔后咳出。麻醉状态下,呼吸机正压可将分泌物向下压入,肌松作用后无咳嗽反射。这种条件下,下呼吸道的分泌物难以排出,故吸痰首先应将沉积在气管支气管内的痰液吸净。术中发现气道中阻力增加,有分泌物时应及时吸引,术毕前尽早吸引气道中的分泌物,待麻醉减浅,有咳嗽反射时,应短暂的、轻柔的、快速的多次吸痰,借咳嗽反射将下呼吸道的分泌物排至气管吸出,由于吸痰是一种强刺激,不宜长时间用力吸引,避免缺氧和过强刺激诱发哮喘发作。呼吸道湿化有助于分泌物的吸出,麻醉机有湿化功能者可加以应用。

(四)早诊断,早治疗

麻醉科医师对术中诱发哮喘和支气管痉挛要高度警惕。在麻醉中遇到气道阻力上升,排出气道分泌物因素后,应听诊双肺,若有哮鸣音、干啰音,尤其对有哮喘病史的患者,即应早诊断、早处理。尽早使用解痉药、扩张支气管药物和糖皮质激素等,常用药有氨茶碱。氨茶碱可预防哮喘的急性发作及支气管痉挛的夜间发作。哮喘发作时可用氨茶碱 5mg/kg,静脉注射,随后以 $0.5\sim1mg/kg$,静脉滴注,同时可用沙丁胺醇、异丙肾上腺素雾化吸入,地塞米松 0.5mg/kg,静脉注射等;吸入异氟烷,静脉注射氯胺酮 $1\sim1.5mg/kg$ 加深麻醉,氯胺酮还具有兴奋 β_2 受体、扩张支气管的作用;哌替啶 50mg,静脉注射也具有加深麻醉、扩张支气管的作用,以及用罗库溴铵肌松药协同加深麻醉。

除哮喘外,术中误吸胃内容物、麻醉过浅、吸痰或导管刺激隆突或支气管等均易诱发支气管痉挛,应注意鉴别,但处理上同样要及时,上述药物均可使用。

(五)拔管

麻醉恢复期何时拔管对哮喘患者同样重要。由于麻醉过浅、呛咳严重,拔管是诱发哮喘的常见原因之一,故对哮喘患者应在肌肉松弛药作用消失,呼吸恢复良好,尚有一定的镇痛镇静状态下拔管为好。拔管前静脉注射地塞米松 5mg,从气管内导管中喷注 2% 利多卡因 $2\sim3ml$,最好采用侧卧位拔管,拔管后面罩吸氧,并观察 30min,无异常,方能送回病房。

三、重症或致命性哮喘或哮喘持续状态的抢救

哮喘持续状态是指哮喘急性严重发作,一般性治疗不能缓解超过 24h,同时伴有 $PaCO_2>50mmHg$,$PaO_2<60mmHg$(呼吸衰竭)称为哮喘持续状态危象。重症或致命性哮喘是指哮喘致肺泡通气量锐减,出现严重的通气血流比例失调而发生严重的低氧血症($PaO_2<60mmHg$ 或更低)和呼吸性酸中毒($PaCO_2>50mmHg$ 或更高),可危及生命。

以上情况可发生于围术期任何时段,应积极抢救,否则可危及生命。

例 11 患者,男,71 岁。因哮喘反复发作伴严重肺气肿、高血压、冠心病和脑卒中、右侧偏瘫后遗症而入内科治疗 1 年半。当日因高热、右上腹疼痛、黄疸急诊入院,B 超提示急性胆囊炎,同时有肺部感染、哮喘发作并呈持续状态、急性胆囊炎有坏疽穿孔表现。当日下午 2 时急诊手术。入室患者处于哮喘持续状态,面罩吸氧并静脉注射地塞米松 5mg、异丙肾上腺素(喘息定)0.25g,未见明显改善,即静脉注射氟哌利多 2.5mg、哌替啶 25mg、氯胺酮 40mg,在局麻下行气管造口,吸出大量黄色黏稠痰液,哮鸣音明显减少,接麻醉机加深麻醉后开始手术,手术麻醉经过顺利,术毕患者清醒,自主呼吸 22 次/分,哮鸣音基本消失,回病房继续用呼吸

机支持 9h 后撤机,随访 3 个月未见哮喘复发。

哮喘持续状态其最常见的诱因是肺部感染和分泌物刺激,本例正是肺部感染所致。本例在当时考虑到术后不能在短时间内拔管,患者为老年人,咳痰能力有限,心肺代偿功能差,术中气管内插管虽能解决通气问题,但术后既不能拔管又不能耐受长时间的置管,同时还需经常吸痰,此时气管造口要优于气管内置管,故当即决定给患者气管造口,而不是气管插管。从造口中吸出大量痰液,消除了哮喘发作的诱因,可见保持呼吸道通畅是有效的重要的治疗措施。

从上述病例可以看出对重症、致命性哮喘的抢救重点是开通气道、排出气道分泌物、保证气道通畅、充分供氧和纠正二氧化碳积蓄。

1. 开通人工气道　快速经口或经鼻气管内插管,吸氧加压呼吸。经鼻置管患者易耐受,带管时间长,并且口腔是开放的,便于护理,可减少或避免口腔、呼吸道感染,也可避免气管切开造口。

2. 呼吸参数调节　小潮气量 6～7ml/kg;频率 10～12 次/分;吸:呼比 1:3～1:2;低 PEEP 3～5cmH_2O;FiO_2>80%。

3. 可允许性高碳酸血症(PHC)　由于潮气量小、频率不快必然带来 $PaCO_2$ 升高、pH 降低,但允许动脉血 $PaCO_2$ 维持在一定程度的偏高范围内,称为可允许的高碳酸血症,从而防止肺泡容积过大及跨壁压过高而造成气压伤。PHC 主要视 pH 和 $PaCO_2$ 值而定,若 pH≥7.25,$PaCO_2$≤50mmHg 则为 PHC;一旦 pH < 7.25 或 $PaCO_2$ > 50mmHg,则应酌情调整,否则时间长了可造成不良后果。

4. 通气模式　自主呼吸＋PSV、SIMV,或 SIMV＋PSV。

5. 镇静、镇痛药　保留自主呼吸和咳嗽反射,有利于排出分泌物;咪达唑仑、丙泊酚＋少量镇痛药;目标:人机不对抗,呼唤即清醒为宜。

6. 撤离呼吸机　PaO_2 > 80mmHg、SaO_2 > 95%、氧合指数 ≥ 300;$PaCO_2$ < 45mmHg;呼吸肌疲劳基本恢复。

(1)拔出气管内导管,面罩或鼻导管给氧维持。

(2)加强监测血气、Hb、Hct、电解质和乳酸等。

哮喘患者死亡原因:

缺氧＋二氧化碳蓄积→呼吸性酸中毒和代谢性酸中毒→严重缺氧→心搏骤停。

再次强调抢救重点:通气和吸氧!

(黎笔熙　沈七襄)

第八节　嗜铬细胞瘤手术麻醉中的失误

嗜铬细胞瘤是由肾上腺髓质嗜铬细胞发生的一种肿瘤。肾上腺髓质与交感神经节的胚胎发育同源,肾上腺髓质实际上是交感神经的延伸部分,在功能上相当于无轴突的交感神经节后神经元,故嗜铬细胞瘤又称肾上腺内副神经节瘤。嗜铬细胞瘤 90% 来自肾上腺髓质,10% 左右发生在肾上腺髓质以外的器官或组织。

肾上腺髓质嗜铬细胞主要分泌肾上腺素(E)和去甲肾上腺素(NE),两者比例为 E:NE＝4:1。血中的肾上腺素(E)主要来自于肾上腺髓质,而血中的去甲肾上腺素(NE)则主要来自肾上腺素能纤维,部分来自髓质分泌。

嗜铬细胞瘤可产生、储存和分泌儿茶酚胺,即肾上腺素、去甲肾上腺素和多巴胺的大量分泌,可引起致命的心血管效应,具有典型的头痛、心悸和出汗"三联征",还有高血压、高代谢和高血糖"三高症",以及血压、心率大幅度波动。典型发作时患者常表现为头痛、心悸、出汗、面色苍白、呕吐、腹痛、神经质、心绞痛以至心肌梗死，排尿晕倒等。本病实为一种组织形态学上良性而功能上恶性的肿瘤。嗜铬细胞瘤多为单侧良性肿瘤，少数为恶性。切除肿瘤是治疗本病的主要方案。

由于嗜铬细胞瘤患者血流动力学不稳定，麻醉风险大，临床上由于多种因素如隐匿性嗜铬细胞瘤，对此疾病认识不足，或医疗条件的限制等，在嗜铬细胞瘤手术麻醉中常可造成失误，甚至导致严重后果。

一、常见失误

例1 患者，女性，64岁。因左上腹肿块3年，近3个月腹痛加剧入院。在连续硬膜外麻醉下行剖腹探查术。开腹后BP140/100mmHg，ECG显示心房颤动，有偶发室性期前收缩。分离肿瘤时BP 240/130mmHg，HR180次/分，患者主诉头痛、心慌、出冷汗。术中因肿瘤破裂立即将肿瘤切下，患者突然血压降至零，心搏停止死亡。

【分析】 此例术前和术中临床医师和麻醉医师均未意识到嗜铬细胞的可能性，术前无任何准备。术中分离肿瘤时，患者出现典型的头痛、心悸和出汗"三联征"，术者和麻醉者竟毫无察觉。说明对本病例缺乏最基本的诊断知识和风险意识，不了解本病的病理生理改变，也就谈不上术前准备和术中正确处理，导致患者死亡的严重后果。最主要的失误是术前漏诊和对本病的无知。

例2 患者，女性，52岁。呕吐腹泻半年，以低血钾入院。入院后经CT检查发现腹膜后有8cm×7cm大小肿块，在全麻下行剖腹探查术。分离肿瘤时，BP180/130mmHg，HR140次/分，麻醉科医师根据肿瘤在腹膜后主动脉旁，高度怀疑为肾上腺外的嗜铬细胞瘤，建议术者行快速切片检查。病理科报告为交感性副节瘤，即肾上腺外的嗜铬细胞瘤。继续手术摘除，期间血压波动明显，并出现严重的代谢紊乱，血糖显著升

高，伴低血钾、酸中毒、出血性休克等险情，经积极抢救治疗，肿瘤切除。血压、心率平稳，血糖，血气正常。术毕入ICU，继续治疗近20h，各项指标正常，拔除气管内导管，送回病房。术后病理报告似为嗜铬细胞瘤。

【分析】 本例属于隐匿性肾上腺外的嗜铬细胞瘤，术前无明显嗜铬细胞瘤的典型症状，而主要表现为腹泻、低血钾。但在术中挤压肿瘤时则出现显著的血流动力学的波动，这也是典型表现。主要失误为术前漏诊。术中麻醉科医师根据挤压肿瘤即出现的血压升高、心率加快而高度怀疑嗜铬细胞瘤，建议活检，诊断得以证实，而且方式也正确。由于诊断明确，虽然术中经历风险，但总算转危为安，挽救了患者，否则会造成更严重的失误。

例3 患者，男性，58岁。持续性高血压伴阵发性心悸、头痛、出冷汗5年入院。入院后明确诊断为左肾上腺嗜铬细胞瘤，经术前两周的准备，拟行手术。由于肿瘤巨大（约10cm×8cm×7cm），且血管丰富，故决定先做血管内栓塞。在局麻下放入微导管，导管进入肿瘤血管内正待栓塞时，患者收缩压骤升至300mmHg，当即停止操作，降压处理后送回病房。2h后患者出现呼吸困难，但未引起医师注意，直至5h后出现严重肺水肿才行气管内插管，送ICU抢救。经6d的积极治疗救治，病情曾一度稳定，但最终死于多器官功能衰竭。

【分析】 ①临床医师对嗜铬细胞瘤的病理改变缺乏应有的风险意识。虽然肿瘤大，血管丰富，试图以血管内栓塞来减少出血，但嗜铬细胞瘤在挤压时会释放大量的肾上腺素和去甲肾上腺素，而引起机体多系统的反应，尤其是血压和心率的剧烈波动，这应该是基本知识，而术者未做防范。②术后出现高血压、心力衰竭、肺水肿未能早期发现和及时救治，以至5h后出现险情才送入ICU，为时已晚。另外，由于嗜铬细胞瘤并未摘除，给救治工作也带来一定的困难。

【防范】　嗜铬细胞瘤患者潜在风险很大,有时肿瘤处于静止状态,患者可无明显不适,或仅有高血压症状,但一旦肿瘤受到刺激和挤压时,大量分泌儿茶酚胺而突发高血压、心悸、心律失常甚至心搏骤停。物理检查,如按压腹部、腹膜后造影、硬膜外穿刺、全麻插管、摆放体位、消毒皮肤、静脉穿刺等以及血管内治疗都能刺激肿瘤发作。故从术前检查、诊断,到肿瘤切除前的一切操作都要特别慎重,避免刺激肿瘤,做好防范措施和急救治疗。

例 4　患者,女性,48 岁。左肾上腺嗜铬细胞瘤入院。术前血压 120/80mmHg,心率76 次/分,呼吸正常,在连续硬膜外麻醉下行肿瘤切除术。分离肿瘤时血压上升至270/180mmHg,心率 165 次/分。立即停止手术并给予利血平 1mg,此时患者吐白沫并有大量粉红色泡沫痰溢出,立即气管内插管,毛花苷 C 0.4mg,氨茶碱 250mg,静脉注射,血压 180/100mmHg,心率 130 次/分,两肺听诊水泡音明显,再次静脉注射利血平5mg,继续手术,当切除肿瘤时,患者心搏骤停死亡。

【分析】　本例手术发生在 20 世纪 70—80 年代,从麻醉选择、术中监测、麻醉管理用药均可看出,当时虽然诊断是明确的,但对嗜铬细胞瘤摘除手术的风险认识却是非常有限的。首先没有充分的术前准备,麻醉选择连续硬膜外麻醉不利于患者的抢救,宜选用连续复合全麻,发挥两种麻醉的优势,避免其不足之处。其次,没有行必要的监测,抢救时用药选择不妥。此类患者由于肿瘤分泌大量儿茶酚胺,血压波动幅度很大,患者血压上升至270/180mmHg,已达到高血压危象(250/130mmHg 持续 1min,现认为血压＞180/120mmHg 即为高血压危象),选用利血平显然不妥,应选择硝普钠快速强效降压药,尽快处理。对高血压发生急性左心衰竭、肺水肿的处理也不得力,应在气管内插管后强心利尿

插管在前给予 PEEP 支持,强心、利尿、扩血管等措施。最后,在病情尚不稳定的情况不应继续手术,肿瘤摘除前后未能充分扩容。也不宜在心力衰竭、肺水肿尚未控制的险情下摘除肿瘤,当内源性儿茶酚胺突然锐减,容量严重可导致心搏骤停。

例 5　患者,女性,65 岁,164cm,68kg。ASA Ⅲ 级,左侧腰背部疼痛不适 1 个月,CT检查提示左侧肾上腺占位入院。既往高血压病史 20 年,规律服用降压药,血压控制尚可。术前 ECG 提示窦性心动过速,心率 101次/分,ST-T 改变。血儿茶酚胺(去甲肾上腺素,肾上腺素,多巴胺),血常规、尿常规、凝血、肝、肾功能、电解质未见异常。术前口服哌唑嗪,扩容治疗 3d。拟在全麻下行腹腔镜下左肾上腺肿物切除术。

入室 BP 153/85mmHg,HR 85 次/分,SpO_2 98%。局麻下行颈内静脉及桡动脉穿刺置管,静脉诱导后气管内插管,麻醉机控制呼吸。静吸复合麻醉维持,手术开始,BP126/75mmHg,HR 61 次/分。分离肿瘤时,血压急剧上升至 250/117mmHg,暂停手术操作,泵注硝酸甘油 1～5μg/(kg·min)降压,效果不显著,改为硝普钠 0.5～1.0μg/(kg·min)泵注,血压降至 140/85mmHg。再次分离肿瘤时血压升至 248/126mmHg,心率 140 次/分,CVP 自 5mmHg 升至12mmHg,加大硝普钠用量,血压下降至158/94mmHg,分次静脉注射艾司洛尔30mg 控制心率。血压维持在 158～130/100～70mmHg,HR 90～120 次/分。80min期间输入平衡液 1500ml,人工胶体液1000ml。肿瘤切除后停用降压药。BP148/74mmHg,HR 108 次/分。10min 后SpO_2 91%,CVP20mmHg,气道峰压28cmH_2O,听诊双肺湿啰音,气道导管有粉红色泡沫样分泌物,立即吸引气道,增加潮通气量,SpO_2 下降至 80%,静脉注射呋塞米20mg,地塞米松。尿量从 150ml 增加到

400ml，SpO_2 86％。急查血气：pH7.23，PaO_2 72mmHg，$PaCO_2$ 54mmHg，SpO_2 86％，BE－5.3mmol/L，Hb106g/L，调整呼吸参数，给予 PEEP 8cmH_2O。10min 后 BP 88/59mmHg，HR 109 次/分，CVP 9mmHg，给予去甲肾上腺素 30μg，肾上腺素 5μg，静脉注射。泵注去甲肾上腺素 0.2μg/(kg·min)，维持 BP 115～90/74～50mmHg，HR 90～110 次/分，SpO_2 95％，听诊双肺有少量湿啰音，吸引肺水 300ml，术毕带气管内导管回 ICU。行脉搏指数连续心排血量监测器（Picco）监测仪提示：血管外肺水及血管通透性增加，肺水肿，心泵功能差，符合嗜铬细胞瘤致急性左心衰竭肺水肿改变。术后第 3 天脱机，BP 138/83mmHg，HR 86 次/分，SpO_2 99％，Picco 监测各项指标稳定，提示心功能恢复，拔除气管内导管。术后病理诊断：左侧肾上腺嗜铬细胞瘤。

【分析】 本例术前诊断不够明确，仅诊断为左肾上腺占位。肾上腺是人体重要的内分泌器官，包括肾上腺分皮质（占 90％）和髓质（10％），诊断肾上腺占位应分清楚是皮质肿瘤还是髓质肿瘤。患者既往有 20 年的高血压、心悸史，基本符合髓质肿瘤的特征。虽经规律服药，血压控制尚可，血中儿茶酚胺术前检查在正常范围，但患者并无肾上腺皮质肿瘤的特征，如满月脸、水牛背等，所以术前应该高度怀疑肾上腺髓质肿瘤。应该按嗜铬细胞瘤摘除来准备，但本例术前仅做了口服哌唑嗪、扩容 3d 的准备，即未达到嗜铬细胞瘤手术的准备要求。术前检查也仅做了 ECG，而超声心动图、心肌酶谱等均未检查，这些失误与诊断不明确，对嗜铬细胞瘤在手术中的风险认识不足有关。

临床医师对诊断不明确，麻醉科医师在术前访视中缺乏独立思考的判断，人云亦云，也未能按嗜铬细胞瘤手术术中处理做好充分准备，如准备单独静脉通道输注血管活性药，在探查、分离、挤压肿瘤时应选择好并配制好

降压药物，控制血压的大幅度波动。本例当血压剧升至 250/117mmHg 时，仅用硝酸甘油 1～5μg/(kg·min)降压，一则硝酸甘油降压效果较硝普钠缓和，二则用量也较小，故效果不明显，才改为硝普钠。分离肿瘤时血压又剧烈波动，达到高血压危象的程度，导致对心功能的损伤。肿瘤切除后，体内儿茶酚胺骤然下降，同时也未及时补充外源性血管活性药，在心功能受损的情况下，并发急性左心衰竭肺水肿。这些失误与麻醉科医师对嗜铬细胞瘤手术麻醉中的病理生理改变认识不足有关。血流动力学的监测由于术前准备不足也未采用脉搏指数连续心排量监测器（Picco）监测，仅在术毕回 ICU 后才使用。若能在术中应用既能有效地提供血流动力的监测，早期发现肺水增多，及时强心利尿和指导输液，不至于在处理上如此被动。

二、嗜铬细胞瘤手术麻醉失误的防范

嗜铬细胞瘤切除术一向被认为是高风险性手术，随着对其疾病的病理生理的深入了解，充分的术前准备和术中管理水平的提高，目前漏诊/误诊率显著减少，手术死亡率由过去的 30％～50％已降低至 5％以下。此类手术期间，麻醉管理占有重要的地位，为防范失误，提高手术的安全性，提出以下措施。

（一）根据肾上腺髓质的生理功能，嗜铬细胞瘤的病理生理改变，充分认识嗜铬细胞瘤

手术麻醉期间的主要风险有 3 个方面。

1. 血流动力的剧烈波动及高血压危象
由于嗜铬细胞瘤可大量释放肾上腺素、去甲肾上腺素及多巴胺，故对嗜铬细胞瘤的任何刺激包括物理检查、触动、挤压、探查均可促使其释放激素，引起血流动力学的剧烈波动，血压升高，心率增快。当 BP＞180/120mmHg，持续 1min 以上，现提出 BP＞250/130mmHg 即为高血压危象。可并发诱

发急性左心衰竭,肺水肿,严重心律失常,脑血管意外和肾上腺出血导致致命性并发症。因此,如何控制血压的剧烈上升成为麻醉期间,肿瘤切除前的主要问题。

2. 严重低血压　当肿瘤被摘除,血中儿茶酚胺骤然减少,使原来处于收缩状态的血管突然扩张,致使血管床容积与血容量之间比例严重失调,加之心肌收缩减弱,心排血量降低,即可发生严重低血容量休克、心源性休克和代谢性酸中毒,甚至心搏骤停。故在肿瘤切除前后,如何扩容,防止低血压休克,加强心功能就成了这一时段的处理重点。

3. 严重代谢紊乱　肾上腺髓质分泌的激素参与机体多种代谢活动,如对血糖、脂肪的调控,以及内环境平衡,一旦激素分泌异常可发生高血糖、酮体生成、酸中毒、低血钾等多种严重的代谢紊乱。

以上风险均为嗜铬细胞瘤病理生理改变所致,故麻醉前应认真复习。熟悉有关肾上腺髓质、肾上腺皮质激素的生理功能。熟悉血管活性药、正性肌力药,强心药的药理剂量、用法。熟悉有关的监测仪器,急救设备,人员配备,认真的术前准备,做好术中管理意外处理预案,提高处理发生各种意外的应急能力,可以减少失误,提高防范能力。

(二)具体防范措施

1. 认真充分的术前准备　本病由于长期血管收缩,血压高,使机体却处于长期容量不足的状态。术前应逐步扩管降压、扩容、补充有效血容量和维持机体的体液平衡。α受体阻滞药如酚苄明、乌拉地尔可控制血压,减轻心肌负荷和肺充血、水肿的程度,使血管床容积增大,增加有效血容量。术前控制高血压、扩容,配合小剂量短效 β 受体阻滞药控制心率,应准备 1~2 周。

2. 麻醉方法选择　一般以气管内全麻为主,但硬膜外麻醉具有良好的镇痛效果,并能阻断手术的伤害性刺激及适当的扩血管作用。气管内插管全麻可提供充分供氧和良好

的镇痛、镇静和肌肉松弛,也有利于意外抢救,连续复合全麻的方法不失为嗜铬细胞瘤手术更为合适的一种麻醉选择。

3. 术中管理　嗜铬细胞瘤手术中最危险的时段是麻醉诱导,探查、分离肿瘤及肿瘤切除后的 3 个阶段。

术前晚要让患者充分休息睡好,避免紧张、烦躁,可用咪达唑仑 7.5~10mg 口服;术前用药宜偏重,吗啡 10mg ＋ 东莨菪碱0.3mg。术前 30min 肌内注射,避免用阿托品。

入室常规吸氧,监测血压、心率、呼吸、心电图、血氧饱和度。在局麻下先行桡动脉穿刺置管连续测压,在麻醉诱导后建立深静脉穿刺置管,监测中心静脉压,有条件者行股动脉穿刺置管,接 Picco 监测。

麻醉诱导与维持。最好建立 3 条静脉通路(中心静脉 2 条,外周静脉 1 条),其中一条中心静脉通路专门输注血管活性药,并将升压药、强心药、降压药、扩血管药及各种急救药品准备齐全,微量泵输注,有的药需要直接接到患者静脉上。在适当扩容后再开始诱导,诱导方法应以平稳为主,采用小分量分次用药,充分给氧,达到足够的麻醉深度再插管,避免麻醉过浅引起血流动力学波动。若用硬膜外＋全麻,硬膜外用药宜选低浓度如0.2％罗哌卡因 10~15ml,达到有效镇痛为目的,而不要求其有肌肉松弛效应。全麻则要有充分的镇静、肌肉松弛及适当的镇痛,有利于手术暴露并防止术中知晓。

术中维持血压、心率的平稳是关键,虽然这种手术很难避免血压的波动,但一定要避免血压的大起大落。除维持一定的麻醉深度外,要在扩血管药物的配合下逐渐增大血管的容积,即在扩张血管的基础上扩容。

扩管药最好选用硝普钠[$0.5 \sim 5\mu g/(kg \cdot min)$]微量泵注,可采用硝酸甘油或佩尔地平单次静脉注射配合调控血压。扩容以晶体液、胶体液相结合,在 MAP、CVP、尿量、

Hct 的严密监测下掌握输注量,维持 MAP 90～110mmHg,在切除肿瘤前达到扩大血管容积和增加血容量的目的,为切除肿瘤做好准备。

肿瘤切除即刻或结扎肿瘤静脉血管后,停用降压药,加快输注液量,并泵入升压药,若血压波动不明显,逐渐停用升压药。临床实践证明,在良好的术前准备和肿瘤切除前充分扩容的基础上,不少患者在肿瘤切除后仅用小剂量或不用升压药亦能维持血流动力学的平稳。反之,若需大剂量的升压药物才能维持血压,说明血容量不足,需加大扩容,逐步减少升压药用量,尔后再逐渐停药。

有条件应用 Picco 进行监测,可动态连续监测患者的前负荷、后负荷、心排血量、每搏量、全身血管阻力、心率、全身射血分数、血管外肺水肿、肺血管通透性指数等参数,使麻醉科医师在麻醉全过程中掌握患者血流动力学的变化,及时正确处理提供有效的依据。术中要加强各种监测,注意心律失常的处理;内环境的平衡,尤其是血钾的变化,酸碱平衡失调等,术后送 ICU 继续监测治疗。

4. 积极预防和处理并发症　本病术中死亡常见原因有:高血压危象引起急性左心衰竭,肺水肿;低血压,低血容量休克并发 DIC;严重心律失常导致心室颤动;脑血管意外,脑出血、脑水肿;严重电解质和代谢紊乱。

5. 防漏诊和误诊引起的处理失误　不论术前诊断是否提及嗜铬细胞瘤,凡术中遇到与当时病情不相符合的血压剧升,心动过速,反复出现时麻醉科医师应想到是否有隐匿性嗜铬细胞瘤的可能。凡腹膜后肾上腺、膀胱以及沿交感神经链分布的肿瘤,术中出现异常血压波动,均应认识到有交感性副神经节瘤的可能。在术中可做活检证实,应按嗜铬细胞瘤麻醉处理。嗜铬细胞瘤合并妊娠,严重影响孕产妇及胎儿生命安全,孕妇及胎儿的死亡率高达 50% 左右,一旦确诊,首选腹腔镜下肿瘤切除。在妊娠 24 周内者与非妊娠者相同的术前药物治疗,术前准备 10～14d。若妊娠晚期给予足量药物治疗后,行剖宫产术,保证胎儿安全,并同时行肿瘤摘除术。还要警惕双侧嗜铬细胞瘤的病例,当一侧嗜铬细胞瘤被摘除后,出现血压升高反复波动时,应考虑到是否有双侧病变的可能。

(沈七襄　宋晓阳)

第九节　糖尿病患者手术麻醉的失误

糖尿病是糖代谢紊乱的疾病,由体内胰岛素分泌相对或绝对不足以及靶细胞对胰岛素敏感性降低而引起的一种以高血糖为特征的内分泌代谢疾病。糖代谢障碍必然带来脂肪、蛋白质代谢障碍,在长期代谢紊乱的影响下可导致高血压、动脉粥样硬化、冠心病等心血管、肾脏、神经和视网膜的病变,以及各种感染等并发症,严重者发生糖尿病酮症酸中毒、糖尿病高渗性昏迷等严重并发症。糖尿病患者抵抗力低下,易感染,致命的是肺部感染。

糖尿病分为两型;1 型为胰岛素依赖型,多在 16 岁以前,与自身免疫性和病毒感染有关;2 型为非胰岛素依赖型,多在 40 岁以后发病。90% 以上为 2 型,典型症状为"三多一少",即多饮、多食、多尿和消瘦。诊断主要依据临床表现和空腹血糖＞7.0mmol/L,餐后 2h 血糖＞11.1mmol/L,即可诊断。

糖尿病为外科手术最常见的内分泌疾病,也是老年患者最多见的并存病,可因麻醉、手术的应激反应使病情恶化,低温体外循环麻醉患者对胰岛素的抵抗特别强,以至于这些患者围术期高血糖较难控制,应特别注意。

一、麻醉的危险因素

1. 有胃轻瘫存在时,存在发生反流误吸的风险。

2. 糖尿病高渗性昏迷:创伤、麻醉、手术的应激反应使患者儿茶酚胺和糖皮质激素分泌增加,可促使血糖升高,严重时可诱发高血糖高渗性昏迷。

3. 糖尿病患者常患有多种并发症,如酮症酸中毒、肾病、心肌梗死、脑血管损害、严重感染等给麻醉处理带来困难。

4. 低血糖危象:糖尿病患者若控制不佳,术中不仅可发生高血糖,也可发生低血糖,特别是低血糖休克或昏迷,称为低血糖危象,对脑细胞的损害有时甚于高血糖。

5. 尿糖高时由于渗透性利尿,患者入手术室前即存在血容量不足。

6. 易感染:糖尿病患者抵抗力低下,易感染,可导致创口愈合延迟,肺部感染可致命。

二、糖尿病患者麻醉管理中的失误

(一)术前漏诊

术前漏诊的失误主要发生在临床医师,但麻醉科医师术前若能详细询问病史,既可弥补漏诊,也可避免麻醉处理中的失误,若麻醉科医师不能做到,也随临床医师漏诊而无思想准备,则在手术中未能按糖尿病处理,可加重患者病情,造成术后不良后果。

例1　患者,男性,49岁,体重70kg。风心病二尖瓣狭窄,在全麻体外循环(CPB)下行二尖瓣置换术,术前心功能2～3级,EF 50%,ECG示心房颤动。胸部X线提示左心房扩大,肺内淤血,心胸比0.52,未查血糖。麻醉顺利,中剂量芬太尼复合麻醉维持,手术顺利。开放升主动脉2min45s后心脏自动复跳,为窦性心律,HR 110～120次/分,MAP 60～80mmHg,多巴胺5～6μg/(kg·min)支持。升主动脉阻断65min,停止CPB至术

毕病情稳定后入ICU,术中血气正常,未查血糖。术后4h曾呼之睁眼,但术后8h患者躁动,给予镇静药后安静入睡。术后10h又躁动不安,如此反复多次至第3天下午,患者出现昏迷,呼吸有酮味。血气:pH 7.23、PaO_2 210mmHg、$PaCO_2$ 34mmHg,血K^+ 3.6mmol/L、Na^+ 157mmol/L,术后12h尿量3200ml,急查血糖56.34mmol/L,尿糖(+++),诊断为糖尿病,经积极治疗,病情虽一度好转,但患者始终未醒,术后10d因循环、呼吸衰竭而死亡。

【分析】　①本例为大手术,理应术前有充分的准备,但患者术前既往有糖尿病管床医生竟然不知晓,术前也未查血糖,这是非常不应该的。据估计,外科手术患者伴发糖尿病者占住院患者的20%,其中1/5～1/3在有外科情况时首次发现有糖尿病,故术前应常规检查血糖。②CPB应激性高血糖常有发生,故在CPB期间或停机后本应检查血糖,但该病例也未检查,也是一个明显的失误。③全麻和CPB的应激反应使儿茶酚胺增加,术中、术后大量糖皮质激素的应用,以及术后常用10%葡萄糖液注射液等都是诱发术后发生或加重糖尿病的因素。④术后出现多个疑点均未引起临床医师的重视去查血糖,而是片面地只考虑外科情况,如术后躁动只考虑呼吸机参数与患者呼吸不同步所造成的,而多次使用镇静药,掩盖了病情;术后12h尿量达到3200ml,只考虑CPB血液稀释,体内水钠潴留,术后心功能恢复而致尿量增多,直到患者昏迷不醒,才急查血糖和尿糖诊断糖尿病,而此时患者血糖高达56.34mmol/L,而且呼吸有酮体味,此时患者已呈糖尿病酮症酸中毒的严重并发症,脑细胞受损严重,昏迷不醒。

糖尿病酮症酸中毒多因糖尿病控制不良,该患者术前有糖尿病,既未正规服用降糖药,也没有检测血糖,糖尿病病情控制不佳。在手术、创伤的诱因下,发生严重的急性并发症就不难解释了。由于发现时为时已晚,治

疗效果不佳,最后造成不可挽回的不良严重后果。

例2 患者,男性,60岁。右下肢深静脉栓塞,术前 BP120/80mmHg,未查血糖,拟在硬膜外麻醉下行右下肢带蒂大网膜移植术。$T_{9\sim10}$ 和 $L_{3\sim4}$ 两点硬膜外阻滞,麻醉效果满意,辅助用药哌替啶(杜冷丁)50μg,氟哌利多 5mg,术中输 0.9％氯化钠 500ml,5％葡萄糖液 1000ml,5％葡萄糖盐水 500ml,输血 500ml。术毕回病房,血压、心率正常,2h 后患者仍然深睡,引起医师怀疑,测血糖 66.72mmol/L,尿糖(＋＋＋),血浆渗透压 368mOsm/L,诊断高血糖高渗性昏迷,立即用胰岛素 40U 滴注,但患者血糖仍大于 27.8mmol/L,持续昏迷,术后 36h 死亡。

【分析】 ①此例术后血糖高达 66.72mmol/L,尿糖(＋＋＋),血浆渗透压 368mOsm/L 昏迷,已呈高血糖、高渗性非酮体糖尿病昏迷,是糖尿病急性严重并发症,多见于轻型糖尿病和老年患者,本例术前未测血糖,又是老年人,发生如此严重的并发症,术前应该有糖尿病史,极可能为漏诊。②术中输入葡萄糖液量过多,在手术应激反应条件下,即使不输葡萄糖液,患者常有血糖增高。术中输注 5％葡萄糖 1500ml,在原有高血糖的基础上可加重病情,从而诱发急性高血糖高渗性昏迷,脑细胞严重脱水而发生昏迷。③治疗不得力,高血糖高渗性昏迷伴有严重的脱水,治疗中首先要补液,降低渗透压,应以输注 0.45％～0.6％低渗盐水为主,纠正脱水和高渗状态是抢救的关键。胰岛素治疗应根据补液后的血糖水平给予治疗。而本例虽注射了胰岛素,但未进行有效的补液治疗,已致高渗使脑细胞脱水未能尽快纠正,血糖也未能控制,最后死亡。④监测不严密,如没有血气、电解质、尿酮的监测记录,治疗后的血流动力学、Hb、Hct 等均未能严密监测。

(二)术前准备不充分

糖尿病患者术前准备不充分,未经适当的治疗而进行手术,这也是较常见的失误。由于手术、创伤、麻醉的应激反应,机体对糖的利用障碍可引起严重的代谢性酸中毒,致使心肌收缩力减弱,可造成严重的心律失常,甚至心搏、呼吸骤停。

术前使用长效降糖血药,术前停药过迟可致术后低血糖昏迷。

例3 患者,女性,38岁,70kg。糖尿病 3 年,因左侧股疝在连续硬膜外麻醉下行股疝修补术,患者一直服用帕吉林控制血糖,术前 1d 停服。手术当天血糖 8.8mmol/L,尿糖(－)。术中患者安静、清醒,BP、HR、ECG、SpO_2 均正常,送回病房,BP 125/87mmHg,HR 92 次/分,但在术后 4h,患者大汗淋漓,面色苍白、躁动,遂即昏迷不醒,急查血糖 3.0mmol/L,立即静脉推注 25％葡萄糖液 100ml,患者清醒,血糖 6.8mmol/L。

例4 患者,女性,42岁,60kg。糖尿病 5 年,长期服用帕吉林控制血糖,术前 1 日空腹血糖 5.8mmol/L,因子宫肌瘤拟在连续硬膜外麻醉下行子宫全切术。手术当天,将患者接至手术室门口,发现患者大汗淋漓,面色苍白,患者自诉心慌。手术室护士立刻将患者移至手术间,麻醉科医师立即查看患者,嘱尽快静脉穿刺,推注 25％葡萄糖液 100ml,患者安静,BP、HR 正常,出汗停止,恢复正常状态。询问患者情况,手术前一天即开始减少饮食,夜间未进食,手术室护工去病房接她时就有饥饿感,等到了手术间门口就大汗淋漓了。

【分析】 以上两例均为糖尿病患者,长期服用降血糖药控制血糖,帕吉林作用时间为 24～48h,由于其作用时间长,若停药时间过短,手术期间药物仍有作用,术中未注意血糖的及时监测,则可发生低血糖,如例3。如果停药期间,药物作用未过,又未进食,也可发生低血糖,如例4。故糖尿病患者术前二天停用口服降血糖药,用普通胰岛素控制比较合适。糖尿病患者血糖<5.0mmol/L即易发生低血糖,比正常人更敏感。术前禁食禁饮对糖尿病患者应加强监测,预防发生低血糖。当患者出现心慌、饥饿感,给予25%葡萄糖50～100ml静脉推注,继而再用10%葡萄糖液500ml维持,立即监测血糖,进行调整,避免病情加重。

(三)术中输液种类选择失误

隐匿性糖尿病患者术中输入葡萄糖而引发糖尿病酮症酸中毒昏迷。

例5　患者,男性,47岁。右下肺癌,拟在全麻下行右下肺叶切除术。ASAⅡ级,术中输注5%葡萄糖500ml,10%葡萄糖液1000ml,0.9%氯化钠500ml,全血900ml。术毕患者体温38.5～39.8℃,术后每日静脉滴注10%葡萄糖和5%葡萄糖液各1000ml,0.9%氯化钠1000ml,术后第1天尿量多达5000ml,术后第2天继续输注10%葡萄糖、5%葡萄糖液2000ml,0.9%氯化钠500ml,氯化钾2g,尿量3500ml,患者呈现重度脱水,表情淡漠,后逐渐转入昏迷,急查血糖53.2mmol/L,尿糖(＋＋＋),尿酮体实验强阳性,血气pH 7.21,PaO_2 85mmHg,$PaCO_2$ 31.5mmHg,BE － 13.6mmol/L,K^+ 2.3 mmol/L,Na^+ 135mmol/L,Cl －98mmol/L,诊断为糖尿病酮症酸中毒、低钾血症。用胰岛素、补K^+、补$NaHCO_3$及控制感染等治疗,无效,手术后第7天死亡。

【分析】　①本例为隐性糖尿病,术前无糖尿病"三多一少"的典型症状。术前未查血糖,也未做糖耐量试验。②术中、术后输液种类的选择错误是主要失误。一般患者在术中没有低血糖是没有必要输注葡萄糖的,因为手术创伤、麻醉均为应激反应的条件下,血糖可高于正常,故没有必要输葡萄糖液。另外,5%葡萄糖液输注后,葡萄糖分解被利用,剩下的为纯水,大量输注可引起血浆渗透压降低,使水向渗透压较高的细胞内转移,当脑细胞水肿严重时可致昏迷,故术中、术后不宜大量输注5%、10%的葡萄糖液。③对糖尿病缺乏应有的警惕性,术后第1天,患者即因高渗葡萄糖的高渗性利尿作用致大量排尿而陷入严重脱水状态,仍继续输入大量葡萄糖扩容,直至患者发生昏迷才急查血糖,施以胰岛素治疗,已为时过晚。

例6　患者,男性,75岁。因小肠梗阻拟行剖腹探查术,患者既往有糖尿病病史10年,一直服用药物控制。入院后一般情况尚好。静吸复合下行小肠部分切除术,术中BP115～130/75～96mmHg,HR 72～90次/分,$SpO_2$100%,$ETCO_2$ 32～38mmHg。术中输注血定安(人工胶体)500ml,5%葡萄糖盐水500ml,术后送PACU。入室30min,自主呼吸恢复,潮气量450ml,吸痰时有较强的咳嗽、呛咳反射,拔出气管导管。拔管后1h患者仍未清醒,BP 105/60mmHg,HR 110次/分,呼吸深长,近嗅有烂苹果味,床边急查血糖21.3mmol/L,给予胰岛素治疗并补液,30min后患者苏醒,测血糖13.5mmol/L,送回病房。

【分析】　①本例是糖尿病患者,已知糖尿病患者在术中就不应该输注葡萄糖从而加重病情,若需输注时,应加用胰岛素,而本例未能这样做,说明施麻醉者对糖尿病患者手术、麻醉中的处理了解甚微,造成失误。②缺乏监测,糖尿病患者术前、术中、术后均应严密监测血糖,一般应1h监测一次,而本例入室后到术后拔管全过程竟无一次监测,还盲目输注葡萄糖液,直至患者出现昏迷酸中毒才急查血糖。嗅到有烂苹果味(酸中毒气味)也未查血气,极不利于对病情的判断和处理。

(四)胰岛素治疗中的失误

术中应用胰岛素纠正高血糖时,应同时适当补K^+,由于高血糖酸中毒时,血K^+从细胞内移出,故酸中毒常会合并高血钾,一旦经过治疗,酸中毒被纠正,K^+向细胞内转移,同时胰岛素也可使K^+向细胞内转移,血K^+

可明显下降,若不及时补充可导致严重的心律失常。

例7 患者,女性,16岁,50kg。右下腹部疼痛1d,发热半天。入院时体温39℃,R 32次/分,神志模糊,面色苍白,呼吸有酮味,右下腹压痛明显,查血糖25.2mmol/L,尿糖(+++),尿酮体(++),诊断:急性阑尾炎伴腹膜炎,糖尿病,即用胰岛素40U皮下注射,5% $NaHCO_3$ 250ml,0.9%氯化钠1000ml静脉滴注,复查血糖12.9mmol/L,尿糖(+++),尿酮(+)。因腹痛明显,在连续硬膜外麻醉下行阑尾切除术,术中持续输注胰岛素,ECG监测,发现T波改变,急查血 K^+ 2.9mmol/L,立即补氯化钾1g溶于10%葡萄糖200ml+胰岛素7U静脉滴注。1h后复查血 K^+ 3.5mmol/L,手术顺利完成。

【分析】 ①术前血糖高伴尿酮(+ +),呼吸有酮味,应查血气,了解是否有糖尿病酮症酸中毒及酸中毒的程度,再加以纠正。酸中毒不严重经补液胰岛素治疗酸中毒即可纠正,此时没有必要补 $NaHCO_3$,只有当pH<7.25,BE>-10mmol/L时可少量分次给予5% $NaHCO_3$,复查血气,再根据结果给予调整,而本例未检查血气,即给予5% $NaHCO_3$ 250ml,带有盲目性,且用量偏大。②胰岛素和 $NaHCO_3$ 均可将 K^+ 带入细胞内,使血钾下降,这常是治疗高血钾的用药,使用时应常规查血钾,而本例未查,所幸ECG发现T波改变,血钾已下降至2.9mmol/L,给予补钾纠正,否则可造成严重的心律失常及不良后果,低 K^+ 时ECG表现为T波低平,出现U波,ST段下移,QRS波增宽,最后可导致心室颤动。③术中使用胰岛素最好采用静脉滴注或泵注,可控制性强,而直接皮下注射可控性差,不易掌握用药量和病情变化。④凡糖尿病患者术中应加强监测如血气、血糖、尿糖和电解质等,为治疗提供依据。本例正是缺乏监测,造成失误。

例8 患者,男性,72岁。左上腹包块6

个月,伴高血压、高血糖(12mmol/L),尿中儿茶酚胺及其代谢产物含量高于正常,B超显示腹主动脉左侧有3.6cm×4.3cm×4.2cm大小的肿块,诊断为腹主动脉旁嗜铬细胞瘤。在硬膜外麻醉下行肿瘤切除术,切除肿瘤过程中,血压有明显的波动,手术时间2h,术中输5%葡萄糖液500ml,尿糖(+~++),使用胰岛素12U。术毕测尿糖(+~++),再给胰岛素12U,回病房继续输注5%葡萄糖500ml、乳酸林格液1500ml。术后8h患者出冷汗,四肢发凉,嗜睡,BP 105/60mmHg,HR 78次/分,R 14次/分,随之患者意识消失,静脉注射50%葡萄糖80ml,5min后测血糖1.1mmol/L,证实为低血糖,再追加50%葡萄糖60ml,静脉注射、10%葡萄糖500ml,静脉滴注,10min后患者出汗停止,意识清醒,术后病理诊断为"嗜铬细胞瘤"。

【分析】 ①对嗜铬细胞瘤造成的代谢紊乱及处理认识不够。嗜铬细胞瘤可分泌大量儿茶酚胺,儿茶酚胺不仅造成高血压,而且可使肝糖原和肌糖原分解增加,并抑制胰岛素分泌而引起高血糖。嗜铬细胞瘤切除后,血内儿茶酚胺含量急剧下降,使糖原分解减少,由于解除了对胰岛细胞的抑制作用而使胰岛素分泌增加,故肿瘤切除后高血糖自然会下降。而本例未测血糖,仅根据尿糖(+~++)加用了过多的胰岛素,使患者陷入低血糖休克的危险境地。②术中监测不严密。对于术中处理高血糖,应在血糖的严密监测下进行,静脉输注胰岛素后应监测血糖并及时调整输注速度,维持血糖6.0~10.0mmol/L。糖尿病患者血糖<5.0mmol/L时就易发生低血糖休克。本例在肿瘤切除后使用胰岛素期间未监测血糖是很危险的,因为低血糖休克对脑细胞的损害比高血糖更甚,治疗高血糖的目标是维持轻度高血糖。尿糖(+)时血糖一般为10.0~12.0mmol/L,应该测血糖后再用药,以免发生低血糖。

三、糖尿病患者手术麻醉失误的防范

（一）麻醉科医师对糖尿病要有足够的认识和警惕

对手术患者凡＞45岁，肥胖者及高血压患者应仔细询问病史，常规查血糖、尿糖，以免漏诊、误诊，并熟知糖尿病的病理生理改变、糖尿病的并发症，以及降血糖药的正确选择、用量用法等。

（二）术前准备要充分

糖尿病患者需要手术时应认真地进行治疗，或请专科医师提供治疗方法进行治疗。术前控制血糖最理想的值是：空腹血糖 $4.0\sim6.0mmol/L$（$72\sim108mg/dl$），餐后 1h 血糖＜$8.9mmol/L$（$160mg/dl$）。可接受血糖值：空腹血糖 $4.0\sim7.2mmol/L$，餐后 1h 血糖＜$11.1mmol/L$（$200mg/dl$），尿糖（－），酮体（－）。

1. 急诊患者要急查血糖、尿糖、尿酮、血气及电解质，若患者有酸中毒酮尿症，应立即进行补液、胰岛素治疗，纠正酸中毒和电解质紊乱，将血糖控制在 $8.4\sim11.1mmol/L$，尿酮转阴后再手术。若病情紧急，入手术室后紧急处理，边手术边治疗。

2. 术前长期口服降血糖药者不要求将血糖降至正常，术前48h停用长效降血糖药，如帕吉林，改用普通胰岛素治疗，手术当日晨可沿用胰岛素当日剂量的半量。

3. 注意糖尿病患者并发症及其治疗，如并存脑血管、心血管、周围神经、心脏自主神经系统疾病以及迷走神经病变如胃轻瘫，全麻时应防止反流误吸，防止压伤，预防各种并发症。术前要特别重视患者的血压、血脂、心血管、眼底、肝肾功能、下肢血管、足部、骨密度等易受影响的器官状况。

（三）麻醉的选择与管理

术中引起血糖升高的主要因素是应激反应，包括患者紧张、焦虑、恐惧、疼痛、牵拉、寒冷、缺氧和 CO_2 蓄积等，应激反应引起儿茶酚胺释放，抑制胰岛素的分泌，而使血糖升高，故术前应充分镇静，消除顾虑，麻醉需镇痛完善，选择对代谢干扰小的麻醉方法和药物。

麻醉方法根据手术部位、手术大小、手术范围而定，如四肢可选神经阻滞、腰麻、连续硬膜外麻醉、腰硬联合麻醉，期间麻醉效果要完善，无疼痛。上腹部和其他部位的大手术全麻，全凭静脉和静吸复合麻醉均可选择。

麻醉管理、麻醉诱导和维持力求平稳，呼吸、循环系统稳定，避免缺氧、CO_2 蓄积及血压的大幅度波动；输液要计划好，以平衡液为基础，补葡萄糖要加胰岛素（$4\sim5g:1U$），用胰岛素要注意补钾，注意内环境平衡，并严密监测和控制血糖在 $6\sim10mmol/L$ 的范围内，药物最好用微量泵输注。

（四）严密监测和调控血糖，既要防止高血糖，更要避免低血糖

1. 常规监测 BP，HR，SpO_2，ECG，血气，血生化，电解质，尿。

2. 血糖 入室（麻醉前），手术前（麻醉后）测血糖，根据结果每 $30\sim60$ 分钟监测一次，必要时随时监测，如用胰岛素期间，最好是床旁检测。

3. 麻醉科医师对血糖值要记住以下数值的意义

（1）血糖正常值：空腹血糖，$3.61\sim6.11mmol/L$（$65\sim110mg/dl$）；餐后 2h 血糖，$\leqslant7.0mmol/L$（$\leqslant126mg/dl$）；随机血糖，＜$11.1mmol/L$（$200mg/dl$）；糖化血红蛋白控制目标＜7％，最好＜6.5％。

（2）糖尿病的诊断：空腹血糖 $\geqslant7.0mmol/L$，餐后 2h 血糖$\geqslant11.1mmol/L$；血糖＞$10.0mmol/L$（$180mg/dl$）超过肾糖阈，出现尿糖；血糖＞$11.1mmol/L$ 会影响伤口的愈合；血糖＞$13.8mmol/L$（$250mg/dl$）应立即处理；低血糖诊断标准，血糖 $3.9mmol/L$；糖尿病患者血糖＜$5.0mmol/L$ 即可发生低血糖，应

处理;血糖≤2.8mmol/L(50mg/dl)可发生低血糖休克,应立即紧急处理;术中血糖控制目标6.0～10.0mmol/L(108～180mg/dl),防止低血糖。

4.胰岛素治疗常用方法

(1)极化液输注法[葡萄糖(G)＋胰岛素(I)＋氯化钾(K),GIK]:血糖＞10mmol/L用10%葡萄糖液500ml＋胰岛素15U＋10% KCl 10ml,100ml/h,静脉滴注。

(2)血糖＞13.8mmol/L,0.9%氯化钠200ml＋胰岛素20U,10～20ml/h,静脉滴注,30min监测血糖,当血糖＜8.9mmol/L再改为G∶I=3∶1或2∶1维持(表6-4)。

表6-4　维持输注胰岛素的用量

血糖[mmol/L(mg/dl)]	胰岛素用量(U/h)
7.1～11.0(128～200)	1
11.1～17.0(200～300)	2
17.1～28.0(300～500)	3
＞28.0(＞500)	4

(3)血糖＞28.0mmol/L(500mg/dl),先用胰岛素10～20U,静脉注射,然后以0.9%氯化钠500ml＋胰岛素50U＋10% KCl 10ml,静脉滴注,胰岛素5～10U/h维持血糖10～12mmol/L为宜。

(4)血糖显著升高22.2～33.3mmol/L(400～600mg/dl),血Na$^+$＞150mmol/L,血浆渗透压＞390mOsm/L为高渗性非酮症昏迷(亦称糖尿病高渗性昏迷),是糖尿病急性严重并发症。

(五)高渗性非酮症糖尿病昏迷的处理

高渗性非酮症糖尿病昏迷(NKHS)简称糖尿病高渗性昏迷,是糖尿病急性严重并发症,多见于老年患者,血糖＞33.3mmol/L,血Na$^+$＞145mmol/L,血浆渗透压＞320mOsm/L,伴严重脱水、休克和进行性意识障碍至昏迷,但无明显的酮症和酸中毒,尿糖强阳性,尿酮体隐性或弱阳性,病情危重,病

死率可高达50%。主要诱因:严重创伤、急性胰腺炎、剧烈呕吐、使用高渗糖液等。

【紧急处理】　①大量补液,纠正高渗和脱水是抢救的关键。无休克而血浆渗透压明显增高者可给予0.45%低渗盐水;有休克者,应输平衡液、生理盐水和胶体液。血糖＜13.9mmol/L(250mg/dl)改输5%葡萄糖液;脱水严重者应快速补液10～20ml/(kg·h),输入2000～3000ml后,视血压、心率调整速度,总输液量可达8～10L。尿少者可用呋塞米20～40mg,静脉注射。②胰岛素:本病对胰岛素敏感,若血糖不过高,经补液,纠正电解质紊乱后,血糖可自行下降,可不用胰岛素。胰岛素首次使用剂量14～20 U,静脉注射,然后5U/h,肌内注射。③补钾:用胰岛素后即要见尿补钾,24h可补钾6～10g。④加强监测:如MAP、CVP、血糖、尿糖、血气、电解质、Hb、Hct等。

(六)糖尿病酮症酸中毒的处理

糖尿病酮症酸中毒(DKA)是糖尿病严重的急性并发症,多因糖尿病控制不佳,脂肪分解过快引起的高血糖、高酮血症和代谢性酸中毒。当糖尿病代谢紊乱严重时,脂肪分解加速,使血清酮体增加超过正常(0.05～0.34mmol/L)时为高酮血症。酮体经尿液排出增多,称为酮尿。酮体中酸基增多,消耗大量体内储备的碱而发生酸中毒,称为DKA。严重时可引起昏迷,称为糖尿病昏迷。急性感染是最常见的诱因,另外,创伤、手术、饮食过度、突然中断胰岛素治疗、妊娠或分娩等也是诱因。

DKA发病前原有糖尿病症状加重,如多饮、多尿、软弱无力,继而恶心呕吐、极度口渴、意识模糊,而后嗜睡、昏迷、呼吸深大、呼气有烂苹果味(丙酮气味)、反射迟钝或消失、脱水、血压下降至休克。

血糖多在16.6～27.2mmol/L,＞33.3mmol/L者可伴有血浆高渗或肾功能障碍;高血酮＞5mmol/L,尿酮体强阳性;pH＜

7.35，HCO_3^- ＜10mmol/L。

【紧急处理】 ①建立静脉通道，迅速补液。恢复有效循环血量是抢救 DKA 的首要措施，以平衡液为主，辅以生理盐水输注。无心功能不良者，第 1～2 小时可按 10～15ml/(kg·h)速度补液；第 2～4 小时，5～10ml/(kg·h)，第一个 24h 总量可补液 4000～5000ml，当血 Na^+＞155mmol/L，心功能良好者，可输 0.45％低渗盐水 1000ml，当血糖降至 13.9mmol/L(250mg/dl)可改输 5％葡萄糖液，并减少输液量，预防低血糖。老年人及心功能欠佳者输液速度不宜过快。②胰岛素：普通胰岛素 0.05～0.1U/(kg·h)，静脉滴注；当血糖 ＞ 33.3mmol/L(600mg/dl)首次负荷量 10～20U，静脉注射，继以 0.1U/(kg·h)，静脉滴注，血糖下降速度以每小时下降 4.2～6.1mmol/L(75～110mg/dl) 为宜，当血糖下降至 13.9mmol/L 时改用 5％葡萄糖液 500ml＋胰岛素 6～12U(即 1U 胰岛素：2～4g 糖)静脉滴注，直至尿酮体阴性、血气正常为止。③补钾：DKA 患者体内钾丢失量为 5～10mmol/L。治疗前由于细胞内 K^+ 大量转移至细胞外，加之脱水，血液浓缩，血钾可能"正常"或略高，胰岛素治疗后，大量钾离子转入细胞内，同时血液浓缩改善，经治疗 4h 左右血钾会明显下降，故应加强血钾监测(补钾期间输入氯化钾 1.0g 后监测一次，而后每 2 小时监测一次)、及时补钾。血钾 ＜3.0mmol/L，补钾 26～30mmol/L（KCl 2.0～3.0g）；血钾 3.0～4.0mmol/L，补钾 20～26mmol/L（KCl 1.5～2.0g）；血钾 4.0～5.0mmol/L，补钾 6.5～13.4mmol/L（KCl 0.5～1.0g）；血钾≥5.0mmol/L，暂停补钾。1g KCl 含 K^+ 13.4mmol。补钾时还应注意补充每日的生理需要量(KCl 3～4g)；高浓度的含钾液体应经中心静脉导管输入，按照 KCl 0.75～1.5g/h(平均 1.0g/h)的速度恒速输注。补钾 2～3d 后，血钾仍低者应

补充镁离子，25％硫酸镁 1～2g，静脉滴注。尿量＜30ml/h 者切忌补钾。④纠正酸中毒，轻者经补液、胰岛素治疗，酸中毒即可纠正，当血液 pH＜7.10，BE＜－10mmol/L，可补 5％$NaHCO_3$ 1～2ml/kg，静脉滴注。⑤综合治疗。抗感染，加强呼吸管理及防治并发症，如心力衰竭、肺水肿、脑水肿、心律失常、肾衰竭等。DKA 常见死亡原因：休克、感染、脑水肿和肾衰竭。

(七)预防和积极治疗低血糖

低血糖是指血中的葡萄糖浓度低于正常值。正常人血糖正常值：空腹血糖 3.61～6.11mmol/L(65～110mg/dl)，随机血糖＜11.1mmol/L(200mg/dl)。正常人血糖＜2.8mmol/L(50mg/dl)为低血糖；糖尿病患者血糖＜3.9mmol/L(70mg/dl)为低血糖。

低血糖时主要以交感神经兴奋和脑细胞缺糖为特点，表现为心慌、手抖、饥饿感、出汗或大汗淋漓，面色苍白、躁动、易怒等。大脑的能量主要来源于血糖，一旦血中葡萄糖不足，脑细胞能量供应缺乏，即出现功能障碍、头晕、神志不清、瞳孔对光反射消失、抽搐，最后昏迷。

术前禁食，胰岛素用药过量为术中引起低血糖的常见原因。糖尿病患者虽然在手术、麻醉过程中出现高血糖的并发症较多，但糖尿病患者出现对大脑细胞的损害可以长达 10 年乃至 20 年才发生，然而糖尿病患者发生低血糖休克、昏迷，对大脑细胞的损害则是即刻发生，故对糖尿病患者不仅要治疗高血糖，更要特别注意预防和救治低血糖。切记：术中控制血糖值在正常偏高水平(6.0～10.0mmol/L，有学者还提出 7.8～10.0mmol/L)，而不是正常水平。

低血糖的预后与低血糖的程度和持续时间有关，程度轻、时间短、及时纠正，预后良好，而重度或持续时间长者，预后差。

【紧急处理】 低血糖昏迷处理不及时，脑细胞可造成严重损伤，不可逆转，故应积极

抢救。

1. 快速静脉注射 50% 葡萄糖液 40～100ml，然后 5%～10% 葡萄糖液 250ml/h，静脉滴注直至症状缓解可进食。严重者若遇外周静脉穿刺困难，应立即行锁骨下静脉穿刺推注 50% 葡萄糖液 50～100ml，患者清醒后，再置管或外周静脉穿刺，切勿为寻找静脉延误了抢救时机而出现不良后果。

2. 充分吸氧，有抽搐者，适当给予镇静药。

3. 皮下注射肾上腺素 0.5mg，加速肝糖原分解，提高血糖，或地塞米松 5～15mg，静脉注射。

(八)预防和治疗应激性高血糖

创伤、手术、CPB 和麻醉时患者都处于应激状态，在围术期即可发生应激性血糖增高，这是机体的正常应激反应，而且血糖增高的程度往往与原发病的严重程度呈正相关，但若血糖增加过高，则对机体不利，应给予处理。

应激性血糖增高≥13.9mmol/L，胰岛素 40U 加入 0.9% 氯化钠 20ml 中（2U/ml）先静脉注射 4U，尔后静脉泵注 2～4U/h，30min 监测血糖，视血糖结果进行调整。

应激性血糖≥28.0mmol/L（500mg/dl）时，往往出现胰岛素抵抗，此时用药量偏大，50U 胰岛素稀释至 25ml（2U/ml）起始速度 0.1U/（kg·h），30min 后监测血糖，血糖以每小时下降 3～5mmol/L 为宜，逐步将血糖降至 10mmol/L 左右。

治疗期间每 30 分钟监测血糖一次。

凡遇到昏迷患者应常规监测血糖，以鉴别昏迷原因；凡创伤、休克、大出血、老年人大手术、CPB 均应监测血糖，并处理应激性高血糖。

应激性高血糖与糖尿病的区别如下。

1. 病史不同，前者无糖尿病病史。

2. 胰岛素功能，前者胰岛素功能正常，糖化血红蛋白正常。

3. 对机体的影响，前者机体的代偿和适应能力有限，常有内环境紊乱，是一种急性反应，而后者是慢性病。

4. 治疗上，前者高血糖控制较困难，以原发病治疗为主，并与原发病的病情呈正比，也随原发病的治愈而好转，一般不会发生胰岛素依赖。

（沈七襄　黎笔熙）

第十节　甲状腺功能亢进（甲亢）手术麻醉的失误

甲状腺是人体最大的内分泌腺。由 300 万个滤泡所组成，其合成分泌到血循环中的化合物有 3 种形式，即四碘甲状腺原氨酸（T_4）占 90%，三碘甲状腺原氨酸（T_3）占 9%，逆三碘甲状腺原氨酸（rT_3）占 1%。其中 T_3 的生物活性约为 T_4 的 5 倍，rT_3 无生物活性。甲状腺激素（TH）作用于机体的所有组织，调节新陈代谢，包括能量代谢、物质（糖、脂肪、蛋白）代谢，与生长发育和影响心血管系统、消化系统、神经系统与肌肉、内分泌、生殖系统等。TH 是维持机体功能活动的基础激素。

甲状腺疾病 { 甲状腺功能亢进——甲亢 / 甲状腺功能减退——甲减 / 甲状腺结节 { 甲状腺腺病 / 甲状腺囊肿 / 甲状腺癌

甲状腺功能亢进（简称甲亢）：由多种原因引起的甲状腺激素合成、排泄增加，使血中甲状腺激素过多，主要引起代谢亢进和交感神经兴奋，并作用于全身各组织引起的临床综合征被称为甲状腺功能亢进。表现为甲状腺肿大，基础代谢增高，神经兴奋性增强，T_3、T_4 升高，吸碘率升高，心悸，多汗，急躁，潮汗,心率加速,手震颤,多食,消瘦,眼突等多种症状及颈部血管杂音为特征。并影响心血管和其他器官如淋巴、胸腺、脾脏增大、心脏肥大、扩大、心肌和肝细胞变性、坏死及纤维化。

甲状腺手术的风险:①颈部组织多样,毗邻关系复杂,有气管、食管、甲状腺、甲状旁腺、神经和大血管。手术可引起邻近组织,血管的损伤,而发生大出血。血肿压迫气管可造成呼吸困难,气管移位,甚至窒息。②甲状腺血管丰富,手术中也易出血。③甲状旁腺在甲状腺背面,一旦误切,则会影响钙、磷代谢,发生缺钙,手足抽筋。④喉返神经、喉上神经紧贴甲状腺,若受损会影响声门发音和呛咳。⑤甲亢手术术中由于应激的激发因素可致甲亢病情突然加重,出现严重危及患者生命的状态,严重心律失常、心力衰竭、休克,即甲亢危象(占甲亢的 1%～2%)。

一、甲亢患者手术麻醉的失误

甲亢患者手术治疗是临床上较为常见的手术,但目前已明显减少。由于对其病生理改变认识不足,对其危险性的轻视而造成严重的失误。

例 1　患者,女性,38 岁,58kg,170cm。农民。主诉近 3 年来易怒、急躁、眼突、食欲增加但体重减轻,怕热乏力而入院。入院经各项检查确诊为甲状腺功能亢进(甲亢),经两周的药物治疗及术前准备后拟行手术治疗。术前 BP145/92mmHg,HR 90 次/分,T_3、T_4 基本正常,ECG 提示窦性心律,R 波增高,左心室高电压,T 波低平、S-T 段下移,心电轴左偏,心肌劳损、ST-T 改变。由于有心电图改变,同时为了预防神经损伤术者建议用局麻+镇静+监测麻醉。入室后常规监测和吸氧,ECG 与术前无明显变化,BP150/90mmHg,HR90 次/分,SpO_2 95%。0.5%利多卡因局部浸润局麻醉,给予哌替啶50mg,静脉注射,地西泮 10mg,静脉注射后

手术开始,患者无不适入睡,有鼾声。手术进行到分离甲状腺上下极时,患者主诉身上发热,有点痛,再追加哌替啶 25mg,静脉注射,患者入睡,明显鼾声,继续手术血压和心率变化不大,30min 后 BP160/100mmHg,HR160次/分,患者躁动不安、出汗。麻醉科医师给予安慰,并静脉注射地西泮 5mg。10min 后ECG 突然显示 HR30 次/分,立即停止手术,麻醉科上级医师到场将手术头架推开,立即气管内插管接呼吸机控制呼吸,高浓度氧气吸入,肾上腺素 1mg,静脉注射。但心电图显示 VF,立即胸外除颤,无效,建议开胸心脏按压,手术台上一边按压,一边经左侧第 4肋间开胸。开胸后见心脏扩大、心肌肥厚较硬,直接心脏按压,效果不佳,多次用药,患者对肾上腺素、去甲肾上腺素无反应。肾上腺素增至 5～10mg 静脉注射,心脏无任何反应。因心肌肥厚且变硬,用双手挤压心脏都很困难,根本无法达到有血液泵出的效果。经 1h 的心脏按压、除颤、用药,ECG 均为直线,停止抢救。

【分析】　患者甲亢,当患者已有自我感觉时,实际上患甲亢已经不止 3 年。在甲状腺激素的长期作用下,机体各系统已有明显的损伤。尤其是心血管,心脏扩大,心肌肥厚,供氧减少,呈心劳损缺血。但术前麻醉科医师和临床医师没有引起足够的重视,麻醉方式选择不妥。由于局麻镇痛不全,而加用镇痛、镇静药物对呼吸造成一定的抑制作用,患者入睡有鼾声,实际上是上呼吸道的半梗塞。尤其是甲状腺手术的体位,肿大的甲状腺,明显的颈后仰及手术巾的覆盖等因素均可加重对呼吸的抑制,同时影响机体的散热。上述多种因素(即紧张、疼痛、手术、缺氧、CO_2 蓄积等)诱发甲状腺危象的发生。患者出现全身发热、躁动不安、血压上升、心率加快至 160 次/分,而麻醉科医师和临床医师均未意识到这种极大的风险,未能及时给予相应治疗,已致发展到心搏骤停。

当开胸后见到心肌的改变,当场的所有医师都十分震惊,此景至今还是历历在目。心脏发绀、血管粗大而曲折、心肌肥厚、如石头般坚硬,术者用双手挤压在心脏上说:"根本挤不动!"说明心肌长时间的超生理活动,心脏不仅肥厚、扩大,心肌细胞变性、坏死及纤维化,故对药物反应极差。第一次用肾上腺素1mg,静脉注射,ECG出现短暂VF,数秒后呈一条直线,以后对任何用药(肾上腺素、正肾上腺素,纠酸等)均无任何效果,ECG均呈一条直线,直至抢救停止,说明心肌损伤的程度已达极限,这在临床上极为罕见。

【主要失误】 术前准备不足,对病情评估不够,对甲亢病理生理改变认识不足,麻醉选择不当,监测不到位,仅有SpO_2、ECG,全过程未进行血气、动脉压等监测,对甲亢手术的风险,特别对甲状腺危象的预防和处理毫无准备,发现太晚,处理不及时,也与当时医疗条件和技术水平有限有关。

【防范】 ①由于甲状腺会合成释放过多的甲状腺激素造成机体代谢紊乱,累及多系统器官功能的变化。尤其是甲状腺激素增多刺激交感神经兴奋,表现为心悸、心动过速、失眠、氧化反应增强、机体能量消耗增多、患者进食增加但消瘦,若长期未能有效治疗,会丧失劳动能力,甚至死亡。故临床上一经诊断,内科服药效果不佳者,经过术前准备应尽早手术。此类手术术前准备极为重要,应请内分泌专科、心内科专科医师会诊,给予最合适的用药和准备,选择合适的手术时机进行手术,避免准备不足出现意外。②术中加强监测。应常规行有创动脉压监测,及时监测血气、电解质、血乳酸、Hb、Hct、凝血功能等,及时调整呼吸参数、内环境、血流动力学平衡,监测体温、尿量等。麻醉选择以气管内插管静脉麻醉为宜,术中应维持足够的麻醉深度,避免发生术中知晓、麻醉过浅等不良情况。保持手术室的温度和注意手术巾的覆盖,不易太厚,避免影响

机体散热,而致体温升高。特别要注意心功能的代偿和储备能力。本例患者的心脏变化让医务人员又见到了一个甲亢患者纤维化石头样心脏,确实引起对甲亢患者甲亢心脏病变的"可畏",要高度重视对心脏功能的评估、治疗和预防等。

例2 患者,女性,38岁,身高160cm,40kg。近一年来食量增加,但身体反而消瘦,急躁,易出汗,心悸,来医院就诊,经检查确诊为甲亢入院。经内科治疗1个月,转外科,拟在全麻下行甲状腺大部切除术。麻醉诱导顺利置管,接麻醉机机械通气。手术开始,术中出血不多,但由于甲状腺与邻近组织有粘连,分离喉返神经用时较长,手术历时2h35min,术毕送PACU,30min后患者清醒,血气正常,吸空气$SpO_2 \geqslant 95\%$,拔除气管内导管,患者咳嗽,声音嘶哑,讲话时感喉头不适和嘶哑,给予解释,后送回病房。术后医师告诉她是全麻插管造成的。请五官科检查,声带无明显损伤。与患者协商不能排除喉返神经牵拉受损,让患者出院,1个月后再来复查,声带嘶哑有改善,3个月后明显改善,6个月恢复正常。

【分析】 患者女性,身高160cm,体重仅40kg,是由原来的48kg患甲亢后造成的消瘦,但患者原本体重、身高也不大,气管的导管插管时,开始选用F7号有些偏粗,第二次插入F6.5号,两次插管也有可能对声带造成轻度的摩擦,术后可有短暂的声音嘶哑。经耳鼻喉科检查,声带无明显损伤,排除了气管内插管对声带的直接创伤。但如果开始插管就选F6.5号。一次顺利置入也就不会造成别人讲"插管不顺,经两次、换导管插管,可损伤声带"这类的话而发生争执。而甲状腺手术,分离粘连,分离神经、血管,极有可能使喉返神经受到牵拉,水肿,术后造成声带的活动受限,而出现声音嘶哑。此患者术后出现声音嘶哑应该是以后者为主要原因。也不能完全排除两次插管的影响。故凡气管内插管

均应选择合适的导管,操作轻柔,力争一次完成,避免对声带的损伤。

例 3　患者,男性,48 岁,52kg。甲亢。拟在全麻下行甲状腺次全切除术。麻醉诱导顺利,静脉复合麻醉维持。手术中因出血较多,约出血近 1000ml,输浓缩红细胞 2U,手术困难,历时 2h45min,术毕入 PACU,20min 后患者意识清晰,30min 脱机,查血气准备拔管,血气显示 pH 7.38,PaO_2 99 mmHg,$PaCO_2$ 43mmHg,HCO_3^- 23mmol/L,BE-2 mmol/L,K^+ 4.0,Na^+ 139mmol/L,Ca^{2+} 0.8mmol/L,Hb11g/dl,Hct35%,补 10% 葡萄糖酸钙 10ml,拔除气管内导管,送回病房。术后第 2 天患者即开始手足抽搐,同时血钙明显降低,1 周后病理报告,切除的甲状腺中有 3 个甲状旁腺。

【分析】　甲状旁腺是机体重要的内分泌腺之一,一般有 4 个,生长在甲状腺背面,分泌甲状旁腺激素,其功能主要为维持血钙(Ca^{2+})和血磷(PO_4^-)的代谢平衡;甲状腺手术中需要非常小心,避免误切甲状旁腺。在术中一旦切除,若能及时发现,可以种植或移植,以弥补误切的不良后果。这主要是术者的责任。麻醉科医师在患者拔管前一份血气中发现血钙仅 0.8mmol/L,认为输血后钙较低,静脉注射 10% 葡萄糖酸钙 10ml,未能告诉术者,这可能与该医师不甚了解甲状腺手术中可能误切甲状旁腺有关。当甲状腺次全切除后,应该在手术台上,认真寻找有无甲状旁腺误切,若发现有甲状旁腺,可及时种植回去。此举应该是常规行为。

目前市场有"纳米碳示踪剂"(卡拉林)可购买,可在术中注入示踪剂,可以显示甲状旁腺组织,即可避免术中误切。应该常规使用,预防失误。

二、甲亢患者手术麻醉失误的防范

甲亢患者由于甲状腺激素(TH)过多作用于全身各组织,主要引起代谢亢进和交感神经兴奋,出现各种临床症状。目前治疗以内科服药为主,以及放射性碘治疗,也可外科手术治疗(已较少)。甲亢患者长期处于高代谢、交感神经兴奋状态,引起多组织器官功能改变,特别是心血管功能改变给麻醉带来极大的潜在风险。

1. 术前准备要充分,服用降甲状腺激素的药物,使机体代谢正常,选择合适手术时机非常重要。

2. 以全麻为宜,术中麻醉深度要适当偏深,避免和减少应激反应——引起交感神经兴奋,预防病情失控而发生甲亢危象,这是重中之重。

3. 注意内环境平衡,包括水、电解质、酸碱、血气、血糖的平衡。

4. 甲状腺手术术中三大风险,出血、喉返神经或喉上神经损伤及甲状旁腺误切。麻醉科医师应该知晓,可提醒术者警惕并积极配合处理,"纳米碳示踪剂"可显示甲状旁腺组织,可建议常规使用,可避免误切甲状旁腺。麻醉前应告知患者气管内插管可引起短暂的声音嘶哑。

5. 其他外科手术患者要警惕患有甲亢,以防术中出现意外。

6. 加强监测,除一般手术应有的监测外,体温监测应作为常规。

三、甲状腺功能亢进危象(甲亢危象)的救治

甲亢危象是指甲亢临床表现恶化达到危及生命的危重状态。发病特点:①血中甲状腺激素 T_4 和 T_3 明显增加;②血中儿茶酚胺,尤其是肾上腺素水平增高,并在高浓度甲状腺激素条件下,儿茶酚胺活性显著增强。病死率较高。

(一)诱发因素

①甲亢患者术前准备不充分,麻醉、手术应激和操作刺激使大量甲状腺激素进入循环;②甲亢尚未控制,突然停用抗甲状腺素药

物;③放射碘治疗后;④过度紧张、劳累、严重感染、高热、外伤、妊娠、出血等因素,促使机体释放儿茶酚胺等。

谵妄、嗜睡、昏迷。可因高热、虚脱、休克、心力衰竭、肺水肿、水电解质紊乱而死亡。

术中排除麻醉和手术原因外,患者突然出现体温剧升,心率加快,血压下降,大汗或出现肺水肿,即可诊断为甲亢危象。

(二)甲亢危象典型临床表现

①体温骤然上升>39℃;②心率上升>160次/分;③大汗淋漓、皮肤苍白;④躁动、

(三)甲亢危象评分(表6-5)

表6-5 甲亢危象评分

项目	表现	评分
体温(℃)	37.2~37.7	5
	37.8~38.2	10
	38.3~38.8	15
	38.9~39.2	20
	39.3~39.9	25
	>40	30
CSN	无	0
	激动	10
	谵妄、不安、精神错乱	20
	惊厥、昏迷	30
胃肠道	无	0
	腹泻、恶心/呕吐、腹痛	10
	黄疸	20
心率(次/分)	90~109	5
	110~119	10
	120~129	15
	130~139	20
	≥140	25
心力衰竭	轻(脚面水肿)	5
	中度(双肺底湿啰音)	10
	中(肺水肿)	15
心室颤动(AF)	有	10
诱因	有	10

<25分:甲亢;25~45分:危象前期;≥45分:甲亢危象

(四)紧急处理

1.降低血中甲状腺激素(TH)的浓度,用丙硫氧嘧啶600mg口服或甲硫氧嘧啶600mg口服或经胃管灌入。或换血法,血液透析清除细胞中过高的甲状腺激素。

2.麻醉期间主要以降低靶器官对甲状腺激素和儿茶酚胺的反应为主。

(1)镇静、镇痛、肌肉松弛,气管内插管、

呼吸机控制呼吸,暂停手术,若是全麻,加深麻醉。

(2)β受体阻滞药降心率,艾司洛尔0.5~1mg/kg,静脉注射。

(3)人工冬眠+物理降温,使体温≤38℃,头部降温为主。

(4)糖皮质激素的应用,甲亢患者常有肾上腺皮质激素相对不足,危象时需要量更大,

可选用地塞米松 15～30mg,静脉滴注。

(5)急查血气、电解质、血糖等,适当扩容,维持水、电解质和酸碱平衡,补充大量维生素 C、维生素 B,并根据监测结果对症处理。

(6)若发生心力衰竭、心肌梗死应及时对症处理。

(7)病情稳定,手术若必须进行者,可继续完成手术,否则改期手术。

(沈七襄　宋晓阳)

第十一节　病态肥胖患者手术麻醉的失误

肥胖是由于能量摄入长期超过机体的消耗,体内脂肪过度积聚使体重超过正常范围的营养及代谢障碍性疾病。可引起呼吸、循环等一系列病理改变,使心肺储备、机体代偿及应激能力下降。从而增加了麻醉的难度和风险。

WHO 对超重和肥胖定义为"可损害健康的异常或者过量的脂肪积累",肥胖者体内的脂肪占体重的比例增高。脂肪主要蓄积在腹壁或者腹腔内,称为"中心性肥胖"或"向心性肥胖"。肥胖已成为全球五大致死病因之一,严重威胁人类健康。

目前世界上公认体重指数[BMI;BMI＝体重除以身高的平方(kg/m^2)]能较好地反映机体的肥胖程度,是最简单、方便、与疾病相关性最好的评价肥胖的指标(表 6-6)。

表 6-6　肥胖分类

	WHO(BMI)	亚太地区(BMI)	中国成人(BMI)	腰围(cm)
过瘦	<18.5	<18.5	18.5	
正常	18.5～25	18.5～23	18.5～23.9	
超重	25～30	23～25	24～27.9	
轻度肥胖	30～35	25～30	≥28	
中度肥胖	35～40	30～35	≥30	男>90
重度肥胖	≥40	≥35	>35	女>80

病态肥胖:WHO 定义为,BMI≥40 或≥35,同时伴有代谢综合征等相关并发症。中国定义为,BMI≥35 或≥32,同时伴有代谢综合征等相关并发症。

一、病态肥胖患者手术麻醉中的失误

肥胖对机体多器官和系统产生影响,如呼吸系统,使肺顺应降低、耗氧量增加、CO$_2$产生也增多,氧耗随体重的增加而增多;对心血管影响更明显,肥胖者多伴有高血压,BMI>30kg/m^2 时高血压发生率增加 3 倍,心脏负荷增加,左心室肥厚、左心室舒张功能减退,肥胖者多伴有高血脂,更增加了心血管

的风险,同时还是缺血性心脏病的独立风险因素。肥胖是糖尿病易发人群;肥胖者尤其是孕产妇,胃内容物易发生反流和误吸。肥胖孕产妇是麻醉科医师遇到的最常见的产科高危患者之一。肥胖可增加妊娠期死亡的风险,同时肥胖产妇在麻醉中也易发生某些失误。

例 1　某孕妇,38 岁,妊娠 39^{+1} 周。体重 110kg,初产。入院检查血压 156/90mmHg,血糖 7.8mmol/L,血脂:三酰甘油 2.7mmol/L,其余正常。拟在腰硬联合麻醉下行剖宫产。产妇入室 BP 150/88mmHg,HR 86 次/分,SpO$_2$ 95%,吸氧气后上升为 97%。常规监

测并在局麻下行左侧桡动脉穿刺置管,并行连续动脉压监测。采血查血气、血糖。右侧卧位,专门由麻醉护士协助产妇摆腰椎穿刺的体位,麻醉科医师常规消毒铺巾,$L_{3\sim4}$ 定位。先行硬膜外穿刺,但由于产妇肥胖,间隙不清,几次穿刺均未成功,换上级医师操作。更换穿刺间隙,选用 28G 腰麻穿刺针于 $L_{4\sim5}$ 穿刺成功(针深达 10cm),脑脊液通畅,注入 0.5% 罗哌卡因 12mg,麻醉平面 T_6。肌肉松弛良好,顺利娩出 3.8kg 男婴。在单次腰麻下完成剖宫产手术,麻醉历时 2h5min,手术时间 1h40min。术后随访产妇,主诉腰背部疼痛。检查穿刺部位有明显压痛和出血瘀斑,经治疗后好转。

例 2 某孕妇,32 岁,妊娠 38^{+4} 周,初产。孕前身高 1.56m,体重 80kg。产前体重 98kg,既往心、肝、肾、脑无异常。拟在腰硬联合麻醉下行剖宫产。入院检查除空腹血糖为 7.2mmol/L,其他均在正常范围内。入室后 BP 130/70mmHg,HR 78 次/分,SpO_2 97%。左侧桡动脉穿刺测 MAP,采血查血气正常,血糖 7.0mmol/L,乳酸 2.0mmol/L。麻醉护士协助摆体位,麻醉科医师常规行硬膜外穿刺,多人(3 人)多次穿刺均未成功,且患者不能耐受,经商量后决定改全麻。产妇平卧,常规腹部消毒铺巾,手术医师就位,静脉丙泊酚 1.5mg/kg,舒芬太尼 5μg 静脉注射。罗库溴铵 50mg 静脉注射。1min 后行气管内插管,但喉头声门暴露困难,立即改为喉罩置入,接麻醉机。静脉丙泊酚＋瑞芬太尼泵入维持麻醉(至术毕),20min 后顺利娩出女婴,Apgar 评分 7 分,面罩给氧气辅助呼吸,开通静脉,5min Apgar 评分 10 分,送回新生儿 ICU,继续顺利完成手术,产妇术毕送入 ICU。术后随访无特殊。

【分析】 例 1 中产妇身高 1.65m。35 岁开始逐渐长胖,体重从 60kg 增至 90kg,37 岁时妊娠从 90kg 增至 110kg。例 2 中,产妇身高 1.56m,体重孕前 80kg,产前 98kg,增

幅 22.5%。按 BMI 计算,这两例孕妇在孕前 BMI 分别为 33.1 和 35.4,达到了重度肥胖。而产前 BMI 分别为 40 和 40.3 为病态肥胖。由于产妇的体重有胎儿、胎盘、羊水、子宫增大等因素,实际体重应减去这些因素,但欲想准确减去这些因素是有困难的。目前妊娠期肥胖定义有:①孕前 BMI＞29 kg/m^2;②妊娠期体重≥200 磅(91kg);③妊娠后体重增加＞20%。按上述 3 条以上两例均已达到标准了。

肥胖产妇的麻醉选择可选腰麻、硬膜外和腰硬联合麻醉,以上两例产妇选择腰硬联合麻醉行剖宫产,并没有错误。两例麻醉的主要失误是多人多次穿刺,不仅易损伤组织,而且穿刺失败后对产妇气道的评估又不足,造成插管困难,临时改用喉罩。幸好例 1 在单次腰麻下完成手术,例 2 在置入喉罩后接麻醉机完成手术。

【防范】 肥胖患者,尤其是产妇,术前应认真评估,是否属于困难气道,腰背部穿刺是否有困难,选择合适麻醉方法。肥胖患者的各种穿刺如静脉穿刺、椎管内穿刺、深静脉穿刺、动脉穿刺等都会有困难。应选择有经验的护士、医师进行操作,遇到困难应及时找上级医师求助,避免多人、多次、多点穿刺。对肥胖患者来说,有时单次腰穿比硬膜外穿刺较为容易成功。例 1 就可以说明。所以应及时调整思路。有条件者可采用超声引导各种穿刺,术前应做好各种预案,尤其是对气道的评估,备齐气管内插管等设备,如可视喉镜、光纤、喉罩、纤维支气管镜等。若采用全麻,一定要保证插管成功和气道通畅,手术的顺利进行,才能保证母子安全。术毕鼻导管吸氧气,侧卧位送回病房。在病房仍采取侧卧位。

例 3 患者,男性,53 岁,身高 1.58m,体重 111.5kg。因肾结石(左侧)入院。入院检查:左肾多发性结石,其中一颗为多角状。既往有高血压、高脂血症、糖尿病,经长期服药

后血压、血糖控制尚可,血液化验显示血脂异常,其他肝肾功能、胸部 CT、ECG、血糖、出凝血功能基本均在正常范围。拟在全麻下行左肾结石取出术。入室 BP148/92mmHg,HR78 次/分,SpO$_2$ 95%,ECG 基本正常。左侧桡动脉穿刺置管监测动脉压,动脉血气结果:PaO$_2$ 80mmHg,PaCO$_2$ 45mmHg,HCO$_3^-$ 25mmol/L,BE－4mmol/L,其他血 K$^+$、Na$^+$、Ca^{2+}、乳酸均在正常范围,血糖 6.9mmol/L。全麻诱导后用可视喉镜插管顺利。左侧卧位手术,术中因多角型结石取出困难,出血较多(约 1000ml),血红蛋白由 10g/L 降至 7.2g/L,输血 400ml,血浆 400ml,其余无特殊,手术历时 3h40min,静脉复合麻醉维持 4h30min,术毕送 PACU。

患者于术后 25min 有躁动,大声呼叫可睁眼,麻醉科医师认为患者已不能耐受导管又有躁动,又可睁眼,即将导管拔出,鼻导管吸氧气。拔管后不到 3min,患者舌后坠、呼吸困难,SpO$_2$ 降至 80%,BP、HR 上升,立即托起下颌,面罩加压给氧,并呼叫主任医师。主任医师吩咐将患者取侧卧位,继续托下颌,面罩加压给氧,患者病情即刻改善,气道通畅,SpO$_2$ 97%,维持侧卧位,继续观察 20min 后患者清醒,舌后坠消除,要求平卧,考虑到患者已完全清醒,试着将患者放平,但平卧后不到 10min,患者自诉不适,呼吸费劲,又改为侧卧,患者自觉"舒服",如此又继续观察 30min,查血气正常。

【分析】 患者身高 1.68m,体重 111.5kg,BMI 39.54,属病态肥胖。手术过程稳定,术毕送入 PACU,25min 后,患者躁动不能耐受气管内导管,麻醉科医师呼叫能睁眼。即将导管拔除,结果舌后坠明显,气道不畅,呼吸困难致缺氧,SpO$_2$ 下降。失误如下:①拔管过早,根据拔管后立即出现舌后坠而托起下颌面罩给氧即能改善,从能托起下颌仅一点就能说明患者尚有一定的麻醉深度。一个完全清醒的人是不易耐受托起下颌这种

操作的。拔管前大声呼叫能睁眼,按 Ramsay 评分应为 4～5 分,按 OAA/S 镇静评分应为 3 级,都说明清醒程度不够。不少患者在苏醒过程中,由于气管内导管的刺激,又尚未完全清醒,常有躁动。如果患者清醒良好,对导管刺激不能耐受时,经常会向医护人员用手势示意,而不是躁动。所以"躁动"正是说明患者尚未完全清醒的一种表现。而且当时大声呼叫能睁眼,此时拔管,显然不妥。肥胖患者常因颈短而粗,舌大而厚,极易出现舌后坠而气道阻塞(合并 OSA)发生呼吸困难,缺氧,故而对肥胖患者的拔管,应在完全清醒下,并脱氧观察 5min,SpO$_2 \geq$ 95%才能拔管,若有躁动应适当给予镇静,待完全清醒再拔管。②该麻醉科医师对病态肥胖患者的各种病理生理改变缺乏深入了解。由于肥胖患者腹、胸壁脂肪堆积,膈肌上抬,胸廓、膈的顺应性降低,肺活量减少,常不能平卧。仰卧时会发生呼吸困难。导致发生低氧血症。该患者麻醉未完全清醒,更易发生仰卧后舌后坠、呼吸困难而缺氧。肥胖患者对体位改变非常敏感,侧卧位后则可克服平卧位带来的风险。

【防范】 麻醉科医师对肥胖患者,尤其是病态肥胖患者要有足够的重视,认真学习这种患者的呼吸、循环、消化、内分泌等系统的病理生理改变。特别要重视呼吸和心血管系统的改变对手术和麻醉的影响,以及带来的风险。手术前要认真评估,做出相应的对策,才能做到心中有数,术中出现问题时才能应对。如果存在困难气道,是否会合并 OSA,以便选择不同的插管方式,备好各种的插管设备和仪器,是否存在低通气综合征,选择和调整呼吸参数,并加强血气监测。心血管系统是否存在冠心病、高血压、糖尿病,术前治疗等情况。应及时将病情向上级医师报告,在麻醉中配备足够的人力和物力。

了解患者平时能否平卧,是否"打鼾"等,

即了解气道通畅程度。对肥胖患者术后最好取侧卧位，对术后苏醒拔管应严格规范拔管条件。入 PACU 后让患者自然清醒，避免用催醒剂。待完全清醒，各种反射（咳嗽、吞咽）恢复，肌肉松弛监测 TOF＞95％，生命体征正常，血气正常之后，在侧卧位下拔管。拔管后仍取侧卧位，面罩给氧，观察 30min，脱氧5min，再查血气正常才能送回病房。有 ICU 时最好术后送回 ICU 继续监测和治疗。

由于饮食过量，儿童肥胖者甚多，每年假期均有儿童行疝修补和包皮环切术，其中约80％儿童偏胖，虽然这些都是小手术，可没有小麻醉，若有所忽视则可出现失误。

例 4 患儿，5 岁 25kg，包皮包茎。拟在基础麻醉＋局麻下行包皮环切术。基础麻醉用氯胺酮 100mg（4mg/kg），肌内注射。5min 入睡，抱进手术室，发现患儿呼吸微弱，SpO_2 80％，立即吸氧，面罩加压呼吸，SpO_2 90％。决定加喉喷插管，插管后接麻醉机辅助呼吸，加用丙泊酚维持麻醉，完成手术。术毕如 PACU。30min 后清醒，脱氧吸空气 SpO_2 97％，拔管，再观察 30min，患儿吵闹，送回病房。

【分析】 正常 5 岁儿童，体重应在 18kg左右，但患儿 5 岁仅达 25kg，较正常小孩超出了 17kg，增幅达到 94％，接近 1 倍。麻醉科医师用氯胺酮按常规 4～6mg/kg 给药。虽然患儿体重较正常小孩多近 1 倍，但毕竟只有 5 岁，只按体重给药，显然用药过量，结果造成呼吸抑制，出现明显的缺氧，SpO_2 下降至 80％，此时的氧分压在 45％～50mmHg（PaO_2 60mmHg，SpO_2 为 90％，PaO_2 40mmHg，SpO_2 为 75％）已处于显著缺氧的危险境地，幸好已抱进手术间，处理及时，未造成严重后果。

【防范】 小孩用量不仅要根据体重，而且要结合年龄、身高和全身状况，尤其对超重、超高的儿童更要结合年龄给药，否则就会过量或不足。

二、病态肥胖患者手术麻醉失误的防范

（一）术前准备要充分

1. 重点了解患者呼吸道、肺功能、心血管功能、代谢和神经系统的变化，特别要注意评估是否有困难气道、睡眠打鼾、呼吸暂停、不能平卧等情况，确定患者是否有 OSA。

2. 术前应常规检查 BP、HR、ECG、血糖、血脂、血气、电解质、Hb、Hct、肝肾功能、凝血功能和心脏彩超等。

3. 并存病，如高血压、高血脂、糖尿病、高尿酸等疾病的程度和用药情况。

（二）麻醉选择和注意事项

1. 能用局麻、区域麻醉的手术尽可能加以选择，但要准备长针头和 B 超；会阴部手术用鞍麻（坐位穿刺）；慎用镇静、镇痛药或减量使用，保持术中患者清醒。

2. 全麻手术首要问题是顺利置管，按困难气道准备，最好采用清醒纤维支气管镜引导下取半侧位或头高位鼻插管；呼吸管理中重点注意气道压和氧合状况，勤查血气。

3. 拔管：完全清醒，咳嗽，吞咽反射活跃，脱氧吸空气 $SpO_2 \geq 95$％，自动抬头＞5s，血气正常或者与术前水平相同；侧卧位拔管、侧卧位吸氧 30～60min，送回病房，途中应采取侧卧位吸氧、SpO_2 监测或术后送回 ICU；并做好拔管后再紧急插管的一切准备。

4. 用药：由于体重大，实际是脂肪多，故用药量不能完全按体重千克来计算，否则可造成过量，可按成人常规用药的基础上略加用量（如 1/3～2/3），不足随时追加，避免过量或不足。

5. 加强监测，肥胖患者袖带测压往往困难，而且不准。最好常规桡动脉穿刺置管，直接监测动脉压，可观察到瞬间、动态和连续的血压变化，也便于采血检查。接麻醉机，$FiO_2 \geq 60$％，TV8ml/kg，f 22～24 次/分，可加用 PEEP5～8cmH_2O 辅助，呼吸 30min 后

应常规测血气、根据血气结果,调整呼吸参数;腹腔镜手术头不宜过低,应≤15°;凡大手术应建立 CVP 监测,与 MAP 的变化一同分析判断进行输液指导;注意内环境平衡、包括水、电解质、血气、Hb、Hct、血糖、体温监测和变化,及时调整。

6. 术后预防并发症的发生和处理,重点仍为呼吸和循环系统的管理,预防栓塞如深静脉血栓。

7. 肥胖孕产妇、肥胖儿童、肥胖老人及急诊手术等情况,风险倍增,应加强麻醉力量,配备经验丰富的医生和护士共同协作,做好麻醉和手术,顺利度过围术期,减少失误和意外。

(沈七襄　宋晓阳)

第十二节　肾移植患者手术麻醉的失误

肾移植是指将功能正常的肾脏植入慢性肾病等肾衰竭终末期患者体内,替代或置换衰竭的肾脏,以达到治疗终末期肾脏疾病的目的。患者术前都有不同程度的水盐代谢紊乱、酸碱平衡失调、高血压、贫血和心电图异常等,少数患者甚至存在不同程度的精神症状,给麻醉带来一定困难。从 1954 年世界上第一例肾移植手术至今,肾移植领域发展迅速,目前已成为最常见、存活率最高的一种器官移植。肾移植的手术方式、麻醉方法均已成熟,故麻醉、手术中失误也明显较早期减少。尽管如此,麻醉科医师对慢性肾衰竭晚期尿毒症患者的病理生理变化仍需熟知。

1. 水、钠代谢紊乱　多为水、钠潴留,有全身水肿、高血压,严重时可出现心力衰竭、肺水肿和脑水肿。

2. 高血钾　机体90％的钾由肾排出,肾衰竭时排钾功能障碍引起高血钾。高血钾最大的危险是对心脏的抑制,引起严重心律失常、心室颤动而死亡,是麻醉中主要危险之一,但在治疗中处理不当也可引起低血钾。

3. 代谢性酸中毒　肾脏是调节酸碱平衡中代谢分量的主要脏器,非挥发性酸性产物主要靠肾排除。肾衰竭时必然引起代谢性酸中毒,而高血钾又可加重酸中毒。

4. 由于水钠潴留、全身容量增多和(或)肾素产生过多而引起高血压,并使心脏负荷加重,还可引起尿毒症心包炎、尿毒症肺炎,

而出现心力衰竭、肺水肿。

5. 贫血　尿毒症患者的 Hb 通常只有 50～70g/L,经过血液透析治疗的患者也仅能上升到 70～80 g/L。这是由于全身毒血症使骨髓受到抑制,肾脏分泌红细胞生成素下降及凝血因子减少等因素所致,同时尿毒症可使毛细血管脆性增加,导致患者严重贫血伴出血倾向。另外,严重尿毒症可引起谵妄、嗜睡、癫痫和昏迷。

以上病理生理的改变经过血液透析,应该可以得到明显的改善,为接受肾移植手术做好准备,若无良好的治疗或未得到适当的纠正,则会给麻醉与手术带来风险。

一、肾移植患者手术麻醉中的失误

(一)受者(即肾衰竭患者)术前准备不足

受者可因血液透析条件不好、透析时间过短或透析距手术的时机掌握不当等,造成患者氮质血症、酸中毒、高血钾、水中毒及高血压等病情未能有效控制即仓促手术,结果给麻醉处理带来诸多危险。

例1　患者,男性,42 岁,体重 72 kg。慢性肾衰竭 4 年,近半年来病情加重以腹膜透析维持生命。术前 BP 200 ～ 220/130 ～ 140mmHg,并出现心包摩擦音、肺底啰音,尿素氮 42mmol/L,肌酐 703 μmol/L。术前 2 d 腹膜透析无明显改善,患者神志淡漠。供肾取来后即送患者入手术室接受肾移植

术。手术开始 15min 时 BP 220~240/140~150mmHg,HR 120~135 次/分,从气管内吸出大量粉红色泡沫痰,立即给吗啡 10mg、东莨菪碱 0.9mg、毛花苷 C(西地兰)0.2mg,静脉注射,并用硝普钠 10mg 加入 5%葡萄糖液 100ml,静脉滴注,控制血压至 160~180/120~130mmHg,HR 100~110 次/分,控制呼吸加用 PEEP 5cmH_2O,经积极处理,35min 后肺水肿基本控制、病情稳定,继续手术,肾移植顺利。但患者术后 1 个月死亡。

【分析】 此例当时处于 20 世纪 70 年代初,血液透析条件差,术前准备不充分,尿毒症、水中毒未能控制,手术当天还出现脑水肿。按理应透析治疗后再手术,但当时有供肾机会就急于手术。有人主张肾移植前血液透析至少 30 次,腹膜透析则要 3 个月,麻醉的安全性才得以提高。

(二)取肾过程中的失误

诸如肾脏灌注不良或取肾操作中损伤肾脏或血管,或热缺血/冷缺血时间过长,肾脏保存温度过低(<4 ℃)造成损伤,修肾中造成肾血管、输尿管或肾脏损伤等,这些失误均可造成供肾的功能不良,导致肾移植失败。

(三)硬膜外麻醉中的失误

硬膜外麻醉或腰麻-硬膜外联合麻醉(CSEA)是国内目前肾移植麻醉的主要方法,其间易发生的失误包括以下几方面。

1. 麻醉穿刺点选择不当致麻醉平面过高或不足 如一点法硬膜外麻醉选择 T_{11~12} 易使麻醉平面偏高,造成呼吸抑制或低血压,特别在血容量不足的情况下可引起严重低血压;选择 L_{2~3} 易造成麻醉平面偏低、肌肉松弛不良且牵拉反应明显,不能满足手术需要,患者也不易耐受。腰麻-硬膜外联合麻醉主要失误为腰麻用药量过大,容易引起麻醉后低血压。

例 2 患者,男性,48 岁,体重 63 kg。在连续硬膜外麻醉下行肾移植术。于 L_{2~3} 正入穿刺,向头端置管 4 cm,试验剂量给予 2%

利多卡因 5ml,5min 后无脊髓麻醉的症状,测试麻醉平面为 T_{10}~L_2,随即给予 2%利多卡因与 0.75%布比卡因各半混合液 15ml,15min 后再测平面为 T_8~L_5,随即开始手术,患者无不适,但牵拉肌肉暴露髂窝时,手术医师反映肌肉松弛不良、患者呻吟不止。硬膜外腔追加局麻药 10ml,效果仍不满意,不得不改用全麻完成手术。

此例失误处主要为麻醉穿刺点偏低,麻醉平面不易向上扩散。肾移植术的麻醉平面应达 T_6 才能满足手术的需要。

2. 辅助用药量偏大 肾衰竭患者对药物的耐受性差,常规剂量的辅助用药可引起对呼吸的抑制。

例 3 患者,女性,48 岁,67kg。肾衰竭晚期,拟在连续硬膜外麻醉下行肾移植术。L_{1-2} 间隙行硬膜外穿刺,向头端置管,痛觉阻滞平面上至 T_6,麻醉效果满意,但患者非常紧张,要求入睡。麻醉科医师静脉推注咪达唑仑 5mg,5min 后患者入睡、打鼾,SpO_2 由 96%下降至 90%,立即置入喉罩。喉罩置入过程中患者无明显反射,置入喉罩后能耐受,说明咪达唑仑一般患者常用剂量 5mg 对该患者而言剂量过大。

3. 其他 由于患者贫血和有出血倾向,或血液透析后抗凝药物的影响,ACT 时间延长及抵抗力低下,硬膜外穿刺,特别是反复穿刺和置管时,易发生出血和感染,甚至形成硬膜外血肿、脓肿等造成患者截瘫的严重后果。

例 4 患者,男性,45 岁,体重 60kg。肾衰竭晚期。拟在硬膜外麻醉下行肾移植术。术前 1d 行血液透析,入室 BP 180/110mmHg,HR76 次/分,Hb 76 g/L,肌酐 328 μmol/L,血钾 5.1mmol/L,于 L_{1~2} 行硬膜外穿刺置管顺利,给予试验剂量 2%利多卡因 5ml,确认在硬膜外腔后再注入 2%利多卡因与 0.75%布比卡因 1:1 混合液 15ml,麻醉平面 T_8~L_2,手术顺利,术后行硬膜外 PCA 镇痛。术后第 2 天患者主诉双下肢麻术,不能抬腿、翻身,检查发现 T_{12} 平面以下截瘫。经 CT、MRI 确诊为 $T_{12}\sim L_1$ 硬膜外腔血肿,立即于全麻下取出血块,截瘫平面下降至 L_{1-2},但仍有麻木感,治疗近 3 个月有所好转。

【分析】 主要失误为麻醉方式选择不当,患者术前血液透析距手术时间不足 24h,血液透析时用肝素抗凝,造成凝血功能不良,此时选择硬膜外麻醉并行术后留管 PCA 镇痛,导管在硬膜外腔留置时间较长,若有轻微损伤,在凝血功能不良的情况下即可出血形成血肿,造成截瘫。

根据笔者对肾移植患者术前 ACT 监测得知,血液透析时间距手术时间 24h 左右者,部分患者 ACT>140s,具有出血倾向。若 ACT>130s,应该用鱼精蛋白中和,使 ACT 值正常,方可选用硬膜外麻醉,或选用全麻以策安全。凡凝血功能不良者,均应避免选用硬膜外麻醉。

(四)用药失误

对药物与肾功能的影响了解不够,选用有损肾脏的药物。如术前用药选用了长效巴比妥类(苯巴比妥);麻醉维持选用了甲氧氟烷;肌肉松弛药选用三碘季铵酚、筒箭毒、阿库氯铵等均可造成肾功能的进一步损伤。

(五)液体治疗中的失误(输液不足或单位时间内输注过快)

肾移植患者,术前血液透析后的血容量多有不足,若术中又严格控制输液,可造成麻醉后低血压;由于贫血并有出血倾向,术中渗血较多,开放肾血管吻合口失血较多者,特别当 Hb≤50 g/L 时,适当输注浓缩红细胞是必要的。开放血管时适当加快输注速度或给予人体白蛋白 10 g,以提高其血容量、保证移植肾的血流灌注。若因顾及输血会增加排斥反应而不予输血,则可能造成失误。对心脏功能不良者则应在 CVP 监测下谨慎输液,否则可发生急性左心衰竭。

例 5 患者,男性,65 岁,体重 80 kg。慢性肾衰晚期,在 CSEA 下行肾移植术。术前 BP 192/110mmHg,HR 108 次/分,Hct 25%,Hb 84 g/L,ECG 显示 ST-T 改变、左心室高电压,于 $T_{12}\sim L_1$ 正入法行硬膜外穿刺置管,$L_{2\sim3}$ 行腰麻穿刺,注入 0.5% 布比卡因 12mg,麻醉平面 T_6。手术开始麻醉效果满意,血压下降至 100/80mmHg,HR 124 次/分,当时已输入复方乳酸钠溶液 200ml,加快输液并输血 200ml,此时患者烦躁不安,面罩给氧,颈静脉怒张,立即给予咪达唑仑 10mg、维库溴铵 8mg,静脉注射后气管内插管,导管内可吸出粉红色液体,接麻醉机机械通气,PEEP 6cmH_2O。行锁骨下静脉穿刺测 CVP,高达 28 cmH_2O,给吗啡、东莨菪碱、呋塞米等治疗,效果不明显,从深静脉导管中放血 200ml,病情好转后继续手术。术后入麻醉恢复室继续治疗。第 2 天病情稳定,血压、心率、呼吸、血气和电解质等指标结果均正常,拔除气管内导管,再观察 30min 无异常后送回病房。

【分析】 ①患者年龄偏大,术前 ECG 显示有 ST-T 改变、左心室高电压,提示心肌肥厚、有供血不足表现。肾衰竭患者水钠潴留、高血压是其主要的病理生理改变,对容量负荷十分敏感。本例主要失误在血压下降时,急于加快输液,在单位时间内输注速度过快而过量,引起急性心力衰竭。②肾衰竭患者的输液应在 CVP 监测下进行,但本例开始未做深静脉穿刺和 CVP 监测,结果输液的速度掌握不当,而致急性心力衰竭;若预先作 CVP 监测以指导输液,可及时发现心功能不良情况,给予治疗则可能不致于发展到心力衰竭、肺水肿的程度。

(六)术中循环管理的失误

术中对高血压控制不佳常可造成心力衰竭、肺水肿,而血压下降过低,则可影响开放吻合血管后移植肾的血液灌注。

例 6 患者,女性,38 岁,体重 54 kg。慢性肾衰竭,拟在连续硬膜外麻醉下行肾移植术。术前 BP 200/140mmHg，HR 108 次/分，麻醉平面 T_6，开始手术。但血压一直维持在 200～210/140～150mmHg，用乌拉地尔 25mg，静脉注射，血压下降至 180/130mmHg，30min 后又上升至 210/140mmHg，用硝普钠降压，以 $2 \mu g/(kg \cdot min)$ 维持，并从硬膜外追加局麻药 8ml，血压维持在 160/100mmHg。开放动、静脉吻合血管时，出血不多，但血压突然下降至 100/80mmHg，HR 120 次/分，立即停用硝普钠，加快输液，并静脉注射麻黄碱 15mg，血压回升至 170/110mmHg，HR 100～110 次/分，其间吻合血管开放后移植肾充盈不良、肾脏软，当血压上升后移植肾血流逐渐充盈良好，25min 后开始泌尿。

【分析】 本例失误在于对血压的控制不稳，在硝普钠降压的基础上，开放血管时又从硬膜外注药，加强了麻醉深度和硬膜外麻醉降压作用，加上开放吻合血管有一定量的出血，三种因素的综合作用，使患者血压明显下降而影响到移植肾的血流灌注量、肾脏充盈不良进而影响移植肾的排尿功能。开放吻合血管前应调整好灌注压和内环境，为移植肾恢复血流灌注做好准备，保证移植肾再灌注时有良好的灌注压力和血流量，如减量或停用硝普钠、开放前后 20min 内避免加深麻醉，适当加快液体输注速度、备好合适的升压药物等。

(七)术中忽略必要的监测

肾移植患者多在术前 2～3d 进行最后一次血液透析，血液透析后生化检查可提示正常，但术中仍可出现高血钾、酸中毒的情况，若忽略了血气、生化及血常规等项目的监测将可导致处理上的失误。如按"常规"补 5% $NaHCO_3$ 则可造成医源性碱血症。

例 7 患者，男性，38 岁，体重 58kg。慢性肾衰竭，术前 3d 血液透析后的各项生化检查均在正常范围，Hb 70g/L。在腰麻-硬膜外联合麻醉下行肾移植术。术中病情平稳，开放肾

按常规于开放动、静脉前输注 5% $NaHCO_3$ 100ml，术毕监测血气，pH 7.55、PCO_2 56mmHg、HCO_3^- 39mmol/L。

【分析】 充分透析改善水钠潴留、纠正电解质紊乱、保持酸碱平衡是术前准备的重要措施，当前的管理策略推荐在术前一天加强透析一次。该患者最后一次透析在术前 3d，术前一天未行透析，术前准备不充分；术中也未及时监测血气、电解质和酸碱状况，给围术期管理带来了风险，更不能在没有血气监测的前提下盲目补碱，导致 $NaHCO_3$ 输入过多造成碱血症。术中对血钾的监测更不可大意，若血钾过高，处理不及时将会造成严重后果。

例 8 患者，男性，32 岁，体重 68 kg。慢性肾衰竭，肾移植术前 2d 血液透析，血液检验结果显示血 K^+ 5.0mmol/L、Na^+ 130mmol/L、Cl^- 98mmol/L、Ca^{2+} 2.26mmol/L，肌酐 173 $\mu mol/L$，Hb 68 g/L。在硬膜外麻醉下行肾移植术，手术顺利，术中患者安静入睡。手术 65min 时，心电图出现频发室性期前收缩，给 2% 利多卡因 100mg，静脉注射，早搏次数减少，但数分钟后又出现频发室性期前收缩，上级医师观察到 T 波高尖，疑有高血钾，立即静脉注射 10% 氯化钙溶液 1.0 g，并抽血复查血钾，结果：K^+ 6.8mmol/L、Na^+ 135mmol/L、Cl^- 103mmol/L，继续输注 5% $NaHCO_3$ 100ml。开放吻合血管前给予呋塞米 100mg，开放后 5min 开始泌尿，20min 后复查血钾为 5.5mmol/L，心律正常。

【分析】 本例失误是术中未能及时监测，以致发现心律失常才急查血钾。肾移植患者在术中最好每 30 分钟监测一次血气和血钾。千万不可认为术前各项检查正常而忽略了术中的动态观察。

(八)选用利尿药的失误

例 9 患者，女性，41 岁，体重 50 kg。肾衰，肾移植术后再次接受肾移植手术。麻醉方法采用气管内插管静吸复合麻醉。开放肾

动脉时输入 20％甘露醇 200ml,移植肾无尿排出,血压由 150/90mmHg 升至 200/110mmHg。同时气道阻力增加,肺部出现啰音,静脉滴注 0.01％硝普钠 60～80 滴/分(小滴),血压开始下降,遂将硝普钠浓度增至 0.02％,滴速减至 30 滴/分（小滴）,血压下降至 160/90mmHg,又每 2 小时静脉推注呋塞米 100mg,4 h 后尿量由平均 5ml/h 增至 200ml/h,肺部啰音消失。

【分析】 本例失误在于利尿药选用不当。移植肾血管吻合完毕、动脉血管开放前常静脉注射呋塞米,有利于肾脏循环恢复后泌尿。也有人主张用 20％甘露醇 200～250ml,认为甘露醇可以降低移植肾的肾小管坏死,还可防止肾皮质缺血、减轻肾小管梗阻。但 20％甘露醇为渗透性利尿药,静脉注射后可将组织间液摄入血管内而导致高血容量,这在肾移植患者已存在高血容量、高血压的基础上,容量超负荷极易诱发心力衰竭和肺水肿,本例就是如此。故开放肾动脉时,选用呋塞米较为安全。

二、肾移植患者手术麻醉中失误的防范

(一)充分的麻醉前准备

麻醉科医师首先要熟悉慢性肾衰竭、尿毒症的病理生理改变,了解肾移植的术前准备要求。

1. 取肾和受肾过程特别要熟悉各种药物对肾功能的影响,术前、术中用药应选择对肾功能影响小的药物。

2. 术前必须经过充分准备,纠正贫血至 Hb≥70g/L。控制高血压、改善心功能,其中有规律的血液透析是必不可少的。肾移植手术前一天增加透析一次,使血 K^+ < 5.0mmol/L,血肌酐降至 353～618μmol/L,并应了解血液透析的滤液量和患者体内的容量负荷状态,Hb、Hct 和电解质水平,以及凝血功能等,以便制订合理的麻醉管理和液体

治疗方案。

3. 肾移植手术麻醉可选择全麻或椎管内麻醉。对病情稳定者多选用连续硬膜外麻醉,可用一点法($L_{1～2}$)或二点法($L_{3～4}$ 和 $T_{12}～L_1$)。硬膜外一点法麻醉易出现麻醉平面不够或麻醉效果不完善等不足,因此,若采用硬膜外麻醉,最好选用两点法。腰麻-硬膜外联合麻醉是较理想的麻醉方法,其麻醉效果完善,对肾功能影响小、肌肉松弛良好,外周血管扩张可缓解高血压、减轻心脏负荷,但用药有讲究。椎管内麻醉用药量要小,如腰麻用 0.375％罗哌卡因 6～8mg 即可。硬膜外用药要及时跟进,如 0.5％罗哌卡因 8～10ml,使麻醉平面控制在 T_6 以下为宜。辅助用药宜轻,可选用咪达唑仑 2mg 静脉注射,辅以舒芬太尼 1～2μg 静脉注射,或选用盐酸右美托咪定负荷量 0.4～1μg/kg 10min 静脉注射后,以 0.4～0.5 μg/(kg·h)维持,并可加用舒芬太尼 1.0～2.0μg,静脉注射,以达到患者能安静入睡,又能呼之睁眼为目的,避免对呼吸的抑制。对高危肾移植患者,如严重高血压、尿毒症心肌炎、心力衰竭肺水肿、呼吸窘迫以及严重心律失常者,宜选用气管内插管全麻,并以咪达唑仑、芬太尼、舒芬太尼、罗库溴铵等静脉复合麻醉为宜,有利于呼吸、循环的支持和管理。术中适度控制输液量,并适当应用强心和血管扩张药,以增强心肌收缩力和降低前、后负荷。重度贫血或术中出血较多,Hb<70g/L 者应及时输注红细胞。

(二)了解麻醉常用药物对肾功能的影响

肾移植时,可选用的药物有阿托品、东莨菪碱、氧化亚氮、异氟醚、阿曲库铵、顺式阿曲库铵、维库溴铵、罗库溴铵、氟芬合剂、丙泊酚、利多卡因、普鲁卡因、丁卡因、布比卡因、罗哌卡因;可选用但需减量者有咪达唑仑、吗啡、哌替啶、短效巴比妥钠、泮库溴铵;慎用者有氯胺酮、依托咪酯;禁用者有琥珀胆碱等。

(三)控制高血压防治肺水肿和心力衰竭

慢性肾衰竭患者的高血压多由于水钠潴留、肾素释放所致,最好的脱水措施是血液透析。术前 1 d 进行最后一次血液透析,使体内水分呈负平衡。血液透析后至术中要适当控制入量。在 CVP 监测下输液,麻醉期间也应避免血容量不足,并预防麻醉平面扩散后的低血压。控制了水钠潴留,也就能较好地控制高血压,减轻心脏负荷,从而预防心衰竭、肺水肿的发生。麻醉全过程中还应注意纠正高血钾和酸中毒,可减少心律失常的发生;洋地黄和地高辛主要由肾脏排泄,肾衰时其排泄时间显著延长,易发生积蓄中毒,因此,肾移植患者不宜使用。

(四)术中管理重点

1. 呼吸:保证气道通畅和充分的氧供,维持 $PaCO_2$ 30～35mmHg,即保持轻度过度通气状态。采用椎管内麻醉者,镇静程度以安静入睡、呼之睁眼为度。术中镇静应避免按"常规"使用镇静药,而应少量使用镇静药,同时酌情加用镇痛药,如舒芬太尼 1.0～2.0μg,静脉注射,可预防镇静过度和呼吸抑制。

2. 保持循环稳定,控制高血压、避免低血压。血管吻合完毕开放动脉前,血压必须保持在略高于术前水平,以加强肾脏血流灌注,有利于移植肾功能的重建。可适当补液、输血,必要时可用小剂量多巴胺[3～5μg/(kg·min)]维持,保证移植肾有足够的灌注压。

3. 移植肾血管开放前,顺序给予甲泼尼龙 6～8mg/kg,缓慢滴注,呋塞米 80～100mg,缓慢静脉推注,环磷酰胺 200mg,滴注。

4. 术中输液以平衡液为主,失血较多时可输注人工胶体、白蛋白。Hb<70g/L 时应输血。应在 MAP、CVP、Hb、Hct、尿量(移植肾血管开放后)的严密监测下补充容量,避免输液过多或不足,也不宜单位时间内输注速度过快。

(五)术中高血钾的紧急处理

术中高血钾可导致心律失常、心搏骤停甚至死亡。紧急处理措施如下。

1. 钙剂:10% 葡萄糖酸钙 10ml,最好用 10% 氯化钙 10ml 缓慢静脉推注(10% 葡萄糖酸钙 10ml 中 Ca^{2+} 含量仅 94.7mg,而 10% 氯化钙 10ml 中 Ca^{2+} 的含量为 360.4mg,疗效确切),再以 30～50ml 泵注(2ml/min),以 Ca^{2+} 对抗 K^+ 对心肌的抑制作用。

2. 碱化细胞外液:以 5% $NaHCO_3$ 100ml 输注,增加肾小管排钾并使 K^+ 转入细胞内而降低血钾。

3. 促使 K^+ 转移:静脉输注 10%～25% 高渗葡萄糖 250ml＋胰岛素 8～20 U(3～4g 葡萄糖:1U 胰岛素),使 K^+ 随糖原合成进入细胞内。

4. 适当加快输液速度,加快排尿、排 K^+。

(六)加强术中监测

术中监测包括血流动力学、血气、电解质、乳酸、血糖、Hb、Hct、凝血功能和体温,以及连续监测心电图和脉搏氧饱和度等,应常规建立 CVP 监测,最好直接监测有创动脉血压,以便指导输血输液和控制血压。

(七)加强移植肾功能恢复期的管理

一般移植肾恢复血液灌注、开放血管 1～60min 即开始排尿。应当注意记录排尿时间和尿量,监测血气、电解质。出现多尿时要预防脱水、低血压、低血钾、低钠等内环境紊乱。当移植肾的功能恢复延迟时,要维持适当较高的血压,增加肾血流灌注,并尽早使用扩血管药物,扩张肾血管、维持肾灌注压、增进肾脏血流。反复大剂量应用呋塞米,促使移植肾泌尿、重建肾功能。

(八)术后转入专科 ICU,并仔细交接病情

(黎笔熙　沈七襄)

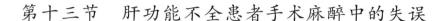

第十三节 肝功能不全患者手术麻醉中的失误

肝脏是人体最大的实质器官,其生理生化功能十分复杂,主要功能包括代谢、排泄、分泌和解毒等。肝脏是机体新陈代谢的枢纽,同时也是调节能量代谢的器官,对糖、蛋白质、脂类、维生素、激素、盐类及其他许多生物活性物质的合成贮存和分解均有重要作用,还是产生凝血物质及参与造血的重要器官。肝脏网状内皮系统还有处理异物的功能,消化道吸收的有害物质、药物或吸入的毒气大多靠肝细胞的氧化、还原、水解和结合等方式进行解毒。肝功能的实验室检查项目甚多,但至今还没有能全面反映肝功能的试验,且因为肝脏具有很强的贮备能力和再生能力,肝功能正常并不能排除肝脏疾病的存在,但患者一旦出现肝功能不全,血浆蛋白,尤其是白蛋白含量,以及胆红素、各种凝血因子和免疫学指标的异常,则表明肝实质细胞有严重受损,肝组织的病理改变已十分广泛。除了肝脏原发疾病,肝外疾病亦可引起肝功能受损。围术期肝功能不全以慢性病变为多见。肝功能不全的患者接受麻醉和手术有 3 种情况:一是患者肝功能不全同时患有急需外科治疗的疾病,如恶性肿瘤、心血管疾病、颅内血管瘤等;二是因肝脏疾病本身或其继发疾病须接受外科手术治疗,如肝脓肿切开引流、肝癌肝叶切除、肝硬化门静脉高压症、食管曲张静脉破裂所引起的上消化道出血或脾功能亢进须行脾切除或门静脉系统分流减压等手术;三是原发性肝癌肝功能衰竭、肝胆管癌等患者接受同种异体原位肝移植术治疗。肝功能不全患者围术期评估和处理比较复杂,若考虑不周易引起失误。

一、肝功能检查与评估

肝功能不全患者的术前评估,从麻醉和外科角度分析主要与下列因素有关。

(一)血清白蛋白水平

血清总蛋白正常参考值范围为 60~80g/L,其中白蛋白 40~55g/L、球蛋白 20~30 g/L,白蛋白与球蛋白的比值(白:球)为 1.5~2.5:1。白蛋白是机体大多数代谢过程和各种物质生物利用度的决定性因素。白蛋白完全由肝细胞合成,能较精确地反映肝实质的变化。当肝功能不全时,血清白蛋白合成减少,血浆胶体渗透压下降。白蛋白的半衰期约为 13.5d,肝功能不全患者短期内血清白蛋白下降不明显,白蛋白降低则表明肝细胞受到严重的急性或慢性损害,且白蛋白越低,损害越严重。白蛋白是形成血浆胶体渗透压的主要成分,若白蛋白水平长期<25 g/L,血浆胶体渗透压<22.4mmHg,则可产生腹水和水肿,通常预示手术预后不佳及术后切口延期愈合的可能。

(二)凝血酶原时间

凝血酶原时间(PT)是测定外源性凝血系统有关凝血因子功能的指标,正常值 11~13s,活动度为 99%~100%。PT 是了解患者有无凝血因子减少的一种较为敏感的可靠指标。PT 延长、活动度下降,反映肝功能不全。有报道 PT 超过正常对照值 15 s 且难以纠正,术后死亡率增至 63%。若患者有自发出血、皮肤瘀斑及轻微创伤后难以止血等情况,表示有出血倾向,其实际意义较实验室检查更为重要。凝血酶原时间与正常对照凝血酶原时间之比的 ISI 次方(ISI:国际敏感度指数,试剂出厂时由厂家标定)称为国际标准化比值(INR),INR 延长表明肝脏合成凝血因子的功能受损,但不能全面反映凝血功能。

(三)转氨酶

谷丙转氨酶(ALT、GPT)和谷草转氨酶(AST、GOT)是主要存在于肝细胞中的两种氨基转移酶,前者催化谷氨酸与丙酮酸之间的转氨作用,后者催化谷氨酸与草酰乙酸之间的转氨作用。ALT主要存在于细胞浆中,AST主要存在于细胞浆的线粒体中。

肝细胞损伤时,ALT首先进入血中,当细胞受损伤累及线粒体时,AST也会进入血中。ALT和AST的升高程度与肝细胞受损的程度相一致。细胞内ALT浓度是血清浓度的1000~3000倍,1%的肝细胞损伤、通透性增加即可导致血清酶增高1倍。因此,ALT被世界卫生组织推荐为肝功能损害最敏感的检测指标之一。因ALT和AST在肝细胞内的分布不同,不同类型的肝炎患者的ALT和AST升高的程度及AST/ALT的比值也不相同。急性肝炎和轻度慢性肝炎虽有肝细胞损伤,但线粒体仍保持完整,故释放入血的只有存在于细胞浆内的ALT,因此,肝功能主要表现为ALT的升高,AST/ALT<1;急性重型肝炎和中度-重度慢性肝炎的肝细胞线粒体也严重损害,AST释放入血,AST/ALT≥1;肝硬化和肝癌患者细胞损伤更加严重,线粒体损伤也更重,AST升高更加明显,AST/ALT>1,严重时AST/ALT>2;酒精性肝病患者的AST活性也常大于ALT。

必须指出的是,ALT和AST等转氨酶升高反映了肝细胞受损,但酶水平的高低不能完全代表肝功能的好坏,亦即转氨酶水平与肝功能状态不成比例。虽然部分肝细胞受损,但只要受损的细胞数量没有超过一定限度,肝脏仍然能够正常工作。肝脏只需保留1/3的正常功能即可满足机体正常代谢需求。

此外,生理状态下,如剧烈活动、体育锻炼、月经期时转氨酶也可暂时升高;营养不良、酗酒、应用某些药物、发热等情况均能使转氨酶有轻度升高;脂肪肝患者转氨酶轻度升高,一般同时伴有体重超标,与饮食结构不当、饮食过量、酗酒、缺乏运动等有关。

(四)胆红素

胆红素是血红蛋白和肌红蛋白的降解产物,外周血形成的间接胆红素被转运至肝脏进行代谢。间接胆红素升高除了胆红素生成增加,常见于肝脏摄取能力下降、胆红素结合能力降低;直接胆红素,亦即直接胆红素升高多见于胆红素小管转运能力降低、急性或慢性肝细胞功能障碍或胆道梗阻。胆红素的代谢在肝损害时亦受到明显影响,可根据其检验值的高低初步估计肝损害的程度。胆红素<34.2 μmol/L为轻度损害,34.2~51.3 μmol/L为中度损害,>51.3 μmol/L为重度损害。胆红素检测并不能反映肝脏的储备功能,并受到胆道梗阻等因素的影响。

部分肝功能受损患者胆红素升高,黄疸很深,但转氨酶不高,甚至正常,常见于:①胆道梗阻、胆汁排泄不畅。患者血液胆红素显著升高,而转氨酶不高或轻度升高,多见于胆管结石、胆道和胰头周围的肿瘤患者。②重型肝炎。重型肝炎肝功能衰竭时,由于肝细胞大量坏死,正常肝细胞数量少,转氨酶的生成、释放减少,血清胆红素则显著升高,出现胆-酶分离现象,提示患者预后不佳。③淤胆型肝炎。可由多种原因引起,以肝内小胆管损害为主,导致胆汁分泌异常,如急性黄疸型肝炎、药物性肝炎、妊娠等。

(五)吲哚氰绿试验

吲哚氰绿(ICG)试验是给患者快速静脉注射靛氰绿0.5mg/kg,15min后用分光光度计比色法测定血清靛氰绿浓度。ICG在体内被肝脏摄取后通过胆汁排出,不发生肠肝循环和淋巴循环、无生物转化效应,不经肾脏代谢。因此ICG试验被认为是反映肝脏贮备能力最理想的检测方法,敏感性高,对肝脏疾病,特别是慢性肝病的病情和预后估计很有价值。

(六)其他

患者若出现腹水、神经症状、营养不良、消瘦,均说明肝功能受损严重。术前已有感染、白细胞计数＞$10×10^9/L$ 者,术后死亡率明显增高,可达 59%～64%。

此外,乙型肝炎和丙型肝炎病毒感染可进展为慢性肝炎、肝硬化和肝癌等。抗原和抗体检测是鉴别病毒和自身免疫性肝炎的基础。我国目前 HBsAg 阳性者约占人口总数的 10%,术前常规检测 HBsAg 对明确诊断和防止交叉感染有较大意义。

如患者自诉既往曾有"肝炎"病史,术前应明确"肝炎"起病前后的情况,如输血、疫区旅行、风险因素暴露等,确认目前是否有慢性肝病的表现,尤其是明确"肝炎"是否发生在某次手术中或术后即刻有重要意义。

二、肝功能不全患者手术麻醉的危险

1. 患者对药物的代谢分解、解毒能力减退,耐受性明显降低。多数麻醉药物需通过肝脏代谢,因此,麻醉用药可加重肝脏负担,特别是在麻醉期间有缺氧和 CO_2 蓄积、低血压等情况时,更易引起药物对肝脏的损害作用,表现为药物作用时间延长,或毒副作用增强,甚至使患者术后苏醒延迟。肝病患者尤其是肝硬化患者,各类麻醉、手术的风险远大于一般患者,术前存在低蛋白血症、凝血酶原时间延长、合并感染者术后死亡率显著升高。

例 1　患者,男性,67 岁。因肝肿块拟行右半肝切除术。患者既往有乙肝、肝硬化病史,术前营养状态一般,有中等量腹水。术前实验室检查提示：ALT 132 U/L,AST 158 U/L,Hb 80 g/L,血小板 $85×10^9/L$,血白蛋白 24 g/L。择期在全麻下行开腹右半肝切除术。麻醉诱导平稳,采用丙泊酚、瑞芬太尼、顺式阿曲库铵并间断吸入七氟烷静吸复合维持麻醉,术中采用控制性低中心静脉压技术减少出血。术终缝合皮肤前停用麻醉药,术后膀胱温度 36.3℃,转入 PACU 复苏。术后 30min 患者自主呼吸恢复,VT400～450ml,f 16 次/分,但意识长时间未恢复,观

察双侧瞳孔等大等圆,直径约 3mm,对光反射灵敏。床旁监测血气、电解质等无异常,继续观察,直至术后 3.5h 方恢复意识。

【分析】　该患者术后长时间未恢复意识,分析原因与丙泊酚停药时间过晚有关。该患者术前存在肝硬化病史,转氨酶显著升高、严重低蛋白血症、腹水等检查结果和临床体征提示患者肝功能严重受损,麻醉药物的代谢和消除时间将显著延长。丙泊酚主要经由肝脏代谢,肝功能障碍患者丙泊酚持续泵注时其消除半衰期和作用消失的时间延长,麻醉中长时间输注丙泊酚可造成药物在体内蓄积,并且停药时间过迟,最终导致术后苏醒延迟。该类患者麻醉中要注意药物的选择,尽量避免或减少应用经肝脏代谢的药物,同时术中要注意肝功能的维护,纠正水、电解质和酸碱失衡,维护体温正常,术毕注意及时停药;如能联合应用椎管内麻醉,可在关闭腹腔前经硬膜外追加局部麻醉药并提前停用全麻药,可减少全麻药的用量,缩短麻醉复苏时间,并能提供有效的术后镇痛。

2. 手术、出血、缺氧等因素可使肝功能在原有损伤基础上进一步恶化,可发展为急性肝功能衰竭(AHF),或因严重休克、创伤、药物的毒副作用或有毒物质而致 AHF。AHF 为严重肝功能损伤,短期内肝细胞大量坏死或脂肪样变性,肝功能严重受损,黄疸急剧加深,肝脏进行性缩小。患者表现为黄疸、发热呕吐、腹胀、腹水、肝臭(为甲基硫醇等物质从肺排出所致)、凝血障碍和出血、低血糖,以及低钠、低钾、低钙、低镁、低磷等电解质紊乱,最后进展为肝性脑病、脑水肿、肝肾综合征及心肺功能衰竭。AHF 既是 MODS 的重要始动原因,也是导致患者死亡的主要原因。

3. 肝性脑病是肝功能不全患者术后严重并发症之一,也是麻醉中特别要防范的问题和主要危险。出血、创伤、缺氧、肝血流减少、感染、电解质紊乱是其常见的诱发因素。肝性脑病最初表现为脑干网状结构及大脑边

缘系统的功能紊乱,随后出现大脑皮质功能障碍,患者有神经症状,烦躁不安或昏睡、昏迷,最终因少尿、无尿、肝肾综合征而死亡。

三、肝功能不全患者手术麻醉的失误

(一)术前对病情估计不足是常见的主要失误

例2 患者,女性,60岁,体重36 kg。发热、畏寒10d入院,临床诊断为肝脓肿,拟在硬膜外麻醉下行切开引流术。患者极度消瘦和虚弱,入手术室BP 90/60mmHg、HR 142次/分、R 40次/分、T 39.5℃。开放静脉通路后,于$T_{8\sim9}$椎间隙行硬膜外穿刺置管,因患者脊椎弯曲,置管困难,更换穿刺点$T_{9\sim10}$,穿刺成功后仍不能置入导管,即用单次硬膜外麻醉,注入试验量2%利多卡因5ml患者无不良反应,5min后继续注入2%利多卡因与0.5%丁卡因各半混合液15ml,拔出硬膜外针,患者立即出现全身抽搐,立刻平卧。患者迅速出现角弓反张,静脉推注2.5%硫喷妥钠3ml,随后发绀、呼吸心搏骤停。经气管内插管、心肺复苏等抢救无效死亡。

【分析】 ①对患者病情估计不足。肝脓肿患者,发病10来天未经治疗,入院后也未进行充分的准备,高热不退,年龄偏大、病情危重,体重仅36 kg,术前已处于严重感染性休克状态,而麻醉科医师对此病情严重估计不足,缺乏行之有效的救治预案。与此同时,术前手术医师和麻醉科医师对肝功能的测定不够重视。该患者急诊入院,术前准备仓促,虽然采血送检肝功能,但未等到检验结果出来即安排手术,对肝功能情况了解甚少,导致对麻醉管理和围术期处理心中无数。肝脏手术麻醉前必须了解肝病的类型、肝细胞损害程度以及其他加重手术复杂性的因素。不同的麻醉方法各有优缺点,应根据手术类型、患者当时的病情特点和全身情况,以及麻醉科医师的技术水平全盘考虑,优先选择肝毒性

小、对循环影响小的麻醉药物。特别强调麻醉技术和围术期管理比单纯强调个别药物的选择更为重要,如术前用药的种类、剂量和用药时间,术中维持充足的氧供,补足血容量、维护循环稳定,纠正水、电解质酸碱失衡,防治体温下降等。感染性休克患者的麻醉处理除了遵循一般休克的处置原则,还应注意根据感染性休克所带来的病理生理变化和血流动力学特点进行相应的处置。一是液体复苏。由于细菌感染、毒素入血激活全身免疫反应,血管张力下降导致血管扩张,体循环阻力下降,毛细血管通透性增加,水肿形成,大量的液体在第三间隙聚集;加上呕吐、腹泻、发热等所造成的液体丢失,可导致有效循环血容量严重不足。补液应以白蛋白、人工胶体液为主;Hb>100g/L不必输血,70~100g/L根据患者代偿能力、一般状况和其他脏器病变和功能水平决定是否输血。人工胶体应避免使用羟乙基淀粉等大分子物质。二是血管活性药物的应用。感染性休克时,如单纯补充容量不能纠正血流动力学紊乱,需酌情加用血管活性药物。早期为高排低阻时,适当使用缩血管药增加外周血管阻力提高血压,有助于增加静脉回流,减少血液瘀滞,改善组织灌注;当出现低排高阻时,心排血量下降,在扩容的基础上可选用扩血管药和正性肌力药物合用,改善微循环。三是纠正水、电解质和酸碱失衡。不同于其他类型的休克,严重感染性休克更易发生呼吸性酸中毒和代谢性酸中毒以及电解质紊乱,应予及时纠正,否则影响血管活性药物的治疗效果。四是强调循环和呼吸的支持治疗,提高组织氧供及细胞氧利用率。此外,肝脓肿患者入院后必须详细询问病史,进行全面的体检以发现潜在的疾病,注意区分细菌性肝脓肿或阿米巴肝脓肿等脓肿类型,可能直接影响下一步的治疗方案。②麻醉方法选择不妥。一是此患者选用连续硬膜外麻醉具有极大的危险性。肝脓肿切开引流术对肌肉松弛

要求高,术中探查等操作均要求有一定的麻醉深度和广度,硬膜外麻醉用药量太小不一定能满足手术要求,加大用药量则可使血压下降。该例患者术前已存在严重的感染性休克,休克指数＞1.5,循环功能几近衰竭,硬膜外麻醉势必会进一步降低血压,即便没有局麻药中毒,也会造成严重的顽固性低血压。二是中高位硬膜外麻醉平面上界较高,超过 T_4 水平容易造成抑制呼吸,不利于呼吸的控制与管理,特别是该患者术前呼吸已达 40 次/分,胸段硬膜外阻滞极易导致呼吸抑制。三是单次硬膜外阻滞的麻醉可控性差。该例患者由于置管困难而临时改为单次硬膜外阻滞,限制了麻醉用药的可控性,且该患者体重仅 36kg,极度消瘦,麻醉科医师并未根据患者病情调整局麻药用量,仍按单次常规给药 15～20ml,结果造成局麻药相对过量、中毒而死亡,这是最主要的失误。此患者应选用气管内插管全麻,首先控制好气道保证有效通气,一旦病情突然变化,麻醉科医师可以专心管理循环,避免了缺氧的风险;此外,全身麻醉可以对麻醉药物进行及时、快速调整,可控性高。

例 3　患者,男性,49 岁,体重 52 kg。肝硬化近 10 年,多次在内科住院治疗,肝功能长期异常,贫血,血清白蛋白 32g/L,A/G 倒置,凝血酶原时间延长 4～6 s。近年来病情有所加重,临床诊断肝硬化、肝癌。入院前 3d 患者主诉恶心、腹胀,入院时神志清醒,血压呈进行性下降,心率增快,诊断肝癌破裂出血,拟行急诊全麻下剖腹探查术。入手术室后 BP 110/90mmHg、HR 138 次/分、R22 次/分,开放两条静脉通道,麻醉后一般情况尚可。手术中打开腹膜后大量血液喷射状涌出,血压剧降至 40/0mmHg,快速加压输血 1500ml,同时输入复方醋酸钠溶液 1500ml、人工胶体液 500ml,血压维持 70～80/40～60mmHg、HR 128～149 次/分,但因肝癌波及范围广,破裂口大,无法缝合止血,用长纱

条堵塞止血后关腹。术毕 6 h 许,曾有一次呼之睁眼,而后陷入昏睡,术后第 3 天死于肝性脑病和肝肾综合征。

【分析】　①临床医师和麻醉科医师对病情估计不足。患者入手术室 BP110/90mmHg、HR 138 次/分,脉压窄、心率快,休克指数＞1.25,已存在明显休克,但并没有引起重视,临床医师对出血量和备血量估计不足。患者入室后平卧时腹胀、膨隆明显,开腹后的出血量和速度,令当时在场的手术者和麻醉科医师大为吃惊,如同喷泉急剧喷出,直接流到手术台和地面,失血量估计高达 3000～4000ml,以致血压剧降,备用血 1500ml 输完后,因交叉配血需要时间,后续血源不能及时跟上,虽然采取加压输血、输液仍赶不上出血速度,造成低血压休克时间过长,加重病情恶化。②患者长期肝功能不全,术前准备期间未给予输血,补充白蛋白和保肝等治疗,术中开腹后处于紧急抢救之中,谈不上对肝功能的保护。严重出血、低血压造成对肝功能的进一步损伤,加之晚期肝癌、肝破裂无法止血而用长纱条填塞后关腹,术后急性肝功能衰竭死亡。

(二)围术期忽视对血浆蛋白的补充

例 4　患者,女性,70 岁。门诊以"腹痛原因待查,卵巢囊肿蒂扭转?"收住入院。患者既往有肝炎、肝硬化病史,术前实验室检查提示血清白蛋白 35g/L,余无特殊。在连续硬膜外麻醉下行急诊剖腹探查术,术中行左侧附件切除。麻醉平稳,手术顺利,术中出血不多,放置腹腔引流管,术毕返回病房。术后 2d,早上查房发现患者表情淡漠,下肢轻度水肿。迅速抽血送检,结果血清白蛋白 28.0g/L,给予补充白蛋白等支持治疗,术后第 4 天查房患者主诉浑身乏力,四肢水肿,听诊双下肺可闻及少许湿啰音。经过积极的支持治疗和对症处理,患者病情逐渐好转,20d 后出院。

【分析】　肝硬化患者白蛋白合成能力受

损,术前常有低蛋白血症。低蛋白血症可影响机体的体液分布和术后康复,手术前应尽可能纠正。该老年患者术前并存肝炎和肝硬化,存在肝功能不全的基础条件,加之平时饮食量少且偏素食,饮食结构不合理,营养供给低于机体的需要量,极易造成低蛋白血症。此外,手术损伤造成的组织消耗、术后机体修复过程增加了机体对蛋白质的需求,然而患者术后没有合理改进饮食结构、补充优质蛋白,也是造成低蛋白血症的因素。经治医师对患者的全身状况和营养状况缺乏应有的重视,对低蛋白血症的危险因素及其病理生理影响认识不深刻,没有采取必要的防治措施,最终导致低蛋白血症、全身水肿乃至肺部并发症,延缓了患者的术后康复。

笔者 1969 年曾参加血防医疗队,对 100余例血吸虫病肝硬化、脾功能亢进患者作脾切除,其中巨脾占 1/3,脾上界高达第 3～4肋间,下极多在脐下 3～6 cm。麻醉方法主要是连续硬膜外麻醉,术前患者一般体质差、消瘦、贫血,多有低蛋白血症、白/球比例失调甚至倒置,术中、术后虽无一例患者死亡,但伤口愈合延期的较多。主要原因为条件所限,如血源困难,术前、术后营养物质缺乏,虽然有客观条件限制,但当时对血清蛋白的重视不足是其中原因之一,无一例补充过白蛋白。

(三)容量补充不足

肝脏手术,不论肝左叶切除还是右半肝切除,出血均较多,易发生容量不足,电刀、超声刀等设备的临床应用明显减少了术中出血量,但肝硬化食管静脉曲张患者术前发生大出血后,由于上吐下泻,肠道内积血,对失血量难以准确估计,往往也易造成术中、术后补液不足。

例 5 患者,女性,72 岁,体重 60kg。因上消化道出血、失血性休克入院,患者既往有肝炎、肝硬化病史,AST 和 ALT 长期高于正常水平。拟在全麻下行脾切除、胃底曲张静脉结扎术。麻醉诱导平稳,异丙酚、芬太尼、阿曲库铵全凭静脉麻醉维持,手术过程顺利,术毕 CVP 8cmH$_2$O,动脉血乳酸3.0mmol/L。术后 1h 自主呼吸恢复,保留气管导管送回普通外科监护室,4h 方清醒。术后第 2 天 CVP 最高 3 cmH$_2$O,转氨酶持续升高、血氨增高,第 4 天患者休克昏迷,7d后死亡。

【分析】 ①患者死亡原因较复杂,低血容量休克是其中重要因素之一。患者术前长期营养不良,肝功不全,因上消化道出血而手术。术前休克,血容量显著不足,虽经术中补液扩容纠正、一般情况平稳,术毕 CVP8cmH$_2$O,但血乳酸浓度为 3.0mmol/L,表明容量不足尚未得到彻底纠正,微循环灌注尚未得到全面改善。对于这种潜在的容量失衡,麻醉科医师和外科医师均认识不足,没有引起足够的重视,术后也未及时补足液体量,术后 2d 内病房护士测得的 CVP 最高仅 3cmH$_2$O,仍未能引起经治医师重视并及时给予纠正,是导致该患者病情持续恶化,最终救治无效的重要原因。维持足够的容量是休克患者容量复苏的第一步,恢复血压正常水平,维持稳定的血流动力学和组织器官灌注只是复苏的最初目标。CVP 在休克患者的容量复苏中具有重要的指导意义,但 CVP 绝对数值并不能反映患者的容量状态,必须动态监测 CVP 并结合患者病情和容量反应性才能实现有效的容量复苏。动脉血乳酸是判断组织灌注及氧代谢的另一个重要指标。当组织灌注不良或循环血容量不足、氧供难以满足机体需要时,无氧代谢增强,乳酸水平显著上升。改善组织灌注、纠正细胞缺氧,是休克患者容量复苏的基本要求,动态监测血乳酸水平优化液体复苏可以实现细胞的氧代谢复苏,纠正休克的本质。在血流动力学及氧代谢基本稳定后,控制液体输注并适当实现液体负平衡,对于促进受损器官功能的恢复具有重要意义,并可能直接影响患者的临床转归。需要注意的是,肝功能障碍时,肝细胞利用乳酸合成糖原的能力降低,以致血乳酸水平升高。因此,在肝功能障碍患者应注意鉴别围术期血乳酸水平升高的成因,并及时做出恰当处置,以免造成不良后果。②肝功能衰竭、肝性脑病是死亡的另一个重要因素。患者肝硬化、重症肝炎后长期肝功能受损,术前有上消化道出血,说明存在广泛肝细胞坏死、肝组织纤维化、门静脉高压形成,已进展至失代偿期。在此基础上,麻醉、手术的打击,加之消化道出血使氨代谢异常、血氨增高,引起氨中毒产生肝性脑病,患者很快陷入昏迷,最终死亡。正常状态下,肝脏的耗氧量占全身氧耗的 1/3,肝动脉血供仅占肝血流的 20%～30%,但承担了肝脏 60%～80% 的供氧量,对任何原因引起的失血性休克、低血压或缺氧等异常敏感。肝脏缺氧可损伤肝功能,加重凝血功能障碍,肝糖原储量下降,尿素合成减少,血中氨基酸氮含量增加,解毒功能减退,加重药物对肝脏的损伤效应,临床上表现为转氨酶急剧升高。在肝功能已有损害的肝硬化患者,对缺氧性损伤尤为敏感,是术后肝功能恶化和肝功能衰竭的重要因素。③肝功能损害的患者,对药物的代谢、解毒能力下降,麻醉药物的代谢和消除时间将显著延长。该例患者虽然麻醉用药种类和总量均不多,但术毕清醒时间较肝功能正常的患者显著延长,表明该患者肝功能严重受损,麻醉药物代谢能力下降,对麻醉和手术的耐受能力显著降低,麻醉、手术风险大,预后不佳。

(四)围术期凝血功能障碍管理中的失误

例 6　患者,男性,30 岁。晚上淋浴时滑倒后被玻璃刺伤右上腹,在当地医院给予输血、输液治疗,上午 9:00 转入我院,急诊入手术室。临床诊断为外伤性肝破裂、失血性休克。入室时患者呈严重休克状态,呼之不应、面色苍白、皮肤湿冷、无创血压未测出、双侧桡动脉未触及、HR 146 次/分,立即气管内插管机械通气,芬太尼＋维库溴铵间断静脉

脉射并吸入少量异氟醚维持麻醉,深静脉穿刺建立两条快速输液通路,在 1 h 内输入醋酸林格液 1000ml、佳乐施 1500ml、浓缩红细胞 1000ml,血压上升,并维持于 80～90/40～50mmHg。手术探查发现腹腔内出血约 3500ml,回收 2000ml 回输给患者。术中发现患者肝脏硬化、呈广泛结节状,肝右叶有一长约 7cm 裂口,缝合后予以明胶海绵、止血纱布等填塞止血,探查发现脾大、质硬,并有多处粘连。缝合腹部切口时发现广泛渗血,出血总量约 5000ml,输入浓缩红细胞 2400ml、自体血 2000ml、血浆 1000ml、冷沉淀 10U。虽加用止血药物,但伤口仍渗血不止,患者血压难以维持,持续泵注多巴胺维持血压于 70/50mmHg 左右。术毕转入普通外科 ICU,伤口仍渗血不止,继续输注浓缩红细胞 1000ml、血浆 800ml、冷沉淀 4U,第 2 天终因渗血不止、血压难以维持,抢救无效而死亡。

【分析】　①术前病情紧急,忽视了对患者既往病史的了解。术后家属告之患者患肝炎多年,近年来已诊断为肝硬化、脾大,并有出血倾向、肝功能不全。②由于术前准备仓促,输血中未用新鲜血,均为 1 周以上的库血。大量输入库血本身就可造成凝血功能障碍,加之患者肝硬化凝血因子缺少,术前即有出血倾向,受伤后长时间处于严重失血性休克状态,又进一步消耗了凝血因子,促使患者发生严重的消耗性凝血障碍而渗血不止,患者死亡原因为严重失血性休克合并 DIC。③缺乏凝血功能的监测,造成治疗的盲目性,未能对 DIC 做出明确诊断和给予针对性的治疗,术中未用新鲜冰冻血浆、血小板和纤维蛋白原等补充凝血因子的制品,以及抗纤溶治疗等。

出血性休克患者应迅速控制损伤、控制出血,预防血小板和凝血因子消耗所致的凝血功能障碍,减少血液制品的需求;限制等张晶体液的输入,预防稀释性凝血功能障碍和

血小板减少,在出血控制之前进行限制性容量复苏,维持 SBP 在 70～90mmHg 或 MAP 在 50～60mmHg,以保证重要器官的血液灌注。大量输血时推荐输注全血,但血源受到限制,临床上常采用成分输血,建议新鲜冰冻血浆:血小板:浓缩红细胞按1:1:(1～2)的比例输注,其构成近似于全血,符合人体生理需求,有助于早期纠正凝血功能障碍,改善患者的临床转归。rFⅦa 可以降低大量输血导致的凝血功能障碍,降低大量失血时血液制品的使用量,改善患者预后。

(五)术中吸引腹水过快,引起低血压

例 7 患者,男性,56 岁。临床诊断:肝癌、肝硬化。患者术前心、肺检查未见异常,白蛋白 40g/L、谷丙转氨酶 98U、碱性磷酸酶 32U、甲胎蛋白(+)、腹部膨隆、移动性浊音(+),拟在连续硬膜外麻醉下行肝叶切除术。$T_{9～10}$ 穿刺置管,给予试验剂量 2% 利多卡因 5ml 后,测麻醉平面 $T_{4～12}$,测血压为 124/86mmHg。辅助用药:哌替啶 20mg + 异丙嗪 10mg,静脉注射,患者安静入睡,输入平衡液 500ml,手术开始,打开腹膜后吸引器吸出腹水近 1 000ml,此时患者主诉心慌、想呕吐,测血压为 70/45mmHg,立即加快输液速度并静脉注射麻黄碱共 15mg,血压回升至正常。手术探查发现肝癌不仅限于左叶,肝门处有一包块,难以分离而不能切除,只做肝动脉注射抗癌药物后关腹。

【分析】 ①开腹后吸引腹水的速度过快,使腹压下降,腹腔脏器血管扩张,回心血量进一步减少而引起低血压。大量腹水患者开腹放腹水后会出现循环不稳定状况,需及时作出针对性处理维护循环功能。严重肝病患者内脏和体循环血管扩张,有效血容量不足,术中应及时补足液体,但术前高腹内压导致心脏前负荷明显增高,中心静脉压升高,因此,在尚未放腹水阶段和刚开始放腹水阶段须避免快速扩容,以免导致心力衰竭。在放腹水前或初始阶段,如有必要可适当使用小

剂量血管活性药物,如多巴胺 $3～4\mu g/(kg\cdot min)$。放腹水期间可根据血流动力学变化酌情增大血管活性药物输注速度,必要时可单次追加,并注意维持原麻醉深度并在 CVP、SVV 等监测下缓慢或匀速补充血容量。放腹水后期腹压明显减轻后,如 CVP 明显降低,可适当增加补液量和补液速度,并根据血压和 CVP 等监测结果逐步减少血管活性药物的使用剂量。容量复苏液体最好不含乳酸,因为肝功能障碍时,肝脏对乳酸的降解能力降低,可造成乳酸蓄积,严重时可造成乳酸性酸中毒。液体种类应以胶体液为主,如人血白蛋白或人工胶体。多数肝病患者术前合并低蛋白血症,术中大量放腹水后血压下降,此时若大量输入晶体液可能导致组织水肿,严重时可引起肺水肿等肺部并发症,造成严重后果。②麻醉方法选择不当。肝癌患者一旦出现腹水,往往提示肝功能受损病情严重。腹水形成后消耗机体蛋白,而且形成异常扩大的第三间隙,减少有效循环血容量。此病例采用连续硬膜外麻醉,麻醉平面扩开后血管扩张,进一步加重血容量的不足。麻醉后补液速度和补液量不够,极易发生血压下降。此类手术的麻醉均应选用气管内插管全麻。

(六)肝移植术中液体管理的失误

例 8 患者,男性,50 岁,体重 65kg。因"肝癌、肝硬化"在全身麻醉下行同种异体肝移植术。术前 Hb 120g/L、Hct 34%,凝血功能基本正常。麻醉诱导顺利,手术开始后生命体征较平稳,血压波动在 90～110/60～70mmHg,心率 80～100 次/分,CVP 5～$8cmH_2O$。阻断下腔静脉和门静脉进入无肝期后,血压下降至 80/40mmHg、心率升至 120 次/分以上,CVP $0cmH_2O$,急查血红蛋白 70g/L、Hct 20%,体温 35.2℃。静脉推注麻黄碱 5mg,持续泵注多巴胺 $5\mu g/(kg\cdot min)$,血压缓慢提升至 95/50mmHg,心率仍然保持在 120 次/分以上,随后加快液体输注

速度,并输注浓缩红细胞 3U,血压升高至 105/60mmHg,心率波动在 110 次/分。下腔静脉和门静脉开放进入新肝期后血压下降至 65/40mmHg、心率 60 次/分,静脉推注麻黄碱 5mg,血压、心率略有提升,注射阿托品 0.5mg 后,血压上升至 100/60mmHg,心率 100 次/分。查血红蛋白 100g/L、Hct 32%,血栓弹力图(TEG)提示 R 时间 12min,麻醉科医师输注新鲜冰冻血浆 800ml 纠正凝血功能,血压 85/50mmHg,心率 90 次/分,CVP 20 cmH$_2$O。持续泵注多巴胺 10μg/(kg·min),并静脉注射呋塞米 20mg 加强利尿,血压逐渐上升至 110/68mmHg,心率维持在 80 次/分,CVP 10mmHg。术后转入 ICU。

【分析】 ①无肝期由于下腔静脉和门静脉阻断,回心血量锐减,有效血容量不足,导致血压急剧下降。此时仅给予血管活性药物提升血压往往效果不好,反而可导致反射性心动过速,增加心肌耗氧,甚至出现心肌缺血等不良事件。无肝期可采用体外静脉转流的方法支持循环,但会带来相关的并发症。非体外静脉转流的方法可在下腔静脉阻断阶段快速输入 500~1000ml 胶体液,并间断使用血管活性药物,如去甲肾上腺素 10~20μg 单次推注,或在持续泵注多巴胺的基础上加用去甲肾上腺素 0.01~0.1μg/(kg·min),可取得良好的血流动力学稳定效果。②血管吻合完毕进入新肝期后血压下降、心率增快、CVP 显著升高,是心肌发生再灌注综合征(PRS)的表现。此时输入大量血浆会导致心脏容量负荷过重,心功能不全,血压下降、心率增快。若 Hct>30%,不必输血。R 时间为 12min 提示凝血因子严重缺乏,此时应输注纤维蛋白原、凝血酶原复合物等补充凝血因子,并根据 TEG 监测结果及时调整治疗方案。该例患者术中仅采用有创血压、CVP 等传统方法监测血流动力学,无法及时、准确反映术中病理生理变化,从而影响治疗方案。

液体治疗是肝移植手术围术期管理的重点和难点,既要维持有效血容量,保证微循环灌注和组织氧供,又要避免组织水肿,减少术后并发症。脉搏指数连续心排血量监测(Picco)、FloTrac/Vigileo 监测和经食管超声心动图(TEE)监测等新技术指导下的目标导向液体治疗(GDFT)可以根据围术期不断变化的液体需求进行个体化补液,优化患者围术期血流动力学,能够有效预防围术期潜在的循环容量不足或超负荷。

Picco 和 FloTrac/Vigileo 监测可根据患者外周动脉压力监测计算心排血量、心脏指数、每搏量变异度等指标。肝移植手术无肝期 SVV 监测血容量变化的灵敏度为 89%、特异性为 80%,明显优于中心静脉压或肺动脉毛细血管楔压。研究表明,肝移植术中 SVV 反映血容量变化的阈值为 10%,即当 SVV>10% 时提示循环血容量不足,应适当扩容;当 SVV<10% 时提示容量过多,循环过荷,应适当限制输液。

TEE 在术中可以对患者进行影像学诊断,监测多种循环参数,如左心室射血分数、LVETc 等指标,能够充分反映心肌收缩力、前负荷、后负荷等状况。当 LVETc 0.35~0.4s 时心肌处于最佳收缩长度,此时机体具有最佳循环血容量。当 LVETc<0.35s 时,提示循环血容量不足;LVETc>0.4s 时,则提示机体血容量过多,循环负荷增加。

及时输血,保持适当的 Hct 水平是肝移植成功的重要保障。肝移植患者术前凝血功能差,手术操作复杂、手术时间长,术中失血量大,需要及时输注红细胞纠正贫血。Hct 维持在 25%~30% 有利于组织氧供,过低可引起血液携氧能力下降,过高增加血液的黏稠度,有血栓形成等风险。术中血容量严重不足时可应用加压输液系统快速补充血容量,同时还可有效预防气体栓塞;液体和血液加温系统可以有效维护体温,改善微循环灌注和凝血功能,尤其适用于无肝期使用。

凝血功能紊乱是肝移植手术围术期管理的另一个难点,应综合考虑病因和病理生理特点、术前检查和术中监测结果、手术创面渗血情况等,进行血液制品的准备和使用。新鲜冰冻血浆能补充凝血因子,血小板和冷沉淀可用于补充血小板和纤维蛋白原的不足。肝移植术中可应用 TEG 监测凝血功能,根据监测结果选择输注不同的成分血,还可避免输入过多导致的高凝状态。

(七)低中心静脉压技术应用中的失误

有人主张在肝切除手术期间降低中心静脉压,减轻肝静脉内血液淤滞,从而达到减少术野出血的目的。

例9 患者,男性,65 岁,60kg。临床诊断:肝癌。完善术前准备后拟行腹腔镜下肝叶切除术。采用依托咪酯、舒芬太尼和顺式阿曲库铵麻醉诱导,丙泊酚+瑞芬太尼持续泵注、顺式阿曲库铵间断推注和小量吸入七氟烷维持麻醉。手术开始前床旁监测 Hb127g/L、Hct 41%,动脉血乳酸 1.0mmol/L。术中采用低中心静脉压技术,CVP 控制在 5cmH$_2$O 以下。手术操作时间较长,术野出血较多,主刀医师要求继续降低中心静脉压,麻醉科医师遂继续限制液体输入、使用硝酸甘油扩管。当完成预计切除肝脏范围的 60% 左右时,主刀医师仍诉术野不清晰,要求进一步降低中心静脉压,此时麻醉科医师发现患者血压难以维持,下降至 80/50mmHg 左右,心率＞100 次/分,间断推注麻黄碱、多巴胺等无明显改善,遂呼叫上级医师。上级医师到场后减低七氟烷吸入浓度、适当扩充容量,并持续泵注多巴胺 5μg/(kg·min),同时急查动脉血气、电解质,结果显示血气无异常,Hb118g/L、Hct 38%,动脉血乳酸 1.5mmol/L。与外科医师协商后,台上间断阻断肝门减少出血,手术结束后转入 PACU 复苏,1h 后清醒拔管。术中失血量约 700ml。

【分析】 该例手术中使用了控制性低中心静脉压(CLCVP)技术,为了实现目标低

CVP 水平,麻醉科医师除了限制液体输入量、持续泵注硝酸甘油扩张静脉血管,在静脉维持麻醉的同时还吸入较高浓度的七氟烷,导致有效循环血容量不足,加上硝酸甘油的扩血管效应,以及七氟烷对心功能的抑制、心排血量减少和阻力血管扩张效应,进一步加重了低血容量效应,导致术中血压难以维持。

肝叶切除术中降低中心静脉压可减少肝脏充盈,从而显著减少术中出血,为术者提供清晰的术野。CLCVP 技术一般通过麻醉及其他方法将中心静脉压控制在 0～5cmH$_2$O 水平,同时保持动脉收缩压≥90mmHg 并维持心率稳定。目前尚无统一的技术标准和操作规范,多采取限制输液、使用血管活性药物、头低足高体位、减少潮气量等方法单独或联合使用来实现 CLCVP,必要时还可通过部分钳夹下腔静脉实现。控制液体输入是实现 CLCVP 的关键步骤,严格的液体输入限制包括两个阶段,第一阶段为麻醉诱导后到肝实质横断分离完成时,严格控制液体输注速度,将 CVP 维持在 5cmH$_2$O 以下。如动脉收缩压＜90mmHg 或尿量低于 0.5ml/(kg·min),即以 200～300ml 液体行冲击输注;大出血时及时输注红细胞、血浆等血液制品。第二阶段为肝实质横断后到创面止血完成时,以晶体液和人工胶体液补充体内液体欠缺,并根据血红蛋白浓度决定是否输血。这一阶段补液时不宜过快,因其可导致 CVP 升高恢复肝脏灌注后出血增多,影响外科医师止血操作。CLCVP 期间小剂量应用多巴胺[3～5μg/(kg·min)]有助于肾功能的保护,又不引起其他明显的血流动力学变化。头低 15° 的体位可以促进下肢静脉回流,改善因进行 CLCVP 技术而导致的低容量性血流动力学不稳定。CLCVP 可导致气体栓塞,应引起重视,预防措施包括烧灼止血时小心谨慎、减少肝血管开放,监测呼气末二氧化碳,及时处理突发情况。

CLCVP 可能导致术中血流动力学出现

明显波动,从而导致重要组织器官灌注不足,应注意加强监测、及时调整药物输注速度,并加强与外科医师的沟通协调,尽量减少和避免 CLCVP 带来的不良影响。术前存在肝硬化等肝脏基础疾病的患者,对低灌注的耐受能力下降,过低的灌注压可能加重原有的肝功能损害。麻醉科医师须谨慎评估患者,根据患者病理生理特点个体化实施 CLCVP 技术,减少术野出血,既便于术者操作,又能节约用血,有利于患者的术后康复。临床实践中,随着新技术的发展和应用,CLCVP 结合肝血流控制、超声刀以及血管吻合器等新设备的联合使用,有利于减少出血量,促进患者的术后康复。

(八)麻醉管理中忽视对 Na^+、K^+ 等电解质的监测

特别是在全麻时,会出现呼吸性低碳酸血症,则可引起或加重低血钾的发生。

四、肝功能不全患者手术麻醉失误的防范

肝功能不全患者麻醉失误应该从 4 个方面防范。

(一)充分做好术前准备

1. 术前准备:良好的术前准备可以减少肝功能不全患者的围术期并发症和病死率。术前应认真做好评估,了解用药史、输血史、黄疸史、胃肠出血史,是否有腹水,以及各种化验检查结果,了解肝功能分级。Child-Pugh 评分是预测肝硬化患者死亡率的常用指标。Child-Pugh 评分包含总胆红素、血清白蛋白、腹水、INR 和肝性脑病等 5 项指标,根据每项指标水平赋予不同的分值,各项指标的得分之和即为 Child-Pugh 评分(表 6-7)。

表 6-7　肝功能 Child-Pugh 评分表

生化检查或临床表现	1 分	2 分	3 分
胆红素(μmol/L)	<34.2	34.2~51.3	>51.3
白蛋白(g/L)	>35	28~35	<28
INR	<1.7	1.7~2.2	>2.2
肝性脑病(等级)	无	Ⅰ~Ⅱ级	Ⅲ~Ⅳ级
腹水	无	少量	大量

Child-Pugh 评分 6 分以下的患者,经过术前准备可正常安排手术;7~9 分术前应监测并治疗肝性脑病、凝血功能异常,以及代谢和电解质紊乱,经过充分的准备后可以安排手术;10 分及 10 分以上术后易发生肝功能衰竭及肝性脑病,非急诊一般应避免麻醉和手术。

拟行手术的肝功能不全患者,术前应积极纠正贫血,必要时可多次少量输血,低蛋白血症可适量输注白蛋白或血浆,使 Hb>100g/L、白蛋白>35g/L,并充分补液和利尿。

2. 消炎保肝:可用 10% 葡萄糖 500ml+

ATP 40mg+CoA100U+ 10%KCl 10ml+肌苷 0.4 g 输注,每日 1 次;或 10% 葡萄糖 500ml+ 维生素 K 20mg+ 氨甲苯酸 200mg+酚磺乙胺 2.0g+维生素 C 10g,静脉滴注,每日 1 次,亦可术中持续静脉滴注;或 10% 葡萄糖液 500ml+ 门冬氨酸钾镁 40ml 输注,并给予适量的维生素 K、维生素 B 和大量维生素 C。

3. 改善凝血功能:补充维生素 K,每次 20mg,静脉滴注,去氨精氨酸加压素 0.3μg/kg+5% 葡萄糖 100ml 输注,或给予凝血因子Ⅶa,必要时输注冷沉淀 1U/10kg。血小板<50×10^9/L 者应酌情输注血小板。

4. 腹水明显者应少量分次抽放腹水,以改善呼吸功能,同时应补充胶体液。

5. 纠正电解质紊乱,如低钠、低钾、低钙和低磷。

6. 术前合理使用抗生素预防感染。

7. 戒烟、戒酒,保证充足的休息,必要时给予心理治疗。

(二)优化麻醉选择与围术期管理

总的原则是选择对肝功能损害小的麻醉方法及用药,无论哪种药物尽量控制到最低有效剂量;维持有效的肝脏血流灌注,保证充足的氧供,保护、支持肝脏的代谢功能。

1. 短小手术可选局麻或区域阻滞麻醉下腹部手术患者若心肺功能尚好可选用连续硬膜外麻醉,但用药宜减量,麻醉平面控制于 T_6 以下。但有出血倾向的患者禁用硬膜外麻醉。若手术时间长或须开胸者,如门静脉系统分流减压、全肝血流阻断行巨大海绵状血管瘤切除、同种肝移植术等应选用全麻。全麻-硬膜外联合麻醉兼具两者的优点,并可减少麻醉药物的用量,不失为肝功能不全患者的一种理想麻醉方法。硬膜外麻醉一般选择 $T_{8\sim9}$ 穿刺置管,用低浓度的局麻药(如 0.2% 罗哌卡因 8~12ml)维持良好镇痛效果为原则;气管内插管采用全凭静脉复合麻醉或静吸复合麻醉维持,利于保持呼吸道通畅、充分供氧,避免 CO_2 蓄积,便于呼吸管理和紧急情况下的救治,在取得良好的肌肉松弛效果的同时,还可减少内脏牵拉带来的不良反应,是危重患者可供选用的一种理想方法,但强调硬膜外麻醉用药一定要选择低浓度局麻药为宜,如 0.2%~0.25% 罗哌卡因。肝功能不全患者行下腹部或下肢、肛门会阴部手术,可选腰麻或腰麻硬膜外联合麻醉。

2. 合理选择麻醉药物 肝功能不全时,肝脏的解毒功能下降,影响到药物在体内的分布、代谢和排泄,易发生药物蓄积和中毒。由于绝大多数麻醉药品均在肝脏代谢、分解和排泄,除选择合适的药物外,还应注意用量

和用法。总的用药原则是少量分次,避免加重肝脏负担。丙泊酚具有血管舒张能力,可增加肝动脉和门静脉血流,但肝脏是其主要代谢器官,肝功能不全患者应注意控制剂量和时间。阿曲库铵或顺式阿曲库铵通过霍夫曼消除进行代谢并经肾脏排泄,是肝功能不全患者首选的非去极化肌松药;瑞芬太尼代谢不依赖于肝功能,是术中镇痛的最佳选择;异氟烷全麻时可以维持肝脏的正常灌注,地氟烷代谢率极低,比异氟烷更受欢迎,七氟烷代谢方式独特、代谢产物无肝脏毒性,三种吸入麻醉药均适用于肝功能不全患者手术麻醉;氯胺酮对肝动脉血管具有收缩作用,麻醉后肝酶升高;阿片类药物可使 Oddi 括约肌痉挛而使胆道内压力升高,等效剂量下,芬太尼和吗啡的作用最强,哌替啶和喷他佐辛最弱。

3. 加强麻醉中的管理 肝功能不全患者麻醉的安全性更应着重于管理,主要做到以下几点。

(1)各种治疗用药均应选择对肝功能影响最小的药物,并小量、分次缓慢给药。用药后注意仔细观察药效变化及其毒副作用,及时调整剂量。

(2)充分供氧,避免缺氧和 CO_2 蓄积的发生,但也不宜过度通气,以免造成严重呼吸性低碳酸血症,加重肝性脑病。

(3)维持血流动力学的稳定,避免低血压的发生。出血、低血压、休克可严重减少肝脏的血液灌注,从而损害肝功能。术前、术中要充分补充血容量,开放两条或 3 条静脉通路,以便遇有大出血时能及时扩容。力求保持围术期血压、心率和心律的平稳,避免大幅度波动。

(4)加强监测,维持水、电解质和酸碱平衡。除了常规监测 MAP、CVP、ECG、SpO₂、尿量、体温等指标,血气、乳酸监测能反映机体氧供和氧耗情况以及呼吸分量与代谢分量的变化,血常规、Hb、Hct 提示血液稀释程

度,血清白蛋白、血 K^+、Na^+、Cl^-、Ca^{2+}、凝血酶原时间以及血小板计数等亦是肝功能不全患者术中不可缺少的监测项目。Picco、FloTrac/Vigileo 和 TEE 监测,以及血浆胶体渗透压监测等技术可以准确判断患者的容量状态,利于病情的判断和处理,有条件者应常规监测。

(5)加强肝功能保护,改善凝血功能。与肝功能不全相关的凝血功能障碍可显著增加围术期的出血风险,术中应常规监测凝血功能。Sonoclot 和 TEG 均能及时监测凝血和纤溶全过程,能明确诊断高凝状态和区分凝血因子、血小板缺乏或纤溶亢进等因素所致的低凝渗血,从而进行针对性的治疗。肝功能不全患者术中应给予较大剂量的地塞米松(0.5～1.0mg/kg),以保护肝细胞及降低患者对手术创伤的应激反应。止血药物可用6-氨基乙酸、氨甲环酸、氨甲苯酸、酚磺乙胺、维生素 K 和维生素 C 等,必要时输入新鲜冰冻血浆、冷沉淀、纤维蛋白原、凝血酶原复合物等补充凝血因子。大量渗血难以控制时,可输注 $20\sim80\mu g/kg$ rFⅦa。同时要注意保温,避免低体温对凝血功能的影响。

(6)液体治疗时,平衡液中最好选用复方醋酸钠溶液、钠钾镁钙葡萄糖注射液或复方电解质注射液(Ⅱ),这类电解质溶液采用醋酸根和(或)苹果酸根取代乳酸根,不经过肝脏分解而能直接利用 HCO_3^-,避免乳酸堆积,降低耗氧量;胶体宜选择人血白蛋白或羟乙基淀粉,可以促进水分在血管内的停留时间,减少水肿形成和术后腹水。术中除低血糖需要补充葡萄糖外,一般不输注葡萄糖溶液。容量补充后尿少者应给予利尿药,维持尿量≥0.5ml/(kg・h)。

(7)术中腹水引流速度不宜过快,预防血压下降;黄疸患者硬膜外用药宜小剂量分次用药。术中应用抗生素加强抗感染措施。

(8)为减少肝叶切除手术的术中出血,根据患者病情个体化实施 CLCVP 并结合肝血流控制技术,推荐使用超声刀、血管吻合器等新设备。

(三)预防肝性脑病的发生

肝性脑病(肝昏迷)是肝功能不全手术后的严重并发症,是麻醉科医师和手术医师在围术期始终要注意预防的一个重要问题。肝性脑病分四级:1 级,患者有倦怠、谵妄;2 级,患者嗜睡,意识障碍,精神异常;3 级,昏睡但可唤醒,精神错乱;4 级,患者昏迷不醒,严重时还可发生脑水肿、脑疝、肾衰竭、心力衰竭。脑电图和血氨测定可协助诊断。一般认为氨中毒是主要原因,由于大量肝细胞坏死,肝功能损害严重,不能及时清除血中有毒产物氨。当上消化道出血时,肠内积血经细菌分解产生大量的氨被吸收入血,使血氨增高是肝性脑病的重要诱发因素;门体静脉间侧支循环或分流术后,有毒物质未经肝脏代谢直接进入体循环也可引起肝性脑病。血氨增高时进入脑内干扰脑细胞能量代谢而产生一系列中枢神经症状。创伤感染、缺氧、低血压、出血、休克及使用中枢神经抑制药或有损肝功能的药物则是麻醉期间诱发肝性脑病的主要因素。肝性脑病前期常有个性、脾气及性格的改变,有的表现为智力减退、说话含糊,特别当肝硬化患者突然出现与肝硬化毫不相关的征象,提示肝性脑病将迅速来临。

肝性脑病的治疗措施如下。

1. 抑制肠内细菌生长,可用生理盐水或弱酸性溶液低压灌肠。

2. 降氨药物的使用如谷氨酸钠、精氨酸、鱼精蛋白等。

3. 护肝及全身支持治疗等。

目前对术后肝性脑病的治疗效果仍不佳,死亡率极高。因此,重在预防。

(黎笔熙 沈七襄)

第十四节　截瘫患者手术麻醉的失误

截瘫患者多由外伤,尤其是交通事故如高速摩托车摔伤所致,或高处坠落、跳水失误,或暴力贯通伤等或脊髓疾病引起。当脊髓受到损伤或被肿瘤、血肿、脓肿、空气压迫及创伤后脊髓灌注减少等条件下,可严重影响脊髓的功能。损伤部位以颈椎最多约占50%,胸段其次占20%～29%,腰段占15%,骶骨约为4%。一般脊髓完全缺血、缺氧时限为45min。6h内行椎板切除减压多数患者可恢复,24h内尚有恢复可能,超过72h往往成为永久性瘫痪。

一、截瘫患者手术麻醉的危险性

脊髓损伤(SCI)后引起多种生理病理改变,如脊髓休克,而后的自主神经高反应,均对循环和呼吸功能产生影响。全身瘫痪、高位截瘫主要指截瘫平面在脑干和脊髓连接处和 $C_{2\sim4}$ 节段,患者膈肌、肋间肌、呼吸辅助肌均受抑制,严重影响呼吸、循环功能,此类患者麻醉非常棘手。手术和麻醉特点如下。

1. 术前必须做颅骨牵引固定和(或)气管造口,并给予呼吸支持,否则术前或进入手术室可因缺氧而发生呼吸停止。

2. 高位截瘫失去高级神经中枢对心血管交感神经的支配,丧失代偿性心血管反射,心血管功能不稳定,心动过缓,血管扩张,易发生低血压,尤其在术中失血或改变体位时更易发生。

3. 高位截瘫患者丧失咳嗽能力,分泌物容易积贮、胃内容物易反流,常引起误吸而发生吸入性肺炎或支气管痉挛。

4. 瘫痪后2～8周,使用琥珀胆碱,可使血钾升高而引起心搏骤停。

二、截瘫患者手术麻醉中的失误

(一)气管内插管操作不当加重脊髓损伤

高位截瘫患者行气管内插管时,头后仰可使脊髓受压而加重损伤。要求置喉镜,头不后仰。

(二)麻醉用药的失误

例1　患者,男性,47岁。被铁架砸伤后致 C_2 压缩性骨折、左侧1～6肋骨和右侧1～10肋骨骨折、右侧血气胸、右肺压缩40%。入院时患者面色苍白、口唇轻度发绀,血压50/0mmHg。迅速给予输血、输液、吸氧,经胸腔闭式引流,骨折固定及抗感染处理,病情稍有好转,转入病房。但 T_{10} 以下截瘫并泌尿系统感染。入院后20d,拟在全麻下行椎管减压术。术前用药:苯巴比妥钠0.1g、东莨菪碱0.3mg,肌内注射。患者入手术室 BP 110/80mmHg、HR120次/分、RR20次/分。哌替啶50mg,肌内注射,咽喉部表面麻醉后行气管内插管,插管后又肌内注射哌替啶25mg、复方冬眠灵12.5mg、静脉输注 γ-OH2.5g,待患者入睡后,静脉注射琥珀胆碱50mg,然后以1%普鲁卡因和1%琥珀胆碱复合液维持麻醉,控制呼吸。输注麻醉复合液5min,发现患者面色苍白、瞳孔散大、血压、心音测不出,即停麻醉药、胸外心脏按压心内注射"三联针"两次无效,改胸内心脏按压,同时给氯化钙、碳酸氢钠、利多卡因及电击除颤等治疗,患者心脏复跳,但3h后出现 DIC 死亡。

【分析】　①对病情估计不足。入院时病情危重,经20d治疗,BP110/80mmHg、HR120次/分,休克指数仍大于1,说明患者体质弱、血容量不足、心血管代谢能力差。诱导前忽视了扩容治疗。②麻醉用药量偏大且选用药物不当。截瘫患者由于部分感觉消失、传入冲动减少、对麻醉药特别敏感。本例在诱导插管前后共用哌替啶 75mg，琥珀胆碱 85mg 和复方冬眠灵 12.5mg，如此用量对一个危重患者，特别有多处伤和截瘫的患者，显然是个失误，是引起循环抑制心搏骤停的主要原因之一。另外对较长时间卧床的截瘫患者选用冬眠灵药物是不妥的，冬眠灵降压作用明显，在血容量不足、心血管代偿能力差的患者可引起严重的低血压休克。③麻醉诱导期间本例正处于截瘫后 2～8 周的敏感期。两次使用琥珀胆碱，患者心搏骤停的原因除循环抑制、低血压休克外，不能不考虑因使用琥珀胆碱后的高钾对心肌的抑制作用。

(三)静脉注射琥珀胆碱后心搏骤停

截瘫患者全麻诱导使用琥珀胆碱行气管内插管引起心搏骤停。有学者报道 2 例外伤性脊髓损伤致完全性截瘫患者，术前无高血钾或心血管疾病，全麻诱导用琥珀胆碱，心搏骤停分别发生于注射后的 12min 和 15min，距诱导后 5min 和 20min 时测血钾，分别为 5.18mmol/L 和 9.5mmol/L。有实验证实，脊髓损伤后，受累部位去神经支配的横纹肌对琥珀胆碱去极化反应所致高血钾倾向特别敏感，以致发生心搏骤停。关于截瘫患者麻醉诱导中使用琥珀胆碱，发生心搏骤停的病例时有报道，但仍未引起麻醉人员的足够重视。

(四)高热或低温反应

截瘫患者由于皮肤血管扩张，以及体温调节机制受到损害，术中容易出现低体温；由于麻木部位的皮肤无排汗能力，血管收缩功能丧失，患者体温易受外周环境的影响，若手术铺巾太多，室内温度过高，可致患者高热反应。

(五)体位改变致心搏骤停

低位截瘫患者麻醉后翻身致心搏骤停。有作者报道两例低位截瘫病人，静脉麻醉下行椎板减压术。麻醉诱导用氨酰胆碱 4mg

(非去极化肌松药)＋2％硫喷妥钠 15ml，待肌肉松弛完善后顺利插入气管内导管。输注 2％利多卡因 250ml＋哌替啶 100mg，然后将患者由仰卧位改为俯卧位，此时测不到血压，马上恢复仰卧位，行胸外心脏按压，并停用麻药，静脉注射麻黄碱 30mg、肾上腺素 1mg、利多卡因 100mg、5％ NaHCO₃100ml 等，反复多次用药和除颤，该两例终于在心脏停搏 45min 和 56min 后，心肺脑复苏成功，无任何并发症。此两例在同一天以同样麻醉方法又同时发生心搏骤停，必有其特定失误因素。

【分析】 ①忽视麻醉诱导前的扩容。截瘫患者运动和感觉功能丧失，心血管运动调节功能失控，血压极易受体位变动的影响，特别是 180°的翻身，变动幅度大，加之静脉诱导麻醉用药后全身血管扩张，血容量相对不足，可引起严重直立性低血压休克。②静滴 2％利多卡因 250ml＋哌替啶 100mg 的配方不妥，利多卡因虽具有比普鲁卡因镇痛效果好、全身麻醉作用较强的优点，但毒性亦大，2％的浓度显然过高(一般利多卡因静脉麻醉的浓度为 0.4％～0.5％)。特别在翻身前后，高浓度下较快滴入后可引起利多卡因的毒性反应，首先抑制心肌使心搏骤停，这可能是此两例患者发生心搏骤停的特定因素。③翻身前是否注意了呼吸道的通畅与否、潮气量、每分钟通气量是否足够，在翻身的过程中导管是否扭折，这些情况常易忽略，也是引起心搏骤停的常见原因(病例中未做描述)。

例 2 患者，男性，28 岁，身高 165cm。体重 70kg。因外伤致高位截瘫近 1 个月，拟在全麻下行椎板切开减压及脊髓探查术。常规面罩给氧去氮后进行麻醉诱导，依次静脉注射哌氟合剂 4ml、地西泮 10mg、依托咪酯 16mg、琥珀胆碱 100mg 行气管插管后，接呼吸机给予静脉麻醉维持(1％普鲁卡因 250ml＋维库溴铵 4mg)。插管前后血压在 120～130/58～85mmHg，无明显变化。将患者由仰卧位转为手术所需右侧卧时，立即发现血压和 SpO_2 急剧下降，ECG 提示心搏骤停，立即重新翻回仰卧位，给肾上腺素 2mg，分 3 次静脉注射，阿托品 0.5mg，静脉注射，多巴胺 40mg＋5％葡萄糖液 500ml 输注，同时行胸外按压。血压逐渐升至 210/100mmHg，HR140～150 次/分，自抢救开始至心脏复跳 4～5min，但此时患者意识尚未恢复，立即给患者戴冰帽，脱水降颅内压等处理后，患者间断出现抽搐，给予低浓度的丙泊酚和维库溴铵静脉连续输注（丙泊酚 200mg＋维库溴铵 4mg＋5％葡萄糖液 500ml）以控制抽搐，直至次日患者意识恢复。

【分析】 ①容量不足，本例血容量不足与以下因素有关：高位截瘫平面以下的血管扩张，血压易受体位变动的影响，发生低血压；长期卧床肌张力下降，肌泵作用丧失影响回心血量；麻醉诱导前扩容不足，输液仅 300～400ml；诱导用药不妥，氟哌利多具有较强的扩管降压作用，而截瘫病人对扩管药的耐受力极差，在上述情况下体位变动极易导致循环衰竭，回心血量锐减，即可引起心搏骤停。②截瘫患者下运动神经元损伤，肌纤维失去神经支配，接头外受体增多，使用琥珀胆碱类去极化肌松药引起大面积肌纤维膜去极化，导致细胞内大量 K^+ 外流，而造成细胞外液高 K^+ 状态。本例患者截瘫 1 个月，正处于对琥珀胆碱的敏感期，应禁用，而本例诱导中错误的使用了琥珀胆碱，发生心搏骤停可能也与此有关。

三、截瘫患者手术麻醉失误的防范

（一）术前应对脊髓损伤后所产生的病理生理改变做认真的了解，并采取相应的措施

1. 脊髓损伤（SCI）尤其是急性 SCI，主要危险和死亡原因是呼吸肌瘫痪所致的呼吸衰竭，其与截瘫平面的高低有直接关系，平面越高，呼吸受累的程度越严重，麻醉前麻醉医生必须亲自测试截瘫平面。全身瘫痪和高位

截瘫患者，术前须作颅骨牵引，气管内插管可采用清醒鼻插管或借助于纤维支气管镜插管，或先做气管造口后再行麻醉，并用呼吸机支持呼吸，特重患者从病房接至手术室也需要用呼吸机维持呼吸，以策安全。术前用药仅用阿托品 0.5mg 或东莨菪碱 0.3mg 术前 30min 肌内注射。

2. 全身瘫痪是指脑干和脊髓连接处的 SCI，膈神经麻痹，自主膈肌收缩功能丧失，受颅神经支配的某些辅助呼吸机如胸锁乳突肌、斜方肌、咽肌不再受自主控制，可导致呼吸瘫痪，须长期依赖呼吸机，此种患者麻醉前通常已用呼吸机支持，搬运时须格外小心。

3. 高位截瘫主要指截瘫平面在 $C_{2～4}$ 段，不累及颅神经和最上段颈神经，由于主要组成膈神经的第 4 颈脊神经受损，使膈神经和支配辅助呼吸肌的神经麻痹，也可导致呼吸瘫痪，须呼吸支持。另外急性 SCI 后的前五夜，有发生睡眠呼吸暂停综合征的可能性。术前应预防发生缺氧和 CO_2 蓄积。

4. C_4 以下的颈脊髓损伤后，膈神经仍有部分功能，可保留一定程度的自主呼吸，但肺活量只有正常的 20％～25％；术中术后应充分估计这一点。

5. C_5 以下的颈脊髓损伤后，虽然膈神经和膈肌功能未受累，但根据 SCI 的平面主要看辅助呼吸肌是否有一定程度的受损来判断对呼吸功能的影响。

6. 关于"脊髓休克"是指急性 SCI 后立即出现的血流动力学改变，是一种神经源性休克，维持时间不定，主要由于交感神经反射，自主活动消失，使血管扩张、阻力丧失致心脏前负荷减少而引起的严重低血压。低血压的程度与 SCI 平面高低直接有关，平面越高影响越大。而迷走神经相对兴奋而致心动过缓，加之受损水平的肌肉麻痹、静脉血淤积等，故临床主要表现为低血压和心动过缓。又因迷走神经活性未受拮抗，皮肤可呈温暖和充血，患者对体位的变化和失血或麻醉期间使用

心脏抑制药物或扩血管药物的耐受力极差,而低血容量时心率也不能出现代偿性心率增快,此类患者的低血压需要积极的液体治疗(解决血管容积和血容量的比配)。气管内吸痰或缺氧引起迷走神经反应,可使心率更慢,但对外源性儿茶酚胺极为敏感,麻醉期间要注意用药应少量分次,并加强 MAP 和 CVP 监测。

7. 自主神经高反应,也称自主神经反射功能亢进。脊髓休克得到处理后,脊髓反射开始恢复,在受损后 1～3 周可出现自主神经高反应,即横断平面以下的交感神经系统与脑干和下丘脑的抑制作用分离,使受损部位以下的传入刺激(包括皮下和内脏)均能激发受损平面以下广泛而显著的反应。临床表现为受损水平以下交感神经系统的刺激和受损平面以上的副交感神经代偿性兴奋的结果,症状有阵发性高血压和代偿性心动过缓,横贯水平以下出现交感神经调节皮肤苍白、竖毛肌收缩、驱体和内脏肌肉收缩以及痉挛增加;受损平面以上副交感神经调节产生血管扩张,颜面、黏膜发红、出汗和瞳孔散大。若处理不当可导致严重高血压、脑出血、蛛网膜下腔出血,或全身血管阻力升高而出现心力衰竭、肺水肿、休克甚至死亡。自主神经高反应性多见于 SCI 的中胸段约 T_7 水平,T_7 或 T_7 以上的 SCI 患者 85% 可发生不同形式的自主神经高反应性,T_{10} 以下损伤发生自主神经高反应性不伴有血流动力学的改变。SCI 水平越低,其水平以上的血管扩张的代偿作用越强,对血流动力学影响越小。围术期最大的交感神经系统反应来自肛门、直肠区($S_1 \sim S_5$)。由于自主神经高反应性是一种与痛觉无关的自主神经系统功能障碍,为预防发生神经高反应性,对无感觉的区域进行手术时也应进行麻醉。如下腹部、盆腔、下肢和肛门手术最好选用蛛网膜下腔麻醉,可有效预防手术操作刺激所引起的自主神经高反应性,上腹部或胸部手术应选用全麻或硬膜外＋全麻,术中一旦怀疑自主神经高反应性

应立即消除刺激因素,加深麻醉和(或)将硬膜外麻醉平面升高(肛门会阴部手术不宜选用硬膜外麻醉而应选用骶麻)。高血压时可用硝普钠、尼卡地平或乌拉地尔进行治疗。

(二)麻醉选择与维持

截瘫患者的麻醉选择视手术的大小、截瘫平面的高低而定。四肢手术可选用局麻、神经阻滞和腰麻,会阴部肛门手术选用腰麻,下腹部手术可选用 CSEA,上腹部、胸部手术选用全麻或全麻＋硬膜外,颈部手术选用全麻。全麻诱导:全身瘫痪和高位截瘫患者,应在颅骨牵引下进行完善的表面麻醉,行清醒鼻插管或纤支镜引导插管或气管造口,后接麻醉机机械呼吸,插管时务必保持颈部的稳定,预防插管操作加重 SCI;C_6 平面以下的 SCI 麻醉诱导镇静药可选择硫喷妥钠 3～5mg/kg 或咪达唑仑 0.1～0.2mg/kg 或依托咪酯 0.15～0.2mg/kg,镇痛药可选用芬太尼 1～2μg/kg 或舒芬太尼 0.5～1μg/kg 静脉注射(由于芬太尼类麻醉镇痛药可减慢心率,使用前应给予阿托品预防)或哌替啶 1mg/kg;肌肉松弛药可选用泮库溴铵 0.08～0.1mg/kg,或阿曲溴铵 0.6mg/kg 或罗库溴铵 0.6～1mg/kg。诱导用药最好采用低浓度、慢速度、小剂量分次推注以预防低血压和心动过缓,同时应适当补液。麻醉维持可用静脉复合,如异丙酚和芬太尼、舒芬太尼或瑞芬太尼复合或静吸复合,肌松药尽可能小剂量使用,预防术后呼吸衰竭。

(三)关于琥珀酰胆碱的使用

急性 SCI 后 48～72h 内去神经支配的肌肉反应性增强,产生外周的乙酰胆碱受体沿肌细胞膜增生,而琥珀酰胆碱产生的去极化作用既涉及神经肌肉接头,又影响接头以外的受体。截瘫患者使用琥珀胆碱后,由于去神经支配的肌肉可出现肌肉挛缩并释放出大量 K^+,去神经支配的肌肉越多,产生高血钾的危险越大,高血钾可导致心室颤动和心搏骤停。截瘫病人使用琥珀酰胆碱引起的高血

钾与剂量无关,而与 SCI 的时间和平面有关。由于化学敏感性的接头外受体可在肌肉失神经支配后两天内出现,故急性 SCI 后 48h 内使用琥珀酰胆碱是安全的,而受伤后 1 周内用药即可出现高血钾,受伤后 2 周(10～14d)的患者使用琥珀酰胆碱后 K^+ 的释放最多,这段时间禁用琥珀酰胆碱。受伤后 3 个月可减退。也有报道伤后至少 8 个月才能使用琥珀酰胆碱。总之在急性 SCI 后除 48h 内可使用琥珀酰胆碱外,以后的 8 个月内应禁用。而且预先使用非去极化肌松药,不能降低琥珀酰胆碱导致的 K^+ 释放。

(四)加强呼吸道管理

围术期的呼吸管理十分重要,尤其对全身瘫痪和高位截瘫患者,咳嗽能力差甚至完全丧失,肺部分泌物易沉积。由于胃肠道蠕动差,易发生胃内容的反流和误吸,手术体位多采用俯卧位,分泌物、胃内容物可因体位的变化而排出,故应注意呼吸道管理。吸净呼吸道分泌物,预防误吸,避免气管导管扭曲,最好采用经鼻插管可保持呼吸道通畅。用机械通气时,维持 $PaCO_2$ 30～35mmHg,呈轻度过度通气状。

(五)维持血流动力学的稳定

由于心血管交感神经丧失高级神经中枢的支配,加之卧床,心血管代偿和调节能力低下,血管扩张,血压易受体位变动的影响。通过输血、输液和必要的药物维持循环稳定,MAP≥80mmHg,以利于脊髓的灌注;输液的速度要避免过快;避免突然或猛力改变体位;出现自主神经高反应性高血压应及时治疗,高位截瘫患者应在 CVP 和 MAP 监测下输液。术中可短期大剂量使用糖皮质激素,如甲泼尼龙 30mg/kg,静脉推注,继以 5.4mg/(kg·h)泵注 24h。以改善 SCI 患者的预后。

(六)加强监测和预防血栓形成

对截瘫患者除常规进行血压、心率、呼吸、心电图、尿量、血气、电解质和血常规的监测外,要特别注意体温和血钾的监测,避免外周环境对患者体温的影响,避免低体温和高热;术前和术中监测血钾,避免血钾的变化对心血管和酸碱平衡的影响;对长期卧床的患者应适当用低分子右旋糖酐,以降低血液黏稠度或小剂量(5000～10 000U)肝素皮下注射预防血栓形成和栓子脱落;静脉穿刺应选择能活动的上肢或锁骨下静脉穿刺置管。

(七)防止副损伤

保护感觉消失的躯干和肢体,避免压伤、灼伤或其他副损伤。

(八)注意术后拔管条件和时机

术后必须待患者清醒、自主呼吸良好、各项拔管条件具备、血气正常才能拔管。高位截瘫患者和肺活量明显减少者均应在术后进行呼吸支持,不宜早期拔管。注意脊髓损伤并发其他损伤的治疗和术后并发症的治疗问题。

(宋晓阳　沈七襄)

第7章 术后麻醉处理中的失误

随着手术的结束,通过机体的代谢使麻醉药物的作用已有不同程度的衰减,但并不能马上消失。对于术后体内所蓄积的麻醉药物,还需要有一定的时间来进行代谢和排泄。机体经过手术创伤的打击之后,呼吸和循环功能及各个脏器都受到不同程度的影响,在术后要有一个逐渐恢复的过程。但是手术以后,除重症患者能够进入 ICU 病房得到监护治疗以外,大多数患者术后只能被送回普通病房,其供氧、监护仪、吸引器等条件远不如手术室内,同时也缺少专业医护人员在床边进行监测治疗。由于以上原因,术后麻醉处理中的失误比术中更为多见,并且易于给患者带来严重的不良后果。

第一节 术后神经系统麻醉处理中的常见失误

无论是哪种麻醉方法,最终作用部位都是在中枢或外周神经系统。因此,麻醉手术后围绕神经系统出现的失误还是比较多见的。这些失误所造成的危害,一般不会直接危及患者生命安全,但也会给患者带来极大的痛苦,甚至终身残疾。故神经系统的常见失误要尽力避免,一旦失误要及时尽早处理,减少对中枢神经系统不可逆的损害。

一、苏醒期躁动

例1 患儿,女,4 岁,体重 16kg。既往体健,无药物食物过敏史,无手术史。因"阻塞性睡眠呼吸暂停低通气综合征"拟在静吸复合全麻下行双侧扁桃体及腺样体切除术。术前 30min,肌内注射阿托品 0.02mg/kg。入手术室前患儿哭闹,焦虑不安,给予安慰效果不佳。入手术室后予丙泊酚 50mg,舒芬太尼 3μg 及顺式阿曲库铵 1.5mg 静脉诱导,3min 后予 ID 4.5 号弹簧导管经口气管内插管,导管上喷利多卡因喷雾 1ml,术中吸 4% 七氟醚维持麻醉,术中生命体征平稳,心率维持在 110～130 次/分,血压维持在 110～130/50～80mmHg,SpO$_2$ 100%,手术过程顺利,术程 45min。术毕停用七氟醚,待呼吸功能恢复,清除呼吸道分泌物,拔除气管内导管,送至 PACU,SpO$_2$ 90%,吸氧后维持在 98% 以上。约 5min 后,患儿开始躁动不安,大声哭闹,四肢舞动,试图爬起,劝说无效,两名医护人员无法按压肢体。给予舒芬太尼 2μg,丙泊酚 30mg,静脉注射,患儿安静入睡,吸氧后 SpO$_2$ 由 92% 渐升至 100%。15min 后患儿醒来,仍哭闹,要求找妈妈,安慰后停止身体扭动,安全送返病房。

例2 患者,男性,59 岁,体重 80kg。既往有高血压病史,血压控制可,术前检查基本正常。因"胆囊结石"拟在全麻下行腹腔镜胆囊切除术。麻醉诱导:静脉注射咪达唑仑 3mg、舒芬太尼 15μg、异丙酚 160mg、顺势阿曲库铵 16mg 行气管内插管。行导尿术,吸入 1.5% 七氟醚,静脉泵注异丙酚 400mg、瑞芬太尼 1mg 维持麻醉,顺式阿曲库铵维持肌肉松弛,手术过程顺利。手术结束前停止吸入七氟醚及静脉泵,静脉滴注阿托品、新斯的明拮抗后拔管,手术历时 30min。拔管后血压 150/95mmHg,SpO$_2$ 94%,心率 98 次/分。患者躁动,说话答非所问,不断重复说要"尿尿",安慰无效,并要坐起自行拔除尿管。经静脉注射异丙酚 50～100mg,患者入睡 20min 后转清醒。

【教训】 上述两例患者均出现全麻苏醒期躁动,是临床上常见的问题。躁动的临床表现各异,但可导致患者出现多种并发症,甚至造成意外伤害,或影响手术成败。因此,了解其发病原因与机制并积极预防处理,对患者安全和手术成功具有重要的意义。苏醒期躁动对需要术后安静的手术患者造成了极大的危害,也对医护人员的术后工作有极大的干扰。有患者躁动时会也有暴力倾向,例如拔除静脉留置针、气管导管、引流管、导尿管、胃管等,肢体的不自主运动,以及抬高身体也有可能造成窒息、手术切口裂开、手术部位出血、伤口缝线断裂、尿潴留等后果,而需要较多的医护人员来处理,增加了医护工作量。患者躁动时,交感神经兴奋,使患者循环系统不稳定,血压升高,心率增快,这对于心功能较差或合并心脑血管疾病的患者是极其不利的。此外,在一些术后要求患者安静的手术,例如脊柱外科的手术、脑外科的手术及耳鼻喉科的手术等,一旦患者躁动而未得到及时有效处理或处理不得当,将对手术效果造成极大的影响。

苏醒期出现躁动后的处理,要排除心脑血管意外、脑部器质性病变;排除肌肉松弛药的残留作用、术后镇痛不完善等原因,据躁动的情况酌情来处理。由于成人及老年患者缺乏对此的评级,在何种状况下需要药物干涉缺乏统一准则。在小儿患者则可以根据5点的躁动评分来评估,一般评分达到 4 分或者 5 分时则需要药物干涉(详见苏醒期躁动分级)。①保证供氧及呼吸道的通畅,严密监测呼吸循环系统。②气管内导管的刺激,尿潴留的不良反应也要给予处理,患者术后符合拔管的标准时可拔除气管内导管,减少其对患者的刺激。③镇静药物的使用:在呼吸循环不稳定的情况下慎用镇静催眠药,对于无呼吸循环紊乱和低氧血症的患者,可适当应用镇静催眠药。在成人常使用地西泮、劳拉西泮、氟哌啶醇等。右美托咪定在临床应用较普遍,较常用的还有丙泊酚,单次 5mg 或 10mg,静脉滴注,如效果不理想可以加大药量。④阿片类:包括吗啡、舒芬太尼、哌替啶、羟考酮等,药物在临床中使用比较普遍,要根据患者情况谨慎用药,采用滴定用药,以防发生中枢性呼吸抑制。⑤其他镇痛用药:例如非甾体消炎药、曲马朵等,亦可减少苏醒期躁动。

二、硬膜外麻醉后并发神经损伤

硬膜外麻醉后神经损伤以下肢感觉异常、截瘫等表现,以及硬膜外血肿压迫神经干和脊髓为多见,这已在本书第3章中详尽介绍。这里讨论的为神经损伤相对症状较轻的病例,其中有麻醉的因素,也有非麻醉的因素。麻醉科医师在工作中要分清责任,仔细辨别。一旦发生时,只要积极对症处理,这类损伤一般都会有一个良好的转归。

(一)硬膜外麻醉刺破硬脊膜术后并发第Ⅵ对脑神经麻痹

硬膜外麻醉后引起脑神经麻痹较为罕见,据教科书记载,脊椎麻醉可引起脑神经麻痹,其中以第Ⅵ对脑神经麻痹较易发生。此种脑神经麻痹的原因未明,可能是第Ⅵ对脑神经受到机械压迫的结果。

例3 患者,女性,43 岁。因急性化脓性阑尾炎穿孔并发腹膜炎,于硬膜外麻醉下拟行阑尾切除术。麻醉前 BP 120/80mmHg,心肺及神经系统未发现异常,既往无头痛史。于 L$_{1～2}$ 椎间隙穿刺,穿刺成功后转动针斜面时刺破硬脊膜,见脑脊液滴出。立刻拔出穿刺针,于 T$_{12}$～L$_1$ 重新穿刺成功,置入导管,证实在硬脊膜外腔,推注 1.6% 利多卡因 5ml,10min 后麻醉平面为 $T_{9\sim12}$,开始手术。术中麻醉效果满意,BP、HR、RR 平稳,手术历时 50min。术后第 3 天出现头晕、恶心,第 4 天开始头痛,坐起和站立时尤甚,1 周后右眼出现斜视及复视现象。经眼科检查,见右眼轻度内斜,外转受限,复视为同侧水平,愈向外转时,复视距离增大,向左侧转复视不明显,眼压、巩膜、瞳孔及眼底均正常,左眼无异常,双眼视力均为 1.2。依据穿刺时穿破硬脊膜,结合患者临床体征,诊断为麻醉后第 VI 对脑神经麻痹并发症。嘱患者闭眼平卧休息,减少视力疲劳,同时给予输液、维生素、激素及血管扩张药等对症处理,症状日渐减轻,于术后 12d 痊愈出院,再未复诊。

【教训】　第 VI 对脑神经为脑神经中在颅底显露最长的神经,其长度约 75mm,因而受到压迫的机会增多。如果当脑脊液压力降低时,脑组织就向枕骨大孔下沉,这时第 VI 对脑神经也就固定于脑桥及海绵窦之间,神经中部便承受压力而被压迫于颞骨岩部,引起神经麻痹。其他可能被压迫的地方为介于脑桥与枕骨之间或第 VI 对脑神经与内耳动脉之间的部位,此二处因有前下脑动脉及内耳动脉分别与第 VI 对脑神经成直角相交,第 VI 对脑神经便可能为此两种动脉血管绞窄于枕骨部而引起麻痹。从以上推论的机制来看,脑神经麻痹的重要原因是由于脑脊液压力下降,该神经的损伤是受到下沉的脑组织的压迫所致。

本例的失误在于穿刺时将硬脊膜刺破,而术后又未及时给予输液、激素治疗等对症处理。致使在硬膜外腔负压及脑压作用下,脑脊液由刺破孔外漏流失,脑脊液压力降低,于是脑组织随之向枕骨大孔下沉,第 VI 对脑神经便被压迫于颞骨岩部,而引起第 VI 对脑神经麻痹。本例的教训是,凡是术中刺破硬脊膜的患者,既要保障其术中平稳、安全无异常,术后也必须加强随访,密切观察,嘱患者

多卧床休息,发现问题及时处理。

(二)低位硬膜外麻醉后股神经损伤

硬膜外麻醉后的轻度神经损伤,以麻醉操作所引起的多见,但手术体位和手术操作及方法所造成的神经损伤亦不可忽视。

例 4　患者,女性,48 岁。诊断为子宫肌瘤,拟在连续硬膜外麻醉下行子宫切除术。患者行右侧卧位,在 $L_{2\sim3}$ 间隙处穿刺,经过顺利,无异常征象,麻醉、手术过程平稳。术后第 1 天患者主诉左大腿前侧、小腿内侧皮肤麻木感,左下肢无力。查体:左下肢肌张力好,左髋关节不能屈曲,置屈曲位后小腿不能伸直,大腿前面 L_1 及小腿内侧 L_4 支配部位处有钝麻感。经会诊认为可能与术中用自动开腹钩压迫股神经有关,对症治疗 1 周后完全康复。

【教训】　此患者的一些体征与硬膜外麻醉后脊髓损伤的征象难以鉴别,经专科会诊后,明确是手术操作所引起的。可见麻醉后的躯体运动、感觉异常,并不一定都是麻醉的并发症。

(三)颈部硬膜外麻醉引起脊髓半侧不完全损害

目前临床已很少选用高位硬膜麻醉,究其原因是此法易造成对机体的不良影响和过重损伤作用。

例 5　患者,女性,29 岁,农民。因颈部肿块 5 年,近来增大明显,诊断为右甲状腺瘤,拟在硬膜外麻醉下行右侧甲状腺瘤切除术。查体:一般情况良好,右颈触及 3.5cm× 3.5cm 大小圆形肿块,可随吞咽上下活动,其他检查均在正常范围内。术前常规用药,选择 $C_7\sim T_1$ 间隙直入进针,进针时患者突感左半侧肢体触电样刺痛和麻木,但很快症状消失,置管顺利,注入 0.8% 利多卡因、0.15% 丁卡因混合液,每次 5ml,共 2 次,麻醉效果好,顺利完成甲状腺次全切除手术。术终回病房后发现左上下肢不能随意活动,术后第 4 天神经内科检查,左眼上睑下垂,眼

裂明显缩小,左侧瞳孔小于右侧呈显著的Horner征。左上下肢活动障碍,肌力下降为Ⅱ级,左肱二头肌、肱三头肌反射消失,左手握力明显减退,左下肢腱反射亢进,呈踝阵挛现象,左足 Babinski 征阳性。右侧 T_7 以下痛觉减退,但无运动障碍。应用激素、神经强壮剂和针灸治疗后,症状缓解出院。出院时能勉强跛行,左眼仍呈 Horner 征象。术后随访:术后 11 个月来院复查,已能步行 4km,但左下肢仍跛行。检查:双眼裂和瞳孔对称等大,左眼 Horner 征消失,左上肢三角肌、肱二头肌、三头肌反射正常,唯环指和小指肌力减低,但无肌萎缩,双上肢感觉正常。左下肢腱反射亢进,仍有踝阵挛现象,Babinski 征和 Chadok 征(+),右侧痛觉减退虽有所恢复,但平面仍在 T_7 水平。双下肢深感觉正常。术后 4 年随访,跛行已不明显,但下坡行走时左下肢仍无力,易跌倒。

【教训】 本例进针时左半侧肢体刺痛、麻木,术后左侧肢体肌力减退,病理反射征(+),为一典型的半侧脊髓损伤的表现。但整个麻醉手术经过平稳,无全脊麻征象,提示可能是穿刺针并未直接刺入脊髓,而系穿刺针隔硬脊膜损伤脊髓的结果。本例的失误首先在于麻醉选择欠妥当。高位硬膜外阻滞时对患者胸式呼吸运动有抑制,如果穿破硬脊膜产生全脊麻,比低位硬膜外阻滞的风险要大得多。高位脊髓损伤会影响全身感觉和运动神经功能,且难以修复。故目前对于颈部及甲状腺手术,不主张选用高位硬膜外麻醉,而多选颈丛阻滞麻醉。本例为单侧腺瘤、瘤体小,颈丛阻滞的效果是完全可以完成手术的。本例穿刺操作时不轻柔,显然有暴力动作,否则不致于造成这样如此严重的脊髓损伤。凡需选用高位硬膜外麻醉时,应由年资较高、经验丰富的麻醉医师穿刺操作,这样可以减少和避免此类失误而造成的脊髓损伤。

(石双平 石翅飒)

三、术后麻醉镇痛的异常反应

例 6 患者,女性,42 岁。体重 70kg。ASA Ⅰ级,诊断子宫肌瘤拟在连续硬膜外麻醉下行子宫次全切除术,在 $L_{1\sim2}$ 椎间隙穿刺,向头置管 4cm,硬膜外腔注入 2%利多卡因共计 17ml,术中患者生命体征平稳,麻醉效果满意,未用辅助药。术毕于前臂静脉连接镇痛泵给药。PCIA 配方:芬太尼 1.0mg,氟哌利多 5mg+生理盐水至 100ml,持续量为 2ml/h。患者安返病房。手术当日伤口无疼痛,睡眠好。次日上午,病人出现腰部紧张感,呈角弓反张状,颈部向右侧歪斜,双眼球定向障碍,全身出冷汗,无意识障碍,BP 110/70mmHg,HR 82 次/分,查体无异常反射。立即停用镇痛泵,静注地西泮 10mg,给予吸氧,45min 后症状渐渐消失,1 周后痊愈出院。

【教训】 本例是氟哌利多致锥体外系症状的病例。术后镇痛预防呕吐一般用氟哌利多 1.25mg/d 即可。还可以采用其他的止呕药。

(仲吉英)

四、外周神经阻滞麻醉后并发神经损伤

例 7 患者,男,56 岁。因"摔倒致右肱骨内上髁骨折,行手术内固定术后 1 年"为主诉收住院。诊断:右肱骨内上髁骨折术后内固定物滞留。内固定物系两枚钛合金螺钉。在臂丛神经阻滞麻醉(肌间沟法)下行右肱骨内上髁内固定物取出术,术中麻醉异感明显、效果良好,手术顺利。术后发现右上肢桡侧感觉消失、垂腕。考虑右桡神经损伤,行右侧臂丛神经磁共振检查报告。给予神经营养、理疗(超激光、TDP)、功能锻炼、对症处理等治疗,逐渐恢复,至 3 个月感觉全部恢复,背伸腕关节肌力 4 级,仍在恢复中。

例 8 患者,男,46 岁。因左环指骨折,

拟行左环指内固定术,先行左腋路做左臂丛神经阻滞,穿刺时患者有痛感,随即稍退针,在附近注入 1% 利多卡因 + 0.4% 罗哌卡因混合液 20ml,皮下无血肿,手术开始,患者述疼痛,用芬太尼 0.1mg,咪唑安定 2mg,静脉注射以镇痛镇静,手术完成顺利。术后第 1 天随访患者左上臂内侧,左前臂尺侧有放电感,一天数次,较难忍受,作左腋部彩色超声显示无血肿,左尺神经肌电图示左尺神经放电异常,予以镇静、镇痛、激素、维生素 B_1、维生素 B_{12} 治疗,7d 后患者症状减轻出院,半年后患者左上肢尺侧异感大为减轻。

【分析】　麻醉引起神经损伤的原因较多,可由于:①穿刺直接损伤神经,臂丛神经嵌压、粘连性损伤;②在神经鞘膜内注射药液,使鞘膜与神经分离,影响神经血供;③局部炎症引起;④凝血机制障碍导致局部血肿形成,长时间压迫神经所致。臂丛阻滞麻醉后发生神经损伤者须认真分析原因,注意手术时与麻醉操作无关的原因而造成的局部神经损害,例如肢体止血带导致神经缺血,肢体体位不当等。神经受到损伤后应早期诊断,及时治疗。闭合性臂丛神经损伤的治疗是应用药物治疗、理疗、功能锻炼等方法,观察 3 个月一般能够恢复,若 3 个月无任何症状恢复者,应积极手术探查,根据术中不同病理发现,可进行神经减压松解、神经吻合、神经移植等手术治疗。

【教训】　①神经阻滞中为避免神经损伤,最好使用超声引导,必要时还可联合采用神经刺激仪双重引导下寻找神经的位置,在神经周围注入局麻药;②神经阻滞时,患者如有持续痛感,灼感时,应立即停止注入局麻药,放弃该种麻醉,改静脉麻醉或全身麻醉;③若穿刺时有放电的一过性异感,表明穿刺针在神经鞘外,可以注入局麻药;④在选择局麻药时,尽可能选择神经毒性小的局麻药,如罗哌卡因,左旋布比卡因等。

五、术后镇静致心跳呼吸停止

例 9　患者,男性,69 岁,体重 86 kg。于 N_2O-O_2 异氟醚吸入麻醉下行食管癌根治术,手术后送入 ICU。1h 时患者清醒对答,自诉感到伤口疼痛,BP 136/74mmHg,HR 96 次/分,SpO_2 99%,期间除给予鼻管吸氧外,未进行其他处理。5h 时患者无谵妄躁动状,BP 176/94mmHg,HR 108 次/分,SpO_2 96%。家人介绍患者曾有“精神病”。麻醉科医师会诊后,先于 30 s 恒速静脉注射异丙酚 130mg 行镇静诱导,继而以 12mg/(kg·h) 速度输注异丙酚维持镇静,患者处于 Ramsay4 级镇静水平,BP 124/76mmHg,HR 80 次/分。次日上午 9 时停用异丙酚,改为静脉输注咪达唑仑维持镇静,速度 0.03mg/(kg·h),并给予氯丙嗪 50mg,肌内注射,每 4 小时 1 次。日间患者情况平稳。下午 7 时出现狂躁型谵妄,挣脱监测生命体征的导联线和导气管,须 3 名工作人员才能按住,ICU 医师口头医嘱,由护士经深静脉导管注入异丙酚 200mg,注药毕患者即成安静状,呼吸浅弱呈抽泣样。立即通知麻醉科紧急插管,气管内插管时心音消失。

【分析】　本例为食管癌根治术后在 ICU 恢复期发生的意外事件,由于在术后管理上的失误,导致病人心跳、呼吸停止。

【教训】　①异丙酚的应用要慎重,特别是在危重患者、在镇静方面更应慎重。本例应用异丙酚比较随意,特别是最后静脉注射 1 支(200mg),注入量较多,对呼吸、循环有明显抑制作用。每次用量 20~100mg,边推药边观察,禁忌一次用 1 支(200mg)。②术后镇痛对大手术后的管理很有帮助。本例为大手术,若术后镇痛的话就可避免因伤口疼痛给机体带来的负性影响。

(孙增勤)

六、老年患者全麻术后谵妄一例

谵妄是一种急性病理状态。美国精神病学会将谵妄定义为一种认知的急性改变或意识混乱,并且可排除是由术前疾病状态、药物中毒或药物治疗所致。谵妄评定量表(confusing assessment method,CAM)将其临床表现分为:①急性出现,病情反复波动;②注意力不集中;③思维紊乱;④意识水平的改变。具有前两种临床表现加上后两种临床表现之一即可诊断为谵妄。谵妄多发生于术后72h内,为间数性谵妄,以老年人多见。

例 10 患者,男,75 岁。既往合并高血压、糖尿病,药物控制满意。双侧颈动脉斑块,但既往无头晕、意识消失。因股骨颈骨折拟全麻下行股骨头置换术。术中有创动脉压监测,静脉注射依托咪酯、舒芬太尼、顺式阿曲库铵全麻诱导,喉罩置入对位顺利。静吸复合全麻维持,术毕髂筋膜间隙阻滞镇痛,手术室内拔除喉罩。返麻醉后监测治疗室(PACU)进一步苏醒 30min,携带静脉舒芬太尼 PCA 泵后安返病房。回病房后 3h,患者开始突然出现躁动、幻觉、胡言乱语、不听劝阻,自行拔除静脉输液及心电监护导线,强行下床。紧急麻醉科医师会诊,给予 2.5g 氟哌利多静脉注射,15min 后患者安静。

【**教训**】 术后躁动、术后谵妄、术后认知功能障碍等均为围术期的认知功能改变的状态,三者在病因、临床表现等方面存在着交叉,但目前尚无明确的定义加以区分。老年患者为术后谵妄的高发人群。但是一部分术后谵妄是可以预防的,具体方法包括如下。①术前筛查高危因素,做好术前准备,尽可能纠正或改善术前的病理生理状态以及内环境的紊乱。②完善术中管理和术后镇痛。③及时纠正低氧血症、低灌注状态等。④预防性应用小剂量的氟哌啶醇、奥氮平、利培酮等可有效降低谵妄的严重程度及缩短持续时间,但不能预防谵妄的发生。⑤胆碱酯酶抑制药

对术后谵妄无预防作用。⑥ICU 或 PACU 需镇静时,苯二氮䓬类药用于酒精戒断引起谵妄,不用苯二氮类药镇静。右美托咪定对术后谵妄的预防作用还存在争议。

术后谵妄的治疗:一旦发生术后谵妄要积极治疗,采取药物干预措施,加强监测,改善优化内环境,治疗贫血,纠正低氧低血压,抗感染,加强营养,避免扰乱患者睡眠等;严重躁动者需要约束和(或)人力控制,避免自身受伤;药物治疗主要为抗精神病药物,如氟哌啶醇、氯丙嗪、奥氮平、利培酮等。

七、全麻后并发大脑神经损伤

全麻后(未同时伍用区域麻醉)发生神经损伤很少见。Schriener 等报道这类并发症的发生率约 1/6000,但由于术中神经系统缺血、缺氧和一些并发疾病的偶合等原因,这类并发症有时还是可以见到的。

(一)全麻后出现偏瘫

全麻患者术后出现偏瘫,是一严重并发症,提示围术期对脑功能的保护不良从而引起一定程度的脑损害。但究竟是什么原因所致,则需具体分析。

例 11 患者,男性,20 岁。因上腹部疼痛,服大量驱虫药(不详)后呕血 1500ml,以"上消化道出血、失血性休克"急诊入院。入院后呕血 500ml,BP70/40mmHg,Hb56g/L,ECG 示窦性心动过速,T 波改变,入院后输血 400ml,在静吸复合全麻下行剖腹探查术。入室 BP 90/40mmHg,麻醉诱导用咪达唑仑 2mg,舒芬太尼 10μg,丙泊酚 60mg,顺势阿曲库铵 16mg,快速诱导行气管内插管。麻醉维持用丙泊酚 1.8μg/min,瑞芬太尼 3.0ng/min,吸入 1% 七氟醚。术中探查到胃小弯时又出血 1000ml,BP30/0mmHg。经静脉快速输注乳酸林格液、羟乙基淀粉溶液共 1500ml,碳酸氢钠 200ml 未恢复,仍为 30~50/0~10mmHg,低血压持续约 1h。经输注全血 1400ml,静脉注射多巴胺 30mg、阿

拉明 10mg 后,血压回升至 120/80mmHg。此时,见瞳孔右侧(5mm)>左侧(2mm),对光反射差。术中见胃小弯侧近贲门部有一巨大溃疡并出血,即行胃大部分切除并胃空肠吻合术。术毕带气管导管入 ICU。术后 6h 用催醒宁 10mg 静脉注射,未醒,术后 8h 仍未清醒,瞳孔仍为右大左小,巴宾斯基征(+),BP120/80mmHg,再次静脉注射催醒宁 10mg,20min 后清醒。拔管后 BP150/100mmHg,左侧鼻唇沟略变浅,左侧扬鞭征(+),左上、下肢肌力Ⅲ～Ⅳ级,腱反射对称减弱,瞳孔等大,对光反射存在,检查眼底正常,头颅 B 超检查两侧对称,中线波无移动。诊断为全麻后偏瘫、脑栓塞。经过静脉注射呋塞米、甘露醇等利尿脱水,用激素、低分子右旋糖酐、辅酶 A、细胞色素 C、ATP、丹参液等连续维持 7d 治疗后,偏瘫逐渐好转,康复出院。随访 2 年,能从事田间劳动。

【教训】　根据本例患者麻醉后的体征,脑栓塞的诊断是成立的。脑栓塞的原因包括有脑血管阻塞及脑部血液循环障碍两大类。前者是指脑动脉的血栓形成或栓塞,后者亦称为非阻塞性脑栓塞。根据脑栓塞的尸检资料统计发现,许多病例经详细检查也未见完全性阻塞的脑血管。其中有些病例具有高血压或脑动脉粥样硬化等病变,认为本例脑栓塞的发生也可能与脑血管痉挛有关。其失误处是,休克已使全身性血压长时间的显著降低,术中探查时血压再次骤降至 30/0mmHg。在大脑已有缺血缺氧的基础上,再次接受急性缺血缺氧的打击,导致对大脑神经的损害。当平均动脉压下降过甚过久时,脑血流也降至临界水平以下,这样就可能出现大脑缺氧的症状和体征。休克时血流缓慢,血液黏度增加,细胞电泳时间变慢,红细胞表面所带的负电荷密度减少,减低了红细胞之间的静电排斥力,其结果是导致红细胞相互靠近聚集、凝血和纤溶关系失调,血小板黏附力增加,形成微血栓或血栓,进而发生脑

栓塞性脑缺血。因脑组织的耗氧量很高,对缺血、缺氧很敏感。缺氧、高碳酸血症都可导致脑血管运动性麻痹,脑血流量(CBF)随血压波动而改变。血压过低可使脑血管的自动调节功能受到损害。本例低血压状态持续 2h 之久,免不了引起缺血、缺氧性脑损害。其教训是对已有休克患者麻醉中必须先进行抗休克综合治疗,尽力纠正休克状态,维持好血流动力学稳定,保持血压的平稳,然后再行手术。也要防止血压过高,更要避免血压过低,保障大脑氧供阈限的灌流量。否则就有可能引起中枢神经系统不可逆的损害。

(二)全麻后出现面瘫

出现面瘫这种围麻醉期少见的并发症发生后,临床医师首先考虑到的可能是全麻时的体位不当或手术操作过度牵扯和压迫颅神经所引起的局灶性神经损伤的结果。实际上,据临床观察报道,此类神经损伤,多是由其他并存疾病引起的。

例 12　患者,女性,34 岁。因子宫颈涂片检查显示子宫颈发育不良,拟行阴道镜和宫颈活检。3 年前经手术活检诊断为类肉瘤病(结节病),累及腰段脊髓,双下肢无力。2 年前因双眼葡萄膜炎应用大剂量泼尼松治疗 100d 后好转,此后未再用激素或其他药物。无眼痛、耳痛、听力减退,也无面神经症状或腮腺肿大。胸片和 ECG 检查正常。常规全结束回病房后,患者说话困难、流涎、食物外漏、下唇不能活动、歪斜、做吹口哨动作时不能噘嘴,舌前 2/3 的嗅觉存在,面神经其他分布区域的运动功能以及其他脑神经和周围神经功能无异常。术后 2d,患者畏光、视物模糊。眼科检查发现前葡萄膜炎伴有角膜后沉淀。黄昏时偶尔体温稍高,无腮腺肿大及压痛等。根据病情及体征诊断为 Heerfordt 病,用氢化可的松滴眼,口服泼尼松。治疗 8 周后,症状逐渐消失,功能恢复正常。

【教训】　全麻合并意外的脑神经损伤,大多数是由于过度牵扯和压迫神经引起局灶

性神经缺血所致。单纯牵扯神经时,可能造成神经内毛细血管断裂损伤。如果有先天性生理畸形时,如颈肋以及其他畸形情况,或并存有白喉、紫质症、维生素缺乏、恶性贫血、低血容量、低温、糖尿病、动脉硬化等,都可能是压迫引起神经瘫痪病因中的促进因素。发生在手术期间的面神经损伤,通常是因为在神经干周围的操作所致。紧压或紧扣吸氧面罩可,能使下颌角旁的浅表神经受压,而使神经损伤率增高。本例失误处是术中使面神经下颌支麻痹,致使口角降肌、下唇降肌和颏肌瘫痪,当时误以为全麻时压迫面神经所致。此后的分析是此患者原先患有类肉瘤,同时出现有双眼前葡萄膜炎,轻度发热,提示是Heerfordt病(即眼色素层腮腺热;Uveoparotid Fever),此病是类肉瘤的变异型,表现为腮腺炎、葡萄膜炎、脑神经麻痹、轻度发热等。脑神经麻痹多以面神经最常见,面瘫的发生率为 50%～70%。面瘫可发生在腮腺肿大的前几天或几个月,也可能不发生腮腺炎。发生面瘫的机制尚未阐明。为了预防永久性麻痹和肌萎缩,必须全身注射皮质类固醇来治疗这种面瘫。虽然有些患者可能残留轻微面神经功能损害,但是一般可在 3 个月内完全恢复。本例提示,全麻(未同时伍用区域麻醉)发生神经损害者很少见,一旦发生必须鉴别诊断,以排除其他病因。

八、老年患者全麻后苏醒延迟

例 13 患者,女,69 岁,体重约 53kg。因上腹疼痛入院治疗。在进行 B 超检查时发现患者胆囊颈部结石及伴有胆囊炎和胆囊腹壁淡光团,随后行腹腔镜下胆囊切除术。术前对患者进行常规检查,各指标均正常。进入手术室后行心电监护,静脉给予咪达唑仑 2mg,舒芬太尼 10μg,顺式阿曲库铵 12mg及丙泊酚 60mg 麻醉诱导。麻醉维持采用丙泊酚与瑞芬太尼泵注,行腹腔镜下胆囊切除术,术中及术后患者体征正常。术毕 10min

停止给麻醉药,停药 30min 后,患者无任何反应,术后 60min 静脉注入多沙普仑 100g、阿托品 0.5mg、新斯的明 1mg,患者自主呼吸 30min 后呼吸正常,但是对刺激无应答,立即面罩吸氧及心电监护,注射纳洛酮0.2mg 拮抗。在此期间检查血气、血钾等均正常,静脉注射地塞米松 5mg,3min 后能够应答,检查生命体征正常。随之患者表述切口疼痛,静脉注射舒芬太尼 5μg。术后 24h随访,患者意识完全清醒,生命体征正常,未见并发症,且自诉无任何不适。

【教训】 老年患者腹腔镜下胆囊切除术术后的苏醒时间,不仅与患者自身生理、病理等有关,而且与麻醉药物、手术种类及手术时间有关。麻醉诱导过程中,静脉给予咪达唑仑及舒芬太尼,由于患者年龄较大,药物基础代谢时间较长,导致患者出现苏醒延迟的情况,且上述手术过程中,其他不合理的用药也有可能造成患者苏醒延迟的情况发生。因患者病情较复杂,麻醉时间相对较长,造成麻醉药物蓄积及代谢时间延长,引起患者苏醒延迟。在本例老年患者腹腔镜下胆囊切除术中采用全身麻醉的方式,全身麻醉的作用是控制患者的呼吸,并且麻醉科医师可以随时对患者的各项呼吸参数进行调控,可以有效加快麻醉药物的代谢。麻醉药物必须经体内肝、肾代谢并排出。因患者的年龄较大,肝、肾代谢功能下降,这也可能是造成患者苏醒延迟的原因。全身麻醉对老年患者术后的认知功能有一定影响。全麻既要提供合适的麻醉药物剂量以保证患者血流动力学正常,也要为手术医师顺利手术提供良好的肌肉松弛效果,还要保证患者术后能迅速良好的苏醒,避免出现术后苏醒延迟的情况,从而促使患者能够早日康复。

九、催醒药应用的失误

在临床工作中,术毕后患者尽早苏醒是一个成功麻醉的标志和要求。但是由于麻醉药品和肌松药的残余效应,在一定时间内对患者会有不同程度的呼吸抑制和苏醒延迟。处理有两种对策:一是继续辅助呼吸,维持循环功能稳定,待麻醉药物从体内代谢排泄被完全清除后,患者逐渐清醒,恢复正常;二是应用相应的拮抗药进行拮抗,促进早醒,例如用新斯的明拮抗非去极化肌肉松弛药的残余作用,用多沙普仑、纳洛酮等促使部分心、肺功能正常,无其他并发症的患者尽快脱离麻醉状态,尽早清醒,当前催醒药品在临床的应用已日趋广泛。但是,这些药物都有一定的适用范围和禁忌证,应用不当,则会给患者带来某些严重的后果。

(一)纳洛酮催醒引起肺水肿

纳洛酮是目前唯一用于临床麻醉的纯阿片类受体拮抗药,它没有激动阿片类受体的作用。纳洛酮不仅可拮抗吗啡、哌替啶等纯粹的阿片类受体激动药,而且可拮抗喷他佐辛等激动拮抗药。纳洛酮拮抗麻醉性镇痛药所引起的呼吸抑制效果确切,但同时能引起血压升高、心率加快。若应用不当,甚至可以引发肺水肿。

例 14　患者,男性,23 岁。拟行纵隔肿瘤、拟行肿瘤切除术。在静吸复合全麻下插管,术中发现瘤体过大（20cm × 15cm × 18cm）,粘连严重无法切除,术中病理报告为纵隔恶性淋巴瘤,胸腔闭式引流关胸。术毕患者自主呼吸较弱,通气量不足,考虑给肌肉松弛药已 90min,确诊为麻醉性镇痛药所致。静脉快速输注纳洛酮 0.4mg,3min 后通气量增加,仍未达术前通气量水平。呼之能睁眼,未完全清醒,7min 后静脉追加纳洛酮 0.4mg,快速输注,5min 后血压逐渐升高,由术前及术中的 100/60mmHg 升至 158/100mmHg,患者颜面发绀水肿,球结膜水肿,颈静脉怒张,呼气性呼吸困难,双肺闻及哮鸣者,SpO_2 由 99％～100％降至 75％～80％,$PetCO_2$ 由 38～40mmHg 升至 45～60mmHg,HR150～160 次/分。当即采取头高足低位,给予舒芬太尼 10μg、顺式阿曲库铵 10mg、20％甘露醇 250ml、呋塞米 20mg、毛花苷 C 0.4mg、控制通气后 SpO_2 95％～98％,带气管导管入 ICU,继续人工通气约 70 h,生命体征平稳,拔除气管内导管,术后恢复顺利。

【教训】　本例由于纵隔巨大肿瘤压迫大血管,静脉回流量和心排血量都受到影响,应用纳洛酮后由于其毒副作用的影响,终致左心衰竭、肺水肿。本例的失误是应用纳洛酮的指征选择不当,且滴入速度过快,用量偏大。患者术终自主呼吸较弱,通气量不足,有麻醉药及麻醉性镇痛药的残余作用,也有肿瘤本身的影响。此时恰当的做法应该是给适量(0.4mg)纳洛酮,通气量增加不满意后,改为呼吸机辅助呼吸,改善通气。本例临床应用纳洛酮催醒,要严格掌握适应证。对患高血压或有高血压家族史的患者,巨大肿瘤压迫大血管,静脉回流受阻的患者,均不宜选用纳洛酮催醒。

(二)纳洛酮催醒的时机失误

例 15　患者,女性,65 岁,体重 40kg。因子宫内膜癌拟在全麻联合硬膜外麻醉下行子宫、附件切除＋淋巴结清扫术。术后 1h 患者仍不苏醒,查体发现患者瞳孔呈针尖样,予纳洛酮 0.2mg,静脉注射。5min 后患者清醒。30min 后,护士发现患者昏迷,呼之不应,呼吸微弱,瞳孔缩小。马上以阿片类中毒处理。患者情况平稳。

【教训】　纳洛酮半衰期短,过早应用会使阿片类药物产生后遗作用。拮抗药是拮抗阿片类药物残余作用的,过早应用是不适宜的,须严格掌握拮抗时机才能取得良好效果。

(三)老年患者术后寒战一例

例 16　患者,男性,71 岁,体重 55kg。术前诊断胃底贲门癌,拟在全麻联合硬膜外麻醉下行胃底贲门癌根治术,术前化验检查、心电图、CT 检查均正常。入室后行 $T_{8\sim9}$ 硬膜外穿刺置管(头侧),给予咪达唑仑 2mg,

舒芬太尼 0.2mg,依托咪酯 16mg,维库溴铵 6mg 快速诱导,插入双腔气管导管(37F 右侧),右颈内静脉及左桡动脉穿刺置管测压。麻醉维持予丙泊酚 50～100μg/(kg·h)和瑞芬太尼 0.2～0.4μg/(kg·min),术中生命体征平稳。手术历时 8h,出血 600ml,尿量 900ml,输入乳酸钠林格液 1700ml,羟乙基淀粉 1000ml,血浆 200ml,悬浮红细胞 2U。手术结束前硬膜外给予吗啡 2mg,术毕 PCEA2ml/h(4mg 吗啡＋1％罗哌卡因 20～100ml)。停药后 7min,患者自主呼吸恢复,服从指令,鼻导管吸氧 SaO_2 100％,VAS 疼痛评分为 1 分。患者清醒后全身寒战,血压上升至 140/90mmHg,心率 80 次/分,潮气量 700～900ml,频率 17～20 次/分,PET-CO_2 56mmHg。根据 Wrench 寒战分级[0 级,无寒战;1 级,竖毛和(或)外周发绀,但无肌颤;2 级,仅一组肌群肌颤;3 级,超过一组肌群肌颤;4 级,全身肌颤]。患者意识逐渐模糊,测 T 33.4℃,急查血气:pH7.25,$PaCO_2$ 76mmHg,乳酸 3.1mmol/L,PaO_2 140.8mmHg。考虑为剧烈寒战引起 CO_2 蓄积和呼吸性酸中毒,给予氯胺酮 0.5mg/kg,静脉注射,患者寒战减轻为 2 级,带管送入 ICU 进行复温。术后 1h T36.5℃,BP 121/79mmHg,HR 72 次/分,自主呼吸潮气量 470ml,频率 18 次/分,鼻导管吸氧 SaO_2 100％。血气示:

pH7.41,PCO_2 75mmHg,糖 6.96mmol,乳酸 5mmol。患者神志清楚,服从指令,拔除气管导管后送回病房。

【教训】 术后寒战发生率为 5％～65％。寒战可以使代谢产热量增加 60％,耗氧量和 CO_2 产生增加 2～3 倍,从而显著增加心肺储备较差的患者麻醉苏醒期心脏事件。围术期低温、疼痛和应激都可以诱发术后寒战。年龄的增长削弱了正常的体温调节控制,术后寒战很少发生在老年患者,老年患者的寒战强度一般也显著降低。全身麻醉和硬膜外麻醉都可明显抑制正常的自主体温调节机制,降低寒战阈值,所以全麻期间很少出现寒战反应,术后寒战一般发生于全麻恢复期。本例患者 VAS 疼痛评分为 1 分,发生剧烈寒战可能原因为:长时间手术与麻醉体热再分布造成患者围术期低温与停药后静脉全麻药物迅速清除所致恢复期寒战阈值快速上移共同作用所触发。M. Nakasuji 等认为与 NMDA 受体激活相关的舒芬太尼急性耐受是此类麻醉术后寒战的主要原因,而 NMDA 受体拮抗药氯胺酮可以阻止其发生。本例患者在给予氯胺酮 0.5mg/kg 后寒战明显减轻。本病例提示加强体温监测,防止围术期体温降低,预防短效阿片类药物急性耐受的发生对避免全身麻醉术后寒战具有重要意义。

(耿 聪 仲吉英)

第二节 术后呼吸系统麻醉处理中的常见失误

麻醉科医师可能在术后的呼吸系统管理中出现一些失误,而导致患者突发急剧的呼吸困难,甚至心搏骤停。因此,维持术后呼吸道通畅和保障患者有良好的通气、换气功能,也是应该同术中一样重视的问题。只有充分认识其易发因素和病理生理的机制,才有可能防患未然。

一、呼吸道梗阻的失误

ASA 困难气道临床指南总结:困难气道仍然是造成麻醉相关并发症和死亡中最重要的因素之一。每次插管前应进行仔细的气道检查。如果患者很有可能发生插管和(或)面罩通气困难,那么应保证患者清醒时气道通畅。如果患者已经被麻醉和(或)处于麻痹状态,才发现了插管困难,应避免进行多次尝试强制插管,原因是喉头水肿和出血会进行性加重,导致患者面罩通气无法进行。在尝试了几次插管后,最好使患者恢复清醒,进行清醒气管内插管,或者用面罩通气。如果患者无法用面罩进行通气,应该使用喉罩。如果还是不成功,应立即使用联合管、硬支气管镜或经气管喷射通气。如果还不能实现足够的气体交换,应立即进行手术开放气道。

(一)颈胸部手术后呼吸道梗阻而死亡

由于缺乏对颌面、口咽部手术特点的认识和术后呼吸管理的知识,过早拔管,导致麻醉后上呼吸道梗阻。

例 1　患儿,男性,9 个月。因"颈胸部巨大淋巴管瘤,呼吸窘迫综合征"入院。一般情况差,呈吸气性呼吸困难,口唇有轻度发绀。于入院当天夜间,在喉头表面麻醉下清醒气管内插管,乙醚麻醉下行颈胸部淋巴管瘤切除术,进胸后见在左侧上半胸腔内有一多囊性肿块填充,左肺被压缩于其下方呈不张状态,并突向右侧胸腔,右肺也被部分压缩,肿块上界通过胸廓出口与颈部肿块相连,延伸至颌下、口底和会厌。颈胸淋巴管瘤被切除后,颌下、口底淋巴管瘤仅能做部分切除。手术历时 4.5h,输血 1U。待患儿呼吸、循环稳定后带导管回病房。术后 9h 患儿一般情况良好,因不能耐受气管内导管而拔管。拔管后 3h,患儿出现上呼吸道梗阻、呼吸困难,而再次被迫行气管内插管辅助呼吸。但纠正缺氧不甚理想,最终因缺氧时间太长,呼吸、循环衰竭而死亡。

【教训】　本例患儿虽然拔管时一般情况尚好,但年龄小、手术范围大、创伤重,颈胸、颌下和口底局部组织肿胀明显,且对颌下、口底的淋巴管瘤仅施行了部分切除等,这些都对呼吸道通畅有一定的影响。气管内导管保留共 13.5h,如此长时间的导管刺激有可能引起喉头水肿。由于婴幼儿解剖的特点,即使轻度的喉头水肿,都可能出现喉腔缩小而导致严重的呼吸困难。当新生儿的喉黏膜水

肿增厚 1mm 时,喉的横断面积可缩小 65%,就会出现呼吸困难的症状。此例的失误是对患儿的病情特点和喉部特殊的解剖特点认识不清。过早拔管,且拔管后未进行严格观察。若能在此时先给镇静药后延长带管时间,或施行预防性气管造口术,患儿则会有一个良好的转归。

(二)颞下颌关节成形术后呼吸道梗阻行气管造口术

颞下颌关节成形术后,由于肌肉松弛药残余作用和手术创伤及伤口加压包扎等多种因素的影响,维持患者呼吸道通畅比其他全麻手术要复杂得多。其拔管指征和气管造口术的选择均有一定的特殊性。如果麻醉医师对此掌握不足,便难以保障患者生命安全。

例 2　患者,男性,17 岁。因"左侧颞下颌关节强直"拟在清醒下经鼻腔气管内插管麻醉行左侧颞下颌关节成形术。术中经过顺利,历时 3h。手术结束前静脉注射舒芬太尼 5μg,患者沉睡不醒,术后未拔除气管内导管。当送回病房清醒后,拔除气管内导管,患者立刻表现出呼吸道通气不畅,置入口咽通气道、将舌体牵引于口腔外等处理后,均未能解除其呼吸道梗阻情况。术后 4h 行气管造口术后梗阻方才解除,病情平稳。5d 后拔除气管造口管,痊愈出院。

【教训】　颌面、口腔及颈部手术后,因为麻醉药物的残留作用引起患者肌肉松弛、舌后坠,手术损伤引起咽、喉或颈部组织的肿胀,口腔内残余瘤体组织肿物,以及分泌渗出物或出血等,均可导致上呼吸道的急性梗阻。此时颌面颈胸部多用敷料加层加压包扎,常常在两颧弓间还有弹性固定,或两颌间有钢丝固定,或缺牙等因素的影响。有时尽管用托起下颌和放置口咽通气道的方法,也难以解除上呼吸道梗阻,这时即使是再次行气管内插管也十分困难,只有在局麻下快速进行气管造口术才最为有效。但要求有一定条件的特殊器械和专科医师为前提。预防术后上

呼吸道梗阻,防患于未然。应严格掌握拔管指征,一般颌面部手术后应将气管导管带回病房,放置24h后再予以拔除较为安全。为安全起见,在术前估计有术后梗阻的可能时,术前或术后施行预防性气管造口术为上策。其次,在口腔颌面手术后,患者应达到以下条件时,方可考虑到拔管:①患者完全清醒,问答切题;②安静状态下通气量达到最满意的程度,且呼吸频率≥10次/分(成人);③喉反射完全恢复,有正常吞咽反射;④拔管后患者彻底清醒,能取半卧位;⑤拔管时应准备好急救药品和器械,除麻醉科医师外,同时应有外科医师及护士在场,以便于一旦发生急性呼吸道梗阻等意外时,随时进行急救治疗和气管造口术。本例的失误为颞颌关节成形术后,舌后坠难以避免,且不易纠正。若能够延长留管时间或施行预防性气管造口术,则完全可以避免手术后所出现的上呼吸道梗阻。若在术后已出现上呼吸道梗阻时,再做气管造口术,就会形成很被动的局面,难以降低患者的危险性。

二、术后拔管时机不当致心搏呼吸骤停

气管内插管全身麻醉后,吞咽反射恢复、呛咳反射活跃是气管内拔管的必要指征,但绝不是唯一指征。麻醉科医师如果不依据患者具体情况综合判断拔管时机,失误则在所难免。

例3 患者,男性,49岁。因"胃癌"拟在全麻下行全胃切除术。肥胖颈短,插管采用清醒气管内插管。但因会厌宽短,声门显露困难,经反复试插才成功。手术历时4h余。术毕当自主呼吸恢复,气体交换量好,呼之睁眼,呛咳活跃时,即拔管供氧。瞬间出现呼吸困难,口唇发绀,面、颈、胸前青紫,神智消失,四肢抽搐,心搏呼吸停止。立刻再次行气管内插管,控制呼吸并胸外心脏按压。心跳即刻恢复,约5min后不能耐管而拔除导

管。面罩给氧,观察生命体征平稳,送返病房,术后随访无异常。

【教训】 本例拔管后发生窒息而致心搏骤停的因素有:① 肥胖、颈短、会厌宽短、声门显露困难,经反复试插才插管成功,导致咽喉及气管周围软组织水肿。② 拔管虽有指征,但肌肉松弛药仍有残余作用,下颌仍然松弛。以上两点也是失误之处。

本例最重要的教训就是要掌握术后拔管的时机,仅达到有拔管指征并不够,还应根据患者的具体情况,如年龄、肌肉松弛药有无残余作用、插管时是否顺利、再次插管难易程度等因素综合考虑。

三、术终拔管时吸痰操作处理不当而致心搏呼吸停止

例4 患者,男性,60岁。因"下段食管癌"住院。患者一般情况较差,中度脱水合并慢性支气管炎。术前ECG示心肌缺血性损害,经过一段时间准备后,在静复合麻醉下行食管癌根治术。全麻诱导插管后,患者血压曾一度下降至60mmHg,脉搏48次/分,静脉给予麻黄碱6mg、阿托品0.5mg,血压回升但不稳定,脉压差很小,先后静脉注射少量异丙肾上腺素、甲泼尼龙,效果良好,血压稳定,手术结束时麻醉变浅,呼吸交换良好,有吞咽咳嗽反射,准备拔管。因患者有慢性支气管炎,分泌物多而黏稠,拔管前支气管内吸引时间较长,在气管内导管拔除后,患者出现3次吸气性呼吸,随后呼吸停止,脉搏消失,末梢发绀,瞳孔散大。胸外心脏按压,面罩加压给氧,快速重新气管内插管,正压通气,静脉注射阿托品1mg,即刻心跳恢复。给予头部降温,静脉注射甘露醇,5%碳酸氢钠等处理,2h后患者呼吸循环稳定,3h后患者清醒,顺利拔除气管内导管,返回病房,无后遗症而痊愈出院。

例5 患者,女性,33岁。以假性胰腺囊肿合并感染性休克早期在全麻下拟行胰腺囊

肿外引流术。因全身情况差，心、肺功能不全合并高热 10d，选用气管内插管全身麻醉。在冬眠Ⅱ号加地西泮及表面麻醉诱导下顺利行气管内插管。插管后血压降至 70/50mmHg，以阿拉明维持血压并给毛花苷C0.8mg，脉压由 10mmHg 升至 20mmHg，血压稍平稳。术中输血 800ml，手术历时2h。拔管前用较粗的吸痰管，放入气管内导管连续吸引的时间较长。当导管拔除一半时发现患者呼吸停止，脉搏不能触知，末梢发绀，瞳孔散大，立刻将气管内导管又送入气管内，并用纯氧作人工呼吸，同时进行胸外心脏按压，经锁骨下静脉插管注入肾上腺素和去甲肾上腺素各 1mg。1min 后心搏恢复，5min 后呼吸恢复，给予对症处理，观察 1h 呼吸循环稳定后送回原病房。继续观察治疗，患者恢复良好，无后遗症，痊愈出院。

【教训】　患者全身状况差时，机体的氧储备和心肌耐受缺氧的能力较低，术中循环系统功能不稳定。气管内连续负压吸引，可使气管及肺泡内氧分压显著下降，引起缺氧后诱发心搏骤停，这是麻醉科医师的失误。此外，迷走神经反射在缺氧的基础上也有可能导致心搏、呼吸骤停。因为在声门、气管、支气管及气管隆突等部位系迷走神经末梢密集分布区，浅麻醉下吸痰的刺激，也易引起迷走神经过度兴奋而反射性的抑制心肌。特别是在缺氧、二氧化碳蓄积的基础上，这种迷走-迷走神经反射更易发生。

全麻复苏患者，吸痰操作应注意以下几点。①在全麻后拔管吸痰时，应密切监测呼吸频率、胸廓起伏运动、BP、HR、SpO_2 等基本生命体征，若发生变化及时处理。②在吸痰前及两次吸引中间，应先做到吸纯氧并过度换气，以保证体内所必需的供氧量。③吸痰时不要用过粗的吸痰管。④限制每次吸引时间，一般最长不超过 15 s。这些教训对于危重、老年等患者尤为重要。两例患者均系吸痰操作不当而导致心搏呼吸骤停，可见吸痰虽然在全麻拔管前是一项简单而基本的常规操作过程，但若应用不当，同样可危及患者生命。对于这一问题，应引起麻醉科医师的足够重视。

四、围麻醉期突发喉痉挛的典型案例

例 6　患者，男性，42 岁，70kg。既往有长期吸烟史，术前无急性上呼吸道感染，因"胆囊炎"于全身麻醉下行腹腔镜胆囊切除术。麻醉诱导：咪达唑仑 2mg，舒芬太尼15μg，维库溴铵 6mg，依托咪酯 12mg，依次静脉注射，气管内插管顺利。手术进行30min 后出现气道压增高，因手术即将结束并未做特殊处理。术毕吸痰痰多且稀。术后10min 时，患者肌力恢复，潮气量 250～300ml，频率 12 次/分，能睁眼但不能配合指令性动作，烦躁，不耐管。于是吸净痰后拔出气管内导管。拔管后患者有呼吸动作但无有效通气，意识丧失，脉搏氧饱和度急剧下降，发绀，SpO_2 由 99％降到 50％。立即面罩加压给氧，但胸廓无起伏，丙泊酚 200mg，静脉注射。通气有所改善，脉搏氧饱和度开始回升。5min 后，上述症状无明显好转，患者渐渐清醒。约 20min 后，呼吸功能恢复，能配合指令性动作，无明显呼吸困难表现。观察30min 后无异常，送回病房。随访无特殊。

【教训】　患者长期吸烟病史，气道处于高反应状态，手术应激反应出现气道高压，苏醒期吸痰操作刺激也诱发了气道痉挛。应做到以下几点。①充分的术前准备。一是对病史的了解：有无慢性支气管炎的病史，是否存在急性上呼吸道感染，是否有长期的吸烟史，是否有反复迁延不愈的咽部感染等。二是必要的体格检查：肺部的听诊，咽部的检查。三是把握好择期麻醉指征：有急性上呼吸道感染和近期肺部感染的患者应先内科治疗推迟手术。四是术前抗胆碱药物的合理应用：术前的抗胆碱药必用，可以减少腺体分泌，对用

氯胺酮或吸入麻醉药的小儿至关重要。②维持合适的麻醉深度对减轻手术应激和刺激造成的喉痉挛有重要意义,浅麻醉下的手术操作、过度的应激状态,会诱发喉痉挛,为拔管期出现喉痉挛埋下隐患。③掌握恰当拔管的时机。需要根据患者实际情况使用何种气道管理方式,对于有喉痉挛高危因素的患者,应在较深的麻醉状态下进行轻柔地吸痰,在保证潮气量和呼吸频率,能够满足生理需要下,才能拔出气管内插管,并使用密闭面罩正压通气进行过渡。④及时诊断喉痉挛。在有喉痉挛高危因素的患者拔管后,如果出现呼吸困难和血氧饱和度急剧下降时,必须警惕喉痉挛的发生,应快速确诊并及时抢救,才能够挽回患者的生命。⑤依照喉痉挛的处理流程标准正确处理,大多数患者可以迅速恢复,并不遗留任何后遗症。

五、麻醉恢复期低血氧症的失误

(一)术中低氧血症一例

例7 患者,女性,45岁,57kg。因"反复活动性气促19年,加重8年",诊断为"鼻咽闭锁"入院。既往有口服农药后洗胃史。体格检查未见异常,术前气道评估可。拟在全身麻醉下行"鼻咽成形术"。患者入手术室后BP 128/92mmHg,HR 90次/分,P 18次/分,SpO_2 95%。常规预充氧后依次给予盐酸戊乙奎醚注射液0.6mg、咪达唑仑2mg、舒芬太尼10μg、丙泊酚100mg、顺式阿曲库铵16mg,行麻醉诱导,诱导后感觉面罩通气阻力大,胸廓起伏不理想。遂经口腔入口咽通气道,通气阻力仍较大,立即插入6.5号加强型气管内导管,住院医师插管失败后更换主治医师操作,因只能暴露会厌,插管失败。立刻更换可视喉镜(诱导后2min),会厌可以暴露,声门显露欠佳,试插6.0号管置入声门困难,更换小号管仍不能顺利通过声门,此时患者面色发绀,SpO_2由100%迅速降至19%,麻醉科医师立即呼救,迅速行环甲膜穿

刺,接呼吸机,1min内SpO_2逐步恢复至95%,口唇皮肤恢复红润。2min后手术医师沿环甲膜穿刺部位扩大行气管切开,置入异型气管内导管,止血,行鼻咽成形术。术中见鼻咽部闭锁,可见直径约0.5cm的小孔,咽部和喉部瘢痕样狭窄,术中生命体征平稳,术毕20min患者苏醒,送麻醉后恢复室,观察1h后安返病房。术后纤维喉镜检查:喉前庭狭窄,可见一直径约5mm的小孔。术后患者生命体征平稳,8d后顺利封堵气管导管,10d后顺利拔除气管导管,14d后顺利出院。

【教训】 本例为上呼吸道手术的患者,术前未能做好充分的气道评估以及清醒气管内插管的准备。尽管目前有很多方法可检查指导患者是否存在困难气道,但是仍不能完全排查困难气道,如果患者不幸发生了未预料的困难气道,麻醉科医师要尽快化解危机,避免发生紧急意外。保证患者的生命安全,麻醉科医师应沉着冷静,迅速判断困难气道的类型,做出正确的决策:①依据《成人未预料的气道插管处理指南》的流程及患者的具体情况,立即制定抢救和应对措施,努力争取在最短时间内解决通气问题,保证氧合,防止缺氧;②要重视团队力量,一旦发现呼吸停止后及时呼救。插管失败后,更换方法或者年资高的医师操作。反复3次以上未能插管成功时,应该放弃,要向气道处理有经验的资深麻醉科医师请教帮助。在临床工作中,困难气道的发生仍然很高,ASA对终审索赔的分析显示。20世纪90年代。在医疗纠纷中,非特异性呼吸系统不良事件的发生率仍有14%。

(二)术后未及时拔除气管内导管致低血氧症

例8 患者,女性,65岁。下腹部包块多年。近期因包块增大明显伴下腹疼痛不适。妇检及B超显示子宫增大如小儿头,疑恶变,拟行"腹式全子宫切除术,双附件切除术"。患者既往有高血压病史20多年,合并

糖尿病及冠心病,近期有心绞痛发作。半年前曾因心绞痛和"心力衰竭"在外院住院治疗。心功能 2～3 级,全身水肿明显,消瘦,体重 40kg。入院后血压控制在 140～160/80～100mmHg,血糖良好,轻度贫血,Hb 96g/L。麻醉经过:入室 BP196/100mmHg,HR82 次/分,吸空气 SpO_2 88%～90%。入室后行 $L_{1～2}$ 硬膜外穿刺,过程顺利,行左桡动脉穿刺置管测压。以异丙酚及舒芬太尼多次少量给药,静脉注射异丙酚 100mg、舒芬太尼 10μg、顺式阿曲库铵 16mg 诱导,至血压渐降至 140/75mmHg,HR 75 次/分,SpO_2 100%行气管内插管,过程顺利,插管前后循环稳定,无明显变化。术中以异丙酚、舒芬太尼维持麻醉,维持血压在 128～150/55～70mmHg,HR 在 65～80 次/分,SpO_2 100%。术后镇痛首剂为吗啡 2mg 和 0.5%罗哌卡因 10ml。在手术结束前 45min 给予。术中共用乳酸林格液 500ml,红细胞 2U。因患者水肿明显,分次静脉注射呋塞米 40mg。术毕患者清醒,能按指令做出反应,咽喉反射恢复,潮气量 300～400ml,但脱离给氧后 SpO_2 无法维持到 90%。再次静脉注射呋塞米 40mg 利尿,离室时尿量 1200ml。SpO_2 有所改善,神志完全清醒。经气管内导管开放吸氧维持在 92%左右。手术结束后,患者血压高达 180/70mmHg,用硝酸甘油降压效果不佳,换用硝普钠,从 1μg/(kg·min)开始,增加至 3μg/(kg·min),血压渐降至 140/60mmHg 左右,减少用量在 1～2μg/(kg·min)维持,血压平稳。因患者无法脱离吸氧,故带气管内导管回病房。回病房后继续经气管内导管给氧,控制输液,硝普钠 1μg/(kg·min)控制血压,呋塞米利尿等,当晚尿量达 2000ml。次日晨 SpO_2 在吸氧下为 96%,拔除气管内导管。但血压仍高,停用硝普钠,改口服抗高血压药物维持。随后顺利康复出院。

【分析】　本例的特点是既往发生过心肌梗死,合并严重高血压,长期处于慢性心功能不全状态,术前仍呈现全身组织水潴留和水肿情况,肺功能也遭损害。术后出现低氧血症和手术后高血压。由于术后处理方法正确,效果好,患者顺利康复出院。

【教训】　患者已完全清醒,应拔除气管内导管,因为清醒患者后保留导管产生的对气管的刺激不但是术后高血压和低氧血症的原因,也是本例术后低氧血症比术前更明显的原因之一。导管对气管的刺激,导致支气管痉挛。拔除气管内导管后,可选用鼻导管或面罩吸氧较适宜、合理。

六、围麻醉期高碳酸血症的失误

围麻醉期突发高二氧化碳血症是指动脉血中二氧化碳分压($PaCO_2$)大于 50mmHg 时引起的一系列临床表现,主要表现在心血管和神经系统方面。CO_2 较 O_2 更易溶于血,围麻醉期通气不足或呼吸系统疾病等原因使血液中氧含量不足而二氧化碳含量增加时,CO_2 溶解后,体内溶液呈酸性,术中应避免高二氧化碳血症和呼吸性酸中毒。因机体内环境 H_2CO_3 与 HCO_3^- 等缓冲对的存在,当 $PaCO_2$ 缓慢上升至 110mmHg 时,不一定会出现明显的临床症状,此时因患者无明显的临床表现,不易被麻醉科医师重视,故延缓了对高二氧化碳血症的处理。当出现神经系统和心血管方面的症状时,会加重患者围麻醉期的风险。麻醉科医师应该重视围术期高二氧化碳血症,应早期发现,早期处理。

在临床工作中,允许存在一定程度的高碳酸血症:即急性呼吸窘迫综合征和支气管哮喘患者机械通气时为保护肺组织免受损伤,有意降低通气量,使 $PaCO_2$ 升高。

例9　患者,男性,62 岁,体重 80kg。因"升结肠癌根治术后切口、吻合口撕裂"行急诊剖腹探查术。术前一般情况好,查心电图正常,血压 140/90mmHg。选择全身麻醉气管内插管,瑞芬太尼、异氟烷麻醉维持,顺式阿曲库铵维持肌肉松弛。手术历时 1h

40min，以静脉镇痛泵术后镇痛。侧卧位期间患者清醒，自主呼吸，并有咳嗽、屏气、血压高及心率快等，立即拔除气管内导管。拔管后舌后坠，血压上升至 210/130mmHg，HR 210 次/分，出现频发房性期前收缩，ST 段下移 0.15mV，氧饱和度下降。患者意识清楚，P 30 次/分，考虑为切口疼痛致心血管反应。静脉先后给予曲马朵 50mg、舒芬太尼 5μg，血压、心率无明显下降，SpO_2 继续下降，用面罩吸氧，SpO_2 上升至 98%，去面罩后又下降。急查血气：pH 7.125，PaO_2 117mmHg，$PaCO_2$ 87mmHg，BE－31mmol/L，确诊为高碳酸血症，给予面罩辅助呼吸。30min 后血压、心率下降至术前水平，心电图转为窦性，ST 段正常，停止吸氧，SpO_2 维持在 93% 以上，复查血气未见异常。

【教训】 麻醉苏醒期间，适当地延长拔管时间，可应用糖皮质激素预防应激反应的发生，适当地应用拮抗药，如纳洛酮等，促进自主呼吸的恢复。患者完全清醒，呼吸通畅，潮气量足够后再拔除气管导管。必要时查动脉血气及电解质，及时纠正酸碱平衡和电解质的紊乱。围麻醉期突发高二氧化碳血症，多为腔镜手术中 CO_2 吸收入血所致，再加上术中麻醉机通气不良或者参数设置欠佳时，极容易导致患者发生高二氧化碳血症。对于术后疼痛的患者，因怕疼痛限制患者呼吸，也易发生高二氧化碳血症。全麻期间麻醉科医师必须对患者的病理生理有及时全面的了解，时刻观察麻醉机是否能正常工作及工作期间的参数变化，也要注意气管内导管通气不畅（痰栓堵塞，弯曲折叠）、呼吸抑制等。如果 $PaCO_2$ 较高，且持续一定的时间，处理时应防止 $PaCO_2$ 快速下降时可能出现的二氧化碳排出综合征，表现为血压下降，心动过缓，心律失常，至心搏停止，其原因有：① $PaCO_2$ 升高时的应激反应突然消失；②骨骼肌的血管扩张，加之过度通气时胸内压增高，使回心血量减少；③CO_2 突然排出可使冠状血管和脑血管收缩，以致出现心脏和脑供血不足。因此对于持续一段时间的高二氧化碳血症处理方法是对 $PaCO_2$ 升高的患者人工通气量要适当控制，逐步增加，注意补充血容量，必要时使用血管活性药物。

七、全麻后上呼吸道梗阻致肺水肿

上呼吸道阻塞后肺水肿临床比较少见，但此类肺水肿多发于健康青壮年，病程短于 36h，如果能得到恰当及时的临床治疗，一般预后良好。

例 10 患者，男性，29 岁，体重 79kg。因左膝外伤后前十字韧带断裂行修补术。一般情况良好，以舒芬太尼 10μg 和顺式阿曲库铵 20mg 静脉注射麻醉诱导，顺利插入 7.5 号气管内导管。手术历时 2h15min。麻醉维持选用七氟醚、丙泊酚、瑞芬太尼。患者在手术室清醒后拔管，拔管前自主呼吸良好，能睁眼并抬手试图自己拔除气管插管。尽管患者已能意识到存有气管内插管，但意识水平在拔管后恶化，呈现喉痉挛。试图人工通气没有成功，3min 后再次插管，为易于插管用顺式阿曲库铵 10mg 静脉注射，再次插管时未观察到有胃内容物吸入的迹象。采用 100% 氧气行控制呼吸，直至建立自主呼吸。麻醉科医师认为通气和意识清醒状态均不够理想，给予纳洛酮 0.15mg 静脉注射后，患者通气改善，但接着咬住气管插管，致第二次气道完全阻塞，并伴有明显的肋间肌和膈肌收缩。在 1min 内置入口咽通气道后第 2 次呼吸道梗阻解除。约几分钟后，气管插管内和呼吸回路内出现粉红色泡沫样肺水肿液体。尽管多次气管内吸引，30min 内仍被迫 3 次更换呼吸回路。当时患者吸 100% 纯氧，血气结果 PaO_2 83mmHg，$PaCO_2$ 51mmHg，pH 7.25。胸片证实双肺弥散性持续性肺水肿。以呋塞米 20mg 静脉注射后 20min 后肺水肿液体量明显减少。在清醒状态下拔管，无其他发现，遂送到恢复室。30min 后复拍胸片证实肺水肿明显改善。术中和恢复室的4.5h中共用晶体液 2300ml，尿量 1400ml。夜间患者持续吸氧，次日晨停吸氧。胸片示肺水肿已消除。恢复顺利，术后第 3 天出院。

【教训】　本例患者的临床表现为典型的上呼吸道阻塞后继发肺水肿。患者既往健康，无心、肺疾病史，再次插管时咽部未见有胃内容物反流的迹象，当呼吸道梗阻解除后，很快出现肺水肿，但持续时间短于 36h，这些均与既往报道的类似病例的特征完全相符。

本例的失误在于麻醉管理不善。气管拔管后出现喉痉挛，多与所选气管导管过粗有关，且操作动作粗暴，以及术中麻醉深度过浅等因素造成，导管刺激喉头。由于纳洛酮应用不当，已有多篇文献报道纳洛酮能诱发肺水肿，确切机制尚不清楚。本例肺水肿的发生，不能排除纳洛酮诱发的可能性。本例在两次上呼吸道阻塞后出现肺水肿，这不是原发机制。使用纳洛酮后止痛作用的快速解除，可能是导致发生第 2 次气道阻塞和相应的高肾上腺素状态的原因，从而诱发肺水肿。这表明用纳洛酮催醒也有致命的危险性。

八、术后呼吸困难致心搏呼吸停止抢救无效死亡

术后突然发作心慌、气短、胸闷，导致心搏呼吸停止者罕见，经抢救无效死亡的则更少见。

例 11　患者，女性，36 岁。因不慎跌入4m 深的沟内，以右肱骨髁上开放性骨折合并右桡骨下端开放性粉碎性骨折，拟急诊在臂丛麻醉下行切开复位、克氏针内固定术。伤后无恶心呕吐、头痛和意识丧失，亦无胸闷、心慌、气短及大小便失禁等。T36.9℃，HR78 次/分，R20 次/分，BP90/63mmHg，手术历时 2h，术中平稳顺利。术后除体温39.4℃外无异常，给予氨甲苯酸 0.3g，青霉素 480 万 U，每天各 1 次等治疗后，体温37.8℃。术后 36h 患者突感心慌、胸闷，给予

吸氧，10min 后症状消失。R 20 次/分，HR96 次/分，BP 90/60mmHg，听诊心、肺阴性，持续低流量吸氧。术后 54h 患者突然面色发绀，脉搏摸不到，BP 为零，呼吸心跳停止。立刻行 CPR，胸外心脏按压，静脉推注肾上腺素 1mg。气管内插管，行人工呼吸，新"三联针"气管内注入，静脉滴注多巴胺 200mg，经抢救 40min 无效死亡。

【教训】　本例有外伤史，术后突然(54h)死亡。骨折本身不会引起死亡，主要死于并发症。究竟是什么并发症，未行尸检，不好定论。依据临床资料分析，诱发心脏病症状不足，亦无过敏迹象，最大的可能是静脉栓塞(脂肪栓塞)，可能是肺栓塞。脂肪栓塞发病率 0.8%～2.5%，甚至高达 55%。本例系开放性骨折，高热 39.4℃，临床表现胸闷、心慌、HR 快(96 次/分)、心动过速，与肺栓塞的常见临床表现相符。

【教训】　①术后观察不仔细；②对于术后出现胸闷、心慌重视不够，没有进行必要的辅助检查，也没有想到是肺栓塞；③缺乏尸检，难以定论。

九、自发性气胸术后快速复张性肺水肿

例 12　患者，男性，53 岁。体重 48kg，身高 172cm。ASAⅡ级，诊断双侧肺大疱、左侧自发性气胸，拟全麻下行左侧肺大疱结扎术。血常规和血生化检查均在正常范围，心电图大致正常，X 线报告左肺受压 95%。静脉注射异丙酚 130mg、舒芬太尼 15μg 和顺式阿曲库铵 20mg 诱导后，插入右 Fr37 双腔支气管导管，行 IPPV，吸入 1% 异氟醚维持麻醉。手术缝扎破裂肺组织后，肺复张良好。术中血压、心率和 SpO$_2$ 平稳。手术历时 2h，输注平衡溶液 1000ml。术毕双侧呼吸音存在，SpO$_2$ 98%，呼吸反应恢复，拔除气管内导管送往恢复室。术后 1.5h，患者自诉胸闷，呼吸急促、咳嗽、出汗、发绀，随即呼之不应，血压不可测及，脉搏

微弱。立即行气管内插管,正压通气,气道阻力很大,从导管内喷出泡沫样分泌物。双侧肺呼吸音听不清,右胸渐膨满。急查 pH 7.09,PaO_2 83mmHg,$PaCO_2$ 69mmHg。

【分析】 本例为胸科手术后 1.5h,在麻醉恢复室发生呼吸衰竭,紧急气管内插管,正压通气,气道内阻力大,从导管内喷出泡沫样分泌物,双肺呼吸音消失,为急性肺水肿的表现。为手术解除肺叶受压的快速复张性肺水肿,称为复张性肺水肿。应继续加强呼吸支持,纠正缺氧,间断吸痰等。

【教训】 本例患者术前肺压缩明显(左肺受压 95%)、自发性气胸长达 1 个月,术后应积极预防和治疗复张性肺水肿。当手术解除病因后,使萎陷的肺膨胀,复张性肺水肿即可出现,或在复张后 30~60min,或进入麻醉恢复室或 ICU,于气管内导管未拔管前或拔管后期间发生。患者 SpO_2 下降(为早期诊断的重要标志),呼吸道阻力增加,以后出现泡沫痰可确诊,严重时可从气管内涌出。肺叶长期受自发性气胸压迫萎陷后,局部缺氧造成肺毛细血管损伤,通透性增加;肺泡表面活动物质减少,肺泡表面张力增加、肺叶萎陷,血管内水分易于渗入肺泡;在气胸解除时,萎陷肺组织迅速复张,肺组织间隙压力梯度骤降,促使液体向肺间隙及肺泡内渗出;胸腔负压增大,静脉回心血量增加,使右心负荷增多,毛细血管的静水压增高,使血管内液体和蛋白外流到肺组织间隙,以上因素促成复张性肺水肿发生。

十、围麻醉期突发急性肺不张

例 13 患者,女性,61 岁。ASA Ⅲ级,术前诊断为结石性胆囊炎,拟在全麻下行腹腔镜胆囊切除术。术前检查 X 线示右肺纹理增粗、模糊。既往有高血压病史数年,术前访视自诉偶有干咳,听诊心肺正常,术前未用药。入室后开放静脉输液,测 BP 138/79mmHg,HR 67 次/分,P 15 次/分。经静

脉诱导给予咪达唑仑 2mg,舒芬太尼 10μg,顺式阿曲库铵 16mg,依托咪酯 15mg。经口明视气管内插管顺利,导管插入深度 23cm,固定导管后控制呼吸潮气量 480ml,呼吸比 1∶2,P 12 次/分,测 BP 129/63mmHg,HR 59 次/分,术中 1% 七氟醚吸入＋丙泊酚 220mg/h＋瑞芬太尼 40μg/h 静脉泵注维持麻醉。患者状态平稳,探查胆囊时患者体位由平卧位改为头高 60°、左侧 30°。术中出现呛咳,立即停止手术操作,加快丙泊酚滴注速度,并静脉追加顺式阿曲库铵 5mg,患者状态平稳后继续手术,观察发现患者两胸廓起伏不对称,且潮气量降至 380~450ml,调整气管内导管,呼吸频率 2 次/分升至 14 次/分。手术结束时减浅麻醉,患者吞咽反射恢复,意识清醒。吸痰后拔除气管导管,面罩吸氧,发现手指氧饱和度监测由 99% 进行性下降,下降最低至 78%。面罩吸氧加压辅助呼吸手指氧饱和度由 78% 上升至 92% 左右,同时发现胸廓不对称明显,右侧起伏较大,左侧无起伏,听诊右侧呼吸音清晰,左侧呼吸音消失,怀疑左侧肺不张。床边胸片检查示左侧肺不张,右肺中叶炎性变,行纤维支气管镜检查见左主支气管下 2m 处有大量淡黄色及灰黑色黏稠分泌物堵塞,吸引困难。用 0.9% 氯化钠注射液加沐舒坦由纤维支气管镜注入稀释痰液后,吸引与夹取交替方可取出,纤维支气管镜前行至左主支气管远端叶支气管开口处全部被大量淡黄色稠分泌物堵塞,导致吸引困难,同样以上述方法吸出痰液,随即见左侧胸廓随呼吸起伏,逐渐恢复正常,呼吸频率为 16 次/分,血压 142/83mmHg,心率 73 次/分。复查 X 线示左肺不张恢复期,右肺中叶炎性改变,回病房后给予化痰、消炎治疗,并嘱多饮水,多次翻身叩背。术后随访患者状态良好,各项生命体征平稳,1 周后痊愈出院,未见后遗症状。

【教训】 围麻醉期预防急性肺不张的发生,应该做好以下工作:①麻醉前与患者

及主治医师及时有效的沟通,向患者及家属详细了解患者病情和身体状况,建议禁烟2~3周,若有肺部感染则行内科系统治疗延期手术2~3周。②有明显危险因素的患者,应延期手术并进行强化治疗。③对慢性阻塞性肺疾病患者或慢性支气管炎患者,术前应加强胸部物理治疗,训练深呼吸和咳嗽,增加肺容量。④麻醉期间保持气道通畅,避免长时间固定的同一个潮气量通气,应定时膨胀肺。⑤术毕尽早让患者苏醒,充分恢复自主呼吸;在拔管前反复吸引气道及口腔分泌物,同时避免纯氧吸入。⑥回恢复室后,定时变换体位,鼓励咳嗽和早期离床活动。

十一、术后肌肉松弛药残余作用致呼吸抑制

(一)琥珀胆碱致长时间呼吸抑制

例 14 患者,男性,70 岁,体重 55kg。在全身麻醉下行胃癌根治术。术前一般情况亦可,辅助检查基本正常。静脉注射芬太尼0.2mg、2.5%硫喷妥钠 8ml、琥珀胆碱100mg 快速诱导气管内插管,以 1%普鲁卡因＋0.1%琥珀胆碱复合液持续输注,复合安氟醚持续吸入维持麻醉。手术历时 3.5h,术毕前15min 停复合液,术毕时停用安氟醚,共用复合液900ml(含琥珀胆碱900mg)。术毕 30min 患者能睁眼,但无呼吸、1h 后渐有呼吸动作。查血清胆碱酯酶活性 2500U/L(正常值 3100~7700U/L)。即输新鲜全血400ml,呼吸渐恢复。约 1h 后潮气量达300~400ml,呼吸频率 18 次/分,脱氧 10min SpO_2 保持在 95%左右,肌力满意,吸痰拔管送回病房,以后恢复顺利。

【分析】 肌肉松弛是全麻四大要素之一,本例为老年患者,对琥珀胆碱的去除能力降低,也即血清胆碱酯酶活性降低,对于应用1000mg 的琥珀胆碱的清除能力降低,故手术结束 30min 仍无呼吸,经输注新鲜血液,患者呼吸、肌力满意。

【教训】 老年患者的特点,应用肌肉松弛药应慎重,肌肉松弛药应减量或最小量,本例用量较大,致呼吸抑制时间延长。

(二)琥珀胆碱用于重症肌无力致长时间呼吸抑制

例 15 患者,男性,44 岁,体重 60mg。因纵隔肿瘤拟行纵隔肿瘤切除术,术前各项化验检查正常,无重症肌无力临床表现。麻醉前 30min 肌内注射哌替啶 50mg、异丙嗪25mg,静脉注射芬太尼 0.2mg、2.5%硫喷妥钠 8ml、琥珀胆碱 100mg 快速诱导气管内插管,以 1%普鲁卡因＋0.1%琥珀胆碱复合液持续输注,复合安氟醚持续吸入维持麻醉。手术历时 2.5h,术毕前 15min 停复合液及安氟醚,共用复合液 450ml(含琥珀胆碱 900mg)。术毕 20min 患者出现微弱的自主呼吸,随之吞咽反射、咳嗽反射活跃,四肢活动满意。但在以后的 90min 内,潮气虽始终仅有 50ml,不得不鼻腔插管送病房进行机械呼吸,机械呼吸大约 48h。术后第 2 天做依酚氯铵(腾喜龙)试验阳性,给予新斯的明、地塞米松治疗,自主呼吸逐渐恢复,顺利拔管。结合患者临床表现,考虑为胸腺瘤并重症肌无力。切除组织送病理诊断为恶性胸腺瘤。

【分析】 重症肌无力是神经肌肉接头处乙酰胆碱传递障碍引起的一种慢性自身免疫性疾病,与胸腺功能有关,70%~90%伴胸腺增生,10%~15%伴胸腺瘤。部分患者手术前可有无肌无力表现,而在手术切除肿瘤后出现肌无力的表现,其原因不明。

【教训】 纵隔肿瘤切除手术麻醉肌松药的选择,应重视胸腺瘤的危险因素。本例患者术前无肌无力的任何症状,也未进行相应治疗。在麻醉的肌肉松弛药选择中也未考虑这方面的因素,结果导致患者术后长时间呼吸不恢复。术后腾喜龙试验和组织病理证实了患者为恶性胸腺瘤并重症肌无力。

（三）泮库溴铵再箭毒化致呼吸抑制、心搏骤停

例 16 患者，女性，50 岁。体重 60kg。因肝癌行半肝切除术。患者一般情况差，入室后以咪唑安定 5mg、芬太尼 0.2mg、泮库溴铵 6mg 静脉注射快速诱导，气管内插管，切皮时追加芬太尼 0.2mg。安氟醚持续吸入维持麻醉。60min 后追加泮库溴铵 4mg。术中探查肝癌不能切除而关腹。缝合皮肤时静脉注射新斯的明 1mg、阿托品 0.5mg 拮抗肌肉松弛药，手术历时 90min。手术结束后 20min 患者清醒，呼吸恢复满意，吸痰拔管送回病房。到病房后，当将患者抬向病床时发现口唇发绀，急查 HR 40 次/分，继之心搏骤停。急行心外按压，重新气管内插管，简易呼吸器人工呼吸，10min 后心跳恢复，呼吸也随之恢复。随后以地塞米松、甘露醇、头部降温、高压氧等脑复苏处理，患者呼吸、循环逐渐稳定，但意识一直未恢复，成为植物状态已 3 年。

【分析】 本例是典型的由非去极化肌肉松弛药引起的继发性呼吸抑制。患者体质较差，在短时间内用较大量的长效肌肉松弛药（泮库溴铵 10mg），术毕经新斯的明拮抗后呼吸虽暂时恢复，但由于肌肉松弛药作用时间长于拮抗药作用时间，待拮抗药作用消失后，残留的肌肉松弛作用再次出现，发生再箭毒化。

【教训】 术后早期要求有效的监测，保证最有效的呼吸潮气量，适时拔管。可以按快通道麻醉程序早拔管，但个别患者可视情况选适当时机拔管，不一定早拔管。手术结束后送麻醉后恢复室，以减少术后类似麻醉并发症的发生。有肌肉松弛监测仪时，手术结束时还可用双重暴发刺激（DBS）监测来指导肌肉松弛药、拮抗药的应用。

十二、心脏手术后张力性气胸致心搏骤停

例 17 患者，男性，67 岁。心脏手术后曾因气促呼吸困难，发现右侧气胸，即抽气好转，术后 11h 再次呼吸困难，发绀严重，即呼麻醉医师气管内插管抢救，第一次插管，因声门水肿，不顺利，完成插管后辅助呼吸，气道阻力大且缺氧发绀加剧，而拔出导管，再次插管时见患者心搏骤停，即行复苏处理，心搏恢复后气道阻力仍高，后确认右侧张力性气胸。胸腔排气、减压引流，气道阻力立即降低。但因历时较长，脑缺氧，死亡。

【分析】 因心脏手术后张力性气胸行气管内插管正压呼吸致心搏骤停，虽经抢救心脏复苏，张力性气胸经胸腔排气、引流已减压，气道阻力恢复正常，但经因大脑缺氧时间过长而死亡。心脏手术后，因术中误伤胸膜导致张力性气胸是一种常见并发症，患者出现呼吸困难、发绀等，应先诊断清楚呼吸困难的原因，再施行正确的治疗。本例失误处是气管内插管前未确诊。

【教训】 误诊张力性气胸的诊断，盲目气管内插管治疗，导致患者死亡。教训沉痛。

十三、术后应用哌替啶镇痛呼吸抑制致死

例 18 患者，女性，60 岁。体重 56kg。ASA Ⅱ级，胃癌根治术，常规 $T_{8\sim9}$ 硬膜外穿刺置管后，局麻药选用 1% 利多卡因 ＋ 0.15% 丁卡因，术中共用 27ml。手术顺利，术中平稳。手术后当晚 10 时（术后 6h），患者伤口疼痛，病房医嘱哌替啶 75mg，肌内注射。第 2 天清晨 6 时发现患者已经死亡。

【分析】 本例为胃癌根治术后应用镇痛药死亡的病例。死因可能与镇痛药的呼吸抑制作用、患者年龄大等因素有关。也可能与呼吸道在用药后不通畅或窒息有关，当然术后出血性休克致死也不能除外，其可能性较小。

【教训】 用镇痛药要持续观察、用药后应予以吸氧，及时发现患者异常情况，保证术后安全。

十四、气管切开导管未置入气管内致死

例19 患者,男性,44岁。因车祸颅脑损伤入院,当时因昏迷、呼吸道有梗阻(打鼾严重)行气管切开造口术。20d后,病情突然恶化,拟行开颅减压术时气管造口已逐渐愈合。静吸复合全麻术毕,行气管切开术。由于气管上段因上次手术已狭窄,术者只好在靠近胸骨上窝位置做切开术。患者已有自主呼吸,潮气量250～300ml。术者切开气管环后,麻醉科医师拔除气管内导管,手术医师在台上置管后,麻醉科医师捏呼吸囊时觉阻力大;听诊双肺无呼吸音;二氧化碳波形不显示。告知手术医师导管未放入气管内,建议重新插管。但手术医师坚持导管已置入气管。双方因责任归属问题未敢拔出气管内导管。此时患者血氧饱和度逐渐下降,心率减慢,最后心搏呼吸停止。随即重新插管抢救,终因缺氧时间太久,患者最后死亡。

【分析】 本例插管时,气管切开导管未置入气管内,而是穿破气管进入食管。之后气管镜检查证实气管后壁及食管前壁有破口,为插管时损伤所致。麻醉科医师未能坚持重新气管内插管以致延误时机。本例听诊无呼吸音,二氧化碳波形不显示均提示导管不在气管内,麻醉科医师及手术医师都没有果断地采取相应措施,最终患者因缺氧时间过长,抢救无效死亡。

【教训】 麻醉科医师协助手术医师进行气管内导管更换时,应果断判断操作是否成功,而不是主观印象。争取更多的抢救时间。

十五、术后气管造口更换导管致死

例20 患者,男性,40岁。行舌癌根治皮瓣转移术,术前各重要器官的功能正常。术毕有自主呼吸,但潮气量偏小,给拮抗肌松药后,潮气量恢复到260ml以上。术者决定从气管造口处更换气管内导管,首次置管不

成功,第2次插入导管后,麻醉科医师发现患者躁动,心率偏快,为120次/分;听诊两肺呼吸音不明显。上级医师又插管两次,自认为插入气管内。但氧饱和度进行性下降,二氧化碳波形时有时无,9min后心搏停止。后立即扩大气管造口,重新顺利插入气管内导管,同时CRP复苏,心搏恢复,氧饱和度逐渐上升,但双侧瞳孔散大至8mm左右。后送入ICU进一步治疗,第2天患者死亡。

【分析】 本例为经气管切开口插管,将导管插入气道旁而未进入气道内,二氧化碳波形时有时无,但终不能改善通气状况。以后延长扩大气管切口,完全插入气管内导管,但因延误时间过长,导致大脑不可逆性缺氧而死亡。

【教训】 气管切开在更换气管导管时风险非常大,若操作不当,会发生严重的并发症,甚至死亡,应警惕。麻醉科医师与外科医师通力合作,力争在最短时间内完成操作。

十六、高龄危重患者化脓性胆管炎术后呼吸困难

例21 患者,女性,80岁。因黄疸、发热,诊断为急性化脓性胆管炎,拟行剖腹探查、胆囊切除、胆总管探查术。否认既往高血压、糖尿病病史。入院检查ECG示窦性心动过速,ST-T改变。X线胸片示慢性支气管炎并双下肺间质性肺炎。入室时患者神志清楚,表情痛苦,呼吸急促,>30次/分。双肺呼吸音明显增粗,吸气末和呼气相可闻及干啰音,以双上肺明显。HR 130次/分,BP 130/75mmHg,HR 130次/分,SpO_2 89%,面罩吸氧后升至99%。开放静脉后,于$T_{9\sim10}$行硬膜外穿刺置管后,异丙酚30mg,芬太尼0.1mg,阿曲库铵35mg,待HR渐降至105～115次/分、BP 105/55mmHg,再给予异丙酚20mg,全麻诱导行气管内插管。插管时有轻微呛咳,HR增加到120次/分,BP 120/75mmHg。手术开始前分两次给予

芬太尼共 0.1mg,给地塞米松 10mg。手术开始时硬膜外注入 2%利多卡因 3ml,后又追加 2ml,以 15ml/h 的速度持续输注异丙酚维持麻醉。手术开始后,BP 降至 80/40mmHg,HR 105 次/分,间断静脉注射去氧肾上腺素 0.1~0.2mg,加快输液,收缩压回升至 90~105mmHg。术中输液 2500ml,其中血定安 1500ml,乳酸钠林格液 1000ml,CVP 维持在 2~5cmH$_2$O,血压和心率维持稳定,尿量 300ml。术中气道压力高达 23~25cmH$_2$O,吸纯氧下仅维持 SpO$_2$ 97%。术毕清醒,潮气量 350ml,呼吸频率 12~20 次/分,吸氧时 SpO$_2$ 能维持 99%,吸空气时 SpO$_2$ 86%~88%,CVP 8cmH$_2$O。气管内吸痰时患者反应剧烈,拔除导管后以面罩吸氧,SpO$_2$ 99%。随后闻及双肺哮鸣音,给予氨茶碱 0.25g 加入 100ml 0.9%氯化钠中输注,观察 10min 后,哮喘略有缓解,生命体征稳定,查动脉血气显示:pH 7.363,PCO$_2$ 34.3mmHg,PO$_2$81.4mmHg,Hb 83g/L,BE- 5.3mmol/L,HCO$_3^-$ 20mmol/L,SaO$_2$ 97.5%。转送 ICU 后床边 X 线胸片示肺纹理模糊,主动脉型心。第 2 天患者完全清醒,HR 102 次/分,BP 158/87mmHg,鼻管吸氧 SpO$_2$ 96%。

【分析】 本例属于高龄患者,病情重,患化脓性胆管炎,可能并发脓毒血症,全身情况较差,麻醉的风险是较大的。麻醉中高气道压,术毕发生低氧血症,患者心率加快伴血压降低较严重,伴慢性支气管炎诱发哮喘。

【教训】 ①麻醉方法选择,本例在气管内静吸复合全麻辅以硬膜外腔阻滞麻醉下行胆囊切除等手术,因复合全麻用药不当,全麻诱导后血压下降,多次应用静脉注射去甲肾上腺素、补充血定安扩容、加快输液速度等将血压维持在正常范围内。②本例麻醉中气道压力高,SpO$_2$ 低,是因为老年患者肺顺应性差,术前合并有慢性支气管炎及双下肺间质性肺炎、哮喘发作、脓毒血症等对呼吸系统影响的结果,虽经麻醉科医师的正确处理,血气

检查结果正常,但对这一点麻醉前估计不足。

(孙增勤)

十七、全麻术后低血钾致呼吸抑制延长

例 22 患者,女性,23 岁。因手汗症在全身麻醉下行交感神经链切除术。手术顺利,麻醉平稳,术毕送恢复室。入恢复室 30min 后仍无自主呼吸,BP 165/90mmHg,颈软,双肺及心脏听诊正常,四肢肌张力低,肌力 0 级,双巴宾斯基征阴性,无肌束颤动,心电图示:窦性心律,Ⅱ~Ⅲ度房室传导阻滞,急检血钾 2.1mmol/L,即予 0.9%氯化钠 500ml+10%氯化钾 15ml(每小时不超过 1g 氯化钾)静脉注射。同时,予以阿托品 1~2mg 静脉注射以纠正心律失常等综合治疗,补钾后约 10h,患者自主呼吸恢复,四肢肌力 Ⅳ 级,神志转清,查血钾 3.2mmol/L,24h 后,肌无力恢复正常。予拔除气管导管送回病房。

【教训】 术前应常规做离子测定检查,不能因患者年轻而省略。常规检查不能忽略以免造成危险。

十八、老年慢性支气管炎患者化脓性胆管炎术后哮喘

例 23 患者,女性,65 岁,体重 50kg。因化脓性胆管炎在全麻下行剖腹探查术。胸片示:慢性支气管炎。入室时患者神清,表情痛苦,呼吸急速,双肺呼吸音明显增粗,可闻及干啰音。BP 136/65mmHg 左右,HR 125 次/分,吸氧下 SpO$_2$ 97%。依次注入异丙酚 4ml,芬太尼 0.1mg,阿曲库铵 40mg,插管前追加异丙酚 4ml。气管插管后,血压降至 106/45mmHg 左右,HR 90~110 次/分,SpO$_2$ 99%。以 1%异氟醚吸入和异丙酚 15ml/h 静脉泵注维持麻醉。手术开始 30min 后,血压降至 82/35mmHg 左右,HR 108 次/分,气道压力高达 25~30cmH$_2$O。

间断静脉注射去氧肾上腺素,并加快输液,维持 BP 90～105/35～45mmHg,CVP 2～5cmH$_2$O。共补液 2500ml,其中 1500ml 为血定安,1000ml 为乳酸林格液。术毕患者清醒,潮气量 350ml,吸氧时 SpO$_2$ 98％,吸空气 SpO$_2$ 88％。拔除气管内导管后以面罩吸氧,SpO$_2$ 95％。随后闻及双肺哮鸣音,SpO$_2$ 降至 80％,给予氨茶碱 0.25g 加入 100ml 0.9％氯化钠中输注,并重新气管内插管吸氧,SpO$_2$ 95％。观察 10min 后,哮喘有所缓解,生命体征平稳,送 ICU。床边 X 线胸片示肺纹理模糊。

【教训】　患者术前有肺感染,并发胆囊炎,全麻后会加重肺感染,术中应用大量治疗性药物处理,避免出现拔管后危机。

(耿　聪　仲吉英)

第三节　术后循环系统麻醉处理中的失误

手术患者术后循环系统不稳定,在临床上很常见。但由于处理过程中出现的失误,可导致严重不良后果的报道并不多。其中一份病例为术后 7d 出现心肌梗死,虽然与手术操作、麻醉处理无直接关系,但无疑手术麻醉的创伤打击是不可忽视的诱因。提示术前详细检查,了解病史,术后严密监视循环系统功能变化,对于老年和高危患者尤为必要。

一、术中低血压导致术后严重缺氧性脑损害

例 1　患者,男性,55 岁。因"间断性右上腹疼痛"急诊入院,在此之前曾在该院检查诊断为"胆囊结石",拟在连续硬膜外麻醉下行胆囊切除术。硬膜外穿刺成功后,留置硬膜外导管一次性并给予 2％利多卡因 25ml。因患者疼痛加重,未测阻滞平面。患者焦虑不安,给予地西泮 5mg,立即行手术。手术进行探查胆囊、剥离浆膜,此时患者心率减慢为 20 次/分、血压下降为 50/30mmHg,立即给予阿托品、麻黄碱快速静脉滴注,同时加快输液并停止手术。以上治疗未有好转,随即血氧饱和度降至 40％、呼吸严重抑制,出现发绀,即刻采取气管内插管,给予辅助呼吸。随后患者情况好转,心率升至 78 次/分,血压上升至 110/70mmHg,并出现自主呼吸,血氧饱和度 99％,遂继续手术。术后患者带气管内导管入 ICU 后一直未清醒,并出现四肢持续性抽搐。次日,患者病情未见好转,转入该市级医院进行治疗。

【分析】　在硬膜外阻滞麻醉用药中,用了严重超过常规剂量的利多卡因,并且在阻滞平面未完全出现时,提前使用了大剂量的麻醉镇静药,加重了因胆心反射造成的循环抑制,术中心律失常,低血压,呼吸严重抑制,脑缺血、缺氧形成脑水肿,虽然采取了相应的抢救措施,但因为医院条件和技术力量所限,患者心、肺功能恢复正常,但仍留有严重的缺氧性脑损害难以恢复。

【教训】　急诊手术应尽量充分了解患者的基础疾病,尽量选择更加稳妥的麻醉方式,注意药物用量,随时关注患者状态和麻醉效果。

例 2　患者,男性,73 岁,体重 46kg。诊断为"左小脑占位病变",拟在全麻下行"左小脑占位病变切除术"。一般情况差,反应迟钝,双肺呼吸音清晰。ECG 示:偶发室性期前收缩,T 波改变。血常规及生化检查正常。该患者有 10 年的高血压病史,一直用药,具体不详。5 年前诊断为"心肌供血不足",于当地医院治疗,用药不详。此次入院后,患者自服降压药。术前 2d 因药已服完,未继续服用。患者入手术室后,Bp185/105mmHg,HR76 次/分,R18 次/分,未吸氧时 SPO$_2$ 95％,诉心慌,给予面罩给氧 3L/分,SPO$_2$ 至 100％,心慌缓解。观察 30min 后,BP 在 185/115mmHg 波动。考虑患者情况差,建

议手术医师停止手术,对高血压治疗一段时间,血压控制平稳后再做手术,但手术医师坚持马上手术。开放两组静脉通道,同时行桡动脉穿刺置管监测动脉压。先予以静脉注射力月西 2mg 镇静,患者血压未降下来,给予艾司洛尔 25mg,静脉推注。麻醉诱导,静脉注射芬太尼 0.3mg,丙泊酚 100mg,维库溴铵(万可松)6mg。经口插入 7.5 号气管内导管,机控呼吸,给予异氟醚吸入 1.0%,患者血压从 185/110mmHg 迅速下降至 44/27mmHg,一组静脉快速补充平衡液,一组静脉输入聚明胶肽,麻黄碱 10mg 静脉推注,停异氟醚吸入,血压升至 76/40mmHg,给予间羟胺 1.0mg,静脉推注,患者血压升至 172/110mmHg,再给乌拉地尔 25mg,静脉注射,血压降至 58/38mmHg,再给间羟胺 1.0mg,静脉注射,异氟醚 1.0% 吸入,患者血压逐步升至 101/58mmHg 并稳定,调整吸入氧流量 1L/min,同时给笑气 1L/分,硝酸甘油按 0.5mg/(kg·min)泵注,血压维持在 86～108/45～70mmHg。手术顺利进行,术中调整硝酸甘油剂量,血压未出现较大的波动,整个手术期间输入平衡液 1500ml,聚明胶肽 1000ml。术毕患者带气管导管送到 ICU,次日患者行 CT 检查提示新发脑梗死。

【分析】 临床上对高龄高血压患者进行麻醉诱导时,可以选择对血流动力学影响较小的依托咪酯而不是丙泊酚。术中调整血压时,对高血压患者要求"平稳"而不要追求"快速",注意血管活性药的用量。本例患者手术前准备不充分,抗血压治疗不规范。一味迁就外科医师的不合理要求,在高血压患者术前抗高血压治疗不充分的条件下实施麻醉,必然自食恶果,也是对高血压患者及麻醉科医师本人不负责任的态度,应加以防范。

二、术后循环不稳定致心搏呼吸停止

例3 患者,女性,61 岁。诊为慢性胆囊炎,拟行腹腔镜下胆囊切除术。病人原有高血压病,麻醉选择硬外麻＋静脉全麻(过去该院同类手术均全麻气管内插管),硬外选 T$_{8～9}$。1.5% 利多卡因＋静脉麻醉:开始用氯胺酮 50mg＋地西泮 5mg;维持用 1% 普鲁卡因 100ml＋哌异合剂 2ml＋氯胺酮 100mg。面罩吸氧,辅助呼吸,术中除血压偏低外无异常。术后返回病房,2h 后发现患者血压明显下降,呼吸降低(38 次/分),随后心搏、呼吸停止,即行心肺复苏及后续性抢救治疗等。

【分析】 本例因术后循环发生抑制而心搏、呼吸骤停。随后进入心肺脑复苏阶段,教训深刻。

【教训】 本例为老年患者,耐受性差,麻醉的选择及管理应持谨慎态度。本例的失误之处是麻醉选择方法复杂、麻醉用药也太多,药物的残余作用往往是术后发生意外的原因之一。老年患者麻醉手术过程中及术后的并发症发病率高、死亡率高,麻醉时要特别注意。

(孙增勤)

例4 患者,男性,36 岁。因全身Ⅱ～Ⅲ度烧伤,在全麻下行全身削痂、取头皮右上肢植皮术。术前患者 Hb 105g/L。入室 BP 145/96mmHg 左右,HR 100～110 次/分。术中出血约 500ml,共输注血定安 1000ml,乳酸林格液 500ml,维持 BP 110/75mmHg 左右,HR 85～105 次/分。术后送恢复室。15min 后,患者自主呼吸恢复良好,予拔除气管内导管。但术后 1h 患者仍未清醒,血压逐渐降至 85/40mmHg 左右,HR 120～130 次/分。即输注血定安 500ml,血压无明显提升,予多巴胺输注维持血压,10min 后患者心搏骤停。

【教训】 烧伤患者全身削痂手术失血很多,术后仍有大量的渗血,正确的处理应该积极补充血容量,输血输液,而不是多巴胺维持。处理问题要治其本。

(仲吉英)

三、全麻术后心肌缺血或梗死

(一)全麻行食管癌手术后心肌梗死致死

例5　患者,女性,61岁。以进行性吞咽困难7个月诊断为食管癌,拟在全麻下行食管癌切除、主动脉弓上食管胃吻合术。术前阿托品0.5剂量、哌替啶50mg、异丙嗪25mg肌内注射。诱导:芬太尼0.075mg、氟哌啶醇4.25mg,静脉注射,表面麻醉下清醒气管内插管,以哌替啶、泮库溴铵等静脉药维持。用药总量:芬太尼0.2mg、氯胺酮100mg、氟哌啶醇4.25mg、哌替啶200mg、异丙嗪100mg、泮库溴铵8mg。麻醉平稳,手术顺利,手术历时5h 40min。术中出血1000ml,输血1200ml。术后即清醒,拔管送回病房。经抗感染等治疗,病情稳定,胸腔引流通畅,每日补液量平均3000ml,排出量2375ml。术后2d X线示左胸腔积液。术后3d左胸腔积液呈包裹性。术后4d两肺膨胀完善。术后6d精神渐好,停特别护理,从营养管注入营养液1600ml。术后7d上午,突感胸闷、心慌、气短、剑突下灼痛。查体:神志清,烦躁不安,面色苍白,大汗,四肢温暖,脉细,心音低钝。BP 60~80/40~60mmHg,HR112次/分,RR 26次/分。ECG报告:窦性心动过速,前侧壁心肌梗死,偶发性期前收缩,低电压。立刻吸氧,口服罂粟碱30ng,输注50%葡萄糖250ml+多巴胺20ml,5%碳酸氢钠250ml,静脉注射地塞米松10mg及能量合剂、镇痛药等综合治疗,病情未见好转。术后8d出现严重的心律失常,呈现室性二联律,短阵性室性心动过速,房性期前收缩。将多巴胺加大到60mg,并用间羟胺30mg输注,术后16d病情进一步恶化,心音低钝呈奔马律,出现下肢动脉栓塞,术后17d加大激素用量,换用去甲肾上腺素、酚妥拉明,血压仍难以维持,术后18d抢救无效死亡。

【教训】　据文献报道,凡术前ECG提示有冠心病的患者,术后心肌梗死的发生率为2.4%~8%。其中50%是致命的,因冠心病死亡者,多发生在术后1~2d内;该例心肌梗死发生在术后7d,比较少见。本例术前ECG检查,除低电压外无异常发现,无冠心病及高血压病史。故对手术前无高血压病史,术前ECG无明显改变的老年患者,除在麻醉手术期间要警惕心肌梗死的发生外,术后也要严格观察,注意预防心肌梗死的出现。一旦出现应积极救治。

(二)全麻行乙状结肠癌根治手术后急性心肌缺血

例6　患者,女,74岁。因便血1个月余,肠镜检查示乙状结肠癌,入院拟施乙状结肠癌根治术。既往有高血压史,口服尼莫地平片血压控制较好,1年前曾因心律失常住院心内科治疗。入院体检:神清,体重48kg,T 37℃,HR 82次/分,R 20次/分,BP 140/74mmHg,心脏听诊有期前收缩。实验室检查:Hb111g/L,Hct 0.34,Plt119×10⁹/L,血糖5.20mmol/L,血钾4.12mmol/L,肝肾功能、心肌酶谱均在正常范围。ECG示窦性心律,频发室性期前收缩,室性高融合波,T波改变,Q-T间期延长,提示心肌缺血。心脏超声示:EF 0.59,左室轻度肥大。患者入室后,BP 142/92mmHg,HR 82次/分,SpO₂ 98%。全麻常规诱导,咪唑安定2mg+丙泊酚120mg+芬太尼0.2mg+司可林160mg,依次静脉注射,诱导平稳,插管顺利,静脉注射万可松8mg后4mg/h微泵持续泵注,1%~3%七氟烷吸入,行右桡动脉测压。09:15手术开始,麻醉平稳。患者于10:40 ECG出现ST段抬高,最高幅度达3mm,偶发室性期前收缩,同时伴有血压下降,心率无改变,予麻黄碱15mg,ST段及血压恢复正常。11:50患者ST段再次出现抬高,同时伴血压下降,ST段抬高达6mm,静脉注射麻黄碱10mg,HR 115次/分,ECG转为室性心动过速,静脉注射利多卡因10mg,ECG恢复正常,血压

116/70mmHg，HR 94 次／分。10min 后，ST 段第 3 次出现抬高，最高达 9mm，血压降至 80/40mmHg，心电图显示室性心动过速，继而转为心室颤动。静脉注射去氧肾上腺素 80 μg，160 μg，160 μg，240 μg 后 1600 μg/h 维持，静脉注射硝酸甘油 2.5mg＋2.5mg 后以 1.25mg/h 维持，静脉注射利多卡因 100mg＋100mg，胸外心脏按压，胸外电除颤 200J，恢复窦性心律后迅速转为心室颤动；静脉注射利多卡因 100mg、地塞米松 10mg、5%碳酸氢钠 50ml、10%葡萄糖酸钙 10ml 和呋塞米 10mg 后，心脏仍未复跳。继续进行胸外除颤，静脉注射利多卡因 100mg，经除颤恢复窦性心律后又转为室颤，第 4 次除颤后心脏复跳，HR 70 次／分，BP 80～90/40～50mmHg，SpO$_2$ 95%～96%。静脉输注多巴胺 5μg/（kg · min），维持血压 100～120/70～80mmHg。术后送 ICU。

【分析】　心脏病患者施行非心脏手术，麻醉和手术的并发症及死亡率可显著高于无心脏病者。此患者考虑为术中冠状动脉痉挛引起的心肌缺血，也可称为变异性心绞痛发作，继而引起 S-T 段抬高、室性期前收缩、室性心动过速及心室颤动。

【教训】　手术术前肠道处理，血容量不足，应预先扩容。术前对手术出血量应有充分估计，及时补充血容量。遇紧急状况时要及时呼叫上级医师。冠心病患者进行非心脏手术时，合理应用血管活性药物预防或治疗急性心肌缺血尤其重要。麻醉科医师必需掌握心脏病变的基本生理，具有能充分评估并及时处理各项早兆危象及术中监测、术后管理的各种技术和能力。

（三）全麻行鼻内镜手术后发生心肌梗死

例 7　患者，男性，51 岁，体重 60kg。既往有高血压病史 2 年，日常口服降压药，血压控制较平稳。近半年来患者自觉夜间呼吸困难，被诊断为哮喘，平日使用鼻喷雾剂（具体不详）控制哮喘发作。术前给予硫酸沙丁胺醇吸入气雾剂（万托林），异丙托溴铵气雾剂（爱全乐）。心电图检查提示：窦性心动过速、T 波改变，Ⅱ、Ⅲ、aVF 意义待查。患者拟在全身麻醉下行鼻内镜鼻窦手术＋鼻息肉摘除术。术前 30min 肌内注射东莨菪碱 0.3mg，入室 BP 139/93mmHg，HR 78 次／分，SpO$_2$ 99%。心电图显示窦性心律。在右手开放静脉通道，给予静脉滴注钠钾镁钙葡萄糖注射液 500ml。麻醉诱导给予静脉注射：咪达唑仑 2mg、依托咪酯 16mg、芬太尼 0.2mg、爱可松 50mg，麻醉诱导平稳，气管内插管顺利。呼吸参数设置：潮气量（VT）400～500ml、呼吸频率（R）12 次／分、气道峰压 16～20 cmH$_2$O 行 IPPV 通气。麻醉维持：以丙泊酚 50～100μg/（kg · min），芬太尼 1.5～3μg/（kg · h），右旋美托咪定 0.4μg/（kg · h），阿曲库铵 8μg/（kg · min）维持麻醉。术中 NBP 波动明显，NBP 最低为 90/63mmHg，分次静脉注射去氧肾上腺素每次 100μg，总量共 300μg。NBP 维持效果不佳，随后以去氧肾上腺素 0.03～0.08μg/（kg · min）和肾上腺素 0.03～0.08μg/（kg · min）调控，NBP 维持在 90～110/60～70mmHg，HR 75～85 次／分，SpO$_2$ 98%～100%，术中 ECG 未见异常。手术历时 3h，术中输注晶体液 1000ml、胶体 500ml。出血量 50ml，尿量 250ml。术毕带气管内导管送至麻醉恢复室，待满足拔管条件给予拔管。患者在拔管后约 10min，异常躁动，心率增快，表现为心动过速，SpO$_2$ 由 99% 迅速下降，最低降至 80%，血压降至 92/64mmHg，观察心电图未表现出异常。当时考虑患者术前诊断有哮喘病史，考虑哮喘急性发作的可能性，同时也不排除气管拔管后喉痉挛的发生，立即调大氧浓度，面罩吸氧。给予支气管舒张药，同时静脉注射甲泼尼龙 40mg，患者症状未能缓解，SpO$_2$ 持续在 80%～85%，患者仍然烦躁，不能平稳呼吸，有吸气性呼吸困难表现，于是紧急重新气管内插管，同时加强镇静。SpO_2 随后逐渐上升恢复至 95%。立即行血气分析,提示酸中毒。为了保证患者的生命安全,患者随后转入 ICU 接受治疗,在转运的过程中接便携式心电监护仪,转运呼吸机维持机械通气,密切观察患者生命体征。在转运至 ICU 5min 后,ECG 监测显示 II、III、aVF 导联 ST 段明显弓背型上抬,其他导联有明显 ST 段下移,并急查十二导联心电图,同样显示心肌缺血的改变,II、III、aVF 导联 ST 段明显弓背向上抬高,立即予以硝酸甘油扩张冠状动脉,同时急查肌钙蛋白 I 以及床旁心脏彩超。肌钙蛋白 I 为 5.37ng/ml。心内科医师会诊,予以阿司匹林 300mg,阿托伐他汀钙片(立普妥)20mg,替格瑞洛片(倍林达)180mg 鼻饲。并紧急转入介入手术室行冠脉造影+支架植入术,于右冠状动脉(RCA)置入支架 2 枚,主动脉球囊反搏(IABP)。术后给予控制心室率、保护心肌、防止心室重建、抗血小板聚集治疗。次日探访患者,患者精神尚可,术后第 2 天拔出气管内导管,IABP 持续治疗 2d,循环稳定,拔出 IABP 鞘管。术后第 4 天,患者生命体征平稳,转心内科进行进一步专科治疗。之后患者症状改善,病情稳定,于术后第 14 天出院。

【分析】 围术期心肌梗死(PMI)快速诊断较为困难,大多数 PMI 发生在患者处于麻醉或者镇静状态下,80% PMI 患者没有胸痛或者无典型的缺血症状。ECG 的改变微小而短暂,且只在 35% 的患者中出现。因此 PMI 的发现和诊断延迟,其早期死亡率为 3.5%～25%,同时 PMI 也影响远期的生存率。本病例 PMI 发生于麻醉恢复期,患者没有典型的胸痛表现,或者在麻醉未完全清醒不能准确描述体征。

回顾分析本病例,该患者诱发 PMI 的可能原因如下:①整个手术过程中患者不明原因的出现血压偏低,已经排除麻醉药物引起的可能性,因为麻醉深度监测显示 BIS 值为 45～55。通过血管升压药调控,效果并不明显,此时应警惕患者可能已存在心肌缺血。②气管拔管后,患者出现心率增快、烦躁不安,这种情况下,患者不能平稳呼吸、氧供减少,烦躁的同时氧耗增加。③患者在苏醒期感到疼痛,而尚未能清晰表达,疼痛增加其身体应激反应。④患者术前并存冠心病的危险因素,而未能提前发现。患者在术前有夜间呼吸困难的症状,心电图常规检查窦性心动过速,T 波改变,在诊疗的过程中未进一步予以动态心电图检查,以及能排除冠心病的相关检查。

【教训】 处理 PMI 的最佳方法是预防。应重视术前对于患者和手术风险的评估,加强术中管理和监测,及时发现心肌缺血,对于不明原因的持续低血压应特别引起重视。术后管理也尤为重要,保证氧供,完善镇痛,持续心电监护,以及多学科联合救治,特别是心血管介入科的精准诊断和及时治疗。

四、脑胶质瘤全麻术后颅内血肿长时间未苏醒

例 8 患者,女性,35 岁,体重 59kg。因脑胶质瘤在全麻下行脑胶质瘤切除术。术前患者意识清楚,能按指令行事,BP 135/82mmHg、HR 76 次/分,各项化验及心电图检查大致正常。术前 30min 肌内注射东莨菪碱 0.3mg、苯巴比妥钠 0.1g,入手术室 HR 80 次/分、BP 128/75mmHg,静脉注射 2.5% 硫喷妥钠 5mg/kg、芬太尼 0.2mg、琥珀胆碱 80mg 麻醉诱导,气管内插管后心率达 139 次/分,血压升至 173/113mmHg,给予异氟醚吸入、静脉注射 2.5% 硫喷妥钠 5ml 后心率、血压逐渐平稳。术中以静吸复合麻醉维持,开颅后颅压明显增高,手术历时约 4.5h,术毕 10min 患者呼吸恢复尚满意,潮气量约 350ml,但意识尚未恢复,经气管内吸引,呛咳剧烈,故拔除气管导管。气管内吸引

与拔管期间,患者 HR 146 次/分、BP 188/128mmHg,回病房后 HR 102 次/分、BP 142/90mmHg,给予鼻导管继续吸氧,术后 5h 仍未苏醒,经 CT 检查诊断颅内术后血肿。

【分析】 本例自诱导开始,表现为高血压、高颅内压,术后 5h 仍未清醒,经 CT 检查证实为颅内血肿所致。

【教训】 ①诱导中应避免高血压和呛咳。本例麻醉诱导时用药量不足,气管内插管反应明显。HR 由 80 次/分达 139 次/分,BP 128/75mmHg 升至 173/113mmHg。加深麻醉后循环平稳,但开颅后颅内压(ICP)明显升高,与原发病灶和诱导均有关。诱导要平稳。②降 ICP 措施不明确。ICP 高时,需采取降 ICP 措施,除加深麻醉外,最好在切皮前至开颅前静脉快速输注 20%～25%甘露醇 0.5～1g/kg 等脱水药,开颅后若 ICP 仍高,可静脉注射呋塞米、地塞米松等药物降 ICP,必要时可采用控制性降压的方法,将血压控制在生理范围,可降低 ICP,减少术中出血。随时调整有效容量,使循环稳定。③ 选用新麻醉药。以异丙酚为主,少量吸入异氟烷,达到平稳麻醉,又可降 ICP,术后清醒快,副作用少,以维持脑灌注压,防止颅内出血。

五、脑硬膜下血肿术后循环兴奋致死

例9 患者,男性,58 岁,体重 69 kg。因慢性硬脑膜下血肿,在全麻下行硬脑膜下血肿清除术。既往高血压病史 10 余年,查体意识清,BP 165/98mmHg、HR 85 次/分。心电图示:冠状动脉供血不足。术前 30min 肌内注射东莨菪碱 0.3mg,苯巴比妥钠 0.1g。入手术室后 HR 92 次/分、BP 173/98mmHg,静脉注射硫喷妥钠 5mg/kg、芬太尼 0.2mg、琥珀胆碱 100mg 麻醉诱导,气管内插管后 HR 125 次/分、BP 195/120mmHg,加深麻醉后心率降至 91 次/分,血压降至 150/98mmHg。术中经过尚平稳,手术结束后血压为 173/98mmHg,气管内吸引时患者呛咳严重,心率加快,血压急剧升高。术毕患者自主呼吸不规律,意识未能恢复,30min 后患者心率、血压急剧下降,即刻静脉注射多巴胺、阿托品等,但效果不著,两侧瞳孔明显不等大,继之呼吸、心搏骤停,抢救无效死亡,诊断为颅内急性出血。

【分析】 颅内占位性病变患者,存在着颅内压增高,手术目的是清除病灶、降低颅压。手术操作往往导致病变周围脑组织及毛细血管受损,若在血流动力学急剧改变下很易发生再出血。本例在麻醉诱导气管内插管时引起心率和血压急剧波动,在手术后,又给予气管内吸引刺激催醒,再次引起心率和血压激烈的变化,是导致颅内急性出血的主要原因。

【教训】 颅脑手术麻醉原则:麻醉诱导平稳,保障呼吸道通畅,避免缺氧和 CO_2 蓄积。根据手术进程随时调整麻醉深度,保持循环稳定,维护脑灌注压。加强术后呼吸与循环功能监护,避免围术期通气不足和血压剧烈波动。

(孙增勤)

第四节 术后消化系统麻醉处理中的失误

围术期特别是术后的观察治疗非常重要。术后这段时间既是患者切口的愈合期,也是经过麻醉和手术创伤的打击后,患者各个脏器和各项生理功能逐步趋于正常的恢复期。这一阶段消化系统的麻醉处理中失误,以术后肠麻痹、肠梗阻、胃肠穿孔、腹膜炎、胰腺炎及内出血等为多见,且常常是术后死亡的直接原因,救治常很困难。

一、术后短期内并发急性坏死性胰腺炎猝死

术后短期内并发急性坏死性胰腺炎在临床偶尔遇到,起病凶猛,结局凶险,死亡率很高。

例 1 患者,男性,31 岁。患腰椎结核并寒性脓疡,于气管内插管全麻下行病灶清除术。术前一般情况尚好,ECG、肝功能、肾功能均正常。术中左侧卧位,清除坏死组织和病骨后,腔内放置链霉素 2g,手术历时 2h10min,共用乙醚 150ml。术中血压、心率平稳,指端红润,口唇无发绀。术终 BP 120/80mmHg,HR 81 次/分。送回病房后约 20min,患者呼吸急促,口唇轻度发绀,血压下降。给予吸氧及输注多巴胺,效果不明显。继之突发心搏、呼吸停止,气管内插管及 CPR 等抢救治疗均无效,于术后 45min 死亡。次日尸检所见,脑、肺组织水肿,腹膜有血性渗出,胰腺坏死,病理诊断为急性坏死性胰腺炎。

【教训】 术后并发胰腺炎死亡的病例,临床极少见。如果不尸检,该例患者是难以考虑到这一病因的。患者术后 45min 即死亡,提示胰腺炎术前已发作,但无明显的临床表现。经过麻醉手术创伤的打击和病程的自然演变,于术后猝死。本例从以后的尸检和病情分析来看,实则是慢性腰椎结核合并急性胰腺炎发作。提示术后短期内猝死的病例,不仅要考虑手术麻醉的因素,还应就患者全身各个系统和脏器综合考虑,方有可能于术前、术后及时诊断,积极诊治。

(石翊飒)

二、术后早期并发应激性消化道溃疡出血

例 2 患者,女性,38 岁。因车祸致右股骨骨折,在硬外麻醉下行右股骨骨折切开复位内固定术。术中患者非常紧张,予哌替啶 100mg 静脉注射后仍不能入睡。术后患者送回病房。4h 后,患者诉腹痛,医生认为是硬膜外麻醉减退后的肠蠕动引起,未予处理。1h 后,患者呕咖啡色胃内容物 200ml。诊断为急性胃溃疡出血。

【教训】 本例是应激性消化道出血。大的创伤性手术应注意预防应激性溃疡,应用一些药物,如胃黏膜保护药等。

三、喉罩致口腔溃疡出血

例 3 患者,女性,77 岁。因三叉神经痛,拟行右侧三叉神经节球囊压迫术。考虑患者年龄较大,手术简单,给予喉罩全麻。术毕吸痰拔喉罩,发现口腔中一直吸引出鲜血,请口腔科会诊,发现口腔中溃疡破裂出血,行溃疡创面修复术。

【教训】 口腔严重溃疡致出血不止的案例比较少见,本例麻醉科医师考虑不够全面,术前没有充分评估患者状况,所幸出血量不大没有造成反流误吸,但仍有较大危险性,因此术前评估应更加仔细。

四、术后恶心呕吐

例 4 患者,女性,35 岁,在腰硬联合麻醉下行开腹子宫切除术,术中给阿扎司琼 10mg,关腹时患者诉恶心,由于手术即将结束所以未能引起重视,10min 后患者呕吐并引起剧烈呛咳。

【教训】 术后恶心呕吐不仅增加了患者的痛苦和医疗费用,延长了住院时间,还可能引起脱水、电解质紊乱、伤口裂开,甚至导致吸入性肺炎、窒息危及生命。年轻女性也是恶心呕吐的高发群体,因此应引起重视,术中可以采用多种止吐药复合应用。

(甄 灼 仲吉英)

第五节　术后输液及水、电解质、酸碱紊乱治疗中的失误

对于手术以后的患者,维持其水、电解质和酸碱平衡,是其后期治疗中极为重要的一部分。但在临床工作中,多依照常规估计补液和治疗,及时监测血气和各项电解质指标,在大多数医院都尚未做到,这样难免造成一些处理中的失误。

例1　患者,男性,60岁。乙状结肠息肉出血,在连续硬膜外阻滞下行乙状结肠切除术。术前病人除有贫血外,其他各项检查均无异常。手术历时7h,术中血压、心率、脉搏平稳,术终患者清醒。术后10h出现意识不清,BP 90/70mmHg,无缺氧,反射存在。血钠78mmol/L,其余各项化验均在正常值范围内。输注0.9%氯化钠1000ml。术后27h呈癫痫发作样抽搐,尿量300ml,无肢体麻痹,术后30h抢救无效死亡。

【教训】　急性低钠血症可见于某些抗肿瘤药物、利尿药、吗啡、哌替啶的应用,麻醉和较大手术后抗利尿激素分泌增多,或输入大量无钠液体使细胞外液渗透压降低,细胞外液向细胞内转移而产生一系列中枢神经系统症状。其临床特点为术后突然出现嗜睡、烦躁、昏迷、抽搐、少尿、血钠低于120mmol/L。本症应与糖尿病及高渗性非酮性昏迷相鉴别。本病例发展迅速,死亡率高达50%~80%,其治疗重点为补钠。本例的失误即在于补钠不及时,血钠由于监测不足,已低至78mmol/L,仍仅补给0.9%氯化钠1000ml(含钠9g),以至于延误治疗,患者死亡。正确的做法是即刻补给3%~5%的高渗氯化钠盐水。补钠公式:需补充的钠盐量

(mmol/L)=血钠的正常值(mmol/L)－血钠的测得值(mmol/L)×体重(kg)×0.6(女性×0.5)。补钠量中先补充2/3的高渗盐水,用时监测血钠值,如已明显上升,其余量可补给等渗盐水。紧急情况下可先补给3%~5%高渗盐水500ml,以后依据病情变化和血钠值再逐步补足。

(石双平　石翊飒)

例2　患者,女性,32岁。因车祸致盆骨骨折、右下肢大片皮肤缺损在全麻行清创缝合术。入室时患者BP 60/25mmHg,HR 153次/分,处于休克状态。神志清楚,表情淡漠。静脉注射咪达唑仑2mg、芬太尼0.1mg、仙林6mg诱导麻醉,快速输液、输血抢救。术中血压维持在90/45mmHg左右,HR 110~120次/分。术中出血很少,补液量达6000ml,无尿,术后送ICU。术后5h尿量仅80ml。拟诊急性肾衰竭,予利尿并控制输液,患者情况无改善,血压降至70/35mmHg左右,HR 120~130次/分。后在CVP监测下继续输血、补液,患者情况好转,开始有尿。

【教训】　患者的血容量不足,致无尿,故应早期在CVP的监测下补充血容量。

例3　患者,男性,55岁。因肠梗阻行手术治疗。术后送恢复室,测K$^+$ 3.5mmol/L,予0.4%KCl葡萄糖液250ml静脉滴注,30min后患者心搏骤停,检查发现0.4%KCl葡萄糖液全部输完。

【教训】　围术期补钾、血管活性药等应用输液泵输入较为安全可靠。

(甄灼　仲吉英)

第六节　术后不苏醒处理上的失误

全麻患者术后超过2h意识仍不恢复者,即为术后麻醉苏醒延迟。常见原因有麻醉药物过量、麻醉中低氧血症、糖代谢紊乱、严重水电解质紊乱和医源性因素等。

一、利多卡因过量输注致术后延迟苏醒

利多卡因有着广泛的药理作用，它既是最常用的局部麻醉药，也是目前公认的治疗室性心律失常的首选药物，同时又具有一定的中枢抑制作用，0.4%～0.5%的利多卡因复合液可用于静脉全身麻醉。因此临床实际应用时，必须严格掌握其不同的用药剂量。如果用量错误，必然会出现药物的一些其他副作用。

例 1　患者，男性，86 岁。因广泛而严重的末梢血管病变行择期下肢截肢术。既往曾患心肌梗死 1 次，并有轻微精神症状。近期出现室性期前收缩，利多卡因治疗有效。全麻诱导用硫喷妥钠 200mg，琥珀胆碱 100mg，气管内插管后出现室性期前收缩，给予利多卡因 100mg 治疗。吸入异氟醚，50/50 的氧化亚氮/氧气，静脉注射芬太尼 0.25mg 维持麻醉。手术 1h 后再次出现室性期前收缩，速静脉注射利多卡因 75mg，然后将 4g 利多卡因溶入 250ml 液体中输注，开始输速 15ml/h，自认为输入速度是 2mg/min，当然实际的输入速度是 4mg/min。以此速度输注在术中维持 35min，并持续至术后 1h。尽管维库溴铵引起的肌肉松弛作用消失后患者能恰当呼吸，但患者对气管内插管或语言刺激无反应，因此保留气管内插管，经 T 管供氧。进入麻醉后恢复室 1h，患者仍仅对强痛刺激有反应。停止输注利多卡因，取静脉血样测定利多卡因浓度。15min 后患者清醒，从床上坐起，医师拔除其气管内插管。检验科报告血清利多卡因浓度 15.6μg/ml。

【**教训**】　本例于术中抢救时匆忙之中开始输注利多卡因，计划输注速度 2mg/min，但由于计算上的错误，利多卡因的实际用量已达 4mg/min，血药浓度已达到 15.6μg/ml（是常用量的 3～8 倍）的中毒剂量。利多卡因中毒后的临床表现主要以神经系统及胃肠道症状为主。神经系统的毒性反应有头晕、眩晕、震颤、惊厥、嗜睡及共济失调。消化道主要症状有食欲减退、恶心、呕吐、腹痛等。利多卡因静脉注射后，血药浓度的衰减符合快相（α）、中相（β）和慢相（γ）模式，并依赖于利多卡因在高灌注器官的再分布。利多卡因的代谢梯度，几乎完全依赖于肝功能和适当的肝血流。循环功能正常的成年人，在各相的半衰期分别是 1min（α）、9.6min（β）和 96min（γ）。这三相特别是时间长的 γ 相，可在心排血量和肝灌注量降低时延长。药物过量使体内半衰期延长，药物清除期延长，血药浓度持续增高并蓄积体内，产生中毒反应。因为全麻时抑制心脏功能，降低内脏血流灌注，加之患者年老体弱，各器官功能老化、衰退，对利多卡因排除作用延长，这些共同作用使得利多卡因的循环半衰期明显延长。本例的失误在于将利多卡因药量计算错误，是忽视了老迈年龄、心功能不良和全身麻醉等特殊情况对利多卡因代谢降低的影响作用。由于用量过大和低清除率终于使血药浓度高达十分危险的水平和境地，即患者出现中毒症状，苏醒延迟。提示对于术后苏醒延迟的患者，不仅要考虑术中麻醉药物的影响作用因素，而且还要考虑到术后的用药情况。

二、高渗性非酮性昏迷致全麻术后不醒死亡

全麻后不醒的原因很多，较常见的原因之一，就是高渗性非酮性昏迷。

例 2　患者，女性，67 岁。因梗阻性黄疸，疑为肝癌或瓦特壶腹癌，拟在全麻下施行剖腹探查术。术前检查患者神志清楚，除巩膜黄染外，心、肺、腹部无异常。血压 150/90mmHg，血红蛋白 106g/L，血总胆红素 11.6μmol/L，白蛋白/球蛋白 42/23，谷丙转氨酶 220U，尿素氮 19mg/dl，二氧化碳结合力 17.4mEq/L，ECG 示心动过缓，既往无神经系统疾病和糖尿病病史。术前肌内注射苯

巴比妥钠 0.2g,阿托品 0.5mg。静脉注射羟丁酸钠 75g 诱导,喉头表面麻醉后,经口插入气管内导管,2%普鲁卡因 250ml＋哌替啶 50mg 静脉输注维持麻醉,手术证实为肝癌压迫左、右肝管,关闭腹腔,共用普鲁卡因 6g。术中输入 10%葡萄糖 1500ml。术后 6h 患者未醒,尿量 4000ml,体温 39℃,考虑有脱水,输入糖盐水 1000ml,氢化可的松 200mg,并用物理降温。术后 8h 发生四肢抽搐,每次持续 30s 左右,考虑为肝性脑病,给谷氨酸钠 80ml,抽搐仍未停止。查血糖为 21.7mmol/L,尿糖（＋＋＋）,尿中酮体（－）,血钠 169mmol/L,血氨 129mmol/L,CO_2CP 正常,pH 6.0,血浆渗透压 362 mOsm/L。考虑为糖尿病昏迷,静脉注射普通胰岛素 8U,皮下注射 5U,血糖逐渐降至 3.4mmol/L,但昏迷和间断四肢抽搐仍存在,左侧巴宾斯基征阳性,抽搐逐渐频繁,用地西泮等镇静药不能控制,输入等渗盐水 4000ml,血压仍逐渐下降至 20/0mmHg,终于在术后 34h 因循环呼吸衰竭死亡。

【教训】 高渗性非酮性昏迷（HNKC）系指血内葡萄糖的高度集聚,血液渗透压急剧增高,导致昏迷的病理状态。以显著的高血糖、高血浆渗透压,但无酮症为其特点。本例经分析可除外脑缺氧、CO_2 蓄积、麻醉药过量或脑血管意外等因素,是典型的 HNKC。HNKC 的诊断条件为:①血糖高达 20～100mmol/L;②高钠血症;③血浆渗透压在 350～450mOsm/L;④酮体阴性;⑤无重症酸中毒。HNKC 的治疗原则主要是纠正脱水和血液的高渗状态。一旦脱水和高渗透压改善,血糖多能恢复正常,神智逐渐清醒。如以胰岛素控制血糖为目标,往往可导致细胞内严重水肿,而终致病变向不可逆方向发展。本例的失误在于诊断不明确,治疗不及时,误诊误治。在排除脱水、高热、肝性脑病后,考虑为糖尿病昏迷,仍以胰岛素控制血糖为主,终致患者死亡。本例提示术后不

清醒的患者,在排除了常见原因后,应考虑到 HNKC 的可能。

三、麻醉后体温过低致术后延迟苏醒

在寒冷的秋冬季节,手术间内保暖条件不佳时若进行较长时间手术,常可使患者体温下降,如果体温过低,则有可能导致患者术后延迟苏醒。

例 3 患者,男性,58 岁。因 T_2 椎体压缩性骨折术后 3 个月,四肢痉挛性抽搐 1 个月而入院。X 线片示颈椎椎管内韧带钙化,拟行颈椎椎管内韧带切除、椎板切除减压术。术前肌内注射阿托品 0.5mg,苯巴比妥钠 0.1g。静脉注射 2.5%硫喷妥钠 10ml,芬太尼 0.2mg 和泮库溴铵 4mg,快速诱导气管内插管,手术历时 4h 15min,输血 300ml,糖盐水 1500ml,术后 45min 患者未清醒,带管送回病房。术后 5h 患者未清醒,R 56 次/分,HR 40 次/分,BP 90/60mmHg,角膜反射、瞳孔对光反射消失。用 Sirecust961 监测仪测得食管温度为 27.7℃,HR 40 次/分,并伴有偶发房性期前收缩和室性期前收缩脉搏氧饱和度计测得 SpO_2 85%,肺量计测得每分钟通气量为 2800ml,诊断为低温延迟苏醒,立即用电热毯加温,吸氧 5 L/min。加温后 12h,食管温度升至 36.9℃,HR 79 次/分,R 17 次/分,BP 98/68mmHg,患者完全清醒,拔除气管内导管。

【教训】 本例术后食管温度下降至 27.7℃,可能与患者截瘫、御寒反应减弱、在肌松条件下行控制呼吸时间较长有关,环境温度低、保温不佳也是原因之一。严重低体温对患者是十分危险的,低温可直接抑制窦房结,使心肌细胞对缺血缺氧的反应敏感,降低心室颤动阈值。本例食管温度已降至 27.1℃并伴有房性期前收缩和室性期前收缩,同时 SpO_2 降至 85%,幸在发生严重意外前做出了诊断,给予保暖、吸氧等治疗,使患

者得以恢复。凡在寒冷季节,手术室保暖设施欠佳时应想到术后体温过低的可能,以便及时处理,防止发生意外。对手术患者常规的监测体温,可以防止这一情况的发生。

四、严重贫血合并低蛋白血症致术后延迟苏醒

很多药物和血浆蛋白特别是白蛋白结合就失去药物活性,因此如果血浆蛋白浓度降低,血中游离药物浓度必然增加,麻醉药物的活性增强、时效延长,患者苏醒延迟。

例4 患者,男性,56岁。胃溃疡病史5年,病期常解黑粪,入院前突然呕血约1200ml。术前查 SGPT 正常,总蛋白 31 g/L、白蛋白 15 g/L、Hb 40 g/L。选用连续硬膜外阻滞麻醉,$T_{8\sim9}$ 穿刺置管,分3次注入 2% 利多卡因(内含肾上腺素 1:20 万)18ml,阻滞平面 T_3。行胃大部切除,手术历时 125min。术中面罩给氧,分2次辅用哌替啶 100mg、地西泮 10mg、输全血 1000ml、平衡盐液 1200ml。麻醉手术经过顺利,但手术终止后24h患者仍昏睡不醒。疑有颅内出血或脑水肿等情况,给予止血药、脱水、纠酸治疗,至术后44h患者仍未清醒。查体温38.9℃,巩膜无黄染,球结膜水肿,瞳孔等圆,对光反射存在,颈软、呼吸浅速,右肺底少量湿音,HR 112 次/分,心律齐,眼底见视盘水肿,Hb 45g/L,血糖 7.04mmol/L,脑脊液清澈,压力稍高,血电解质正常。考虑术后苏醒延迟主要是在极度贫血和严重低蛋白血症基础上,镇静药物作用延长所致。又输全血1000ml、白蛋白20g,并适当脱水。其后 Hb 76g/L,总蛋白 35g/L(其中白蛋白20g/L),患者于术后54h完全清醒。

【教训】 本例患者术后昏睡2d多才清醒。临床医师在排除了颅内出血和脑水肿及水电解质紊乱、酸碱失衡后,方考虑到可能是由于极度贫血和严重低蛋白血症所引起的镇静药物作用延长。经过输注全血和白蛋白以

后,患者一般情况改善,完全清醒。本例提示,对于严重贫血和低蛋白血症的患者,术前、术中纠正不理想时,术后应输注全血、血浆、白蛋白等胶体溶液予以积极救治,以保障患者的生命安全。

(石双平 石翊飒)

五、全麻后代谢性酸中毒致术后延迟苏醒

例5 患者,男性,72岁。因直肠癌在全身麻醉下行腹腔镜直肠癌根治术。术中 $PaCO_2$ 维持在 $45\sim50mmHg$,其余情况基本平稳,术程5h,术毕送恢复室。1h后,患者有自主呼吸,予脱离呼吸机导管吸氧。3h后潮气量 $350\sim450ml$,但对气管内刺激或语言应答均无反应。查血气有代谢性酸中毒,血糖偏高,予以纠酸、保温,氨茶碱 0.25g 静脉推注。患者清醒后拔管。

【教训】 患者酸碱平衡紊乱是本例术后不苏醒的原因。

六、年老及肝功能差致术后延迟苏醒

例6 患者,女性,65岁,体重40 kg。因右肝脓肿在全身麻醉下行肝脓肿切除术。术前体质差,消瘦,Hb 80 g/L,转氨酶升高,ECG 示左心室高电压。予咪唑安定 3mg、芬太尼 0.2mg、仙林 6mg、异丙酚 30mg 诱导麻醉,3.5% 异氟醚吸入和异丙酚 10ml/h 微泵输注维持麻醉。术程3h,出血量600ml,补液 2000ml,RBC 3U。术毕送恢复室。2h后,患者无自主呼吸,对气管内刺激或语言应答均无反应,新斯的明 1mg、阿托品 0.5mg 静脉注射。30min后自主呼吸恢复,但仍不清醒,带管送 ICU。

【教训】 老年患者体质差,肝功能不好,对麻醉药物代谢慢,是本例患者苏醒困难的主要原因。

(甄灼 仲吉英)

第七节　术后喉头水肿处理的失误

术后喉头水肿，以小儿多见。因为小儿声门黏膜组织娇嫩，气管横径本身就小，且小儿气管导管粗细的选择要做到恰如其分不很容易做到。一般临床麻醉科医师多选择口径偏小号码的插管，虽能避免过度刺激，较少出现喉头水肿，但通气阻力无疑是加大了。在气管内插管全麻时，应尽可能地选择适宜恰当管号码的导管，成年人也须注意。此外，插管动作粗暴，插管困难者反复多次试插、盲插，对声门所造成的刺激和损伤，上呼吸道存在急性炎症等，都是术后喉头水肿的诱发因素。

例 1　患者，女性，46 岁。因左乳癌在全麻下行乳癌扩大根治术。硫喷妥钠、琥珀胆碱快速诱导后，插入 F34 号气管导管，以 1% 普鲁卡因琥珀胆碱静脉复合液维持麻醉。手术历时 2h 50min。插管及麻醉过程中，患者无屏气、头颅或四肢活动现象，术终出现吞咽反射后拔管。术后 28h 出现声哑、痰多、吸气性呼吸困难。肌内注射地塞米松 10mg，麻黄碱、异丙嗪各 25mg，鼻导管吸氧，并以地塞米松、氨茶碱、庆大霉素雾化吸入，每 4 小时一次，症状未缓解，吸气性呼吸困难日趋加重。术后 49h 行气管切开后，呼吸困难消失。术后第 4 天行纤维支气管镜检查，诊断为喉部、声门外及声门下黏膜水肿、潮红，术后第 8 天拔出套管，恢复顺利。

【教训】　本例发生的喉和声门下水肿造成了呼吸道部分梗阻，以致吸气性呼吸困难。究其原因，不外乎是：① 导管过粗，插管损伤黏膜；② 插管粗暴造成黏膜损伤；③ 上呼吸道炎症加上插管刺激更易造成黏膜水肿；④ 插管后麻醉过浅，患者频繁吞咽，造成气管和导管过多的摩擦。

本例的失误在于急性炎症期施行了气管内插管，因此在急性上呼吸道炎症患者中，应避免气管插管或推迟手术。

（石翊飒）

例 2　患儿，男性，3 岁。全麻下行双侧扁桃体摘除术。予插 4.0 号带气囊的气管导管。术中患儿情况平稳，术毕送恢复室 30min 后，患儿自主呼吸良好，神志恢复，吞咽反射强烈，予拔除气管导管。拔管后患儿出现屏气、呼吸困难、"三凹征"，可闻及喉鸣音。立即予地塞米松 2.5mg、咪达唑仑 1mg 静脉注射，并面罩吸氧。1min 后患儿呼吸改善，情况逐渐稳定。

例 3　患儿，女性，2.5 岁。饱食，因外伤性消化道穿孔行急诊手术。选择 ID4.5 气管导管，因导管太粗而致插管困难，换成 4.0 号的导管方顺利插入。术中患者情况平稳。术后出现吞咽反射、肢动，给予拔管，术后 4h 出现声哑、痰多、吸气性呼吸困难，予吸痰、吸氧、激素治疗，并以氨茶碱、青霉素雾化吸入，处理后情况慢慢好转。

【教训】　例 2、例 3 均为气管内插管反复操作不成功，所致的喉头水肿。小儿的喉黏膜更容易水肿。故插管前应选择合适的导管，避免反复插管操作。插管后可应用一些如地塞米松的药物预防喉头水肿。

第八节　术后催醒药应用中的失误

临床工作中，手术结束以后，使患者尽快清醒，这是一例成功麻醉的标志和要求。但是由于麻醉药品和肌肉松弛药的残余效应，在一定时间内患者会存在不同程度的呼吸抑制和清醒延迟。此时处理中有两种对策:一是继续辅助呼吸,维持循环功能稳定,待麻醉药物从体内代谢排泄完全被清除后,患者逐渐清醒,恢复正常;二是应用相应的拮抗药进行拮抗,促进早醒。例如,用新斯的明拮抗非去极化肌松药的残余作用,用多沙普仑、纳洛酮等使部分心肺功能正常。无其他并发症的患者尽快脱离麻醉状态,尽早清醒,当前这些药品在临床中的应用已日趋广泛。但是,这些药物都有一定的适用范围和禁忌证,应用不当,则会给患者带来严重的后果。

一、多沙普仑用于全麻催醒引发急性肺水肿

多沙普仑是一种新型的呼吸兴奋药,主要增加潮气量和呼吸次数。它也是一种回苏药,有催醒和恢复防御反射的作用,可用于全麻术后的催醒。多沙普仑能使心率增加,血压轻度升高,主要由于兴奋脑干的血管运动区和间接地通过交感肾上腺系统,迅速而显著地增加血和尿中的儿茶酚胺。这对于术前心功能不良和患有高血压的患者,作用尤为突出,甚至可以诱发肺水肿。

例1 患者,男性,66岁。术前诊断左肾肿瘤,拟行左肾左输尿管全切,膀胱部分切除术。术前BP 200/109mmHg,HR 65次/分,RR 12次/分,体重65kg。肝肾功能、X线胸片、ECG正常。术前肌内注射苯巴比妥钠0.1g,阿托品0.5mg。入手术室后BP 158/86mmHg,HR 70次/分,SpO$_2$ 97%。去氮后,静脉注射咪达唑仑6mg、2.5%硫喷妥钠125mg、维库溴铵6mg、芬太尼0.3mg诱导,气管内插管。术中BP 120/75～135/90mmHg。手术历时3h,输血800ml,晶体液800ml。术终BP 143/56mmHg、HR 70次/分。静脉注射阿托品、新斯的明拮抗肌松药残余作用。自主呼吸恢复后15min,VT 450ml、RR 22次/分,听诊两肺呼吸音清晰,气管内分泌物少。此时患者未清醒。即

静脉注射多沙普仑50mg,5min后患者躁动,可抬手拔管,此时BP 158/83mmHg,RR 35次/分。拔管后患者仍烦躁,呼吸急促,SpO$_2$急速下降到83%,听诊两肺布满湿啰音,按急性肺水肿处理,即静脉注射地塞米松10mg、氨茶碱0.1g、呋塞米20mg、吗啡10mg,并多次静脉注射硝酸甘油,血压降至143/83mmHg。拍X线片显示左肺门片状阴影,肺上野血管影增深。经约7h抢救治疗,患者清醒,肺部啰音消失,各项生理指标正常后拔管送回病房,10d痊愈出院。

【教训】 本例虽然静脉注射常规剂量多沙普仑50mg,却使血压从143/56mmHg上升至158/83mmHg,导致心脏后负荷急剧增大,心室压力负荷过高,肺静脉压升高,肺毛细血管静水压增高,出现肺淤血、肺水肿。如果肺毛细血管压力过高,还可能导致毛细血管破裂,引起肺出血(本例已引起肺出血)。本例的失误在于有严重高血压病的患者使用了多沙普仑。提示多沙普仑催醒适应证并不能普遍适用,对于高血压或潜在性高血压、脑血管意外,嗜铬细胞瘤等患者,术后催醒时必须慎用或不用。

二、纳洛酮催醒引起肺水肿

纳洛酮是目前唯一用于临床麻醉的纯阿片受体拮抗药,它没有激动阿片受体的作用。纳洛酮不仅可拮抗吗啡、哌替啶等纯粹的阿片受体激动药,而且可拮抗喷他佐辛(镇痛新)等激动拮抗药。纳洛酮拮抗麻醉性镇痛药引起的呼吸抑制效果确切,但同时能引起血压升高、心率加快。若应用不当,甚至可以引发肺水肿。

例2 患者,男性,23岁。患纵隔肿瘤拟行肿瘤切除术。在静吸复合全麻下插管,诱导时给予芬太尼0.1mg,维持以哌替啶200mg、利多卡因500mg加入5%葡萄糖液500ml输注。但术中发现瘤体过大,粘连严重无法切除,术中病理报告为纵隔恶性淋巴

瘤,胸腔闭式引流关胸。术终患者自主呼吸较弱,通气量不足,考虑给肌肉松弛药已90min影响不大,可能由于麻醉性镇痛药所致。静脉快速输注纳洛酮0.4mg,3min后通气量增加,仍未达术前水平。呼之能睁眼,未完全清醒,7min后静脉追加纳洛酮0.4mg快速输注,5min后血压逐渐升高,由术前及术中的100/60mmHg升至158/100mmHg,患者颜面发绀水肿,球结膜水肿,颈静脉怒张,呼气性呼吸困难,双肺闻及哮鸣者,SpO_2 97%由99%~100%降至75%~80%,$PET-CO_2$由38~40mmHg升至45~60mmHg,HR150~160次/分。当即采取头高足低位,给予地塞米松磷酸钠40mg、芬太尼0.1mg、阿曲库铵(卡肌宁)25mg、20%甘露醇250ml、呋塞米30mg、毛花苷C 0.4mg、氟哌啶醇5mg、SaO_2 96%、PEEP 3.5~7.5mmHg、SpO_2 95%~98%、$PETCO_2$ 45mmHg,带气管内导管回病房,继续人工通气约70h,生命体征平稳,拔除气管内导管,术后恢复顺利。

【教训】 本例由于纵隔巨大肿瘤压迫大血管,静脉回流量和心排血量都受到影响,应用纳洛酮后由于其毒副作用的影响,终致左心衰竭、肺水肿。本例的失误即在于应用纳洛酮的指征选择不当,且滴入速度过快,用量偏大。患者术终自主呼吸较弱,通气量不足,有麻醉药及麻醉性镇痛药的残余作用,也有肿瘤本身的影响。此时恰当的做法应该是,给适量(0.4mg)纳洛酮,通气量增加不满意后,改为呼吸机辅助呼吸,改善通气。本例提示临床应用纳洛酮催醒,要严格掌握适应证。对患高血压或有高血压家族史的患者,巨大肿瘤压迫

大血管,静脉回流受阻的患者,均不宜选用纳洛酮催醒。

三、纳洛酮催醒的时机失误

例3 患者,女性,65岁,体重40 kg。因子宫内膜癌在硬膜外麻醉下行子宫、附件切除+淋巴结清扫术,术中辅以氟芬合剂强化麻醉。术毕时以芬太尼0.05mg为静脉PCA首量静脉推注。术后0.5h患者仍不苏醒,查体发现患者瞳孔呈针尖样,予纳洛酮0.2mg,静脉注射。5min后患者清醒送回病房。35min后,护士发现患者昏迷,呼之不应,呼吸微弱,瞳孔缩小。马上以阿片类中毒处理。患者情况平稳。

【教训】 纳洛酮半衰期短,过早应用会使阿片类药物产生后遗作用。拮抗药是拮抗肌肉松弛药物残余作用的,过早应用是不适宜的,应用时注意时机才能取得良好效果。

四、肌肉松弛药拮抗药拮抗肌肉松弛药后患者又出现呼吸抑制

例4 患者,女性,45岁。全麻下行右侧乳腺癌改良根治术。术毕立即予新斯的明1mg、阿托品0.5mg,静脉注射,此前15min最后一次静脉注射仙林2mg。患者很快自主呼吸恢复,吞咽反射可,予拔除气管导管。患者清醒后送回病房。1 h后,患者诉呼吸困难,予吸氧情况慢慢好转。

【教训】 肌肉松弛拮抗药是用于拮抗术后肌肉松弛药的残余作用,而不是拮抗肌松药。本例失误在于过早应用肌肉松弛拮抗药,使肌肉松弛药产生后遗作用致患者呼吸困难。

(甄 灼 仲吉英)

第8章 心肺脑复苏中的失误

心搏停止又称循环骤停,对心搏停止患者所采取的一切恢复循环和呼吸功能的抢救措施,称为心肺复苏。心搏停止后,复苏效果的好坏,不仅体现在心搏、呼吸的恢复,而且在很大程度上取决于中枢神经系统功能的恢复程度。复苏的最终目的是恢复患者的神志(脑功能)。目前已将心肺复苏扩展为心肺脑复苏(CPCR)。

医院外的心搏停止,多由心肌梗死、心律失常和创伤意外等引起。医院内的心搏停止,以严重感染、复合伤、多器官功能衰竭较多见。在手术麻醉期间,由于手术创伤、失血、麻醉操作、麻醉药中毒、机体过敏反应、缺氧等多种因素的影响,循环骤停随时随地都可能发生。心搏停止有3种类型:①心室颤动(ventricular fibrillation);②心室停顿(ventricular standstill);③心电机械分离(electromec hanical dissociation)。3种类型中以心室颤动多见。不论哪种类型,其后果均相同。发生循环骤停后,如果复苏措施应用及时、方法恰当,患者就会"死而复生",完全康复。反之,若处理不当,患者会死亡或成为植物状态,给社会和家庭带来极大的不幸和沉重的负担。因此麻醉科医师必须牢固掌握心肺脑复苏的理论与方法,尽力避免复苏中的各种失误,这是十分重要的。

第一节 三期复苏的概念

目前,临床上将心肺脑复苏的处理过程大致分为三个阶段,也称为三期复苏,现分述如下。

(一)一期复苏(第一阶段)

以基础生命支持(basic life support,BLS)为主,主要包括 A、B、C 三步骤。A(airway)开放气道,B(breathing)人工呼吸和 C(circulation or cardiac compression)胸外心脏按压。初期复苏处理是徒手操作的,通过初期复苏,争分夺秒地重建简捷而有效的人工呼吸与循环,以使心搏骤停患者的心、脑及全身重要器官获得最低限度的紧急氧供,通常按正规训练的手法可提供正常血供的 25%～30%。使心脏维持在心室颤动状态,以利于早期电击除颤,从而保持生存的希望。

(二)二期复苏(第二阶段)

进一步生命支持(advanced life support,ALS)又称第二期复苏或高级生命维护,主要是在 BLS 基础上应用器械和药物,建立更有效地通气和循环。以心脏复苏后处理为主,包括胸内心脏按压和 D(drugs)药物治疗,E(ECG)建立心电监测,F(fibrillation treatment)电击除颤,开放静脉通道等项措施。这些都是初期复苏的延续,由于常需借助器械施行,通气和循环效果更为切实。

(三)三期复苏(第三阶段,也称后期复苏处理或后期生命支持)

心搏停止后机体将发生一系列病理改

变,这些变化不会随着心搏的恢复而立即好转,因此复苏后可能发生中枢神经系统、循环、呼吸、泌尿等一个或多个系统功能障碍。三期复苏包括 G(gauge)病情估计,H(human mentation)生命支持,I(intensive)重症监测。其重点是纠正和支持各个重要生命脏器的功能,加强治疗和护理,促使患者完全康复。

第二节　一期复苏中的失误

一、盲目复苏而忽视了对心搏骤停诱因的解除

围手术麻醉期发生的心搏骤停,常能找到较为明确的诱发因素。如果诱因不解除,则可能复苏难以奏效,或心搏复跳后再次停跳,此类病例临床屡有报道。

例 1　患者,女性,16 岁。胸部外伤伴呼吸困难急诊入院。临床确诊:右支气管断裂,右肺完全不张,未作胸腔闭式引流处理,即在快速诱导气管内插管全身麻醉下行剖胸探查术。手术开始 10min 时,尚未进胸即突发心搏骤停。立即行开胸心脏按压术,同时综合治疗后心脏复跳。探查胸腔时,心脏再次停跳,当即切开心包,再次行心脏直接按压,5min 后复跳。患者生命体征平稳,完成手术。术后无明显后遗症。

例 2　患者,男性,32 岁。胸腹联合伤,腹腔出血,肋骨骨折。在气管内插管、全身麻醉下行剖腹探查术。手术中仅发现腹膜后血肿,决定关腹。缝合腹膜后,为减浅麻醉行过度换气,出现不规则呼吸,继之心搏、呼吸骤停。复苏 30min 仍无效,方考虑到心搏骤停可能归咎于气胸,即于第 2 肋间行胸腔穿刺,见有大量气体溢出。但病人终因抢救无效而死亡。

【教训】　以上两例心搏骤停均系气胸所致。由于气胸的存在,发生气胸的一侧或两侧肺受压而萎陷,使肺通气/血流灌流的比率失衡,大量未氧合的血液掺杂于动脉血内,出现显著的发绀和急性呼吸衰竭。同时,由于纵隔被推向健侧,影响腔静脉回流,心脏受压移位使心排血量进一步下降,发生严重低血压,甚至心搏骤停。

例 3　麻醉前已确诊为右侧支气管断裂,合并闭合性气胸。麻醉后患者肌肉松弛,必然加重右侧气胸,控制呼吸及过度换气后,纵隔更趋变形且向健侧移位,更进一步使回心血量减少和气体交换量降低,发生心搏骤停。此例发现及时,常规复苏术应用正确,但未查心搏骤停的原因究竟是什么? 在缺氧和 CO_2 潴留的情况下,胸腔(包括支气管、肺门)探查的强烈刺激,通过迷走神经反射导致心搏再次停跳。虽然此例患者年轻,行开胸手术具备胸内按压的便利条件,但二次心搏骤停对患者机体所产生的一系列损害是显而易见的。此例若于术前或初次停搏后能行胸腔闭式引流,就可以避免再次心搏骤停的发生。

例 4　为一例胸腹联合伤。其教训是在腹部手术前应进行胸部 X 线检查,以明确有无气胸。即使无气胸,对于一个复合伤的患者,在行控制性加压呼吸的同时,也应严密观察有无气胸的征象。此例当减浅麻醉过度换气、出现不规则呼吸时,就应立即查找原因。然而在心搏骤停后对伤情没有进行较全面的了解,仍只知盲目抢救,而不知去追究和纠正心搏骤停的原因,终致患者死亡。若能尽早去除心搏骤停的诱因,此例患者也许可以获救。

二、胸外心脏按压所致的内脏及组织损伤

胸外心脏按压是初期复苏 A、B、C 三步

骤中重要的一步,如果临床应用这一方法及时恰当,就能使已经停搏的心脏很快复跳。但是由于临床科医师操作中的一些失误和患者内脏原有病变的影响,胸外心脏按压有可能导致不同程度、不同部位的轻重不等的严重内脏损伤。

(一)胸外心脏按压并发上消化道大出血

例5 患者,男性,55岁。因心肌梗死后与家人生气,中午突发心搏骤停。经及时施行胸外心脏按压、人工呼吸及心内用药物后,ECG由心室细颤变为波幅高大、频率稍慢而协调的心室扑动,在即将有可能转复为窦性心律时,消化道突然大出血,大量血液反流误吸至气管内,发生严重窒息,经救治无效死亡。

(二)胸外心脏按压并发脾脏和肝动脉损伤

例6 患者,女性,49岁。因持续性月经过多伴有腹部压迫性尿失禁,择期行经腹子宫切除和阴道悬吊术。术中血压、脉搏平稳,失血不多。术后6h患者出现苍白、心动过速,曾输血400ml。术后24h引流量和阴道失血仅200ml左右,心血管系统仍稳定。术后48h患者突然发生心搏骤停。立即行胸外心脏按压,气管内插管。人工呼吸,用纯氧进行间歇性正压通气,给予静脉注射碳酸氢钠等处理,5min后心肺复苏成功,转ICU行监测治疗与护理。但患者的低血容量性休克仍未得到纠正与处理,收缩压50mmHg,HR 160次/分,CVP 2cmH_2O,腹部膨胀,有触痛及肌紧张。在输血、输液纠正休克的情况下,剖腹探查。发现腹腔内积血约2.5L,继续探查见左侧附件有活动出血,即行左侧卵巢切除术。随后探查上腹部,发现脾脏被膜和肝动脉撕裂,行脾切除和肝动脉结扎。此例先后共输入7000ml全血,1200ml新鲜血浆,48h总输入量约30L。术后患者仍有低氧血症和短暂的呼吸困难,但经过几天的监测支持等综合治疗,病情逐步改善,最后痊愈出院。

出院。

【教训】 胸外心脏按压是一期复苏中简捷而有效的徒手急救处理措施,是重建循环的有效手段。然而在抢救过程中,也发生过不少的并发症。尸检曾发现,大约50%的心脏按压病例留下创伤(1%可直接致死)。其中包括:肋骨骨折约占35%,心脏表面损伤占14%,13%脂肪栓子和7%骨髓栓子可引起栓塞肺循环的不良恶果,3%肝脏损伤,脾脏损伤少于1%。损伤多与按压时操作手法不当有关,如手掌位置偏低、手法不当、使用暴力、用力过猛等引起。患者内脏的原有病变也是损伤的诱因之一。故胸外按压的同时,都应注意诊断有无内脏损伤的表现。特别是对复苏后出现有循环系统功能不稳定者,更应提高警惕,否则继发的各种损伤,都有可能再次危及患者的生命安全。

(三)胸外心脏按压并发胃黏膜撕裂

例7 患者,男性,64岁。因急性下壁心肌梗死,送当地医院抢救程序为,首先纠正频发室性期前收缩,静脉注射利多卡因无效,ECG继呈心室纤颤,即对其心前区叩击,作胸外按压与口对口人工呼吸3min后,用400W·s电击转复为窦性心律,并用普鲁卡因胺治疗。3h后呕出大量暗红色血液,即予转上级医院治疗。内镜发现胃食管交接处有活动性出血,经多次用激光止血等方法治疗无效后,确定须立即行手术探查手术止血术。经手术证实接近胃食管交接处,胃小弯黏膜有一小的裂孔疝和两条直线状的黏膜撕裂伤有活动性出血,予以修补。患者3周后痊愈出院。

【教训】 胃食管创伤是CPR胸外按压时的常见并发症之一,Silberberg等报道经尸检发现,胸外按压后导致胃破裂发生率占2.2%,胃黏膜撕裂发生率占6.5%。CPR引起黏膜撕裂的机制不够清楚。Morit认为继发于钝性创伤后胃被压缩引起损伤有两个主要条件,即胃未被排空及外界力量迫使胸腔与胃腔之间产生的压力差。Safar 报道对过度肥胖患者施行口对口呼吸或患者体位不适当,可使胃充气 1900ml。可想而知,抢救时胃内的压力有多大。此例的教训即在于心前区叩击与胸外按压,口对口人工呼吸 3min 致胃黏膜撕裂。提示 CPR 时不论做口对口或气囊对口呼吸的技术要准确熟练,有条件时应尽早行气管内插管,放置胃管行胃肠减压,以减少胃扩张和胃黏膜撕裂的发生率。

(四)心肺复苏后胸骨骨折伴血肿感染

例 8 患者,男性,63 岁。既往身体健康,因小伤口到外科门诊就医突然发生心搏骤停,立即实施胸外心脏按压,诊断为心率颤动,除颤成功,完全恢复。检查发现患者右冠脉近端闭塞,陈旧性下壁梗死,胸片显示数根肋骨和胸骨骨折,进行对症治疗,但复苏 10d 后发现置静脉导管局部感染,伴发热和寒战,做了引流。多次血培养分离出金黄色葡萄球菌,给以静脉注射氟氯青霉素。20d 后胸痛加重,胸骨前肿胀,局部发红,心前区听诊闻及捻发音。ECG 显示心包炎改变。超声心动图未发现心包积液,但心前外侧有异常软组织区。标记白细胞成像显示胸部不明显的感染灶。CT 显示胸骨骨折、血肿和脓肿形成,在 CT 指引下行胸骨后穿刺术,胸骨后的感染扩张到心前壁和胸膜,次日实施胸骨后引流手术。胸内渗液和两处液腔标本培养金黄色葡萄球菌阳性,术后短时间发热,静脉注射利福平和红霉素,同时用 β 受体阻滞药和阿司匹林治疗,10 周后出院。

【教训】 胸外 CPR 有时会同时发生胸骨或肋骨骨折,伴有血肿形成。血肿感染者往往引起菌血症,这类 CPR 后并发感染者预后均较差,所以早期诊断和积极处理很重要。

本例 CPR 胸外心脏按压时用力过猛、过大,致使患者肋骨骨折并伴有血肿和脓肿形成。在 CT 指引下行胸骨后穿刺治疗术,又导致感染扩散到心前壁和胸膜。这些都是临床医师的失误之处。所幸有 CT 及时做出明确诊断,并经行胸骨后引流手术和应用抗生素等药物治疗后,患者得以康复出院。从本例应吸取的教训是,老年患者由于其骨质疏松、脆弱,CPR 时按压胸骨的力量应适度减小。此外对已明确诊断有脓肿形成的患者治疗方案要总结教训,最好不要行胸骨后穿刺术,以免感染扩散。

(石翊飒)

(五)心肺复苏后肋骨骨折及纵隔气肿

例 9 患者,女性,25 岁。因溺水行胸外心脏按压和人工呼吸抢救。患者情况平稳后诉左胸部疼痛,胸片示左胸第 6、7 肋骨折。

例 10 患儿,男,3 岁。诊断为先天性脑动静脉畸形出血形成脑疝,自主呼吸困难,予紧急气管内插管。因插管困难,尝试 3 次才插管成功,予机控呼吸。15min 后发现患儿胸部广泛皮下气肿,气道阻力逐渐升高。后患儿抢救无效死亡,尸检发现纵隔气肿。

【教训】 在急救过程中由于抢救动作应"急",加之操作者经验不足或操作粗暴,易出现严重并发症。平时练好基本功是关键,急救时抢救动作应"急而稳",在抢救过程中才能立于不败之地。尤其小儿插管手法应轻柔。

(六)心肺复苏紧急气管造口导管误入食管致死

例 11 患者,女性,65 岁,体重 75kg。因高血压脑出血致呼吸困难。患者下颌短小,牙齿松动,尝试多次仍未能插管成功,最后一次尝试致患者上颌两颗门牙脱落。患者呼吸困难更明显,予紧急气管切开术。气管切开后置进导管,人工通气见胸廓有轻微起伏,腹部起伏明显。患者保持自主呼吸,从气管内导管吸氧 SpO_2 85%。立即送手术室行急诊手术。麻醉科医师从气管导管接上呼吸机后,发现无 $P_{ET}CO_2$ 波形,检查气管内导管见导管穿透气管置入了食管。

【教训】 在抢救危重患者时,重要的是每一项操作步骤、动作要确切到位,否则会延误抢救时机。气管导管误入食管是非常危险的，要及早发现调整、合理处置，否则易致患者死亡。

（仲吉英）

三、误诊心搏骤停而盲目复苏

例 12　患者，男性，39 岁，体重 67kg。ASA Ⅱ级，临床诊断为慢性肾衰竭。拟行同种异体肾移植术，麻醉操作、管理过程中无特殊情况。术中血压波动在 114～162/68～105mmHg，HR68～91 次/分。手术进行至关闭腹腔时，Biochem 监测仪上 ECG 波形突然消失，触摸颈内动脉似乎无波动，立即静脉注射肾上腺素 1mg，同时行气管内插管、胸外心脏按压，当掀起无菌单时，发现 ECG 电极脱落 1 枚。测 BP 222/126mmHg，HR 186 次/分，气管内有大量混合均匀的粉红色泡沫痰涌出。血压下降至 68～78/40～49mmHg。经强心、扩血管、利尿、高正式人工通气、除泡沫等治疗措施后病情逐渐稳定。

【分析】　本例为肾移植术中因心电图电极脱落而误诊为心搏停止、继之引起误治误救的闹剧，因误治注入肾上腺素 1mg，导致严重的高血压、急性左心衰竭、肺水肿等后果，教训极为深刻。

【教训】　①麻醉科医师麻醉中遇到险情应沉着冷静。对于心搏停止等险情应明确诊断后再决定用抢救药。监测除依靠仪器外，更重要的是要靠人，仪器也要靠人去使用，如本例心电图波形变为一条直线时，应仔细观察患者的脉搏、呼吸和血压，如一个人不能确诊时，可让第 2 个人帮助诊断，一旦确认为心搏停止时，再预以用药抢救，不能盲目仓促"抢救"。②肾衰竭患者用药应慎重，因其对各种药物均敏感，所以应用各种药物（包括抢救药）应减量或用最低量。

四、呼吸复苏气管内插管致心搏骤停

例 13　患者，男性，28 岁。因不慎跌落海中约 20min 后被救起送入院。查体：体温不升，PR 120 次/分，RR 30 次/分，BP 75/60mmHg 呈浅昏迷，口唇发绀，呼吸急促。颈软。两肺布满水泡音。HR 120 次/分，心律齐，无杂音。腹部膨隆，胃振水音（＋）。肝脾未触及。急查血 K^+ 3.2mmol/L，Na^+ 138mmol/L，Cl^- 99mmol/L，Ca^{2+} 2.8mmol/L，CO_2CP 16mmol/L。心电图示窦性心动过速。诊断为海水淹溺，急性肺水肿。即予以通畅呼吸道，鼻导管给氧，双静脉通道给药纠正酸中毒、抗感染及强心、利尿等处理，同时准备气管内插管人工呼吸。5min 后，在直视喉镜下经口腔置管，但在气管内插管送进声门时，患者突然发生抽搐，发绀明显加重，听诊心音消失，心电图示窦性停搏。当即按"心搏骤停"进行复苏救治，但终无效死亡。

【分析】　气管内插管的常见并发症之一是心血管系统的不良反应，临床常见有血压升高、心率加快等，但导致心搏骤停者十分罕见。在发绀、缺氧、CO_2 蓄积的情况下，亦可最容易引起心搏骤停，其发生机制是插管过程中喉镜或导管刺激会厌、气管黏膜上感受器，导致迷走神经强烈刺激反射，从而引起恶性迷走神经反射性心律失常甚至心搏骤停。此例淹溺程度很重，溺水（海水或淡水）所致机体缺氧和 CO_2 潴留，显然也是发生严重心律失常的病理基础。

【教训】　在明显发绀、全身缺氧的患者，PaO_2 下降，$PaCO_2$ 升高，气管插管时一定应警惕心搏骤停，并在插管前一定向有关医师及家属说明这一点。

（孙增勤）

第三节　二期复苏中的失误

二期复苏是进一步生命支持的阶段,其间电击除颤是恢复循环的措施之一,但却有一例连续换 3 台除颤器均失灵,致使室颤持续 27min 的报道。

例 1　患者,女性,62 岁。拟在全麻下行紧急冠状动脉旁路移植术。麻醉诱导平稳,手术顺利。开放升主动脉后 ECG 显示心室颤动。检查导线和 640 型除颤器,连接后试验时不充电。换 1 台同样型号的除颤器,与原来的导线连接,充电 5J,放电正常,完成检查后备用。但用第 2 台除颤器为病人除颤时,仍不放电。立即换消毒导线与这两台除颤器连接后仍不放电。紧急又换第 3 台同型除颤器仍不工作,改用第 4 台 Life pack 6 型除颤器,但只能在切口外体外除颤,心包内用生理盐水充盈后,用 400J 4 次除颤均未成功。最后用第 5 台本身带有消毒导线的除颤器除颤,仅用 10J,一次成功,恢复窦性心律。此例在体外循环下室颤持续 27min 才得以除颤成功。术后一般情况良好,肌酸磷酸激酶(MB)4U/L(正常值≤6U/L),住院 59d,痊愈出院。

【教训】　本例事后检查发现第一根导线是用高压蒸汽消毒,早期产品注明此类导线允许高压消毒,但以后产品用红贴标志提示仅能用气体消毒的方法消毒,但准备时未查对。而手术室内早期生产和近期生产的导线都混在一起,未分别放置保管,以致出现失误。高压消毒造成导线接头短路,连续充电时,引起除颤器内保险丝烧断。而保险丝又属缓断型,所以第 2 台除颤器用 5J 短暂充电和放电未见异常,当实际使用负荷加大时则不工作。此例的教训在于:①除颤器失灵后未想到问题是存在导线的接头上。而除颤器的保险丝断了后,不容易检查和更换,且保险丝烧断后无明

确报警装置,指示灯则仍显示正常。可见指示灯亮时并不一定就是机器一切处在正常工作状态。②第一台除颤器充电失灵后,正确的处理方法是应该先换导线或全部更换才对。但当时却没有更换导线,仅更换了除颤器。③测验除颤器和导线时应备有负荷指示器显示能量的释放。④除颤器应在手术开始前即先进行测试、检查好,以备用。

(石翊飒)

例 2　患者,女性,35 岁。因车祸致腹部闭合性外伤,失血性休克在全麻下行急诊剖腹探查手术止血术。入室时患者神志消失,BP 65/30mmHg 左右,HR 130～150 次/分,腹部膨隆,有右侧颈内静脉和右侧股静脉两条补液通道,均补液通畅状态,回抽有血,遂从两条补液通道加速输血补液,患者血压稍有提升,维持在 80/45mmHg 左右,HR 130～140 次/分。予肌肉松弛药后插入气管内导管并开始手术。开腹后发现脾破裂,夹住脾门后见仍有多量血液流出。探查发现右侧股静脉穿刺的导管穿破右髂总静脉进入腹腔。

【教训】　本例是深静脉穿刺的失误例子。深静脉穿刺时,导丝不应置得太深,确定在血管内 10cm 左右便可,否则有可能通过颈静脉进入右心房致心律失常,或像本例贯穿髂静脉,非常危险,应予以预防。

(仲吉英)

例 3　患者,女性,40 岁。体重 75kg,ASA Ⅱ级。于某大医院美容门诊行大腿抽脂术。选择 $L_{2\sim3}$ 硬膜外麻醉,注入首量 0.75% 布比卡因 10ml,5min 后患者即感表情淡漠,血压下降,全身抽搐,呼吸、心搏骤停。立即气管内插管人工呼吸,同时胸外心脏按压,静脉注射肾上腺素多次后心搏、呼吸

恢复。采用抗炎、脱水、头部降温等脑保护措施,患者情况稳定后,于事发后约 7h 转入 ICU 进一步复苏。治疗 31d,患者仍处于深昏迷,植物状态,有自主呼吸,无自主活动及定位反射。

【分析】　本例在硬膜外麻醉下行大腿抽脂术发生心搏、呼吸停止,经积极复苏处理后心肺复苏,然脑复苏未能成功。

【教训】　①应严格执行硬膜外用药操作规程。硬膜外注药应有试验量,试验量规定为 3～5ml,注入试验药量后应细心观察,可避免全脊髓麻醉或局麻药中毒等意外情况的严重后果。②CPR 的抢救措施应争分夺秒脑保护应尽早。脑复苏未成功

的原因是大脑缺氧时间太长及脑复苏的措施不及时。本例心脏的复苏经多次静脉注射肾上腺素后才成功,说明肾上腺素的用量不足,拖延了心脏复苏的时间。心脏复苏后才应用头部降温、脱水等脑复苏措施,已为时过晚,即脑保护迟了,对脑组织的缺氧性损害的恢复极为不利。③布比卡因不宜作为神经阻滞麻醉的首选药。本例是在应用 0.75% 布比卡因注入硬膜外腔后发生的,临床不断有类似的报道。④门诊手术选用硬膜外麻醉应慎重,未具备抢救复苏条件的门诊手术室尽量不选用硬膜外阻滞麻醉以保证安全为好。

(孙增勤)

第四节　三期复苏中的失误

三期复苏的重点是脑复苏,复苏得当,预后良好。如果抢救工作中出现失误,就会对脑功能产生再次严重打击,则会造成不可逆的持续性脑功能损害。

一、胆囊术中心搏骤停复苏而术后多脏器功能衰竭

手术麻醉期间,有时可以见到呼吸停止而"心搏未停"的情况。抢救者往往因此而麻痹大意,致使脑组织及其他脏器缺血时间过长,导致心肺复苏后并发多脏器功能衰竭的恶果。

例 1　患者,女性,37 岁。因胆囊炎胆石症在硬膜外阻滞下行胆囊切除术。术前 Hb 140/L,BP 136/90mmHg,HR 88 次/分,P 18 次/分。心肺无异常,ECG 正常。10 年前曾患脑血栓,2 年前曾患心肌炎,自诉无后遗症。以 $T_{9\sim10}$ 为穿刺点,操作顺利。注入 2% 利多卡因 5ml,试验量后,麻醉平面确切,T_4 以下疼痛减轻,追加 14ml 利多卡因 10min 后开始手术。分次静脉注射哌替啶 75mg,异丙嗪 37mg,15min 后患者诉痛,遂又追加 2% 利多卡因 8ml,注药 2min 后,患者心率减

慢至 48 次/分,即静脉推注阿托品 1.0mg,随即发现呼吸停止,即行气管内插管控制呼吸,同时静脉推注麻黄碱 30mg,心率仍为 40 次/分左右,血压测不到。静脉输注间羟胺(阿拉明)和多巴胺后 5min,上述症状仍未改善,给予肾上腺素、阿托品 1mg,并行胸外心脏按压数次后,心率上升至 110 次/分,血压持续在 226/136mmHg,30min 后自主呼吸恢复,患者送至 ICU。应用头部降温、利尿脱水等脑复苏措施综合治疗,37d 后终因多脏器功能衰竭而死亡。

【教训】　由于患者既往有心血管疾病史,心功能有所减退,硬膜外阻滞和静脉输注哌替啶和异丙嗪后,外周血管扩张,心率减慢,有效循环灌注量下降,同时呼吸也受到影响而减慢、减弱,最终出现呼吸和循环功能严重受抑制。虽立即行气管内插管,加压呼吸及应用心血管活性药物,但由于缺乏有效的循环辅助措施,心血管活性药物难以发挥作用。而此时 ECG 仍显示心电活动,节律为 45 次/分左右,给抢救者造成一种循环未停的假象,实质上这是心电机

械分离的一种表现。临床处理中的失误也正在于此，误认为心搏未停，未立即尽早行胸外心脏按压，也未尽早施行相应的脑复苏治疗。待数分钟后，心脏胸外按压循环建立时，已导致脑缺血、缺氧时间过长，导致不可逆的脑细胞损害。故对于这种"循环似乎未停"的患者，抢救时必须尽早当作心搏已停止的情况来处理。分秒必争，尽早开始建立辅助循环和应用脑保护、脑复苏的措施。

二、子宫肌瘤术中心搏骤停复苏而术终脑症状持续 141d 后意识恢复

手术麻醉期间的心搏、呼吸骤停，一般都能做到发现及时，救治方法正确，因而心肺复苏的成功率较高。但是脑功能及其他脏器功能能否恢复正常，则取决于组织脏器缺血性损害的持续时间和复苏后一系列支持治疗措施的尽早合理应用等有关。

例 2　患者，女性，39 岁。因子宫肌瘤拟在椎管内麻醉下行单纯子宫全切术，既往无特殊记载。于 $L_{1\sim2}$ 穿刺施行腰麻，注入 0.5％布比卡因 5ml，麻醉平面固定于 T_7 开始手术。术中静脉注射氟硝安定 1mg，效果欠佳，5min 后追加 1mg，牵拉子宫、结扎子宫动脉中突然血压下降至心搏骤停。立即施行心肺复苏术，气管内插管，控制呼吸经 10min 恢复窦性心律，待生命体征平稳后于全身麻醉下继续手术至术终，无其他异常。麻醉清醒后出现全身性痉挛，自发呼吸，意识水平 300 分，陷入深昏迷状态。急性期脑电波：手术终了后各导联为弥漫性大部分平坦的低振幅慢波，第 7 天痉挛发作时的脑电波示大发作波形。第 4 天头部 CT 示全脑水肿，怀疑听性脑干反应抑制倾向。在急性期对全脑功能不全状态进行脑保护及抗痉挛处理，开始用硫戊巴比妥 2mg/(kg·h) 持续滴注，静脉注射抗痉挛药苯妥英钠 500mg/d；10d 后并用低分子右旋糖酐 500ml/d，脑代谢赋活剂：

CDP 胆碱 400mg/d，盐酸氯醒酯 1000mg/d，酒石酸促甲状腺激素释放激素 4mg/d，泼尼松从 20mg/d 开始；1 周内减量使用。术后呼吸平稳，血气结果良好，术后 1d 拔管，第 3 天呈高碳酸血症、再次插管。第 11 天出现 ARDS，用控制性机械通气（CMV），FiO_2 0.8，R 18 次/分，PEEP 13cmH_2O，pH 7.4，PCO_2 53.7mmHg，PO_2 66.5mmHg，HCO_3^- 29.3mmol/L，BE 4.2mmol/L，O_2 sat 89.0％痰培养大量铜绿假单胞菌，对 ARDS 除呼吸管理外，药物治疗用前列腺素 E_1 0.025μg/(kg·min)，甲磺酰基胍己苯酯 1mg/(kg·h)，支气管纤维镜多次吸引支气管末梢痰液。

从复苏后出现痉挛的处理至慢性期给硫戊巴比妥逐渐减量，维持量 0.5～1mg/(kg·d)，苯妥英钠维持量 300～600mg/d，同时用戊酸 1200～1800mg/d，苯巴比妥 90～150mg/d 等从胃管给药，适宜并用溴安定、地西泮、咪唑安定。对脑功能障碍除用硫戊巴比妥外，加用 CDP 胆碱、盐酸氯醒酯、滑石酸促甲状腺激素释放激素。给乙基阿朴长春胺酮 15mg/d，麦角溴烟脂 15mg/d，酸式马来酸麦角乙脲 0.075mg/d，细胞色素 C 12.5mg/d。为增加脑血流行星状神经节阻滞，并用高压氧疗法。由于积极治疗，意识恢复水平上升，37d CT 显示脑水肿改善，右前额叶萎缩。第 40 天脑电图改善，41d 脑血流闪烁，初期与后期摄像，两侧前额叶集积下降，从大脑边缘系列脑干保持血流，127d 脑血流闪烁所见比前次改善，于 141d 意识清醒。意识清醒后的第 145 天，脑电图比术后脑波组改善，有 α 波，术后 1 年能说话，肌力恢复。

【教训】　本例手术开始后不久出现心搏、呼吸骤停，考虑与氟硝安定抑制呼吸、布比卡因的心脏毒性，以及术中手术操作所引起的牵拉反应有关。揭示腰麻中最好不要加用氟硝安定，用时则应加强对呼吸的管理。当术者牵拉子宫时，应提醒麻醉科医师注意

血压心率和脉搏的变化,有改变时可考虑手术局部用局麻药液浸润,以减轻牵拉反应。心肺复苏后脑功能障碍除第 1 次的障碍因素外,第 2 次障碍因素影响更大,重要的是进行预防和治疗。对非再灌流现象用低分子右旋糖酐、儿茶酚胺等各种升压药。对迟发性脑血流减少及脑水肿的预防、治疗,使用抑制代谢、抗痉挛作用的巴比妥、苯妥英钠、地西泮、咪唑安定、溴安定等药。脑代谢赋活剂与抗痉挛药作用相反,边抑制痉挛,边改善脑代谢、脑循环,故两种药必须分开使用。高压氧疗法对意识障碍改善有效。早期能迅速充分地给脑组织供氧,复苏后施行高压氧疗法则促使意识恢复。心肺复苏后的预后用各种检查综合判断。本例呈深度昏迷状态,有痉挛症状,脑电图大部分平坦,听性脑干反应有抑制倾向,头部 CT 显示脑水肿状态,预后不良,大多转归为死亡或呈植物状态等。本例患者昏迷 141d 后意识恢复,是一难得的救治成功的范例。这是术中心搏骤停后立即及早开始复苏,术后应用了各种药物和疗法综合有效救治的结果。

（石双平　孙增勤）

三、自主呼吸循环恢复以后,脑功能迟迟不能完全恢复

如上所述,发生在围麻醉期心搏呼吸骤停,及时复苏后心肺复苏的成功率较高,约 80% 的心肺复苏成功者昏迷时间超过 1h。但由于麻醉科医师的失误,使脑复苏难以复苏。

例 3　患者,女 40 岁。在某医院接受妇科手术时,不幸遭遇麻醉意外,突然发生呼吸心搏骤停,医护人员立即全力抢救,30min 后心跳恢复,逐将患者转到更高级的教学医院进一步抢救。昏迷患者一转到新医院,即给她戴上冰帽,并将其放置在冰毯上,通过低温保护措施后,紧接着一系列抢救措施有条不紊地进行,3d 后,苏醒。可进食和自由下地活动,痊愈,出院。

例 4　患者,男性,36 岁。在工作时被高压电（700 伏）击伤倒地、昏迷、心搏停止、呼吸停止,医护人员及时赶到现场,实施抢救,立即开胸胸内心脏按压,经过一系列的气管内插管、切开心包按压心脏、戴冰帽抢救,心搏呼吸停止 3h 后心搏恢复,接着呼吸恢复,在医院陆续进行一系列抢救措施,6d 后苏醒,未留大脑后遗症,能下地活动。

例 5　患者,女,47 岁。某三甲医院以右叶及峡部结节性甲状腺肿、在全身麻醉下施行手术治疗。入手术室前、后生命体征平稳。上午 8:40 开始静脉麻醉,9:10 手术开始。HR 80 次/分增至 160 次/分,手术继续,艾司洛尔分 2 次静脉注射,各 2.5g。9:15 心搏呼吸停止,经紧急抢救,10:45 心搏呼吸恢复,但一直处于深昏迷状态,离不开呼吸机的辅助呼吸。

【分析】　心搏呼吸骤停患者自主循环恢复以后,脑功能恢复率仅 1%～18%。研究表明,各种药物对于脑复苏的疗效甚微,而亚低温（32～35℃）对脑有保护作用,且无明显不良反应。现在推荐采用快速注入大量（30ml/kg）冷却液体（4℃）,如乳酸盐溶液入体内,能显著降低核的温度,从而降低脑温,但要预防出现液体过量。血管内热交换装置,是最先进的降温技术,降温迅速,维持低温状态,并能准确控制温度。如果没有条件还是最基本的冰帽、冰袋等体表降温方法。

【教训】

例 3 抢救成功,在短期内完全复苏的病例是"生命奇迹",主要就是早期采用了亚低温疗法,"戴上冰帽"及冰毯等促进脑复苏的抢救措施,有条不紊地进行。应学习这一成功的经验。

例 4 为高压电电击后心搏骤停,经抢救后 3h 救活,也被称为"医学上的奇迹"。成功的经验是:抢救及时,不放弃,不间断人工呼吸、坚持、脑低温早等保证重要器官的供血、供氧以及患者的本身体质好有关。

例 5 的失误处很多:①麻醉科医师麻醉前

未访视患者,更没有签《麻醉知情同意书》,在麻醉程序上违犯了规定和制度。②麻醉中出现险情后,心率由 80 次/分到 160 次/分,没有叫停手术,应先抢救,再手术。酿成恶果。③抢救能力差,特别是脑复苏的措施不得力,没有采取脑部降温等。④术中心搏骤停直接与麻醉用药和麻醉管理有关。应吸取教训。

第9章 麻醉科医师在疼痛诊疗中的失误

疼痛诊疗学既是麻醉学的重要分支学科之一，又是医学基础与临床多学科的边缘部分共同组成的新学科。目前疼痛已成为继体温、脉搏、呼吸、血压四大生命体征的第五生命体征。疼痛诊疗在我国虽然起步较晚，但目前发展迅速，已成为麻醉学科的重要任务之一。我国疼痛诊疗学科，自1988年9月由中华麻醉学会主持在河北省承德市召开的中华医学会疼痛治疗专题学术讨论会算起，仅约十几年的时间，但其发展之快、普及之迅速确在意料之外。我国至少有20个省市成立了疼痛学会（专业委员会）。全国各地县以上医疗单位的麻醉科，已经或正在建立疼痛诊疗中心、疼痛科或疼痛门诊，已普遍开展了这项新业务。一批疼痛专科医院和诊所也在全国各地出现：全国专门从事疼痛诊疗工作的医生有9万人之多。疼痛诊疗在基础研究、临床诊治和临床研究等方面已取得一定的成就，有的已跻身世界水平之列。有了中华医学会疼痛学会、中华医学会麻醉学会疼痛治疗专业委员会等学术组织，出版了专业书籍，有了《疼痛学杂志》《中国疼痛医学杂志》等专业性杂志。在医学院校麻醉学系内还设立了疼痛学课程。学术交流空前活跃，呈现一片繁荣景象。有老一辈麻醉专家率先奋斗，忠诚于事业和敬业的奉献精神，进一步促进了疼痛治疗的进展。在业务体制、管理、质量控制方面日益完善，已经培养出一批疼痛治疗的专业人才，在麻醉诊疗中发挥着积极作用。为使麻醉科成为名副其实的一级临床科室而不懈努力。目前慢性疼痛70%病人还未能得到充分和规范化的治疗。大多数的疼痛诊疗机构的诊疗手段，能直接针对慢性顽固性疼痛"病根"进行治疗的还不多，神经痛的微创介入治疗技术还不能广泛应用，效果不显著；然而，在诊疗中仍然存在着许多失误，所以在疼痛诊疗时，应提高警惕，慎防失误，减少并发症的发生。也是麻醉科医师的一项任务。

第一节 疼痛诊疗中的误区

疼痛治疗的发展趋势是多学科的结合，采用跨学科的治疗方法是疼痛诊疗的发展方向。要不断将疼痛治疗规范化和专业化，提高诊断水平与治疗质量，加强责任感，提倡精心诊治的作风，使我国的疼痛诊疗事业沿着健康的道路发展下去。但是，在疼痛诊疗中还存在着令人担忧的误区。主要表现在以下方面。

一、轻诊断重治疗

疼痛是患者求医的第一信号。疼痛是涉及情绪和感觉两个方面的个人体验。不少非疼痛专科医师仍认为"疼痛只是一种症状"。疼痛诊疗作为麻醉学、成为麻醉科工作任务之一的条件已经成熟，无论是大城市医院，还是教学医院，甚至于基层医院、城乡的各医院麻醉科也都积极开展了此项业务。但在开展工作中还存在着轻诊断、重治疗，或者说是"不会诊断，只会操作"的现象。有的麻醉科医师只是按照骨科、外科或神经科医师对疼痛的诊断医嘱进行治疗操作，好似一个治疗室。也因一些麻醉医师不掌握诊断学的基本功，缺少相关的科学知识，而又不积极更新和"补课"，只会操作（治疗），或误解疼痛诊疗为"治疗"疼痛。如此形成了轻（不会）诊断、重治疗（只会操作），其结果是"头痛医头、脚痛医脚"，于是误漏诊则在所难免。这不仅贻误病情，不利于患者，把自己也陷进了麻醉匠、操作匠的位置；更会使疼痛诊疗进一步提高遇到困难，甚至开展不下去。对于诊断，特别是对于各种疼痛的鉴别诊断不足，对于放射科、CT、MRI等先进技术比较生疏的事实，更需要麻醉科医师本身素质的提高、刻苦学习、虚心求教，不能单凭神经阻滞治疗技术的特长贸然进行疼痛诊疗工作。目前疼痛门诊仍须高年资主任医师坐阵，因其基础知识扎实，有西医学习的经历，有巡回医疗等社会实践，有的从事麻醉工作之前就是在临床各科当过医师。他们有能力、有经验组织起疼痛门诊和病房工作。疼痛诊断与疼痛治疗同样重要，疼痛诊疗门诊这一名称有利于交流，以使麻醉学科疼痛诊疗学规范化。

二、"封闭"和"神经阻滞"概念含混不清

麻醉科医师应充分利用自己的特长，在疼痛治疗上发挥作用。使自己成为精通全部疼痛诊疗学临床业务的专家，成为疼痛诊疗学的骨干。有些群众或是医务人员把疼痛治疗中的重要手段之一，即神经阻滞疗法误称为"封闭"。这是因其不懂医学，或其缺乏知识，并不为怪。遗憾的是有的麻醉科医师也称之"硬膜外封闭""神经封闭"等，这是个基本概念问题。神经阻滞疗法既不是封闭，也

不是神经阻滞麻醉。封闭疗法是20世纪50年代苏联的阿·维·维希聂夫斯基提出的，虽然其治疗原理与神经阻滞有相同之处，但在所用药物类别、浓度、剂量、注入部位和适应证等方面两者大不相同。神经阻滞的注射区域并无病变，而是治疗支配区域的疾病。所以封闭不能包括神经阻滞疗法，更不能代替之。否则将贬低了神经阻滞疗法的价值，也贬低了麻醉科医师自己。神经阻滞和神经阻滞麻醉之相同之处是操作的部位相同，但是神经阻滞用药中的局麻药浓度仅是麻醉的阈下值，否则，神经阻滞疗法就等于神经阻滞麻醉了，这是两者区别的关键。

三、疼痛治疗混合液的配制太杂

在疼痛诊疗过程中，每位麻醉科医师都在发现、筛选既安全又有效的配方，但这是一种科学的运作，应该持科学的态度，而不能随心所欲采取"堆积疗法"，或是药越多越好，越杂越好。配伍药物以精选2～3种为宜，增至6种或7种，甚至更多未必有利，反而减弱原来的药效。目前的误区是配方太乱、太杂，有的将10多种中、西药混合在一起，形成了"堆积疗法"，有些药物其配伍是禁忌的，既这些药物混合之后其pH、比密和药理、药性不知道，竟然混在一起，也敢给患者注射。治疗不要只看一时效果，也应顾及长远后果。更应尽量减少由于疼痛治疗引起的并发症，如硬膜外腔的粘连、药物结晶沉积等。疼痛治疗要加强管理，要理性化、规范化。绝不能滥用药物，要针对具体病例，科学地选择用药。对严重病例，或是对于选择破坏性神经阻滞病例，如三叉神经痛、恶性肿瘤和颜面痉挛等，必须征得家属同意并签字后方可治疗，以避免纠纷。对于神经阻滞的并发症，如感染、出血、气胸、截瘫、局麻药中毒反应和全脊髓麻醉等应特别重视。做好预防、抢救和善后工作。提倡向患者负责，精心诊治的作风。

四、激素滥用引起后患和恶果

激素应用于疼痛治疗较为普遍，国内疼痛治疗约有99％的病例都选用激素。临床上应用激素，无可非议，但如何使用好激素就有医师的责任。因为激素极易引起十分可怕的不良反应。常见的有：

1. 性功能失调　曾有报道连续注射（每周1次）激素，甚至只注射1次40mg康宁克通-A，即出现闭经者；连续5次（每周2次），每次5mg地塞米松而发生阳痿者。

2. 精神症状　注射激素后产生精神症状及兴奋、失眠等屡见不鲜，还可引起柯兴综合征等内分泌疾病。

3. 股骨头无菌性坏死　曾有一组报道13例股骨头无菌性坏死，与应用激素有关。

4. 注射局部发生无菌性炎症及坏死等

五、提高镇痛效果降低副作用的必然趋势

在疼痛诊疗中，最常见的不足是镇痛效果差、副作用发生率高和失误率不低。针对这些问题，应严把医疗质量关，选对镇痛用药和方法，目前推荐"多模式镇痛"方法，以实现镇痛目标。

1. 镇痛的必然趋势　提高镇痛效果，降低了副作用。因为镇痛机制复杂，位点多，没有一种药物可以作用在所有位点上。阿片类药有瓶颈，达到镇痛，尤其是运动时镇痛，必然出现严重副作用。非甾体类药有天花板效应，副作用是作用时间与剂量有依赖性关系。

2. 多模式镇痛的原则

（1）镇痛机制：机制互补，作用于不同靶点。

（2）镇痛效果：叠加、协同。不同时使用两种或以上非甾体消炎药。不同时使用作用时间和重叠的阿片类药物。

（3）镇痛安全：副作用减轻。

3. 多模式镇痛的实施　轻度中度选伤口浸润、对乙氨胺基酚、NSAID、区域阻滞、弱阿片类；重度加PCIA。

第二节　疼痛诊疗中的失误

一、疼痛诊疗的误诊误治

开展疼痛诊疗，治疗前不能明确诊断，必然会发生误诊误治，往往在应用硬膜外阻滞诊疗效果不满意时，才产生怀疑、进行分析、进一步检查、明确诊断，但已发生误诊误治。对于复杂的病例，一时暂不能确定病变的部位、性质，最好能同专科医师会诊，以明确诊断，以免误诊误治。

（一）缺乏MRI或CT等必要检查而误诊

疼痛诊疗前，特别是腰椎间盘突出症等慢性腰腿痛治疗前一定要进行全面检查，以免发生误诊误治。CT或MRI等检查在腰腿疼的诊断中是必不可缺少的。

例1　患者，男性，39岁。剧烈腰痛伴右下肢放射性疼痛30d。经外科、放射科检查诊断为腰椎间盘突出症。拟做硬膜外腔持续输注治疗，但穿刺及置入硬膜外导管时右下肢出现一过性放射性疼痛，而改作骶管输注疼痛治疗液150ml。治疗液含0.9％氯化钠180ml、维生素B_1 30mg、维生素B_6 300mg、维生素B_{12} 500μg、地塞米松20mg、复方丹参注射液6ml、2％利多卡因5ml。追问病史5年前曾作"甲状腺肿块"切除术。CT诊断为脊椎腔内肿物，术后病例诊断甲状腺转移癌。

【教训】　本例初诊为腰椎间盘突出症，硬膜外阻滞注射药物治疗时，当穿刺和置管时都出现右下肢一过性放射痛。追问病史5年前有"甲状腺瘤手术史"，实际是甲状腺癌手术后复发，转移到脊椎管腔内。发生了误

诊误治,其失误是治疗前没有询问病史,没有仔细查体,没有进行 CT 等检查协助诊断。应引为教训。

例 2   患者,男性,45 岁。左臀部疼痛伴左下肢放射性疼痛 7d,诊断为腰椎间盘突出症。硬膜外腔输注疼痛治疗液 200ml。包括生理盐水 180ml、维生素 B_1 300mg、维生素 B_6 300mg、维生素 B_{12} 500μg、地塞米松 20mg、复方丹参注射液 6ml、2%利多卡因 5ml。第 2 天疼痛不减轻,追问病史,左臀肿块已 6 个月。转院复查。第 10 天行左臀部肿块切除,病理诊断为左臀滑膜肉瘤。术后 14d CT 确诊为脊柱转移癌,心、肺转移。

【教训】   本例诊断为腰椎间盘突出症,硬膜外阻滞注射药物治疗效果不好。追问病史发现左臀肿块已 6 个月。最后经手术及 CT 诊断证实为转移性脊柱恶性肿瘤,出现误诊误治。本例的失误之处是询问病史不细致;在诊断未确立前不能盲目治疗疼痛,应先了解病变的性质,明确诊断后再根据病情治疗,避免误诊误治。

(二)诊断不清就行硬膜外腔输注药物治疗后腰腿痛加剧

对于慢性腰腿痛患者,特别是椎间盘摘除术后复发(复发率占 6%～15%)、由于脊髓腔广泛粘连(23%～39%)、再次手术又受限的患者,若采用硬膜外腔输注药物治疗,一般都取得一定的效果。但也有无效的,反而疼痛加剧。经手术证实与有合并重度椎管狭窄、神经根管狭窄者又注入大量药液又增强了椎管内的压力、品种杂多的多种类药物等多种因素加重了疼痛有关。应吸取的教训是治疗前要明确诊断,尽量争取 MRI、CT 等辅助检查,或是椎管造影等协助诊断。凡是诊断为椎管狭窄者,硬膜外阻滞药物治疗应列为禁忌证;或治疗时应减少治疗液中的药物种类,药液总量不能太多,药液的总量以 200ml 为宜,输注速度不能过快,控制在每分钟 15～20 滴为宜。

(三)缺乏请专科医师会诊的诊疗程序,使骶髂关节结核被误诊

重视疼痛性疾病的原发病诊断,一是要紧密结合临床,经 MRI、CT、椎管内造影等辅助诊断检查,确定诊断;二是要请有经验的专科医师会诊,可尽量避免出现误诊误治。

例 3   患者,男性,32 岁。以左侧腰腿痛做腰大肌间沟注射治疗 10 余次无效。8 个月后左臀部脓肿形成,经手术证实为骶髂关节结核。使本病例误诊误治近 1 年。

【教训】   本例的疼痛诊疗是盲目操作的,一是没有询问病史,仔细查体;二是没有行 X 线、CT 或 MRI 辅助检查;三是没有请专科医师会诊,甚至是不诊断光治疗,没有一个早期发现原发病,而后进行以对因治疗的指导思想。另外,经系统应用腰大肌间沟注射治疗以后,不能使疼痛缓解,对于这样的病例,要反复请专科医师会诊,才能不出现误诊误治,要引以为戒。

(四)骶骨肿瘤腰腿痛误诊,硬膜外阻滞并发硬膜外脓肿致死亡

前文已述在麻醉科开展的诊疗工作中,还存在着轻诊断、重治疗,或者说是"不会诊断,只会操作"的现象。这样不但贻误病情,还给患者带来伤害,同时给工作造成被动。

例 4   患者,女性,46 岁。以反复右腿痛 3 年多,CT 示 L_5～S_1 椎间盘脱出行硬膜外阻滞疗法。经硬膜外注入泼尼松龙 50mg＋1%普鲁卡因 8ml,7d 一次,共 3 次,疗效递减。其间自行在穿刺部位贴止痛膏、热敷、离子透入等治疗。末次治疗 2 个月后出现右腿麻木跛行,二便乏力,以椎间盘脱出入院。经卧床牵引,抗炎治疗 11d,渐出现腰骶痛,患腿出现剧痛。在全麻下行椎管内探查术,发现 L_5～S_1 硬膜外腔有 2cm×2cm 脓肿,脓液 3ml,涂片为 G^- 菌感染,清洗后置管引流。术后抗生素治疗。术后持续发热,患腿痛加重,转院,经磁共振检查示 S_2 肿瘤,L_5～S_1 椎间盘脱出,拒绝手术,1 个月后死亡。

【教训】　本例误诊骶骨肿瘤,硬膜外阻滞治疗腰腿痛并发硬膜外脓肿,脓肿虽然经手术清除引流,但终因拒绝手术切除 S_2 肿瘤,1 个月后死亡。

其教训为:①腰腿痛应明确诊断,避免盲目用硬膜外阻滞治疗;②穿刺操作应严格无菌操作;③穿刺点应避免自行贴止痛膏、热敷等,以免导致局部感染;④如治疗效果不好,应进一步检查诊治。

(五)大面积心梗坏死被误诊疼痛点注射后 8h 死亡

发病近 10d,以背中央疼痛剧烈,多级医院诊断不清,患者很痛苦,外科医师没有治疗办法,请麻醉专家麻醉镇痛,予以痛点注射后,效果满意,但治疗后 8h,心搏呼吸停止,抢救无效死亡。尸检结论:心肌梗死(大面积),造成工作被动。

例 5　患者,女性,58 岁。以后背中央疼痛县医院治疗无效而转入某二甲医院骨伤科。慢性病容、血压、脉搏、呼吸无异常,入院 ECG、MRI 无异常。自病后即入住县医院,检查心电图无异常,治疗无效,7d 后转来,请内科心脏专家会诊未下结论。其特点是体胖、端坐、呼吸不困难,但不能平卧,主要以背中央疼痛显著,自病后,夜夜不能寐。外科医师请麻醉科帮忙镇痛,尽管诊断不明,但患者十分痛苦,麻醉科医师在压痛点明显处,以曲安奈德 40mg＋利多卡因(2%,5ml)＋注射用水 15ml 痛点注射。15:00 注完后,患者不疼,精神好转,入睡(病后止现在)2h。17:00 随访。患者情绪好,面上有笑容。但 22:00 患者病情变化,值班医师怀疑与疼痛治疗有关,请麻醉医师会诊,患者半清醒,急性痛苦面容、发绀、呼吸困难。立即吸氧、气管内插管、升压药、胸外心脏按压,呼"120"决定转到条件更好、技术水平高的三甲医院抢救。"120"的医护人员也加入抢救队伍,但无能为力,当即死亡。尸检结论:心肌梗死(大面积)。

【教训】　本例为内科最常见的心肌梗死,因极不"典型",误诊误治。教训极深刻。应吸取的教训如下。①思想重视不够:本例入院后第 1 天死亡。若入院后第 1 天即组织全院专家会诊、病例讨论、提出诊断治疗统一意见,或请外院专家会诊,可能被挽救。②诊断不清或有疑问不盲目治疗:这是对麻醉科医师的最大教训之一。要有主见,不要别人要求你去"治痛",你不通过思考,盲然去执行,而引起不必要的麻烦。要根据患者病情需要,但病情需要也把诊断搞清楚了,明明白白去施行,不违心去执行医嘱、去治疗。③"不诊断光治疗"必产生恶果:不要总感情"人情"和"情面"去处理医疗工作。增强科学性、逻辑性。减少失误。

(孙增勤)

二、疼痛诊疗管理中的失误

疼痛诊疗,特别是硬膜外注入药物治疗某些疼痛性疾病已是目前常用的方法之一。但是,用药方面应谨慎,考虑要全面,应遵守一定的原则,以减少失误。

(一)硬膜外注药治疗疼痛导管穿入蛛网膜下腔引起截瘫

晚期癌痛硬膜外注入神经破坏药,患者是不痛了,但造成治疗性截瘫。

例 6　患者,男性,67 岁。肺癌晚期致胸背部刀割疼痛。以 $T_{6\sim7}$ 间隙硬膜外穿刺,头向置入某牌导管 4cm,注入 0.25% 布比卡因 5ml,平面 $T_{4\sim10}$,效果满意,可下床活动。留管第 5 天,每次注药时患者均感到背部有难以忍受的疼痛,且注药次数逐日增加,止痛效果尚好。第 24 天注药前回抽有液体回流,经化验证实为脑脊液。征得家属同意后注入蛛网膜下腔 15% 石炭酸甘油 1ml,恶性痛完全消失,但患者截瘫。拔管时发现导管内移约 2cm。因病情不断恶化,截瘫后第 3 天自动出院,第 6 天死亡。

【教训】　本例恶性癌痛经硬膜外注入蛛

网膜下腔神经破坏药 15％石炭酸甘油 1ml 后,恶性痛完全止住,但患者截瘫。在起初注入 0.25％布比卡因时,未出现注射痛,从第 5 天始,每天注药时都有脊背部难以忍受的疼痛,可能是某牌硬膜外导管引起的局部组织反应或导管本身反应引起。第 24 天导管前端"移位"2cm 至蛛网膜下腔,与固定不牢有关,应引以为教训。

(二)硬膜外神经阻滞治疗椎间盘突出症,引起椎管内感染致死亡

疼痛诊疗,特别是硬膜外神经阻滞若管理不善,如果消毒隔离制度不严格,治疗操作常规不完善及无菌制度和无菌技术不严格,必然发生严重并发症。如果感染并发化脓性脑膜炎,必然导致病人死亡。

例 7 患者,女性,40 岁。以腰痛伴左下肢放射性疼痛 5 个月诊断为腰椎间盘突出症,入院行硬膜外腔神经阻滞治疗。选 $L_{4\sim5}$ 间隙穿刺成功后,快速注入曲安西龙 15mg、1％利多卡因 16ml,注射时有向左下肢剧烈的放射性疼痛感,术后左下肢麻木。分别在 10d、20d 以后又治疗过 2 次,注射药物同第 1 次。第 26 天开始发热、头痛,站立时腰痛加剧。先按感冒对症治疗未见好转,逐渐出现脑膜刺激症状。第 31 天行腰穿诊断为化脓性脑膜炎,用先锋霉素 5 号、先锋铋、氯霉素等治疗。第 41 天双下肢麻木,运动、感觉消失,大小便失禁。第 42 天双下肢各种反射消失,截瘫达脐平(T_{10})。硬膜外穿刺,抽出脓液 2ml。换椎间隙再次行腰穿,测脑压 225cmH$_2$O,脑脊液为黄绿色。庆大霉素 500 万 U 注入椎管内。病情进行性加重,截瘫平面上升达 $T_{4\sim5}$,呼吸短促,神志曚眬状态。脑脊液查见 G$^+$ 双球菌,细菌培养为无色绿脓杆菌,潘氏试验强阳性,WBC 192 个/μl,总细胞计数 5.5×10^9/L。当日即行椎管探查术。术中见黄韧带膨出,从裂口处溢出乳白脓液 20ml,清除脓液及坏死组织,庆大霉素生理盐水、过氧化氢冲洗,并在 T_{10} 置管持

续冲洗。术后患者处于昏迷状态,术后第 3 天脑疝形成,心搏、呼吸停止,复苏成功。当晚再次发生心搏停止,经抢救无效死亡。

例 8 患者,男性,74 岁。以颈椎关节病拟行颈部硬膜外阻滞治疗置管术。选 C$_7$～T$_1$ 穿刺置管顺利。注入曲安西龙 5mg、1％利多卡因 10ml。3d 后头痛、头晕、发热,诊断为"上感",给予对症治疗无效。4d 后引出病理反射,同时 C$_7$ 穿刺局部有感染灶、颈抵抗。10d 后行腰椎穿刺测脑压为 140cmH$_2$O,CSF 微浑浊。WBC 0.47×10^9/L,RBC 0.314×10^9/L,潘氏试验(＋＋)、糖 10.47mmol/L(129mg％),氯化物 193.39mmol/L(683.4mg％),蛋白 0.29/L(29.3mg％),11d 第 2 次行腰穿,细菌培养为绿脓杆菌。经抗感染、降颅内压等对症治疗,出现阵发性抽搐、昏迷、心搏停止,经抢救无效死亡。

【教训】 例 7、例 8 均为在硬膜外阻滞治疗中并发化脓性脑膜炎,经抗感染、切开或穿刺置管冲洗及对症治疗无效而死亡。教训极为深刻。

1. 疼痛诊治的管理上要加强无菌管理,注意以下几点。

(1)应设专门治疗室,房间定期消毒。

(2)诊断室和治疗室应分开,避免交叉感染。

(3)操作中应严格无菌操作,防止感染。无条件时,可在手术室内进行。

(4)严格掌握适应证及禁忌证。

2. 对高龄、恶病质患者要慎重。在治疗中要加强监测、观察,注意预防意外和不良反应的发生。

3. 早期发现早期治疗。一旦发生、发现感染迹象,就要加大抗生素用量,控制感染。对于铜绿假单胞菌性脑膜炎,一旦诊断明确,有文献报道用多黏菌素 B 椎管内注射有好的疗效,可配合头孢哌酮等抗生素大量短期内应用。

(三)忽略全身性并发病发生脑出血死亡

在门诊接诊的疼痛诊疗中,有时所采取的病历资料不全面,遗漏全身重要的并发病,带来恶果。

例 9　患者,男性,62 岁。因双膝关节疼痛 5 年来门诊求治。以双膝下脂肪垫劳损行手法按压治疗。每侧按压 30s,按压治疗后自觉疼痛明显减轻,走路轻快。为加强效果,又用同法在每侧各按压一次。后发现患者口语不清,血压 180/120mmHg。以一过性脑缺血的诊断收住神经内科,症状逐渐加重,3d 后死亡。最后诊断为高血压病 III 期,脑出血。

【教训】　本例除有双膝下脂肪垫劳损外,还有更重要的全身性疾病高血压病,本例的严重失误是对高血压病的漏诊,以致手法治疗膝下脂肪垫劳损时,手法治疗的刺激和精神紧张使血压进一步升高,出现脑血管意外,脑出血致患者死亡。同时手法按压治疗 1 次,自觉疼痛明显减轻即可,结果好心地又"加强疗效"治疗 1 次,引起不良后果,应引以为教训。

(四)硬膜外阻滞治疗中发生颈项强直、肢体震颤、颅内压升高和头痛

据统计,疼痛治疗中有时发生颈项强直、肢体震颤,约占 3.5%,也有发生头痛的,约占 3.5%。应引起麻醉科医师的注意。

例 10　患者,男性,48 岁。曾以腰椎间盘手术治疗后复发,再次手术受限,而采用硬膜外输注药物治疗。硬膜外穿刺顺利。头向置入硬膜外管,输注治疗液 250ml。治疗液配制:山莨菪碱 10mg、维生素 B_1 100mg、维生素 B_6 100mg、维生素 B_{12} 1mg、玻璃酸酶 1500U、地塞米松 20mg、利多卡因 150mg、0.9%氯化钠 100ml 左右。约 15min 后,由于药物输注不畅,遂加压快速输注,5min 后患者突然出现四肢抽搐每分钟 10 次左右,继而出现颈项强直、呼吸深快、胸闷气短、意识障碍、双膝反射亢进及巴宾斯基征阳性。立

即停注,拔管,静脉注射硫喷妥钠与地西泮后,抽搐、强直好转。2d 后再出现,仍轻度语言不清,动作不协调。30d 后恢复。

【教训】　本例输注药物 15min 后,因为药物输注不畅后,是在加压快速输注 5min 时出现抽搐、强直、意识障碍等变化的。原因可能为快速输注后颅内压升高太快,刺激中枢神经引起脑脊髓反射性休克。凡是硬膜外输注药物治疗时输注速度不能过快,更不能加压而引起一过性颅内压增高变化,应引以为戒。

例 11　患者,女性,45 岁。以腰椎间盘突出症 7 年,经多次住院治疗无效,采用硬膜外输注药物治疗。平素体健,无高血压病病史等。治疗液含有维生素 B_1 100mg、维生素 B_6 100mg、维生素 B_{12} 500U、地塞米松 20mg、利多卡因 100mg、丹参注射液 2 支、加 0.9%氯化钠 200ml,共计总量 250ml。输注 20min 后,患者恶心、头痛,当减低输注速度后,头痛减轻,恶心未出现。其原因是输注速度过快,使颅内压升高所致。

【教训】　本例在硬膜外输注药物治疗中出现恶心、头痛时,经减慢输注速度后,恶心、头痛未再出现。教训是输注速度不能过快,治疗液总量不能过多,对年长者不用激素或激素的用量不能太大。

三、硬膜外腔注入激素治疗的失误

激素是在麻醉、疼痛治疗中常用的药物,对缓解疼痛有比较显著的作用,故作为硬膜外注药治疗各种疼痛的常用药物,几乎 99% 的治疗都用激素。但是,应用时要并用大量的抗生素,以预防感染扩散,与维生素 C 并用可减轻变态反应,应用激素可影响伤口的愈合,可诱发胃肠道溃疡病发作甚至出血,可引起股骨头无菌性坏死,可引起低血钾,可出现水肿、高血压和肌无力等副作用,应予以注意,以免引起失误,给患者造成痛苦。

(一)激素加重股骨头坏死

激素滥用,后患无穷。激素的使用要严格掌握适应证、禁忌证。长期连续使用激素使关节内渗液增多,关节腔及骨髓腔内压力增高,股骨头血循环障碍,使骨骺中心部软骨细胞发生坏死。导致骨质疏松,引起股骨头坏死。有一组13例股骨头无菌性坏死病例,其中8例与应用激素有关,现介绍一例。

例12 患者,男性,56岁。因右侧坐骨神经痛行硬膜外阻滞治疗。术前患者一般情况好,心脏无异常,双髋关节疼痛,右侧比左侧重。右下肢呈电击样疼痛,并向下肢后侧及小腿外侧放射。直腿抬高试验阳性,$L_{3\sim5}$棘突旁压痛,并向双下肢放散。既往有外伤史和长期饮酒史。腰椎、髋关节X线、CT、磁共振等检查提示:$L_{3\sim5}$骨质增生,椎管狭窄,双髋关节均未发现异常。经$L_{3\sim4}$间隙硬膜外穿刺置管,以2%利多卡因160mg、维生素B_1 100mg、维生素B_{12} 500μg、地塞米松5mg、加0.9%氯化钠4ml,共16ml混合液注入导管。每日1次,连续应用2周。神经痛症状有所缓解,但双髋关节疼痛加重,以右侧为主,活动时加重,跛行等症状。右髋关节X线提示右股骨头无菌性坏死,后经上级医院确诊为双股骨头无菌性坏死。

【教训】 本例的失误在于患者术前既往有外伤史及长期嗜酒史,有双髋关节疼痛史。虽然经X线摄片等检查,但早期病变显示不清,加之并发坐骨神经痛等症状而被忽视。因此,其教训如下。①在疼痛治疗过程中,应全面了解病情,详细查体,辅助检查资料全面,当怀疑有股骨头坏死早期或可能时,治疗中不用或避免长期应用激素,以免加重病情。②用激素治疗时要定期进行股骨头摄片复查,以便及时发现,尽早治疗。③治疗方法上,每天1次,是否太频繁,一般每周1~2次为宜。

(二)硬膜外注射激素治疗腰腿痛致库欣综合征

激素的应用要予以注意,否则容易引起严重的副作用。硬膜外注入泼尼松龙有可能导致库欣综合征。

例13 患者,女性,50岁。以L_4骨质增生、左下肢放射性疼痛伴运动障碍,拟在腰部行硬膜外治疗。注射药物剂量为泼尼松龙50mg、2%利多卡因3ml、维生素B_{12} 0.5mg、加0.9%氯化钠10ml。1周2次,4次为1个疗程。1周后又注药3次。左下肢疼痛基本消失,活动自如,但同时出现了纳差、恶心、反酸、失眠和视物模糊等,2d后出现双下肢水肿、满月脸、复视、绿视等,符合库欣综合征表现。给氢氯噻嗪、氯化钾、胃舒平及维生素B_6等口服,1周后下肢水肿减轻,绿视、复视消失,食欲、睡眠尚可,2周后症状全部消失出院。

【教训】 本例为一过性类似库欣综合征表现,为应用泼尼松龙间隔时间太短,用量偏大所致。一般情况下,激素治疗疼痛1周1~2次,特别是对于50岁以上的老年人,最好1周1次为宜。不要因为效果好或不好,就放弃原则,任意加大用量或增加用药次数,泼尼松龙配方中用量宜控制在50mg以内,以减低激素副作用的发生率。

例14 患者,男性,24岁。因抬举重物后发生左颈、上肢和手部急性疼痛,诊断为颈部捩伤。疼痛持续3个月并向上臂、前臂后侧和1~4手指放射,伴上肢软弱无力。X线和骨扫描未见异常,经服地西泮和经皮电神经刺激(TENS)治疗无效。颈椎CT和肌电图(EMG)检查,仅EMG显示C_6、C_7神经根异常。择期行$C_{5\sim6}$和$C_{6\sim7}$部位的左偏侧椎板切除和$C_{5\sim6}$椎间孔切开术。术中未见骨结构异常,用类固醇抗炎药和抗抑郁药治疗。术后症状稍改善,但出现左上肢多汗、发热、皮肤色泽改变和肿胀。当活动、咳嗽、喷嚏、冷热气候变化时疼痛加重,诊断为反射性交感性营养障碍。虽然曾做星状神经节阻滞伴发霍纳综合征，但只有肿胀、出汗、发热等症状改善，疼痛仅暂时减轻。3 个月后复查 EMG，C_7 神经根病变减轻，仍呈多相性电位增加。故经硬膜外腔注入泼尼松龙 60mg。1 个月后患者体重增加 20 磅（1 磅 = 0.4536kg）伴满月面、水牛背等典型库欣综合征体征。血清中未检出皮质醇，注 ACTH 未见肾上腺反应，尿皮质醇 12μg/24h（正常 20～100μg•24h）。头部 CT 未见垂体异常。2 个月后血清和尿皮质醇含量仍低于正常，6 个月后尿游离下仍为 22μg/24h，患者在补充皮质醇激素下做了第 2 次手术，继续观察 1 年，疼痛改善，但库欣综合征尚未完全消退。

【教训】　本例仅注入 1 次 60mg 泼尼松龙，1 个月后即出现典型库欣综合征，当引起警惕。

（三）硬膜外注射激素治疗腰腿痛致局部无菌性炎症

泼尼松龙长期大量应用之后，注射局部受到强烈刺激后可发生变性、炎症和坏死。严重时即发生无菌性炎症，应十分警惕。

例 15　患者，男性，64 岁，体重 83kg。以腰痛 4 年诊断为退行性脊柱炎，曾 2 次住院应用理疗、按摩、中药等治疗未见效果，拟行硬膜外阻滞治疗。既往有高血压 12 年，糖尿病 10 年病史。血糖 7.1mmol/L。ECG 示左心室劳损，BP 197/120mmHg。将血压控制在 150/105mmHg 时，行硬膜外第 1 次阻滞治疗。在进行第 1 次治疗后，患者疼痛缓解，症状和体征明显好转。具体方法，$L_{3\sim4}$ 间隙穿刺，每间隔 7d 一次。硬膜外穿成功后，注入 2% 利多卡因 3ml、0.25% 布比卡因 3ml、维生素 B_1 100mg、维生素 B_6 50mg、维生素 B_{12} 500μg、泼尼松龙 50mg，加生理盐水稀释至 20ml。5d 后给患者用上述药物进行第 2 次治疗，患者当天下午感到腰痛加重，呈持续性，治疗后第 1 天疼痛加剧，第 3 天，第 4 天疼痛剧烈，咳嗽及打喷嚏

时更甚，腰部活动受限。以腰部感染、腰椎退行性病变于治疗后第 5 天住院。T 36.5℃，HR 80 次/分、R 20 次/分、BP 156/90mmHg。疼痛仅局限在穿刺部位，不向下肢放射，下肢活动及感觉正常，无发热，无畏寒等表现，二便好。检查局部 $L_{3\sim4}$ 皮肤轻度红、肿、热、硬。针孔处有一黄豆大的包块。红细胞沉降率 40mm/h（7d 后复查 10mm/h）、WBC 8.4×10^9/L、RBC 4.35×10^{12}/L，Hb 130g/L。X 线示 L_5 骨质增生，横突肥大。CT 腰椎拍片局部无脓肿，L_3、L_4、L_5 椎体正常。ECG 示电轴左偏，有短阵房速，T 波 Ⅰ、V_5 导联低平，HR 67 次/分。入院后除用抗生素头孢哌酮抗感染外，用微波治疗 50 次，每日 1 次。入院后 30d 穿刺部位有脓液，局部交换敷料。入院后 47d 将创面轻度扩创，探深约 5cm。入院 57d 及 60d 将伤口分泌物培养均为铜绿假单胞菌感染（＋）。加强交换敷料。入院后 74d，91d 两次分泌物培养铜绿假单胞菌（－），伤口逐渐愈合，住院 104d 痊愈出院。

【教训】　本例硬膜外阻滞治疗腰腿疼痛后当天下午即感到疼痛加剧。因为激素是微晶体的混悬剂，难溶于水，吸收缓慢，致局部组织发生急性异物反应或急性无菌性炎症，经理疗、热敷无效；经再次住院抗生素消炎、局部交换敷料、扩创及对症处理治愈出院。教训较为深刻。①泼尼松龙用量一定要严格掌握，不可求多、求急、求间期短，否则欲速则不达，反而引起局部无菌性炎症。本例就存在着用激素量较大，心理上尽快把疼痛控制，故不到 1 周又治疗第 2 次。对这类患者用药量要小，特别是老年人更要慎重。②糖尿病患者的疼痛治疗，一定要将血糖控制在正常范围后再施行。否则，要增加糖尿病患者注射局部感染的机会。糖尿病患者一般不宜用激素。③严格控制激素用量。泼尼松每次 12.5～50mg 为限，间隔 5～7d，3～5 次为 1 个疗程。老年患者应当减量。1 个疗程不满

意者酌情改用其他方法。特别是本例选用泼尼松龙为混悬剂,这种微晶体,难溶于水,吸收缓慢,使组织发生异样反应而出现疼痛或硬结。本例又为老年,有高血压、糖尿病病史,激素可使组织微循环障碍而发生无菌性坏死,应引以为戒。

四、硬膜外注药治疗后并发破伤风感染死亡

硬膜外腔穿刺或注药操作时,由于消毒不严格,包括导管消毒、穿刺针消毒、敷料消毒和手套消毒不彻底,操作时皮肤消毒不严,引起硬膜外穿刺或腔内感染,给患者造成痛苦甚至危及生命。关键重在预防,一旦发生要早期诊断,早期处理。局部对症处理包括局部处理、理疗和清创引流等。全身抗感染及支持疗法等。

例16 患者,男性,61岁。以 $L_{4\sim5}$ 腰椎间盘突出并左下肢疼痛,在某个体诊所行硬膜外注药治疗。具体方法:每次 $L_{3\sim4}$ 间隙穿刺,每间隔4d行硬膜外注药治疗一次,共5次,每次 2% 利多卡因 15ml、地塞米松 10mg、维生素 B_{12} 500μg、维生素 B_1 100mg 混合液注入硬膜外腔,24d后患者腰部穿刺处周围疼痛、水肿,诊所医师未作处理,27d后患者腰部疼痛加重。故以硬膜外注药后感染住院,T 38℃,HR 92 次/分,R 22 次/分,BP 128.0/30mmHg。L_3 椎体旁有压痛,穿刺处肿胀,针眼有脓性分泌物。WBC 17.6×10^9/L,N 0.82,L 0.82。给予抗感染及对症治疗。入院后第1天体温升至39℃,突然出现呼吸困难、口唇发绀、四肢发紧、阵发性抽搐、牙关紧闭、哭笑面容及角弓反张,经会诊后诊断为硬膜外注药后破伤风梭菌感染。经积极抢救治疗6d,患者因破伤风梭菌感染导致呼吸、循环衰竭,抢救无效而死亡。

【教训】 本例失误之处在于 ①硬膜外注药治疗后发生特殊感染(破伤风梭菌),4d有症状,7d加重,8d出现破伤风典型症状,

说明本例操作中无菌观念、无菌操作和无菌管理存在严重问题。②由于医学知识缺乏等原因使感染延误治疗处理,最后一次治疗后4d已有感染症状,未作处理。③在疼痛诊疗方法上也有欠妥当之处。在一个椎间隙反复穿刺的间隔时间较短(4d),20 余天注射5次,这样局部反复多次穿刺造成的损伤,加之患者年龄大,背部血循环差,抵抗力降低,增加了局部感染的机会。本例的沉痛教训为麻醉治疗操作中,应加强责任心和无菌观念,一旦感染发生,应积极治疗处理,也不会导致死亡的结局。

五、神经阻滞或神经节阻滞治疗中的神经损伤

神经阻滞或神经节阻滞是疼痛治疗的主要方法之一,在疼痛医学中占有重要地位,起着重要作用。神经阻滞疗法是介于药物疗法与手术疗法之间的第3种治疗,或者说是一种效果较理想的非手术疗法。药物疗法常有对胃肠的刺激作用引起胃肠功能紊乱、耐药性及其他副作用。解痛性手术疗法,具有损伤大、不适于全身情况差者,以及并发症多等缺点。神经阻滞疗法有效果可靠、损伤小、对机体影响小、对周围组织刺激小、适应证广等优点。但也存在一些问题,即由于操作的原因,引起一些严重并发症和意外,如操作不慎或穿刺伤及神经干、根或马尾等引起神经麻痹与神经损伤。

(一)星状神经节阻滞致交感神经损伤

星状神经节阻滞治疗多种疾病,效果确切,但易引起交感神经的损伤。

例17 患者,男性,59岁。因1年前患感冒合并卡他性中耳炎,1个月后出现耳鸣,半年后听力下降,诊断为神经性耳鸣。星状神经节阻滞第8次治疗后,霍纳征持续不能恢复,第2天患者自诉看书1h以上感到眼疲劳,做头部CT检查未发现头部占位性病变。操作者在当天治疗时因过分刻意

寻找骨性标志,反复穿刺 4～5 次,此后即出现持续的不能恢复的霍纳征。星状神经节阻滞停止 1 周后,继续行星状神经节阻滞治疗 1 周,眼睑下垂症状有所好转,但瞳孔仍然明显小于对侧。

【教训】　星状神经节阻滞常用于突发性耳聋、神经性耳鸣、梅尼埃等病的治疗。如果操作不当或技术不熟练,会引起各种严重并发症。本例的失误之处是由于在反复穿刺寻找 C_6 横突骨性标志的操作中,进针损伤交感神经链,导致霍纳征持续存在。

(二)臂丛神经阻滞操作失误发生张力性气胸

麻醉治疗操作失误引起气胸常见于臂丛神经阻滞、上胸部肋间神经阻滞或椎旁阻滞等。

例 18　患者,男性,60 岁。以右肩关节周围炎行疼痛治疗。行右侧前、中斜角肌肌间沟臂丛阻滞术,注入 0.375% 布比卡因 20ml。患者平素有肺气肿,穿刺过程中出现轻咳,治疗完休息片刻自己回家,次日下午,患者感到呼吸困难,经检查为右侧张力性气胸,肺压缩 60%,气管移位。经胸腔穿刺抽气,放置胸腔闭式引流,抗感染,3 周后痊愈出院。

【教训】　本例为臂丛阻滞治疗肩周炎时操作失误,发展缓慢的气胸症状不明显,故在操作时,患者偶觉胸痛或出现轻咳时,应警惕发生张力性气胸的可能,要加强术后随访观察。一旦诊断明确,按气胸处理原则住院观察治疗。

(三)硬膜外镇痛导管折断

硬膜外导管折断留入体内屡有报道,主要是由于麻醉科医师工作不够细心,思想麻痹或粗枝大叶,导管质量差或留管时间过长;患者带管时,身体活动剧烈,腰部过度弯曲等引起。

例 19　患者,男性,39 岁。因腰椎管狭窄、右坐骨神经痛行硬膜外阻滞疼痛治疗。

检查:理学查体及辅助检查大致正常,腰椎正侧位 X 线片 L_2、L_3、L_4、L_5 椎体前缘均见明显骨质(唇样)增生,并在 $L_{3～4}$ 之间形成骨桥,致使腰椎呈强直状态。入院后第 3 天选 $L_{3～4}$ 间隙穿刺,进针 3.5cm 入硬膜外腔,置入导管 13.5cm,硬膜外腔留置导管 5cm,固定牢靠,定期经管输注配制的复合液,每周 1 次,连续两周,中间加注单次注药,留置 15d,拟行第 3 次输注复合液时,发现导管已与皮肤水平处折断,留体内管长 9.0cm,考虑断端近端就在皮下,送入手术室注入局麻药后,用手术刀片在原穿刺部位切开长 0.5cm 切口,不见断端的导管,向深处分离,直达 3cm 深,直至黄韧带时仍未发现导管断端,经科内讨论决定不再取管,但应观察日后患者有无不良反应。为防止切口感染,用抗生素治疗,局部愈合良好,4 周后病情基本痊愈。出院后曾在门诊复查 3 次,无不良后果,随访至今无异常。

【教训】　疼痛治疗中,由于导管留置时间长,因导管而引起的并发症要比麻醉时多,包括感染、液化、断管及神经并发症等。本例断管留在体内的导管长度达 9.0cm,是国内目前留置断管最长的,导管断端经电镜检查照片证实为自然折断。断管的原因:①导管系重复使用过的,用 10% 福尔马林浸泡消毒后,导管质地变硬,弹性变差。②导管留置时间相对长,在与皮肤固定处形成一定折角,经卧床受压及上床、走路、大小便等日常活动的牵拉作用影响,均可使导管发生折断。③固定导管方法欠妥,用敷料、泡沫塑料或棉花置于导管处,以防与皮肤形成锐角,即可避免。

本例失误之处在于:①导管的固定、保护、预防和管理尚存在不足和疏忽。②当发生折断导管后,没有经过认真的研究,轻易决定经手术切开取出,几次均未成功,给患者增加了不必要的肉体痛苦和精神压力,造成工作十分被动。

其教训为留置导管要加强管理,科学地固定和保护,保留戴管时间越短越好,导管留置时期嘱患者尽量少活动。断管发生后以不取为妥,严密观察患者有无不良反应,因为断管一般不会给患者增加任何不良影响。

例 20 患者,男性,41 岁。以腰椎间盘突出症拟行疼痛治疗。$L_{2 \sim 3}$ 间隙穿刺成功后置管 15cm,硬膜外腔留管 5cm,妥善固定后,输注复合液 4 次,每 5 天 1 次,配合口服中药治疗效果满意,30d 后拟拔管出院时,拔管稍有阻力,再继续拔出时虽然拔除 3cm,但于导管前端 5cm 处折断,留入硬膜外腔内,未给任何处理,随访至今,无不良反应。

【教训】 导管折断后要认真分析原因,采取妥善的处理方法,因留在体内的导管残端不会产生任何不良后果。本例失误之处为:在拔管遇到阻力时,可不急于拔出,要等一段时间(短至 2h,长至 4h、8h 或 24h)再行拔管,就可能顺利拔出,而不会发生导管折断;或当时安慰患者,将身体放松,调整体位,变换姿势,或必要时局部注入局麻药,减少肌张力,拔管操作时禁止用暴力,断管是完全可以杜绝的,要引以为戒。

(四)臂丛神经阻滞注射激素致臂丛神经麻痹

激素中的泼尼松龙局部注射后,局部的药物微粒结晶能在组织内存留数周至数月之久。可刺激局部组织发生变性、炎症和坏死等病变。若将药物泼尼松龙注入神经干内会造成神经损伤。

例 21 患者,女性,43 岁。因颈项强直与左上肢疼痛加重诊断为颈椎病 8 个月,而行臂丛神经阻滞疗法。查左侧 $C_{5 \sim 7}$ 棘突旁有明显压痛,低头试验与牵拉试验均为阳性,左上肢感觉与运动功能正常。X 线提示 $C_{5 \sim 7}$ 椎骨前后缘有轻度骨质增生。从肌间沟臂丛神经阻滞穿刺有"突破感"后,注入 1% 利多卡因 5ml、泼尼松龙 50mg、维生素 B_1 200mg、维生素 B_{12} 1mg。治疗后 5d 来复诊,症状和体征明显减轻,即用上述药物行第 2 次臂丛神经阻滞治疗,3d 后因左上肢疼痛加重与运动功能障碍而来复诊,给予肌内注射维生素 B_1、维生素 B_{12}、口服吲哚美辛治疗。3d 后症状与体征有增无减。检查左上肢皮肤感觉减退,前臂及手的感觉消失,前臂不能内收、外展、手臂不能上举,手腕和手运动功能障碍,肱二头肌反射、桡肌反射减弱,大、小鱼际肌有萎缩,肌力 III 级。诊断为臂丛神经麻痹,采用左侧星状神经节阻滞治疗,注入 2% 利多卡因 5ml、维生素 B_1 300mg、维生素 B_{12} 1mg、地塞米松 5mg、ATP 20U、辅酶A 50U,每次间隔 1~2d。经星状神经节阻滞治疗 6 次,症状与体征基本恢复正常。然后改用肌内注射维生素 B_1、维生素 B_{12} 治疗痊愈。

【教训】 本例直接将大剂量泼尼松龙注入臂丛神经组织内,由于泼尼松龙的局部刺激作用、穿刺针刺入神经干内的机械损伤作用,引起神经损伤,发生变性、炎症、鞘膜与神经分离、血供障碍等,造成臂丛神经麻痹。采用星状神经节阻滞治疗后,效果较满意,幸运未造成不可逆的后果。本例的教训是值得吸取的。①为防止药物直接注入神经干内,造成神经损害,当刺入神经丛鞘内有异感后,退针 1~3mm,使针尖在神经的附近,所注入的药物即可沿神经周围扩散而发挥作用。也许就可避免意外的神经内注射。②神经干阻滞疗法时应严格限制泼尼松龙剂量,一般为 25~37.5mg 为宜,不宜超过 50mg。

(孙增勤)

六、手术后镇痛的失误

术后疼痛现象普遍存在。约 80% 的患者手术后经历中重度疼痛。其中 79% 的住院患者报告经历过中重度疼痛,72% 的门诊患者报告经历过中重度疼痛。在常规手术后,10%~50% 患者会在出现急性术后疼痛之后,继发持续性疼痛。术后疼痛危害严重,术后满意的镇痛一直是追求的目标,但也常常出现失误。

(一)吗啡术后硬膜外镇痛剧烈恶心呕吐致腹部伤口裂开

例 22　患者,女性,32 岁。体重 52kg,ASA Ⅰ级。诊断为左侧卵巢囊肿,在硬膜外麻醉下行卵巢囊肿切除术。$L_{1\sim2}$ 硬膜外穿刺,头侧置管 4cm。术毕 2d 予硬膜外 PCA,首量为吗啡 2mg + 0.25% 布比卡因 5ml,维持为吗啡 8mg + 0.125% 布比卡因 100ml。术后 2h,患者觉强烈恶心,呕吐剧烈,导致腹部伤口裂开。

【教训】　吗啡虽然镇痛效果好,但容易引起恶心、呕吐。选用芬太尼更理想。

（仲吉英）

(二)吗啡术后硬膜外镇痛呼吸困难致死

例 23　患者,男性,67 岁,体重 50kg,ASA Ⅱ~Ⅲ级。胃癌根治术。常规 $T_{11\sim12}$ 硬膜外穿刺置管,采用硬膜外+气管内插管静吸复合麻醉,手术 3.5h。术后硬膜外连续输注 0.2% 罗哌卡因 + 0.01% 吗啡 2ml/h 镇痛。在接镇痛泵之前给予 0.2% 布比卡因 5ml(含吗啡 2mg)作为负荷剂量。患者于 30h 出现腹腔引流液多,36h(第 2 天深夜)呼吸困难,发绀。抢救无效死亡。

【分析】　本例为老年患者胃癌根治术后镇痛呼吸困难死亡。患者术后 36h 呼吸困难,同时腹腔引流液多,为术后失血性血容量不足或休克,加上患者年老(67 岁)、术后镇痛液有吗啡的呼吸抑制等综合作用的结果。

【教训】　①维持有效血容量,患者 30h 后出现腹腔引流增多,也未进行针对性处理,如有出血时,给予补充血容量,以防出血性休克。②术后镇痛药的选用要谨慎,本例为 67 岁的老年人,选用吗啡欠合理,应为禁忌。③老年人麻醉和镇痛用药应慎重,本例为晚期癌症,病情较重,血容量不足或内环境不稳

定,耐受性极差,危险性较大,药物应减量。用药个体化,能及时缓解患者的痛苦,减少术后镇痛的并发症。

(三)芬太尼术后镇痛致心搏呼吸停止及呼吸严重抑制

例 24　患者,女性,30 岁,体重 54kg,ASA Ⅱ级。术前肝功能检查 GPT 177U/L,血浆蛋白正常。因胎儿窘迫在连续硬膜外腔麻醉下急行剖宫产术。取 $L_{1\sim2}$ 行硬外腔穿刺。术中 BP、HR、RR、SpO_2 平稳。关闭腹腔后,静脉缓慢推注负荷量患者自控镇痛(PCA)配方液 5ml。PCA 液配方:枸橼酸芬太尼 1mg、氟哌利多 2.5mg 加生理盐水至 100ml。注射毕约 2min,患者烦躁,主诉不能呼吸。测麻醉平面在 T_9 以下,因术中常规吸氧,未见 SpO_2 下降,25min 后,患者自觉呼吸费力减轻,并逐渐消失。再静脉应用 PCA,无呼吸困难发生,镇痛满意。

例 25　患者,女性,74 岁,体重 45kg,ASA Ⅱ级。骶麻下行坐骨结节囊肿切除术。俯卧位下手术历时 40min,术中生命体征平稳,术毕转至平卧,测麻醉平面在 T_{12}。静脉缓慢推注负荷量 PCA 配方液 5ml(PCA 液配方:枸橼酸芬太尼 1mg、氟哌利多 5mg 加生理盐水至 100ml),注射毕约 2min 送回病房,途中 3~4min。入病房后发现患者呼吸已停止,即行口对口人工呼吸,发现心跳也相继停止,即行胸外心脏按压,并急行气管内插管,并二次静脉注射肾上腺素各 1mg,约 2min 后患者心跳恢复,HR 140~160 次/分,为窦性心律,同时应用纳洛酮,自主呼吸恢复。约 8h 后,神志恢复,拔除气管内导管。

【教训】　施行患者自控镇痛(PCA)时有可能发生心跳停止和严重呼吸抑制等意外,麻醉科医师应防范。本例的失误:患者静脉注射芬太尼剂量约 1μg/kg,氟哌利多约 5μg/kg,加上两患者 1 人为高龄,1 人有肝功能不全,可认为此种负荷量芬太尼剂量相对

过大,且首次注药后未能较好地细心观察从而酿成严重并发症。注药后应密切观察和监测用药过程中发生的意外情况,以便能立即发现,及时进行抢救。

(孙增勤)

第三节　患者自控镇痛术应用中的失误

患者自控镇痛(patient controlled analgesia,PCA)是用新型的注射泵(镇痛泵)将镇痛药物由患者自己或自动泵入,或陪伴者注药而获得满意镇痛效果的一种新方法,常用于术后急性疼痛或癌痛治疗。它以小剂量多次间断给药的方式,使血药浓度维持在最低有效浓度的水平,改变了既往常规间断肌注或静脉注射镇痛药等方法的血药浓度起伏变化大的缺点,不但提高了患者术后及癌痛患者的生活质量,而且避免了镇痛药对呼吸和循环抑制的副作用。目前,临床上常用的有两种,即微电脑控制的 PCA 治疗机和一次性塑料 PCA 泵。

一、PCA 使用前必须设置的指标

1. 药物浓度　在配制 PCA 镇痛液时,以其中一种药物的剂量作为设置标准,其单位为 mg/ml 或 μg/ml(其他药物亦应计算出浓度)。

2. 负荷量　即首次用药剂量。

3. 维持量　即负荷量后与疼痛复发时或复发所追加的药物剂量。

4. 锁定时间(lockout time)　即两次用药间隔的最短时间。一次性塑料泵的锁定时间是由厂家设计固定的,微电脑泵可由医师设定。

5. 单位时间最大剂量　由医师按药物浓度和锁定时间给药后计算而得,即 1h 内或 4h 内的最大剂量,必须控制在安全范围内。

二、PCA 临床应用的种类

1. 硬膜外 PCA(PCEA)　多选用低浓度的局麻药与小剂量阿片类药联合使用,每次用量为 4～6ml,锁定时间为 5～10min。

2. 静脉 PCA(PCIA)　多选用阿片类或非阿片类镇痛药和镇静药,每次用量为 0.3～0.5ml,锁定时间为 5～10min。

3. 皮下 PCA(PCEA)　可选用芬太尼、吗啡类,不用哌替啶。每次用量为 0.5ml,锁定时间为 15min。

4. 鼻黏膜 PCA(PCNA)　可用芬太尼,每次用量为 0.5ml。

5. 外周神经阻滞 PCA(PCNA)　将局麻药液注入肋间神经、臂丛神经鞘、股神经鞘、腰丛或坐骨神经处。每次用量为 4～6ml,锁定时间为 15min。

三、PCA 应用中的失误

(一)药物过量致呼吸抑制

医师在电脑程序设置上的错误或按钮被意外启动致锁定时间过短,使单位时间内用药过量造成呼吸抑制。

(二)计算浓度错误

配制 PCA 溶液时浓度计算错误,即每毫升含量错误致用量过多或过少,造成副作用或镇痛效果不良。如芬太尼每毫升含 5μg,PCA 每次只用 0.5ml,仅含芬太尼 2.5μg,效果不佳。

(三)使用方法不当

未能向患者或陪伴者交代清楚,造成使用方法不当,未达到预期效果。

例 1　患者,女性,48 岁,体重 58kg。胆肠吻合术后拟要求镇痛。用 PCIA 法,给芬太尼 0.3mg＋氟哌利多 5mg 稀释至 20ml 即 0.5ml 含芬太尼 7.5μg。事后护士向患者交代每小时按一下,结果镇痛效果不佳,经给以负荷量后并交代 15～30min 按压 1 次，患者反映满意。

本例失误是未给首次负荷量，且间隔时间过长。PCIA 锁定时间为 5min，每次 0.5ml 含芬太尼用量为 7.5μg、最大剂量为 90μg/h。故术后第 1 个 24h 可 15～30min 按 1 次，第 2 个 24h 可酌情减少次数。

(四)PCA 镇痛的起用时机掌握不当

待患者感到疼痛时才起用镇痛泵，结果有 5%～10%病例镇痛效果不佳。

例 2 患者，男性，23 岁，体重 65kg。右股骨上段骨折术后行 PCA，用药配方同例 1。护士告之待疼痛时起用，患者痛得大汗淋漓才按键，结果无效，立即找来医师改为间隔 5min 按 1 次，并交代不要等疼痛才按，而让患者每 15～30min 主动按 1 次，镇痛效果满意。

本例失误在于对 PCA 镇痛原理和方法未掌握。术后应在略有痛感即主动给药，使血中保持最低有效浓度才能达到镇痛效果。若患者已有剧烈疼痛，小剂量 1 次用药是不可能奏效的，应给负荷量后再给维持量。

(五)药量未注意患者的个体差异

笔者临床应用 600 余例，效果满意者占 97%，少数患者镇痛效果欠佳，除开始应用时，药物配方浓度较低，或未给予负荷量等因素外，对患者的个体差异尚掌握不好也是其中的原因之一。

例 3 患者，男性，22 岁，体重 62kg。为左股骨骨肉瘤在全麻下截肢术后。PCA 配方同例 1，待患者清醒拔管后 20min，哌替啶 50mg＋非那根 25mg 肌内注射，为负荷量，并嘱其过 30min 后按压 PCA 1 次，以后每隔 10～15min 按压 1 次。但患者恐惧不安，疼痛未能消除。将配方改为每毫升含芬太尼 20μg，并改为 5～10min 按压 1 次，结果疗效满意。第 2 天减至 15min 按 1 次，第 1 个 24h 芬太尼用量达 2400μg，平均 100μg/h。

本例失误在于对患者的个体差异掌握不多。患者年轻又患恶性肿瘤，截肢后思想包袱很重，医护人员对患者的心理因素考虑不周。

(六)自动镇痛泵的质量不佳，药物注速不均匀，或接头漏液等造成失误

例 4 患者，男性，65 岁，左髋置换术后行硬膜外镇痛。药物配方：0.125% 布比卡因＋0.4% 利多卡因 100ml 加入芬太尼 0.2mg(2μg/ml)，放入奶瓶式自动镇痛泵，注速 2ml/h。手术完毕经硬膜外导管注入 0.5% 利多卡因 5ml 为负荷量，并开放镇痛泵维持。术后镇痛效果好，镇痛平面 T_8，但患者熟睡、打鼾，第 1 个 24h 后检查发现镇痛泵内 100ml 药液所剩无几，立即将其更换，第 2 个 24h 输注药液约 50ml。患者无打鼾表现。

本例失误主要为镇痛泵质量问题，本应 48h 输完的药液结果 24h 内将近输完，药量增加近 1 倍。使患者出现深镇静。这种质量不佳的镇痛泵，可造成用药量过大的严重后果。反之，药液输注不足或漏掉则影响镇痛效果。

四、患者自控镇痛失误的防范

1. 不断积累经验 PCA 是一种新的镇痛方法，目前处于推广普及阶段，在医护人员中还有一个熟悉过程，要充分了解 PCA 装置的结构、作用原理，并严格工作制度，建立登记卡片，与临床密切配合，不断积累经验，加以完善和提高。

2. 加强 PCA 的管理 对微电脑 PCA 机要熟练掌握，避免程序设置错误，要加强管理，避免按钮的意外启动等；一次性塑料泵要注意选择质量好的产品，用后要严格回收和销毁，以免落入他人之手再用或被吸毒者利用。

3. 镇痛药液的配制要准确 镇痛溶液的配制须预先计算出每一种药物每毫升的含量。根据锁定时间算出每小时和 4h 的最大

剂量,并控制在安全范围内。在多种药物配伍中注意药物的协同作用、拮抗作用和副作用。

4. 对患者进行检查指导 对每一个患者都应仔细交代,进行床边带教,使他们能自行掌握,病房医护人员要随时检查指导。

5. 加强观察 包括全身情况,如神志、BP、HR、R 及 SpO_2 等。PCEA 应定时测试有无麻醉平面、平面的范围、镇痛效果和副作用等。

(沈七襄)

第 10 章 麻醉失误防范措施的探讨

20 世纪,麻醉科学以惊人的速度向前发展,由于几代人的辛勤耕耘,才使我国的麻醉学达到了当前麻醉与围术期医学的水平和规模。随着许多科研成果在临床上的应用、监测技术的发展、麻醉药物新品种的增多,使临床麻醉的方法和药物有了更多的选择。但是,面对当前繁重的临床工作、面对新知识日新月异地应用,麻醉科医师所感到的压力也越来越大。一来当前各医院麻醉科医师人员短缺,工作劳累;二来麻醉设备欠缺,领导又不重视,近年来,国内大手术和新技术增长速度过快,外科手术量以每年 10% 的速度增长,手术量的增长速度,远远超出麻醉科医师的增长速度。这样麻醉科医师在人数严重紧缺、因麻醉医疗服务领域不断拓展,事忙、设备差的工作条件下,兢兢业业地完成麻醉工作,这是很不容易的事。思维上的偏差、管理上的疏忽,都可以导致麻醉失误,因而增加了麻醉并发症和麻醉事故的隐患,已经引起麻醉科医师的足够重视。加强麻醉科的科学管理,杜绝或减少麻醉失误,减少麻醉并发症和麻醉事故,提高麻醉工作质量,是当前医学发展中临床麻醉重点解决的问题。保证安全是麻醉的永恒主题。对麻醉失误的防范进行研究,既要吸取发达国家麻醉学科发展所取得的经验和教训,又要立足于国内和现实基础上,提高认识,促进麻醉失误研究的发展。

第一节 麻醉失误研究的方法

研究麻醉失误的规律性就是收集各种失误的麻醉病例,进行加工整理,探讨经验教训,找出其中的规律,研究处理办法。大部分麻醉失误病例是由于麻醉科医师对疾病的特殊性、病情的复杂性和手术的全面性不十分了解,以及麻醉科医师自身业务水平不高或责任心不强所致。要研究麻醉失误,就要清楚哪些麻醉情况下易发生失误,多在什么情况下失误,怎样才能预防和避免,这就应加强业务学习和麻醉科日常工作的管理,增添必要的人力和设备,搞清楚规律,制订防范措施,使麻醉失误有根本性改观。

第二节 麻醉失误防范措施的探讨

通过本书中各个麻醉失误实例的分析,要想把临床麻醉工作搞好,不发生失误,确实不是一件容易的事。即便是在临床工作多年、经验富足的高年资的麻醉科医师,在对每天大量的、各种不同情况的患者处理工作中,有时对那些看起来不起眼,其实非常重要的环节,也会无意识地被忽视,难免发生一些麻醉失误。从其经验教训中,探讨出麻醉失误的防范措施,对减少麻醉失误、对麻醉中的安全以及对麻醉科正规化建设等都将是有益的。

一、制订和落实围术期麻醉工作标准的实践

麻醉工作规范化是提高麻醉现代化水平的基础,是麻醉质量的重要保证。制订一个科学的围术期麻醉工作标准,不但能够适应和满足当今医学科学的发展对麻醉质量所提高的较高要求,而且能够培养、养成和提高麻醉科医师良好的素质,有利于提高业务能力。

(一)围术期麻醉工作标准的概念

为适应现代临床医学科学对麻醉质量的更高要求,对可能影响麻醉质量的所有因素和细微环节进行分析,把麻醉理论、工作程序、麻醉方法、操作、监控和用药有机地结合起来,并随着麻醉学的发展而不断地自我完善为成熟的安全模式。围术期麻醉工作标准实用性强,对指导全面开展临床麻醉工作很有利,它不同于麻醉科的规章制度。制订围术期麻醉工作标准的方法是一切从麻醉工作的实际出发,对临床麻醉的第一手资料进行分析,特别是要针对最常见的和最易发生的麻醉失误的环节进行分析,找出根源,提出防范解决存在问题的办法。

(二)围术期麻醉工作标准的内容

一个完整的围术期麻醉工作标准的内容有:麻醉工作职责、麻醉工作程序、麻醉工作方案、麻醉工作质量标准、麻醉记录标准和麻醉环境标准等。

1. 麻醉程序分析

(1)现行程序的目的和内容是否明确?

(2)程序是否合理,各环节之间连接是否紧密,有无矛盾?

(3)现行的程序能否保障达到拟定目的和质量标准?

(4)最易发生问题的程序是哪些,如何解决?

(5)还有哪些可执行的程序?

通过以上分析,对现有程序进行优化、简化,确立最佳的麻醉程序规范。

2. 麻醉方案分析(选择方法、用药、操作、监测)

(1)该选择的目的是否明确?

(2)该选择的适应证和禁忌证是否掌握?

(3)该选择能否达到预期的麻醉目的?

(4)是否把对患者生理功能的影响限制在最小范围?

(5)麻醉中是否合理利用了各药之间的协同和对抗作用?

(6)具体操作程序能否保障麻醉质量?

(7)术中监测是否方便实用?

在以上分析的基础上,经过优化、简化,制订最常用的麻醉方案规范。

3. 麻醉操作方法和动作分析

(1)操作中最易引起麻醉并发症和意外的动作有哪些?

(2)操作程序中有无不科学的动作和内容?

(3)操作的最佳姿势是怎样的?

(4)最佳操作时机是否掌握?

在此基础上,确定标准的麻醉操作方法和规范化的操作动作。

4. 麻醉环境分析

(1)麻醉对环境的要求是否明确?

(2)现环境是否有利于麻醉工作的进行?

(3)麻醉操作是否方便?

(4)药品摆放是否合理,使用是否方便?

(5)麻醉器械、监测仪器的功能是否完备?

(6)最易引起差错事故的客观因素有哪些?

(7)抢救物品是否完备?

(8)是否坚持麻醉物品的消毒制度?

在此基础上,提出麻醉的环境要求,建立麻醉环境标准。

(三)麻醉工作职责

1. 工作目的 保障患者手术期间安全无痛,为手术的顺利进行创造良好的条件。

2. 工作内容　手术前在全面了解病情的基础上制订麻醉方案并做好必要的术前准备;手术当日负责对手术患者实施麻醉和监护;手术后继续麻醉恢复期监护,直到患者恢复,主要生理指标平稳为止。

3. 麻醉科医师职责　手术前,对患者的准备提出建议和要求,参加危重患者的术前病例讨论,掌握麻醉禁忌证;手术时,负责全面的麻醉工作和术中监测,手术后 12h 内负责对麻醉恢复期患者的监护和管理,掌握转出监护室的指标并对病人是否需要进入重症监护室做出决定。

4. 麻醉科医师与其他参与手术的人员之间的关系

(1)与患者的关系:解除患者术前对麻醉有关问题的思想顾虑,争取患者的信任,使其更好地配合麻醉前的各项准备工作。术中保障患者安全无痛,保障患者生命体征的平稳。

(2)与手术者的关系:麻醉科医师要为手术的顺利进行提供有利的环境和条件。对术中所出现的问题与术者共同研究解决,分工合作。

(3)与巡回护士的关系:指导护士手术中进行输血输液、静脉加药,分工合作。

(四)麻醉工作程序(要点)

围术期麻醉工作程序分为 3 个阶段:术前准备阶段、临床麻醉阶段、麻醉恢复阶段。

1. 术前准备阶段　高度重视术前探视和麻醉前准备。

(1)工作目的:了解并调整患者的各器官功能,使之处于最佳状态,与手术医师共同做好患者必要的术前准备。

(2)工作内容和工作程序

①手术前 1 天应常规地到病房探视、麻醉前体检和了解患者情况;手术方案主要解决的问题是什么?哪些生理指标异常,程度如何?对麻醉的特殊要求,对麻醉所构成直接威胁的因素是什么?与麻醉关系密切的器官功能评价。

②严格掌握麻醉适应证有针对性地制订麻醉方案:麻醉风险如何? 可能发生哪些并发症? 术前患者方面还需要哪些准备? 麻醉管理重点是什么? 选择麻醉前用药、麻醉方法、麻醉中用药、麻醉监测,做好应急措施准备。

③麻醉准备工作:麻醉器械、监测仪器、吸引器准备。氧气、麻醉气体、麻醉中用药、特殊用药及抢救药准备。进行麻醉前谈话、认真做好告知义务、获得知情同意。请家属签署麻醉同意书。

④写出麻醉工作预案和术中治疗预案,并张贴到离麻醉科最近距离的手术室的墙上,以便术中按计划和预案执行。

2. 临床麻醉阶段

(1)工作目的:保障患者手术安全无痛,为手术的顺利进行创造条件。

(2)工作内容和工作程序

①实施临床麻醉

A. 麻醉前复查体温、呼吸、血压,查对和交接病例号、姓名、手术名称、部位。

B. 开放静脉,连接 ECG、BP、SpO_2 等监测仪,备好麻醉机、吸引器、氧气、麻醉气体、气管内插管盘。

C. 准备麻醉用药盘和特殊用药盘,标明药名、浓度、用法用量、极量,按先后顺序编号。

D. 按预先计划和方案顺序实施麻醉诱导、穿刺、插管、操作、麻醉管理。

E. 持续麻醉生理监测,复查血型、血气、复查并定期检测必要的生化参数,如电解质、血糖等。

F. 防治并发症。

G. 术中麻醉记录。麻醉记录单是麻醉病例所有信息的最基本载体。要求记录的真实而详细。

H. 手术主要步骤结束后,通过麻醉后期管理,逐渐减浅麻醉,使患者各生理指标恢复到安全范围。

I. 结束麻醉,根据患者情况考虑是否可以拔除各种麻醉导管。

J. 保留必要的麻醉插管,待患者生理指标稳定于安全范围之后送回病房或麻醉恢复室,向接班人员交代术中情况、麻醉后注意事项。

K. 完成麻醉小结。全部麻醉工作完成后做麻醉总结。

②重要生理指标监测(详见有关的麻醉著作)。

③并发症处理、麻醉意外抢救(详见有关的麻醉著作)。

④麻醉记录。

3. 麻醉恢复阶段(麻醉监护室)

(1)工作目的:保障患者麻醉恢复期安全。

(2)工作内容和工作程序

①继续呼吸循环功能支持,继续进行脑保护。②继续术中监测。③术后镇痛。④防治并发症。⑤防治感染。⑥术后必须定期随访患者。

(五)麻醉工作方案

针对临床合并有原发性高血压、冠心病、心律失常、过敏性哮喘、心肺肝肾等器官功能减退、糖尿病、甲状腺功能亢进、休克、妊娠中毒症、脑疝、体外循环等疾病患者,其手术麻醉应制订相应的麻醉方案规范。主要内容包括:麻醉前用药、麻醉选择方法、麻醉中用药、麻醉操作、麻醉管理、麻醉监测、麻醉并发症的预防及处理(详见有关的麻醉著作)。

(六)麻醉工作质量标准

主要内容包括:麻醉患者的生理功能和麻醉风险评估标准、麻醉准备工作质量标准、麻醉操作质量标准、麻醉管理质量标准、麻醉用药质量标准、气管内导管拔管指征、转入监护室及转出监护室标准。

1. 麻醉患者生理功能和麻醉风险评估内容

(1)心脏病患者非心脏手术危险因素评分(Goldman 评分)。

如危险因素总分>26 分,只应做确实危及生命的手术;总分在 13~25 分,应术前治疗后择期手术;总分<13 分,可耐受手术。

(2)冠心病患者麻醉危险评估。

(3)心脏瓣膜病患者麻醉危险评估。

(4)高血压患者麻醉危险评估(WHO 标准,1979 年我国制订)。

麻醉危险性:一期较为安全,二期术前血压应控制在 180/100mmHg 以下尚可手术,三期危险较大。

(5)心律失常患者麻醉危险评估

①自律性异常。病态窦房结综合征(备起搏器),阵发性室上性心动过速。室性期前收缩分为 5 级:1 级可以手术,2 级宜先治疗,3~5 级易发生室性心动过速、心室颤动,禁忌麻醉。

②传导异常(备起搏器)。房室阻滞(二度Ⅱ型、三度);左束支及双束支阻滞。

(6)心力衰竭患者麻醉危险评估:心功能 4 级(心力衰竭三级);心功能 2 级即心力衰竭一级可手术,心力衰竭二级、三级危险较大,心力衰竭四级必须在心力衰竭控制后 1 年方可考虑手术。

(7)肺功能评估。

(8)呼吸系统疾病手术危险因素。

(9)肝功能分级及损害程度评估:手术危险:轻度小,中度中等,重度大。

(10)肾功能损害程度。

(11)急性肾衰竭指标。

(12)糖尿病患者术前评估。

(13)水、电解质、酸碱平衡指标。

(14)甲状腺功能亢进患者术前评估。

(15)甲状旁腺功能亢进危象先兆。

2. 麻醉准备工作质量标准

(1)严格执行准备程序。

(2)依据客观指标进行生理功能和麻醉风险评估。

(3)科学制订麻醉方案(包括麻醉方法恰

当,麻醉用药的组合合理,预防麻醉并发症措施周密)。

(4)各项准备充分。按拟实施的麻醉计划和方案依次完成所有准备工作。

3. 麻醉操作质量标准

(1)严格执行麻醉操作程序。

(2)操作准确、轻柔、迅速。

(3)操作中患者无心律失常、异常神经反射、缺氧、CO_2 蓄积。

(4)患者无异常组织和神经损伤、梗阻、大出血。

(5)严格消毒程序,无因麻醉引起的局部及全身感染。

4. 麻醉管理质量标准

(1)麻醉方案顺利执行,管理思路清晰,前后一致。

(2)麻醉深浅掌握恰当,生理指标变动于安全范围。避免麻醉过深带来的低血压等。

(3)无寒战、无缺氧和 CO_2 蓄积、无心律失常、生理功能无损害。

(4)并发症处理正确、及时,无麻醉意外发生。

5. 麻醉用药质量标准

(1)麻醉用药目的明确,无杂乱。

(2)掌握各种药物浓度、用法、用量、极量、时效、毒副作用、适应证、禁忌证。

(3)无用药不当引起生理指标的剧烈波动。

(4)合理利用组合药物的协同作用和对抗作用。

(5)掌握药物中毒的解毒用药。

(6)维持内环境的稳定。维持酸碱、电解质、血容量及通气平衡及有效。

6. 气管内导管拔管指征

(1)潮气量和分钟气量恢复术前水平。

(2)呼吸空气 20min,无缺氧和 CO_2 蓄积表现。应监测脉搏氧饱和度,使 $SpO_2 > 95\%$。

(3)充分吸痰(一次吸痰时间不超过30s,吸痰间歇期吸氧),确认呼吸道完全

通畅。

(4)吞咽反射、咳嗽反射完全恢复。

(5)双肺听诊呼吸音清晰,或恢复术前水平。

(6)口腔、下颌、额面手术、插管异常困难者,术前呼吸道受压严重者,待完全清醒后再拔管并随时做好再次插管的准备。必要时进行气管造口手术。

7. 转入监护室标准

(1)术后 12h 内全麻未清醒。

(2)保护性反射无恢复。

(3)严重并发症。

(4)急救复苏后恢复期。

(5)重症复合伤。

8. 转出监护室标准

(1)患者恢复知觉和定向力,能辨认时间、地点。

(2)气道通畅,无呕吐和误吸的危险。

(3)呼吸循环功能已稳定。

(4)12h 以上仍不稳定,或出现严重并发症者,立即转外科重症监护病房(SICU)。

(七)麻醉工作记录标准

1. 临床麻醉记录内容

(1)患者姓名、性别、年龄、身高、体重、病例号、手术名称、手术日期。

(2)麻醉全过程中呼吸循环及其他的监测项目记录。

(3)麻醉方法,麻醉用药名称、剂量、用法、时间。

(4)麻醉深度或阻滞平面。

(5)麻醉和手术开始和结束的时间。

(6)呼吸管理方式。

(7)手术体位及术中变换的体位、变换时间。

(8)手术主要步骤。

(9)血型、输血输液名称、单位时间内输入量。

(10)单位时间内出血量及尿量。

(11)术中异常变化、并发症、意外发生的

时间,纠正措施、结果。

(12)麻醉者、手术者、器械护士、巡回护士姓名。

(13)患者离开手术室时苏醒程度、保留的导管、生理指标及生理功能状态。

(14)带走液体名称、量、特殊用药。

(15)患者去向(监护室、病房)。

2. 麻醉小结内容

(1)手术总时间、麻醉总时间。

(2)麻醉各种用药总量、总出入量(晶、胶体比例)。

(3)主要生理指标异常、并发症、意外的原因,纠正措施及效果。

3. 麻醉总结内容

(1)术前准备是否充分?

(2)生理功能及麻醉风险评估是否准确?

(3)麻醉方案是否顺利执行?

(4)麻醉方法、麻醉药物应用是否准确?

(5)麻醉操作、麻醉管理是否达到质量标准?有无问题?

(6)有无严重并发症或麻醉意外?什么原因?纠正措施是否正确及时?效果是否理想?

(7)术后生理功能是否恢复术前水平?有无后遗症?

(8)麻醉方案改进意见。

4. 麻醉记录标准　及时、准确、真实、全面。

(八)麻醉工作环境标准

1. 麻醉患者应该在室温 24℃ 环境下接受麻醉。

2. 手术室光线要充足、柔和,有利于对患者的观察。

3. 麻醉管理中患者面部和(或)胸部、腹部、手术野、输液系统应在麻醉者的视野范围内,便于观察。

4. 术中保持静脉通畅。

5. 麻醉监测仪器、器械的摆放有利于麻醉操作和监测。

6. 麻醉操作时手术台应与麻醉者腰高平齐。

7. 麻醉常规准备气管内插管盘、麻醉机、氧气、吸引器。

8. 全麻所有的麻醉用药盘、特殊用药盘内药品按使用的先后顺序摆放,抽药注射器上标注药名、浓度、用法、用量。

9. 麻醉用气体(氧气、氧化亚氮、二氧化碳)使用标准颜色、明显标签。

10. 常备必要的药品和抢救药物。心"三联药"、中枢兴奋药、血管活性药(收缩药、扩张药)、降压药、抗心律失常药、抗胆碱药、强心药、利尿药、补钾药、抗酸药、止血药、抗凝血药、肌肉松弛药和拮抗药、麻醉性镇痛药的拮抗药。附有明显药名标签,注明使用方法、剂量、适应证和禁忌证。

11. 常备冰袋。

12. 定期进行麻醉器械的安全检查和消毒。

二、国际麻醉安全标准

麻醉失误在国内外仍有发生。总结各例麻醉失误引起的意外或死亡教训,对提高麻醉的安全性很有必要。同时,也必须有一个麻醉安全标准,借以加强麻醉科的科学管理,使麻醉理论与临床实践完美地结合在一起,以减少麻醉失误。在此推荐国际麻醉安全标准。这是国际麻醉安全特别委员会于 1992 年 6 月 13 日召开的世界麻醉学会联合会上通过的。

(一)一般标准

1. 专业状况要求(professional status)

麻醉保障属于基本保健事业的重要组成部分,应当得到与之相应的资源分配和权益。麻醉科医师必须是受过医学教育和专门训练的、具有临床和管理自主能力的、正式认可的医学专业人员。如果由非专业麻醉科医师实施麻醉,则必须接受过一定的训练和被承认是合格的医师,并且应由正式的专业麻醉科医师进行指导下完成工作。

2.专业组织要求（professional organizations）　麻醉科医师应当建立地方和国家级的专业组织，使麻醉作为独立的专业，并制定出为获取实施岗位训练和毕业后教育的各级证书和晋升标准。这些组织应当与地方、国家和国际相应组织保持联系。

3.专业训练、获取证书和资格认可（training certification and accreditation）　为确保达到和保持一定标准的知识、经验和实际能力水平，需要给予适当的时间和较好的设备，并进行初级和继续训练。发给证书和实施的行医合格证书。

4.记录和统计（records and statistics）　对每例麻醉应作详细记录，并应与病历一同保存。麻醉记录应包括术前估计和术后经过。建议个人、科室、地方和国家的各级专业组织定期统计和收集分析有关资料，以利于逐步提高麻醉安全性，对麻醉方法、麻醉效率和效果作出研究和评价。

5.内部病例讨论及同行审查（peer review）　应当建立一个能对麻醉实施进行经常检查的学院、地方和（或）国家级机构。定期举办由专业人员参加的专题和麻醉病例讨论会。建立相应机构和制定相关条例，以确保对某些个别或普遍的麻醉错误作出判断和给予纠正。在这方面允许采用不公开麻醉事故者的事故讨论制度，作为一种有用方式，对于事故讨论的资料应给予一种合法的保密性，并受到法律保护。

6.工作量（workload）　对完成高标准的麻醉任务，需要有足够数量的训练有素的麻醉科医师。除了临床麻醉任务外，还应给予麻醉科医师一定时间去发展专业水平和从事管理、科研及教学工作。

7.人员及职责（personnel）　对每例手术患者都必须分配一名麻醉科医师，在麻醉（包括全麻，区域阻滞或须监测的强化麻醉）期间的全过程中都必须坚守岗位，还应将患者负责转送到麻醉后恢复室，并移交给受过一定训练的人员。麻醉科医师对患者的苏醒期应负有责任，随时准备在患者充分苏醒之前被咨询和进行会诊。如果麻醉科医师在麻醉前、麻醉中或麻醉后找不到患者的代言人，麻醉科医师应确保患者所委托的人员是合格的和熟悉有关麻醉和患者情况的麻醉专业人员。如果达不到上述标准的单位，应指派外科医师或其他专业人员担当起代言人的责任。在术前谈话中，将麻醉具体操作和过程中发生的问题必须不时地交代清楚，并由训练有素的上级麻醉科医师进行检查和审核。

8.设施和器材（facilities and equipment）　在实施麻醉和苏醒的过程中，均应备有适当数量和高质量的麻醉设备和监测器材。建议根据经济条件来购置应配备和增加的设备。极力推荐所使用的麻醉设备应符合国家或国际的统一标准。建议对具有安全正确地使用某些特殊设备能力的人员发给证书。及时更新作废的麻醉机和呼吸设备。

（二）围麻醉期管理与监测

科学技术的发展促进了临床监测技术的发展，使麻醉科医师能够及早发现某些重要生理参数的异常，并及时给予纠正，同时对围麻醉期管理（包括麻醉设备和病人的监测）至关重要的原则是，在整个手术期间应始终有责任心强的麻醉科医师在场。

1.麻醉前处理（pre-anesthetic care）　麻醉诱导前麻醉科医师必须对患者做出全面估计，并保证所需的麻醉设备处于完好状态。建议建立这方面的核实制度。还应保证麻醉科医师有一定的助手到位和在场，这些助手必须是经过一定训练并能胜任所担负的工作。

2.麻醉中监测（monitoring during anaesthesia）

（1）氧合（oxygenation）

①供氧系统（oxygen supply）　所有全麻患者必须供氧。麻醉科医师应当确保供氧

系统的完善。当 N_2O 使用或其他辅助气体同时使用时,必须验证吸入气中氧浓度,至少在每次麻醉开始时要进行检测。最好能对每例麻醉的全过程进行吸入气氧浓度监测,并配备低氧浓度报警、供氧失灵报警和防止低氧混合气体的供给等装置。应当使用防止气源误接的系统。

②患者的氧合状况(oxygenation of the patient) 随时要通过视觉观察或检查监测组织氧合状况。除非使用可靠的监测仪,要随时保证适当的照明和患者体表一定程度的显露。极力推荐使用高质量的氧合监测仪器,如脉搏血氧仪。

(2)气道与通气(airway and ventilation):在一切可能情况下,均应通过观察和听诊连续监测气道和通气情况。当使用呼吸回路时,应观察呼吸贮气囊的活动。极力推荐使用胸前、气管前或食管听诊器进行连续监测。最好通过连续测定和显示二氧化碳波型和浓度,来证实气管内导管的正确位置以及通气状况是否合适。在使用机械通气期间,应使用"脱开报警"装置。建议使用吸气和呼气潮气量检测仪连续测定吸气和(或)呼气容量。

(3)循环(circulation)

①心率与心律(cardiac rate and rhythm)麻醉中可以通过触脉和(或)听心音连续监测循环情况。极力推荐使用血管容积描记器(单独或带脉搏血氧仪)或心电图连续监测和显示心率。最好备有除颤器。

②组织灌注(tissue perfusion) 经常通过临床检查监测组织灌注情况。极力推荐使用血管容积描记器或二氧化碳测定仪连续监测。

③血压(blood pressure) 应定时测定,至少每 5 分钟测一次,必要时,可根据临床需要更频繁测定。在某些病例,最好应有连续记录装置。

(4)体温(temperature):在某些情况(如长时间麻醉、复杂大手术或婴幼儿手术等)应定时测量体温。凡估计体温会发生变化或人为地改变体温的病例,均应监测体温,最好用电子测温计连续监测。

(5)麻醉深度(depth of anesthesia):通过临床方法经常估计麻醉深度。建议连续测定 N_2O 和挥发性麻醉药浓度,如吸气和吸气时气道中麻醉气体浓度。

(6)神经肌肉传递功能:在使用肌肉松弛药时建议采用周围神经刺激仪。

3. 麻醉后处理

(1)设备与人员(facilities and personnel):凡使用影响中枢神经系统的麻醉药和(或)失去保护性反射的患者,都应留在麻醉科室或转送到专门的麻醉后恢复室,由经过专门训练和训练有素的人员处理。

(2)监测(monitoring):采用相应方法观察和监测所有患者的神经系统功能、生命体征和医疗情况,特别有关氧合、通气和循环情况。除临床观察外,最好采用麻醉期间所用定量监测方法,竭力推荐使用脉搏血氧仪。

三、麻醉科所需设备

面对着跨世纪的学科发展的挑战,为了提高麻醉的安全性,除以上软件外,还必须有必备的硬件。所谓硬件,就是指设备要配齐,配备必要的仪器设备,因为"设备是安全的条件"。

(一)基本装备

1. 麻醉给药装置 包括静脉麻醉、区域麻醉和能应用开放方法或合适挥发器的吸入麻醉的麻醉机。

2. 监测器材

(1)听诊器。

(2)血压计。

(3)光源。

(4)温度计。

3. 支持患者的器材

(1)呼吸道管理:通气道,面罩,吸引装

置,喉镜,气管内导管。

(2)支持通气的器材:自动充气囊,氧气供应。

(3)支持循环的器材:针头,注射器,套管针,输注用液体。

(4)药品:常见紧急情况和心肺复苏所需的药品。

(二)中级装备

除上述设备外,还应增加以下装备。

1. 麻醉给药装置

(1)供给压缩气体:O_2,NO_2。

(2)经校定的挥发器。

(3)麻醉回路系统。

2. 监测器材

(1)供氧失灵报警。

(2)氧浓度分析仪。

(3)血氧饱和度仪。

(4)二氧化碳测定仪。

(5)心电图。

3. 支持患者的器材——除颤器

(三)最佳装备

除上述设备外,还应增加以下装备。

1. 麻醉给药装置

(1)配备监测功能的麻醉机。

(2)肌肉松弛药。

2. 监测器材

(1)气道/通气:二氧化碳描记图,呼吸容量监测仪,气道压力报警。

(2)循环:自动血压计,创伤性血流动力

监测。

(3)麻醉药物应用:周围神经刺激仪,呼吸气体药物浓度监测。

3. 支持患者的器材——机械呼吸机

如果使用机械呼吸机,必须采用脱开报警系统(如低压、二氧化碳描记图,呼气容量)。

四、麻醉科医疗缺陷控制办法及管理标准的探讨

我国的麻醉科医师,绝大部分工作是认真负责的,兢兢业业、任劳任怨的。在条件艰苦、设备缺乏和人才缺少工作量大的情况下,出色地、安全地完成了各项麻醉工作,在学术研究上也取得了不少成绩。麻醉工作的实践证明,只有建立麻醉质量保证体系才能保证临床麻醉的安全。麻醉科的质量问题,直接关系到手术患者的康复,也直接影响到医院和手术科室的发展。为了加强麻醉科的质量管理,提高麻醉质量,保证麻醉安全,减少麻醉失误,若从提高麻醉科医师的责任心方面来探讨麻醉科医疗缺陷控制办法及管理标准,建立麻醉失误报告制度,也是探讨如何加强麻醉科的科学管理的办法之一。即根据麻醉科医疗缺陷标准,每月报告 1 次,以自查为主,并认真填写。将麻醉失误和缺陷上报科主任。科主任对所报失误要及时组织讨论,大家共同吸取教训。麻醉失误报告制度与数据库结合的形式,吸取教训,减少麻醉失误。麻醉科医疗缺陷标准有待研究探讨。

第三节　减少麻醉失误的对策

正如第 1 章所叙述的,麻醉失误系因技术操作错误、用药过量或错误、术后处理失当、术前准备与评估不足、麻醉器械故障、术中管理不当,或因经验缺乏,或因不熟悉麻醉器械或设备性能及其使用方法、工作联系松弛及疏忽大意等人为因素引起,麻醉失误的对策就是要针对这些麻醉失误的原因而采

取。人为因素引起的死亡在很大程度上应能避免的。现分述如下。

一、接受医德医风教育和职业道德教育

麻醉科医师必须有全心全意为患者服务的思想和品德,工作要严肃认真,加强工作的

责任心，工作一丝不苟，严格遵守励行各项规章制度和操作常规；热爱专业，爱护患者，爱岗敬业，求实创新，团结协作和拼搏奉献精神，牢树患者安全永远是第一位的意识。这是杜绝或减少麻醉失误的根本对策。

二、提高自身业务素质加强麻醉队伍建设

麻醉工作是一项极为复杂的工作，要求麻醉科医师具有很高的素质，扎实的理论基础，丰富的临床经验，极为机敏的应急、应变能力，才能在瞬息万变的情况下应付自如。如何加强业务学习，克服惰性，提高麻醉科医师的技术水平和业务素质是最大限度杜绝麻醉失误的关键。

（一）加强对麻醉科医师的严格训练

提高麻醉科医师的素质是预防麻醉失误的关键，基层麻醉科容易出现麻醉失误，其中原因之一就是因为基层单位的麻醉科医师素质不高、训练不严格、麻醉理论和技术水平不高所致。麻醉失误的发生，与麻醉科医师总体水平不够有关。临床急需要高素质级别的麻醉医师为患者服务。

1. 各级领导已高度重视麻醉医疗人员素质的培养和提高

（1）教学基地要充实和提高：各医科大学医学院和教学医院要加强麻醉专业系医学生培养力度和麻醉专业教研室建设，以及行政大区（部队为军区总院）等具有教学条件的医院，要充实教学人员和教学、医疗设备等设施，成为培养和提高麻醉科医师素质的教学基地。

（2）发挥各级麻醉学会的作用：各级麻醉学会可举办各种形式的短训班或学习班，应加强麻醉安全内容的教学、讲座和学术讨论，以提高同行的安全意识；大力培养和提高专业人才的素质。历届麻醉学会都已做出了多方面的努力，并已取得了良好的效果。但是，这不是解决问题的根本方向，其根本还应该

立足于加强本科生和研究生的教育（详见后面"学历教育"）。

（3）不断更新麻醉知识：麻醉科医师本来所涉及的基础知识和临床知识面是很广的，在技术、药物及麻醉理论的不断进步下，要不断利用科技进步，应用先进的新技术，还需要加强学习，不断勤奋学习专业及有关学科的理论知识，还要虚心向上级医师及同行学习，理论联系实际，要学会综合分析，抓主要矛盾。要时刻保持清醒的、聪明的头脑和科学的思维，不断提高自己，提高层次，提高素质，扩大知识面，借以防范失误，确保麻醉患者的安全。

2. 住院专科医师加强毕业后教育培训要规范化 麻醉专科医师的在职继续教育培训在国际上称为毕业后教育（postgraduate education，PGE），即医学生从医学院毕业后，再计划进行 4～5 年的专业培训，经考核合格发给专业医师证书，这是培养从事临床工作的高级专科医师的重要途径。解决了如何提高中级专业人员的业务水平问题。对主治医师、住院医师和麻醉医士等要明确规定培养目标和要求。除麻醉相关基础理论知识外，着重于临床技能和独立工作能力的培养。按照"全国住院医师规范化培训大纲"以及"各级医师晋级的评审标准"这个全国统一的考试复习题纲和考核标准，进行考核考试，加强针对性继续医学教育培训，这无论是对于加强和促进全国麻醉专业人员的学习积极性、不断提高各医院麻醉专业人员的业务水平和业务素质，是提高麻醉安全性的必要保证，还是对促进提高我国麻醉的现代化都是有好处的。

（二）提高麻醉学专业人才培养的学历教育

麻醉学专业人才的培养，要从整体上改善并提高我国麻醉队伍的学历结构和素质，就得要搞学历教育。学历教育包括专科、本科（5～7 年）及研究（硕、博士）生教育 3 个层

次。现阶段学历教育应以本科为基础,稳定麻醉学本科专业招生规模,积极发展研究生教育。研究生教育,除临床技能外,着重于理论基础、科学研究和教学能力的培养。

(三)加强麻醉科配套人才的培养和优化麻醉专业技术人员结构

培养高素质的人才,增加技术骨干,合理增加人员编配。在配套人才培养中,增设麻醉科护士及麻醉医学工程技术人员岗位是当务之急,对提高麻醉业务素质和麻醉工作质量有积极影响,麻醉科护士的工作在麻醉科医师的指导下主要是从事麻醉科药品、耗材、文档信息整理及器械的管理、麻醉前准备、配合麻醉科医师实施临床监测、麻醉诱导与处理、麻醉后护送或监测患者等,还在 ICU、PACU 中担任护理工作和疼痛患者的管理等,但不得从事医师职责范围的工作。麻醉科护士按护士系列晋升,麻醉科护士的培养起点要高,应达到大专层次。麻醉医学工程人员及麻醉科技师的配备培养,随着麻醉科设备,多功能麻醉机,全能呼吸器,各种循环、呼吸、神经等系统功能的监测仪器的发展,其发展也是必然趋势。从事麻醉相关设备的保养、维护与维修。

(四)人才培养中的重点是学科带头人的培养

加强麻醉科医师培养和队伍建设,在增加麻醉医师数量的同时,着重要优化麻醉专业技术人员结构。满足麻醉医疗服务的新形势、新需求。确保麻醉医疗服务质量和安全。

学科带头人的培养,就是要造就和培养更多的跨世纪人才,主要指的是学术骨干和学科带头人,培养高质量人才这是提高麻醉科医师素质和整个麻醉事业兴旺的关键。其中学术骨干是经过系统、严格培训后,具有较扎实的基础工作能力和一定的学术水平,在工作中能独当一面,或能主持某一学术课题的研究,是将才,也可以认为是学术带头人或技术带头人。部分硕士生、大部分博士生或

博士后,或经过培训达到同等水平的人,可以认为是学术骨干。而学科带头人应在基础理论、相关学科知识、学术水平和独立工作能力等方面有更高的要求,除了全面提升麻醉医疗服务整体效率外,还能站在学科前沿,驾驭学科发展方向,具有凝聚力,善于团结、调动、指挥一班人马出成果、出人才、出理论,是帅才。学科带头人代表了水平、代表了素质,学术骨干中的少数人通过实践磨炼可以成为学科带头人。学科带头人也是分层次的,对省级水平的学科带头人在学术上必须达国内水平,而全国水平的学科带头人则应达到国际水准。

三、麻醉前全面增强患者的抵抗力

麻醉时患者如果能处在最佳状态,能增强患者的抵抗力,那么麻醉期间患者就安全多了。但是,在实际工作中,这一点还没有被某些人认识。

(一)降低麻醉患者的应激反应

围术期应激反应是麻醉和手术共同存在的临床问题。一个成功的麻醉除了满足于睡眠、无痛和肌肉松弛这三大要素外,还有 5 条标准。一是阻断向心的手术刺激,保证术中经过平稳,还要保持回 ICU 后血流动力学稳定;二是使术中、术后出血减少,也减少输血及其并发症;三是可延长术后镇痛;四是抑制应激反应,减少术后循环、呼吸及感染并发症;五是术后早醒、早期拔管,使患者获得好的转归。降低应激反应是麻醉的关键问题之一。

1. 减弱麻醉应激反应的好处　麻醉减低应激反应的意义如下。

(1)保持血流动力学稳定和心肌氧供需平衡。

(2)抑制儿茶酚胺、皮质素等激素释放。

(3)减少心肌缺血发生率及其严重程度,改善缺血引起的心功能不全。

(4)减少分解代谢,预防负氮平衡,使血

糖保持正常范围。

(5)增强免疫系统功能,保护人体"杀手细胞"(如 NK-C),减少术后并发症。

(6)实施控制性降压,减少出血和输血。

(7)有超前镇痛作用(preemptive analgesia)。

(8)保护纤溶机制,防止高凝状态和血栓形成。

(9)减少术后氧耗,缩短通气支持。

(10)提高存活率,降低死亡率。

2. 麻醉对围术期应激反应的影响　手术时存在着应激反应,是手术创伤刺激作用于机体而发生的以交感神经兴奋和丘脑下部-垂体前叶-肾上腺皮质(HPA)功能增强为主要特点的一种非特异性防御反应。表现在血浆儿茶酚胺(CA)分泌增加,HR 增快,BP升高,血流重新分配。随后 HPA 轴等内分泌轴激活,血浆环磷酸腺苷(cAMP)、促肾上腺皮质激素(ACTH)、皮质醇和 β-内啡肽(β-EP)等的含量增高。

麻醉对围术期应激反应的影响是很重要的。麻醉是应激反应的抑制因素,可削弱应激反应。术中手术刺激的强度无法控制,而选择合适的麻醉方法、麻醉药、改善麻醉技术和调节麻醉药的剂量等则能调整和抑制应激反应。区域麻醉抑制手术应激反应比全麻好得多。麻醉科医师每天要处理大量的围术期应激反应、术前患者的恐惧和焦虑、麻醉本身与手术操作引起的应激反应,气管内插管、低温术和麻醉处理不当引起的并发症是引起应激反应的很重要原因。

3. 麻醉对围术期应激反应的调控　麻醉科医师的任务之一,还应包括调控和降低应激反应。怎样降低围术期应激反应,许多学者对这个问题进行了大量的研究,围术期应激反应的调控如下。

(1)术前应激反应控制:术前应激的控制十分重要,可以预防围术期心血管意外发生。术前应激反应在患者被告知将接受手术治疗时开始或更早时候开始。术前应激反应的控制应做到以下方面。

①术前访视:针对患者的精神状态,向患者耐心解释有关手术、麻醉问题。热情地安抚、安慰、鼓励病人,协助患者消除各种疑虑,减轻紧张和恐惧心理,降低术前应激反应。

②药物控制:应用药物控制术前应激反应。如地西泮、咪达唑仑、巴比妥类药、麻醉性镇痛药如哌替啶等术前应用后,能显著降低术前应激反应。α_2 受体激动药可乐定及具有 α、β 受体阻滞作用的柳胺苄心定,能保持患者血流动力学参数的相对稳定,且抑制血浆 CA 的释放。

③基础麻醉:可消除患儿与父母分离的痛苦。

(2)全麻诱导期应激反应的控制:全麻诱导期主要由操作刺激及迷走神经反射引起。抑制这一反应的方法很多。可以采用以下药物控制应激反应。

①α 和 β 受体阻滞药

A. 安替洛尔(Atenolol)。为 β 受体阻滞药,术前 2h 口服效果优于普萘洛尔。

B. 拉贝洛尔(Labetalol)。为 α 和 β 双重受体阻滞药,降低卧位时的血压和周围阻力,不降低心排血量和每搏量。冠心病患者麻醉前静脉注射 0.5mg/kg,随后持续输注 0.1mg/(kg·h)至诱导前,效果好。

C. 埃斯莫洛尔(Esmolol)。为超短效 β_1 受体阻滞药,选择性作用于心脏,于诱导前1次静脉注射 100mg 或 200mg 均能显著抑制插管时反应。

②麻醉性镇痛药

A. 芬太尼 3.5～8μg/kg 能显著抑制插管反应。现已成为全麻诱导药的常规成分之一。

B. 阿芬太尼(Afentanil):呼吸抑制作用比芬太尼轻,30μg/kg 与芬太尼一样,诱导后 MAP 和 HR 均无明显增加。起效快,作用时间为芬太尼的 1/3,镇痛效价为芬太尼的

1/4。在应用前先用小剂量非去极化肌肉松弛药,避免阿芬太尼的胸壁僵硬。同时使用前必须用抗胆碱药,以对抗其迷走神经张力升高。注射速度应≥60s。

C. 苏芬太尼(Sufentanil):镇痛强度为芬太尼10倍。用0.5μg/kg抑制插管反应和芬太尼5μg/kg剂量相等,1μg/kg则可完全抑制插管反应。

D. 叔丁啡(Buprenorphine):为阿片受体激动拮抗药,对心血管稳定性好、作用时间较长和超过公斤体重剂量有安全性较高的优点,目前常作为全麻手术中辅助药物,诱导前8min静脉注射2.5μg/kg明显抑制插管反应,静脉注射2～10min产生最大效应,可降低气管内插管的应激反应。

E. 双氢埃托菲(Dihydroetrophine,DHE):抑制咽喉反应较明显,0.6～0.8mg/kg抑制插管反应效果也较好。

③降压药

A. 三磷酸腺苷(ATP):将其1～2mg/kg稀释成10ml,在琥珀胆碱(SCH)后注射,其ATP降解物磷酸,与钙镁离子结合可能会引起明显心动过缓或心律失常。

B. 磷酸甘油(NTG):片剂用盐水配成悬液自鼻腔滴入,0.75μg/kg插管时MAP和RPP亦明显降低。NTG降低心脏前后负荷,扩张冠状血管,改善心肌氧供,适用于缺血性心脏病患者和心功能不全患者。

C. 硝酸异山梨酯(Isosorbide dinitrate,ISDN):80μg/kg在置入喉镜时使用,恰好可以抵制升压反应,优于NTG。

D. 曲咪芬(Trimetaphan,TMP):短效交感神经节阻滞药,同时也直接扩张周围血管,原用于治疗高血压危象,麻醉中控制性降压,1973始用1mg/kg连续输入,抑制插管反应。最近采用单次静脉注射更简便有效,且不出现长时间的低血压。0.05～0.1mg/kg。

E. 可乐定(Clonidine)。为口服中枢α_2受体激动药,可乐定吸收70％～80％,30～60min产生降压作用,2～4h达高峰。5μg/kg术前90～120min口服,或术前45～60min肌内注射3μg/kg,可显著抑制插管反应。

F. 硫酸镁(MgSO₄):因其具有降压作用、阻止儿茶酚胺释放和显著的抗心律失常作用,用于减弱气管内插管心血管应激反应,在控制高血压方面效果较好,更适用于妊娠高血压综合征患者。硫酸镁还有降低SCH引起的肌颤、K^+释放、肌肉强直、心动过缓、血压过低和呼吸抑制等优点。

④局麻药:静脉注射利多卡因1.5mg/kg可有效防止气管内插管引起的HR增快、MAP升高、颅内压升高。最近研究认为这种保护作用不存在,持怀疑态度。但环甲膜穿刺注射,或咽喉表面喷雾麻醉,4％利多卡因均可部分减弱插管时升压反应及减少心律失常发生率。但操作复杂,起效时间长,预防HR增快效果差,同时不能减少儿茶酚胺的释放,其应用受到限制。

⑤钙离子通道阻滞药:通过抑制心肌和血管平滑肌细胞膜上钙离子内流而扩张血管平滑肌(主要为动脉),降低血压,同时扩张冠脉,增加冠脉血流量而改善心肌缺血,以降低心肌收缩力、抑制窦房结和房室结的自律传导性和传导性而降低心肌耗氧量。

A. 硝苯地平(Nifedipine,NIF):诱导前10min舌下含服NIF 10mg,可有效地预防插管时血压升高,RPP亦明显降低。将NIF 10mg用生理盐水配成2ml悬液,于诱导前10min滴鼻,类似NTG滴鼻法,效果良好。

B. 维拉帕米(Verapamil):对心脏作用较强。10mg于气管内插管前静脉注射,插管时除HR增快外,SBP、MAP及RPP插管后与诱导前比较均无明显差异,但5min后有HR和SBP明显下降。故用在预防气管内插管心血管应激反应时,必须注意其负性作用。适用于插管较困难和插管时间较长的患者,以及有脑或主动脉瘤的患者,而不适于缺血性心脏病、传导阻滞和循环功能低下的患者。

C. 地尔硫䓬(Diltiazem)。对血管作用比硝苯地平弱,比维拉帕米强;对心肌的影响比维拉帕米弱。插管前 1min 注射 0.2～0.3mg/kg,MAP、RPP 显著降低,HR 升高。

D. 尼卡地平(Nicardipine)。将其 10～15μg/kg 于诱导前 1min 静脉注射,诱导中及后期循环系统非常稳定。该药无维拉帕米明显的负性作用,不产生明显的低血压,是预防插管反应的较安全、有效、合适的钙通道阻滞药。

⑥联合用药:联合用药可以取长补短。目前多主张采用复合诱导用药的原则,来预防气管内插管时心血管应激反应。

A. 咪达唑仑:0.25μg/kg + 芬太尼 3μg/kg 于 SCH 前 5～8min 静脉注射,可减弱气管内插管时心血管应激反应。

B. 芬太尼:3μg/kg 加硝酸甘油 0.9μg/kg 可预防气管内插管所致的心血管应激反应,并降低心肌缺血发生率,尤适用于高血压、冠心病患者的短小手术的麻醉诱导。

C. 埃斯莫洛尔(Esmolol):1～4mg/kg+硝酸甘油 0.9μg/kg(或硝苯地平舌下含服 10mg)使用来抑制气管内插管应激反应,收到满意效果,减低了 HR 增快的缺点。

⑦加深麻醉及改进气管内插管技术和方法:熟练的麻醉技巧和敏捷、准确的判断和处理,可降低应激反应。

A. 曾有人提出诱导时加大吸入麻醉药的浓度,如 2％氟烷、5％安氟醚,可有效减弱气管内插管的应激反应。但随之而来的是造成心肌抑制,不适用于缺血性心脏病和心力衰竭患者,有时还可出现意外。一般不使用。

B. 缩短喉镜显露和插管时间,可减弱气管内插管反应。故应苦练基本操作,但对于初工作的麻醉科医师、操作不熟练的麻醉科医师及难于暴露声门的患者,是难以实现的。

C. 慢诱导经鼻盲插管,多数患者无明显应激反应,但随之出现的室性心律失常等“鼻心反射”亦不容忽视,使之应用受到限制。

4. 全麻对手术应激的影响 如上所述,手术刺激产生应激反应,麻醉科医师通过使用镇静药、麻醉镇痛药等均有较好地抑制手术应激反应的作用。用吸入麻醉药诱导时,血浆皮质醇浓度升高,可能是由于操作刺激,或二氧化氮本身对肾上腺皮质刺激所致。氟类吸入麻醉药术中引起血浆内应激激素的升高,但对手术刺激所致的激素升高抑制作用较小。肌肉松弛药中,箭毒引起组胺释放、琥珀胆碱引起肌颤而使机体产生一定的应激。麻醉学是“动态急性期医学”,就是在外科手术刺激情况下,能保持患者内环境稳定,是一种严肃的医疗实践,稍有不慎可危及患者生命或引起严重并发症。

术中缺氧及高碳酸血症均可刺激儿茶酚胺、皮质醇分泌增多。术毕恢复期机体应激反应最强烈。因为麻醉恢复期血浆麻药浓度逐渐减少,患者意识恢复,伤口疼痛等原因使机体应激反应急剧上升,因此术后镇痛十分重要。目前主张定时给药或患者自控给药。椎管内注入吗啡及其他镇痛药,有药物用量小、作用快、维持时间长等优点,现已广泛应用。

5. 正确调控体外循环中的应激反应 体外循环(CPB)引起的全身性应激反应较其他手术更为突出,许多脏器对 CPB 的应激反应是释放以皮质醇、儿茶酚胺和前列腺素等为主的激素和活性物质。麻醉可产生对 CPB 应激反应的影响,具体如下。

(1)麻醉方法:不论何种麻醉方法进行 CPB,都有明显的应激反应(儿茶酚胺均上升)。加深麻醉能减弱 CPB 引起的应激反应。但不知哪一种阿片类药或吸入麻醉药对 CPB 时降低应激反应更有效。已知阻抑应激反应所需的阿片类药剂量很大,如果停止转流前不能将其从心肺机中清除,那么术后将导致长时间的呼吸抑制。连续输注能保持恒定满意的芬太尼水平,对阻抑应激性激素释放比其他方法好。

(2)麻醉对机体起保护作用:麻醉可以改变病人对 CPB 有害作用的易感性,一是麻醉能按照剂量相关形式降低 CPB 的应激反应;二是足够深度的麻醉能防止血管活性物质导致 CPB 并发症。麻醉能保护的器官有心、脑、肾及其他脏器。实验研究证明,婴儿对手术会产生强大的应激反应,但芬太尼能防止这种反应并改善术后转归。麻醉对婴儿应激反应的减弱是特别显著的。

(二)非急症手术前加强处置

为了确保病人术中术后的安全,提高存活率,降低死亡率,很重要的原则就是除急症手术外,对于非急症手术的时机选择,应使病人处于最佳状态。急症手术的手术时机,也应争取在最短的时间内做好积极的术前准备。使病人情况尽量处于最佳状态。加强术前积极处置,一是要抓住重点;二是其处理的措施要正确。提高手术病人对麻醉手术的承受能力。

1. 老年病人术前的处置

(1)冠心病(详见各种教课书)。

(2)高血压病:迅速降低血压,中止重要靶器官的损害发展。防止麻醉前、中和后脑血管意外。

(3)糖尿病:改变心肌缺血,降低麻醉前、中、后心肌梗死发病率及死亡率。

2. 小儿患者手术前的处置

(1)禁食:术前 3h 禁食可避免麻醉中误吸。误吸是人工呼吸时致命的并发症。

(2)呼吸道处理:小儿呼吸道感染发病率高,气管细,且有易于梗阻的危险。术前一定要积极治疗呼吸道感染。通气困难是小儿麻醉中心搏骤停的主要原因。术前一定要用颠茄类药物,保持气道的干燥。

(三)急症手术前处置

1. 纠正休克　如补充血容量,血管活性

药与正性心肌力药的合理应用,激素及纳洛酮的应用,术前留置尿管等。

2. 纠正脱水、酸碱失衡和电解质紊乱　根据临床 pH 及血气分析,及时使用碳酸氢钠等纠正脱水、酸中毒,纠正电解质紊乱。

3. 小儿的补液　根据小儿代谢的特点及生理解剖的特殊性小儿急腹症术前一定要补液;补液的输液速率为 $12.5ml/(kg \cdot h)$;对急腹症中度脱水患儿的术前补液,以含低浓度葡萄糖的溶液为宜。

(四)麻醉前预先吸氧

麻醉诱导前常规给患者吸入高浓度的氧,其目的是为了增加肺中的氧储备,以保证麻醉诱导后无通气中的氧储备。早在 1955 年就证明了麻醉诱导气管内插管前预先吸氧 3～5min,可延长呼吸暂停的安全无通气期。实验证明,小儿预先吸氧时间也要在 2～3min。

四、加强麻醉监测

科学技术的发展促进了临床监测技术的发展,监测能及早发现某些重要生理指标的异常,及时给予纠正,预防某些意外。事实证明有价值的监测仪增加了麻醉前、中、后的安全性。但也不能完全依赖于监测仪器,不然会走入思维的误区,导致不良后果。在现有的技术水平下,麻醉失误大多数是可以避免的,50%的麻醉死亡可避免。

(一)呼吸监测

缺氧性损害和死亡是麻醉中经常出现的,也是麻醉科医师深感忧虑的问题。因而对呼吸进行监测,加强麻醉管理是预防这种严重并发症的有力措施。目前应用 SpO_2、$P_{ET}CO_2$、SvO_2(混合静脉氧饱和度)、PaO_2、SaO_2 和 $PaCO_2$ 等项目监测。要及时维持 SpO_2、$P_{ET}CO_2$ 等在正常范围内,并可发现潜在的失误和意外事故,诊断清楚后予以正确处理。可以更加全面地大大提高麻醉中、后的安全性。

(二)循环监测

麻醉和手术的患者常发生循环抑制、血流动力学改变和心律失常,这是因为目前的常用麻醉药和操作方法等因素引起的循环抑制、血流动力学改变和心律失常的结果。使用监测的目的是能及早发现问题、判断问题的严重性,以识别病情是好转还是恶化。

循环监测的项目有 ECG、HR、BP、食管内听诊器和无创性心排血量测定等。通过监测,及时发现问题、判断分析原因,并针对原因进正确处理。

(三)麻醉深度监测及调控

要维持足够的麻醉深度,既要防止麻醉过深,更要防止麻醉过浅。达到降低手术应激反应的目的,保障麻醉经过平顺,提高麻醉中的安全性。麻醉深度的监测及调控是十分重要的。

1. 麻醉深度的判断标准 麻醉深度的判断主要是靶细胞对不同麻醉药药效的敏感度,在整体宏观表现上难以协调。临床麻醉深度有恰好、过量和不足之分,尤其对危重患者,药物的加减必须随病理生理的好转、恶化情况而调整。

有些麻醉若仅按镇痛完善为标准,可能偏浅;若以血流动力学改变的幅度衡量,就已经够深的了;另一些麻醉为了照顾到维持心脑的血液灌注不再减少,不仅镇痛欠佳,甚至记忆和意识全都保留着。目前来说,单一标准化的麻醉深度衡量,对有足够潜力承受临床规定量药效的患者,由于药效相互作用和个体差异的影响,也难以切合实际。需要保留机体既有对麻醉药逾量及时显示,又不致带来危害的阈限应激能力,以助于保障安全。

2. 监测手段 平衡麻醉的应用,乙醚麻醉分期已不适用于麻醉深度的判断。需要寻找新的方法来判断麻醉深度,目前应用的方法较多,仅简单介绍常用的几种。

(1)食管下端收缩力(LEC):目前用LEC的方法来测定麻醉深度。临床满意的麻醉深度表现为 LEC 的自发频率为每 2 分钟 1 次。激发的振幅为 20mmHg。

(2)脑电图(EEG):监测 EBG 有测定麻醉深度判断、撤离呼吸机的指标、识别麻醉药和发现脑血管供血不足等功能用途。

(3)额肌电波幅(EMGf):是 20 世纪 80年代初用于监测浅麻醉的指标。

(4)指用手指动脉监测仪(EAP):FAP为手指动脉收缩压,FAPd 为手指动脉舒张压,在手术刺激时 FAP 变化比 BP 更为敏感和迅速。

3. 麻醉深度的调控 只有小手术而没有小麻醉。当今的麻醉深度调控比较复杂,包括调控应激反应、镇痛、肌肉松弛、意识改变及遗忘,尽力满足生命器官的氧需求,达到氧供与氧耗平衡的目标。使用多种药物区别对待麻醉各有关要素,给予全面的调控。

(1)调控应激反应:无论应激反应加大负荷或减少灌流造成心肌氧供求失衡,都将因缺氧而导致衰竭。临床麻醉范围内的麻醉药量达不到对应激反应的彻底抑制,靠小量分次缓慢给药达到适度抑制的调控,在危重患者的围术期的术后应激反应高峰也予以控制,更能显示出控制好有害应激反应对改善转归的作用意义。

(2)调控氧供监测:当前氧供监测手段还只能达到总体评估,包括 SBP、CVP、尿量、SvO_2 等,还达不到跟踪在低灌流期生命脏器间灌流量的转移、微循环缺氧变化的严重程度。恶化连续反应一旦开始,任何一个脏器的衰竭都能导致多脏器功能不全。调控麻醉深度应从预防角度尽力维护好总体血流动力学稳定,保障各脏器的阈限的灌流量。

(3)调控镇痛:遮断手术切割刺激的上行传导,是镇痛的最佳选择,但是,完善的区域阻滞,不是在所有部位的手术能办到的。血压变化未必与镇痛密切相关,以血压作为调控是否是合适的惟一根据难免发生失误。镇痛药的需求量随手术刺激强弱、麻醉时间长短、皮质下和脊髓痛觉通路靶细胞的麻醉药深度大小而转移。临床中常以持续恒速给药作基础,保持血浆浓度始终在苏醒阈值以上的低限镇痛需要,若有不足,再及时予以间断小量追加,使之在停药后能迅速苏醒。

(4)调控肌肉松弛:控制肌肉松弛药用量,在不影响手术操作的前提下,以能及时察觉麻醉转浅时的微弱体动,或出现呼吸动作,且频幅加大最为可靠。

(5)意识调控:必须注意潜意识状态下仍可有记忆,苏醒浓度约为控制体动的 1/3,只要情况许可,应保持双倍的苏醒浓度来预防术中知晓。

五、善于处理麻醉意外事故、差错和失误等医疗问题

深入了解麻醉失误发生的原因及危害性,尤应重视潜在的危险,只有术前充分估计,采取预防措施,才能防失误于未然。绝大多数的麻醉失误是可以预防的。但不一定能完全避免。一旦出现失误,就应以科学的态度,调查取证弄清问题经过,首先在科内进行讨论,使当事人及同道从中接受教训,落实改进措施,防止类似问题重演。

六、大量的资金与人力投入宣传和提高认识麻醉在社会上的地位和作用

麻醉失误也有很深的社会原因。麻醉工作的重要性长期没有被社会所认识,也被医学界内部所忽视。所以存在着麻醉科医师严重缺乏缺编,麻醉工作者素质偏低,权力大于规章制度,缺乏专业知识训练和知识更换,缺乏监测手段,麻醉工作的条件差、待遇低、风险大,麻醉科医师又是无名英雄,大专和本科的医学毕业生都不愿意、不安心从事临床麻醉工作,以及麻醉科必备药品不全等问题。麻醉所面临的这些问题是不容疏忽的,应引起有关部门的重视。正因为以上原因,麻醉失误、麻醉并发症和围术期死亡率是持续处

于增高的状态。麻醉失误要从根本上减少,也极需要社会的力量,需要社会的认识、理解和支持,需要对麻醉工作在医疗中的重要性的新认识。我国政府已把麻醉学科作为发展重点大力支持。我国卫健委等 7 部委于2018 年 8 月发布 21 号文件,拟重点解决麻醉人才不足、提高麻醉服务质量,这就为保障病人安全和质量,促进麻醉学科发展提供了政策保障。为我国麻醉医疗服务高质的发展带来了春天。通过完善麻醉医疗服务相关政策,调动麻醉医务人员的积极性。

(一)在医学领域及医院的发展中充分体现麻醉科的地位与作用

1. 麻醉科是体现医疗机构综合能力的重要临床专科,不是医技科室而是医院内的重点科室,麻醉工作是医院内的重点工作。半个世纪以来,外科的发展,手术禁区的突破和急重危症病人急救复苏及死亡率的降低等学术成就,无一不是在近代麻醉学的发展下所取得的,这些都体现了麻醉学对推动外科学的发展起到了里程碑的作用。这绝不是"一把刀"能办得到的,也绝不是麻醉科医师是"配角""无名英雄"和"小草"的作用而已。

2. 麻醉科医师在手术中的分工是保障病人生命安全的。但是,最重要的是各级领导对麻醉学的认识不够,看不到麻醉科的发展与现代手术发展的关系。忽略了手术中麻醉科医师"保命"的问题。麻醉科也没有享受到临床科室应有的权益。

(二)领导观念在改变

我们体会到领导是关键,领导要重视麻醉科建设和发展。手术科、麻醉科医师都是同等重要的,要改变一种观念,即凡手术成功或重危病人的抢救成功,几乎全归功于术者的妙手和手术刀,即使提到麻醉,也仅是配合而已。这将会伤害麻醉科医师的自尊心,使人心思动。手术、麻醉都需要技术精湛、经验丰富的专科医师来完成。三级甲等综合医院麻醉科医师和手术科室的医生比例应达到

1∶3;二级及以下综合医院以诊疗情况合理确定比例,但不低于1∶5;专科医院根据需要合理确定比例。使麻醉科医师与手术科室医师比例达到合理范围,科学调整麻醉科医师工作负荷,确保医疗安全。

(三)将麻醉作为重点投资项目

麻醉学是临床医学的重要组成部分,加强和完善麻醉医疗服务,是健康中国建设和卫生事业发展的重要内容,对于适应社会对麻醉不断增长的需求有重要意义。然而,某些领导还未将麻醉专业看作是可以智力投资的工作。所以也影响到一些年轻人,也认为麻醉专业不是自己投入的事业。这样麻醉专业就会后继无人,必然要拖医学现代化的后腿。对于麻醉专业及工作,医院的领导在人力、物力和财力上要舍得大量的投资增加麻醉研究基金,加快人才培养和设备的更新。我国政府强调,各有关部门要高度重视加强和改善麻醉医疗服务工作,将其纳入健康中国和深化医改的重点工作总体部署;要充分考虑麻醉工作特点和技术劳动价值,向麻醉科医师倾斜。财政部门要落实投入责任,进一步加大对麻醉科医师培养与使用激励、麻醉临床专科建设的支持力度。为麻醉医务人员提供良好的生活、工作条件,缓解麻醉医务人员压力,充分调动麻醉医务人员拓展服务领域的积极性。这就是医学发展的紧迫需要。对满足人民日益对麻醉医疗服务需求及增长的美好生活需要具有重要意义。

(四)宣传与提高认识:社会各界要理解和支持麻醉工作

麻醉科在医院里不是可有可无的科室,也不是一个普通的辅助学科。麻醉科有必要不失时机地争取各级领导的理解和支持,在许多方面都要不断地去争取人们的理解和支持。

1. 凡是手术麻醉方法的选择由麻醉科医师决定 麻醉科医师将本着高度负责的精神,根据病历资料和患者的具体情况,经过科学论证,结合现实医疗条件及个人的技术程度,才能决定选用何种麻醉方法。对于特殊病例,还应通过术前讨论后才能决定施行何种麻醉方法。麻醉方法的选择要以"安全、无痛、满足手术条件",其根据如下。

(1)患者病理生理特点和病情。

(2)手术部位及手术需要。

(3)麻醉科医师的技术能力、理论水平和经验。

(4)麻醉方法本身的优缺点。

(5)医院的设备条件及麻醉药品种类的限制。

(6)麻醉方法对患者生理干扰最少。

(7)考虑术者的意见和患者自身意愿等来决定。

2. 在医院内要强化科室友好合作,摆正手术科室和麻醉科的关系 手术室护理服务由麻醉科统一管理。加强麻醉科手术室与手术科室的友好联系。手术室是外科等手术科室的主战场,需要各科的友好协作才能实现手术室的有效管理。每一台手术的成功完成是多科合作的结晶。要用多种方式让全社会认识了解麻醉科医师的使命、重任和艰辛。

3. 要提升麻醉医疗服务能力,就要改变人员素质偏低和设备仪器陈旧落后状态 将不少现在还用的20世纪50年代以前的血压计、体温表、听诊器逐渐淘汰掉,而换之为心电、自动血压、血氧监测等项目。将增加麻醉资源供给作为构建优质高效医疗卫生服务体系的重点,支持县、地两级医疗机构和区域医疗中心的麻醉科建设。不断提高麻醉科医师急救服务水平。逐步加大麻醉科住院医师规范化培训招收力度,以我国中西部地区、地市以下医疗机构在岗麻醉为重点。加强针对性继续性医学教育培训。各地要制定麻醉医师培养规划和加强麻醉医疗卫生服务的具体实施方案,确保各项政策措施取得实效。不断地提高在岗麻醉人员的理论素质,更新专业知识,促进学术交流,努力做好工作。确保麻醉医疗服务质量和安全。

（五）大力做好宣传工作

既往对麻醉科的宣传工作做得很不够，今后还要大大加强。各地区、各有关部门要高度重视加强和改善麻醉医疗服务工作的宣传，充分运用多种宣传方式加强政策解读，通过电视、电影、电台、报刊、杂志和每位麻醉人员的呼吁，加强麻醉相关政策、麻醉相关健康的宣教，为落实各项政策措施营造良好的社会氛围。争取各级领导和全社会对麻醉专业的了解。

（六）麻醉科医师要自尊、自强、自信、自立

麻醉科医师要热爱专业，在现有条件下，不懈努力，尽快建立麻醉科分支学科，即建立麻醉后监护病房、疼痛诊治门诊和病房。改变自己的地位、工作条件和待遇，提高麻醉质量。

七、我国政府十分重视加强麻醉医疗质量和安全管理

国家卫健委等 7 部委〔2018〕21 号文件指出，加强麻醉医疗质量控制，完善麻醉医疗质量控制指标，应用信息化手段加强麻醉信息的收集、分析和反馈，促使持续提升麻醉医疗质量。加强省、市（地）级麻醉医疗质量控制中心建设，完善质控体系组织架构，加强麻醉专业质控人才培养。医疗机构要加强麻醉科、麻醉门诊、疼痛门诊医疗质量管理，健全工作制度和技术规范，优化服务流程，保障患者安全。这才是从根本上减少麻醉失误的对策之一。

（孙增勤）

参 考 文 献

[1] 刘俊杰,赵俊.现代麻醉学.2 版.北京,人民卫生出版社,1997.

[2] 盛卓人.实用临床麻醉学.2 版.沈阳:辽宁科学技术出版社,1996.

[3] 王大柱.人体疾病与麻醉.天津:天津科技翻译出版公司,1994.

[4] 迟彦邦,詹新恩.外科常见失误及防治.重庆:科学技术文献出版社重庆分社,1990.

[5] 曾因明.特殊病例麻醉处理.南京:江苏科学技术出版社,1983.

[6] 陈第红,纪正华.少见危重病麻醉与治疗经验精选.武汉:湖北科学技术出版社,1993.

[7] 陈第红.围手术期死亡病例中的失误分析.北京:中国医学科技出版社,1992.

[8] 刘兆生,计建华.临床外科学纲要.上海:上海科学技术出版社,1996.

[9] 陈易人.外科围手术期处理.南京:江苏科学技术出版社,1990.

[10] 金贵元.当代临床麻醉进展.武汉:武汉大学出版社,1994.

[11] 刘振声.医疗事故纠纷的防范与处理.2 版.北京:人民卫生出版社,1996:268-303.2-4.

[12] 李佳春,李功宋.体外循环灌注学.北京:人民军医出版社,1993.

[13] (日)工藤翔二著.贺正一,刘凤奎编译.图解血气分析.北京:北京科学技术出版社,1994.

[14] 陈南明,张社贻.临床血气酸碱研究新进展.南京:南京大学出版社,1993.

[15] 夏穗生,范国辉,李顾樵,等.现代外科危重病的急救.北京:北京科学技术出版社,1991.

[16] 第七次全国麻醉学术会议筹备组.1997 年麻醉与复苏进展知识更新讲座.沈阳:1997.

[17] David M, Gaba, et al. Crisis management in anesthesiology. Churchil Livingstone, 1994.

[18] Kaplan:Cardiac Anesthesia, 3 edition, Saunders, 1993, 714.

[19] 刘振华,陈晓红.误诊学.济南:山东科学技术出版社,1993.

[20] 杨中有.医疗事故防范对策.郑州:河南科学技术出版社,1988.

[21] 王保国.英汉汉英麻醉学词汇.北京:中国科学技术出版社,1995.

[22] 战青林,安玲,孙晓众,等.麻醉医学相关辞典.北京:中国人事出版社,1996.

[23] 杭燕南.当代麻醉与复苏.上海:上海科学技术出版社,1994.

[24] 李德馨.对我国麻醉学的世纪末思考.临床麻醉学杂志,1997,13(1):1.

[25] 张立生.加速麻醉学分支学科的建设.临床麻醉学杂志,1997,13(1):28.

[26] 靳冰.要赶快将复合麻醉的经验转化为理论.临床麻醉学杂志,1997,13(1):29.

[27] 邓硕曾.麻醉需降低病人应激反应.临床麻醉学杂志,1997,13(1):29.

[28] 邓硕曾,刘进.麻醉医师的心里话.健康报,1997,6.21.

[29] 张伯英.制订围手术期麻醉工作标准的探讨.中国医院管理,1997,17(4):32-35.

[30] 靳冰.怎样看待麻醉深度及调控.临床麻醉学杂志,1996,12(3):131.

[31] 李家新,江水红.颈内静脉穿刺置管导管割断 1 例报告.临床麻醉学杂志,1996,12(3):169.

[32] 李玉华,李树人,郭志荣.气管支气管肿物切除术中心跳骤停死亡 2 例的教训.临床麻醉学杂志,1997,13(1):58.

[33] 张晓秋.麻醉中 2 例误吸氮气致死分析.临床麻醉学杂志,1997,13(1):58.

[34] 林派冲,花柱明.气管壁损伤后应用高频通气引起气胸和(或)组织气肿 5 例报告.临床麻醉学杂志,1997,13(1):59.

[35] 崔广山,王松柏.肺部肿瘤术中脱落阻塞气道致心搏骤停处理 1 例体会.临床麻醉学杂志,1997,13

(1):59.

[36] 邵淑娟.气管插管食道损伤 1 例报告.临床麻醉学杂志,1997,13(1):60.

[37] 黄绍华,高福德.卡仑氏导管插管后肺癌溃破呼吸道梗阻死亡 1 例报告.1993,9(5):286.

[38] 张水娥.气管导管滑入食管引起心搏骤停 1 例.临床麻醉学杂志,1993,9(2):104.

[39] 李庆敏.气管插管导致气管破裂 1 例.临床麻醉学杂志,1993,9(2):104.

[40] 李琪昂.插管失败导致紧急气管造口 2 例的经验教训.临床麻醉学杂志,1993,9(2):108.

[41] 高贤良,曹淑媛.单腔支气管麻醉下患侧肺水肿 1 例.临床麻醉学杂志,1993,9(2):96.

[42] 国际麻醉安全特别委员会,康胜平.国际麻醉安全标准 1992 年 6 月 13 日世界麻醉学会联合会通过.国外医学·麻醉学与复苏分册,1993,14(5):257-259.

[43] 曾因明,李德馨.我国麻醉学科跨世纪发展的思考.临床麻醉学杂志,1996,12(1):3.

[44] 罗道惠,梁诗欢.心脏骤停三例的教训.临床麻醉学杂志,1990,12(1):27.

[45] 金清尘.团结拼搏,迎接 2000 年(1994.5-1997.5).中华医学会麻醉学会第五届委员会工作报告.中华麻醉学杂志,1997,17(7):388.

[46] 杨观清.后鼻道肿瘤剥离脱落致声门口堵塞 1 例.临床麻醉学杂志,1997,13(3):140.

[47] 孙洪英,应诗达,苏云芝.肺癌术中癌块脱落导致肺不张 1 例.1997,13(3):140.

[48] 李希才,杨学勇,韩凤霞,等.术中电刀致胃爆炸 1 例报告.临床麻醉学杂志,1997,13(3):143.

[49] 刘宿,郭晓丽,刘怀琼.术后肺癌破裂致强力性气胸死亡 1 例报告.临床麻醉学杂志,1997,13(3):143.

[50] 韩洪鼎,王世端,王世家,等.硬膜外阻滞误注入肠线液致器官急性中毒 1 例报告.临床麻醉学杂志,1996,12(6):344.

[51] 王联壁,贺喜强,李满珍,等.气管插管套囊过度充气导致气管裂开 1 例.临床麻醉学杂志,1996,12(6):346.

[52] 田荣英,高义.硬膜外神经阻滞治疗椎间盘突出症死亡 2 例报告.中华麻醉学杂志,1989,疼痛治疗专刊:165-166.

[53] 宋振瑞.心内直视手术后气体栓塞 4 例教训.中华麻醉学杂志,1993,13(1):69.

[54] 张华云,刘怀琼.呼吸道梗阻并发急性肺水肿 4 例.中华麻醉学杂志,1993,13(1):13.

[55] 陈进川.误输大剂量普鲁卡因致中毒 1 例报告.临床麻醉学杂志,1994,10(2):71.

[56] 辛加龙.硬膜外阻滞时穿刺针误入脊髓 2 例报告.临床麻醉学杂志,1994,10(2):78.

[57] 李惠光,李华.腰麻后并发绿脓杆菌脑膜炎 3 例报告.临床麻醉学杂志,1994.10(2):81.

[58] 胡国政.腰桥调升太高致呼吸暂停 1 例报告.临床麻醉学杂志,1994,10(2):89.

[59] 曾昭君.阿托品致急性心衰肺水肿 1 例.临床麻醉学杂志,1994,10(2):93.

[60] 孙海明,高兴艳.硬膜外麻醉并发脑溢血 1 例报告.实用麻醉杂志,1996,9(1):82.

[61] 张涛,王守政,关宋荣,等.利多卡因局麻致呼吸停止 2 例报告.临床麻醉学杂志,1992,8(5):263.

[62] 陈昆洲,高玉华.胆囊手术麻醉中心跳骤停复苏的体会.临床麻醉学杂志,1992.8(5):281.

[63] 陈昆洲,方才,高玉华.麻醉期间用药错误及教训分析.临床麻醉学杂志,1996,12(5):290-291.

[64] 易正明.重视麻醉前后访视与查体(附 2 例病例报告).麻醉学论坛,1996,11(2):19.

[65] 黄松甫.硬膜外阻滞时神经牵拉反应引起心跳骤停 1 例.临床麻醉学杂志,1985,1(2):40.

[66] 刘永勤.术中心跳骤停 4 例原因分析.人民军医,1996,8:24-25.

[67] 王大柱,马兴隆.死亡病例讨论——硬膜外腔阻滞时发生的心搏呼吸停止.中华麻醉学杂志,1985,5(3):180-182.

[68] 刘启尧,贾继梅,陈淑惠,等,高腹压病人的麻醉中心跳骤停 2 例报告.临床麻醉学杂志,1995,114(4):250.

[69] 李振英,吴振明.氯胺酮麻醉致心室壁瘤破裂 1 例报告.中华麻醉学杂志,1987,6:149.

[70] 罗毅,计家兴,朱叔贞.先兆子痫病人剖腹产术终诱发子痫 1 例报告.临床麻醉学杂志,1988,4(3):186.

[71] 王惠恺,刘荣玺.骶尾部肿瘤硬膜外麻醉时发生全脊麻(1例报告).临床麻醉学杂志,1987,3(1):57.

[72] 黄志恒.臂丛肌间沟阻滞麻醉误入硬膜外腔1例.临床麻醉学杂志,1985,1(2):38.

[73] 林文华,张永福,代布珠,等.麻醉中肺动脉栓塞猝死2例报告.中华麻醉学杂志,1984,4(2):121.

[74] 周德华,黄仲生.快速输注甘露醇所致的急性肺水肿2例报告.中华麻醉学杂志,1984,4(2):123.

[75] 刘树孝,王景阳.气管导管位置不当引起严重支气管痉挛3例报告.中华麻醉学杂志,1986,6(6):374.

[76] 张京范.全身麻醉下二氧化碳蓄积1例.临床麻醉学杂志,1986,2(4):253.

[77] 李敏学.全身麻醉下发生的气胸.临床麻醉学杂志,1985,1(1):39-40.

[78] 阎长义,陈少文.外伤性膈疝手术麻醉的教训.中华麻醉学杂志,1984,4(1):63.

[79] 杜方熊,等.支气管肿瘤脱落窒息死亡1例.中华麻醉学杂志,1985,5(3):198.

[80] 周靖夷.双腔管插管时隆突钩气管内折断2例报告(文摘).中华麻醉学杂志,1985,5(1):41.

[81] 李林生.卡伦氏双腔气管导管扭曲误诊支气管痉挛1例.临床误诊误治,1988,3:28.

[82] 罗国经.1例肺癌手术在麻醉呼吸管理及抢救处理方面的教训.临床麻醉学杂志,1986,2(2):125.

[83] 刘碧源.100例纵隔肿瘤切除术的麻醉分析.中华麻醉学杂志,1981,1(4):220-221.

[84] 陈伟新,张东升,邓硕曾.小儿心脏手术中气管导管急性堵塞1例报告.临床麻醉学杂志,1996,12(3):165.

[85] 方芬,赵慧琴,符爱娣.小儿氯胺酮麻醉并发急性胃扩张3例.临床麻醉学杂志,1996,12(3):165.

[86] Despammet JF. Total Spinal Anesthesia After Caudal Anesthesia in an Infant. Anest Aualg, 1990, 70: 665-667.

[87] 俞渭生,郑雪飞.小儿静脉麻醉后急性肺水肿1例.中华麻醉学杂志,1996,16(11):538.

[88] 王华强,温宝荣.纤维支气管镜检查时心跳骤停.中华麻醉学杂志,1984,4(3)195.

[89] 董振明,张达仁.腹腔镜胆囊切除术中发生 CO_2 气胸.国外医学·麻醉学与复苏分册.1993,14(3):183.

[90] 尤新尼,金熊元,鲍泽民.胸腔镜手术中发生复张性肺水肿3例.中华麻醉学杂志,1997,17(4):252.

[91] 王晓忠,王明路,毛瑞敏.全身麻醉后偏瘫1例报告.中华医学会甘肃省第六届麻醉学术会议资料汇编.1987:86.

[92] 谢有富,潘耀东.全麻后并发面瘫.国外医学·麻醉学与复苏分册,1987,8(5):318.

[93] 杨俊安,李俊海.硬膜外麻醉刺破硬脊膜术后并发脑神经麻痹1例报告.临床麻醉学杂志,1987,3(1):54.

[94] 王彬,潘奎,程原深.颈部硬膜外麻醉引起脊髓半侧不完全损害1例报告.临床麻醉学杂志,1987,3(1):57.

[95] 郝健英.几种少见的并发症.第三次全国麻醉学术会议论文摘要,1984,151.

[96] 罗兰惠,梁诗欢.心脏骤停3例教训.临床麻醉学杂志,1996,12(1):27.

[97] 高绪孟,王式正,冷世发.气管导管拔管后的严重并发症.中华麻醉学杂志,1983,3(2):90-92.

[98] 赵碧莲,张炳熙,汤爱霞.气管内麻醉拔管时的并发症.中华麻醉学杂志,1986,6(4):221-222.

[99] Herrick IA, Mahendran B, Penny EJ. Postobstructive Pulmonary Edema Following Anesthesia. J. Clin. Anesthe, 1990, 2: 116-120.

[100] 科曼.纪录电影——向中国麻醉医生致敬!中国麻醉,2018.11.02.

[101] 关于印发加强和完善麻醉医疗服务意见的通知.国家卫生健康委员会、国家发展改革委、教育部、财政部、人力资源社会保障部、国家中医药管理局、国家医疗保障局文件.国卫医发[2018]21号,2018.8.8.

[102] 国家卫生健康委员会办公厅.关于开展分娩镇痛试点工作的通知.国卫办医函[2018]1009号.2018.11.15.

[103] 国家卫生健康委员会.麻醉质量控制指标.国卫医发[2015].2015,3.31.

[104] 刘进.临床麻醉质量控制关键指标.四川大学华西医院通讯.2013.4.31.

[105] 孙增勤.手术后七天继发心肌梗塞1例报告.中华医学会甘肃省第五届麻醉学术会议资料汇编.

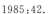

1985:42.

[106] 段水源,丛寿耆.术后急性低血钠症 3 例报告(摘要).中华麻醉学杂志,1986,6(5):298.

[107] Douglas Ⅲ JH,Ross JD,Bruce DL,Delayed Awakening Due to Lidocaine Overdose. J. Clin. Anesth, 1990,2:126-128.

[108] 邢金德,邓乃封.全麻后不醒——高渗性非酮性昏迷(附 2 例报告).中华麻醉学杂志,1981,1:41-42.

[109] 文亮,毕敏.麻醉后体温过低延迟苏醒 1 例报告.临床麻醉学杂志,1994,10(1):40.

[110] 蒋廷忠.严重贫血合并低蛋白血症致术后苏醒延迟.临床麻醉学杂志,1995,11(6):371.

[111] 陆雄伟,高振起.气管插管并发喉及声门下水肿 1 例报告.临床麻醉学杂志,1987,3(1):32.

[112] 郑羡河,郑雪飞.多沙普仑用于全麻催醒引起急性肺水肿 1 例.中华麻醉学杂志,1996,16:501.

[113] 刘喜文,王虹,曲宇秋.纳洛酮引起肺水肿 1 例报告.中华麻醉学杂志,1993,13(4):305.

[114] 沙宜云.麻醉与心跳骤停 5 例的经验教训.临床误诊误治,1994,7(6):282-283.

[115] 王明德,潘耀东.胸外心脏按压所致的内脏损伤.国外医学·麻醉学与复苏分册,1985,6(1):39.

[116] Register SD,USAFC,Browns JB,et al. Gastric Mncosal Lacerations Aomplication of Cardiopulmonary Resuscitation,Anesthesiology,1985,62(4):513.

[117] 李凌颜,杜军.心肺复苏后胸骨骨折血肿感染初期表现有心包炎症状.国外医学·麻醉学与复苏分册,1997,18(3):188.

[118] 孙文博,黄杰.复苏后脑症状 141 天意识恢复 1 例.国外医学·麻醉学与复苏分册,1992,13(2):123.

[119] 陈秉学.临床麻醉意外事件与防范学习班讲义,2003.

[120] 刘进.临床麻醉质量控制的关键措施.2013.08.31.

[121] 曾因明,姚尚龙,等.麻醉学科学管理.北京:人民卫生出版社,2017.

[122] 国家卫健委等 7 部委国卫医发〔2018〕21 号.关于印发加强和完善麻醉医疗服务意见的通知.2018.08.08.

附录 A 麻醉常用名词的英文缩写

AAA	Abdominal aortic aneurysm	腹主动脉瘤
ABC	airway，breathing，circulation	气道、呼吸、循环
ABG	Arterial blood gas	动脉血气
ACT	Activated clotting time	激活凝血时间
ADH	Antidiuretic hormone	抗利尿激素
ADR	(Adverse Drug Reaction)	药品不良反应
AF	Atrial fibrillation	心房颤动
ALS	advanced life support	高级生命支持
ALT	alanine aminotransferase	丙氨酸氨基转移酶
APEC	Anesthesia preoperative evaluation clinic	术前麻醉评估门诊
APTR	activated partial thromboplastin ratio	活化部分凝血激酶比率
APTT	Activated partial thromboplastin time	活化部分凝血激酶时间
ARDS	Acute respiratory distress syndrome	急性呼吸窘迫综合征
ASA	American Society of Anesthesiologists	美国麻醉协会
ASD	Atrial septal defect	房间隔缺损
ASU	Ambulatory surgery unit	日间手术病房
BIPAP	Biphasic positive airways pressure	双相气道正压(呼吸)
BMI	Body mass index	体重指数
BP	Blood pressure	血压
BPS	Behavioral pain scale	行为疼痛评分
CABG	Coronary arterial bypass grafting	冠状动脉旁路移植术
CBF	Cerebral blood flow	脑血流量
CBV	Cerebral blood volume	脑血容量
CEA	Caudal extradural analgesia	骶尾部硬膜外镇痛
Ch	Charriere(French)gaugel(also FG or Fr)	规格(也称 FG 或 Fr)
CK-MB	creatine kinase-myocardial isoenzyme	肌酸激酶-心肌同工酶
CMV	Cytomegalovirus	巨细胞病毒
CNS	Central nervous system	中枢神经系统
COETT	Cuffed oral endotracheal tube	有套囊的经口气管内插管
COHb	carboxyhemoglobin	碳氧血红蛋白
COPA	cuffed oropharyngeal airway	有套囊的口咽导气管
COPD	Chronic obstructive pulmonary disease	慢性阻塞性肺病

CPAP	Continuous positive airway pressure	持续气道正压
CPB	Cardiopulmonary bypass	心肺转流术,体外循环
CPK	creatine(phosphoric)kinase	肌酸(磷酸)激酶
CPP	Cerebral perfusion pressure	脑灌注压
CPR	Cardio-pulmonary resuscitation	心肺复苏
CSE	Combined spinal/epidural	蛛网膜下腔/硬膜外联合镇痛
CSF	Cerebrospinal fluid	脑脊液
CVA	Cerebrovascular accident	脑血管意外
CVP	Central venous pressure	中心静脉压
CVS	Cardiovascular system	心血管系统
DDAVP	Desmopressin	去氨加压素
DIC	Disseminated intravascular coagulation	弥漫性血管内凝血
DLT	Double lumen tube	双腔气管导管
DVT	Deep vein thrombosis	深静脉血栓
ECG	Electrocardiogram	心电图
EEG	Electroencephalogram	脑电图
EMD	Electromechanical dissociation	电机械分离
EMG	Electromyograph	肌电图描记器
ENT	Ear,nose and throat	耳鼻喉科
ERAS	Enhanced recovery affer surgery	加速康复外科
ERCP	Endoscopic retrograde cholangiopancreatography	内镜下逆行胰胆管造影
$ETCO_2$	End tidal CO_2	呼气末二氧化碳
EUA	Examination under anesthetic	麻醉下检查
FBC	Full blood count	全血细胞计数
FEV_1	Forced expiration in 1 s	一秒钟用力呼气量
FiO_2	Fractional inspired oxygen content	吸入氧浓度
FM	Face mask	面罩
FFP	Fresh frozen plasma	新鲜冰冻血浆
FRC	Functional residual capacity	功能残气量
FVC	Forced vital capacity	用力肺活量
G-6-PD	glucose 6-phosphate dehydrogenase	葡萄糖-6-磷酸脱氢酶
GA	General anesthetic	全身麻醉药
GCS	Glasgow coma score	Glashow 昏迷评分
Hct	Hematocrit	红细胞比容
HDU	High-dependency unit	高度依赖病房
HELLP	Hemolysis,elevated liver enzymes,low platelets	溶血、肝酶升高和低血小板计数
HPA	Hypothalamic-pituitary-adrenal	下丘脑-垂体-肾上腺(轴)

HRT	Hormone replacement therapy	激素替代疗法
IABP	Intra-aortic balloon pump	主动脉内球囊反搏
ICP	Intracranial pressure	颅内压
ICU	Intensive care unit	重症监护病房
ID	Internal diameter	内径
IDDM	Insulin-dependent diabetes mellitus	胰岛素依赖型糖尿病
IHD	Ischemic heart disease	缺血性心肌病
ILMA	Intubating laryngeal mask airway	插管型喉罩
INR	International normalized ratio	国际标准化比率
IO	intra-osseous	骨内的
IOP	Intraocular pressure	眼压
IPPV	Intermittent positive pressure ventilation	间歇正压通气
ITP	Idiopathic thrombocytopenic purpura	特发性血小板减少性紫癜
ITU	Intensive therapy unit	加强治疗病房
IVRA	Intravenous regional anesthesia	静脉区域麻醉
LA	Local anesthetic	局部麻醉药
LFT	Liver function test	肝功能试验
LMA	Laryngeal mask airway	喉罩气道
LMWH	Low-molecular weight heparin	低分子量肝素
LV	Left ventricle/ventricular	左心室/左心室的
LSCS	Lower segment caesarean section	低位剖宫产
LVEDP	Left ventricular end diastolic pressure	左心室舒张末期压
MAC	Minimal alveolar concentration	肺泡气最低有效浓度
MAOI	Monoamine oxidase inhibitor	单胺氧化酶抑制药
MAP	Mean arterial pressure	平均动脉压
MH	Malignant hyperthermia	恶性高热
MI	Myocardial infarction	心肌梗死
MRI	Magnetic resonance imaging	磁共振影像学
MRSA	Methicillin-resistant	耐甲氧西林金黄色葡萄球菌
NCA	Nurse controlled analgesia	护士控制镇痛
NIBP	Non-invasive blood pressure	无创血压
NIDDM	Non-insulin-dependent diabetes mellitus	非胰岛素依赖型糖尿病
NIPPV	Non-invasive positive pressure ventilation	无创间歇正压通气
NLA	Neurolepta-nalgesia	神经安定镇痛术
NMDA	N-methyl-D-aspartate	N-甲基-D 天冬氨酸
NRS	Numeriacl rating scale	数字等级评定量表
NSAID	Non-steroidal anti-innammatory drug	非甾体抗炎药

OLV	One-lung ventilation	单肺通气
ORIF	Open reduction internal fixation	骨折切开复位内固定
PA	Pulmonary artery	肺动脉
PaCO$_2$	Arterial partial pressure of CO$_2$	动脉血二氧化碳分压
PACU	post anesthesia care unit	麻醉后恢复室
PADS	Post-anes-thesia discharge Score	麻醉后离院评分标准
PaO$_2$	Arterial partial pressure of O$_2$	动脉血氧分压
PAO$_2$	Alveolar partial pressure of oxygen	肺泡氧分压
PAP	Pulmonary artery pressure	肺动脉压
PAWP	Pulmonary artery wedge pressure	肺动脉楔压
PCA	Patient-controlled analgesia	病人自控镇痛
PCEA	Patient-controlled epidural analgesia	病人自控硬膜外镇痛
PCWP	Pulmonary capillary wedge pressure	肺毛细血管楔压
PDA	Patent ductus arteriosus	动脉导管未闭
PEFR	peak expiratory flow rate	呼气流速峰值
PEEP	Positive end expiratory pressure	呼气末正压
PONV	Postoperative nausea and vomiting	术后恶心呕吐
PvCO$_2$	Mixed venous partial pressure of CO$_2$	混合静脉血二氧化碳分压
PT	prothrombin time	凝血酶原时间
PVR	Pulmonary vascular resistance	肺血管阻力
RSI	Rapid sequence induction	快速顺序诱导
RV	Right ventricle	右心室
SaO$_2$	Arterial oxygen saturation	动脉氧饱和度
SEB	Subacute bacterial endocarditis	亚急性细菌心内膜炎
SpO$_2$	Arterial oxygen saturation	经皮动脉血氧饱和度
SIPR	Systemic inflammatory response syndrome	全身炎性反应综合征
TOP	termination of pregnancy	终止妊娠
SV	Spontaneous ventilation	自主通气
SVC	Superior vena cava	上腔静脉
SvO$_2$	Mixed venous oxygen saturation	混合静脉血氧饱和度
SVR	Systemic vascular resistance	体循环血管阻力
SVT	Supraventricular tachycardia	室上性心动过速
TBI	Traumatic brain injury	创伤性颅脑损伤
TCI	Target-controlled infusion	靶控输注
TENS	Transcutaneous electrical nerve stimulation	经皮电神经刺激
TIA	Transient ischemic attack	短暂性缺血发作
TIVA	Total intravenous anesthesia	全静脉麻醉

TPN	Total parenteral nutrition	全肠外营养
TURP	Transurethral resection of the prostate	经尿道前列腺切除术
VAS	Visual analogue scale	视觉模拟评分法
VATS	Video-assisted thoracoscopic	电视辅助胸腔镜手术
VF	Ventricular fibrillation	心室纤颤
VP	Venous pressure	静脉压
V/Q	ventilation/perfusion	通气/血流比
VRS	Verbal rating scale	语言等级评定量表
VSD	Ventricular septal defect	室间隔缺损
Vt	Tidal volume	潮气量
VT	Ventricular tachycardia	室性心动过速
WPW	pre-excitation syndrome	预激综合征

（王　薇　石双平）

附录 B 麻醉科常用药物中英文对照表

安氟醚	Enflurane	利多卡因	Lidocaine
异氟醚	Isoflurane	布比卡因	Bupivacaine
七氟醚	Sevoflurane	罗哌卡因	Ropivacaine
地氟醚	Desflurane	地卡因	Tetracaine
笑气	Nitrous oxide	普鲁卡因	Procaine
氟烷	Halothane	羟丁酸钠	Sodium Oxybate
异丙酚	Propofol	肾上腺素	Epinephrine/Adrenaline
依托咪酯	Etomidate	去氧肾上腺素	Phenylephrine
氯胺酮	Ketamine	去氧肾上腺素	Norepinephrine
咪唑安定	Midazolam	麻黄碱	Ephedrine
硫喷妥钠	Thiopental	多巴胺	Dopamine
吗啡	Morphine	多巴酚丁胺	Dobutamine
芬太尼	Fentanyl	硝普钠	Nitroprusside
瑞芬太尼	Remifentanil	硝酸甘油	Nitroglycerin
阿芬太尼	Alfentanil	艾司洛尔	Esmolol
罗库溴铵	Rocuronlum	普萘洛尔	Propranolol
泮库溴铵	Pancuronium	维拉帕米	Verapamil
阿曲库铵	Atracurium	肼屈嗪	Hydralazine
维库溴铵	Vecuronium	酚妥拉明	Phentolamine
哌库溴铵	Pipecuronium	拉贝洛尔	Labetalol
司可林	Succinylcholine	阿托品	Atropine
肝素	Heparin	新斯的明	Neostigmine
鱼精蛋白	Protamine	格隆溴铵	Glycopyrrolate
抑肽酶	Aprotinin	甲氧氯普胺	Metoclopramide
昂丹司琼	Ondansetron	氟哌利多	Droperidol
葡萄糖	Glucose	氟马西尼	Flumazenil
呋塞米	Frusemide	可的松	Cortisone
氢化可的松	Hydrocortisone	地塞米松	Dexamesathone

（王　薇　石双平）